기능적 움직임 재교육

개정판

FUNCTIONAL
MOVEMENT REEDUCATION

Functional Movement Reeducation

Susan Ryerson, M.A., P.T.
Kathryn Levit, B.S., O.T.R.

CHURCHILL LIVINGSTONE

기능적 움직임 재교육 개정판

Functional Movement Reeducation

2025년 8월 15일 개정판 1판 1쇄 인쇄
2025년 8월 20일 개정판 1판 1쇄 발행

지은이 | Susan Ryerson, Kathryn Levit
옮긴이 | 연세의료원 세브란스 재활병원 물리치료팀
펴낸이 | 김진환
펴낸곳 | 학지사메디컬 HAKJISA MEDICAL
04031 서울특별시 마포구 양화로 15길 20 마인드월드빌딩
대표전화_ 02-330-5188 팩스_ 02-326-0338
등 록 | 2010년 2월 8일 제313-2010-36호
메 일 | hakjisamd@hakjisamd.co.kr
홈페이지 | http://www.hakjisamd.co.kr

ISBN 979-11-7531-002-5 93510

가 격 | 55,000원

Susan Ryerson • Kathryn Levit

기능적 움직임 재교육

개정판

연세의료원 세브란스 재활병원 물리치료팀 역
한국신경근육물리치료학회 감수

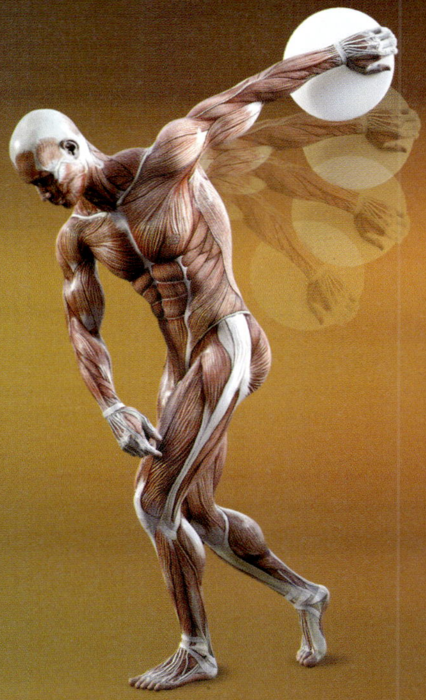

FUNCTIONAL MOVEMENT REEDUCATION

학지사메디컬
HAKJISA MEDICAL

역자서문

세브란스 재활병원 물리치료사들이 중추신경계 질환으로 인한 운동장애의 치료를 목적으로, 많은 치료사들이 교육자료로 사용했던 『기능적 움직임 재교육』을 번역하여 출간한 지 어느덧 25년이 흘렀습니다. 그동안 이 책은 수많은 물리치료사, 작업치료사, 재활전문가들의 손에 들려 임상 현장에서 실제로 활용되며, 환자의 기능 회복을 위한 소중한 실천 지침이 되어 왔습니다. 긴 시간 동안 이 책을 신뢰하고 사용해 주신 모든 치료사 선생님께 깊은 감사의 마음을 전합니다.

이번에 새롭게 편집하여 선보이게 된 개정판은 임상 경험을 바탕으로 원본에 충실하고, 내용을 명확하게 전달할 수 있는 실제적인 내용으로 다듬었습니다. 이러한 작업이 가능하도록 물심양면으로 도와주신 세브란스 재활병원 조성래 원장님께 깊은 감사의 말씀을 드립니다. 또한 지난 30년 동안 환자에게 삶의 질을 향상시키기 위한 진정한 재활의 가치와 가르침을 주신 신지철, 김덕용, 김용욱 전 원장님, 이상철 진료부장님, 임상희 재활의학과장님이 계셨기에 이 책의 의미가 빛나게 되었다고 생각합니다.

또한 이러한 과정을 가능하게 도와주신 학지사메디컬 대표님과 직원 모두에게 진심으로 감사드립니다. 바쁜 일정 가운데에서도 수정 발행의 필요성에 공감해 주시고, 아낌없는 지원을 보내주신 덕분에 이 책이 다시 한번 새 생명을 얻을 수 있었습니다.

아울러, 감수를 봐주신 한국신경근육물리치료학회 관계자들과, 재활병원 재활 1팀의 민원규, 정진웅, 김도관 파트장님을 비롯한 모든 직원 여러분께도 진심으로 감사드립니다. 현장에서 묵묵히 환자 곁을 지키며 실천해온 여러분의 노고가 곧 이 책의 내용과 정신이라고 생각합니다. 항상 여러분의 헌신과 협력에 감사드립니다.

이번 개정판이 앞으로도 임상에서 치료사 선생님들께 실질적인 도움이 되기를 바라며, 치료받는 모든 이들의 삶에 작지만 의미 있는 변화를 만들어가는데 이 책이 함께하길 소망합니다. 감사합니다.

2025년 8월

연세의료원 세브란스 재활병원

부장 **최경욱**

저자서문

이 책은 임상경험을 바탕으로 중추신경계 손상 환자에 대한 치료 모델을 제시하고, 뇌졸중 환자의 기능적 움직임 패턴을 재교육시키는데 중점을 두고 있다. 이 책은 세 가지 분야에 대한 정보를 제공하는데, 첫째 기능적 움직임에 필요한 체간과 사지의 정상 움직임 패턴을 분석하는 방법, 둘째 기능을 제한하고 움직임을 방해하는 것에 대한 세부적인 설명, 셋째 손상 후의 기능회복과 움직임 재교육을 위한 치료기술 등이다. 이 책이 비정상 움직임과 정상 움직임에 대한 이해를 돕고, 핸들링 기술과 문제해결 능력을 갖출 수 있는 길잡이가 되었으면 한다.

환자치료와 교육을 위한 우리의 치료방법은 1970년대에 살았던 Berta Bobath에 의해 변화되었다. 우리는 신경계 기능이상이 있는 성인환자의 치료방법을 Bobath를 통해 알게 되었다. Bobath는 우리에게 비정상적인 근긴장도를 억제하는 방법과 정상적인 움직임 패턴을 촉진시키는 방법을 제시해 주었다. 이러한 가르침으로 뇌졸중 환자의 움직임 패턴이 치료에 의해 변화될 수 있다는 확신을 갖게 되었으며, 시간이 지나면서 근긴장도의 변화가 반드시 환자의 움직임과 기능을 개선시키지는 못한다는 것을 알게 되었다. 우리는 근긴장도의 변화만큼 새로운 움직임 패턴을 재교육시키는 기술도 중요하다는 것을 깨달았다. 따라서 경직(spasticity)이 신경생리학적 현상이라는 관념에 도전하였다. 근긴장도의 변화는 경직 때문만이 아니라, 운동회복 패턴의 변화와 관절의 정렬변화도 관련이 있다는 사실을 발견하였다. 이러한 사실은 우리가 근긴장도를 변화시키기 위해서 다양한 치료기술을 갖추어야 하며, 운동학(kinesiology)에 대해 더욱 깊은 연구를 하고 정형적인(orthopedic) 치료에 대한 실습과 기술을 갖추어야 한다는 것을 의미한다. 따라서 정상과 비정상 움직임에 대한 연구를 강화하고, 관절의 정렬과 근긴장도 및 움직임에 대한 생역학(biomechanics) 사이의 상관관계를 쉽게 이해할 수 있게 하기 위해 이러한 사실을 사용하였다.

이와 동시에 신경과학은 계속 발전되고 변화되고 있다. 이러한 발전으로, 움직임의 조절이 이전에 설명되었던 것보다 더욱 복잡해졌고 Bobath Approach의 이론적 배경이 시대에 뒤떨어진다는 것이 명백해졌다. 운동학습 이론자(motor learning theorist)들은 환자의 적극적인 참여의 필요성을 강조했으며, 과제 지향적(task-oriented)이고 독립적(hands-off)인 치료적 접근을 주장했다. 치료단체는 '시대의 과학'과 치료기술을 조화시켜야 한다는 필요성을 인식했다. 이러한 과정에서, Bobath와 다른 신경생리학자들은 '과학적' 치료의 형태에서 신뢰를 잃게 되었다. 우리는 실습과 교육을 통하여 근 재교육을 위한 도수치료(hands-on therapy)와 회복의 나중단계에서 과제 지향적으로 도움이 될 수 있는 기능적 훈련이 뇌졸중 환자에게 필요하다는 것을 깨달았다. 우리는 기존의 치료모델(older treatment models)에서 효과적이었던 것을 받아들임과 동시에 운동학습 이론을 배워야 할 필요성을 인식했다.

저자서문

이러한 과정을 통하여 우리는 성인 신경계 치료실습(adult neurologic therapy practice)을 운영해 왔으며, 지속적인 NDT 교육과정(NDT continuing education courses)을 운영했고, 뇌졸중 재활에 대한 강연을 해왔다. 우리의 지식이 발전할수록, 우리는 발전된 지식의 결과를 치료와 교육에 접목시키기 시작했다. 우리는 점차적으로 재교육적 관점으로 환자를 치료했으며, 촉진-억제 패턴에서 기능적 변화의 달성으로 치료의 방향을 전환했다. 강연과 지속적인 교육과정에서, 우리는 Bobath 치료기술을 설명하기 위해 새로운 해석(explanation)을 사용하기 시작했으며, 근긴장도와 비정상 움직임과 함께 정렬과 생역학에 대한 정보를 제공하기 시작했다. 우리는 움직임 분석(movement analysis)을 교육을 통해 더욱 발전시켰다. 우리는 도수기술(manual skill)을 교육하는 것이 어렵기는 하지만 환자의 문제, 평가 및 치료과정, 손상과 기능 사이의 상관관계에 대한 지식을 통하여 발전될 수 있다는 것을 깨달았다. 이러한 과정에서 우리의 치료와 교육은 체계적이고 이해 가능하며, 효과적이라는 것을 깨달았다. 지도교수, 동료 그리고 학생들의 격려로, 우리가 무엇을 배웠는가를 책으로 만들기 시작했다. 『Functional Movement Reeducation』은 이러한 전문적인 성장의 결과이다.

저술계획은 점점 확대되어서 우리가 예상했던 것보다 훨씬 어려워졌다. 우리는 책을 만드는 일에 대해 겸손해졌다. 이 책은 정상 움직임과 신경계 손상 그리고 치료기술에 관한 우리의 관찰을 확신하거나, 부인하도록 할 수 있는 기초(논의와 연구의 발판을 제공하기 위한)를 치료단체에게 제공하기 위한 것이다. 도전적인 질문의 과정은 경험을 통하여 변화하고 성장하도록 하는 빛을 가지고 있다. 우리는 이 책에 대한 독자들의 반응이 우리의 지식을 지속적으로 발전시키기를 희망한다. 우리는 생각을 바꿀 권리를 가지고 있다. 그리고 앞으로 더욱 많은 개정판이 나오기를 희망한다.

Susan Ryerson, P. T.
Kathryn Levit, O. T. R.

목차

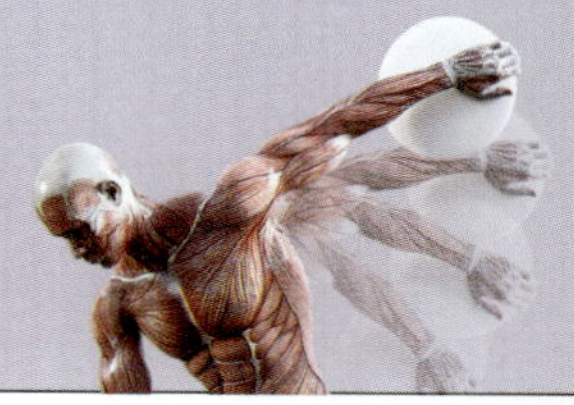

PART 1 중재 모델
The Model for Treatment

CHAPTER 1 기능적 움직임: 실용적인 중재 모델

1 기능적 움직임 4
- 1) 정의 4
- 2) 부분별 기능적 움직임 5

2 정상 움직임의 분석 11
- 1) 움직임 요소 11
- 2) 움직임 연속성 11
- 3) 움직임 분석 12

3 움직임 재교육 13

CHAPTER 2 움직임과 기능 상실의 원인

1 손상, 움직임의 문제점 및 장애에 대한 정의 16

2 움직임 문제를 유발하는 손상 17
- 1) 일차 손상 18
- 2) 이차 손상 27
- 3) 복합적인 움직임 손상 34

3 장애와 불구 43
- 1) 장애 43
- 2) 불구 44

4 장애를 위한 중재의 역할 44

CHAPTER 3 평가

1 평가목적 47
- 1) 평가기준 설정 47
- 2) 몸통과 팔다리 관계의 이해 48
- 3) 중재 효과 기록 48

2 평가과정 48
- 1) 평가정보 48
- 2) 평가단계 49
- 3) 중재 계획 실행 58

CHAPTER 4 기능적 결과를 최대화하기 위한 중재 과정의 설정

1 중재 부분 61
- 1) 움직임 재교육 62

2 요약 72

목차

PART 2 움직임 분석
Movement Analysis

CHAPTER 5 앉은 자세에서 몸통 움직임

1 개념과 원리 75

2 몸통의 움직임 구성요소 76
1) 위몸통에서 시작된 움직임 77
2) 아래몸통에서 시작된 움직임 80
3) 몸통의 돌림 움직임 82
4) 굽힘/돌림 패턴 82
5) 폄/돌림 패턴 84
6) 앉은 자세에서 몸통 조절 85

3 수행능력을 감소시키는 중요한 손상 88
1) 몸통근육 약화 88
2) 팔의 정렬과 안정성 상실 90
3) 연부조직/관절 제한과 관련된 몸통 정렬 상실 91
4) 체중지지에서 다리/엉덩이 움직임 조절 상실 93
5) 과제수행을 위한 몸통 조절 94

4 앉은 자세에서의 비전형적인 몸통 움직임 95
1) 앞, 뒤 움직임의 비대칭적 수행 95
2) 가쪽 움직임의 비전형적인 수행 95

5 평가지침 97

6 중재 목표 98
1) 기능적 목표 98
2) 중재 목표와 방법 98

CHAPTER 6 팔 움직임

1 개념과 원리 113

2 팔의 움직임 구성요소 114
1) 앞쪽 뻗기 116
2) 벌림하면서 뻗기 118
3) 뒤쪽 뻗기 118
4) 중심선에서부터 뻗기 119
5) 중심선을 가로질러 잡기 119
6) 복잡한 팔의 움직임 패턴 119
7) 기능적 수행 122

3 수행능력을 감소시키는 중요한 손상 123
1) 팔의 근력 약화 123
2) 몸통 조절 상실 126
3) 아탈구(어깨 정렬의 소실) 128
4) 먼쪽 정렬 변화 132
5) 비정상적인 근긴장도 132
6) 통증 136
7) 기능적 움직임 감소 138

4 평가지침 139

5 중재 목표 140
1) 기능적 목표 140
2) 중재 목표와 방법 140

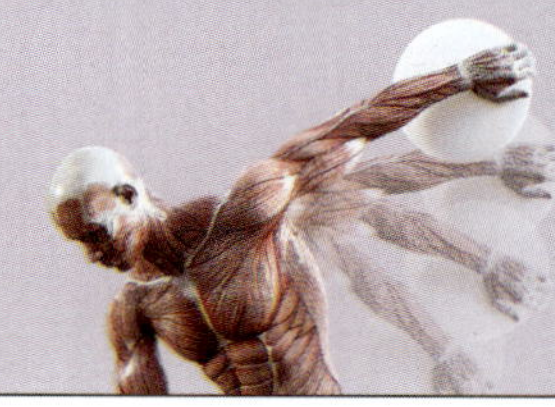

CHAPTER 7

팔의 체중지지 운동

앉은 자세에서 아래팔 체중지지

1 개념과 원리 158

2 아래팔 체중지지의 움직임 구성요소 159

1) 아래몸통에서 시작하는 움직임 패턴 159

2) 위몸통에서 시작하는 움직임 패턴 161

3) 돌림 패턴 163

3 아래팔 체중지지의 기능적 적용 164

1) 앉은 자세에서 일어서기 164

2) 안정적인 고정 164

4 수행능력을 감소시키는 중요한 손상 165

1) 몸통 움직임 조절의 상실 165

2) 팔 약화/마비 166

3) 팔 과긴장 167

4) 비정상적 팔 정렬 169

5 평가지침 170

6 중재 목표 170

1) 기능적 목표 170

2) 중재 목표와 방법 171

앉은 자세에서 팔을 편(팔꿈치폄) 체중지지

1 개념과 원리 179

2 팔을 편 체중지지의 움직임 구성요소 180

1) 위몸통에서 시작된 움직임 180

2) 아래몸통에서 시작된 움직임 183

3) 돌림 움직임 185

4) 안정된 아래몸통에서 위몸통의 돌림 185

3 수행능력을 감소시키는 중요한 손상 187

1) 팔의 과긴장 187

2) 팔의 근육 약화 188

3) 연부조직 제한 189

4 평가지침 190

5 중재 목표 190

1) 기능적 목표 190

2) 중재 목표와 방법 191

목차

CHAPTER 8 앉은 자세에서 다리 움직임

앉은 자세에서 다리의 체중지지

1 개념과 원리 198

2 다리 체중지지의 움직임 구성요소 198
1) 아래몸통에서 시작하는 다리의 체중지지 패턴 198
2) 위몸통에서 시작하는 다리의 체중지지 패턴 200

3 수행능력을 감소시키는 중요한 손상 202
1) 엉덩관절 약화와 움직임 조절 상실 202
2) 몸통 조절과 정렬의 상실 203
3) 과긴장 205
4) 엉덩관절의 근육 단축과 비정상적인 정렬 205

4 평가지침 206

5 중재 목표 206
1) 기능적 목표 206
2) 중재 목표와 기술 206

다리 움직임

1 개념과 원리 210

2 다리의 움직임 구성요소 210
1) 엉덩관절 움직임 210

3 수행능력을 감소시키는 중요한 손상 214
1) 다리의 약화 214
2) 몸통 정렬과 움직임 조절의 상실 215
3) 과긴장 216

4 평가지침 217

5 중재 목표 218
1) 기능적 목표 218
2) 중재 목표와 기술 218

엉덩이 이동

1 개념과 원리 222

2 엉덩이 이동의 움직임 구성요소 222
1) 아래몸통에서 시작되는 엉덩이 이동 패턴 222
2) 부분적 서기에서 몸통 움직임 패턴 224

3 수행능력을 감소시키는 중요한 손상 225
1) 몸통과 다리의 약화 225
2) 균형 조절의 상실 225

4 바람직하지 못한 보상패턴 226

5 평가지침 227

6 중재 목표 227
1) 기능적 목표 227
2) 중재 목표와 방법 227

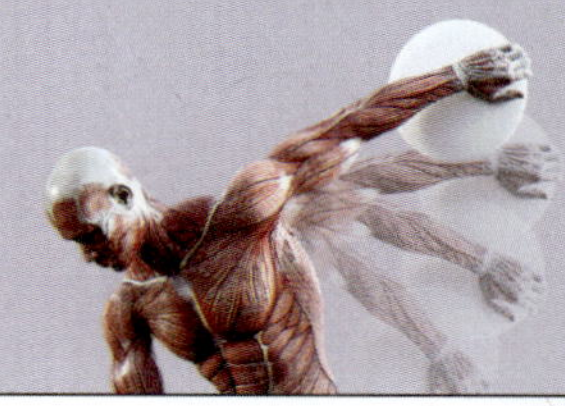

CHAPTER 9

선 자세에서 다리 움직임

1 개념과 원리 231

2 운동학 232
- 1) 골반 움직임 233
- 2) 엉덩관절 움직임 236
- 3) 무릎관절 움직임 236
- 4) 발목관절과 발의 움직임 237

다리 움직임

1 개념과 원리 238

2 다리의 움직임 구성요소 238
- 1) 엉덩관절 움직임 238
- 2) 발목관절 움직임 242

3 수행능력을 감소시키는 중요한 손상 243
- 1) 몸통 조절과 정렬 소실 243
- 2) 약화와 부적절한 시작 패턴 244
- 3) 과긴장 247

4 평가지침 249

5 중재 목표 250
- 1) 기능적 목표 250
- 2) 중재 목표와 방법 250

다리의 체중부하 움직임

1 개념과 원리 255

2 체중부하된 다리의 움직임 구성요소 255
- 1) 다리에서 시작된 움직임 255
- 2) 발의 평행 255
- 3) 양쪽 다리를 벌리고 바닥을 지지하는 자세 258
- 4) 걸음/양쪽 다리가 바닥을 지지하는 자세 259
- 5) 위몸통에서 시작된 움직임 260

3 선 자세에서 균형 조절의 움직임 구성요소 263
- 1) 체중이동, 평형 반응, 보호 반응 263

4 수행능력을 감소시키는 중요한 손상 264
- 1) 몸통 조절의 소실 264
- 2) 다리 약화 267
- 3) 다리 정렬 소실 269
- 4) 다리의 과긴장 270

5 평가지침 274

6 중재 목표 274
- 1) 기능적 목표 274
- 2) 중재 목표와 방법 274

목차

PART 3 기능적 움직임 분석
Functional Movement Analysis

CHAPTER 10 바로 누운 자세에서 몸통과 팔다리 움직임

1 개념과 원리 285

2 몸통과 팔다리의 움직임 구성요소 286
1) 몸통 움직임 286
2) 팔의 기능적 움직임 289
3) 다리의 기능적 움직임 292
4) 바로 누운 자세에서 매트 이동(미끄러짐) 294

3 수행능력을 감소시키는 중요한 손상 296
1) 몸통과 팔다리의 근력 약화/움직임 결여 296
2) 팔다리 과긴장 298
3) 정렬 변화 300

4 바람직하지 못한 보상패턴 301

5 평가지침 302

6 중재 목표 303
1) 기능적 목표 303
2) 중재 목표와 방법 303

CHAPTER 11 돌아눕기

1 개념과 원리 321

2 돌아눕기의 움직임 구성요소 323
1) 위몸통에서 시작하는 돌아눕기 323
2) 아래몸통에서 시작하는 돌아눕기 324
3) 비분절성 돌아눕기 325

3 수행능력을 감소시키는 중요한 손상 326
1) 팔다리 과긴장 326
2) 몸통 조절의 상실 326
3) 팔다리 약화 327
4) 근육 단축에 의한 부정렬 329
5) 어깨통증 330

4 비전형적인 움직임 331
1) 부적절한 등뼈폄 331
2) 부적절한 척추굽힘 332

5 바람직하지 못한 보상패턴 332

6 평가지침 333

7 중재 목표 333
1) 기능적 목표 333
2) 중재 목표와 기술 334

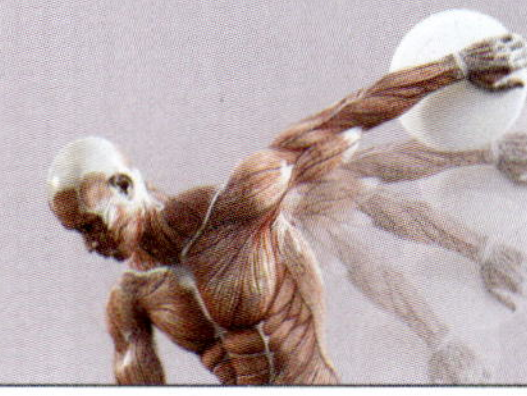

CHAPTER 12 옆으로 누운 자세에서 앉은 자세로

1 개념과 원리 341

2 앉은 자세에서 옆으로 누운 자세로, 다시 앉은 자세로의 움직임 구성요소 342

1) 위몸통에서 시작된 굽힘/돌림 342

2) 아래몸통에서 시작하는 가쪽굽힘/폄된 팔 343

3) 위몸통에서 시작하는 가쪽굽힘/굽힘된 팔 345

3 수행능력을 감소시키는 중요한 손상 347

1) 몸통과 팔다리의 약화 347

2) 몸통과 팔다리의 정렬 상실 351

3) 팔다리로 체중지지 못함 352

4) 팔다리의 과긴장성 353

4 바람직하지 못한 보상패턴 354

5 평가지침 355

6 중재 목표 356

1) 기능적 목표 356

2) 중재 목표와 방법 356

CHAPTER 13 앉은 자세에서 일어서기

1 개념과 원리 363

1) 운동학 364

2 앉은 자세에서 일어서기의 움직임 구성요소 364

1) 아래몸통에서 시작 364

2) 아래몸통/엉덩이에서 시작 365

3) 위몸통에서 시작 366

3 수행능력을 감소시키는 중요한 손상 367

1) 몸통 조절과 정렬 상실 367

2) 비효율적인 몸통 시작 패턴 369

3) 다리의 약화와 비대칭 370

4) 무릎관절의 폄 조절 상실 371

5) 발목관절의 가동 범위 제한 372

6) 근육과 연부조직의 팽팽함 372

7) 다리폄 과긴장 372

8) 팔의 과긴장 373

4 바람직하지 못한 보상패턴 373

5 평가지침 374

6 중재 목표 375

1) 기능적 목표 375

2) 중재 목표와 방법 375

목차

CHAPTER 14 옮겨 앉기

1 개념과 원리 381

2 옮겨 앉기의 움직임 구성요소 382
1) 부분적으로 일어선 자세에서 옮겨 앉기 382
2) 완전히 일어선 자세에서 옮겨 앉기 385

3 수행능력을 감소시키는 중요한 손상 387
1) 발/발목관절의 가동 범위 제한 387
2) 다리의 폄근 과긴장 388
3) 마비측 다리의 체중지지 불가능 388

4 바람직하지 못한 보상패턴 389

5 평가지침 392

6 중재 목표 393
1) 기능적 목표 393
2) 중재 목표와 방법 393

CHAPTER 15 보행

1 개념과 원리 399
1) 용어 정의와 운동학 400

2 움직임 구성요소-보행의 기능적 부분 402
1) 몸통 앞쪽이동 403
2) 한발/양발 서기 405
3) 공간에서 발의 이동(유각기) 407

3 수행능력을 감소시키는 중요한 손상 408

4 몸통 손상 408
1) 입각기 408
2) 유각기 411

5 다리 손상 411
1) 입각기-앞쪽 진행 411
2) 한발 서기 414
3) 양발 서기-발뒤꿈치 떼기 418
4) 유각기-공간에서 발의 이동 419

6 팔 손상 421
1) 기립과 보행 421

7 바람직하지 못한 보상패턴 423

8 평가지침 424

9 중재 목표 425
1) 기능적 목표 425
2) 중재 목표와 방법 426

10 높은 수준의 기능이 필요한 움직임 436
1) 계단 오르내리기 437
2) 뛰어오르기 442

찾아보기 447

PART 1

중재 모델

The Model for Treatment

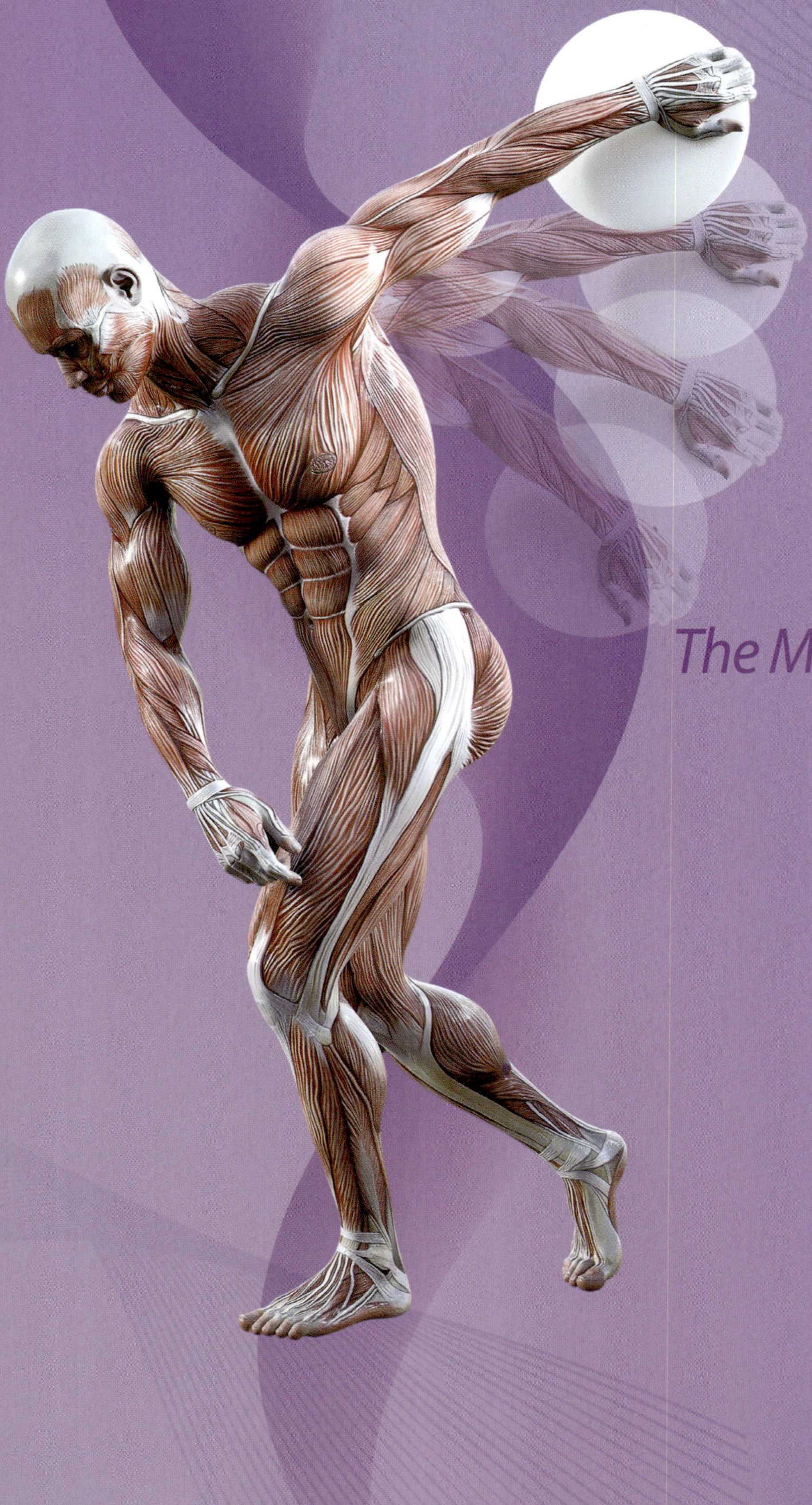

CHAPTER 1

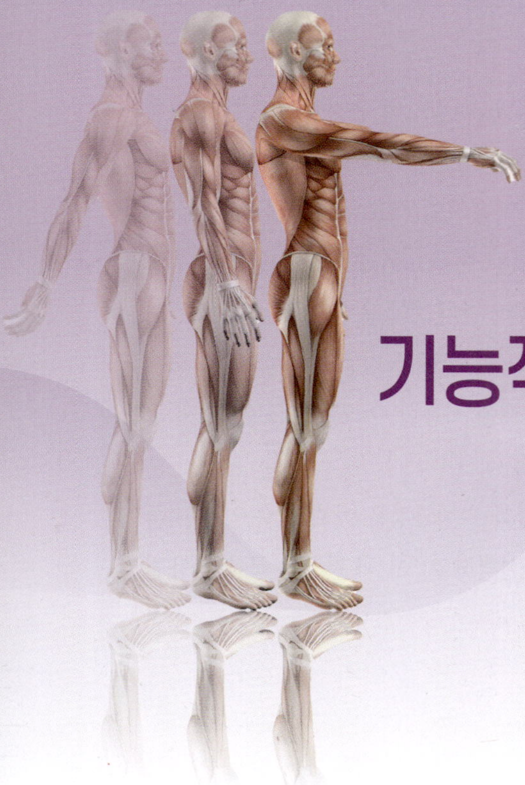

기능적 움직임: 실용적인 중재 모델

Functional Movement: A Practical Model for Treatment

삶(life)은 움직임(movement)의 반복(repetition)이다. 인간은 다양한 형태의 움직임으로 자기 관리 및 가정생활, 부모 역할, 직업, 여가생활 등과 관련된 일을 하면서 기본적인 욕구와 이차 욕구를 충족시키고, 자신을 표현하기 때문이다. 동작에 필요한 기본적인 움직임 조절은 영유아기(infancy and childhood)에 습득하지만, 일생동안 새로운 관심과 일상적인 과제수행을 통해서 새롭게 운동능력을 발달시킨다. 성공적인 삶을 위해서는 움직임에 대한 최소한의 학습 능력과 과제수행 능력이 있어야 한다. 하지만 기능적인 움직임 패턴을 이해하지 못하면 과제수행이 어렵다.

물리치료와 작업치료에 있어서 움직임은 중요한 부분이다. 환자에게 움직임과 기능을 다시 배우게 하여 장애를 극복하도록 돕는 전문분야이기 때문이다. 따라서 임상치료사는 기능적 수행과 관련된 정상 움직임(normal movement)이나 비정상 움직임(abnormal movement)을 충분히 이해해야 한다. 운동과학에서 정상 움직임과 비정상 움직임 연구는 계속 발전하고 있다. 다만 걷기(보행, gait)와 균형(balance), 타구(batting)와 투구(pitching) 같은 특정 영역에서의 연구는 활발히 이루어지고 있지만, 일상생활에 대한 운동분석은 부족한 현실이다. 신체장애 분야에서 일하는 많은 치료사는 일상생활의 기능적인 동작과 관련된 움직임에 대해서 더 많은 정보를 원하고 있다.

이 책에서는 중추신경계 손상 환자와 치료사를 위한 중재 모델을 설명하고 있다. 비정상적 움직임의 평가와 중재 시스템은 정상 움직임과 기능적 움직임 연구를 기초로 한다. 중추신경계 손상 환자의 운동치료 목표는 정상적인 움직임 조절을 재훈련하고, 기능을 향상시켜 장애를 감소시키는 것으로 이를 기능적 움직임 재교육(functional movement reeducation)이라 한다. 이는 일상적인 삶에서 기능적 수행을 위해 사용되는 협응(coordination)능력과 특별한 움직임 패턴에 대한 재교육을 목표로 한다. 또한 기능적 움직임에 중요한 몸통과 팔다리의 움직임을 설명하고, 신체 손상(physical impairments)과 기능 제한에 적용하여 기능적 움직임을 회복하고, 장애를 감소시킬 수 있는 중재 시스템을 제공한다. 즉, 정상적인 움직임을 설명하고 중추신경계 손상 환자의 중재에 적용할 수 있는 새로운 중재 모델을 제시한다.

이 장에서는 기능적 움직임과 정상 움직임을 정의하고, 기능적 움직임의 시작과 수행과정을 이해할 수 있는 이론적인 배경을 소개한다. 또한 정상적인 기능적 움직임과 움직임 재교육의 관계를 설명하고, 이 책 전체를 통해 사용될 움직임과 관련된 용어(terminology)를 설명한다.

1 기능적 움직임

1) 정의

이 책에서는 일상적인 과제(tasks)와 작업(occupations) 또는 기능적 움직임(functional movement)을 설명한다. '기능(function)'이라는 단어는 특별한 작업과 역할(role)이다. 기능적 움직임은 같거나 비슷한 기능에 사용되고 있는 움직임 패턴이다. 인간은 일상생활에서 기본적인 욕구 충족과 목표 달성을 효과적으로 하고 있다. 그러므로 기능적 움직임은 욕구를 충족시키고 원하는 작업을 수행함에 있어 적절한 방법을 사용하여 안전하고 효율적으로 완성하는 것으로 '기능적(functional)'이라 한다. 일상생활에서 사용하는 움직임 패턴은 대체로 규칙적으로 나타난다. 대부분의 사람은 이상적이지는 않지만 유사한 패턴으로 마시고, 일어서고, 걷는다. 돌아눕기(rolling)와 같은 기능적 움직임은 나이(ages), 체형(body types), 건강 수준(fitness levels) 등에 약간의 차이는 있지만 하나의 공통된 패턴이 있다. 인간은 움직임 패턴에서 공통성이 있기 때문에 일상생활이나 과제수행에서 전형적으로 사용되는 움직임 패턴을 표현하는 것이 가능하다. 정상 움직임은 전형적인 협응 패턴(coordination pattern)이 우선된다. 그러므로 기능적인 동작의 시작과 실행과정을 이해할 수 있는 최선의 모델을 제시할 수 있다. 이를 먼저 이해하는 것은 기능적 움직임 재교육에 있어서 매우 중요하다.

정상 움직임은 생체역학적(biomechanical)이고 운동학적(kinesiologic)인 시스템에 가장 적합한 근활성 패턴과 관절 움직임 패턴이다. 이것은 스트레스, 손상(injury), 균형감각 저하 등으로부터 인체를 보호하고, 효율적으로 에너지를 소모하기 위해서 가장 간편한 방법으로 과제를 수행한다. 중추신경계와 근골격계의 상호작용은 몸통과 팔다리의 기능적 움직임 패턴으로 나타난다. 이것은 근골격계의 정상적인 정렬(alignment)과 움직임, 근력 조절 같은 생체역학적 요인(biomechanical factors)에 의해 이루어진다. 또한 연속적인 근수축과 기능적 동작에 필요한 관절의 움직임 패턴은 신체의 다른 부분(segment)과도 협응되어 나타난다.

운동조절(motor control)은 중추신경계의 기능이다. 생체역학이나 운동조절 능력이 손상되면 정상적인 움직임 조절이 어렵고, 움직임 결손(deficits)과 비전형적 협응 패턴(atypical coordination pattern)이 나타난다. 그러므로 중추신경계 손상 환자는 병리학적으로 연관된 비정상적인 움직임 패턴과 기능적 결손(functional deficits)이 나타난다.

2) 부분별 기능적 움직임

기능적 움직임은 몸통과 팔다리의 협응된 움직임으로 구성된다. 움직임은 몸통과 팔다리를 정상적으로 조절할 수 있을 때 가능하다. 이 책에서는 몸통과 팔다리에서 정상적 움직임과 기능적 수행의 관계를 설명한다.

(1) 몸통 조절

몸통은 신체(body)의 중심이고, 가장 큰 부분으로 기능적 움직임에서 두 가지 역할을 한다. 첫째, 몸통의 근육활동은 균형을 유지하면서 중력에 대하여 독립된 자세를 유지하고, 팔다리의 기능적 움직임이 안정적으로 수행할 수 있도록 보조하는 자세적 역할(postural role)이다. 둘째, 일상생활에서 동적인 역할(dynamic role)을 한다. 이것은 중심이동을 원활히 하여 새로운 자세로 쉽게 움직이도록 하고, 팔다리의 기능적인 능력을 향상시킨다. 따라서 몸통 조절은 기능적 움직임 패턴을 수행하는 능력과 팔다리와 협응하는 능력으로 설명된다. 이 책에서는 몸통 조절에 머리와 목을 포함시켰다.

자세적 역할과 동적인 역할은 앞, 뒤, 오른쪽, 왼쪽으로 움직이기 위한 몸통의 조절 능력이다. 몸통은 동심적 근활동(concentric muscle activity; 항중력 조절, anti-gravity control) 패턴과 편심성(eccentric patterns; 중력방향으로 반응, progravity responses) 패턴을 수행할 수 있어야 하며, 균형(balance)과 팔다리 기능(extremity function)에 있어서도 중요하다. 몸통 조절은 모든 기능적 움직임에 있어서 기본이 된다. 몸통이 불안정하면, 팔다리는 몸통을 안정시키는데 사용되므로 정상적인 기능적 움직임을 수행하기 어렵기 때문이다.

몸통의 자세적 역할은 앉은 자세와 선 자세에서 중요하다. 이때 몸통은 신체 균형을 유지하기 위해 기저면(base of support) 위에서 중심이 된다. 기능적 활동이 없는 바른 자세에서 몸통은 외관상으로 근육활동이 없는 것처럼 보이지만 팔다리가 움직이기 시작하면 능동적으로 작용한다. 그러므로 팔다리의 움직임으로 몸통 균형과 움직임 변화를 만들 수 있다. 정상적인 상태라면 팔다리 움직임이 예견되거나 힘의 방향이 전환되면 몸통 근육에서부터 작은 움직임 변화가 자동적으로 나타난다. 이러한 근육 반응은 팔다리 움직임을 조화시킬 수 있는 안정된 자세에서 나타난다. 예를 들면, 셔츠를 벗기 위해 손을 몸 뒤로 가져가는 동안 등뼈는 펴지고, 체중은 앞으로 조금 이동한다. 마찬가지로 앉은 자세에서 양말을 신기 위해 다리를 들어 올릴 때는 몸통 균형을 유지하기 위해 자동적으로 체중을 뒤로 이동시키고 등뼈를 굽힌다(**그림 1.1**). 몸통 근육의 활성은 팔다리 체중지지와 협응하고, 신체 안정성을 유지하기 위해 사용된 몸통과 팔다리 근육의 협응은 자세 반응(postural response)으로 나타난다.

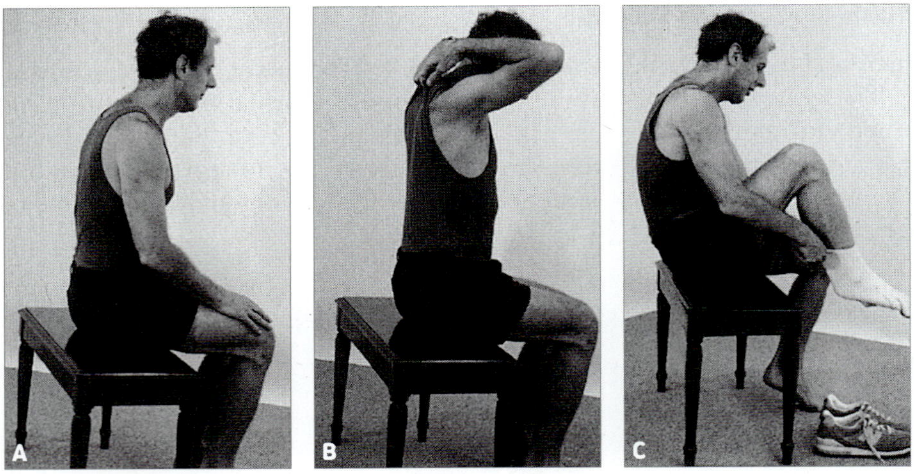

그림 1.1

몸통의 자세 움직임(postural movements)은 팔의 움직임과 협응하여 자동적으로 나타난다. (**A**) 앉은 자세. 몸통은 엉덩이 위에 바르게 유지된다. (**B**) 손이 등에 닿을 때 등뼈는 자동적으로 펴진다. (**C**) 다리를 들어올리면 몸통이 굽힘되면서 체중은 뒤쪽으로 옮겨진다.

앉거나 선 자세에서 몸통과 팔다리 근육의 협응능력은 평형 반응(equilibrium reaction)의 중요한 요소이다. 몸통에서 자세 유지가 어려우면 안정된 체중지지와 균형을 유지하기 위해 팔다리 근육이 강하게 수축한다. 위몸통 안정성을 위하여 팔근육을 사용한다. 이러한 몸통과 팔다리의 협응된 움직임을 평형 반응이라고 한다(**그림 1.2**). 팔다리에서 나타나는 평형 반응은 안정적인 기능적 움직임에서는 뚜렷하게 보이지 않는다. 기저면이 좁아지거나 균형을 유지하기 어려운 환경에서 과제를 수행하는 동안 안정된 자세를 유지하려고 할 때 나타나는 반응이기 때문이다.

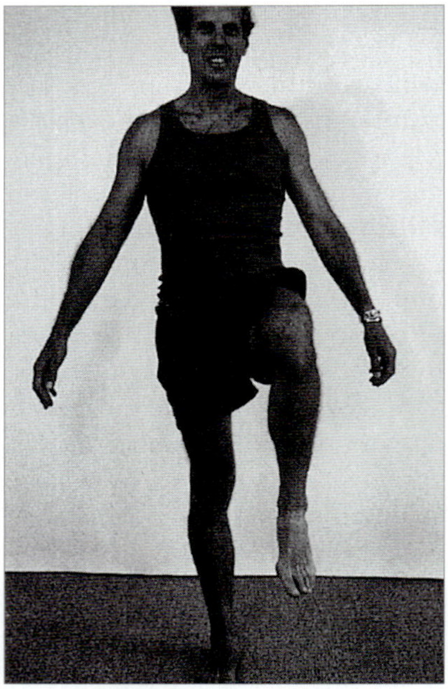

그림 1.2

팔의 평형 반응(equilibrium reaction)은 기저면이 좁아지고, 자세가 불안정해지면서 나타난다.

위에서 설명하는 몸통의 자세 반응(postural reaction)은 팔다리가 기능적 움직임을 시작할 수 있도록 준비하는 예비 반응이다. 기능적 움직임 수행에서 몸통은 팔다리와 협응할 때 동적인 역할을 한다. 즉, 팔의 활동 범위를 넓히거나 손의 기능적 자세를 위해서 몸통 움직임과 협응된다. 예를 들어, 바닥에 있는 물체를 손으로 잡기 위해 등뼈를 구부리고 앞으로 움직이는 경우(**그림 1.3**), 앉거나 선 자세에서 체중을 두 발에서 한 발로 옮기려면 움직이는 다리에서 체중을 지지하지 않으면서 몸통을 옆으로 움직인다. 또한 앉은 자세에서 일어서거나 돌아눕는 과도기적인 움직임에서 몸통과 팔다리는 협응된다. 새로운 기저면에서 자세를 변화시키기 위해 몸통과 팔다리는 함께 작용한다. 이처럼 몸통 움직임은 기저면의 변화나 체중 분포(weight distribution)의 변화에 대비하여 나타난다. 따라서 이를 몸통에서 시작된 체중이동(weight shift)이라 한다.

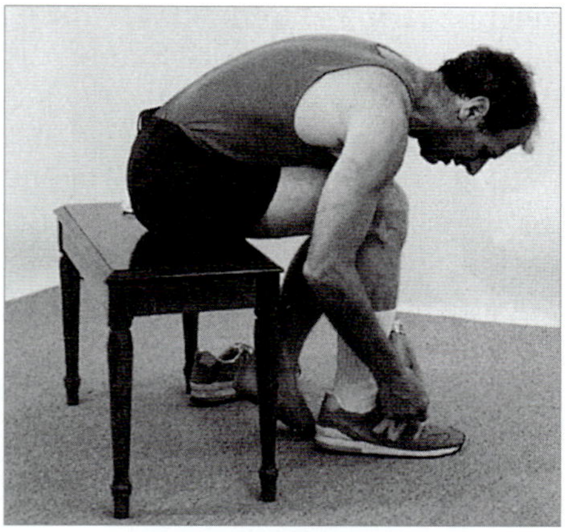

그림 1.3

몸통의 능동적인 움직임(dynamic movement)으로 손을 신발 가까이 가져갈 수 있다.

(2) 팔다리 조절

기능적 움직임은 팔다리의 과제수행과 연관된다. 팔과 다리는 일상생활을 하는 동안 다양한 움직임을 가진다. 숙련된 팔다리 조절은 주어진 과제를 효율적으로 수행하기 위해서 명확한 움직임 패턴을 만든다. 이를 체중지지 움직임(weight bearing movement)과 비체중지지 움직임(non-weight bearing movement)으로 구분할 수 있으며, 체중지지 움직임과 비체중지지 움직임은 모두 팔다리의 정상적인 움직임 조절을 위해 필요하다.

① 체중지지 움직임

팔다리 체중지지는 신체 기저면을 형성하고, 자세를 안정시킨다. 팔다리 움직임 패턴은 '닫힌 고리 운동(closed-kinetic activity)'과 관련 있다. 체중을 지지하는 동안 팔다리 근육은 지지면(supporting surface)에 대해 안정을 유지하고, 먼쪽부위와 몸쪽부위가 정렬되어 중력에 대항한다. 체중이동(weight shift)은 체중을 지지하고 있는 팔다리가 지면에 고정되어 있으므로 작은 움직임이라도 팔다리의 관절 위치와 체중 분포 및 근수축 패턴을 변화시킨다. 체중 분포의 변화로 근활성이 바뀌면 체중을 지지하고 있는 팔다리는 자세 적응(postural adaptation)을 하면서 안정을 유지한다. 예를 들어, 앉은 자세에서 일어서는 경우 몸통을 앞으로 움직이면 엉덩관절과 무릎관절, 발목관절의 굽힘이 증가되면서 발쪽으로 체중이 이동하고, 다리에서 새로운 근활성(muscle activation) 패턴이 나타난다(**그림 1.4**).

다리는 체중지지(weight bearing) 기능과 관련된다. 이 책에서 설명하는 기능적 움직임은 다리의 체중지지를 포함한다. 체중을 지지하는 동안에 근수축 범위와 형태, 다리 위치 등은 신체 위치와 기능적 활동에 따

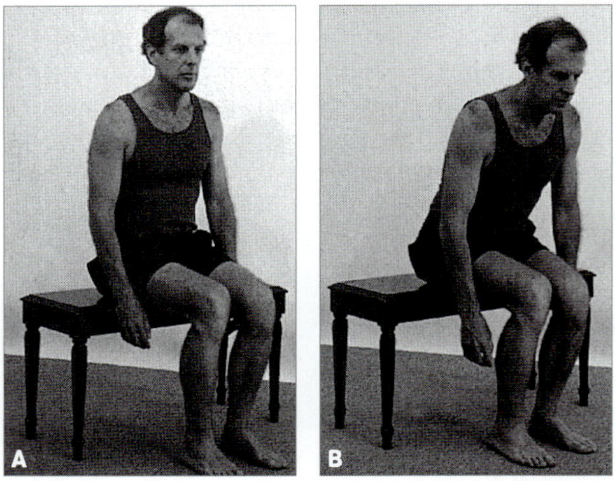

그림 1.4

앉은 자세에서 앞쪽으로 몸통 체중이동. 몸이 앞쪽으로 움직임이면 체중은 엉덩이에서 발로 이동된다.

라 달라진다. 예를 들어, 앉아 있을 때는 대퇴와 발에 체중을 두고 넓은 지지면과 안정된 자세를 유지하므로 체중을 지지한 다리의 활동은 많지 않다. 반면에 서 있거나 걷기 위해서는 몸통에서 변화되는 작은 체중변화로도 근육이 활성된다. 이러한 근활성이 정상적으로 일어나지 않으면 과제수행은 어려워진다. 그리고 걷는 것은 기저면이 좁고 자세가 일정하게 변하는 불안정한 활동이다. 그래서 앞으로 걸어가는 동안 발과 몸쪽부위 다리근육은 체중을 지지하고, 자세를 안정시키기 위해 활발히 활성화된다.

체중지지는 팔 기능에서도 중요한 요소이고, 움직임과 자세, 근육 활성에 영향을 준다. 유아기(infancy)에 팔 체중지지는 다리 체중지지 전에 완성되고, 몸통 조절 발달과 직립 자세 완성에 필요하다. 소년기와 성년기에 팔꿈치로 엎드리기(prone on elbow)나 네발기기 자세(quadruped positions)는 앉은 자세와 선 자세에서 팔의 기능적 움직임 완성에 중요한 의미를 갖는다. 예를 들면, 테이블에서 글을 쓰는 동안 비우세 아래팔(nondominant forearm)로 체중을 지지한다. 비우세 아래팔은 어깨뼈와 위팔뼈 주변의 근활성으로 위몸통의 체중을 지지한다(**그림 1.5**). 그리고 계단을 내려올 때 난간에 체중을 의지하는 동안 팔에서는 직접 체중을 지지하지 않더라도 몸통 조절을 돕기 위해 어깨와 팔꿈치, 손목과 손은 활발히 활성화된다.

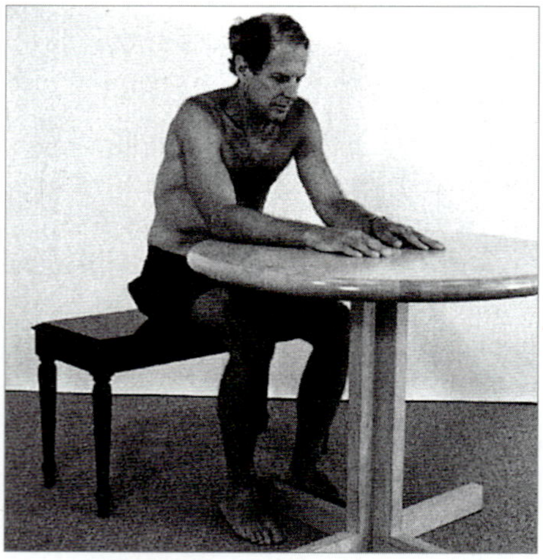

그림 1.5

테이블 위에서 양쪽 아래팔 체중지지

② 비체중지지 움직임

팔다리의 비체중지지 움직임(non-weight bearing movement)은 공간에서의 움직임이다. 이것은 '열린 고리 운동(opened-kinetic movement)'과 연관된다. 비체중지지 움직임은 기능적인 자세 패턴으로 과제수행에 직접적으로 관련되며 체중을 지지하는 움직임보다 다양한 동작을 보인다.

팔의 비체중지지 움직임은 과제수행 단계에서 순서대로 나타난다. 움직임은 팔을 적절한 자세로 유지하는 시작 단계에서 실질적인 과제수행을 준비하고, 완전한 과제수행을 위해 연속적으로 움직이고, 목표가 달성되면 휴식/시작 자세로 돌아온다. 비체중지지 다리도 기능적으로 움직인다. 유각기에서 한 발을 앞으로 내딛거나 신발 신기, 앉기, 옷 입기 같이 다리를 굽히고 교차하는 것은 다리의 비체중지지 움직임에서 기능적 움직임의 예이다(**그림 1.6**).

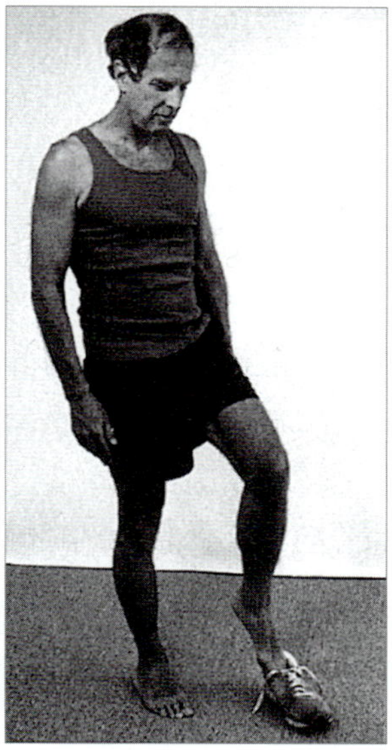

그림 1.6
서 있는 자세에서 한쪽 다리의 비체중지지 움직임

다리의 비체중지지 움직임은 일반적 움직임 패턴(generalized pattern)과 특정과제 움직임(task-specific movements) 패턴으로 분류한다. 일반적 움직임 패턴은 관절 변화가 최소화되고, 연속된 움직임이다. 이 패턴은 주어진 위치에서 기능적인 자세로 손과 발을 움직일 수 있는 가장 유용한 방법이고, 정상 움직임에서 근활성 패턴과 관절운동 순서를 예상할 수 있다. 팔에서 일반적 움직임 패턴은 어깨와 팔꿈치의 굽힘을 조화시킨 것으로 젓가락 사용, 면도, 양치, 먹기, 마시기 등이다. 다리에서는 걷기, 계단 오르기 같은 움직임이다. 일반적 움직임 패턴은 개별화되지 않았기 때문에 광범위한 실습과 학습 없이도 쉽고 다양하게 적용할 수 있다. 그러므로 일반적 움직임 패턴은 가장 적절한 움직임 순서를 예상할 수 있다.

특정과제 움직임 패턴은 특별한 과제나 활동에서 최적의 수행을 위해 세밀하게 순서화되고 협응된 것이다. 일반적 움직임 패턴에 기초하면서 최고의 효과를 위해 개별화된 움직임이 정교하게 조화된다. 그러나 특정과제 움직임 패턴은 일반적 움직임 패턴이 특수하게 협응된 것이므로 다른 과제나 활동에서는 도움이 되지 않는다.

팔다리의 체중지지 움직임과 비체중지지 움직임에 대한 설명은 일반적 움직임 패턴에 초점을 두고 있으며, 설명하고 있는 움직임의 수도 제한되어 있다. 그러나 기능적으로 움직이기 위해 가장 중요한 팔다리의 움직임 패턴을 설명하였고, 비슷한 기능을 수행하기 위해 사용되는 움직임 패턴이 상대적으로 얼마나 적은지 보여주고 있다. 일반적 움직임 패턴은 움직임 재교육에서 학습하는 첫 번째 움직임이다. 일단 기본적인 움직임 패턴을 학습시킨 후 특정과제 움직임 패턴을 재교육하는 것이 좋다.

(3) 몸통과 팔다리 움직임의 협응

기능적 움직임은 몸통과 팔다리의 협응된 움직임이다. 과제수행을 위한 기능적 움직임은 체중을 이동하고, 자세를 정렬(adjustment)하는 자세 적응(adaptation)이 먼저 나타난다. 팔과 다리가 과제를 수행하는 동안 몸통과 체중지지된 팔다리는 특정과제 움직임(task-specific movements)을 위해 몸의 균형을 유지하고 최적의 자세를 유지한다. 몸통과 팔다리의 자동적인 협응은 자세 조절이 정상일 때 가능하다. 그러나 몸통이나 팔다리의 움직임 조절이 손상되어도 기능적인 움직임은 대체하는 움직임으로 목적을 달성한다. 보상 움직임(compensatory movements)은 몸통과 팔다리에서 일상적인 협응 패턴이 어려울 때, 정상적인 움직임 패턴을 대체하는 움직임이다.

새로운 형태의 기능적 움직임은 몸통과 팔다리의 조절을 위해 새로운 패턴을 이용한다. 많은 기능적 움직임은 몸통과 다리에서 안정된 자세를 유지하는 동안 팔에서 이루어진다. 몸통과 다리에서 자세 유지가 어려우면 팔로 신체의 중심선(midline)에 근접된 과제를 완성하기 어려워진다. 등뼈 정렬 변화와 체중이동이 적어도 안정적인 자세를 유지할 수 있지만, 몸통과 팔이 함께 움직이거나 더 넓은 범위로 움직이면 체중을 지지하고 있는 다리에서는 더 많은 자세 조절이 필요하다(**그림 1.7**). 선 자세에서의 과제수행은 균형과 안정성을 위해 몸통과 다리에서 더 많은 근활성을 필요로 한다(**그림 1.8**).

자세 조절 패턴과 일반화된 팔다리 움직임은 환경 변화에 적응하여 움직임 패턴을 만든다. 인간은 기능적 목표를 달성하기 위해 다양한 움직임을 사용한다. 다양성은 내적 환경과 외적 환경의 변화에 대해서 적절한 움직임 패턴으로 수정된다. 인간은 과제를 수행하면서 시간, 장소, 힘, 피로 등에 따라 움직임 패턴을 변화시킨다. 예를 들어, 딱딱한 의자와 쿠션이 있는 소파에서 일어나기 위해서는 서로 다른 패턴을 사용한다. 새로운 상황과 환경에서 움직임을 변화시켜 기능적으로 반응한다. 이러한 변화가 불가능하다면 익숙하거나 조절된 환경에서만 움직임이 가능할 것이다.

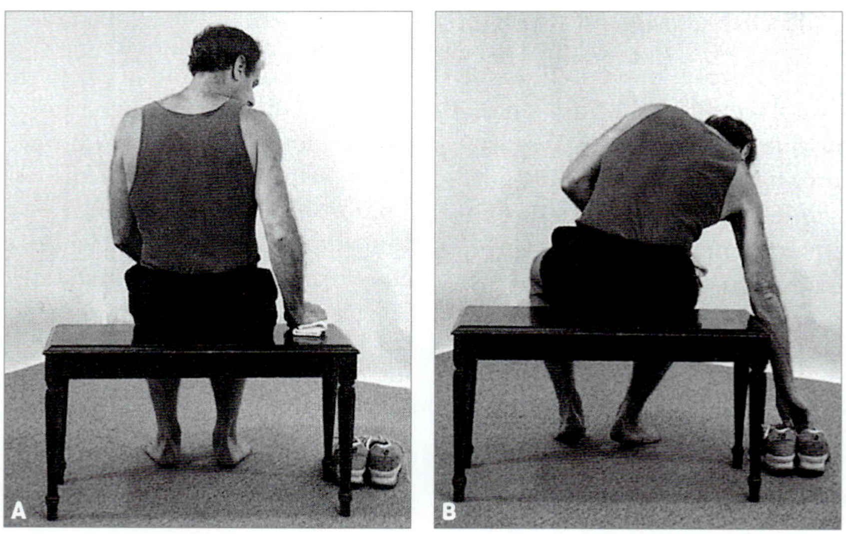

그림 1.7

과제에 따라 달라지는 몸통과 다리의 자세 조절. (**A**) 팔을 신체 가까이에서 움직이면 균형을 유지하기 위한 몸통과 다리의 자세 조절은 쉽다. (**B**) 몸통과 팔이 기저면 밖으로 함께 움직이면 균형을 유지하기 위한 몸통과 다리의 자세 조절 능력은 더욱 활성되어야 한다.

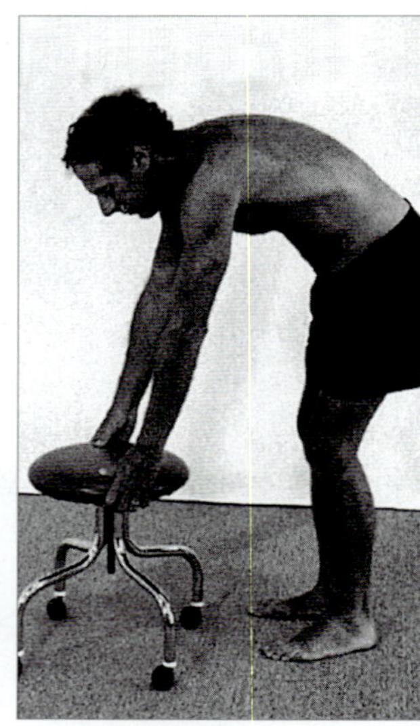

그림 1.8

서 있는 자세에서 손을 뻗을 때에는 몸통과 다리에서 자세 조절하고 유지하기 위한 노력이 증가한다.

2 정상 움직임의 분석

정상 움직임을 쉽게 이해하고, 치료적 중재에 적용하기 위해서 움직임 요소와 움직임 연속성으로 설명하였다. 인간은 과제수행 동안 몸통과 팔다리의 정상 움직임을 위해서 움직임 요소를 사용한다. 움직임 연속성은 기능적 움직임에서 몸통과 팔다리의 관계를 말한다. 이 책에서는 움직임에 대한 문제를 평가하고, 움직임 재교육의 적절한 방법을 계획하기 위해 움직임 요소와 움직임 연속성을 사용한다.

1) 움직임 요소

움직임 요소(movement components)는 정상적인 기능적 움직임을 위해 필요한 기본적인 움직임 패턴을 의미한다. 이 책에서는 신체를 몸통과 팔, 다리의 세 가지 기능적인 부분으로 나누고 각각의 부분은 일상생활에서 반복적으로 나타나는 움직임 요소를 포함하고 있다. 기능적 움직임은 다양하고 복잡해 보이지만 각각의 부분에 대한 움직임 요소의 종류는 한정되어 있다. 움직임 요소는 기능적 움직임에서 기초를 이루는 관절과 근육의 움직임 패턴이다. 신체 각 부분에 대한 움직임 요소는 자세의 변화에 따라 조금씩 다르다. 예를 들어 다리는 앉거나 누운 자세보다 서 있을 때 다양하게 사용되며 각각의 자세마다 움직임 요소는 서로 다르게 설정된다. 이 때문에 누운 자세, 앉은 자세, 서 있는 자세에서 몸통과 팔다리에 대한 움직임 요소를 설명하는 것은 필수적이다(**글상자 1.1**).

글상자 1.1 움직임 요소

- 시작(initiation)
- 방향(direction)
- 연속(sequence)
- 체중이동(weight shift)

2) 움직임 연속성

걷기나 옷 입기와 같은 기능적 움직임은 몸통과 팔다리의 움직임 요소로 구성된다. 기능적 움직임이나 과제를 완성하기 위해 사용된 움직임 요소의 특수한 조합을 설명하는 것이 움직임 연속성이다. 움직임 연속성(movement sequences)은 서로 다른 신체 움직임을 시간과 공간적 관계로 구분한 특별한 순서이다. 신체 각 부분을 위한 움직임 요소의 종류가 제한되어 있으므로 같은 움직임 요소가 서로 다른 움직임 연속성에서 반복되어 사용된다. 과제수행 동안 정상적인 기능적 움직임 순서에는 움직임 요소가 다양하게 사용된다. 예를 들면, 앉은 자세에서 일어나는 경우 몸통의 굽힘과 폄을 사용하는 것이나 돌아눕기에서 다양한 패턴이 있는 것처럼 같은 움직임 요소가 다른 순서에서 사용된다.

이 책에서는 움직임 연속성의 다양한 형태를 설명한다. 누운 자세에서 앉기, 앉기에서 서기, 돌아눕기 등과 같은 과도기적인 움직임 연속성(transitional movement sequences)은 신체의 자세 적응이 바뀌는 것이다. 걷기나 뛰기 같은 이동적 연속성(mobility sequences)은 몸을 이동시키는 것과 관련 있다. 과제와 관련된 움직임 연속성(task-related movement sequences)은 컵으로 마시기, 쟁반 나르기와 같은 비교적 단순한 과제를 수행하는 것이다. 먹기, 옷입기, 요리 같은 좀 더 복잡한 기능은 고리(chains)로 연결된 것 같은 움직임 연속성이나 세 가지 이상의 연속성 조합(combination)으로 이루어진다. 이처럼 복잡한 기능은 설명하지 않았다(**글상자 1.2**).

글상자 1.2 움직임 연속성

몸통의 움직임 요소(trunk movement components)

팔다리의 움직임 요소(extremity movement components)

- 시작(initiation)
- 전이 또는 과제(transition or task)
- 실행(performance)
- 완성(completion)

3) 움직임 분석

움직임 요소와 움직임 연속성을 설명하기 위해 움직임 분석 시스템을 사용한다. 정상적인 움직임을 분석하고 기능적 움직임에 대한 환자의 노력을 평가하기 위해서 분석 시스템과 관련된 용어가 있다. 움직임 요소를 설명하기 위하여 시작(initiation) 또는 움직임을 시작하는 부분, 움직임의 받침대인 관절, 신체가 움직이는 방향(direction)과 관절 움직임의 연속성(sequence)을 사용한다. 예를 들면, 팔을 앞으로 뻗칠 때의 움직임 요소를 설명하기 위해서 어깨가 축이 되고, 손이 신체의 옆에서 시작하여 앞으로 향하고, 머리 위까지 도달하는 것을 오목위팔(glenohumeral)과 어깨위팔뼈(scapulohumeral)의 움직임 패턴으로 설명한다.

몸통과 팔다리의 다양한 움직임 요소는 팔다리의 체중이동이나 기저면의 변화 또는 기저면 안에서 체중지지를 변화시킨다. 예를 들면, 앉았을 때 앞쪽으로 몸통이 움직이면 궁둥뼈(좌골)에서 넓적다리뼈(대퇴골)와 발로 체중이 이동된다. 체중이동은 움직임 요소의 한 부분이다. 체중이동의 움직임 요소에는 체중이동의 방향, 체중이동을 시작하는 부분, 체중지지 자세에서 몸통과 팔다리의 변화가 포함된다. 그러므로 앉은 자세에서 아래몸통에 의해 체중이 앞으로 이동될 때 등뼈폄과 엉덩관절굽힘은 증가하고, 넓적다리뼈와 발로 체중이 이동한다.

움직임 연속성도 비슷한 시스템으로 분석한다. 움직임 연속성에 대한 분석은 기능을 수행하는 몸통과 팔다리의 움직임 요소를 포함시켜야 한다. 대부분의 움직임 연속성은 부분 또는 단계로 나눈다. 이 책에서 분석하는 움직임 연속성은 시작, 전이, 완성의 3단계로 구성된다. 각 단계에서 몸통과 팔다리의 움직임 요소, 체중이동 방향을 설명한다.

첫 번째는 시작 단계(initiation phase)이다. 과제수행을 위해 자세를 바꾸거나 기저면에 대하여 자세를 변화시킨다. 기능적인 움직임은 활동의 목적에 따라 몸통과 팔다리에서 시작된다. 예를 들면 앉은 자세에서 일어나는 기능적 움직임 연속성은 몸통과 팔이 함께 앞으로 움직이면서 시작되고, 테이블 위에 있는 물체에 손이 닿는 것은 팔에서만 일어난다.

두 번째는 전이 단계(transition phase)이다. 전이점(transition point)은 활동 중인 근육이나 신체 움직임의 방향 또는 기저면과의 관계에 변화가 있는 것이다. 예를 들면, 앉은 자세에서 일어서는 동안 몸통이 앞으로 움직이면, 체중이 골반에서 발로 이동한다. 골반이 의자에서 떨어진 후에는 몸통이 더 이상 앞으로 움직이지 않고, 선 자세를 완성하기 위해서 다시 뒤로 움직이기 시작한다. 이때 몸통이 앞으로 멀리 갈 수 있을 만큼 갔다가 반대 방향으로 전환되는 시점이 움직임 연속성에서 볼 때 앉은 자세에서 선 자세로의 움직임 전이점이 된다.

마지막 단계는 완성 단계(completion phase)이다. 과제를 수행하는 동안 신체는 새로운 기저면에서 스스로 균형을 찾는다. 예를 들면, 앉은 자세에서 일어섰을 때 몸통은 발 위에서 균형을 유지하고, 안정된 상태를 만든다. 여러 가지 상황에서 완성 단계는 새로운 움직임으로 연결된다. 예를 들면 앉은 자세에서 일어선 후에 쉬거나 정지함이 없이 새로운 장소로 걷거나, 새로운 과제를 시작한다. 그러나 움직임 연속성의 완성은 휴식을 위해서 앉는 것처럼 쉬기 위해서나 일을 중단하기 위해서 멈추는 것이 된다.

과제와 관련된 움직임 연속성에서 두 번째 전이 단계는 몸통과 팔다리에서 한 가지 이상의 다양한 움직임이 관계한다. 간단한 예로, 팔을 뻗어 물체에 접근하는 것이 움직임의 첫 번째 시작 단계이고, 잡는 것이 두 번째 전이 단계이며, 몸쪽으로 물체를 가져오는 것이 움직임의 완성 단계이다. 그러나 컵으로 마시기, 머리 빗기처럼 좀 더 복잡한 과제에서의 두 번째 단계는 물체를 몸에 가져가고, 과제를 완성하기 전에 과제를 수행하는 것이다. 대부분 기능적인 과제는 이처럼 복잡하기 때문에 과제와 관련된 움직임의 두 번째 단계를 과제수행(task performance)이라 한다. 과제수행은 여러 가지 명확한 움직임 패턴이 포함된다.

3 움직임 재교육

움직임 재교육(movement reeducation)은 정신적 또는 신체적 손상으로 상실된 움직임 패턴과 기능적 수행을 훈련하거나 재교육하는 과정이다. 중재와 관련된 재교육이란 환자가 움직임 조절을 학습할 가능성/능력이 있고, 치료사는 움직임을 재교육함으로써 환자의 회복에 영향을 줄 수 있다는 것을 암시한다. 하지만 이러한 가설은 (아직 논쟁의 여지가 남아 있지만) 중추신경계 손상 환자의 재활에서 적용될 수 있다고 믿는다. 따라서 기능적 수행을 위해 몸통과 팔다리의 움직임을 회복시킬 수 있는 이러한 중재 체계를 기능적 움직임 재교육(functional movement reeducation)이라 하였다. 이러한 중재 모델에서 환자의 움직임 조절과 기능적인 과제수행을 회복시켜 장애를 감소시키고, 병의 징후로부터 빠른 회복을 할 수 있기를 바란다.

이 책에서는 뇌졸중 같은 중추신경계 손상에 의한 편마비 또는 신체 한쪽의 움직임 조절을 상실한 경우의 치료적 중재를 설명하였다. 이런 환자에게 기능적 움직임을 재교육하기 위해서는 우선 마비측의 움직임 조절을 회복해야 하고, 기능적 움직임이나 과제수행에서 마비측과 비마비측이 협응할 수 있도록 양쪽을 모두 가르쳐야 한다. 신경계 손상 환자에게 있어서 움직임 재교육은 비록 환자가 마비측으로 움직일 수 없어도 최대한 빨리 시작해야 한다. 중재 초기에는 치료사가 직접 움직임을 보조하면서 환자는 근력과 근 조절을 배우고, 수행할 수 없는 움직임을 연습하며, 정상적인 움직임 순서를 재학습할 수 있다. 환자가 근력과 자세 조절을 회복하여 독립적이고, 기능적으로 움직일 수 있을 때까지 도움을 주어야 한다. 움직임 재교육 과정에서 신경계 구조와 회복에 기초한 환자의 운동학습 능력을 개발해야 한다.

움직임 패턴에 대한 재교육 모델로 움직임 요소와 움직임 연속성을 사용한다. 움직임 요소를 훈련함으로써 마비측 팔다리에서 과제수행을 위해 필요한 팔다리의 협응된 움직임 패턴을 재교육한다. 또한 적절한 움직임을 유지하기 위해 필요한 대칭성과 안정성 및 몸통 조절 패턴을 훈련한다(**그림 1.9**). 움직임 연속성과 움직임 패턴 훈련은 몸통과 팔다리의 협응 동작을 가르치고, 복합적인 동작을 정확한 순서에 의해서 기능적으로 움직이도록 돕는다. 움직임 요소와 움직임 연속성의 재교육은 기능적인 작업을 할 수 있게 하고 손상은 감소시킨다. 기능적 움직임을 재교육하는 과정은 특정과제 훈련(task specific training)과 움직이기 어려운 기능적 목표 달성을 가능하게 하는 보상 훈련(compensatory training)에 의해 이루어진다.

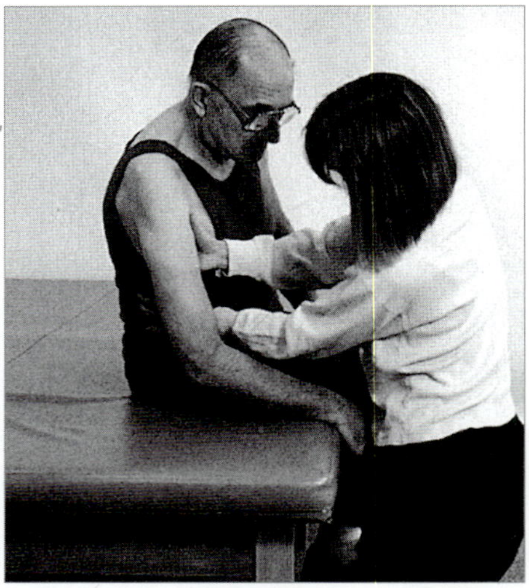

그림 1.9

앉은 자세에서 몸통 움직임 요소 재교육. 몸통 가쪽굽힘(lateral flexion)을 시작하는 동안 팔의 움직임 패턴은 앉은 자세에서 옆으로 눕기 또는 그림 1.7**B**와 같이 가쪽으로 닿기에서 나타나는 것과 같다.

기능적 움직임과 정상적 움직임을 구별하는 것은 중재 모델을 설정하기 위해 중요하다. 기능적 움직임 재교육의 목표는 환자가 일상생활에서 독립적인 역할수행이 가능하게 하는 것이다. 전부는 아니겠지만 대부분 환자의 움직임 패턴이 정상 범위에 가깝게 회복될 것이다. 기능적 움직임 재교육 모델은 정상적인 움직임을 갖게 함으로써 과제를 수행하는 동안 적절한 팔다리의 움직임과 근력 조절, 자세 정렬, 즉각적이고 정확한 자세 반응을 가르칠 수 있다. 이러한 방법으로 정상적인 움직임을 유도하고 일상생활을 향상시킬 수 있어야 한다.

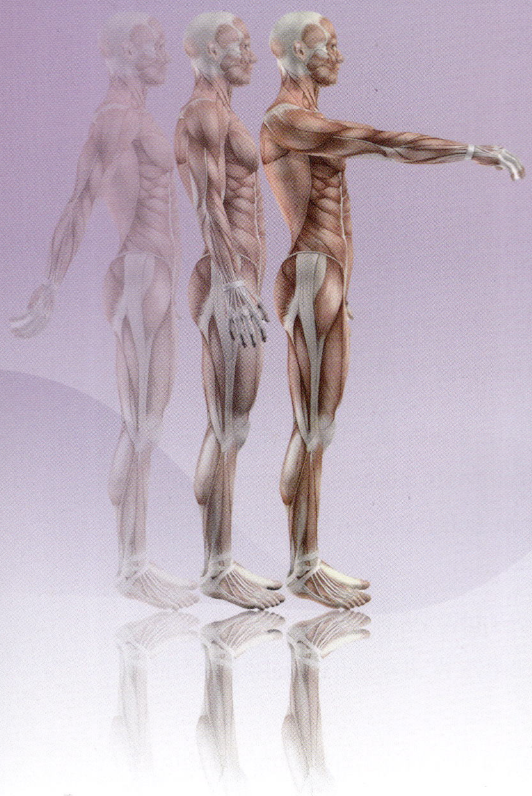

CHAPTER 2

움직임과 기능 상실의 원인

Problems Contributing to Loss of Movement and Function

중추신경계 손상 환자는 비정상적인 움직임과 기능장애를 만드는 여러 가지 문제점이 있다. 이러한 문제점은 전형적인 임상양상을 보인다. 중추신경계 손상 환자는 몸통과 팔다리에서 비전형적 또는 비정상적 움직임을 하거나 정상적 움직임 패턴 대신에 보상적 움직임 전략(compensatory movement strategy)을 사용한다. 이런 환자는 근육의 능동적 움직임에 변화가 생기고 실행속도, 효율성, 근활성이 저하된다. 또한 기능적 움직임 동안 마비측에서 불수의적이고 의도하지 않는 움직임이 나타난다. 이는 정상적인 기능적 움직임 체계를 방해하고, 독립성의 결여와 장애를 만든다.

신경계 손상 환자의 대부분이 움직임 문제로 장애를 가지고 있지만 환자가 수행하는 움직임 패턴이나 움직임 조절에 영향을 주는 신체 상태, 기능적인 독립성 또는 장애 수준 등은 매우 다양하다. 그러므로 환자를 효율적으로 평가하고 중재하기 위해 물리치료사와 작업치료사는 환자의 움직임 문제와 원인이 되는 신체적 손상을 설명할 수 있어야 한다. 이 장에서는 중추신경계 손상 환자의 기능적 움직임 능력에 영향을 미치는 문제점을 설명한다. 이 정보는 움직임에 있어서 문제점을 평가하고 중재하기 위해 필수적이다. 움직임 수행에 있어 이러한 문제점의 영향은 이 책의 뒷부분에서 설명한다.

1 손상, 움직임의 문제점 및 장애에 대한 정의

중추신경계 손상 환자의 움직임 능력과 기능에 영향을 미칠 수 있는 다양한 문제점이 있다. 이 책에서는 질병과 불구의 분류에 대해 세계보건기구(WHO)에서 제안한 용어를 채택하였다. 이 모델에서 무능력(disablement)은 '기능의 제한으로 지속되는 경험'을 의미한다. 신경계 손상 환자에서 이 용어는 Duncan, Schenkman, Butler에 의해 제안된 모델과 유사하다. 이 모델에서는 기능부전(dysfunction)의 수준(level)을 세 가지로 분류하였다.

1. **손상:** 병인과 관련된 징후(sign), 증상(symptom) 및 신체 상태로 정의한다. 이 책에서는 손상을 세 가지 종류 즉, 일차 손상(primary impairments), 이차 손상(secondary impairments), 복합적 움직임 손상(composite movement impairments)으로 분류한다. 손상의 세 가지 분류는 세계보건기구 모델의 일부분이 아니며 Schekman, Butler, Duncan 등의 논문에서 인용하였다.
2. **장애:** 과제수행 능력과 연관된 기능의 손실이다. 장애는 신체적 · 정신적 · 감정적 · 사회적 범위 모두에 영향을 미치지만, 이 책에서는 신체적 문제점에만 국한한다. 기능적인 제한은 보행, 침대에서의 운동성(mobility), 팔 기능 그리고 일상생활 동작과 관련된 다양한 과제가 포함된다.
3. **불구:** 삶과 직업 형태에 따라 장애와 손상으로 인한 구체적인 사회적 불리함이다. 불구가 있는 사람은 사회적 역할과 관련된 필수 업무의 대부분을 수행할 수 없다. 중추신경계 손상 환자에서 나타나는 불구의 예로는 실직, 사회적 역할의 소실, 집에서의 독립적인 기능수행이 불가능한 경우 등이다.

위의 분류는 독립적 기능에 영향을 주는 요소의 단계적인 순서를 나타낸다. **그림 2.1**은 무능력(disablement)의 단계별 상관관계를 보여준다. 각 분류와 연관된 문제점은 손상에서 불구로 옮겨가면서 점점 더 복잡해지지만 한 단계에서의 기능부전이 다음 단계의 기능부전으로 연결되지는 않는다. 따라서 손상이 반드시 장애나 불구를 초래하는 것은 아니며, 불구의 범위가 병변과 손상 결과에 비례하는 것도 아니다. 그러나 광범위한 일차 손상

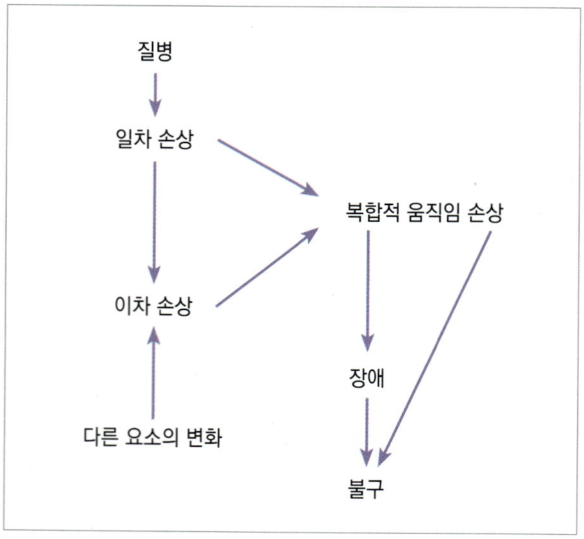

그림 2.1
질병과 불구에 대한 세계보건기구의 분류

을 가진 환자는 초기 문제가 거의 없는 환자에 비해 기능적 회복의 예후가 좋지 않고, 중재 과정에 더 많은 도움이 필요한 것은 사실이다. 비록 무능력이라는 용어가 많은 치료사에게 친숙하지 않지만 이러한 용어의 사용이 학문적으로 표준화되어 가고 있고, 여러 분야의 보건 전문가와 공유할 수 있는 일반적인 용어이며, 환자가 직면하는 문제의 수많은 단계를 이해하는 체계적인 방법을 제공해주고 있다. 질병과 장애에 대해 이 모델을 사용함으로써 환자의 움직임에 영향을 미치는 신체 상태와 중추신경계 손상의 결과인 기능 상실 같은 두 가지 사안에 관심을 집중시킬 수 있다. 이와 같은 강조가 치료적 중재를 위해 다양한 기능적 수준을 정리하는 적절한 방법이라고 생각한다. 또한 의학적 모델의 선택은 중추신경계 손상 환자의 치료적 중재와 관련된 이론적 모델 또는 운동학습과 운동회복 이론과 관련 없이 설명한다.

뇌손상 또는 신경학적 질병의 특별한 형태는 병인론과 관련 있다. 이 책에서는 주로 뇌졸중의 병인론과 관련된 문제점에 대해 설명하지만, 다발성 경화증과 외상성 뇌손상 같은 뇌의 다른 질환도 적용될 수 있다. 물리치료사와 작업치료사는 병인 단계에서는 관여하지 않지만, 뇌병변이 신경계 손상 환자가 가진 문제의 유일한 원인은 아니다. 환자의 모든 병력(medical history)이 완전하게 평가되는 동안 물리치료사와 작업치료사는 뇌손상의 유형과 위치에 대한 정보가 없어도 치료적 중재와 평가를 할 수 있다. 이는 치료적 중재는 손상과 장애에 중점을 두기 때문이다.

2 움직임 문제를 유발하는 손상

손상은 뇌병변의 징후이고 증상이다. 손상은 물리치료와 작업치료에서 해결해야 하는 기능적인 제한과 움직임 문제의 대부분을 만든다. 이 책에서는 손상을 두 가지로 분류한다. 일차 손상은 뇌손상의 직접적인 결과로 손상 후 즉시 나타나는 증상이다. 근력 약화는 뇌병변의 결과로 가장 많이 나타나는 일차 손상 중 하나이다. 이차 손상은 시간이 경과되면서 나타나고, 뇌병변에 의해 손상되지 않은 다른 시스템에서 발생한다. 연부조직 구축과 관절 정렬의 변화는 시간이 지나면서 나타나고, 움직임과 기능에서 영향을 주는 이차 손상이다.

일차 손상과 이차 손상 모두 초기 손상 후에 변화가 계속될 수 있다. 이러한 변화는 신경계 병변 때문일 수 있다. 예를 들어, 질병 과정의 진행 또는 뇌부종의 감소가 원래의 손상을 변화시킬 수 있다. 또한 원래의 손상에 영향을 미치는 몸의 다른 시스템에 발생한 복합적인 문제 때문일 수도 있다. 예를 들어, 마비측 다리의 엉덩이 골절은 근력, 운동성 그리고 독립성을 감소시킨다. 이러한 변화는 뇌손상으로 나타나는 과긴장(hypertonia) 또는 저긴장(hypotonicity)과 근력 약화 때문이기도 하다. 그리고 근본적인 손상이 학습과 치료적 중재 때문에 향상되거나 악화될 수 있다. 그러므로 병변과 손상이 항상 일치하지는 않으며, 급성기의 손상 정도만으로 재활 과정에서 환자의 상태를 정확하게 예측할 수 없다.

지금부터 물리치료와 작업치료에 있어 가장 중요한 일차 손상과 이차 손상을 설명한다. 중추신경계 손상으로 다양한 시스템이 손상되지만 물리치료와 작업치료에 의해 치료적 중재가 가능한 것, 즉 기능적인 제한과 움직임 문제에 직접 영향을 미칠 수 있는 손상만 선택하였다. 인지, 감정, 언어 장애 등은 환자의 기능과 삶의 질에 있어 매우 중요하지만 제외하였다.

1) 일차 손상

일차 손상(primary impairment)은 신경학적 손상의 특정 타입과 관련된 신체 상태이고, 뇌의 특정부위 손상과 관련 있다. 보편적으로 사용되고 있는 컴퓨터 단층촬영(CT)과 자기공명 진단(MRI)과 같은 정교한 검사 이전에 뇌병변의 위치를 짐작할 수 있는 일차 진단이다. 환자의 움직임에 관련된 일차 손상으로는 근력, 근긴장도, 근활성, 감각과정(sensory processing)의 변화 등이 있다.

(1) 근력의 변화

중추신경계 손상은 마비측 또는 마비된 몸의 근력을 변화시킨다. 근력의 변화는 중추신경계 손상으로 인한 일차 손상에서 가장 흔하고 중재가 필요한 증상이다. 근력 손상에서 가장 흔한 타입은 근마비(muscle paralysis)와 근약화 또는 부전마비(paresis)이다. 근약화와 마비의 형태는 근섬유 또는 신경전도에서 특별한 생리학적 변화와 관련 있다(**글상자 2.1**).

글상자 2.1 일차손상

- 근력의 변화
- 근/자세 긴장도의 변화
- 근수축의 변화
- 감각의 변화

마비(paralysis)는 기능적인 움직임을 위해 수축할 수 없는 근육 전체의 무능력이다. 이는 뇌병변 환자에서 발견되는 근육 손상 중 가장 심한 타입이다. 마비된 근육은 관절을 움직이거나 자세를 안정시키기에 충분한 힘으로 수축할 수 없다. 마비된 몸은 축 늘어지고(floppy), 무겁게 느껴지며, 움직임을 유도할 때 그 움직임에 대해 저항하거나 반응하지 않는다. 이완성(flaccidity)은 이러한 마비 상태를 설명하는 용어이다. 마비는 많은 근육에 나타나거나, 선택된 근육에 국한되기도 한다. 일반적으로 급성기 뇌졸중 환자에서는 몸의 한쪽 모두 또는 부분에서 나타나므로 마비측 얼굴, 몸통, 팔다리의 기능적 움직임이 불가능하다. 경증의 뇌졸중 또는 운동 회복을 보이는 환자의 마비된 근육은 다른 근육이 수축하지 않는 동안에도 움직임을 위해 불수의적인 수축을 한다. 하지만 일부 환자에서는 마비가 지속되기 때문에 정상적인 움직임 조절이 불가능해진다.

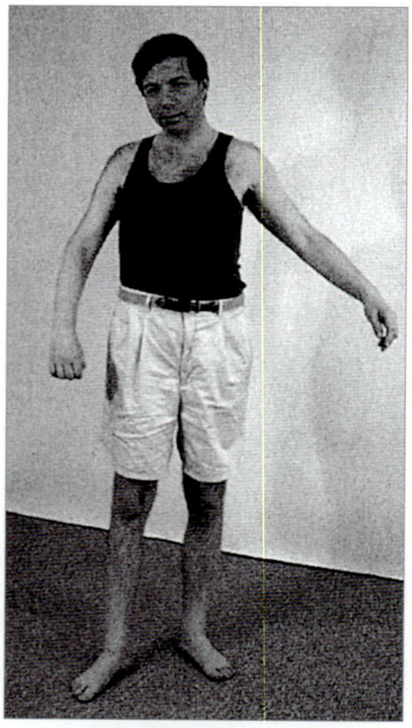

그림 2.2
오른쪽 편마비 환자에서 근육 약화는 움직임의 기능적 범위를 제한한다. 환자는 양팔을 수평벌림(horizontal abduction)하고 있다.

근약화 또는 부전마비는 근수축은 가능하지만 기능적인 움직임을 하기에는 충분하지 않은 힘이다. 움직임 또는 과제를 수행할 만큼 오랫동안 수축력을 유지할 수 없거나 원하는 움직임이나 범위를 만들기에 충분한 힘을 동원하는 능력이 없는 상태를 말한다(**그림 2.2**). 치료사가 유도하는 움직임에 참여하고 짧은 시간이지만 안정된 자세를 유지할 수도 있다. 하지만 중력에 대항하여 신체 분절(body segment)의 무게를 완전히 조절할 수 있을 만큼 근력이 충분하지 않기 때문에 몸이 무겁다고 느낀다. 근약화는 뇌졸중 후 즉시 마비측 전체 또는 선택된 근육에서 나타날 수 있다. 대부분 환자에서 완전히 마비되지는 않았지만 근약화는 즉시 나타난다. 다발성 경화증과 같은 퇴행성 질환에서 근약화는 첫 번째 증상이다. 마비된 근육이 회복되어 가는 약화기(stage of weakness)는 회복과정의 하나이다. 정상적인 근력이나 지구력을 회복한 근육과 심한 마비 상태에 있는 근육이 동시에 존재할 수 있다.

중추신경계 손상 환자는 몸통과 팔다리 모두에 근약화를 보인다. 몸통근육의 약화는 팔다리에 과긴장성이 있는 환자에서 많이 나타난다. 몸통근육의 약화는 자세 조절을 어렵게 하고, 체중지지면 위에서 몸통 안정성을 감소시킨다. 이는 기능적 움직임에 필요한 정상적인 몸통 움직임을 어렵게 한다. 몸통 안정성과 운동성 소실은 팔다리의 정상적인 조절과 과제수행을 불가능하게 한다. 팔다리의 근약화는 기능적 움직임과 체중지지를 위한 팔다리 움직임을 어렵게 한다. 팔다리의 움직임 요소가 상실되면 환자의 독립적인 움직임 수행 능력도 함께 상실된다.

근약화는 몸의 시작 자세, 근육 길이, 움직임 수행을 위해 필요한 근육 활동에 다양하게 나타난다. 특히 하나의 자세나 움직임을 위해 적절한 근력으로 수축할 수 있어도 다른 길이로 존재할 수 있고, 다른 기능을 위한 움직임에서는 수축할 수 없을 수 있다. 예를 들어, 위팔두갈래근은 어깨관절굽힘 동안에 강하게 수축하지만 팔을 몸통에 붙이고 팔꿈치를 굽히는 특정 범위에서는 수축력이 약해질 수 있다. 등장성 수축이 편심성(eccentric patterns; 중력 방향으로 반응)으로 작용하거나 등척성으로 수축하여 다른 근육과 협력 작용할 수 없다. 그래서 표준화된 근력 검사라도 신경계 손상 환자의 특정 근육에 대한 측정은 신뢰성이 낮다.

근력 상실은 일차 손상이지만 근육과 연부조직 길이의 변화, 근긴장도와 근활성 장애에 의한 관절 정렬과 운동성의 손상으로 나타나는 이차 변화에 크게 영향을 받는다. 일정한 길이로 오랫동안 한 자세로 유지되는 근육은 중간 범위 또는 단축된 위치에 있을 때보다 수축하기 어렵다. 또한 연부조직 단축이나 길항근의 긴장도가 높을 때 근수축은 더욱 어렵다. 그러므로 주동근이 약화된 경우는 연부조직을 늘리거나 근육동원(muscle firing)을 진정시켜 근수축을 억제시키는 역학적 요인을 제거함으로써 해결할 수 있다.

근력 손상과 불완전한 운동능력 회복에 의한 근력 불균형은 움직임과 기능에 미치는 영향 때문에 물리치료사와 작업치료사에게 중요하다. 근약화는 움직임 수행, 움직임 연속, 기능적 움직임을 어렵게 하고 비전형적이고 보상적인 움직임 패턴을 만든다. 뇌졸중 환자에 관한 연구에서는 근력을 운동 능력 회복에 대한 신뢰성 있는 예측인자로 고려하였고, 근력 향상이 일상생활 동작 수행 능력 향상과 일치한다고 하였다.

(2) 긴장도의 변화

긴장도의 변화는 신경학적 손상의 두 번째 중요한 형태이다. 뇌졸중 또는 뇌손상은 근긴장도와 자세 긴장도 모두에 영향을 미친다. 근긴장도는 근육 내의 장력의 양으로 정의한다. 이는 임상에서 수동적으로 근육을 신장시킬 때 느껴지는 저항의 양으로 평가한다. 근긴장도의 특수한 분류인 자세 긴장도는 몸 전체 근육에서 나타나는 장력 상태로 설명한다. 자세 긴장도는 움직임에 대한 몸의 준비와 중력에 대항하여 저항하는 능력이다. 근육과 자세 긴장도 모두 근육의 외형 즉, 근육의 휴식기 길이와 경도의 관찰, 몸통과 팔다리의 자세 관찰 그리고 각각의 근육을 촉진함으로써 평가한다. 깊은힘줄반사, 간대성 경련(clonus), 접칼(clasped knife) 현상 같은 추가적인 검사로도 근긴장도 손상을 평가하고 진단한다. 편마비 환자에서 마비측의 긴장도를 평가하여 비마비측과 비교한다. 긴장도의 임상적 평가는 객관적인 평가도구가 없고 주관적인 판단으로 결정한다.

대부분 환자에서 팔다리 긴장도 이상은 흔하게 나타나지만 일부 중추신경계 손상 환자는 근긴장도 변화를 보이지 않는다. 변화된 근긴장도는 정상보다 높거나 낮다. 저긴장성은 정상보다 더 낮은 근긴장도를 말한다. 저긴장성 근육은 수동적 움직임에 대한 저항이 없고, 쉬거나 움직이는 동안 정상적인 장력보다 낮다. 저긴장성은 마비 또는 약한 근육과 관련 있고, 저긴장도와 근육 약화를 구별하는 것은 임상적으로 쉽지 않다. 마비측 근섬유의 장력이 감소되기 때문에 저긴장성 근육은 중력에 대항하기 어렵다. 그래서 뼈와 관절이 정상적인 정렬에서 벗어나고, 관절 안정성이 저하되어 이차 손상으로 진행된다. 저긴장성은 급성기에서 흔히 나타나지만 일부 근육은 회복기에도 지속된다(**그림 2.3**).

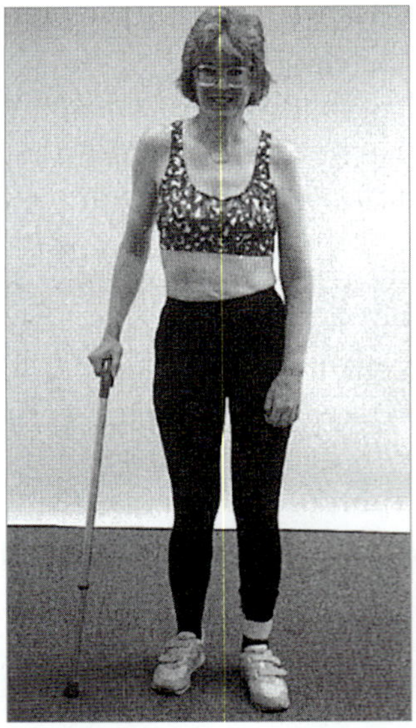

그림 2.3
저긴장성 왼쪽 편마비

과긴장성(hypertonicity)은 정상적인 근육의 장력보다 크고 수동적 신장에 대해 증가된 저항을 보인다. 편마비 환자에서 과긴장성은 팔굽힘근이나 다리폄근과 관련 있다. 과긴장성은 자발적으로 수축할 수 있는 근육에서 나타난다. 기능적 움직임을 시작할 때 긴장도가 증가되는 것을 '능동적 뻣뻣함(active stiffness)'이라 한다. 능동적 뻣뻣함은 불완전한 운동회복을 가진 환자에서 흔하게 나타나고, 비전형적인 움직임 패턴을 만든다. 과긴장성은 약하거나 마비된 근육에서 증가할 수 있으나 생체역학적 정렬 변화로 고정된 자세에서 근섬유가 단축되고 장기간 지속되면서 나타난다. 이처럼 자세 단축으로 인한 것을 '수동적 뻣뻣함(passive stiffness)'이라 한다. 능동적 또는 수동적 뻣뻣함이 오래 지속되면 근단축 또는 구축으로 진행된다(**그림 2.4**).

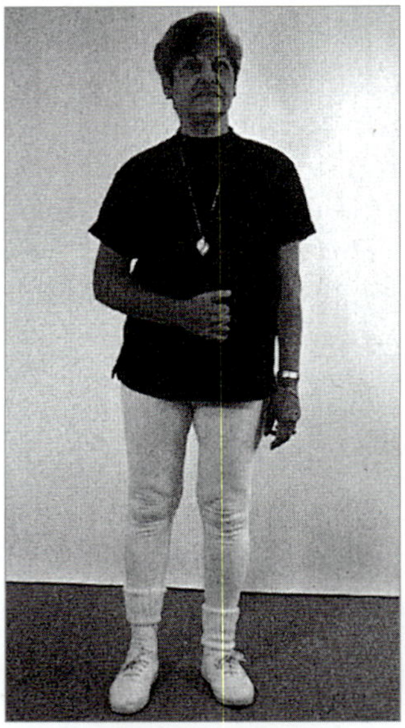

그림 2.4
과긴장성 오른쪽 편마비

경직(spasticity)은 과긴장의 특별한 형태이다. 경직된 근육의 신장성은 속도에 의존적이며, 저항이 비정상적으로 증가되고, 힘줄반사 항진이 나타난다. 또한 길이 의존적인 뻣뻣함과 접칼 현상이 경도에서 중등도로 증가한다. 연구 문헌에서는 경직과 과긴장을 구별하지만 임상적으로는 함께 사용할 수 있다. 비정상적인 몸통과 팔다리 자세에서 증가된 근육 긴장도와 자발적 움직임의 질적 변화, 협응의 비전형적 패턴을 표현하기 위해 이 책에서는 과긴장도라는 용어를 사용한다. 과긴장된 대부분의 근육이 경직의 과학적 정의와 일치하지 않기 때문에 이 용어를 사용하였다. 광범위한 뇌손상으로 나타나는 순수한 경직은 치료적 중재에 반응하지 않을 수 있으나 과긴장성과 저긴장성은 특별한 치료적 중재에 반응하고, 중재를 하는 동안이나 장기간에 걸쳐 변화될 수 있다.

뇌손상은 근육 긴장도를 변화시키고, 과긴장의 즉각적인 발생과 관련 있다. 대부분의 초기 뇌졸중 환자는 마비측 몸통과 팔다리의 근긴장도와 자세 긴장도가 낮다. 시간이 지남에 따라 마비측 근육에서 긴장도가 증가되고, 점진적인 장력의 변화를 보이면서 회복과정 동안 많은 변화를 관찰할 수 있다. 마비측 팔다리와 몸통의 근긴장도가 일정한 환자는 마비측 전체가 저긴장성이거나 과긴장성이다. 그리고 몸통근육은 저긴장성이지만 팔다리는 과긴장성을 보이거나 그와 반대로 나타날 수도 있다. 아래팔과 다리에서는 긴장도가 감소하고, 팔다리의 몸쪽부위 근육에서는 증가한 경우나 반대의 경우도 관찰된다.

근긴장도의 변화는 뇌손상의 유형에 맞추어 설명할 수 있다. 마루엽 병변은 저긴장성과 관련 있고, 제뇌경직은 광범위한 폐쇄적(massive closed) 뇌손상에서 나타난다. 그러나 많은 환자에서 근력, 자세 조절, 몸의 정렬을 위해 움직이기 시작하고 보상 움직임을 시작하면서 긴장도가 변화된다. 또한 움직임 패턴, 움직임 수행, 스트레스와 감정적인 상황 중에 자세 변화와 함께 변화가 관찰된다. 시간이 지날수록 긴장도 변화는 적어지고, 근장력은 영구적으로 증가한다. 근긴장도가 시간이 지날수록 증가한다는 것은 선택된 활동과 관련 있고, 뇌손상에 의한 직접적인 영향보다는 또 다른 원인에 의해 영향을 받는다는 사실을 보여준다. 임상적 경험을 통해 과긴장성의 발달에 기여하는 세 가지 기전은 다음과 같다.

① 길이-장력 관계의 변화

근장력은 정형외과적 정렬의 변화가 근육의 길이-장력 관계에 변화를 만드는 것으로 특히 두관절근육(two-joint muscle)에서 많이 증가한다. 일반적인 예는 위팔두갈래근에서 볼 수 있다. 위팔뼈머리의 전방 아탈구로 인해 위팔두갈래근의 긴갈래(long head)에 장력이 발생할 때 위팔두갈래근은 역학적으로 긴장이 증가한다. 관절오목(glenoid fossa)에서 위팔뼈머리가 전방전위되면 팔꿈치관절은 굽힘되고 아래팔은 뒤침(전완회외)되어 위팔두갈래근의 몸쪽부위 끝에서 역학적으로 장력이 증가한다. 위팔뼈머리가 관절오목에서 뒤로 전위되면 과긴장된 위팔두갈래근의 장력은 감소되고, 팔꿈치관절은 수동적으로 펴진다(**그림 2.5**).

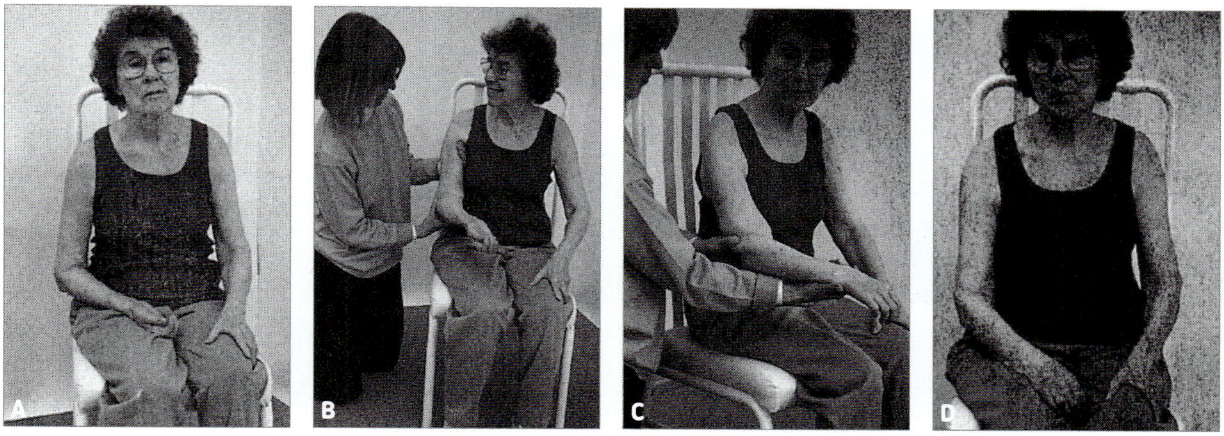

그림 2.5

관절오목 어깨관절의 전방 아탈구가 위팔두갈래근을 과긴장시킨다. **(A)** 중재 전 팔 자세. **(B)** 어깨관절을 재정렬하고 있다. **(C)** 위팔두갈래근의 역학적 긴장이 감소되면 팔꿈치관절은 수동적으로 폄할 수 있고, 아래팔은 엎침(회내)된다. **(D)** 중재 후 과긴장이 감소된 팔 자세

② 자세 불안정

몸통과 팔다리 조절이 어려워 몸이 불안정하게 되면 근장력은 증가한다. 팔의 과긴장은 자세를 불안정하게 하고, 비전형적인 균형 양상이 나타난다(**그림 2.6**). 위몸통이 불안정한 경우에도 균형 반응의 영향으로 다리 긴장도가 높아진다(**그림 2.7**). 치료적 중재는 몸통과 팔다리의 정렬을 회복하여 안정성을 높여서 균형을 유지하기 위한 불필요한 근활성을 억제한다. 안정성이 증가하면 마비측 팔다리의 긴장도는 감소하고, 이완된다.

③ 능동적 동원

능동적 동원(active recruitment)은 근장력을 증가시킨다. 환자가 과도한 힘으로 움직이거나, 과제를 수행하기 위해 적절하지 않은 근육을 사용할 때 근장력이 증가한다(**그림 2.8**). 보행 훈련을 하면서 입각기에 넓적다리네갈래근을 이용하여 무릎관절을 잠그는 것(locking)을 반복하면 근활성을 멈출 수 없게 되어 무릎관절굽힘이

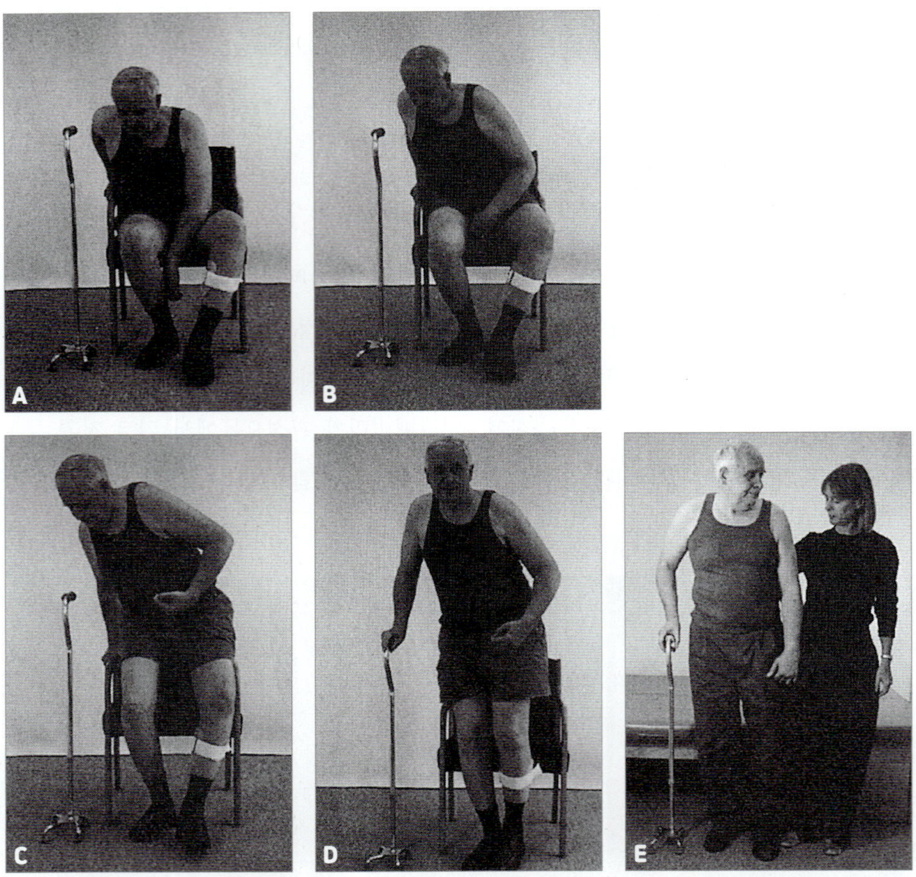

그림 2.6

앉은 자세에서 일어나는 동안 마비측 팔굽힘근의 긴장 증가. **(A)** 마비측 팔은 폄, 이완되어 있다. **(B)** 바로 서기 위해 비마비측 팔로 의자를 밀기 시작하면서 마비측 팔굽힘근의 긴장도가 증가한다. **(C)** 환자의 자세가 바로 서기에 가까워짐에 따라 마비측 팔의 굽힘이 증가한다. **(D)** 네발 지팡이를 이용하여 독립적으로 서 있는 동안에도 마비측 팔은 굽힘 자세를 유지한다. 몸은 비대칭 자세이고, 마비측 다리는 체중을 적게 지지하고 있다. **(E)** 중재 후 몸의 자세는 대칭으로 변화되었고, 마비측 다리로 체중을 많이 지지하고 있으며, 마비측 팔의 근육 긴장도가 뚜렷하게 감소되었다.

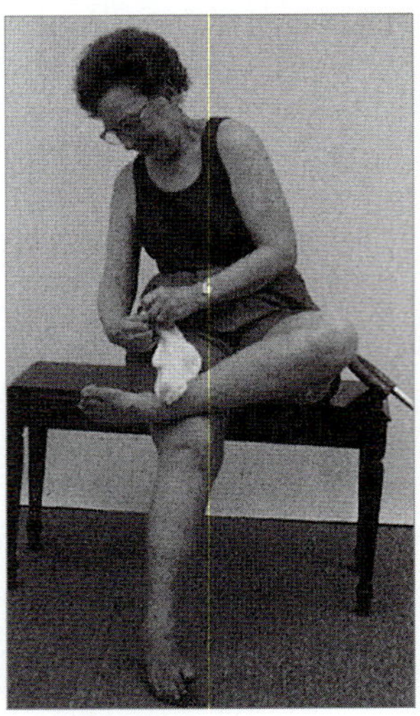

그림 2.7

균형 반응으로 마비측(오른쪽) 다리에 근육 긴장도가 증가한다.

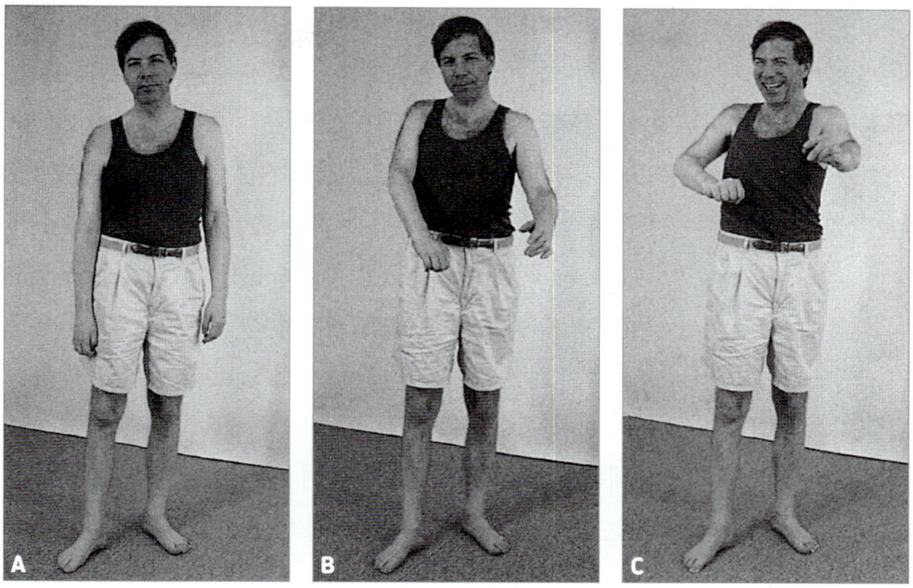

그림 2.8

능동적인 움직임은 마비측 팔의 근육 긴장도를 증가시킨다. **(A)** 움직임 전에는 마비측 팔이 펴진 상태이다. **(B)** 어깨관절굽힘이 시작되면서 팔이 들어 올려지기 시작한다. **(C)** 팔을 더 높이 들려고 할수록 더 많은 근육이 활성되면서 근육 긴장도가 증가한다.

어려워진다. 또한 불완전한 운동 회복과 감각 변화나 부적절하게 활성된 근육이 지속적으로 근수축 하면서 나타난다.

과긴장은 환자가 학습하는 여러 가지 움직임 중에 한 부분일 수 있다. 근육이 부적절한 긴장 상태로 유지되면 연부조직 길이와 운동성 변화는 이차 손상으로 진행된다. 과긴장을 억제하기 위한 치료적 중재 없이는 과긴장과 연부조직 단축이나 구축을 해결하기 어렵다. 과긴장으로 비정상적인 팔다리의 연부조직 길이와 관절 가동성을 평가하기 위해서는 먼저 장력을 감소시켜야 한다(**그림 2.9**). 과긴장된 근육에서 장력을 감소시키기 위한 중재는 이 책 후반에 설명한다.

비정상적인 근육 긴장도와 움직임 조절 상실과의 관계에 대해서는 논쟁의 여지가 있

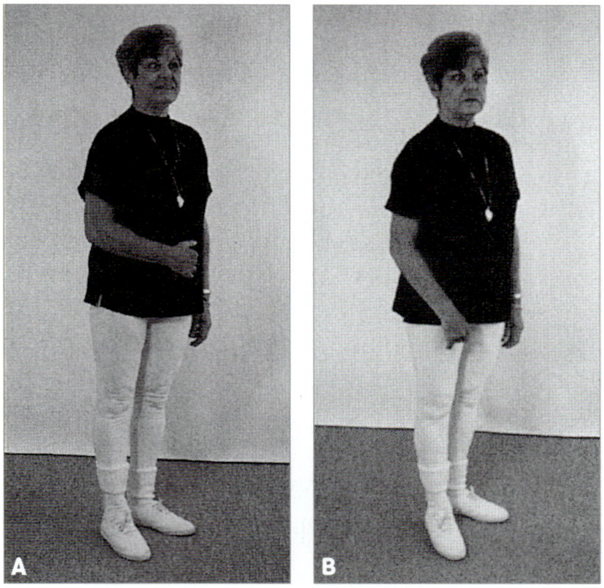

그림 2.9

중재 전과 후 마비측 팔의 굽힘근 과긴장 비교. **(A)** 중재 전 마비측 팔은 굽힘/모음 상태로 과긴장이 뚜렷함. **(B)** 중재 후 팔꿈치의 굽힘/모음이 감소되어 양적인 변화가 분명하지만, 팔은 완전히 펴되지 않고 연부조직 구축이 남아 있어 비정상적인 팔 자세가 지속된다.

지만, 과긴장과 저긴장 모두 중추신경계 손상 환자의 움직임 패턴에 중요한 영향을 미친다. 과긴장은 뻣뻣한 팔다리와 부적절한 근활성으로 나타난다. 이 문제는 정상적인 움직임을 방해하여 비전형적인 움직임과 기능적인 제한을 만든다. 과긴장된 근육에서 장력을 감소시키는 중재는 관절 정렬과 근육 신장에 미치는 과긴장의 역학적인 영향을 줄이고, 근활성과 기능적 움직임의 정상 패턴을 재교육하는 것이다. 또한 과도하게 낮은 긴장도는 움직임을 준비하고 시작하는 힘과 중력을 극복하는 힘이 부족하다. 저긴장 환자는 약화된 팔다리근육이 수축하도록 자극하고, 몸통 긴장도를 증가시키는 중재 없이는 마비측 몸통과 팔다리를 정상 패턴으로 움직일 수 없다. 그러므로 비정상인 근육 긴장도가 정상 움직임 패턴을 방해하면 움직임 재교육과 근육 긴장도를 변화시키기 위한 중재를 병행해야 한다.

변화된 긴장도를 지속시키기 위해서는 긴장도 증가의 원인에 대한 이해가 필요하다. 몸통과 다리 움직임 조절이 불안정하여 나타나는 팔의 굽힘 자세는 몸통을 대칭되게 회복하여 유지시키고, 다리에 체중을 지지하면서 안정된 움직임 조절을 회복하기 전에는 팔 자세와 장력을 변화시키기 어렵다. 어깨뼈와 어깨관절의 부정렬에 의한 팔의 긴장 변화는 정상적인 관절 정렬과 움직임 체계(mechanics)를 회복시키는 중재를 함으로써 팔의 자세를 변화시킬 수 있다. 이렇게 해서 얻어진 변화는 몸통과 어깨뼈, 팔과 관절 사이의 균형 있는 근활성으로 어깨관절을 정상적인 정렬로 유지할 수 있다. 능동적 움직임 동안 과도한 근활성 또는 근육의 부적절한 동시 수축으로 팔다리가 과긴장되면 불필요한 근활성을 억제하고, 올바른 움직임 순서와 적절한 근육 수축이 가능하도록 근활성을 재교육한다. 긴장도를 변화시키는 중재를 통해 환자는 중재에 능동적으로 참여할 수 있고, 움직임을 준비하기 위해 긴장도를 조절하는 것과 움직임 동안 적절한 긴장도를 유지하는 것을 배울 수 있다.

경험상 과긴장 또는 저긴장 편마비 환자 모두 물리치료와 작업치료를 통해 적절한 근육 활성과 자세 긴장도를 회복할 수 있다. 이는 정상적인 움직임과 협응 패턴을 재교육할 때 가능하다. 움직임 재교육 없이 근육 긴장도만 정상화하는 것은 완전한 움직임 패턴으로 회복하기 어렵다. 그러므로 비정상적인 근육 긴장도를 변화시키는 것은 중재의 첫 번째 목표가 아니라 움직임 재교육을 위한 필수적인 단계이다.

(3) 근활성의 변화

움직임 조절에 영향을 주는 일차 손상의 세 번째 유형은 근활성(muscle activation) 변화이다. 근활성 변화는 과제를 수행할 때 잘못된 근육을 사용하거나, 근활성 순서가 바뀌거나, 부적절한 힘으로 너무 많은 근육이 동원되는 것이다. 이는 근육 협응에 영향을 미치고, 기능적 움직임을 방해한다. 운동 조절 또는 뇌가 움직임을 조직화하고 순서를 지시하는 방법이 변한 것으로 생각할 수 있다. 근활성 장애는 뇌손상 결과로 나타나지만 감각 손상이나 정렬 변화와 같은 이차 문제와 중재 과정의 여러 가지 상황에 영향받을 수 있다. 이러한 근활성 변화는 환자가 능동적 움직임을 시도하면서 발달하므로 학습이나 연습, 운동 회복의 직접적인 결과이기도 하다.

근활성의 부적절한 변화는 대부분 약화되거나 마비된 근육을 대신하기 위해 강한 근육을 활성시키는 것이 일반적이다. 몸쪽부위 근육이 약해진 먼쪽부위 근육 기능을 대신하여 몸의 다른 부위에서 움직임을 시작한다. 예를 들어, 팔꿈치관절과 손목폄근육이 약화되면 환자는 손을 들기 위해 팔꿈치관절과 손목을 굽힘, 어깨를 올림(거상), 벌림시킨다. 이러한 움직임 순서의 변화를 부적절한 움직임 시작 패턴이라 한다(**그림 2.10**).

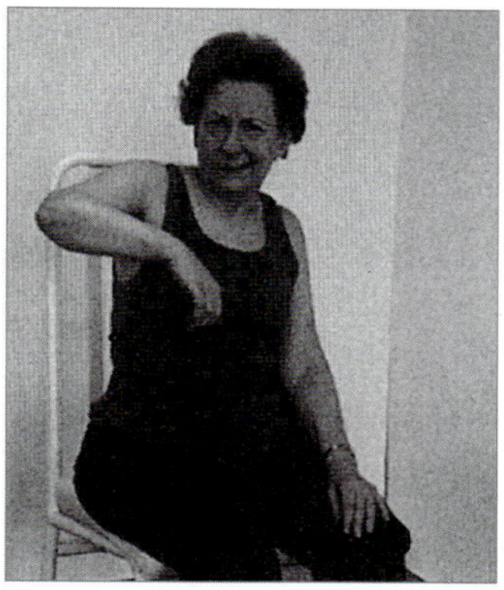

그림 2.10

팔의 부적절한 시작 패턴과 움직임 구성요소. 앞쪽으로 팔을 뻗기 위해 손이나 손목으로부터 움직임을 시작하고, 어깨올림근을 먼저 활성시킨다.

다른 경우, 환자는 의도하는 움직임을 위해 마비된 근육 대신에 강한 근육을 대신 사용한다. 예를 들어, 발가락폄근과 발목과 발등굽힘(배측굴곡)근이 약할 때, 선 자세에서 균형 반응을 위해 발가락굽힘근을 사용하는 것을 부적절한 근육 대체(substitution)라고 한다(**그림 2.11**).

움직이는 동안 너무 많은 근육이 활성되면 작용근과 대항근 모두에서 동시에 과도하게 수축한다. 과도한 근수축은 작용근과 대항근의 협력 수축이 원인이기도 하다(**그림 2.12**). 작용근과 대항근의 부적절한 동시활성(coactivation)은 보행이나 동적 움직임 또는 정적 움직임에서 볼 수 있다. 일단 근육이 활성되면 환자는 근수축을 멈추는 것과 안정된 자세로 되돌아가는 것이 어렵다. 손상된 근육의 동시 수축은 과긴장된 근육이 단축되어 몸통과 팔다리의 안정 자세(resting posture)를 영구적으로 변형시킨다.

경직으로 오해할 수 있는 이러한 근활성은 근력을 부적절하게 변형시킨다. 힘 또는 노력이 과도할 때 움직임 패턴은 느리며, 신체 분절은 뻣뻣해진다. 과도한 노력으로 인한 근활성은 관절운동의 전범위(full range)에서 움직임을 완성시킬 만큼 충분히 지속되지 못한다. 근육이 피로해짐에 따라 적절한 수축을 유지할 수 없어 시작 자세로 힘없이 떨어진다. 과도한 힘은 근력 약화와 낮은 긴장도, 불필요한 협력 수축과 공존하기도 한다.

근활성의 변화는 협응된 움직임을 비전형적이고 비효율적인 패턴으로 만든다. 비전형적인 근활성은 움직임의 한 부분이 된다. 환자는 자세를 안정시키고, 몸통과 팔다리의 기능적 움직임을 시도하기 위해 비정상적

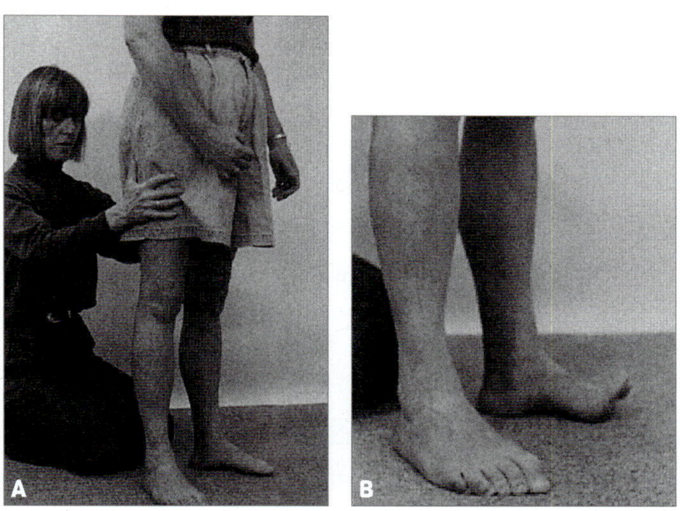

그림 2.11

마비측 다리의 부적절한 근활성. **(A)** 발과 발목의 근육에서 균형 반응을 활성시키기 위해 환자의 체중을 뒤쪽으로 이동시킨다. **(B)** 균형을 유지하기 위해 비마비측 발가락폄근육이 수축하여 발의 앞부분을 들고, 마비측 발가락은 굽힘되어 바닥을 움켜쥔다.

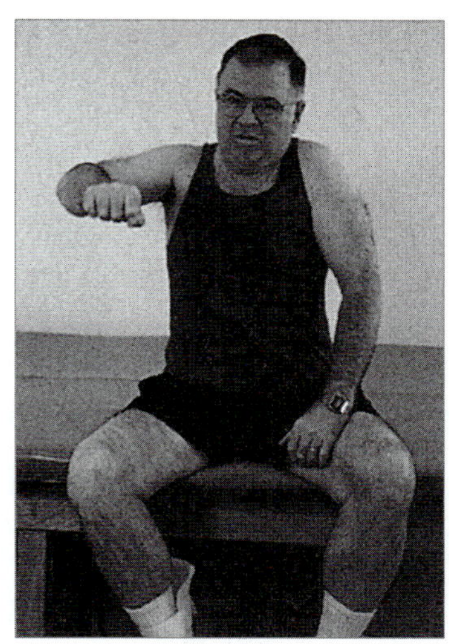

그림 2.12

마비측 팔을 들기 위한 과도한 노력은 여러 근육의 동시 수축을 유발한다.

으로 근육을 활성한다. 이는 근육을 과긴장시키고, 길이를 단축시키며, 자세 정렬을 변형시킨다. 이러한 결과는 정상적인 근수축 순서와 근활성을 방해한다. 근활성 변화와 관련된 움직임 문제는 이 장의 뒷부분에서 비전형적 움직임으로 설명한다.

움직임 재교육은 근활성과 움직임 문제를 해결할 수 있다. 이 책에서 설명하는 움직임 재교육 과정은 정상적인 근활성과 움직임 순서 그리고 적절한 힘의 생산을 강조한다. 재활 초기에 이를 달성한다는 것은 정상 움직임을 위한 감각과 운동능력을 회복할 수 있는 기초를 마련하는 것이다. 움직임 재교육 과정에는 부적절한 근육 활동을 없애고, 정상적인 근활성 순서와 협응 패턴, 근력 강화 훈련 등을 포함시켜야 한다.

(4) 감각의 변화

신경계 손상 후 일반적인 감각의 변화(sensory change)에는 감각인지 손상, 감각 정보처리와 해석 손상, 움직임을 계획하고 실행하는 운동 감각기억 손상 등이 포함된다. 감각인지 손상과 감각 정보처리 장애는 근력 및 근긴장을 감소시킨다. 신체 인식과 지각, 움직임 계획과 운동학습에 있어서 감각은 중요하다. 감각 변화는 정보를 느끼고 해석하는 능력, 마비측의 움직임 패턴을 학습하는 능력과 움직임을 계획하고 실행하는 능력을 손상시킨다. 또한 감각 변화는 통증을 악화시킨다.

① 감각인지 손상

중추신경계 손상 환자는 감각 수용기를 통하여 정보를 지각할 수 없는 감각인지 손상(deficits in sensory awareness)이 있다. 이러한 문제는 촉각과 고유 수용기 등 운동감각계에 영향을 준다. 감각인지 손상은 시각적으로 마비측을 무시하고, 비정상적인 머리와 목의 자세가 비정상적인 미로 반응(labyrinthine response)으로 나타난다. 심한 감각인지 손상 환자는 마비측 팔다리를 무시하거나, 신체 일부를 부인한다. 손상의 정도가 심하지 않은 경우에는 마비측을 둔하게(dull) 인지하지만, 그렇지 않기도 하다.

감각인지 손상은 이완성 마비와 저긴장 환자에서 뚜렷하게 나타나고, 뇌졸중 초기에 움직임과 기능에 영향을 준다. 급성기에는 팔다리를 능동적으로 움직이거나 자세를 변경하는 것이 어렵기 때문에 마비측 근육과 관절, 촉각 수용기로부터의 동심성 감각 정보가 감소한다. 중재에 참여하기 시작하고 능동적 운동조절을 회복하면서 움직이는 것과 움직여지는 경험은 마비측에서의 감각 입력을 증가시킨다. 감각인지 손상은 이때부터 해결된다. 따라서 급성기 이완성 환자의 감각결손을 나쁜 예후로 생각할 필요는 없다. 하지만 감각 둔화가 지속되거나, 감각 회복이 팔다리의 먼쪽부위에 도달하기 전에 멈추면 마비측 움직임과 자세 조절 그리고 중재에 대한 반응에 지속적으로 영향을 준다.

감각인지 손상은 여러 가지 방법으로 움직임 조절과 중재에 영향을 미친다. 감각결손 환자는 자세 비대칭을 지각하는 것이 어렵고, 체중지지나 마비된 팔다리를 자발적으로 움직이거나 사용하려는 노력이 적어진다. 치료사가 가르치는 움직임을 이해하기 어렵고, 치료사의 도움 없이는 독립적인 움직임의 연속성(movement sequences)을 유지하는 것이 불가능하다. 운동 회복이 양호하지만 영구적인 감각인지 손상을 가진 환자는 치료적 중재가 없으면 마비측 팔다리 사용을 잊어버리거나, 보상작용을 할 수도 있다. 손의 미세 운동 협응(fine motor coordination)은 민감성이 감소하고, 촉각 결손(tactile deficit)을 보상하기 위해 시력(visual acuity)에 의존한다.

② 감각해석 손상

감각해석 손상(deficits in sensory interpretation) 환자는 마비측에서 감각을 입력받아서 해석하고, 반응하지 못함으로써 자신에게 일어난 변화를 알지 못한다. 또한 중재를 위한 감각입력에 지나치게 민감해서 치료사의 접촉이나 보조를 혼란스럽게 생각한다. 치료적 중재로 다양한 감각을 입력한다는 것이 감각계를 과도하게 자극하게 되어 감각정보를 통증으로 잘못 해석할 수 있다. 과도한 처리능력이 요구되기 때문에 중재와 움직임을 두려워한다. 감각해석 손상은 급성기 환자에서 두드러지게 나타나지만 감각정보를 조직화해주는 중재로 해결할 수 있다. 치료적 중재는 감각입력을 일정하게 유지하고, 자극받는 감각계의 수를 제한하고, 느낌을 환자가 이해하기 쉽게 말로 설명한다. 감각해석 능력이 회복되지 않으면 환자는 움직임을 거부하고, 마비측을 보호하려고 하며, 결국에는 만성통증으로 진행되기도 한다.

③ 운동감각 기억 손상

감각결손의 세 번째 유형은 운동감각계와 직접 관련된다. 운동감각 기억 손상(deficits in kinesthetic memory)은 정상 움직임을 계획하고 실행하는 능력에 영향을 준다. 운동감각 기억은 움직임 실행에 대한 인지와 실행을 위한 신체감각 정보와 관련 있다. 이는 관절 움직임 순서, 타이밍과 속도, 근력의 양에 대한 정보가 포함된다. 스포츠 심리학자는 정상 움직임에 대한 감각이나 운동감각 기억은 뇌에 저장된다고 가정한다. 운동감각 기억은 상상 속에서 움직임을 재생하고, 그 움직임을 다시 상기할 때 인식한다. 이 정보는 대부분 일상적인 기능적 움직임과 특별한 운동 기술을 일반화하는 운동 프로그램의 일부분으로써 유용하다.

운동감각 기억이 손상되면 두 가지 중요한 부분 즉, 정상 움직임이 어떻게 느껴지는지와 움직임에서 사용되는 근활동 패턴의 근기억(muscle memory)이 손상된다. 이는 움직임의 질(quality)과 비전형적인 움직임 모두에 관여한다. 운동감각 기억 손상은 마비측에서 근력이 있는 환자가 양호한 운동회복과 자발적으로 정상 움직임 패턴을 하지 못하는 이유를 설명할 수 있다. 능동-보조 운동은 정상 움직임에 대한 감각 회복과 움직임을 실행하는 방법에 대한 운동감각 정보 입력에 중요한 역할을 한다. 이러한 운동감각 기억은 움직임을 계획하고 정상 패턴을 연습하며, 정상 움직임의 독립적 수행을 비교하기 위해 사용한다.

2) 이차 손상

이차 손상(secondary impairments)은 일차 손상의 결과와 다른 환경적 영향에 의해서도 나타나지만, 중추신경계 병변으로 인한 직접적인 결과로도 나타난다. 이차 손상이 발달하면서 일차 손상뿐만 아니라 이차 손상 상호간에도 영향을 미치기 때문에 뇌 손상 초기 수준을 변화시킨다. 이차 손상은 정상적 움직임을 방해하는 부가적인 문제를 만들어 장애 수준에 영향을 준다.

물리치료사와 작업치료사는 이차 손상에서 두 가지 유형을 중재한다. 첫 번째 유형은 치료사의 통제 밖에 있는 요소이다. 예를 들어, 엉덩관절이 골절되면 다리에 정맥염(phlebitis)이나 폐렴(pneumonia) 등으로 발전할 수 있다. 이러한 문제는 반드시 해결되어야 하지만, 움직임 재교육 프로그램과 직접 연관된 결과는 아니다. 두 번째 유형은 일차 손상의 직접적인 결과 또는 중재 방법과 목표에 따라 달라진다. 이러한 유형에 포함되는 이차 손상은 정형외과적 정렬(orthopedic alignment)과 운동성, 근육과 조직의 길이, 부종(edema) 그리고 통증이다. 이와 같은 손상은 환자의 움직임 문제를 더욱 복잡하게 만들기 때문에 중재 목표를 방해할 때마다 해결해야 한다. 예상 가능한 문제는 즉각적인 중재로 예방할 수 있다. 그러므로 이차 손상의 예방은 재활의 모든 단계에서 중요한 목표가 된다.

(1) 정렬과 가동성에서 정형외과적 변화

근력, 근긴장도, 근활성에서의 일차 손상은 이차적인 정형외과적 변화를 유발한다. 정형외과적 변화는 정렬(alignment)과 관절 가동(mobility)의 변화를 포함한다. 정상 움직임 패턴은 정상적인 자세와 근육 및 관절의 움직임이 필요하므로 정형외과적 변화는 움직임 패턴에 크게 영향을 미친다. 이차적인 정형외과적 변화는 근력과 근긴장에 영향을 미치는 근육의 안정 길이와 위치를 변화시킨다. 만약 관절 정렬이 심하게 변형되거나 관절 움직임이 손상되면 정상 움직임 패턴은 불가능하다. 바람직하지 못한 정형외과적 변화는 비전형적이거나 보상 움직임을 사용하게 하고, 기능적 수행을 어렵게 한다.

① 정렬의 변화

정렬의 변화는 정형외과적 시스템에서 나타나는 문제의 첫 번째 유형이다. 이 유형에 포함되는 것은 등뼈 만곡 변화와 같이 안정된 자세에서 나타나는 척추의 자연스러운 변화와 휴식 자세에서 어깨뼈가 아래쪽으로 돌림되어 위팔어깨관절 정렬이 변화되는 것처럼 관절의 역학적 관계에 변화가 있다. 정렬의 변화는 어깨관절 아탈구처럼 비교적 빠르게 진행하기도 하고, 주로 보행할 때 발생하는 발허리뼈 안쪽돌림(중족 회내)처럼 점진적으로 진행되기도 한다. 낮은 긴장도의 급성기 환자나 불완전한 운동 회복 환자의 정렬 상태와 자세 변화는 등뼈와 가슴 그리고 어깨뼈/위팔어깨관절과 골반이 마비된 팔다리 무게를 견인하면서 나타난다. 몸통과 팔다리를 견인하면서 불규칙한 근수축에 의한 비전형적인 움직임 패턴은 몸의 분절을 변형시킨다.

자세와 정렬의 변형은 몸통을 비대칭되게 하여 등뼈의 만곡 증가, 굽힘/폄 변형, C형 또는 S형 등뼈옆굽음증으로 나타난다. 비정상적인 몸통 자세는 정상적인 체중이동과 자세 반응을 방해하고, 팔과 다리의 움직임 패턴에도 영향을 준다. 팔다리의 분절에서도 정렬 변화가 진행된다. 팔다리 정렬의 변화는 몸쪽과 먼쪽 팔다리 분절 사이에서 부자연스러운 자세를 만든다(**그림 2.13**). 예를 들어, 뇌졸중 환자의 전형적인 팔굽힘 자세는 팔꿈치관절굽힘, 아래팔뒤침(전완회내), 어깨관절 안쪽돌림, 노쪽치우침(요측굴곡)된 손목굽힘이 결합된 자세이다. 이러한 패턴은 정상 움직임에서는 나타나지 않는다. 비정상적인 팔다리 자세는 움직임 시작 자세를 변형시키므로 단축된 조직을 늘리는 등의 부가적인 중재가 없으면 수동적인 정렬 교정이 어려운 근육 단축과 구축으로 빠르게 진행된다.

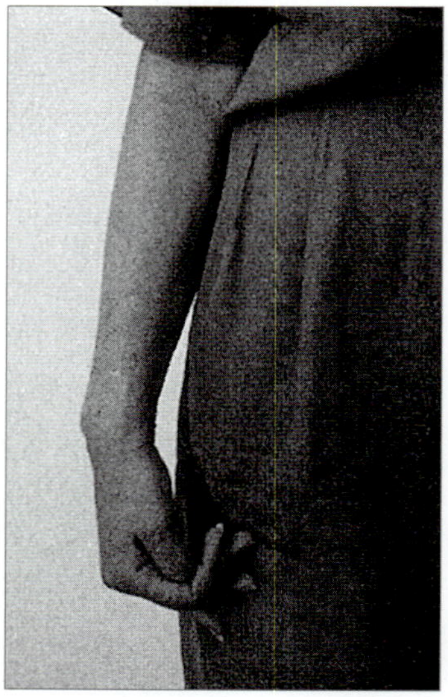

그림 2.13

몸쪽부위와 마비측 아래팔, 손목, 손의 비정상적인 정렬

자세 변화는 관절면에 영향을 주어 관절 움직임 기전을 변화시킨다. 어깨관절 아탈구 또는 봉우리오목(acromion fossa)으로부터 위

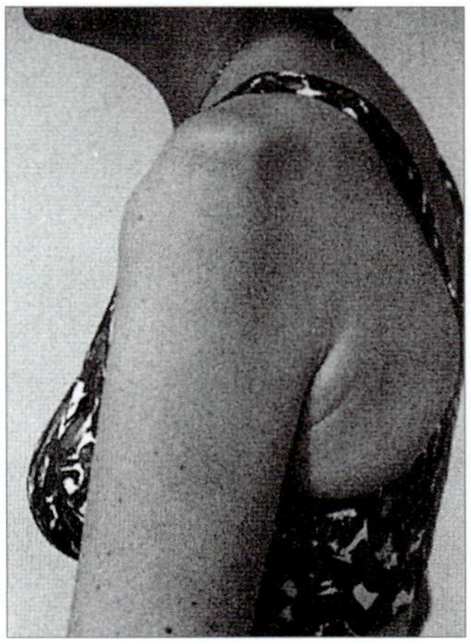

그림 2.14

위팔어깨관절 아탈구

팔의 부분적 분리는 뇌졸중 후에 발달하는 정렬의 첫 번째 변화 중 하나이다. 이는 마비측 팔의 무게로 인하여 어깨뼈(scapular)로부터 위팔머리(humerus head)를 멀어지게 함으로써 위팔어깨관절로부터 위팔머리가 분리된다(**그림 2.14**). 어깨관절이 아탈구되면 위팔의 움직임은 어깨뼈돌림과 협응할 수 없다. 어깨뼈와 위팔어깨관절이 정상적인 위치에 정렬되지 않으면 정상적인 어깨관절 리듬 회복은 불가능하다. 관절변위(malpositioning)는 체중이 지지되는 동안 새로운 움직임 축이 만들어지는 것이다. 발꿈치힘줄의 단축은 발뒤꿈치뼈(calcaneus)를 위쪽으로 전위시킨다. 그래서 체중지지 상태에서 발뒤꿈치는 바닥에 닿지 않고, 체중은 발허리뼈(중족)의 앞쪽으로 이동한다. 잘못된 정렬은 체중지지 동안 근힘줄과 관절주머니에 부적절한 자극을 주고, 관절 움직임을 변화시켜 관절과 관절주머니에 통증을 만든다.

② 관절가동 범위 변화

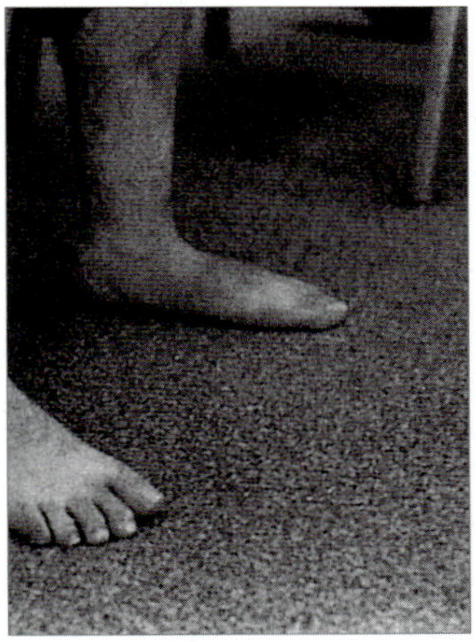

그림 2.15

발허리뼈에서의 과운동성은 체중을 지지하는 동안 마비측 발의 심각한 엎침(회내)을 만든다.

관절가동 범위 변화는 정형외과적 손상의 두 번째 유형으로 과운동과 저운동 모두 포함한다. 과운동은 정상 가동 범위보다 크고 과도하게 움직이는 관절이다. 과운동은 저긴장과 근약화 때문에 아탈구되는 관절(예: 어깨)에서 볼 수 있다. 또한 잘못 정렬된 다리에 체중을 지지할 때 관절주머니의 신장력 때문에 엉덩이, 무릎, 발허리뼈와 같은 다리 관절에서 흔하게 나타난다(**그림 2.15**). 손목과 손의 과운동은 체중지지 동안의 잘못된 정렬과 과도한 수동관절운동으로 발생한다. 관절은 움직임 재교육으로 재정렬되고 안정될 수 있다. 치료사는 이완된 관절 연부조직과 관절주머니에 과도한 부하를 주지 않도록 체중을 지지하는 동안 관절 안정성을 높여야 한다.

저운동성은 능동적 또는 수동적 관절가동 범위가 정상적인 범위보다 줄어든 것으로 과도하게 뻣뻣한 상태이다. 저운동성은 자세를 유지하지만 움직임 호(arc)가 작고, 움직임 빈도가 적은 관절에서 발생하고, 균형 감소를 유발한다. 저운동성은 몸통과 팔다리 움직임이 제한되는 근약화 환자에서 흔하게 나타난다. 이런 환자는 의자에 앉아서 생활의 대부분을 보내므로 등뼈 분절, 가슴, 골반과 엉덩관절에서 운동성이 감소된다(**그림 2.16**). 또한 어깨뼈를 무시한 채 어깨관절을 움직일 때 복장빗장관절(흉쇄관절)에 영향을 줄 수 있는데, 이러한 문제는 다른 유형의 근긴장과 운동조절 장애 환자에서 흔히 나타난다. 저운동성에 대한 또 다른 원인으로는 통증과 관절 구축 등이 있다.

저운동성은 연부조직을 퇴화시킨다. 제한된 관절가동 범위에서만 능동운동이나 능동-보조 운동이 가능하다. 뻣뻣한 관절 움직임을 증가시키고 짧아진 연부조직을 늘릴 수 있는 몸통과 팔다리 움직임을 적용해야

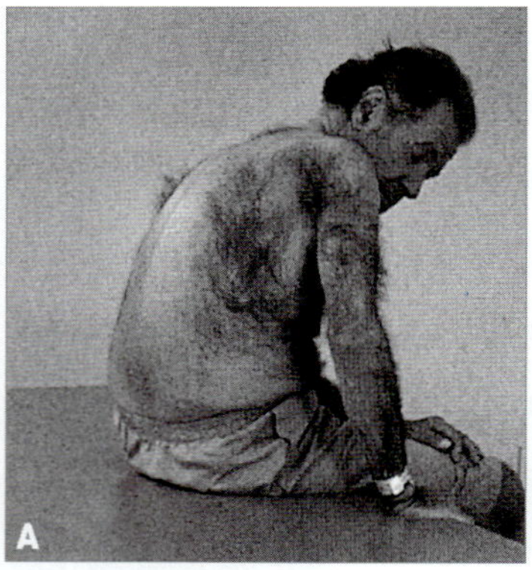
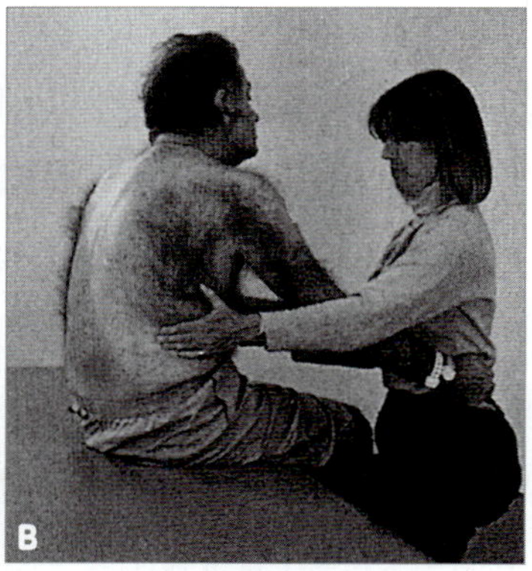

그림 2.16

정상 몸통 정렬의 소실. **(A)** 앉은 자세에서 과도한 몸통굽힘. **(B)** 몸통폄을 증가시키려 한다. 관절의 저운동성은 등뼈 정렬 회복을 어렵게 한다.

한다. 척주뒤굽음(등뼈 후만)이 뚜렷한 환자의 등뼈(흉추) 운동범위를 증가시키기 위해서 치료사는 위 · 아래 몸통에서 시작한 앞 · 뒤 체중이동을 사용할 수 있다. 뻣뻣한 관절 운동을 회복하는 것은 정상 움직임을 재훈련하기 위한 중재 계획의 한 부분이고, 움직임 재교육 과정은 움직임 조절을 증가시킨다. 특정 관절운동(mobilization)은 신경계 손상 환자에게 필수적인 것은 아니다. 관절 운동성만 증가시키는 것이 아니라 움직이는 방법과 증가된 관절 유연성을 조절하는 방법을 교육해야 한다.

정형외과적 정렬과 운동성으로 인한 이차적인 변화를 예방하거나 줄일 수 있다. 긴장과 약화가 심각하게 낮은 경우 관절을 지지하거나 역학적인 관계를 보존하기 위해 슬링(sling), 부목, 보조기 같은 자세 유지 방법을 사용하면서 마비측 손이나 발의 정렬 변화와 어깨 아탈구를 최소로 줄일 수 있다. 동시에 움직임 재교육은 근력 강화, 균형 있는 근활성, 근육 길이와 관절 운동성을 유지할 수 있다. 이러한 방법을 초기에 사용하면 어깨 아탈구나 정렬 변화를 예방할 수 있다. 이미 심각한 정렬 문제가 존재한다면 움직임을 재교육하기 전에 정상적인 정렬을 회복시키고, 유지해야 한다.

(2) 근육과 연부조직 길이의 변화

근긴장도와 근력 변화의 이차적 합병증으로 마비측 근육과 연부조직의 길이와 유연성이 변화된다. 길이 변화는 근육과 힘줄, 피부, 근막 그리고 결합조직에 영향을 준다. 길이와 유연성을 상실한 근육은 뻣뻣하거나 딱딱한 느낌이 있고, 근복(muscle belly)에서는 혹 같은 덩어리가 촉지된다. 짧아진 근육의 힘줄(tendon)은 돌출되고, 촉지할 때 팽팽하고 철사 같은 느낌이 있다. 긴장된 힘줄은 '활시위(bow string)'처럼 팽팽하거나 뼈로부터 튀어나온 것처럼 보인다(**그림 2.17**).

피부 움직임은 한 방향 또는 모든 방향에서 어렵고, 길이 제한은 단계별로 차이가 있다. 심하게 짧아진 구축은 근육과 연부조직의 수동적인 신장이 불가능하고, 근육 움직임이 없음을 의미한다. 완전히 구축되기 전 근육과 조직은 수동적 신장에 대해 저항하지만 치료적 중재로 정상적인

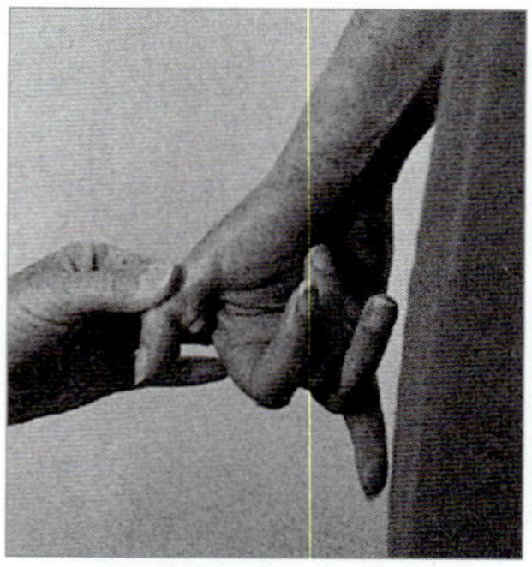

그림 2.17

짧아진 손목을 가로지르는 힘줄은 돌출되고 튀어나온다. 근육과 힘줄은 주변 피부와 근막의 유사한 변화와 동반되어 짧아진다. 이때 피부와 근막은 팽팽해지고 근육, 힘줄, 뼈에 유착된다.

근육 길이와 운동성을 회복시킬 수 있으며, 근육 또는 연부조직 제한이란 용어를 사용하였다. 근육과 연부조직의 길이 소실은 시간이 지남에 따라 점진적으로 증가하기 때문에 치료적 중재나 능동적인 움직임을 통하여 체계적으로 늘리지 않으면 구축된다. 두 개의 관절을 지나가는 팔다리근육(예: 손목과 손가락굴곡근)에서 흔하게 나타난다.

긴장도가 낮고 약화된 근육을 가진 환자에서 근육과 연부조직이 짧아지면 능동적인 움직임이 어려워 몸통과 팔다리근육의 움직임이 크게 제한된다. 이때 올바른 정렬을 위해 부목이나 보조기를 사용하는데, 만일 부목을 제거하지 않고 조직을 움직이면 부목을 적용한 관절의 근육이 뻣뻣한 상태로 짧아진다. 단축과 구축은 과긴장되거나 부적절하게 움직이는 근육에서 발생한다. 관절 정렬이 변해서 짧아진 근육이 오랫동안 지속되면 길이와 유연성을 빠르게 상실한다. 짧아진 근육은 조직 유연성에 가장 확실한 변화를 만든다. 관절 반대쪽 근육 또한 움직이지 않은 채 유지되고 길이 변화에 저항한다. 근육과 연부조직 단축 외에 관절 정렬과 자세 변화 또한 근복(muscle belly)을 새로운 위치로 정렬시킨다. 이처럼 골격이 새로운 휴식기 자세로 변형되면 근육의 기시부와 정지부가 이동되고 근육의 휴식 자세도 변형시킨다. 그래서 정렬의 변화를 수반하는 근복의 변위(displacement)를 설명하기 위해 근이동(muscle shifting)이라는 용어를 사용하였다. 예를 들어 마비측 팔에서 팔꿈치굽힘, 안쪽돌림, 손목굽힘 같이 비정상적으로 굽힘된 휴식 자세는 굽힘근 중심선이 안쪽으로 변위되도록 만든다. 잘못된 관절 자세는 힘줄을 뼈 위에서 어긋나게 하고 근육 사용도 새로운 범위로 이탈한다. 예를 들어, 지속적인 손목굽힘으로 자뼈손목(척골손목)이 폄 힘줄을 굽힘하는 면으로 미끄러지게 함으로써 손목굽힘 패턴을 강화한다. 그러나 뼈 정렬이 회복되고 초기 자세로 근복이 돌아오면 이러한 증상은 사라진다. 근육과 조직 길이 그리고 근이동의 변화는 움직임 재교육을 방해하는 중요한 문제이다. 길이 소실은 관절 움직임, 정상 정렬 회복 그리고 반대측 근력 향상을 역학적으로 차단한다. 근육과 힘줄의 이동은 비정상적으로 정렬된 뼈의 자세를 고착시키고, 근육 작용선을 변형시켜 정상 움직임을 방해한다.

이차 문제는 조직의 탄력성과 뼈와 관절의 안정으로 정렬을 유지하는 치료 중재로 예방할 수 있다. 중재 또는 가정 프로그램과 병행되지 않으면 이러한 문제점은 급속도로 증가할 것이다. 연부조직 제한이 증가할 때 길이 회복을 위해서는 스트레칭 프로그램과 병행하여 연부조직이나 근막을 이완시키는 기술이 필요하다. 간혹 석고 고정은 지속적인 신장으로 조직 길이의 변화를 만들지만 긴장된 조직 끝범위(end range)에서 통증, 피부파손(skin breakdown), 힘줄파열(tendon tears), 과도한 관절 움직임 등이 나타날 수 있다.

(3) 다른 심각한 이차 손상들

① 통증

통증은 일반적인 문제점이지만 중추신경계 손상 환자의 움직임 패턴 형성과 중재 참여도에 미치는 영향은 크다. 통증으로 인해 자세가 변형되고, 통증 있는 팔다리를 쓰지 않게 되며, 움직임을 회피하는 보호 반응(protective responses)을 만든다. 치료적 중재를 하는 동안 통증이 있으면 치료사를 불신하고, 중재에 순응하지 않고 저항한다. 중재 중이나 중재 후에 나타나는 통증은 좋지 않기 때문에, 통증이 일어나지 않도록 하는 것이 책임 있는 접근 방법이다.

통증은 여러 가지 원인으로 다양한 부위에서 발생한다. 일차 · 이차 손상뿐만 아니라 외상을 일으키는 낙상과 같은 외적 요인으로도 발생한다. 특정 관절이나 근육, 힘줄에 국한되지 않고 광범위하게 분포될 수 있다. 각각의 통증은 유형과 위치, 움직임에 기여하는 요인을 결정하기 위해 개별적으로 평가한다. 움직임에 영향을 미치는 대표적인 통증 유형은 다음과 같다.

■ 관절통증

관절통증은 정상적인 관절 역학을 무시하고 움직이는 경우에 발생한다. 능동적인 움직임과 수동적인 움직임, 체중부하 움직임, 공간에서의 움직임 등 모든 움직임에서 통증은 있다. 관절통증은 어깨관절에서 흔하지만 손목이나 손, 엉덩이, 무릎, 발에서도 나타난다. 움직이기 전에 관절면이 정확하게 정렬되지 않으면 통증이 있다. 위팔뼈가 관절오목에 정상적으로 위치하지 않은 아탈구된 어깨관절에서 팔을 수동적으로 움직이는 경우에 통증이 발생한다.

관절통증은 관절의 역학적 움직임이 정상적이지 않을 때 나타난다. 또한 전체 관절가동 범위 운동에서 긴장된 근육으로 인해 움직임이 방해받거나, 근력 소실을 대신하기 위해서 비전형적인 움직임의 패턴을 사용할 때 나타난다. 예를 들어, 어깨뼈와 가슴 사이의 근육이 어깨뼈 위쪽돌림을 방해하여 어깨위팔리듬(scapulohumeral rhythm)이 소실된 상태에서 어깨관절을 90° 굽힘시키면 통증이 나타난다. 무릎통증은 마비측 다리의 입각기에 엉덩관절벌림근의 안정성과 발목의 발등굽힘(배측굴곡)의 범위가 소실되어 나타나는 강한 전반슬(recurvatum)로 인하여 나타난다. 관절통증은 중재 초기부터 정상적인 관절 정렬과 역학적 기능을 회복시켜야 해결된다. 관절의 역학적 기능을 교정하지 않고 통증 유발 동작을 반복하면 만성통증으로 발전한다. 만성통증이 있는 관절은 모든 자세와 접촉을 통증으로 해석한다.

■ 근육통증

근육통증은 근육 또는 근육군의 안정된 길이를 과도하게 신장시켰을 때 나타난다. 약화되거나 축 늘어진 근육, 과긴장된 근육, 짧아지거나 수축된 근육에서 나타난다. 특히 두관절을 지나는 근육(two-joint muscles)에서 많고, 관절 정렬이 변화되면 두관절을 지나는 근육의 양 끝이 늘어난다. 근육통증은 다수의 근육이 동시에 늘어날 때 팔다리의 길이 방향으로 확장된다. 예를 들면 팽팽하게 굴곡, 안쪽돌림된 팔을 어깨벌림과 가쪽돌림, 팔꿈치의 폄 및 뒤침, 손목폄되도록 움직이면 가슴근, 위팔두갈래근 그리고 아래팔의 외재굽힘근(extrinsic flexors)에서 통증이 나타난다. 이와 유사하게 다리와 발목 아래로 내려오는 통증은 팽팽하게 긴장된 뒤넓적다리근(슬괵근)과 장딴지근(비복근)이 동시에 신장되어 나타난다. 또한 근육통증은 이완성 팔다리에서 근육이 지속적으로 수동 신장될 때 나타난다. 예를 들어, 세모근(삼각근)통증은 이완된 팔의 무게로 인하여 어깨를 지나는 근육이 신장되면서 악화된다. 근육통증은 근육의 길이 방향으로 당겨지는 불쾌한 느낌으로 표현된다. 이는 근육 길이가 회복되거나 신체부위를 견인하는 무게가 제거될 때 완화된다. 팽팽히 긴장된 근육은 이완하는 것이 일반적인 중재 목표이다. 과도하고 지속적인 신장은 근육통증을 유발한다. 부목(splint)이나 석고 고정(cast)을 할 때의 지속적인 신장과도 관련 있다.

■ 민감도 변화로 인한 통증

민감도 변화로 인한 통증은 감각해석 손상이 원인이다. 중추신경계가 감각정보를 통증으로 잘못 해석하는 것이다. 일반적으로 급성기 환자와 감각이 둔하고 마비측에 심각한 약화가 있는 환자에서 나타난다. 대체로 촉각, 고유감각, 운동감각 수용기를 통하는 감각 정보가 과도할 때 나타난다. 마비측 감각정보의 증가가 뇌 수용력의 한계를 초과한 것이다. 뇌의 처리능력이 한계에 도달하여 초과된 감각입력은 통증으로 인식된다.

치료사는 과민성 반응을 의심하기 전에 적절하지 않은 중재, 과도한 신장으로 근육통증이 있는지 확인한다. 환자가 묘사하는 통증은 새로운 단서를 제공한다. 환자는 대체로 통증 양상이나 부위를 막연하게 묘사한다. 흔히 "느낌이 안 좋아요" 또는 "그만해요"라고 말한다. 과민 반응으로 인한 통증이 의심될 때는 감각입력을 조심스럽게 조절한다. 동시에 입력되는 정보를 구두로 묘사하여 환자가 마비측의 감각 상태를 체크하고 해석하도록 한다. 이러한 노력에도 불구하고 감각 혼동이 지속되면 모든 촉감과 움직임을 통증으로 인식하는 것이다.

■ 어깨손증후군

어깨손증후군(견수증후군)이나 만성통증증후군은 위에서 언급한 통증의 모든 유형으로 전환될 수 있다. 어깨손증후군이 발생하는 특정한 원인이 있지만, 최초의 문제는 중재 과정에 발생하는 심각한 통증의 하나이다. 만성통증은 통증을 유발하는 움직임과 활동을 계속할 때 증가한다. '고통 없이는 얻는 것이 없다'라는 생각은 불필요한 고통을 만들고, 중재가 끝난 뒤에도 통증이 지속되고, 일상생활과 수면을 방해하는 통증으로 발전시키는 무지한 발상이다. 또한 극심한 통증은 낙상과 같은 안전사고로 인하여 발생할 수 있다.

통증은 어떠한 원인이든 적극적인 중재를 방해하므로 통증을 유발하지 않도록 충분한 지식과 중재 기술을 습득하는 것이 중요하다. 따라서 치료사는 정상 움직임과 정상관절 역학을 이해할 필요가 있으며 수동 움직임과 능동보조 움직임을 하는 동안에 정상적인 정렬과 역학적 움직임을 제공해야 한다. 숙련된 치료사는 관절과 조직의 운동성을 위해 손의 민감성이 발달되어 있다. 이는 관절과 연부조직 움직임에 제한을 주는 'end feel'을 느낄 수 있고, 적절한 관절가동 범위와 근육 길이를 초과하기 전에 멈출 수 있게 한다.

통증이 있다면 중재 목표는 통증을 제거하는 것이다. 중재는 통증의 유형과 원인 그리고 통증이 없는 움직임 범위를 주의 깊게 평가함으로써 시작된다. 평가에서부터 통증 원인을 제거하고, 통증부위의 정상 정렬과 운동성을 회복하여, 통증 없는 기능적 움직임 재교육을 준비하는 중재를 선택한다. 치료사가 이러한 체계를 사용할 때 일차 혹은 이차 손상과 관련 있는 통증은 점진적으로 해결될 것이다. 하지만 이러한 중재 기술이 부족하여 통증 상태를 지속시키거나 악화시키고, 환자가 불필요한 고통을 겪도록 하는 것보다는 다른 치료사에게 의뢰하는 것이 좋다.

② 부종

마비측 팔다리의 부종은 중추신경계 손상 환자에서 흔하게 나타나는 문제이다. 부종은 움직임과 근육 긴장도 소실 같은 근본적인 원인에 의한 결과이지만 질병이나 입원기간 같은 다른 원인에 의해서도 발생한다. 부종은 급성기에 손이나 발에서 많이 발생한다. 팔다리 먼쪽부위 자세와 마비나 근육 긴장도 감소로 인해서 정맥 환류에 근육이 기능적으로 작용하지 못하는 것이 가장 큰 원인이다. 또한 정맥 내 체액이 주변 조직으로 스며

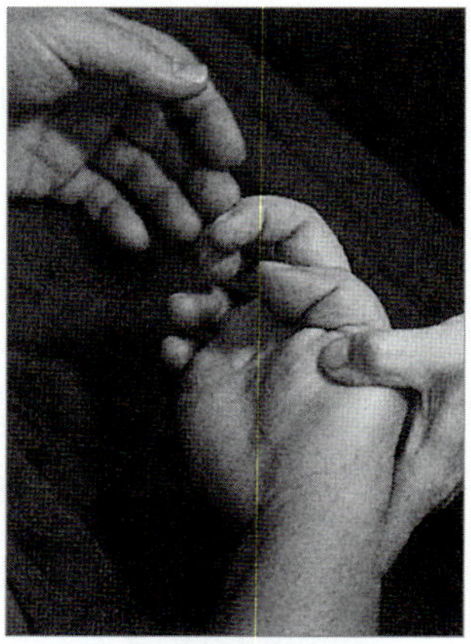

그림 2.18
마비측(오른쪽) 손바닥의 부종

들기 때문에 정맥 주변에서 많이 발생한다. 급성기에 가장 많지만 회복기 중 언제든지 나타나고, 장기간 지속되며 손과 발에서 팔과 다리의 몸쪽 부위로 확장되면 중재에 잘 반응하지 않는다(**그림 2.18**).

부종은 관절 및 조직 운동성을 감소시키고, 통증의 원인이 된다. 피부와 결합조직이 신장 상태로 장기간 유지되고, 관절 주변 공간이 체액으로 채워져서 움직임이 제한된다. 또한 장기간 지속되면서 피부를 힘줄, 근막, 뼈에 유착시키는 일종의 접착제로 작용한다. 조직 운동성을 잃어버리고 관절 움직임이 제한되기 때문에 관절 및 조직이 뻣뻣해지고 관절가동범위가 감소하게 된다. 통계적으로 손의 부종은 어깨통증 및 어깨손증후군과 관련 있다. 이와 유사한 관련성이 발과 다리에서도 관찰된다. 통증은 부종과 팽윤이 있는 팔다리에서 조직과 혈관에 가하는 압력이나 무리한 수동운동으로 조직을 손상시킨다.

부종은 통증과 관련이 있든 없든 움직임을 제한하고 기능적 움직임 재훈련을 방해한다. 촉진했을 때 부종 부위가 부드럽고 손가락으로 누를 때 움푹 들어가면 정맥과 림프의 배수체계에 의해서 압력을 깊이 주거나 펌프작용을 통하여 체액을 근위부로 짜내어 흩어지게 하거나 배출할 수 있다. 반면, 단단하고 저항이 느껴질 정도의 부종은 체액이 많이 굳어져 있고 피부 및 피하 조직이 유착된 상태이기 때문에 수기로 쉽게 배출할 수 없다. 이러한 부종은 침범된 부위를 부드럽게 하고 유착된 피하조직을 분리해야 한다. 경험에 따르면 부종을 제거하는 효과적인 방법은 수기 치료가 유일하다. 베개를 사용하여 올려 주고 압박 장갑을 끼는 것은 급성기 이후에는 거의 효과가 없고, 팽윤이 있는 이완된 손에 탄력 장갑을 착용시킬 때의 어려움과 부작용이 착용으로 인한 장점보다 더 많다. 부종 치료는 시간이 많이 소비되므로 초기에 말랑말랑하고, 누르면 움푹 들어갈 정도일 때 적극적으로 중재하는 것이 가장 효과적이다. 치료사뿐만 아니라 환자와 가족 구성원을 포함시킨 부종 관리프로그램은 문제점을 빨리 제거할 수 있다.

3) 복합적인 움직임 손상

앞서 논의된 손상은 움직임 반응과 기능적 독립 수준에 영향을 미치기 때문에 매우 중요하다. 이번에는 일차 · 이차 손상의 상호 작용으로 일어나는 특정 움직임 문제를 검토할 것이다. 복합적인 움직임의 문제는 Sahrman이 언급한 '움직임의 기능부전' 또는 '신체부위, 팔다리 또는 몸의 불균형이나 불충분한 움직임'이라는 범위에 포함된다. 환자에서 볼 수 있는 전형적인 움직임의 문제와 기능적 제한은 다양한 원인이 있기 때문에 '복합적 움직임 손상'이라고 한다. 이런 다양한 요인은 일차 · 이차 손상과 운동회복 그리고 중재와 관련된 결과가 포함된다. 기능적인 움직임을 재교육하는 것이 목표인 물리치료사와 작업치료사에게는 중요한 논제이다.

복합적 움직임 손상은 움직임 결손, 비전형적 움직임, 보상 움직임을 의미한다. 움직임 결손은 정상적인 특정 형태의 움직임을 수행할 수 없는 비전형적 움직임이다. 즉, 손상이나 운동결손 때문에 정상적인 협응에서 벗어난 비정상적인 움직임 패턴이다. 보상 움직임은 기능을 수행할 때 정상적인 움직임 패턴을 대체하는 선택적 움직임 전략이다. 이는 일차 · 이차 손상과 이로부터 유발되는 움직임 결손 때문에 나타난다. **그림 2.19**는 이런 움직임 손상의 세 가지 범주를 도식화하고 있다. 이러한 범주를 보기 전에 운동회복 과정과 이 과정이 움직임에 어떻게 영향을 미치는지 생각해 볼 것이다.

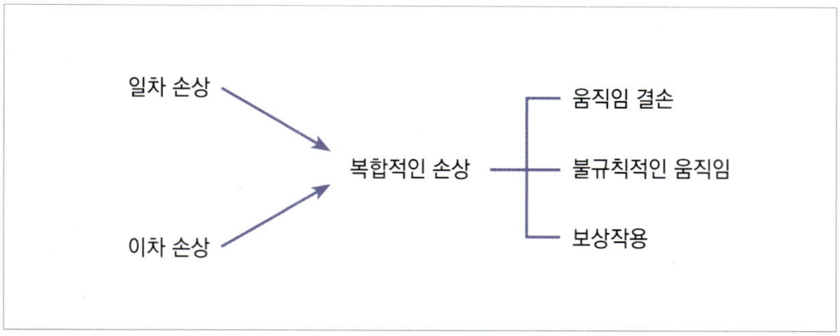

그림 2.19

손상의 영역

운동회복이란 용어는 이전에 마비되었거나 심각하게 약화되었던 근육에서 근력과 움직임 조절이 다시 가능해지는 것을 설명하기 위해 사용한다. 운동회복은 뇌의 병리적 상태 변화부터 시작한다. 뇌졸중 발병 초기에 뇌부종 감소는 운동기능을 빠르게 회복시킨다. 그 이후의 개선은 남아있는 신경로를 사용하거나 새로운 신경로를 만드는 신경 재편성과 연관된다. 운동회복은 근육 조절이 회복되는 것이고, 기능회복을 위한 잠재력이 있다는 것이다. 운동회복으로 주요 손상이 개선되지만 이차 손상은 해결되지 않기 때문에 기능적 움직임은 어렵다.

완전한 운동회복은 손상된 모든 근육에서 연속적으로 진행되고, 모든 근육의 근력과 운동조절 능력을 회복한다. 이런 환자군은 많지 않고, 회복 시간이 몇 주에서 몇 달이 소요되지만 다른 문제가 남지 않는다. 완전히 운동능력을 회복한 대부분의 환자는 정상적인 협응 패턴에서 근육을 활성시키고, 마비측 몸통과 팔다리를 기능적으로 완벽히 사용한다. 그러나 일부 환자는 비전형적이거나 보상 움직임을 계속해서 사용한다. 이것은 일차 · 이차 손상이 정상적인 근력 사용을 방해할 때 나타난다.

대부분의 중추신경계 손상 환자는 운동조절의 부분적 회복을 경험하지만, 마비측의 자세 조절이나 움직임의 조절을 완전히 회복하지 못한다. 불완전한 운동회복은 손상된 근육의 근력과 움직임 조절을 다시 획득하기 전에 회복이 멈추는 것을 말한다. 불완전한 운동회복은 능동적으로 정상 움직임이 가능한 근육과 마비되고 근력이 약해져서 움직임이 불가능한 근육 사이에 불균형이 존재한다. 불완전하게 회복된 일부 환자는 회복된 운동기능으로 몇 가지 움직임은 정상적으로 수행이 가능하지만, 손상되지 않은 근육을 사용하거나 움직임을 수행할 수 없거나 회복되지 않은 운동조절 능력으로 인하여 비전형적인 협응 패턴으로 움직인다.

불완전한 운동회복에는 세 가지 유형이 있다. 각각은 비전형적인 움직임과 보상 움직임 패턴을 예상할 수 있고, 이러한 패턴은 이차 손상과 관련 있다. 운동회복 범위는 움직임 결손과 직접 연관되고, 움직임과 기능적 제한을 예상하는데 중요한 역할을 한다. 첫 번째, 불완전한 먼쪽부위 회복은 운동회복이 몸쪽에서 먼쪽부위로 진행하면서 팔다리 먼쪽부위 근력과 조절 능력이 완전히 회복되기 전에 중단된 것이다. 이런 양상의 회복은 일반적으로 작용근과 대항근을 균형 있게 조절하여 몸통과 팔다리 몸쪽부위에 있는 굽힘근과 폄근 모두를 조절할 수 있다. 팔다리의 먼쪽부위 근력이 완전히 회복되지 않고, 발목과 발가락 또는 손목과 손가락 같은 먼쪽부위 근육에 약화나 마비가 남아있는 상태로 회복이 중단된다. 마비측 팔과 다리의 회복 양상은 유사하지만, 한쪽은 완전히 회복하고 다른 쪽에서는 먼쪽부위 마비가 남아있다. 팔다리 먼쪽부위 운동결손은 마비측 팔의 비전형적인 움직임, 손기능 감소, 보행 및 균형에서 비전형적인 움직임이 나타난다. 이러한 양상의 환자는 기능적으로 움직이는 동안 먼쪽부위 근육을 대신할 보상 움직임과 보조장비에 의존한다. 부목이나 보조기는 신체 정렬을 회복하고, 손과 발에 긴장이 증가하는 것을 예방하는데 유용하다.

두 번째, 운동회복이 먼쪽부위에서 시작해서 몸쪽부위로 진행하는 소수의 신경계 손상 환자에서도 이와 유사한 회복 양상을 보인다. 이런 회복 양상을 불완전한 몸쪽부위 회복이라 한다. 이런 환자군에서는 운동회복이 팔다리 먼쪽부위에서 시작해서 팔다리 몸쪽부위 근육의 조절이 완전해지기 전에 중단된다. 따라서 쥐기와 수기 조작을 위해서 손을 기능적으로 사용할 수 있지만 기능적인 사용을 위해서 공간에서 손을 뻗어 자세를 유지하기 위해 필수적인 어깨와 팔꿈치의 움직임 조절이 부족하다. 어깨와 팔꿈치에서 움직임이 어려우면 몸 가까운 위치에서만 손을 사용하는 것으로 제한된다. 먼쪽부위의 조절은 가능하나 몸쪽부위의 약화가 있는 유사한 패턴은 다리에서도 발견된다.

세 번째, 불균형한 운동회복은 마비측 회복이 고르지 못한 양상으로 진행하는 것이다. 몸통근육과 팔다리 몸쪽부위, 먼쪽부위 근육의 근력이 회복되어도 몸통, 팔 또는 다리의 작용근과 대항근 모두 대칭적인 움직임 조절이 어렵다. 일반적으로 이러한 회복 양상은 팔의 굽힘근, 몸통과 다리는 폄근에 잘 나타나고, 대항근의 근육은 약화되어 있거나 마비된 상태로 있다. 불균형하게 회복된 근육은 근활성의 정상 패턴과 아주 다르게 작용하게 된다. 하지만 자세 안정과 움직임을 위해서는 사용 가능한 근육을 활용하기 때문에 마비측 몸통과 팔다리의 비전형적 움직임을 만든다. 이런 비전형적 움직임을 지속적으로 사용하기 때문에 비대칭적인 몸통과 팔다리 자세 및 신체 정렬과 근육 길이에 이차적인 문제점을 만든다.

운동회복이 광범위하면 정상 움직임에 대한 가능성은 높아진다. 그러나 운동회복이 잘 된다고 해서 항상 정상적으로 움직일 수 있는 것은 아니다. 근골격계의 이차 손상이 정상적인 생체역학을 방해하고, 운동 감각성 기억의 결손으로 환자는 스스로 어떻게 움직이는지를 인지하지 못하며, 비전형적 움직임이나 보상 움직임이 습관화된다. 효율적인 패턴을 사용할 수 없는 문제는 운동회복이 잘 된 환자에서도 지속될 수 있다. 중재는 지속적인 움직임 문제의 원인을 제거하고, 정상적인 협응 패턴을 재교육할 수 있어야 한다.

(1) 움직임 결손

움직임 결손(movement deficits)은 일차 · 이차 손상으로 근육 활성이나 움직임 요소, 움직임 순서가 비정상적이다. 정상적으로 움직이기 위해서 찾아야 할 움직임 조절의 '잃어버린 조각들(missing pieces)'이다. 움직임 결손은 운동회복이 불완전할 때면 언제나 나타날 수 있다. 또한, 일차 · 이차 손상 이후 잔존하는 근육 조절 능력을 기능적으로 사용할 수 없을 때 나타난다. 움직임 결손은 과제를 수행하는 동안 자신의 부족함과 손상을 보상하지 못하면 기능적인 제한과 불구로 나타난다.

움직임 결손은 마비측 근력 약화와 근육 조절 능력 저하의 직접적인 결과이다. 근육 조절 능력의 저하는 기능적인 움직임을 수행하기 위한 충분한 근력을 활성시킬 수 없는 것이다. 이때 손상된 근육을 근육 결손(muscle deficit)이라 한다. 대부분의 근육 결손은 손상 초기 단계에서 회복되지 못하고 마비된 상태로 남아있는 근육이다. 결손된 근육은 이차 손상의 원인이 된다. 예를 들어, 앞정강근(전경골근)의 결손은 발목관절의 발등굽힘(배측굴곡)을 방해한다. 이러한 근육 조절의 감소는 앞정강근의 약화(일차 손상)나 장단지근(비복근)의 구축이 발목의 발등굽힘 범위를 제한(이차 손상)한다(**그림 2.20**). 근육 결손이 있으면 작용근으로써 특정한 동작이나 관절을 움직일 수 없고, 기능적 움직임을 위해 협력적으로 사용할 수 없다.

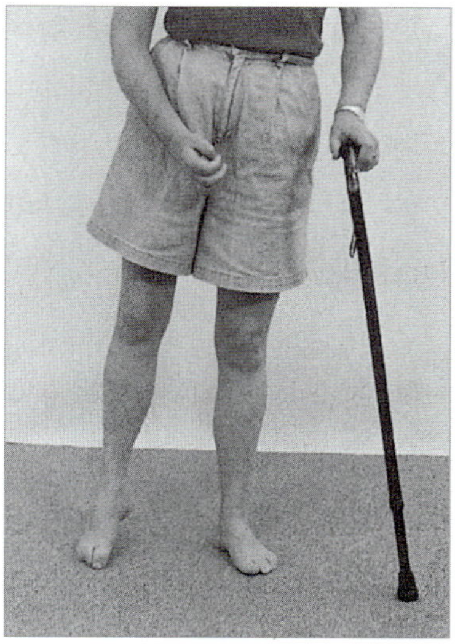

그림 2.20
유각기 동안 발목관절의 발등굽힘 감소를 초래하는 앞정강근의 움직임 결손. 마비측 발을 내디딜 때 발목과 발가락의 근육이 수축하지 않고 있다.

근육 결손이 있는 팔다리에서는 비정상적인 움직임 요소가 나타난다. 특히 몸통 조절 소실로 인하여 몸통 자세 유지와 능동적인 움직임에 직접적인 영향을 미친다. 몸통 조절이 되지 않으면 정상적인 신체 정렬을 유지하기 어렵고, 팔다리를 움직이는 동안, 몸통을 안정적으로 유지할 수 없다. 예를 들어, 몸통의 폄 조절은 앉았다 일어나기, 걷기, 팔을 뻗기 등 기능적인 움직임 수행에 필수적이지만, 몸통폄이 안 되면 비대칭적인 자세가 되고, 기능적 움직임이 어려워진다(**그림 2.21**).

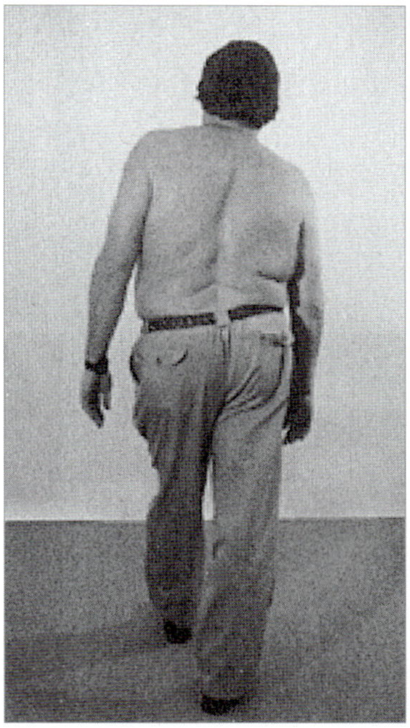

그림 2.21
걷는 동안 위몸통 정렬과 안정성 감소. 비마비측(왼쪽) 발로 걸음을 내디뎠을 때 마비측(오른쪽)이 오목하게 들어가면서 몸통이 가쪽굽힘된다.

팔다리 조절 소실은 기능적 움직임을 위해 적절한 자세와 정렬을 유지하는데 필요한 움직임 요소를 수행할 수 없다. 팔다리 움직임에는 체중지지 움직임과 공간에서의 움직임 모두가 포함된다. 예를 들면, 엉덩이와 무릎에서 근육 조절 소실은 마비측 다리에서 체중지지가 어렵고, 앉기, 서기, 걷기 기능과 움직임이 어렵다. 팔의 움직임 결손은 공간에서 움직이는 능력과 양쪽 및 편측 협응을 제한한다. 손은 복잡하고 섬세한 운동 패턴 때문에 손가락근육에 나타나는 움직임 소실만으로도 기능적 사용이 어려워진다(**그림 2.22**).

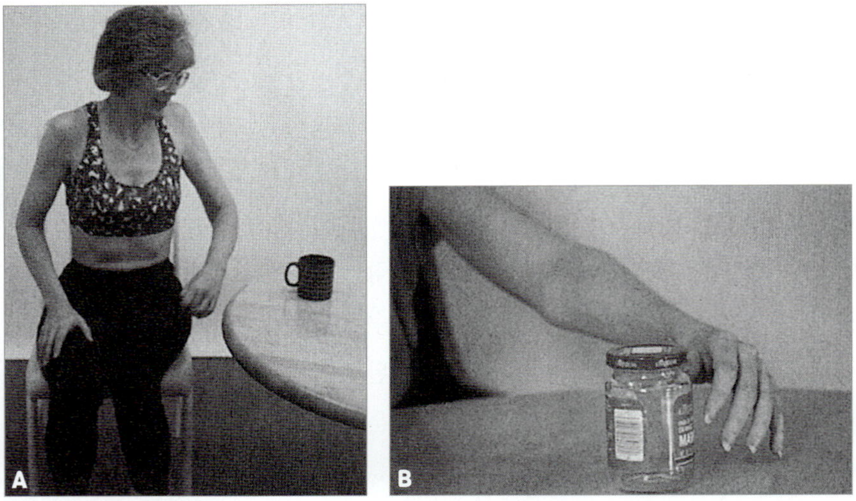

그림 2.22

마비측 팔과 손의 움직임 결손. **(A)** 팔: 손이 컵 가까이 접근하기 위해 필요한 팔꿈치관절폄과 아래팔의 뒤침 조절이 부족하다. **(B)** 손: 손가락근육 결손은 물건을 잡기 위해 손을 펴는 움직임이 어렵다.

대부분의 중추신경계 손상 환자는 마비측 몸통, 팔, 다리의 움직임 조절 소실을 만드는 움직임 결손이 있다. 기능적 움직임은 몸통과 팔다리의 움직임 요소로 구성되므로 이러한 부위에서 움직임 조절 결손은 정상적인 협응 패턴으로 움직일 수 없거나 움직임 순서를 지키지 못한다. 협응된 움직임 결손은 몸통이나 팔다리의 움직임 감소 때문에 기능적으로 움직이거나 움직임 순서를 지킬 수 없을 때 나타난다. 예를 들면, 환자가 몸통과 팔다리를 적절히 움직일 수 없을 때 바로 누운 자세에서 비마비측으로 돌아눕기 어렵다.

움직임 결손은 보상작용과 기능적인 제한으로 나타난다. 동기 부여된 환자는 비전형적인 움직임이나 보상 패턴을 이용하여 몇 가지 움직임과 과제수행을 대체한다. 하지만 어떠한 움직임을 대체해도 팔이나 다리에서 이루어지는 복잡한 협응 패턴보다 유용하다고 할 수 없다. 정상적, 비전형적 혹은 보상전략으로라도 기능적 움직임을 할 수 없을 때는 타인의 보조에 의존적이거나 이러한 기능 또는 역할을 포기하게 된다.

움직임의 결손은 자세나 움직임 패턴을 관찰함으로써 확실해진다. 환자가 할 수 없는 움직임 패턴을 평가함으로써 움직임 재교육은 움직임 결손을 해결하는 것을 목표로 설정해야 한다. 평가와 중재 과정은 3장과 4장에서 자세하게 설명한다.

(2) 비전형적 움직임

비전형적 움직임은 복합적인 움직임 손상의 두 번째 중요한 유형이다. 비전형적 움직임은 정상적인 움직임 패턴에서 협응성이 상실된 움직임이다. 정상적인 근육 협응과 생체역학적인 법칙을 따르지 않는 관절 움직임 연속성과 근활성이 나타난다. 이 책에서는 비전형적 움직임을 정상적인 기능적 움직임에서 마비측 몸통과 팔다리 움직임이 협응되지 않는 양상을 기술하는 용어로 사용한다. 마비측의 비전형적 움직임은 기능적인 움직임을 실행할 만큼 충분한 운동 회복이 있지만 일차 · 이차 손상으로 정상적인 움직임 요소, 움직임의 연속성을 방해한다.

비전형적 움직임의 유형은 신경학적 병변의 특징을 말해 준다. 비전형적인 몸통과 팔다리 움직임은 환자가 자신의 의지로 움직이기 위해 근육을 활성할 때 나타난다. 정상 보행에서 발목관절 발등굽힘근과 발가락폄근은 발이 앞으로 이동되는 동안 중립위치(neutral position)에서 발을 유지하기 위해 협응한다. 비전형적 보행 패턴은 앞정강근(anterior tibialis)이 발가락폄근, 종아리근(peroneals)과 협응하지 않는다(**그림 2.23**). 이와 유사하게 복잡한 협응 패턴으로 움직이는 손 기능에도 나타난다(**그림 2.24**). 마비측 팔다리의 비전형적 움직임은 기능적인 움직임 동안 원하지 않는 움직임으로 나타난다. 팔다리의 비전형적 움직임은 마비된 팔이나 다리에서 목적하는 움직임으로 조절하지 못하고, 불수의적으로 움직인다(**그림 2.25**). 이러한 불수의적인 움직임은 균형에 변화가 있을 때 가장 많이 나타나기 때문에 비정상적인 균형 반응 또는 비전형적 팔다리 자세라고 한다. 비전형적 팔다리 자세는 외투를 걸치는 것과 같은 기능적인 활동을 방해하기 때문에 중추신경계 손상 환자에게는 중재 목표가 된다.

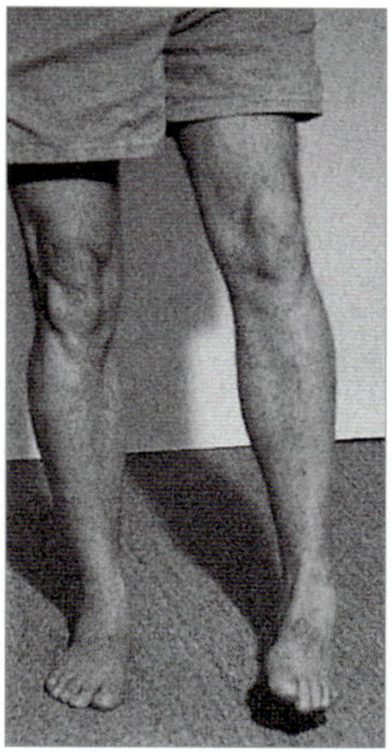

그림 2.23

마비측 다리의 비전형적 움직임. 앞정강근의 불균형적인 활성이 입각기 동안 강한 뒤침(supination)을 만든다.

더 복잡한 비전형적 움직임은 정상적인 협응 양상이지만 연속적인 몸통과 팔다리 움직임을 할 수 없는 것으로 협응된 비전형적 움직임 패턴이라고 한다. 협응된 비전형적 움직임 패턴은 연속된 움직임과 기능적인 움직임에서 나타난다. 환자는 팔다리와 몸통의 연속된 움직임에 문제가 있다. 몸통과 다리의 움직임이 정확하게 연속되어야 하는 앉은 자세에서 일어서기와 같은 움직임을 어렵게 한다. 앉은 자세에서 일어설 때, 다리폄은 몸통이 앞으로 이동하고 엉덩이가 의자에서 들어진 후에 나타난다. 다리가 너무 빨리 폄되면 정상적인 일어서기가 어려워진다(**그림 2.26**).

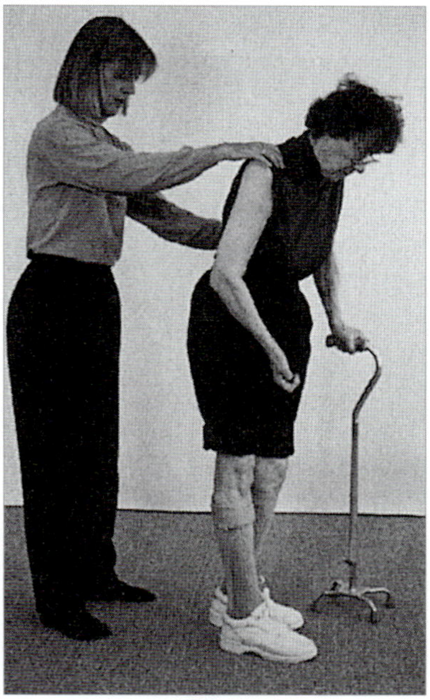

그림 2.25

보행 시 마비측 팔의 불수의적인 자세와 다리의 비전형적 체중지지. 무릎의 과도한 폄(과신전), 몸통굽힘 그리고 지팡이에 실리는 체중의 양은 불안정한 균형과 팔의 지속적인 굽힘 자세를 유발한다. 치료사는 균형유지를 위해 보행 패턴을 무리하게 변화시키지 않고 있다.

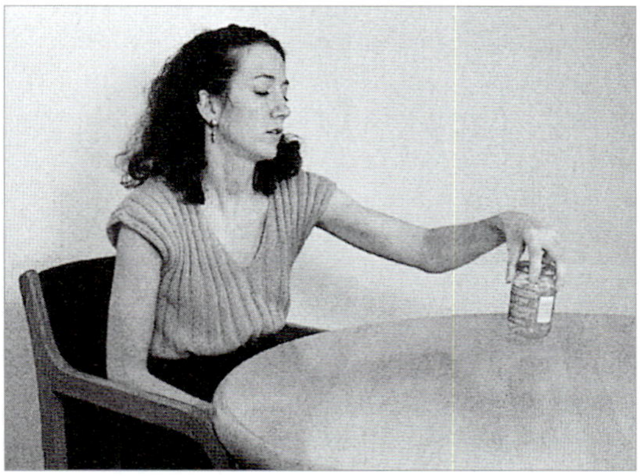

그림 2.24

마비측 손 기능의 비전형적 패턴

움직임 연속성과 기능적인 움직임 동안에 또 다른 문제점은 몸통과 팔다리의 상반되는 패턴과 연관된다. 환자는 기능적으로 움직이는 동안 올바른 몸통과 팔다리 움직임을 할 수 없다. 예를 들어 위몸통으로부터 돌아눕기를 하는 동안 정상적인 패턴은 몸통을 굽히고, 팔은 몸통 앞으로 이동시키면서 돌아눕기를 쉽게 하는 협응된 움직임이 나타난다. 하지만 마비된 팔은 몸통 앞으로 오지 못하고, 몸통과 팔다리 패턴이 상반되기 때문에 비정상적인 움직임 패턴이 된다(**그림 2.27**).

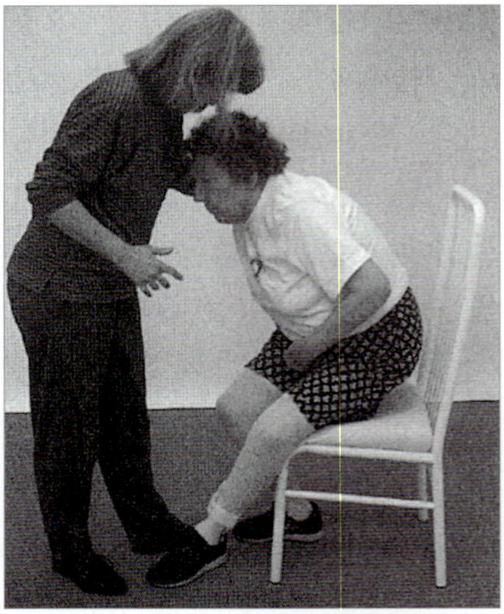

그림 2.26

일어서는 동안 몸통과 다리 움직임의 비전형적인 연속성. 마비된 다리가 골반 앞기울임보다 빨리 펴지기 때문에 마비측 다리의 체중지지가 불가능해진다.

비전형적 움직임 패턴은 일차 · 이차 손상의 결과이다. 대부분의 비전형적 움직임은 작용근과 대항근 사이 혹은 몸쪽부위와 먼쪽부위 근육 사이에 일정하지 않은 근력과 운동회복 패턴이 있다. 운동능력이 완전히 회복되지 않은 환자는 움직일 수 있는 근육을 사용한다. 이러한 움직임은 근력 결손(마비측 근력과 근육 조절 장애의 정도)을 반영하고, 정상적인 움직임 패턴 재교육을 어렵게 한다. 또한 비전형적 움직임은 일차 손상과 연관된다. 운동감각(kinesthetic) 기억 결손으로 정상적인 움직임이 어떻게 연속적으로 일어나는지 알지 못한다. 감각손상 환자는 몸통과 팔다리의 협응된 움직임이 어렵고, 움직임을 부정확하게 시작한다. 비전형적 움직임은 과도한 노력과 동시수축(cocontraction)이 특징이고, 비정상적인 근긴장도 그리고 근활성과 연관성이 있다. 이러한 문제는 운동회복이 지속되고 정상적인 움직임을 할 수 있음에도 비전형적 움직임 패턴이 지속되는 원인이 된다.

정렬과 근육 길이 변화같이 이차 손상 또한 비전형적 움직임 패턴을 만든다. 자세나 관절 위치가 정상적인 정렬에서 벗어날 때 근육 길이와 역학적인 이점은 줄어들고, 정상적인 근육 수축으로도 비정상적인 움직임이 나타난다. 이차 손상의 영향으로 나타나는 비전형적 움직임은 가장 쉽게 제거할 수 있다. 정상적인 정렬과 운동성을 회복시키면서 약간의 재훈련으로 남아있는 움직임을 정상적으로 조절할 수 있다. 하지만 이러한

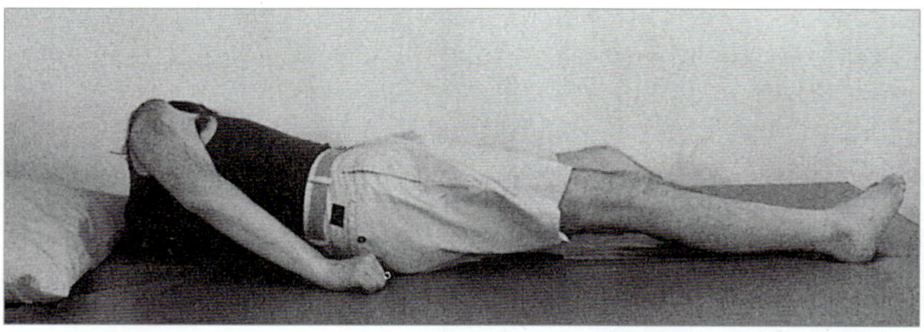

그림 2.27

몸통과 위팔의 상반된 움직임에 의한 비전형적인 돌아눕기. 몸통과 함께 비마비측으로 돌아눕기를 하면서 몸통이 굽힘되지만 마비측 팔은 몸통 앞으로 이동하지 못하고 뒤에 남아있다.

이차 손상은 심각한 일차 손상과 공존한다. 그래서 이차 손상의 차단(block)과 제거는 중재 목표의 한 부분이다.

비전형적 움직임 패턴은 정상적인 움직임과 협응 패턴을 대체한다. 비전형적 움직임 패턴이 습관화되면 적절한 움직임 습득을 방해하고 회복하기 어렵다. 비정상적인 움직임 패턴의 사용은 관절과 연부조직에 스트레스를 증가시킨다. 전반슬(knee recurvatum) 같은 비전형적 움직임은 마비측 발로 체중을 지지하고 걸을 수 있도록 독립성을 증가시킨다. 그러나 이러한 패턴을 장기간 사용함에 따라 무릎인대가 손상되면서 영구적이고 바람직하지 못한 이차 손상이 된다. 불행하게도 비전형적 움직임은 장기적인 결과를 고려하지 않고, 기능 향상만을 강조한 결과이다. 비전형적 움직임을 사용하는 중재는 잘못된 것이고, 시도해서도 안 된다.

비전형적 움직임은 정상적인 움직임을 방해하기 때문에 억제하고 제거하는 것이 목표이다. 환자는 움직이려는 욕구가 크기 때문에 움직임 조절이 어렵다. 경험상 비전형적 움직임은 환자가 정상적인 움직임 패턴을 독립적으로 사용하고, 정상적인 근활성을 방해하지 않을 때 없어지기 시작한다. 그러한 상태가 될 때까지는 기능적인 목적을 수행하기 위해 비전형적 움직임을 사용한다.

(3) 보상 움직임

보상 움직임은 기능적 목표 또는 과제를 달성하기 위해 정상 움직임을 대신하는 움직임이다. 이러한 보상적 움직임은 손상이 남아 있기 때문에 정상적으로 움직일 수 없을 때 습득된다. 보상 움직임은 장애를 줄이려는 새로운 연속된 움직임으로 마비측을 사용하지 않는 비마비측의 움직임이다. 환자가 마비측은 뒤에 남겨두고 비마비측으로 침대를 당기면서 일어나는 것이 그러한 예이다(**그림 2.28**). 다른 의미에서는 정상 패턴의 비효율적 형태이다. 환자는 정상적인 패턴으로 움직일 수 있는 운동 조절이 충분히 회복되어도 보상 움직임을 사용하기도 한다.

보상 움직임은 정상적인 움직임 패턴을 방해하는 움직임 결손 때문에 나타난다. 자세 조절의 결손은 몸통과 팔다리 움직임의 안정성과 협응성이 낮아진다. 자세에 문제가 생겼을 때 환자는 마비측으로 몸통을 움직

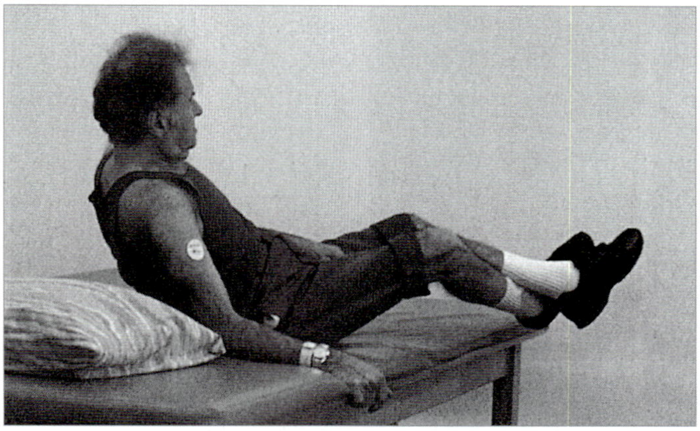

그림 2.28

옆으로 누운 자세에서 비마비측 팔을 사용하여 일어나 앉기

이거나 마비측 다리로 체중이 이동되는 것을 막기 위해 네발 지팡이(quad-cane) 같은 보조도구를 사용하여 비마비측으로 안정성을 높이는 보상 방법을 배운다(**그림 2.29**).

유사한 보상 움직임은 필수적인 움직임 패턴으로 정상적으로 팔다리를 움직일 수 없을 때 나타난다. 예를 들어, 마비측 다리로 체중을 지지할 수 없는 환자는 일어설 때 비마비측 다리로 모든 체중을 지지한다. 환자는 바로 서고, 걸어가고 싶은 욕구가 크기 때문에 보상 움직임으로 다리의 움직임 결손을 대체한다. 팔에 심한 움직임 결손이 있을 때 기능적인 움직임을 할 수 없는 경우에는 대부분의 팔 보상은 한 손 적응(one-handed adaptation)이 포함된다. 또한 보상 움직임은 이차 손상이 정상적인 협응 패턴을 방해할 때 나타난다. 예를 들어 관절과 연부조직의 운동성이 제한되고, 정렬이 변화되면 정상적인 관절 역학을 방해하므로 움직임 대체가 나타난다.

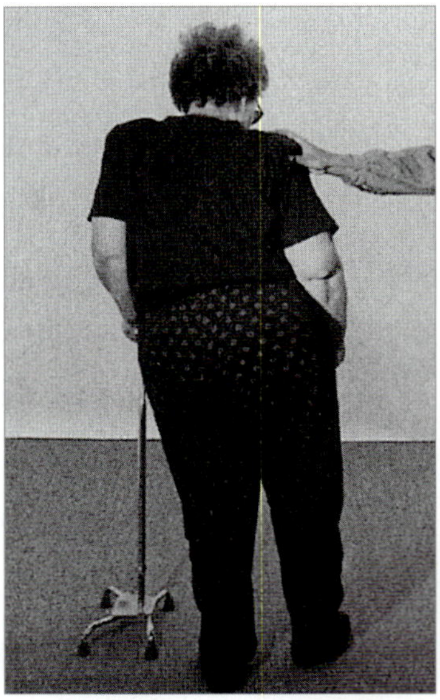

그림 2.29

보행 시 네발 지팡이의 사용은 비대칭된 몸통을 지지하고, 마비측에서 감소된 체중지지를 보상한다. 치료사의 손은 단지 환자를 보호하기 위한 것이다.

치료사는 기능적 수행을 목적으로 보상훈련을 사용한다. 보상훈련은 기능적인 제한과 장애를 감소시킴으로써 환자가 기능적 목표를 성취할 수 있는 새로운 방법을 배울 수 있게 한다. 그러나 보상전략을 모두 똑같이 적용시키는 것은 바람직하지 않으며, 이차 손상과 비전형적 움직임을 증가시킬 수 있다. 바람직한 보상과 바람직하지 못한 보상을 구별하고 책의 나머지 부분에서 소개될 보상훈련 모델을 설명하기 위해서 양측 보상(bilateral compensation)과 바람직하지 못한 보상(undesirable compensation)으로 구분한다.

① 양측 보상 움직임

보상훈련에서 정상적인 움직임 패턴과 유사하고, 가능한 운동범위에서 신체 양측을 사용하는 것을 양측 보상이라 한다. 양측 보상은 정상적인 움직임 패턴과 비슷하고 마비된 몸통과 팔다리를 움직임 연속성과 과제수행으로 구체화시킨다. 환자에게 남아있는 운동 패턴을 가능한 전체 운동 범위에서 사용한다. 기능적으로 움직이는 동안 비록 제한된 방법일지라도 마비측을 사용함으로써 환자에게 동기를 부여하고, 마비측을 신체인지(body scheme)로 통합시키는데 도움을 줄 수 있다.

② 바람직하지 못한 보상 움직임

정상 움직임 패턴과 유사하지 않거나, 양측 움직임 반응을 사용하지 않는 보상 움직임이 바람직하지 못한 보상이다. 전형적으로 바람직하지 못한 보상 움직임은 정상 움직임과 매우 다른 방법을 사용한다. 대부분 비마비측 움직임을 사용하고, 마비측 몸통과 팔다리의 비전형적 움직임에 의존한다. 이러한 움직임은 지지면을 벗어났을 때 효과적으로 자세를 유지하는 정상적인 협응과 움직임 순서에 기반하지 않기 때문에 불안정한 균형과 많은 에너지를 소비한다. 바람직하지 못한 보상 움직임은 마비측의 무시(neglect), 비대칭적인 자세와 움직임 패턴, 몸통과 팔다리 경직을 발생시킨다. 일단 운동 저장(motor repertoire)이 되었다면, 사용하지 않도록 하는 것은 어렵다. 재활 초기에 습득된 한쪽 보상은 정상적이고 효과적으로 근육 기능이 회복되었을 때에도 지속된다.

바람직하지 못한 보상 움직임은 치료사가 과제수행을 위해 필요한 움직임 요소의 회복 없이 기능적 수행을 얻고자 할 때 사용한다. 또한 독립적인 경험을 통한 환자의 높은 동기에 의해 습득된다. 환자는 바람직하지 못한 보상을 양측 보상보다 더 쉽게 습득하여 독립적인 기능으로 사용한다. 그러나 오랫동안 이러한 패턴을 사용하게 되면 이차 손상이 증가하고, 마비측 몸통과 팔다리의 기능적인 사용을 현저하게 감소시킨다. 그러므로 이러한 유형의 보상은 마지막 방법으로 사용하는 것 외에는 중재에 적용하지 않는다.

양측 보상 훈련은 정상 움직임을 재훈련하고, 통합하는 중재에 있어서 중요한 부분을 차지한다. 양측 보상은 과제수행에서 친숙한 패턴을 사용하므로 움직임 재훈련에서 가장 효율적인 방법이다. 신체 양측을 조절함으로써 약화된 근육의 근력을 증가시킨다. 또한, 조화로운 몸통과 팔다리 움직임을 훈련함으로써 균형과 자세 조절을 향상시킨다. 급성기 환자에게 양측 보상을 사용하여 훈련하면 비전형적인 협응 움직임과 자세의 비대칭이 감소된다. 중재 초기에 양측 보상을 가르침으로써 환자는 마비측을 기능적으로 사용하고 장애를 극복하기 위한 움직임을 사용함으로써 보상하는 방법을 배운다. 파트 2의 중재 부분에서 보상 훈련이 다른 중재 목표나 활동과 어떻게 조화롭게 되는지 보여주는 양측 보상의 예를 제시한다.

3 장애와 불구

손상과 움직임 문제는 기능적인 움직임을 감소시키고, 움직임 조절의 상실뿐만 아니라 삶의 의존성을 결정한다. 장애와 불구는 병인과 손상 그리고 움직임 문제가 기능적인 독립에 얼마만큼 영향을 미치는가에 대해 기술한 용어이다. 장애와 불구는 수행에 대한 문제로 정의된다. 그래서 환자가 다양한 삶을 얼마나 잘 수행할 수 있는지 알아내기 위해 사용한다. 뇌병변(brain pathology)에 영향 받지 않는 기능적 수행을 규명하는 기능적 행동의 범위를 추가했다. 다음에 제시된 **글상자 2.2**는 이러한 범위의 관계를 보여준다.

1) 장애

장애는 움직임과 과제수행에 있어서 기능적인 제한을 표현할 때 사용하는 용어이다. 장애는 일차·이차 손상과 기능부전의 결과로 나타난다. 만약 움직임 조절 상실이 신체의 특정 부분에서 발생하였다면 필요한 기능을 정상적으로 수행할 수 없다. 일부 움직임 패턴은 다른 움직임 전략과 보상을 사용하여 다시 배울 수 있으나 다른 것

글상자 2.2 기능적 제한과 기능적 장애

기능적 제한	기능적 능력
▪ 장애	▪ 손상되지 않은 능력
▪ 불구	▪ 보상

들은 그렇게 하지 못하므로 정상적인 기능적 수행은 불가능하다. 환자가 독립적인 과제수행에 필요한 기능적 움직임이 불가능한 것이 장애이다. 가장 흔한 장애 영역은 보행 과제(걷기, 계단 오르기), 운동적 과제(돌아눕기, 일어나 앉기)와 팔 과제(옷 입기, 치장하기)가 있다. 이러한 것은 일상생활 동작, 가사(home making), 사회 역할(social role), 직업 활동(occupational behavior), 여가 활동과 같은 폭넓은 영역으로 분류된다.

장애는 기능적 행동(functional behavior)이 나타남으로써 균형을 이룬다. 이것은 환자가 수행할 수 있는 기능적 움직임이다. 손상 받지 않은 기능적 행동은 이용 가능한 정상적인 움직임 패턴에 기초를 둔다. 정상적인 움직임 패턴이 중재를 통해 회복되고, 기능을 향상시킬 수 있는 보상 움직임 전략을 습득하였을 때 촉진된다. 기능적 행동이 증가되었을 때 장애는 감소한다. 그러므로 중재는 환자가 특정한 기능적 목표와 과제수행을 할 수 있도록 향상된 움직임 패턴을 제공하는 것이고, 장애를 줄일 수 있다.

2) 불구

불구는 무능력 수준(disablement hierarchy) 중 가장 지속적이고 폭넓은 영역이다. 불구는 환자의 삶과 직업 행동에 대한 손상과 장애가 누적된 결과이다. 불구는 손상과 장애가 일상생활을 방해한다는 것을 의미한다. 불구는 환자의 특정한 문제와 장애뿐만 아니라 스스로 조절할 수 없는 환경적 제한에 의존한다. 환자의 내부적 문제(자신이 할 수 없는 것)와 외부적 문제(일상생활로 복귀하는 것을 제한하는 사회적 · 신체적 환경) 모두를 의미한다. 가정이나 직장 그리고 공동체에서의 환경적인 장벽, 사회적 고립, 경제적 의존성과 같은 요소는 신체적 장애만큼 중요하게 영향을 준다. 환자는 불구를 발생시키는 외부적인 장벽과 직면하고 있음을 인정하고, 직업이나 사회적인 행동과 관련된 특정 움직임 결손을 극복하기 위해 특정한 훈련을 제공하는 것이 중요한 역할이지만, 이 책에서는 다루지 않는다. 이 책은 손상과 장애 수준(level)에 초점을 두었다.

유사한 유형의 손상을 가진 환자라도 서로 다른 장애와 불구가 있을 수 있다. 손상과 장애 혹은 장애와 장애의 관계가 서로 영향을 주는 것은 아니라는 것이다. 비슷한 유형의 손상이지만 나타나는 장애가 다른 것은 스스로 얼마나 잘 움직임을 조절하고, 움직임 결손을 극복하기 위해 얼마나 효과적으로 보상 패턴을 사용하는가에 달려 있다. 또한 불구의 다른 점은 일상생활과 직업에 대한 요구도의 차이와 연관될 것이다. 노약자는 직장생활을 하는 젊은 사람에 비해 불구가 적다. 장애와 불구 모두 동기(motivation), 성격, 병력(premorbid) 수준 등에 영향을 받는다. 동기가 부여되고 고학력을 가진 환자는 다른 환자보다 현저히 높은 독립적인 수준에 도달할 수 있다.

4 장애를 위한 중재의 역할

이 책의 목적은 두 가지로 분류한다: (1) 기능적으로 움직이지 못하는 중추신경계 손상 환자의 문제를 규명하는 것, (2) 여러 가지 문제 사이에 상호관계를 규명하고, 평가와 중재에 체계적으로 접근하기 위한 정보를 체계화하는 것. 이 장에서는 중추신경계 손상 환자에게 고려되어야 하는 많은 요소를 보여준다. 손상이나 장애가 중재에서 다루어져야 하고, 이러한 문제가 치료적 중재에 있어 가장 적절한지, 왜 중추신경계 손상 환자 재활에 논란이 있는지 설명한다. 이 장에서는 질문에 대한 답을 얻을 수 있을 것이다. 치료적 중재에서 다루는 문제점을 포함시켰다. 기능적인 움직임 패턴을 회복하기 위해 중재는 손상과 불구 수준에 맞추어야 한다.

일차 · 이차 손상에 대한 중재는 직접적으로 손상을 변화시키거나 제거하는 방향으로 진행되고, 기능에 미치는 영향을 감소시켜야 한다. 치료적 중재는 세 가지 방법으로 손상에 영향을 미칠 수 있다.

1. 근골격계 상태를 주목하고, 이차 손상에 대한 영향을 예방하거나 감소시킬 수 있다. 이는 정렬 상태, 근육, 조직길이를 관리함으로써 관절의 비정상적인 정렬과 연부조직 구축과 같이 움직임을 방해하는 역학적인 요인의 증가를 예방하는 생체역학적인 치료적 중재로 달성할 수 있다. 이러한 문제가 있다면 적절한 중재를 통해 감소시키거나 제거해야 한다.
2. 치료적 중재는 약화된 근육을 강화시키고, 과긴장을 감소시키며, 비정상적인 근활성 패턴을 재훈련시키는 직접적인 중재를 통해 일차 손상을 줄일 수 있다. 이러한 중재의 목적은 마비측 근육 조절을 증가시키고, 비전형적 움직임과 경직을 예방하거나 감소시킨다. 경직과 비전형적 움직임이 있으면 치료적 중재는 정상적인 움직임을 재교육할 수 있어야 한다.
3. 치료적 중재는 정상 움직임을 가르치면서 운동 조절 회복을 유도한다. 이러한 중재는 일상생활 움직임을 재훈련함으로써 움직임 결손을 회복시키는 것에 목표를 둔다. 움직임 결손에 대한 중재는 정상에 가까운 움직임 패턴과 협응성을 회복하는 것이다. 기능적 움직임을 위하여 근육 협응 회복에 초점을 맞추어 비전형적 움직임을 예방하고, 움직임 패턴의 협응을 조절하는 신경 경로의 회복을 향상시킬 수 있다. 비록 논란의 여지는 있지만, 치료적 중재가 운동 회복에 영향을 줄 수 있다는 것은 정상 움직임에 기반한 중재가 환자의 기능을 최적으로 만들 수 있고, 비정상적인 움직임 패턴의 발달을 멈추게 하고, 몸쪽부위에서 먼쪽부위로 점진적인 회복을 향상시킨다.

기능 향상과 장애 감소가 없다면 다음 중재 단계에는 장애 수준을 낮추는 것에 목표를 두어야 한다. 이 단계에서는 안정성과 효율성, 자신감을 갖도록 움직임 조절 향상과 과제를 기능적으로 수행할 수 있도록 계획한다. 불구 수준에 대한 치료에는 세 가지 중재 전략이 있다.

1. 치료적 중재는 환자가 기능적으로 움직이고 과제를 수행할 수 있도록 보상 움직임 전략을 사용한다. 보상은 양측 움직임과 정상 움직임 패턴을 같이 적용한다. 보상은 환자가 독립적으로 일상생활을 할 수 있게 하고, 과제를 수행할 수 있는 기회를 제공하기 위해 재활 초기부터 훈련되어야 한다. 운동수행 능력이 향상된 이후에는 마비측을 능동적으로 사용하는 훈련으로 재설정한다. 재활 후기의 보상훈련은 환경 수용(environmental accessibility)과 특별한 일상생활이나 직무상 과제를 해결할 수 있어야 한다.
2. 움직임 결손 정도를 고려하여 중재함으로써 과제수행 능력을 향상시키고, 장애를 감소시킬 수 있다. 앉아 있는 자세와 서 있는 자세에서 몸통 움직임과 자세 적응에 중점을 둔 움직임 재교육은 균형 향상에 효과가 있다. 마찬가지로 체중지지와 팔다리 움직임을 재훈련하는 것은 팔다리가 기능적 움직임에 적극적으로 참여하게 한다. 움직임 조절을 향상시키는 중재는 환자가 매일 적용할 수 있는 특정한 과제를 제공하는 것이다. 이 단계에서 움직임이 완성되면 환자는 처음으로 성공했던 움직임이나 과제를 치료사에게 말할 것이다.
3. 치료적 중재는 특정한 과제와 움직임에 대한 정상적인 수행을 재훈련한다. 환자가 기본과제에서 정상적인 움직임에 대한 운동감각 기억 상실이 있어서 중재에 적용되는 움직임 외에는 과제수행을 위해 이용 가능한 운동 조절을 사용하지 않을 수 있

다. 환자는 기능적 과제수행을 일상생활 속에서 움직임 패턴으로 통합할 수 있어야 한다.

물리치료와 작업치료의 궁극적인 목적은 기능적 수행의 증가와 장애를 감소시키는 데 있다. 손상, 움직임 문제, 장애 사이의 상관관계는 매우 복잡하고 환자의 기능을 제한하는 각각의 문제는 하나씩 분리하여 생각하기 어렵다. 환자의 기능을 향상시키고, 장애를 감소시키는 것은 환자의 손상이 어떻게 기능적 수행을 방해하는지 이해하고, 장애에 대한 신체 기여를 최소화하고, 적절한 움직임 패턴과 보상의 유용성을 향상시켜야 한다. 기능적인 변화를 얻으려고 한다면 장애를 일으키는 손상, 움직임 문제, 기능적 제한을 해결해야 한다. 이러한 세 단계의 평가와 중재 과정은 다음 장에서 설명한다.

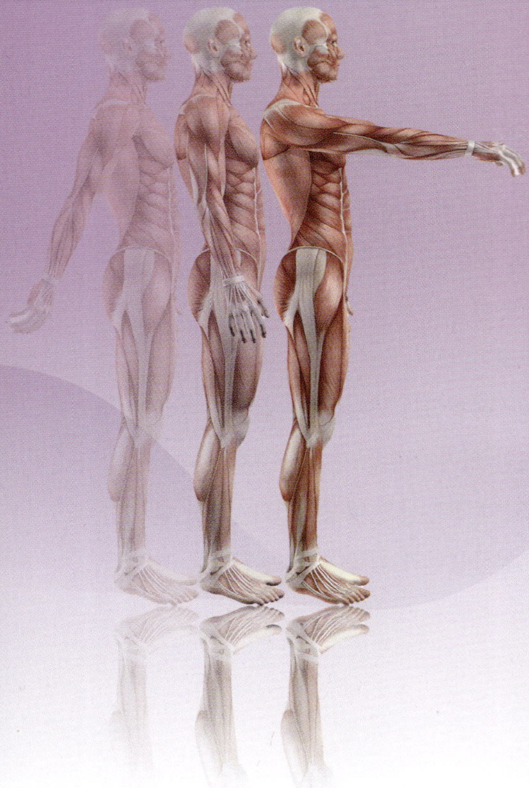

CHAPTER 3

평가

Assessment

평가는 중재 계획을 설정하기 위해 손상(impairment), 기능적 제한, 장애(disability)에 대한 정보를 수집하는 과정이다. 이 장에서는 신경계 손상 환자의 움직임 문제와 손상을 평가하는 과정을 설명하였다. 평가는 움직임 문제와 손상에 초점을 두었으나 움직임을 분석하는 과정이나 문제해결, 목표를 설정하는 것은 움직임 기능장애를 병리적으로 평가하는데 사용될 것이다.

1 평가목적

평가는 효과적인 중재 계획과 실행, 지속적인 중재에 필요한 요소를 기록하기 위해 필요하다. 양질의 평가를 함으로써 기대할 수 있는 세 가지 의미는 평가기준을 설정하고 몸통과 팔다리의 관계를 이해하며, 중재 효과를 기록하는 것이다.

1) 평가기준 설정

평가는 기능적 제한과 움직임 문제, 손상 정도에 대한 중재 기준을 제시한다. 움직임 결손과 이와 관련된 손상을 확인함으로써 기능과 안정성 향상에 최대효과를 얻을 수 있는 방향으로 중재 목표를 계획할 수 있다.

2) 몸통과 팔다리 관계의 이해

평가를 통해서 몸통과 팔다리 문제점과 상호관계를 이해할 수 있다. 중추신경계 손상에서는 신체의 다양한 문제가 서로 밀접하게 관련되어 있다. 치료사는 이러한 문제가 어떻게 관련 있고, 어떻게 사용되는지에 대해서 완벽하게 평가해야 한다. 이것은 결과적으로 효과적인 중재 계획 수립에 사용된다.

3) 중재 효과 기록

평가는 중재 효과를 기록한다. 환자의 초기 문제와 해결을 위한 중재 내용, 움직임과 기능 향상에 대한 경과 기록을 작성함으로써 손상과 장애에 대한 중재 효과를 확인할 수 있다. 또한 평가기록은 치료적 중재에 대한 보험 청구를 하고, 증례연구 논문을 발표하는 데 사용될 수 있으며, 치료사의 전문성을 향상시킨다. 또한 환자, 가족 구성원, 의사, 기타 보건전문가에게 환자의 문제와 중재 그리고 일상생활과 기능 향상의 관계를 보여줌으로써 중재 과정을 이해하는 데 도움을 준다.

2 평가과정

1) 평가정보

평가목적은 움직임과 기능에 대한 정보를 얻는 것이다. 장애를 일으키는 주된 문제를 파악하기 위해서는 아래와 같은 중요한 다섯 가지 영역을 평가해야 한다.

(1) 기능적 수준

기능적 수준 평가는 기능적 능력과 이를 제한하는 문제를 다룬다. 기능적 능력은 독립적으로 어떤 기능을 수행할 수 있는가에 대한 평가영역을 의미한다. 중재 초기에 기능적 수행이 불가능한 운동수행 능력이 낮은 상태에서는 항상 기록할 필요가 없다. 중재 과정에서 기능적 수행이 회복되면 이전의 생략된 평가기록이 큰 문제가 되지 않는다. 초기 중재는 기능적 제한을 만드는 문제의 일부나 전부를 해결하는 방향으로 이루어진다.

(2) 정상 운동 능력

정상 운동 능력 평가는 정상적으로 수행되는 움직임 패턴(movement pattern)을 확인하는 것이다. 정상 움직임 패턴은 환자의 기능적 움직임을 위해 필요한 것이고, 중재 대상은 아니다. 정상 움직임 패턴은 신체 분절의 정렬과 움직임 역학이 정상이고, 중력에 대항하여 움직이는 근력이 있고, 과제수행을 위해 순차적(sequenced)으로 이루어지는 정상적인 근활성 패턴이다. 그러므로 정상 움직임은 관절의 정렬과 가동성(mobility), 근력(muscle strength), 협응(coordination)에 대한 중요한 정보를 제공한다.

(3) 움직임 결손과 보상 패턴

움직임 결손과 비전형적 보상 패턴 평가는 지금 당장 수행할 수 없는 움직임이나 비전형적 보상 패턴으로 수행되는 움직임을 확인하는 것이다. 움직임 결손은 움직임 조절과 기능적 수행을 향상시키는 재교육이 필요하다. 바람직하지 못한 보상 움직임은 정상 움직임을 방해하므로 정상 움직임이나 좀 더 효과적인 보상 움직임으로 재교육해야 한다.

(4) 관련된 손상

중추신경계 손상 환자의 여러 가지 손상 중에 일부 손상만이 기능 제한과 장애에 직접적으로 영향을 준다. 기능 제한과 장애에 영향을 주는 일차 · 이차 손상은 움직임 결손과 보상 움직임의 원인이다. 이러한 손상은 운동 능력을 향상시킴으로써 억제하거나 제거해야 한다.

(5) 도수치료에 의한 반응

평가하는 동안 치료사는 환자의 몸통이나 팔다리를 움직인다. 그러므로 환자와의 접촉과 핸들링(handling)에 대한 반응을 손에서 느끼게 되고, 이러한 반응에 대한 평가는 환자의 회복에 대한 잠재 능력을 주관적으로 평가할 수 있다. 잠재 능력의 주관적인 평가로 양질의 중재를 위해 목표를 설정하고, 효과적인 핸들링 기술(handling technique)을 결정하는 데 사용된다.

(6) 정보수집

움직임과 관련된 손상을 파악하기 위해 다섯 가지 범위에서 몸통과 팔다리를 평가한다. 평가는 돌아눕기, 누운 자세에서 앉기, 앉은 자세에서 서기, 걷기, 선택적인 팔의 과제와 같은 기능적 움직임 과정 동안 바로 누운 자세, 앉은 자세, 선 자세의 문제를 동시에 평가해야 한다. 완벽한 평가를 위해서는 많은 시간이 필요하므로 환자의 초기 평가에서 모든 요소를 완벽히 할 수는 없다. 초기 평가에서 환자의 생활에 가장 문제가 되는 기능적 제한을 확인하고, 기능적 활동과 관련된 움직임 문제나 손상을 평가한다. 중재 과정에서는 초기 평가를 하면서 얻어진 정보보다 다양한 정보를 부가적으로 얻을 수 있다.

평가영역은 환자의 독립성 수준과 중재 또는 평가가 이루어지는 환경, 평가의 목적에 따라 매우 다르게 전개될 수 있다. 따라서 모든 평가가 같은 방법으로 수행되지 않는다는 것을 인식하는 것이 중요하다. 급성기 뇌졸중 환자 평가에 있어 지팡이 없이 걷기를 원하는 환자와 어깨관절통증이 없어지기를 바라는 환자는 각기 다른 평가가 필요할 것이다. 물리치료사와 작업치료사는 기능적 목표와 전문적인 관심이 다르므로 같은 환자에 대해 매우 다른 관점과 입장에서 움직임과 신체 기능을 평가할 것이다. 따라서, 평가된 몸통과 팔다리의 문제는 환자 중재를 위한 모든 분야의 평가에서 필요하며, 평가에 집중되는 관심의 방향은 중재 목표에 따라 다양해질 수 있다.

2) 평가단계

평가과정은 다섯 단계로 나눌 수 있다(**글상자 3.1**). 각각의

글상자 3.1 평가단계

Ⅰ. 첫인상과 신뢰관계 형성
Ⅱ. 움직임 관찰
Ⅲ. 치료사 손에 의한 보조
Ⅳ. 관련된 손상 평가
Ⅴ. 문제해결과 목표설정

영역에 분배된 시간은 다르지만 정보수집을 위해 모두 중요한 부분이다. 몸통과 팔다리의 평가를 다섯 단계로 구분하여 적용한다. 이러한 평가는 기능과 가장 관련 있는 자세에서 실시한다. 어떤 경우에는 평가정보를 빠르게 수집할 수 있지만, 환자의 문제가 복잡하면 여러 번의 재평가가 필요하다.

(1) 첫인상과 신뢰관계 형성

평가의 초기 단계에는 환자의 기능적 수준과 기능적 제한에 대한 일반적인 정보를 수집한다. 환자의 기록과 간호사, 보건전문가, 가족 구성원을 통해서 얻을 수 있지만 환자로부터 정보를 끌어내는 것은 더욱 중요하다. 또한 평가에 앞서 평가과정을 설명해 준다면 효과적으로 수행할 수 있다. 중재는 과학일 뿐만 아니라 사람을 다루는 기술이기 때문에 치료사의 능력은 환자와 인간적 관계를 얼마나 잘 형성하는가에 중요한 의미가 있다.

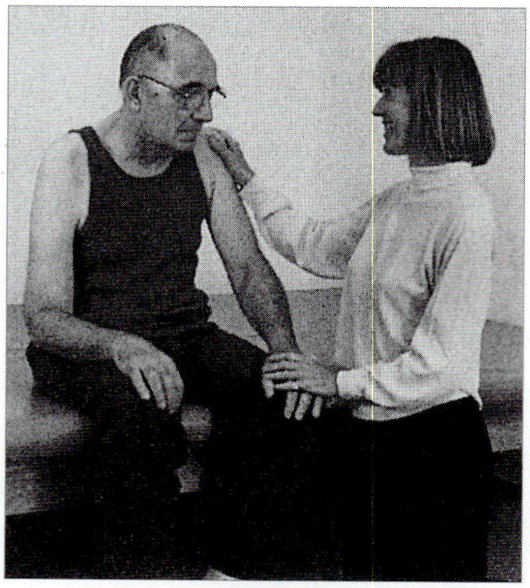

그림 3.1

신뢰관계 형성. 초기 평가에서 치료사는 환자가 평가의 목적을 알고, 논의할 수 있도록 충분한 시간을 배정한다. 많은 환자는 치료사를 처음 만날 때 두려움이나 불안함이 있다.

환자는 치료사와 처음 대면하는 것이 염려되고 걱정스러울 것이다. 평가를 시작하는 처음 몇 분 동안에는 환자와 치료사가 서로에 대해 알게 되고, 평가의 목적에 대해 논의할 수 있는 기회를 제공한다. 이 시간 동안 환자의 중재 동기와 기능적 문제에 대한 많은 정보를 얻을 수 있다. 이러한 과정에서 치료사는 환자와의 신뢰를 형성하고, 환자의 목표와 주요 관심사를 확인할 수 있는 기회로 삼아야 한다(**그림 3.1**). 자연스럽게 움직이는 환자를 보면서 자세나 움직임, 균형, 판단력, 독립성 등 기능적 수준을 관찰한다. 이것은 이후 평가에서 움직임 문제를 평가하는 데 도움이 된다. 치료사가 환자를 관찰하는 것이 숙련될수록 중요한 문제에 초점을 맞추고, 적절한 중재 계획을 세울 수 있다.

(2) 자세와 움직임 조절의 관찰

평가의 두 번째 단계는 자세와 움직임 패턴을 확인하고 분석하는 것이다. 첫째, 기능적 움직임에 영향을 주는 비전형적 움직임, 움직임 결손, 보상 움직임 같은 자세이탈(postural deviation) 문제를 확인한다. 둘째, 움직임이 기능적으로 이루어지는 범위를 확인한다. 환자가 어떻게 움직이는지 분석하기 위해서 앉은 자세나 선 자세에서 몸통과 팔다리를 움직이도록 하고 앉기, 일어서기, 눕기 같은 기능적 움직임 패턴 수행을 요구하여 몸통과 팔다리가 협응하는 것을 확인한다. 또한 과제수행 능력을 관찰하기 위해 셔츠를 입거나, 계단 보행 등의 선택된 기능적 과제수행을 요구해야 한다. 환자의 기능적 수준과 중재 목표를 기초로 특정한 움직임 패턴을 선택할 수 있다. 환자의 움직임 조절을 이해하기 위해서는 셔츠 입기와 같은 과제수행과 앉은 자세에서 몸통 움직임을 평가하는 것이 필수적이다.

환자가 원하는 패턴으로 움직임을 하는 동안 치료사는 움직임 초기에 관찰된 패턴을 분석하고 체중이동의 방향과 범위, 몸통과 팔다리의 자세와 긴장도, 속도, 협응, 균형을 분석한다. 움직임이 일어나는 동안 주의 깊은 관찰이 필요하고, 중요한 요소는 기록한다. 환자의 자세나 움직임 패턴을 정상 움직임 패턴과 비교하면 차이는 분명하게 나타난다.

움직임 설명은 다음 항목으로 구성된다.

1. **움직임의 시작 자세와 기저면:** 체중 분배의 대칭, 자세 이탈, 신체 양측의 차이
2. **움직임의 초기 단계:** 움직임 시작부위, 방향, 체중이동, 기저면의 변화
3. **움직임의 전이점(transition point):** 움직임 연속성(movement sequence)이 적절할 때 신체의 자세, 기저면, 새로운 방향으로 움직이는 시점
4. **움직임의 완성:** 몸통과 팔다리 자세, 기저면
5. **움직임 조절범위**
6. **움직임 패턴의 수준:** 움직임 속도, 자연스러움(smoothness), 적절함(ease of moving)

평가하는 동안 환자의 독립적인 움직임이 어떠한지 관찰하면서 신체적인 보조는 하지 않는다. 원하는 움직임 패턴을 환자에게 알려 주기 위해 구두지시나 움직임 시범(demonstration)은 보여줄 수 있다(**그림 3.2**). 특정한 움직임 패턴에 어려움이 있으면 부가적인 정보를 제공해야 한다. 때때로 직접 시범을 보이거나 말로 지시하여 원하는 움직임을 할 수 있도록 도와주고, 정상적인 패턴으로 움직일 수 있는 잠재 능력이 있는지를 확인한다. 근육 조절 능력 상실(loss of muscular control)이나 정형외과적(orthopedic) 제한으로 원하는 움직임이 차단되었을 때는 부가적인 정보만으로는 움직임을 향상시키지 못할 것이다.

급성기 환자(acute patient)는 몸통 무게중심을 변화시키거나 연결 동작(transitional movement) 또는 독립적으로 움직이는 동안 균형을 잃을 수 있으므로 치료사는 환자 가까이에 있어야 한다. 충동적이며 인식능

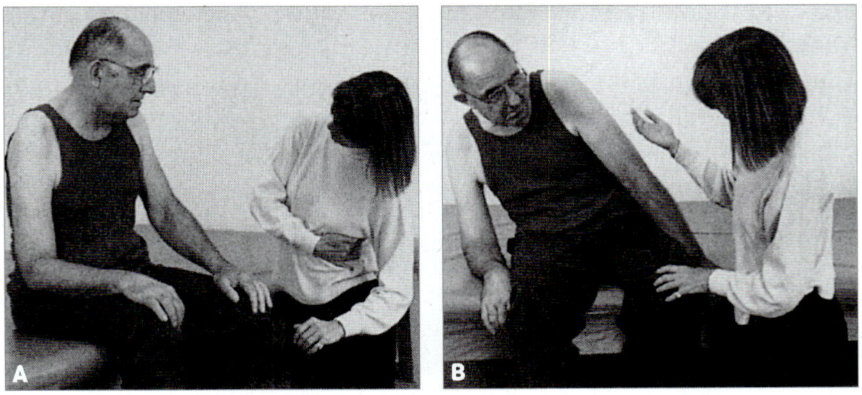

그림 3.2

움직임 관찰. **(A)** 치료사는 정상적인 움직임 패턴을 환자에게 설명한다. 위몸통에서 시작하는 가쪽 방향으로 몸통 체중이동을 요구한다. **(B)** 환자의 몸통이 가쪽으로 움직이면서 위몸통이 후방으로 기울어지는 비정상적인 몸통 움직임 패턴이 나타난다.

력이 저하된 환자는 안정성이 없는 움직임을 시도할 수 있고, 갑작스러운 움직임 혹은 통증을 유발하는 움직임은 거부할 것이다. 안정성이 염려되면 치료사가 환자를 보조할 준비가 될 때까지 움직임을 요구하지 말아야 한다.

(3) 치료사 손에 의한 보조

치료사가 신체 정렬과 비전형적 보상 움직임 패턴을 교정하기 위해 손을 사용(manual skill)하고, 독립적으로 수행할 수 없는 움직임 패턴을 보조한다(**글상자 3.2**). 이는 움직임 문제에 대한 원인을 확인하고, 접촉을 통하여 환자의 반응을 확인함으로써 환자의 문제와 문제해결 잠재력에 대한 정보를 얻을 수 있다. 이 과정에서 사용되는 수기 기술(manual skill)은 사실상 중재에서 사용하는 것과 유사하거나 같으므로 중재와 병행할 수 있다. 그러나 평가에서 사용하는 수기는 기능적인 변화보다는 정보를 얻기 위한 것이므로 중재 단계보다 짧다.

> **글상자 3.2** 손에 의한 보조
>
> 1. 신체 정렬과 대칭적 자세교정
> 2. 어려운 움직임 패턴 보조
> 3. 바람직하지 않은 움직임 차단

움직임 문제를 평가하기 위해 사용하는 다양한 방법의 수기에 대한 설명이다. 각각의 경우, 환자의 자세나 움직임의 양상을 변화시키고 환자를 정상적으로 움직이도록 도와야 한다. 정렬 교정은 비전형적 움직임 패턴을 변화시키기 위해 가장 효과적인 방법이다. 정상 움직임을 방해하는 손상에 대한 정보를 수집하고, 환자의 비정상적 움직임의 주요 원인을 해결할 수 있다.

① 정렬 교정

치료사는 비정상적인 정렬을 교정하기 위해 손을 사용한다. 움직임 시작 자세가 변형된 몸을 재정렬하고, 정상적인 자세와 생체역학적인 상호관계를 회복시킨다. 예를 들어, 환자의 등뼈와 가슴우리의 대칭성을 유지하도록 손을 위치시키고, 다리의 체중 지지를 균등하게 하거나 팔을 재정렬시킬 수 있다. 정렬을 교정하면서 몸통과 팔다리가 비전형적 자세가 되는 원인을 수집한다. 짧아진 근육이나 연부조직 그리고 관절의 뻣뻣함(stiffness)은 원하는 방향으로 움직이는 것을 어렵게 하여 완전한 교정이 불가능하다. 또한, 근긴장도와 근활성 변화도 교정을 방해한다. 비대칭된 자세를 교정하는 동안 환자가 자세를 유지하기 위하여 의도적인 근 수축이나 경직(spasticity)은 저항으로 작용한다. 팔다리 근위부(limb girdles)와 몸통의 저긴장은 저항이 느껴지지 않는 비대칭 자세를 만들고, 이완된 마비측 팔다리의 무게를 느낄 수 있다. 이런 경우 환자가 움직임을 하기 위해서는 자세 정렬을 회복하고 유지시켜야 한다. 비정상적인 시작 자세는 정확한 움직임 패턴을 어렵게 하거나 불가능하게 한다.

운동 조절 능력이 회복되면 신체를 재정렬함으로써 비대칭적인 정렬에 의해 방해받는 움직임을 해결할 수 있다. 예를 들어, 이완된 팔의 무게는 위몸통굽힘의 원인이고 앉은 자세에서 몸통 움직임 수행을 어렵게 한다. 하지만 치료사가 무거워진 팔과 몸통을 정렬하면 환자는 좀 더 안정된 자세로 앉을 수 있고, 앉은 자세에서 체중을 이동하는 동안 몸통을 능동적으로 조절할 수 있을 것이다(**그림 3.3**).

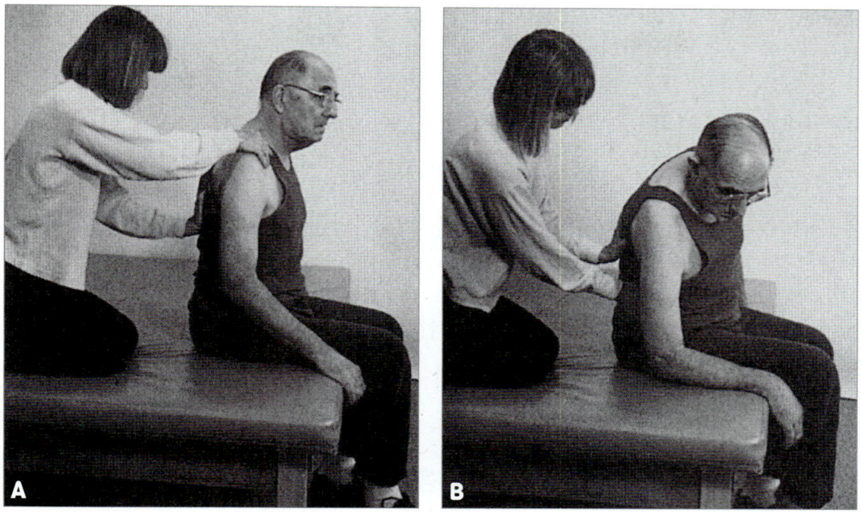

그림 3.3

정렬 교정과 움직임 반복. (A) 위몸통을 펴하도록 도와주고, 위몸통의 양측을 대칭적으로 정렬한다. (B) 등뼈부위에 놓인 치료사의 손은 위몸통이 뒤쪽으로 회전되는 것을 막는다.

② 보조된 움직임

손을 사용하여 목적하는 움직임을 재교육하고, 환자가 독립적으로 수행할 수 없는 움직임 패턴을 보조한다. 움직임을 시작하기 위해 신체를 재정렬하고, 움직임 범위를 재정립한다. 또한 목적하는 움직임을 위해 안정성을 제공할 수 있는 지점과 움직임 유발지점에 치료사의 손이 위치한다.

손을 사용하는 보조는 다양한 기능을 제공한다. 첫째, 정상적인 움직임 패턴에 대한 감각 정보를 제공하며, 회복되어야 할 움직임의 기준을 제공한다. 두 번째, 약화된 근육이 움직이고 과제를 수행하는 동안 움직임의 일부분을 보조해 준다. 치료사는 움직임을 반복하면서 "저를 따라 움직이세요."라고 환자에게 말한다. 치료사가 의도하는 움직임을 잘 수행한다고 느껴지면 환자에게 재확인시키면서 움직임을 반복한다. 점진적으로 보조를 줄이면서 환자가 독립적으로 움직이도록 유도한다(**그림 3.4**).

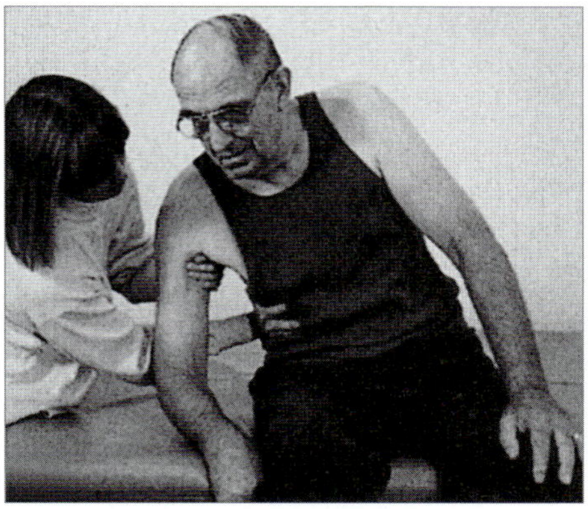

그림 3.4

정상적 움직임 보조하기. 치료사는 환자의 가슴우리가 굽혀지고, 어깨뼈가 가쪽 아래로 움직일 수 있도록 보조한다. 치료사의 도움으로 환자에게 필요한 몸통 패턴을 만든다.

치료사의 보조가 있음에도 부정확한 근활성으로 환자의 움직임이 원하지 않는 패턴으로 나타나면, 치료사는 환자에게 정확한 움직임을 인지시켜야 한다. 부정확한 움직임이 계속되면 환자의 움직임을 멈추고, 움직임의 시작부위와 순서를 수동적으로 다시 확인시킨다. 또한 비정상적인 근활성이 나타나면 근육을 이완시키는 방법을 가르친다. 이러한 평가과정은 환자를 재교육시키는 초기 단계와 연결된다.

③ 바람직하지 않은 움직임의 차단

움직임 시작과 순서가 변형된 바람직하지 않은 움직임을 차단하기 위해 치료사 손의 위치를 수정해야 한다. 손에 의한 보조 기술은 환자가 신체의 다른 부위나 다른 패턴으로 움직임을 시작할 수 있게 한다. 많은 환자에서 재활 초기에 비전형적 움직임과 비대칭적인 보상 움직임이 발달하고, 운동조절 능력을 회복한 이후까지 지속된다. 바람직하지 않은 움직임 패턴의 차단은 새로운 움직임 전략을 계획하고, 정상적이고 능률적인 움직임 패턴을 가능하게 한다.

독립적인 움직임을 위해 치료사는 보조를 줄이면서 반복한다. 독립적인 움직임과 초기 움직임 패턴을 비교하여 변화 여부를 확인한다. 환자의 움직임이 정상 패턴에 근접하면 중재를 진행함에 따라 운동수행이 빠른 향상을 가져올 것이라는 잠재력을 나타내게 된다. 그러나 패턴이 변하지 않는다면 움직임에 필요한 근육조절 능력이 부족하거나, 움직임을 제한하는 이차 손상이 있음을 의미한다. 치료사는 이러한 가능성 중 어느 것이 설득력 있는지 구분해야 한다.

(4) 관련된 손상 평가

움직임 패턴 평가와 더불어 움직임 결손과 비전형적인 보상 움직임 패턴에 영향을 미치는 일차 · 이차 손상에 대한 정보를 확인해야 한다. 정상 움직임 패턴을 방해하는 근력과 자세 정렬, 정형외과적 변형, 근육이나 연부조직의 단축, 비정상적인 근육 긴장도 등을 평가하는 것이다. 예를 들어 발목관절의 발등굽힘근과 장딴지근(gastrocnemius muscle), 뒤넓적다리근(hamstring muscle) 근력과 긴장도, 길이를 측정한다. 등뼈와 가슴우리의 유연성을 확인하고, 경직으로 굽혀진 팔을 수동적으로 펼 수 있는지를 평가한다. 수집된 정보가 환자의 움직임 문제와 관련 있는지를 평가하고, 손에 의한 보조 단계에서 확인한다. 확인되지 않는 손상(예: 급성기 환자의 연부조직 길이)은 초기에 평가되지 않고 남아 있다. 이는 평가의 시작 단계와 중재 동안에 관찰과 손에 의해 평가한다.

관찰은 신체 정렬을 확인하고, 통증의 원인이 될 수 있는 관절의 가동성과 조직 길이 측정, 환자의 반응을 확인한다. 이를 통하여 신체의 변화를 찾을 수 있다. 예를 들어, 무릎을 펴고 앉은 자세에서 발뒤꿈치의 길이 측정은 무릎통증으로 나타날 수 있고, 단축된 뒤넓적다리근(hamstring)이 골반의 뒤쪽기울임(후방경사)으로 나타난다. 환자의 얼굴 표정과 자세 관찰은 움직임이 통증 범위에 도달되었는지, 두관절근육(two-joint muscles)이 완전한 길이로 늘어났는지, 골반 자세가 변화되었는지 등을 확인할 수 있다.

손을 이용한 중재 기술은 주된 손상을 평가하기 위해 매우 중요하다. 근력, 근육 길이와 긴장도 검사, 관절의 정렬과 가동성을 평가하면서 관절을 안정적인 자세로 유지하고, 몸을 재정렬하기 위해서 손을 사용한다. 정상적인 자세 정렬을 복원하고 유지하는 것이 쉽지 않지만 근력과 근긴장도를 측정하기 위해 필요하다(**그림 3.5**). 평가를 하는 동안 자세 정렬이 안 되는 경우 초기 중재 목표는 정렬이 안 되는 원인을 해결하고, 자세 정렬을 복원하는 것이다. 따라서 정상적인 정렬이 불가능할 때 근력과 근긴장도, 관절가동 범위를 측정하는 것은 신뢰도가 낮다.

이 장에서 신경계 손상 환자의 움직임 패턴에 영향을 주는 모든 것을 평가하는 것은 불가능하다. 몸통과 팔다리의 움직임에 영향을 주는 손상에 대한 구체적인 평가와 중재는 파트 2에서 설명한다.

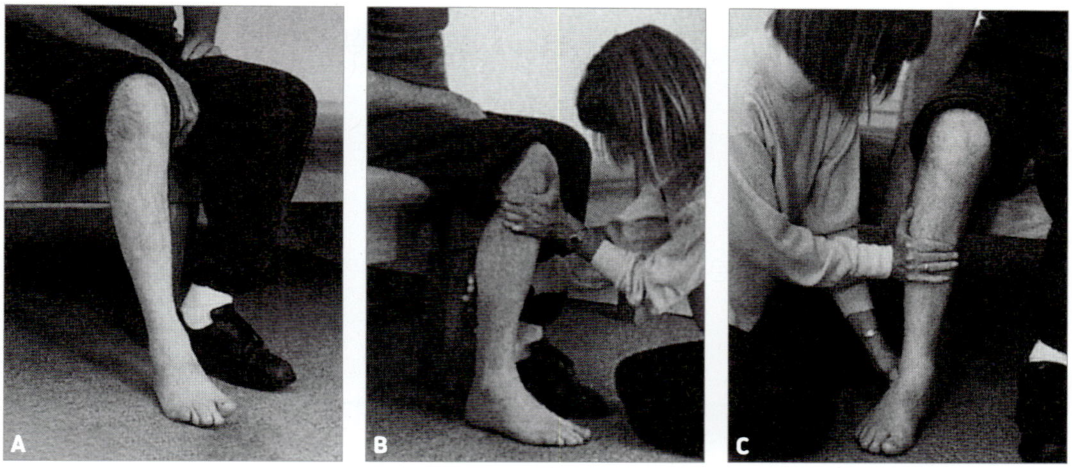

그림 3.5

발목관절 가동 범위를 평가하기 위한 정렬 교정. **(A)** 앉은 자세에서 교정되지 않은 다리의 자세. **(B)** 벌림, 가쪽돌림되어 있는 넓적다리뼈(대퇴골)를 반대로 움직여서 엉덩관절, 무릎관절, 발이 같은 면에 위치하도록 재정렬한다. **(C)** 발뒤꿈치를 재정렬하고, 교정된 자세를 유지하기 위해 다리를 고정한다.

(5) 정보의 분석과 문제해결

평가된 정보 분석은 평가과정의 마지막 부분이다. 분석하기 전에 자세, 움직임 조절, 몸통과 팔다리의 손상에 대해 평가한다. 새로운 자세를 취하거나 과제에 대한 기능적 요구가 변화되면서 나타나는 문제가 다를 수 있다. 그러므로 치료사는 문제에 대한 정보를 수집하면서 다양한 자세와 걷기나 이동 같은 기능적 과제에서 몸통과 팔다리의 변화와 관계를 평가해야 한다. 평가가 완벽하게 이루어지면 몸통과 팔다리의 주요 움직임 문제와 관련된 손상을 확인하고, 몸통과 팔다리 사이의 문제를 이해하기 위해 정보를 분석할 수 있다. 이러한 분석은 문제의 우선순위를 정하고 중재 목표를 설정하는 데 사용할 수 있다.

① 문제 항목의 작성

문제 항목은 환자를 직접적으로 접촉하는 동안 수집된 정보에 의해서 구성된다. 이것은 첫 번째로 움직임 문제 및 손상항목, 두 번째로는 기능적 제한 항목으로 구별하지만 서로 밀접하게 관련되어 있는 부분이다.

▪ 움직임 문제 및 손상항목

움직임 문제와 손상항목은 몸통과 팔다리의 움직임 문제로 이루어진다. 이 항목에는 비전형적이거나 수행할 수 없는 움직임 패턴에 대한 정보와 움직임 조절 상실에 영향을 주는 움직임 결손, 어깨관절 아탈구, 부종, 근력 약화, 경직 같은 손상이 포함된다. 이러한 항목은 중재 시에 다시 언급될 것이다. 이런 항목 작성은 여러 자세에서 평가정보를 모으고, 몸통과 팔다리에 대한 중요한 부분을 요약하는 것이다. 움직임 문제의 항목에는 기능적인 수행을 제한하는 중요한 요소를 포함시켜야 한다(**글상자 3.3**). 인지력과 지각 능력 장애(cognitive and perceptual disturbance), 혼수(lethargy), 우울증(depression) 같은 부가적인 문제도 심각한 기능 상실에 대한 원인이 될 수 있지만, 이 책에서는 다루지 않기로 한다.

글상자 3.3 문제항목의 작성

기능적 제한

움직임의 문제점

몸통
- 비전형적 보상 움직임 패턴
- 중요한 움직임 결손
- 관련된 손상

팔
- 비전형적 보상 움직임 패턴
- 중요한 움직임 결손
- 관련된 손상

다리
- 비전형적 보상 움직임 패턴
- 중요한 움직임 결손
- 관련된 손상

▪ 기능적 제한항목

삶의 질을 감소시키고 독립적인 삶을 방해하는 기능적 제한을 항목별로 작성한다. 기능적 제한의 일반적인 예는 침대에서의 움직임, 보행, 자기 관리(self-care)에서 의존성 정도를 나타낸다. 즉, 보조기나 지팡이 없이 걸을 수 없는 보행이나 걷는 동안 손으로 물건을 운반하는 것, 난간 없는 계단을 오르는 것, 물건을 운반하거나 잡거나 지지할 수 없는 팔의 기능적 상실, 골프나 승마 같은 스포츠 활동을 방해하는 균형 문제 등을 말한다. 기능적 제한항목은 환자의 목표와 관심에 직접적인 관련이 있어야 하며, 움직임 문제와 손상항목에도 관련되어야 한다.

② 문제해결

문제해결은 몸통과 팔다리의 문제가 어떻게 연관되어 있는지, 이것이 기능적 제한에 어떤 영향을 미치는지를 평가한 문제항목을 확인하고 해결하는 과정이다. 치료사는 문제해결 과정 동안 중재에 고려해야 할 주요 기능적 제한을 확인할 것이고 기능적 목표와 중재 목표 등 기능의 상실을 개선하기 위한 중재 내용을 계획할 것이다.

문제해결의 시작 과정에서 치료사는 기능적 제한 중에서 어떤 것이 중재의 중심이 될 수 있는지 결정해야 한다. 환자의 반응에 따라 중재 시기와 방식을 선택해야 하고, 기능적 손상에 대한 훈련과 환경을 선택적으로 적용해야 한다. 또한 물리치료사와 작업치료사의 중재 목표가 다르지만 궁극적으로 움직임 문제와 손상에 대해 비슷한 정보를 수집하고, 비슷한 중재를 선택할 것이다. 몸통과 팔다리의 문제가 대동작 움직임(gross motor activity)과 숙련된 과제수행에 영향을 주기 때문에 마비측 팔과 비대칭인 몸통은 앉은 자세에서 옷 입기 동작을 방해할 것이며(작업치료), 앉은 자세에서 일어서는 동작 중 균형 유지에도 문제를 일으킬 수 있다(물리치료).

기능적 목표를 설정하면 기능 상실을 만드는 몸통과 팔다리의 문제를 확인하고 움직임 조절 결손, 비전형적 보상 움직임 패턴과 일차 · 이차 손상 모두를 기록해야 한다. 평가과정에서 확인된 움직임 문제와 손상이 중재에서 다루어지는 기능적 제한과 확실한 인과관계를 갖지는 않는다. 이러한 평가는 움직임과 기능의 변화가 호전될 수 있도록 주된 움직임과 손상에 대한 주된 문제점을 찾도록 도와준다. 그 밖의 다른 문제는 완전히 무시되는 것이 아니라 중재와 기능적 목표 향상에 따라 순차적으로 다루어져야 한다.

움직임 문제와 제한을 확인한 후, 몸통 문제가 팔다리의 문제와 어떤 관련을 갖는지 가설을 설정한다. 기능적 움직임은 몸통과 팔다리의 움직임이므로 평가과정에서 몸통과 팔다리의 문제를 연계하여 평가하고, 중재에서 몸통과 팔다리의 문제를 연결하여 해결한다. 몸통과 팔다리를 분리해서 중재하는 것은 기능적인 변화가 없는 각 부분만 회복하는 것이다. 평가는 몸통 조절 문제를 팔다리의 움직임 문제와 연결해야 하고, 중재는 기능적 수행을 위해 필수적인 몸통과 팔다리의 조화로운 움직임을 재정립할 수 있어야 한다.

③ 목표설정

목표설정은 문제해결 단계의 마지막 과정이다. 치료 목표는 기능적 목표와 중재 목표로 구분된다.

▪ 기능적 목표

기능적 목표는 환자가 성취해야 할 독립성 정도와 준비되어야 할 기능 또는 움직임이다. 기능적 목표는 중재 목표를 설정하기 전에 선행되어야 하고, 기능적 제한에 기초한다. 예를 들어, 자기 관리(self-care) 과제에서 급성기 환자는 기능적 목표로 앉은 자세에서 독립적으로 옷 입기, 최소한의 보조로 이동하는 것을 설정할 수 있다. 더 높은 기능을 가진 환자의 기능적 목표는 보조기 없이 집안에서 보행하는 것과 테이블에서 마비측 팔을 체중지지의 목적으로 사용해야 하는 것으로 설정할 수 있다. 기능적 목표는 환자의 독립성 정도의 변화를 포함해야 하고, 중재의 실제적인 효과를 표현해야 한다.

▪ 중재 목표

중재 목표는 기능적 목표에 가장 연관된 움직임 문제와 손상에 대한 해결 방향을 계획한다. 중재 목표는 기능적 목표와 관련된 여러 단계와 연관된다. 정상적인 움직임으로 회복시키기 위해 재교육해야 할 움직임 패턴을 확인하여 계획하고, 제거해야 할 비전형적 움직임과 일차 · 이차 손상도 확인해야 한다. 효과적인 중재가 되기 위해서는 환자의 기능적 목표에 가장 큰 영향을 주는 문제를 제시해야 한다. 중재 목표는 기능이라기보다 손상에 대한 기록이기 때문에 기능적 향상을 직접적으로 표현하지 못한다.

중재 목표의 예는 위에서 설명한 급성기 환자에 대한 예를 포함한다. 앉은 자세에서 몸통 움직임을 시작하는 팔과 다리의 조절 회복, 보상적 측면에서 한 손으로 옷 입는 방법을 가르치는 것, 치료사의 허리에 팔을 지지하여 일어서기 등을 재교육하는 것으로 표현한다. 이러한 중재 목표가 충족되었다는 것은 환자가 옷 입기 또는 안전하게 이동하는 운동 조절의 일부가 회복된 것이다. 환자는 기능적 목표를 성취하기 전에는 옷 입기 과제나 이동에 있어 여전히 훈련이 필요할 것이다.

중재 목표는 단기목표와 장기목표로 구분된다. 단기목표는 기능적 목표를 수행하는 데 있어 환자의 장애에 가장 직접적으로 영향을 미치고, 중재를 하는 동안 가장 빠르게 반응하는 문제와 손상을 다루게 된다. 단기목표는 환자나 환경에 따라 요구되는 시간이 다양할지라도 상대적으로 빠르게 성취될 것이다. 단기목표 설정은 평가과정 동안 중재에 따른 환자의 반응을 기초로 설정된다. 이러한 설정에 필수적인 요소는 치료사의 경험이다. 단기목표의 성취는 비록 기능적 단계의 변화가 없더라도, 문제 항목의 하나 또는 더 많은 문제가 객관적으로 변화된 결과로 나타난다. 초기의 단기목표가 성취되면 장기목표나 기능적 목표를 성취하기 위한 새로운 목표를 설정한다. 장기목표는 긴 시간이 필요하며, 움직임이나 이차 문제의 회복 결과로 계획된다. 장기목표의 달성은 원하는 패턴을 위해 중요한 장애를 제거하는 것으로 기능적 목표성취에 근접하는 것이다. 그러나 완전한 기능의 성취를 이루지 못할 수 있다. 장기목표의 성취에 필요한 기간은 치료사가 장기목표 달성에 있어서 얼마나 많은 단기목표를 이용하는가에 따라 변화될 수 있다.

다음의 예는 기능적 목표와 장 · 단기 중재 목표가 어떻게 관련되어 있는지 설명한다. 많은 편마비 환자는 재활기간 동안 다양한 어깨관절통증을 경험한다. 통증의 제거는 환자에게 중요한 목표지만 통증의 감소가 팔의 사용범위를 향상시키지는 못한다. 따라서 치료사는 테이블 위에서 마비측 아래팔의 체중지지 동작을 기능적 목표로 선택해야 하며, 이러한 초기 중재 목표에 통증 감소를 포함시켜야 한다. 치료사는 어깨관절의 전방굴곡 60°까지 통증 없이 움직이는 것을 장기목표로 선택할 것이며, 단기목표는 손의 부종을 제거하고 어깨뼈 올림/내림과 벌림/모음 가동성을 회복하고, 통증 없이 가쪽돌림과 함께 30도 굽히는 수동적 어깨관절 움직임 수행을 선택할 것이다. 초기의 단기목표가 성취되면 새로운 계획인 위팔어깨관절(glenohumeral joint)의 중립자세에서 가쪽돌림과 어깨뼈와 몸통, 위팔뼈와 어깨뼈 사이의 단축된 근육의 신장, 수동적인 30°의 벌림과 60° 어깨관절굽힘 훈련이 계획될 것이다. 장기목표가 달성되면 통증 없이 테이블에 환자의 팔을 위치시킬 수 있고, 아래팔 체중지지의 움직임 요소를 중재할 수 있게 된다. 그러나 아직까지는 기능적으로 체중지지를 사용할 수 없다. 아래팔 체중지지를 기능적으로 사용하기 위해 새로운 계획이 필요하고, 동시에 이러한 중재 단계 동안 고려해야 할 이차 문제와 재교육해야 하는 움직임 요소의 평가도 병행해야 할 것이다.

중재 목표 설정에 환자를 참여시키는 것은 중요하다. 환자와 가족, 보건전문가와의 지속적인 대화로 목표를 설정한다. 환자에게 가능하고 의미 있는 기능적 목표를 설정함으로써 환자는 자신의 목표가 중요하다는 것과 치료사가 환자의 의사를 존중한다는 것을 알게 된다. 치료사는 평가에서 확인한 움직임 문제와 손상을 기능적 과제수행의 장애와 연관시키는 것이 중요하다. 이런 방법을 통해 환자는 조직화되고 논리적인 중재 과정을 이해하게 되고, 기능적 목표에 환자가 할 수 있을 움직임 패턴의 향상을 위한 계획이 있다는 것을 이해하게 된다.

실질적인 목표설정은 부분적으로 임상적인 판단과 경험에 기초를 둔다. 목표설정은 움직임 조절을 방해하는 중요한 요소를 이해하는 것이고, 회복을 위한 환자의 능력을 방해하는 중요한 문제를 정확하게 인식하는 것이다. 치료사는 중재를 위해 이러한 문제에 우선순위를 매길 수 있어야 한다. 그러므로 기능적 변화를 줄 수 없는 문제는 부분적으로 무시될 수 있다. 따라서 성취할 수 있는 목표를 설정하는 것은 치료사의 능력이라고 할 수 있다(**글상자 3.4**).

3) 중재 계획 실행

중재가 시작되면 치료사는 움직임 문제와 손상에 대한 추가 정보를 수집한다. 추가 정보는 초기 평가에서 습득된 정보를 확인하고, 다른 문제와의 관계를 분명하게 한다. 중재 과정에 환자의 반응은 평가와 문제해결이 기능 상실에 영향을 미치는 주요 문제를 다루고 있다는 것을 확실하게 한다. 주요 문제가 명확하고, 확인된 범위에서 중재가 적용되면 각각의 중재 과정에서 변화된 것과 연속되는 단계에서 증가된 효과를 볼 수 있다. 만일 여러 번의 중재 과정 후에도 몸통과 팔다리에 변화나 회복이 없다면, 치료사는 중재의 우선순위에 관한 결정을

글상자 3.4 문제해결 과정

중재에서 다루어야 할 주요한 기능적 제한 선택하기

기능적 제한에 원인이 되는 몸통의 주된 문제는 무엇인가?

- 움직임의 문제
  움직임 결손
  비전형적인 보상 패턴
- 관련된 손상

기능적 제한에 원인이 되는 팔의 주된 문제는 무엇인가?

- 움직임의 문제
  움직임 결손
  비전형적인 보상 패턴
- 관련된 손상

기능적 제한에 원인이 되는 다리의 주된 문제는 무엇인가?

- 움직임의 문제
  움직임 결손
  비전형적인 보상 패턴
- 관련된 손상

목표설정

주요 몸통 문제가 주요 팔다리 문제와 관계가 있는가?

기능적 제한을 중재하기 위한 기능적 목표를 공식화

기능을 방해하는 움직임 문제와 손상을 다루기 위한 중재 목표 설정

몸통과 팔다리 문제 중재 활동(activities) 계획, 치료사가 선택한 기능적 목표 준비

재평가해야 한다. 기능적 향상 또는 효과의 전이(carry over)가 없다는 것은 움직임의 주요 문제를 정확히 선택하지 못했기 때문이다. 아무튼 문제 항목과 문제해결 방법은 계속 재설정되어야 하고, 환자의 기능적 단계도 재평가되어야 한다. 이런 과정에서 움직임 회복과 그에 따라 향상된 기능적 단계도 기록할 수 있다. 평가는 환자를 처음 대하는 단계와 중재 기간 동안 계속될 것이다. 재평가는 중재 목표의 진전을 측정하고, 기능적 단계의 변화를 문서화하고, 또 다른 중재가 필요한 문제를 자세히 살펴보기 위한 것이다. 초기 평가는 몸통과 팔다리 문제에 대한 정보를 수집하지만, 재평가에서는 신체의 한 부분을 강조할 수도 있고, 전신이 될 수도 있다.

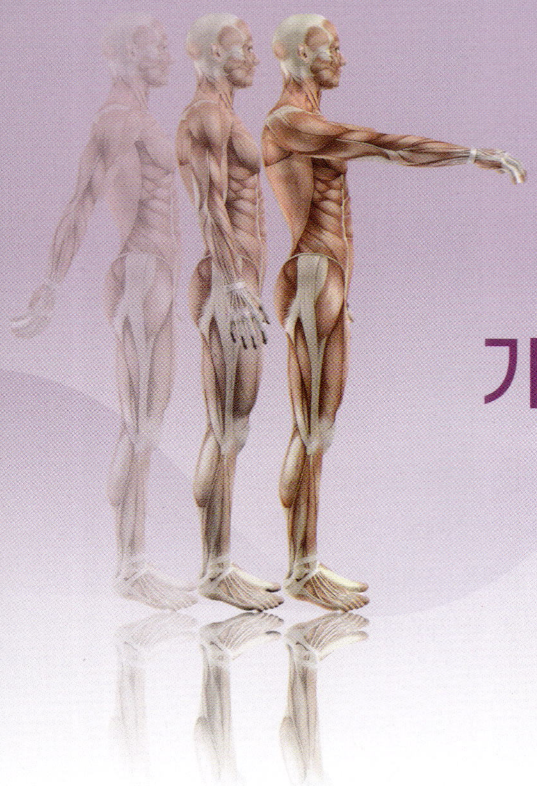

CHAPTER 4

기능적 결과를 최대화하기 위한 중재 과정의 설정

Treatment Interventions to Maximize Functional Outcome

중추신경계 손상 환자의 중재 목표는 자세(posture)와 움직임(movement)의 정상 패턴을 재교육하고, 기능적 움직임에 필요한 새로운 방법을 익히는 것이다. 대부분 환자는 어떠한 중재를 받아도 정상 움직임 패턴을 완전하게 회복하지 못할 것이다. 그러나 비마비측으로 보상작용을 하는 환자와 신체 양쪽을 사용해서 기능을 하는 환자 사이에는 움직임의 질적인 면, 기능적인 독립성, 자기 만족감에 큰 차이가 있다. 움직임 재교육의 목표는 뇌손상으로 저하된 근조절 능력과 기능적 잠재력을 최대로 회복하는 것이다. 환자가 효율적으로 이동하고, 가정이나 사회에서 안전하게 활동할 수 있는 균형 능력을 갖고, 최소한의 보조와 보상작용으로 일상 과제를 수행하며, 회복된 움직임에 안정감을 가진다면 중재는 성공적이라 할 수 있다.

1 중재 부분

잠재된 움직임과 기능을 회복하는 중재는 장애의 원인이 되는 일차 · 이차 손상과 움직임 문제, 기능적 제한에 초점을 맞추어야 한다. 중재 과정에는 움직임 재교육(movement reeducation), 이차 손상의 제거나 예방(elimination/prevention of secondary impairments), 기능적인 훈련(functional training)이라는 세 가지 중요한 부분이 있다. 이 장은 이론적이고 개념적인 접근이다. 중재 개념에 적합한 중재 기술은 파트 2에서 설명한다.

1) 움직임 재교육

정상 움직임 재교육 또는 훈련은 중추신경계 환자 중재의 가장 중요한 부분이다. 중재의 목표는 정상적인 협응과 움직임 패턴을 사용하여 독립적으로 이동하고, 기능적으로 활동하도록 환자의 능력을 향상시키는 것이다. 움직임 재교육은 근력상실, 근긴장도 변화, 근활성 패턴 변화 등 일차 손상에 대한 중재이다. 움직임 결손을 최소하고, 기능적 제한과 보상작용을 줄이는 움직임 패턴을 연습하는 것이다.

움직임 재교육은 두 부분으로 나눈다. 첫 번째는 협응과 근활성을 회복하여 잔존하는 근력을 사용하는 훈련이다. 운동 능력을 회복하면서 최대의 기능적 움직임이 가능하도록 도와준다. 회복이 성공적이라면 비정상적 근활성 패턴과 전형적이지 못한 움직임을 제거하거나 예방하고, 잔존하는 움직임을 적절한 패턴으로 기능화함으로써 보상작용을 줄인다. 또한, 근기억(muscle memory)의 약화나 상실 때문에 움직일 수 없는 근육을 활성하여 운동조절(motor control)을 강화한다. 움직임 재교육의 두 번째는 근력과 운동 조절 그리고 운동 능력을 강화함으로써 환자의 기능을 향상시키는 것이다. 이러한 부분을 잘 적용해서 잔존하는 움직임을 강화하고 새로운 움직임을 잘 결합하면 좋은 중재가 될 것이다.

움직임 재교육에서 근력과 움직임 조절 능력을 향상시키는 4단계는 개별적 근육 수준(individual muscle level), 움직임 요소(movement component), 움직임 연속성(movement sequence), 기능적 움직임 수준(functional movement level)이다. 개별적인 근활성 재교육은 몸통과 팔다리의 근력과 지구력을 강화하고 동심성, 편심성, 등척성 수축을 조절하는 훈련이다. 움직임 요소에서 몸통과 팔다리근육은 기능에 필요한 움직임을 위해 상호 협응한다. 근활성 협응은 하나 이상의 관절에서 동시에 움직이고(예: 머리 위로 손을 가져가기 위한 어깨관절과 팔꿈치관절의 굽힘), 다른 부분이 움직이는 동안 신체의 한 부분을 고정한다(예: 팔을 앞으로 뻗을 때, 어깨뼈에서 움직임이 일어나는 동안 팔꿈치관절과 아래팔의 자세를 고정하기 위해 팔꿈치관절, 손목, 아래팔근육이 등척성으로 수축). 움직임 요소 재교육은 비정상적인 근활성에서 근육동원(muscle firing) 패턴을 회복하기 위해 사용한다.

움직임 연속성에서 몸통과 팔다리의 협응은 신체 분절의 모든 근육이 함께 작용한다. 움직임 연속성은 공간에서 자세를 변경하고(예: 돌아눕기 또는 일어나 앉기), 시작과 끝이 있는 보행 입각기와 유각기(stance and swing phases)에서 설명된다. 기능적 움직임 연속성에는 목표를 수행하는 몸통과 팔다리의 움직임 요소가 추가된다. 몸통 체중이동과 팔과 손의 협응이 결합된 손 뻗기 패턴(reach patterns)은 이 단계에서 재교육하는 움직임의 예이다. 움직임 연속성과 기능적 움직임 재교육은 환자가 복합적인 움직임 요소를 수행할 수 있을 때 가능하다.

움직임 재교육은 신체 분절을 정상적으로 정렬한 다음 실시한다. 이는 정상적인 방향과 생체역학 패턴으로 근육을 수축하고, 관절통증을 예방하기 위함이다. 손상의 영향을 최소화하기 위해 근위축이나 관절 저운동성(joint hypomobility) 같은 이차적인 문제는 먼저 해결한다. 심한 이차 손상은 완전하게 해결되지 않지만 가능한 바른 자세에서 재교육한다.

움직임 재교육은 바로 누운 자세, 앉은 자세, 선 자세에서 시작할 수 있고 중재나 일상생활에서 변화되는 움직임에 대한 정보를 얻을 수 있도록 가급적 기능적인 자세에서 훈련한다. 치료사는 앉은 자세와 선 자세에서 주로 기능적 움직임 재교육을 한다. 가장 빈번한 기능적 자세이기 때문이다. 그러나 환자가 똑바른 자세(upright posture)에서 지구력이 부족하거나 몸통과 다리 조절 문제로 자세가 불안정하면 중재는 늦어진다. 이런 경우 바로 누운 자세나 옆으로 누운 자세에서 감각과 근육을 활성하고 움직임을 재교육한다. 이후 환자가 자세 변화를 자연스럽게 조절하지 못하면 치료사는 움직임 재교육을 반복해야 한다. 바로 누운 자세와 관련된 중요한 기능적 자세는 기대어 누운 자세(recumbent)에서 훈련이다.

(1) 움직임 재교육의 단계

움직임 재교육은 4단계로 나눈다. 이는 새로운 움직임 패턴을 훈련하고, 잠재하는 움직임의 다양성을 증가시키며, 마비측을 기능적으로 개선시키기 위한 과정을 설명한다. 재교육의 다음 단계로 갈수록 환자의 능동적인 참여를 요구하고, 이에 상응하여 치료사의 보조는 줄어든다. 새로운 움직임 패턴을 교육할 때, 첫 번째 단계는 감각교육으로 시작한다. 그러나 세부적인 단계에서 환자의 잔존 근력이나 학습능력, 움직임 생산 능력에 따라 기대할 수 있는 반응은 매우 다양하다. 재교육에 필요한 움직임을 선택하고 중재하면서 장 · 단기 목표와 기능적 목표를 세운다.

① 감각교육

감각교육은 수동적인 움직임에 대한 감각정보를 제공하고, 근복원력(muscle memory)의 기초를 형성할 운동감각 인식을 돕는다. 환자는 수동적인 움직임을 통해 움직임의 시작, 근활성의 연속성, 움직임의 완성을 배운다. 또한 감각교육은 움직임 속도, 요구되는 힘과 노력의 양에 대한 정보를 제공한다. 다음 단계에서 움직임을 능동적으로 할 때 이러한 정보가 필요할 것이다.

환자의 자세를 바르게 정렬하고, 움직이는 부분을 조절하기 위해 환자의 신체에 손을 올려놓으면서 감각교육은 시작된다. 예를 들면, 팔꿈치관절 굴곡을 재교육하면서 치료사는 환자의 아래팔과 손의 축을 유지하고, 먼쪽부위(원위부) 자세(distal positioning) 유지를 위해 환자의 손과 손목을 한 손으로 잡고, 다른 한 손은 팔꿈치관절 위팔을 잡는다. 팔꿈치관절을 굽히는 동안, 위팔을 잡은 손으로 몸쪽부위를 고정하면서 움직임을 조절한다. 치료사는 환자에게 움직이는 부분에 시선을 집중하게(visual attention) 한다. 또한 치료사의 보조가 없을 때 움직임이 어떻게 되는지 주목해야 한다. 치료사는 움직임을 반복하면서 중요한 감각 정보에 환자가 집중하도록 움직임을 설명(verbal information)한다. 예를 들어, 팔꿈치관절의 굽힘 동안 손에서 움직임이 시작된다는 것을 인식해야 한다. 이때 어깨관절근육이 수축하지 않도록 위팔을 고정한다. 움직임을 반복하면서 움직임 연속성이 완성되고, 근활성이 멈추어야 할 때는 움직임을 짧게 멈춘다(**그림 4.1**).

움직임을 반복하면서 치료사는 환자의 근육 움직임을 통해 근수축을 느낄 것이다. 바른 방향으로 근육이 수축하면 감각교육의 목표는 달성되고, 중재는 다음 단계로 연결된다. 때때로 적절하지 못한 근수축을 하면 감각교육 과정은 길어지므로 운동 방법을 확인해서 근육을 안정시키고, 바람직한 움직임을 위해 다른 운동 방법을 가르친다. 만일 근위축이나 정렬 상태 같은 이차 문제가 있으면 감각교육을 중단하고, 중재 계획을 조정한다.

심한 약화나 마비 환자는 능동적인 근육동원(firing)을 확인하기 어렵다. 환자가 스스로 능동적인 근수축

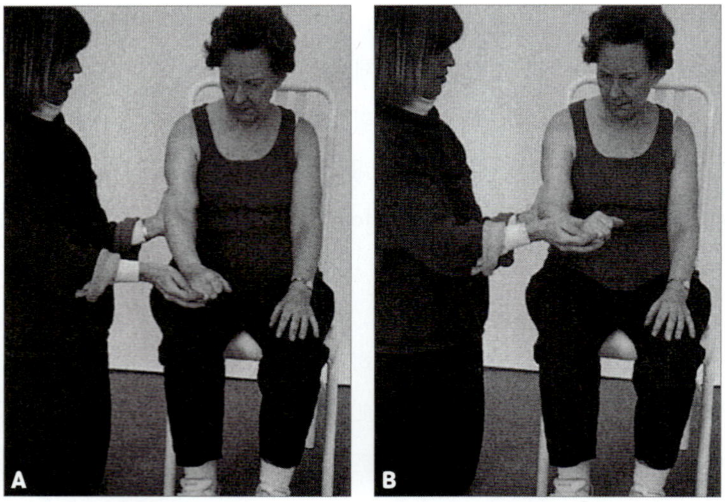

그림 4.1

팔꿈치관절의 굽힘 동안 감각교육. **(A)** 어깨관절, 팔꿈치관절, 아래팔, 손목, 손의 축을 재배치한다. **(B)** 팔꿈치관절이 굽힘하는 동안 자세를 유지한다. 환자는 움직이는 부분에 시선을 집중(visual attention) 한다.

을 하지 못하면 느린 속도와 작은 범위로 움직임을 반복하면서 근수축을 유도한다. 이러한 과정에도 치료사가 환자의 근수축을 느낄 수 없다면 중재는 중단되어야 한다. 치료사는 새로운 움직임 패턴으로 감각교육을 다시 시작하거나, 새로운 중재 방법을 시도한다. 예를 들어 팔꿈치관절굽힘근이 활성되지 않으면, 팔의 근활성을 증가시키기 위해 아래팔 체중부하와 같은 다른 방법이나 어깨관절에서 감각교육을 다시 시작할 수 있다.

② 보조연습: 근활성

보조연습 단계에서는 환자의 능동적 움직임을 보조한다. 능동보조 움직임의 기초가 되는 단계로 제한된 환경에서 움직일 수 있도록 한다. 이 단계의 목적은 보조된 동심성, 등척성, 편심성 근육동원을 통해 근력을 증가시키고 근활성된 협력 패턴(synergistic pattern)을 교육시켜 협응성(coordination)을 증가시키는 것이다. 이 단계는 환자가 치료사의 보조로 바람직한 움직임을 재생산할 수 있을 때 완성되며, 움직임 재교육의 마지막 단계인 독립적 움직임 수행을 준비하는 단계이다.

보조연습 동안에 정확한 정렬(alignment)을 유지하고, 움직임 범위와 속도를 조절한다. 환자가 스스로 조절할 수 있을 정도로 체중을 보조해서 약한 근육이 좀 더 쉽게 과제를 수행할 수 있도록 한다. 환자는 치료사의 움직임(guided movement)을 따라서 근수축을 한다. 움직이기 시작할 때 근수축을 시작하고, 움직임이 마무리될 때 근활성을 멈춘다. 예를 들어, 환자가 공간에서 팔다리의 능동적 움직임을 하거나 체중이동을 할 때 치료사와 환자가 함께 참여한다(**그림 4.2**).

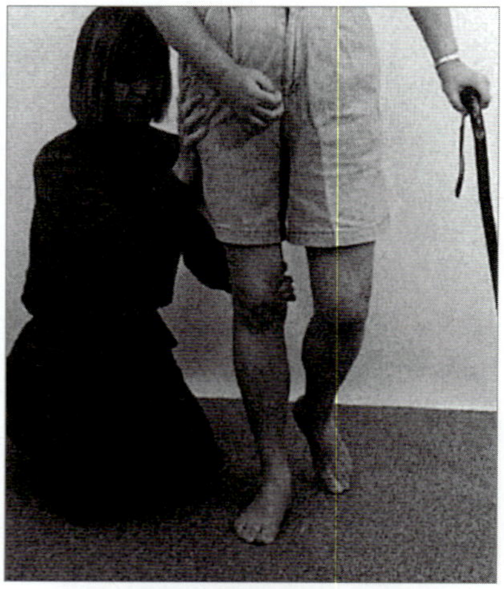

그림 4.2

양쪽 발이 바닥에 모두 닿아 있는 입각기 자세에서 보조연습. 치료사의 손은 엉덩관절과 무릎관절의 자세를 조절하고 환자에게 마비측 다리로 전방이동하라는 신호를 한다. 환자는 능동적으로 전방 체중이동을 한다.

보조 움직임에서 치료사는 움직임의 모든 부분을 조절한다. 근력과 조절 능력을 증가시키기 위해 움직임에 대한 감각 정보를 제공한다. 점진적으로 움직임 시작과 속도, 범위를 환자 스스로 조절하고 확장한다. 치료사는 주어진 범위 내에서 환자가 근수축을 유지하고 편심성, 등척성 수축을 조절할 수 있도록 보조한다. 환자가 움직임을 잘 따라하면 보조를 줄인다. 중력에 대해서 상대적으로 다른 자세로 근활성 패턴을 연습하는 것은 연습환경을 다양하게 하고 운동학습(motor learning)에 자신감을 주게 된다.

또한 보조연습은 근활성과 협응 패턴 훈련에 이용된다. 개별 근육이 움직임 요소와 연속성으로 다른 근육과 함께 작용하도록 한다. 예를 들면, 계단을 올라갈 때 한 발을 들어올리기 위해 엉덩관절과 무릎관절굽힘근이 발목관절 발등굽힘과 함께 작용한다. 약한 발등굽힘근은 앉은 자세와 선 자세에서 보조연습으로 강화시킬 수 있다. 치료사는 환자가 엉덩관절굽힘근과 무릎관절굽힘근을 사용해서 발을 들어 올릴 때 발목관절을 발등굽힘하고, 바닥으로 발을 내리는 동안 유지하도록 한다. 팔꿈치관절과 손목의 약한 폄근을 재교육하는 것도 비슷한 과정이다. 팔에서 개별적인 근수축이 가능하면 체중이동(아래팔 체중이동과 팔을 펴고 체중이동)과 앞쪽으로 뻗기 연습을 통해 팔을 펴게 된다.

감각교육 단계에서 환자는 치료사의 지시에 과도하게 근수축 한다. 이것은 환자가 다른 근육을 수축하거나 과도한 근수축 또는 정확하지 않은 순서로 근육을 수축하기 때문이다. 근육이 지나친 힘이나 긴장도로 수축하는 것이다. 치료사는 문제점을 파악하고, 근육을 안정시키고 올바른 근활성과 연속성을 회복하도록 유도한다. 치료사는 감각교육과 병행하여 손과 구두 명령을(manual & verbal cues) 사용한다.

보조연습 동안에 치료사의 손에 의한 신호는 움직임에 대한 중요한 정보를 환자에게 제공한다. 치료사는 움직임의 기준(parameter)을 제공하기 위해 확실한 압력(firm pressure)을 사용함으로써 환자를 치료사의 신호에 집중하게 한다. 환자가 바람직한 패턴을 사용하고 능동적으로 움직이면, 압력을 줄이고 가벼운 접촉(light tactile contact)을 통해 움직임 범위와 속도에 대해 조절하도록 한다. 치료사는 손을 통해 환자의 근력과 조절 능력에 대한 정보를 얻는다. 환자의 약한 근육이 회복되면서 치료사는 무거움을 덜 느끼고, 정확한 근활성 패턴을 사용함으로써 치료사가 돕기 전에 환자 스스로 움직이기 시작한다. 환자는 치료사의 손에 의한 조절에 반응하게 된다.

환자의 근활성이 적절하게 지속되고 움직이는 부위에 체중을 유지할 만큼 근력이 적당할 때 움직임 재교육의 다음 단계에서 독립적 움직임과 기능적 움직임을 시작한다. 기능적 움직임 재교육은 앞에서 설명하였다. 환자는 기능적 목표와 관련된 새로운 움직임을 배우고, 그것을 기능적 움직임 수행에 이용한다. 이 과정은 이 장 후반에 설명된다.

③ 독립적인 움직임

이 단계의 목표는 환자가 가능한 최고의 질적이고, 독립적이고, 기능적인 움직임과 연속성을 갖도록 하는 것이다. 감각 재교육과 보조 움직임을 통해 정상적인 움직임 요소와 연속성에 필요한 근기억(muscle memory)을 만들고, 손상된 몸통과 팔다리에서 근력과 조절 능력을 회복한다. 감각교육과 보조 움직임 목표가 달성되면 환자는 바람직한 움직임 패턴에 대한 운동이 회복되고, 치료사의 움직임에 따라 근수축을 할 수 있다. 독립적인 움직임 연습 단계에서 환자가 바람직한 패턴을 독립적으로 재생산할 수 있도록 점진적으로 치료사의 보조를 줄인다.

환자가 스스로 움직임을 조절하도록 치료사의 접촉을 줄이거나 제거할 수 있다(**그림 4.3**). 치료사의 보조가 없어지면 촉각과 고유감각 되먹임(tactile & proprioceptive feedback)을 보상하기 위해 언어정보의 양을 증가시킨다. 언어정보는 환자가 어떻게 움직이는지(수행의 지식), 바람직한 움직임을 얼마나 성공적으로 하는지(결과의 지식) 그리고 독립된 움직임의 질적인 면을 어떻게 바꾸어야 하는지에 대한 정보를 제공한다.

치료사의 보조를 생략하고 환자가 스스로 조절하도록 하면 움직임의 질적인 면이 나빠질 수 있다. 왜냐하면 환자가 정확한 자세를 유지하고, 팔다리를 들어올리거나 움직임 속도와 리듬을 조절하는 것이 어렵기 때문이다. 간혹 환자는 한두 번 독립적 움직임이 가능할 것이다. 이러한 환자에서 움직임의 질(quality)적인 변화는 근피로와 관련 있다. 또 다른 환자는 움직임의 질적인 저하가 치료사의 손을 제거한 즉시 나타날 수 있다. 이러한 변화는 운동조절과 불충분한 운동학습(motor learning)의 문제점을 반영한다. 환자의 독립적인 움직임이 만족스럽지 않으면 즉시 보조운동으로 돌아가야 하고, 피로한 근육은 연습을 시작하기 전에 쉬어야 한다. 움직임의 질적 변화가 있을 때 독립적으로 움직이도록 기회를 주는 것은 중요하다. 환자에게 스스로 움직임을 관찰하고, 치료사에 의한 움직임 패턴과 비교하여 수정할 수 있는 기회를 준다.

독립적으로 움직이는 것은 근력과 근지구력을 증진시킨다. 운동학습(motor learning)의 초기 단계에서 환자의 독립적 움직임은 적지만 개선될 수 있다. 문제점을 파악하고 움직임을 개선하기 위해 보조운동과 독립적인 연습을 병행하면서 근력과 조절능력을 훈련한다. 독립적 움직임 단계는 환자가 바람직한 움직임 패턴으로 독립적으로 움직일 수 있을 때 완성된다. 새로운 움직임으로 기능을 수행할 때까지 기능적인 움직임 재교육 단계에서 훈련을 계속한다. 하나의 움직임과 연속성이 독립적으로 수행되면 치료사는 움직임 재교육의 다음 목표를 위해 근육의 새로운 움직임 패턴을 찾는다. 이 새로운 움직임 목표는 이전의 움직임 재교육 목표, 장기적이고 기능적인 중재 목표와 관련 있다. 만약 움직임 재교육이 근육 수준에서 이루어졌다면 새로운 움직임 재교육 목표는 움직임 연속성으로 다른 근육과 협응하여 작용한다. 예를 들어, 환자가 책상 위에서 팔

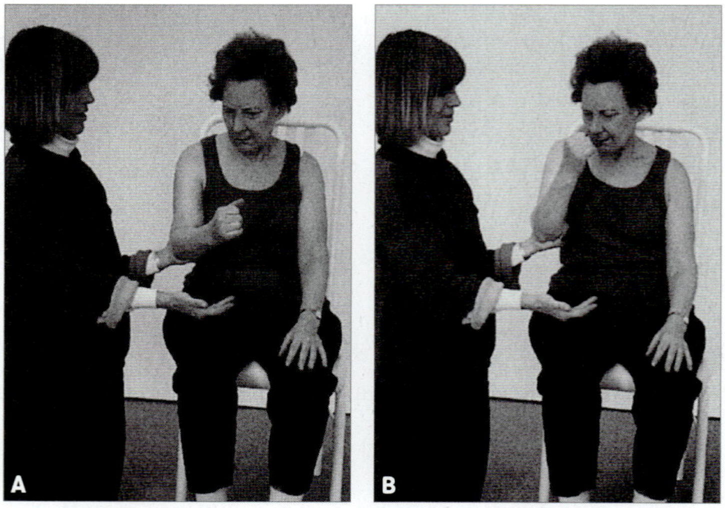

그림 4.3

독립적인 움직임 연습. 환자가 팔꿈치관절의 굽힘 움직임을 독립적으로 조절할 수 있도록 아래팔과 손목에서 치료사의 손으로 보조하는 것을 생략한다.

꿈치관절을 지지한 채로 손목 움직임을 조절한다면 움직임 재교육의 다음 목표는 손을 입으로 가져가기 위해 팔꿈치관절굽힘, 원통을 쥐기 위한 손가락굽힘과 손목의 폄을 결합하여 가르치는 것이 될 것이다.

움직임 연속성에서 근육을 분리하여 사용할 때 재교육이 필요한 새로운 근육을 확인할 수 있다. 예를 들면, 환자가 발목관절의 발등굽힘을 독립적으로 조절하기 위해 발가락폄근을 재교육할 수 있다. 양쪽 발이 바닥에 지지된 선 자세에서 근육은 협응하기 때문에 발가락폄근의 능동적인 조절이 발목관절의 발등굽힘에 영향을 미치고, 발목과 발가락의 근육이 조절되면 단하지 보조기(AFO) 없이 걸을 수 있다. 새로운 재교육 목표를 세우면서 목표 달성을 방해하는 이차 손상을 확인하면, 그 영향력을 없애거나 줄일 수 있는 중재 계획을 세운다.

④ 기능적 움직임 재교육과 연습

기능적 움직임 재교육은 움직임 재교육의 마지막 단계이다. 기능적 움직임 재교육은 회복된 움직임 조절능력으로 기능적 움직임에 따라 팔다리를 어떻게 사용하는지 가르치고, 기능적 움직임을 연습하여 중재 시간 외에도 기능적 활동을 하는 것이다(carry over). 기능적 움직임 재교육이 완성되면 새로운 움직임 패턴을 사용하여 많은 과제를 수행하도록 한다. 이러한 치료가 없으면 중재 시간에는 잘 움직여도 일상생활에서는 사용하지 않을 것이다.

기능적 움직임 재교육이 마지막 목표이지만, 독립적으로 움직일 수 있기 전에 움직임 재교육의 다른 단계와 함께 시작할 수 있다. 환자가 적절한 근활성 패턴을 회복하였지만 치료사의 보조가 필요한 경우라도 기능의 목적과 환경의 다양성을 고려해야 한다. 가능하면 먼저 움직임 재교육을 한 다음 기능적 재교육을 실시한다. 예를 들어, 팔을 펴고 뻗는 연습을 한 다음 탁자 위에 놓인 물건을 잡는 연습을 한다. 셔츠 소매 안으로 팔을 넣을 수 있으면, 셔츠 끝에 단추를 채우는 동안 팔을 편 채로 유지할 수 있게 한다.

독립적으로 움직이는 능력이 되면, 할 수 있는 움직임을 이용한 단순한 과제를 사용하여 기능적 훈련을 계속한다. 예를 들어, 독립적으로 팔을 펴서 뻗을 수 있으면 소매에 팔을 넣기, 수도꼭지나 문의 손잡이 잡기, 전등 스위치 켜기를 연습할 수 있다. 손 기능이 완성되기 전이라도 단순한 과제를 이용하여 팔을 기능적으로 사용하고, 중재 시간 외에도 팔을 움직이도록 한다. 앉은 자세에서도 몸통과 다리의 움직임이 조절되면, 옷을 입는 과제를 주어 같은 패턴을 이용하여 연습한다.

기능적 움직임 재교육 단계에서는 보다 높은 수준의 과제에 필요한 팔다리의 움직임을 가르친다. 이러한 기능적 움직임을 완성하면 치료사와 직접 훈련하지 않아도 다양한 일상생활 과제를 위해 손상된 팔다리를 사용하게 된다. 이러한 팔 패턴의 예는 물체의 모양에 맞추어 잡기(**그림 4.4**), 다른 크기와 모양의 물체를 들어 옮기기(**그림 4.5**) 같이 몸쪽부위 팔 움직임을 잡기 움직임과 연합해서 훈련한다. 다리의 기능적 움직임은 좀 더 높은 수준의 대동작과 운동기술이 필요하다. 다리와 발에서 평형 반응 훈련과 발가락으로 걷기, 깡충

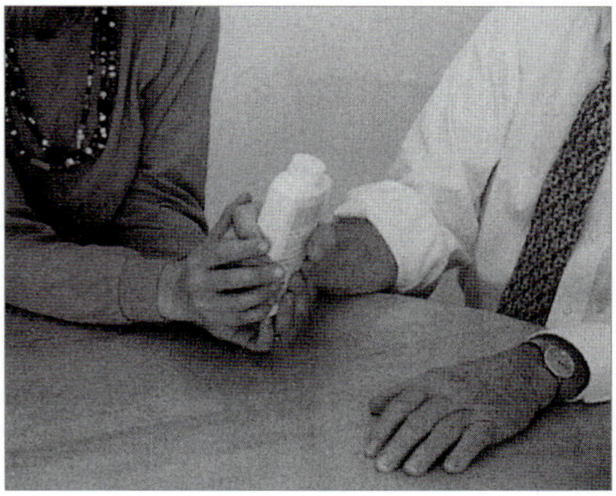

그림 4.4
물체의 모양에 맞추어 잡는 손의 훈련

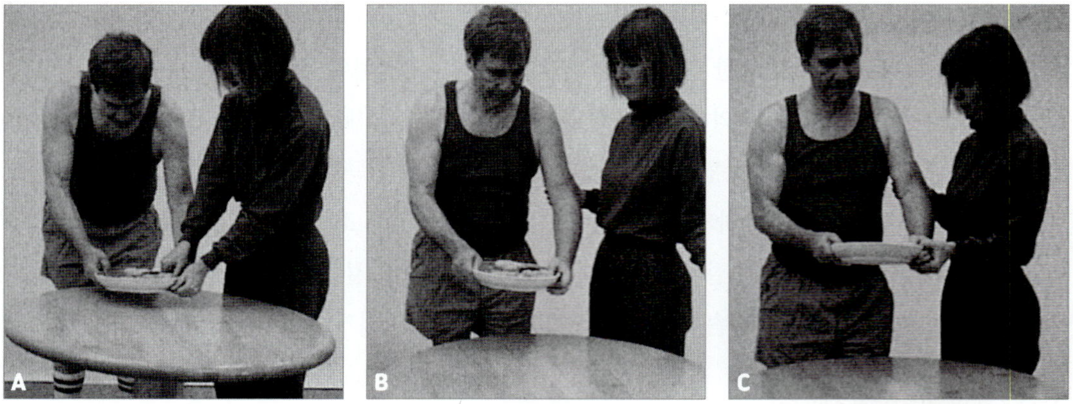

그림 4.5

양손의 잡기 패턴에서 팔의 기능적 사용훈련. 치료사는 환자의 (A) 잡기, (B) 들기, (C) 쟁반 옮기기 과제를 보조한다.

뛰기, 도약하기, 차기와 같은 과제를 통한 다리 근력 증가가 이러한 움직임의 예이다. 몸의 양쪽이 대칭적이고 상호 협응하고, 몸통과 팔다리가 균형과 힘을 갖기 위해서는 높은 수준의 협응이 필요하다. 이러한 패턴은 양쪽으로 들어올리기, 밀기, 당기기와 같은 활동을 통해 훈련된다.

기능적 움직임 재교육은 감각교육과 보조연습 과정을 통해 새로운 움직임을 제시한다. 예를 들면, 손으로 머리빗과 같은 원통형의 물체를 쥐는 훈련에서 치료사는 환자의 손에 물체를 놓고, 손가락을 구부리도록 도와준다. 환자가 손가락으로 꽉 잡도록 한 다음 이완하고 근육을 쉬게 한다. 선 자세에서 평형 반응으로 발가락을 펴기 위해 치료사는 환자의 발가락 아래에 손가락을 놓는다. 치료사의 다른 손으로 환자의 체중을 후방으로 옮기면서 환자의 중력중심을 발뒤꿈치 위로 움직이게 한다. 환자의 발가락이 펴지기 시작할 때 동등한 양만큼 환자의 손상된 발을 들어 올린다. 환자가 능동적으로 움직이면 점차적으로 보조를 줄인다. 치료사는 새로운 기능을 다른 움직임과 함께 사용하도록 한다. 환자가 한 손으로 뚜껑을 돌리는 동안 손상된 손으로 병을 잡기, 수화기를 잡고 귀로 가져가기, 열쇠 들고 걷기 등이 있다.

기능적 재교육과 연습을 통해 새로운 움직임을 기능적으로 어떻게 사용하는지 배우고, 새로운 기능은 연습과 과제수행을 통하여 축적된다는 것을 이해하고, 일상생활 속에서 유사한 움직임에 사용한다. 환자는 기능적 패턴으로 손상된 팔다리 움직임을 기억하기 위해 의식적으로 노력하기 때문에 보상작용에 비해 느리고 효과적이지 못하다고 생각할 수 있다. 하지만 이러한 단계의 중요성을 이해하고 움직임이 빠르고, 쉽고, 자동적으로 될 때까지 중재해야 하고, 가정에서도 연습을 계속해야 한다. 그렇지 않으면, 움직임 재교육은 중재할 때만 사용하게 되고 환자는 보상작용을 계속할 것이므로 기능증진에 도움이 되지 않을 것이다.

(2) 이차 손상과 관련된 중재

정렬 변화, 관절 운동성 변화, 근육과 조직 길이 감소, 통증, 부종과 같은 이차 손상은 움직임 조절과 과제수행에 방해가 된다. 그러므로 중재는 문제점 예방과 해결에 초점을 맞춘다. 이차 손상은 뇌손상 직후 바로 나타난다. 관절 정렬, 운동성, 근육과 연부조직 길이 유지 등의 즉각적인 중재를 통해 이러한 손상을 예방할 수 있다. 문제점이 발생하면 치료사는 이차 손상을 제거하거나 최소화하는 중재 목표를 설정해야 한다.

중추신경계 손상은 복합적인 손상이고, 이는 마비측 몸통과 팔다리에 이차 문제를 초래한다. 중재 목적이 정상적 움직임 회복이기 때문에 이차 손상을 중재하면서 환자의 움직임을 개선할 수 있다. 선택된 움직임을 사용해 관절 가동성 문제를 해결하고, 단축된 근조직을 늘려 줌으로써 또 다른 관절의 운동과 스트레칭을 하지 않아도 된다. 두 가지 중재 목표를 충족시키기는 어렵지만 과긴장된 근육을 늘리고, 관절 가동성을 증가시키며, 정렬을 개선하는 움직임 패턴을 선택할 것이다. 이차 손상을 중재하는 데 사용하는 움직임 패턴은 움직임 재교육을 할 때와 같고, 수기 기술은 보조연습 때와 유사하다. 그러나 이차 손상을 직접 중재하기 위한 수기 기술은 근육과 관절에 수의적 압력을 직접 적용하지만, 움직임 재교육을 하면서 이차 손상을 중재하는 것은 환자가 움직일 때 간접적으로 적용하므로 수기 기술에 차이가 있다.

다음 예는 이차 손상으로 인한 움직임을 설명한다. 비대칭적인 등뼈는 마비된 엉덩관절에서 체중지지, 마비된 팔의 움직임 그리고 앉기, 서기, 걷기에서 몸통 조절 등을 방해하므로 가장 일반적인 몸통 문제이다. 몸통 비대칭은 등뼈, 엉덩관절, 어깨뼈의 운동성 소실과 등뼈와 가슴우리에서 어깨관절과 골반으로 연결되는 근육을 단축시킨다. 움직임을 통해 이러한 손상을 중재하기 위해서 탁자 위에 아래팔 체중지지 상태로 환자의 양팔을 올려놓고, 몸통과 팔다리를 연결하는 짧아진 근육을 신장하기 위해 아래몸통 움직임을 이용하고, 등뼈와 가슴우리에서 운동성을 증가시킨다. 치료사는 한 손으로 탁자 위에 마비된 팔을 고정시키고 몸통을 움직이면서 어깨뼈, 위팔, 몸통을 연결하는 근육을 신장한다. 다른 한 손은 움직임을 유지하기 위해 환자의 등뼈나 가슴우리 위에 둔다(**그림 4.6**). 치료사는 환자가 몸을 움직일 때, 한 손으로 등뼈를 대칭적으로 유지한다. 짧아진 근육의 길이 증가와 등뼈 운동성 증가를 위해 등뼈돌림 동작을 사용해서 비슷한 결과를 얻을 수 있다.

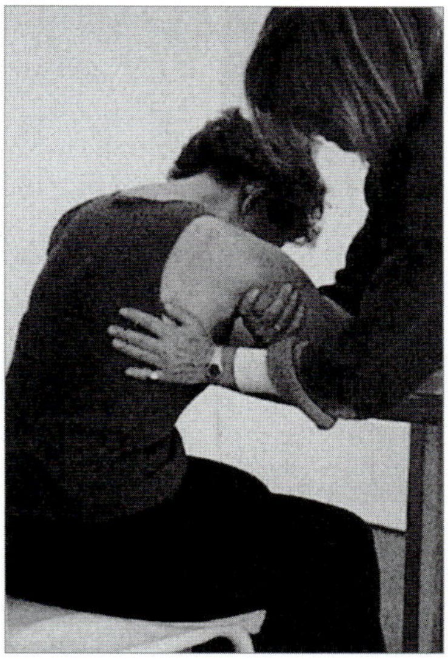

그림 4.6

아래팔 체중지지를 통해 몸통과 팔 사이의 단축된 근육 늘리기. 치료사는 탁자 위에 환자의 마비측 팔을 한 손으로 보조하고, 다른 한 손으로 몸통의 대칭성을 유지한다. 환자는 선택된 근육이 늘어나도록 능동적으로 움직인다.

이차 손상 중재 효과를 지속시키기 위해서 가정에서 움직임이나 활동으로 연결한다. 예를 들면, 앞에서 설명한 환자는 집에서 하기 위한 아래팔 체중지지에서 선택적인 몸통 움직임이 주어질 수 있다. 근육이 심하게 수축되어 손과 발의 정렬이 나빠진 경우에는 정형외과적 정복이 필요할 수 있다.

비록 이 장에서는 이차 손상에 대한 중재가 움직임 재교육 다음에 언급되었으나 먼저 할 수도 있다. 움직임 재교육 과제를 방해할 정도로 심한 이차 손상은 새로운 움직임을 재교육하기 전에 중재한다. 하지만 이차 손상만 중재해서는 안 된다. 이차 손상 중재만으로 기능증진을 기대하기는 어렵기 때문이다. 치료사는 이차 손상으로 인한 문제점 제거, 움직임 재교육, 중재 효과를 최대화하기 위한 특정한 기능훈련에 각각 중재 시간을 배분한다. 중재 시간 배정은 장기적 · 단기적 · 기능적 중재 목표와 이차 손상 정도에 따라 달라진다.

(3) 과제와 관련된 특수기능 훈련

재활치료의 궁극적인 목표는 기능적 독립이다. 중재의 최종 단계는 기능적 과제수행에 필요한 특정 움직임 패턴을 집중적으로 훈련하는 것이다. 환자는 특정 움직임 패턴을 인식시키고 기능적 과제를 수행한다. 기능적 움직임 범위를 넓히고 기능적 한계와 장애를 최소화한다.

환자는 움직임 재교육을 통해 기능적 훈련을 준비한다. 기능수행에 필요한 기본적 움직임을 조절하도록 한다. 기본적인 움직임 패턴이 성공적으로 습득되면 치료사에 의한 직접적인 보조 없이 기능적 과제를 배울 수 있다. 그러나 환자가 스스로 회복할 수 없는 과제도 있다. 정상적 움직임을 방해하는 복잡한 과제이거나 육체적 한계에 기인한 것일 때 치료사의 보조나 감독하에 과제 훈련을 한다. 정상적 움직임을 조절하는 능력이 있다면 과제와 관련된 특수훈련을 하고, 정상 움직임을 할 수 없을 때는 약간의 보상작용을 허락한다.

과제와 관련된 특수훈련은 정상 움직임에 필요한 움직임 요소를 가지고 있을 때 기능적 목표를 달성하기 위해 사용한다. 목표 달성을 위해 과제 전반에 걸친 연습이 필요하다. 예를 들면, 적당한 기구를 선택해서 켜고 끄기와 정확한 숫자로 반복하기 등의 연습을 하고 체육관에 나갈 수 있다. 다른 기능을 하기 위해서는 과제의 어려운 부분을 치료사와 함께 연습해야 한다. 환자가 이전의 취미생활인 퀼팅(quilting)을 계속할 수 있도록 재봉틀, 바늘, 실을 사용하는 기능을 가르친다. 이런 기능이 얻어지면 직물선택, 제단하기 그리고 기타 작업 과정을 진행할 수 있다.

① 과제수행 재훈련

치료사는 과제에서 어렵거나 새로운 기술이 요구되는 부분을 확인함으로써 과제와 관련된 특수훈련에 접근해야 한다. 전체적인 과제를 시도하기 전에 개별적으로 연습해야 할 것이다. 예를 들어 골프 선수는 볼 치는 것을 시도하기 전에 골프채를 잡고, 휘두르는 연습을 해야 한다. 어려운 부분은 과제를 수행하는 동안 확인할 수 있다. 수영할 때의 문제점은 환자와 함께 수영장에 가서 관찰해야 확인할 수 있다. 평소에는 환자가 문제점을 알고 치료사에게 말한다. 손상된 다리로 운전대에 앉기가 두렵지만 운전하고 싶은 환자는 치료사로부터 필요한 움직임 패턴을 배워야 한다.

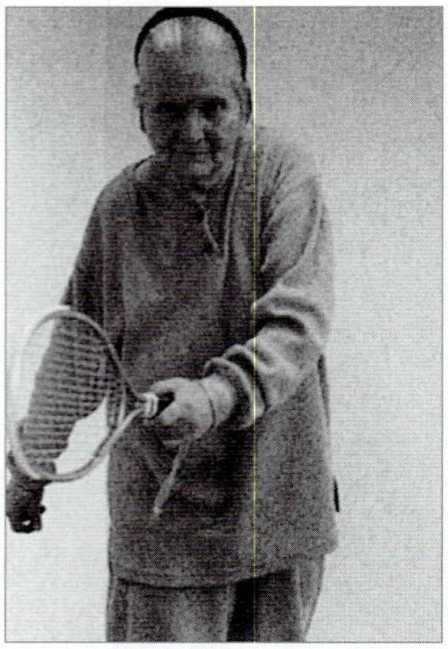

그림 4.7
과제수행 훈련. 환자는 테니스장에서 연습하기 위한 준비로 테니스 라켓을 휘두르며 치료사가 다양한 방향으로 던지는 볼에 대응하는 연습을 한다.

어려운 움직임 연속성을 확인하면 움직임을 몇 번이라도 반복해서 수행하도록 보조한다. 만약 선택된 과제가 많은 단계를 거쳐야 하고, 안전이 문제가 되면 과제 전체를 연습한 후에 어려운 부분만 별도로 연습한다. 테니스 라켓을 휘두를 수 있는 환자는 테니스장에 가기 전에 옆으로, 앞으로, 뒤쪽으로 던지는 볼을 치는 연습을 해야 한다(**그림 4.7**).

과제와 관련된 특수훈련은 과제를 수행하는 데 필요한 움직임 기술이 부족하면 성공하지 못한다. 예를 들어, 난간이 없는 계단을 오르기 위해서는 한쪽 다리로 균형을 잡고, 다음 계단으로 올리는 다리 힘을 만들어 내고, 몸통과 두 다리로 몸의 중심을 유지하는 균형 조절 능력이 필요하다. 이런 기본적 움직임이 가능하지 않다면 계단 오르기 연습은 움직임 훈련에 집중하는 것보다 성공적이지 않고 위험할 것이다. 마찬가지로 팔근육을 이용하여 손을 입으로 가져가거나 컵을 잡기에 충분한 근력으로 수축할 수 없다면 늘어진 팔로 컵을 입으로 가져가는 것을 가르칠 수 없다. 기본적 움직임을 얻을 수 없다면 목표를 달성하는 데 필요한 보상작용을 훈련할 수 있다. 집안에서 계단을 올라가는 것을 배우지만 목표를 달성하기 위해 난간이나 경사로를 만들 수 있다.

기능적 움직임 훈련 단계는 일상생활 과제에 필요한 움직임, 인지, 지각 요구 등의 다양성이 있다. 보상작용 없이 기능적 수행을 위해 과제수행 전체에 필요한 움직임 요소, 움직임 연속성, 기능적 행동을 재교육하면서 중재를 시작한다. 이것이 완성되면 과제와 관련된 특수훈련은 다음 단계로 넘어간다. 이 단계에서 과제수행에 실패하는 것은 움직임 능력과 상관없이 인지적 · 지각적 한계와 관련이 있다. 이러한 인지적 · 지각적 문제는 이 책에서 다루지 않는다.

② 적절한 보상작용 교육

운동결손이 있는 환자는 일상생활 과제수행에 필요한 보상작용을 배워야 한다. 기능수행에 필요한 새로운 움직임을 가르치는 것은 중요한 부분이다. 어떻게 사용하고, 무엇이 효율적인지를 가르치는 보상작용 훈련은 움직임 재교육과 대조적이다. 보상작용 훈련은 환자가 기능적 목표를 달성하도록 재활치료 과정 전반에 걸쳐 사용된다. 잔존하는 근육 조절 패턴으로 운동결손을 대신하여 독립성을 얻는 것이 보상작용 훈련의 목적이다.

이 책에서는 보상작용을 적절한 보상작용과 바람직하지 못한 보상작용으로 구분한다. 이런 구분은 움직임의 질적인 면과 적절한 보상작용 그리고 움직임 재교육의 목표에 기초한다. 적절한 보상작용은 정상 움직임과 유사한 움직임 패턴을 사용하고, 마비된 몸통과 팔다리를 사용하도록 한다. 보상작용의 목적은 정상 움직임에 필요한 마비된 몸을 최대한 사용해서 자세 비대칭을 예방하고, 마비된 몸을 무시(neglect)하지 않도록 한다. 적절한 보상작용은 능동적 움직임 패턴으로 기능을 수행하기 때문에 움직임 재교육의 목표와 일치한다.

바람직하지 못한 보상작용은 마비된 몸통과 팔다리 움직임이 어려워 편측성이거나 비대칭이다. 이러한 움직임 패턴은 몸통과 팔다리에서 비대칭 정렬을 만들고, 마비된 다리에 체중부하가 어렵고, 마비된 팔다리에 경직이 나타난다. 바람직하지 못한 보상작용은 이차 손상을 만들고, 유용한 움직임 패턴을 이용하지 못하며, 움직임 재교육을 방해한다. 적절한 보상작용을 하도록 마비된 몸의 움직임을 회복시켜야 한다. 바람직하지 않은 보상작용은 움직임 재교육이나 적절한 보상작용 훈련을 통해 해결할 수 있다.

보상작용 훈련은 여러 가지 방법으로 중재에 이용된다. 일상생활 동작에서 보상작용은 마비된 팔을 대체한다. 적절한 보상작용은 몸통의 대칭성을 유지하고, 마비된 팔을 최대한 능동적이게 한다. 예를 들어, 셔츠를 입기 위해 환자는 무릎 위와 넓적다리 사이에 셔츠를 올려놓고, 셔츠의 팔을 양쪽 대퇴 바깥으로 내려놓는다. 그다음 위몸통 전방 체중이동을 시작하여 등뼈는 구부러지고 어깨는 앞으로 이동한다. 몸통 움직임은 마비된 팔꿈치관절을 펴지게 한다. 몸을 전하방으로 계속해서 움직이면서 마비측 손과 팔로 입는 것을 시도한다. 환자는 이때 어깨 위로 옷을 당기며 옷 입기 과정을 끝내기 위해 몸통을 뒤로 들어올린다(**그림 4.8**). 이때 몸통은 능동적으로 대칭성을 유지하고, 양쪽 엉덩이에서 체중을 지지하고, 손상된 팔을 옷 안으로 넣는 정상적인 연속성 패턴이 나타난다. 환자가 팔을 옷 안으로 넣는 훈련을 해서 마비된 팔이 능동적 움직임을 갖게

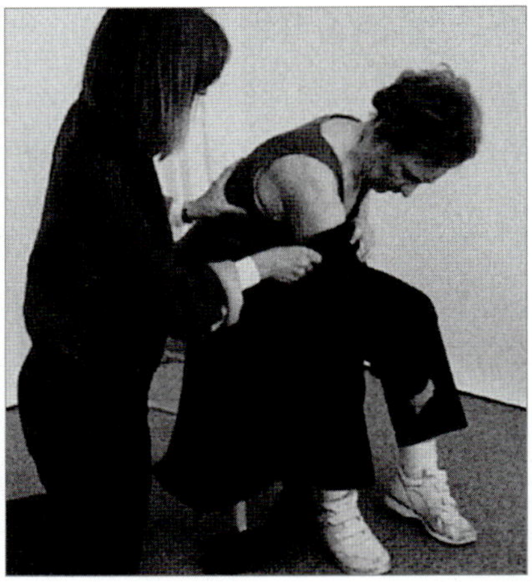

그림 4.8

옷 입기를 위한 적절한 보상. 몸통의 전방 움직임은 몸통의 비대칭성을 예방하고 팔꿈치관절 펴기를 돕는다.

되면, 몸통 체중이동을 통한 보상작용이 줄어들고, 팔은 능동적으로 움직인다. 바지 입기, 목욕, 먹기 등의 훈련도 마찬가지이다. 파트 2에서 이런 보상작용의 예가 몇 가지 있다.

치료사는 돌아눕기, 일어나 앉기, 서기와 같은 기능적 움직임 연속성으로 보상작용을 훈련한다. 보상작용은 움직임 결손을 대신하고, 몸통과 팔다리 근력을 강화한다. 보상작용에서 움직임 연속성은 신체를 좌우대칭으로 유지하고, 마비된 몸통과 팔다리를 함께 사용해서 정상 움직임 패턴을 가능하게 한다. 비마비측으로 돌아눕기(바로 누운 자세에서 옆으로 누운 자세로)는 보상작용이 어떻게 일어나는지 보여준다. 비마비측으로 돌아눕기를 시작하면서 마비된 팔을 몸을 가로질러 들어 올릴 수 없다면 돌아눕기는 어렵다. 마비된 팔이 뒤로 처지면 환자는 위몸통 굽힘근을 활성할 수 없으므로 침대 가장자리를 잡아서 당겨야만 성공할 수 있다. 적절한 보상작용 훈련은 환자가 침대에서 마비된 팔을 어떻게 사용하는지 보여주고, 비마비측 손으로 마비된 손을 잡아 천장을 향해 뻗은 다음 옆으로 돌아눕기 위해 팔과 위몸통의 굽힘/돌림 패턴을 시작한다. 앉은 자세에서 서기를 할 때 몸통을 대칭으로 유지하고, 양발에 체중을 주기 위해 비슷한 보상작용을 한다. 이러한 보상작용의 예는 파트 2에서 설명한다.

2 요약

이 장은 세 가지 다른 영역인 움직임 재교육, 손상치료, 과제와 관련된 특수기능 훈련에 기초한 중재 모델을 제시한다. 중재 부분은 **글상자 4.1**에 요약되어 있다. 중재 과정 설정에는 중재 부분의 모든 영역이 포함된다. 그럼에도 어떤 중재 영역을 강조하고, 각 영역에 얼마나 시간을 배분할지는 결정해야 한다. 이러한 결정은 환자 기능수준, 중재 목표, 문제해결 과정에서 치료사의 직관과 기술에 따라 달라진다.

글상자 4.1 중재 부분

움직임 재교육
- 감각연습
- 보조연습
- 독립적인 연습
- 기능적인 훈련

손상치료

특정과제와 관련된 기능훈련
- 과제수행 재훈련
- 적절한 보상작용 가르치기

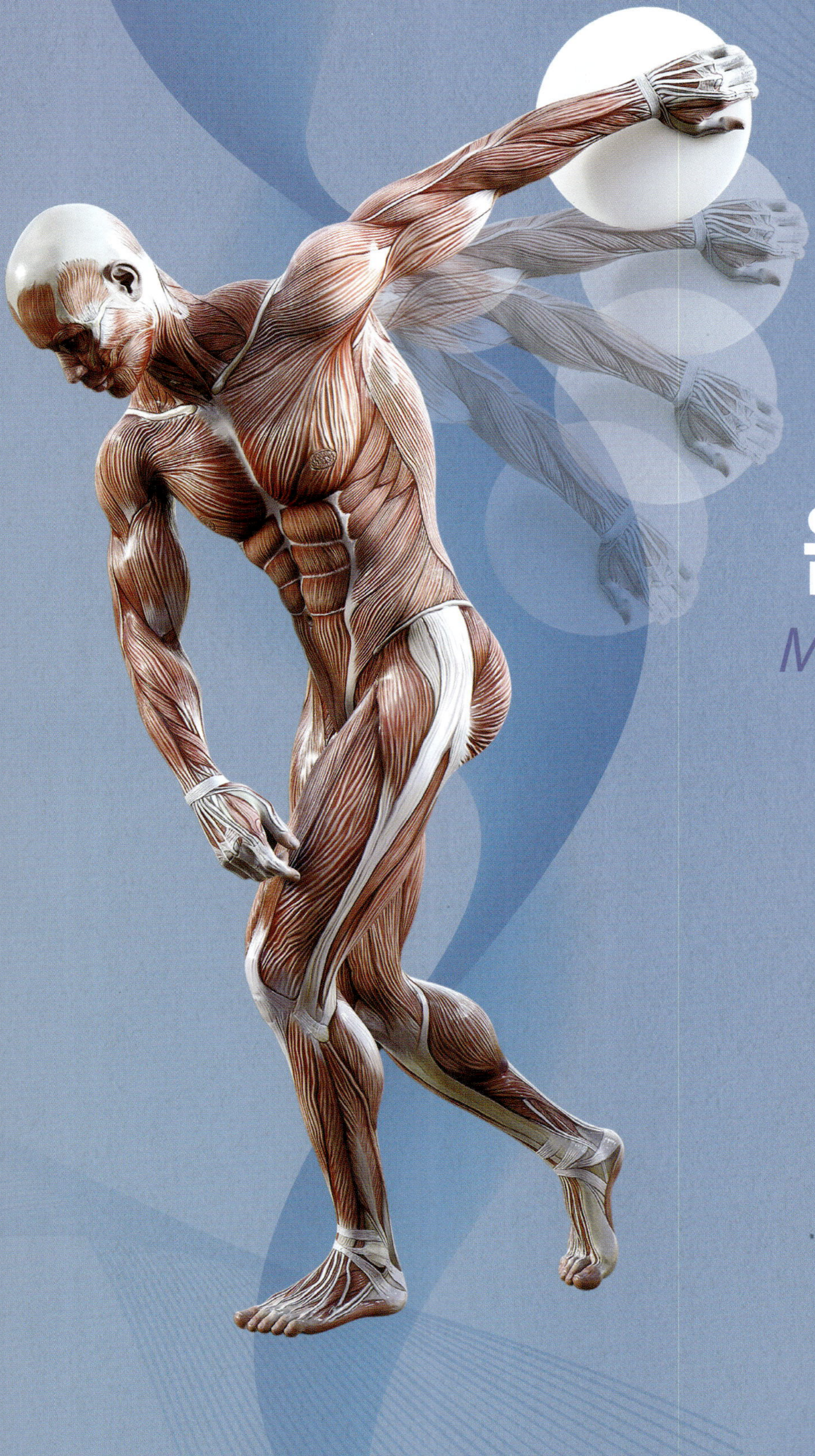

PART

2

움직임 분석

Movement Analysis

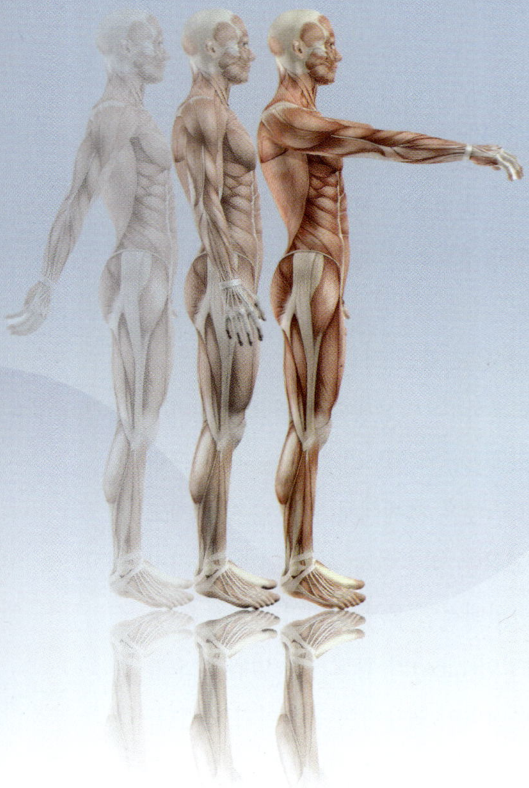

CHAPTER 5

앉은 자세에서 몸통 움직임

Trunk Movement in Sitting

1 개념과 원리

앉은 자세(sitting position)에서 몸통 움직임은 자세 조절과 기능적으로 과제를 수행(functional performance)할 수 있는 기초를 마련한다. 이 장에서는 앉은 자세에서 균형(balance)과 기능(function)에 중요한 역할을 하는 몸통 움직임에 대하여 설명한다. 이는 앉은 자세에서 팔다리 움직임을 이해하는 것은 앉은 자세에서 일어서기, 옮기 앉기(transfers), 바로 누운 자세에서 앉기 등의 중요한 기능적 움직임을 분석하고 바로 누운 자세, 돌아눕기(rolling), 선 자세 등을 설명하는 다른 장들을 이해할 수 있다. 또한 이 장의 내용은 기능적 움직임에 대한 견해, 움직임 분석의 체계, 중재(treatment activity) 방법 등에 대한 최상의 정보를 제공한다.

앉은 자세에서 몸통은 팔다리 움직임에 반응해서 중심선(midline) 주위의 좁은 범위 또는 새로운 자세로 넓은 범위에서 움직이기 때문에 팔다리의 기능적인 범위를 확장시킨다. 팔이 중심선 주위에서 움직이는 동안, 몸통은 기저면(base of support) 위에서 균형을 유지하기 위해 자세를 조절(postural adjustment)한다. 팔이 몸의 중심에서 멀리 움직이면 몸통의 체중이동은 팔이 뻗는(reach) 범위를 넓히기 위해 능동적으로 작용한다. 또한 앉은 자세에서 몸통 움직임은 한쪽 다리로 체중을 이동하기 위해 다리 움직임과 협응하고, 체중지지된 다리에서 체중부하를 변화시킨다. 마지막으로 몸통을 전방으로 굽히면 앉은 자세에서 일어서기가 시작되는 것처럼 새로운 기저면으로 몸(무게중심)을 이동시킨다.

앉은 자세에서 기능적 움직임은 안정된 직립 자세(upright position)로 몸통을 유지하는 능력과 과제수행을 위한 몸통과 팔다리의 움직임 능력이다. 신경계 손상(neurologic lesions)으로 인한 일차 · 이차 손상은 앉은 자세에서 몸통 조절에 영향을 준다. 또한 정상 패턴으로 몸통을 움직이지 못하고, 균형을 유지하거나 상실된 균형 능력을 회복하기 위해 몸통근육을 사용하지 못한다. 앉은 자세는 일상생활에서 중요하기 때문에 앉은 자세에서 몸통 조절 능력이 상실되면 기능적 움직임과 독립성이 제한된다.

앉은 자세에서 몸통 조절 회복(reestablishing)은 가장 우선적이고, 중요한 목표 중의 하나이다. 치료사는 급성기에도 앉은 자세에서 몸통 움직임을 재교육한다. 이는 안정적인 자세를 회복하고, 일상생활에 필요한 패턴으로 몸통을 움직이도록 한다. 재활 초기에 몸통 움직임 훈련은 이완된 팔(flaccid arm) 근육 긴장도(tone)와 근력을 향상시키고, 체중이 부하되는 엉덩이의 약한 근육을 활성(activating)시킨다. 앉은 자세에서 몸통 움직임 재교육은 독립적으로 앉기, 서기, 걷기를 목표로 한다. 정상적인 몸통 움직임 재교육은 비전형적(atypical)인 움직임과 보상작용(compensation)을 감소시키고, 특정 움직임의 상실을 예방한다. 선택적인 몸통 움직임 재교육은 근약화, 연부조직의 제한(restriction) 그리고 척추(spine), 가슴(rib cage), 엉덩이(hips)의 관절가동 범위 감소를 예방한다. 중증 환자는 다리 꼬고 앉기, 팔 뻗기 같은 팔다리 움직임과 몸통 움직임이 협응하여 움직이기 어렵다. 적절한 몸통 패턴과 팔다리 움직임을 재교육하는 것은 과제수행에서 정상적으로 협응하는 움직임 패턴을 회복하기 위한 것이다.

2 몸통의 움직임 구성요소

몸통(trunk)은 척추와 가슴우리로 정의된다. 위몸통(upper trunk)이란 머리와 목뼈 1번에서 등뼈 10번까지의 척추 그리고 가슴우리를 포함한다. 팔은 빗장뼈(쇄골)와 어깨뼈를 통하여 위몸통에 연결된다. 이 책에서 상체(upper body)라는 용어는 위몸통과 팔로 구성된 기능적 단위이다. 앉은 자세에서 아래몸통(lower trunk)은 등뼈 11번에서 엉치뼈까지의 척추와 궁둥뼈(골반)로 구성된다. 다리는 궁둥뼈를 통해 아래몸통에 연결된다. 아래몸통과 다리로 구성된 기능적 단위를 가리켜 하체(lower body)라는 용어를 사용한다. 선 자세와 앉은 자세에서 궁둥뼈의 역할이 다름을 이해하는 것은 중요하다. 앉은 자세, 바로 누운 자세 그리고 엎드려 누운 자세에서 궁둥뼈는 아래몸통의 일부로써 작용한다. 선 자세에서 발은 기저면이 되고 궁둥뼈는 다리에 운동학적(kinetically)으로 연결된다.

앉은 자세에서 신체 기저면은 궁둥뼈, 넓적다리뼈 그리고 발로 구성된다. 앉은 자세에서 기능적 움직임을 위하여 근육은 몸통을 직립 자세나 적당한 자세로 유지시킨다. 몸통의 근육 긴장도는 중력을 대항해서 자세를 유지할 만큼 충분히 높아야 하고, 움직임을 허용할 만큼 충분히 낮아야 한다. 휴식은 몸통근육과 신체 대부분의 근육 긴장도가 낮아져서 직립 상태가 이완되고, 척추가 굽혀져 일의 양이 감소한다(**그림 5.1**). 이완된 자세에서는 몸통 움직임이 모든 범위에서 나타나지 않는다. 활동적이고 건강한 사람은 움직임을 시도하거나 과제를 수행하기 전에 직립(upright)하여 앉는 자세로 자동적으로 전환된다. 하지만 이러한 자동 자세 조절은 중추신경계 손상 환자

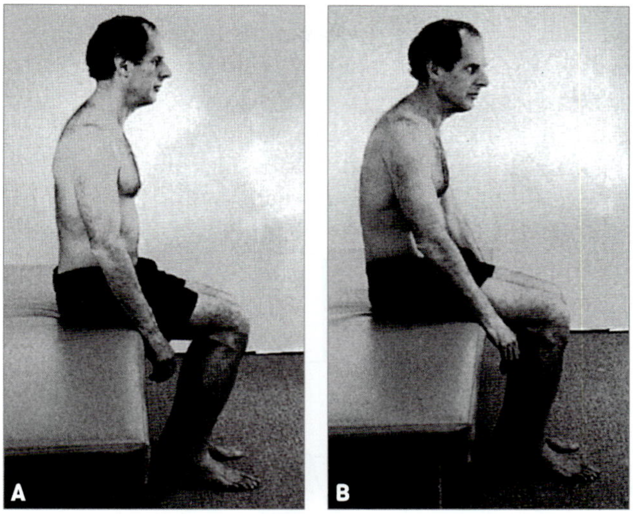

그림 5.1

(A) 똑바로 앉은 자세, (B) 편안하게 앉은 자세

에서는 상실될 수 있어 부적절한 자세나 준비되지 않은 근육으로 움직임을 시도하게 된다.

몸통은 앉은 자세에서 정중면(sagittal plane), 전두면(coronal plane), 횡단면(transverse plane)의 세 면(three planes)에서 굽힘/폄, 가쪽굽힘, 돌림이 있다(**그림 5.2**). 정확히 표현하면 척추가 움직이는 방향에 따라 정의한다. 앉은 자세에서 기능적으로 움직이는 척추의 움직임 패턴이다. 정상적인 몸통 움직임에서 기저면 위로 체중이 이동(weight shift)하면 척추 움직임과 가슴우리 움직임이 협응한다. 앉은 자세에서 몸통 움직임은 위몸통이나 아래몸통 중 하나에서 시작된다. 두 가지 시작 패턴은 척추 정렬(spinal alignment)과 근 활동(muscular activity) 그리고 체중 분배(weight distribution)에 있어서 다른 결과를 보인다. 이 패턴은 기능적으로 사용되고, 앉은 자세에서 몸통 조절을 위해 이용될 수 있어야 한다. 이 파트의 모든 움직임은 똑바로 앉은 자세에서 시작된다.

1) 위몸통에서 시작된 움직임

(1) 앞쪽 체중이동

앞쪽 체중이동이 위몸통 또는 상체에서 시작되면 척추는 머리와 목에서부터 연속적으로 앞으로 굽혀진다(**그림 5.3**). 아래로 진행되면 등뼈와 엉치뼈에서 굽힘되고, 엉덩관절은 상체가 앞으로 움직임에 따라 굽힘이 증가된다(**그림 5.3A**). 몸통이 굽혀질수록 팔과 손은 바닥까지 내려간다(**그림 5.3B, C**). 몸통과 팔의 협응으로 어깨뼈는 벌림/올림되고, 어깨는 굽힘된다. 앞쪽으로 굽힘된 자세에서 본래의 직립 자세(vertical position)로 돌아오기 위해 위몸통은 펴지고 뒤쪽으로 이동한다. 위몸통이 직립 자세에 가까워지면서 아래 척추 분절(lower spinal segment)은 점차적으로 펴진다. 양쪽 어깨가 엉덩관절 위에서 수평으로 정렬될 때 바르게 앉은 자세가 완성된다.

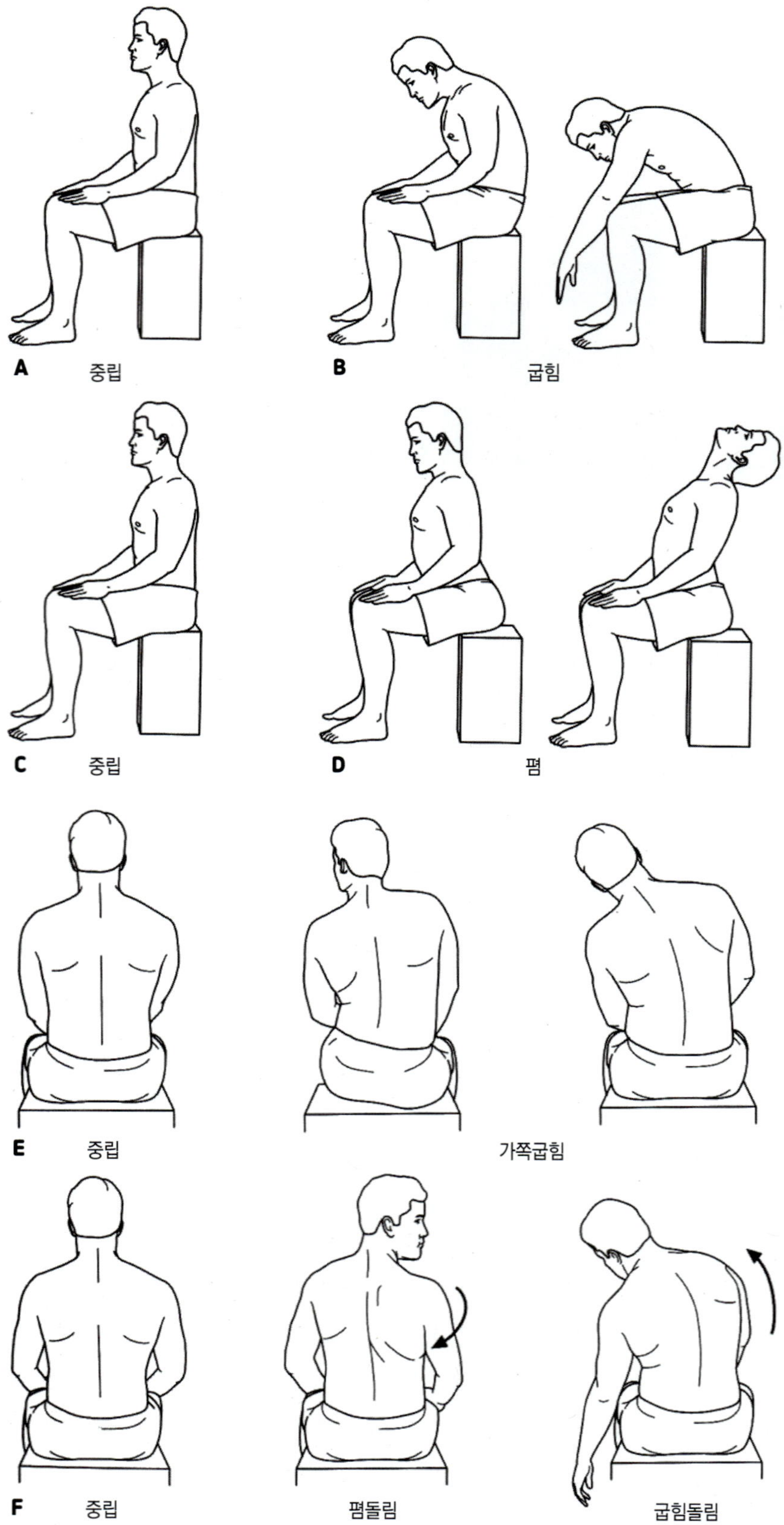

그림 5.2

앉은 자세에서 몸통 움직임을 이루는 세 개의 면. (**A**) 중립, (**B**) 굽힘, (**C**) 중립, (**D**) 폄, (**E**) 가쪽굽힘, (**F**) 돌림

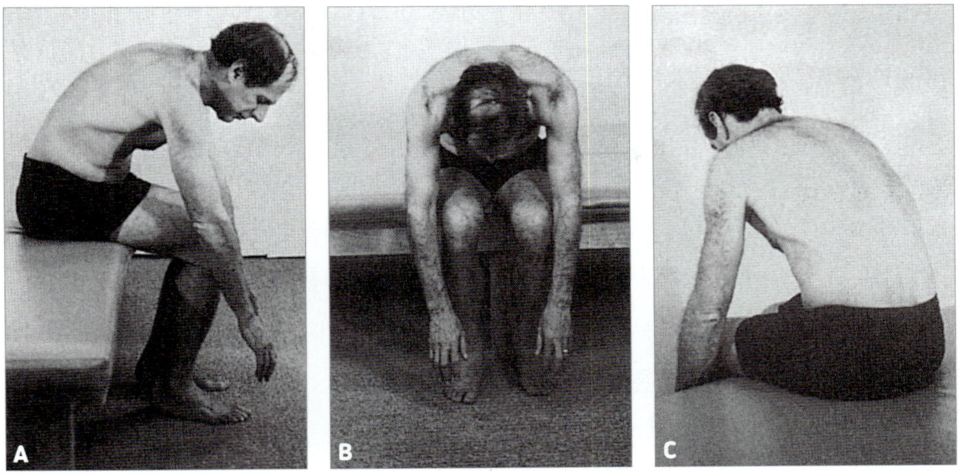

그림 5.3

위몸통에서 시작된 앞쪽 체중이동

■ 기능적인 예

앉아 있는 자세에서 바닥에 있는 물건을 주울 때 또는 신발을 신거나 신발 끈을 매기 위해 상체를 앞으로 구부릴 때 나타난다.

(2) 뒤쪽 체중이동

뒤쪽 체중이동이 위몸통에서 시작되면 척추는 펴진다. 머리와 어깨가 엉덩관절과 수직이 되고, 엉덩관절 뒤에 위치할 때까지 뒤쪽(backward)으로 움직인다. 척추폄은 궁둥뼈(골반)의 앞쪽기울임(anterior tilt)과 엉덩관절굽힘과 함께 진행된다(**그림 5.4A**). 몸통 움직임으로 팔에서 어깨뼈는 모음/내림(depression)되고, 어깨는 펴지게 된다(**그림 5.4B**). 이 방향에서 정상 움직임 범위는 굽힘에서 나타나는 것에 비해 작고, 앉은 자세에서의 다른 체중이동 패턴보다 기능적으로 덜 중요하다.

■ 기능적인 예

이 움직임은 천장을 바라보거나, 얼굴에 물이 닿지 않게 머리를 감기 위해 샤워기 아래로 머리를 젖히는 움직임에 나타난다.

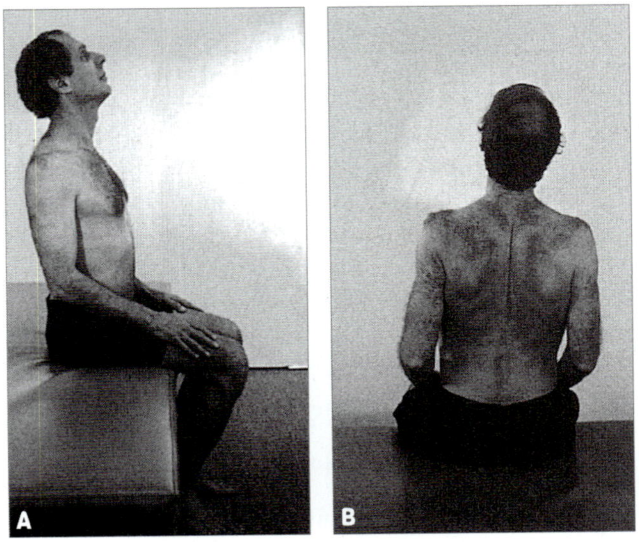

그림 5.4

위몸통에서 시작된 뒤쪽 체중이동

(3) 가쪽 체중이동

가쪽 체중이동이 위몸통에서 왼쪽으로 시작되면 머리와 왼쪽 어깨 그리고 팔은 가쪽으로 내려진다(**그림 5.5A**). 이 움직임은 몸통의 왼쪽이 오목(concavity)해지는 척추굽힘의 결과이고, 왼쪽 엉덩이와 넓적다리 위로 체중지지가 증가된다. 이 움직임이 충분히 진행되면 왼쪽 아래팔이 침대에 닿는다. 오른쪽 엉덩이는 척추가 마지막 범위(end range)까지 움직이는 동안 매트에 남아 있다가 엉덩이올림되면서 매트에서 들어 올려진다. 척추 움직임은 왼쪽 팔에서 어깨뼈의 내림/아래쪽돌림에 의해 이루어진다. 오른쪽 팔에서 어깨뼈는 올림/위쪽돌림된다(**그림 5.5B**). 바르게 앉는 자세(upright sitting)로 돌아오기 위해서 왼쪽 어깨는 엉덩이 안쪽(medially)으로 이동하고, 위로 올라가서 오른쪽으로 움직인다.

■ 기능적인 예

이 움직임은 비스듬히 바닥에 손을 닿게 하거나 앉은 자세에서 옆으로 누울 때 기능적으로 사용한다.

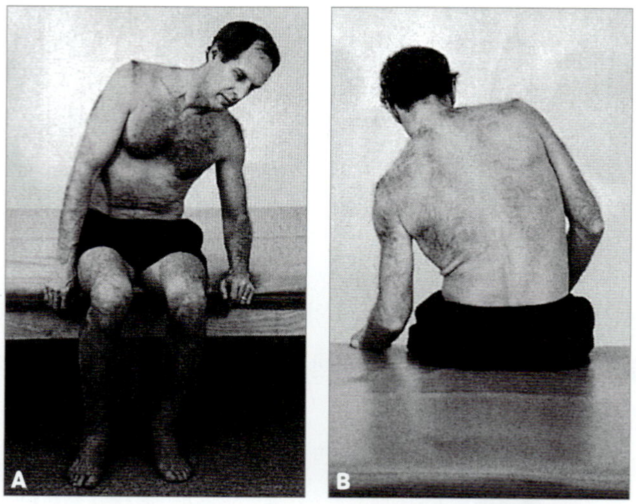

그림 5.5

위몸통에서 시작된 가쪽 체중이동

2) 아래몸통에서 시작된 움직임

(1) 앞쪽 체중이동

앞쪽 체중이동이 아래 척추(lower spine)와 엉덩이에서 시작되면 목뼈, 등뼈, 허리뼈는 펴지고, 엉덩이가 앞쪽으로 움직이면서 엉덩관절굽힘이 증가된다(**그림 5.6A**). 어깨띠(shoulder girdle)가 엉덩관절 앞으로 움직이면서 체중은 엉덩이에서 넓적다리뼈와 발로 이동된다(**그림 5.6B**). 몸통이 앞쪽으로 움직이면서 어깨뼈는 모음/내림된다(**그림 5.6C**).

■ 기능적인 예

앉은 자세에서 앞쪽 체중이동은 앞으로 팔을 뻗거나 일어서기 위해 의자 등받이에서 떨어질 때 나타난다.

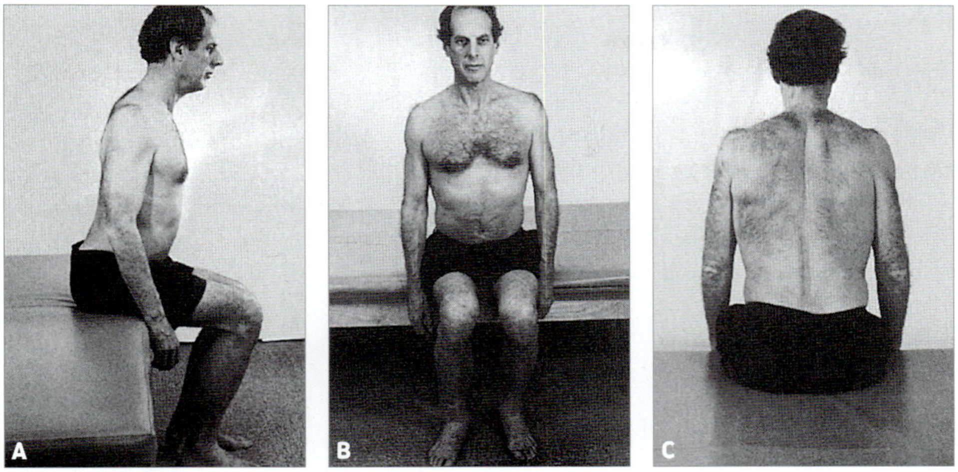

그림 5.6

아래몸통에서 시작된 앞쪽 체중이동

(2) 뒤쪽 체중이동

뒤쪽 체중이동이 일어나는 동안 엉덩이와 아래몸통은 뒤로 움직이고 척추는 굽힘된다(**그림 5.7A**). 척추의 능동적인 움직임은 중력중심점(center of gravity)을 엉덩관절 뒤로 이동시킨다(**그림 5.7B**). 엉덩이가 뒤쪽으로 기울어지면 위몸통은 굽힘되고 어깨뼈는 벌림/올림된다(**그림 5.7C**).

■ 기능적인 예

이러한 움직임 패턴은 의자 등받이에 기대어 앉거나 앉은 자세에서 신발 끈을 묶기 위하여 다리를 들어 올리면서 나타난다.

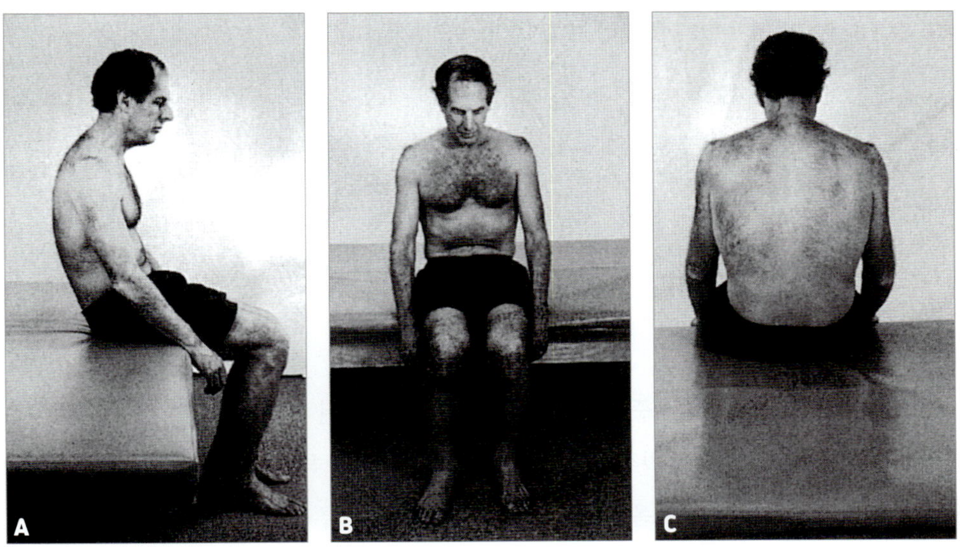

그림 5.7

아래몸통에서 시작된 뒤쪽 체중이동

(3) 가쪽 체중이동

아래몸통이 가쪽 체중이동을 왼쪽으로 시작하면 오른쪽 몸통이 오목해지면서 척추가 가쪽굽힘되고, 체중이 왼쪽 엉덩이로 체중부하된다(**그림 5.8A**). 체중이 양쪽 엉덩뼈와 넓적다리뼈에서 왼쪽 엉덩뼈와 넓적다리뼈까지 옮겨지면서 엉덩이의 오른쪽은 매트에서 들어 올려진다. 왼쪽 가슴은 가쪽 상방으로 이동하게 되고, 왼쪽 아래 가슴뼈 사이의 공간은 넓어지고, 오른쪽 가슴뼈 간격은 좁아진다. 왼쪽 어깨는 올림되고, 어깨뼈는 등뼈의 외측 전위(translation)에 의하여 위쪽돌림되면서 오른쪽 어깨뼈는 내림/아래로 돌림된다(**그림 5.8B**). 체중이동이 완성되면 왼쪽 어깨와 가슴우리는 왼쪽 엉덩이 위에 위치한다. 체중을 왼쪽 엉덩뼈와 넓적다리뼈에서 지지하는 동안 오른쪽 엉덩이는 올림/내측 기울임된다.

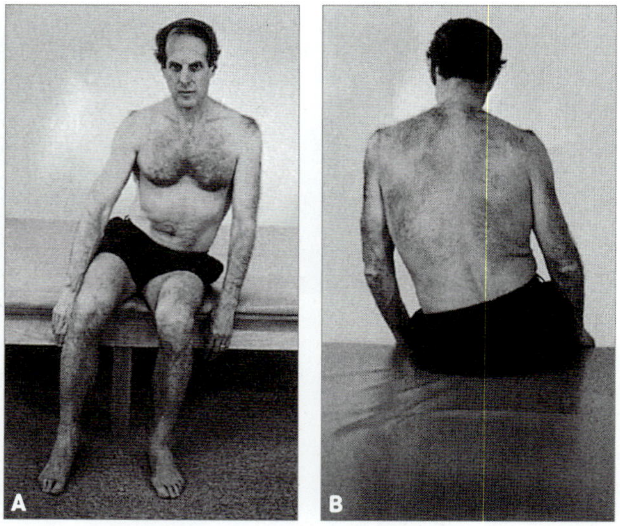

그림 5.8
아래몸통에서 시작된 가쪽 체중이동

■ **기능적인 예**

이런 움직임은 기능적 움직임을 위해 한쪽 다리를 반대쪽 다리 위로 올려놓기 위해 나타난다. 또한 앉은 자세에서 한쪽으로 팔을 뻗는 움직임에 협응하여 나타난다.

3) 몸통의 돌림 움직임

앉은 자세에서 몸통돌림은 가쪽과 앞, 뒤 체중이동이 협응한다. 몸통이 기저면의 중심에서 대각선(diagonal) 방향으로 움직이는 동안 나타난다. 몸통돌림은 척추가 폄 또는 굽힘되는 동안 나타난다. 위몸통과 아래몸통에서 시작된 움직임은 굽힘/돌림과 폄/돌림 패턴이 모두 나타난다.

4) 굽힘/돌림 패턴

(1) 위몸통에서 시작된 굽힘/돌림

왼쪽 위몸통에서 전방 대각선 아래로 체중이 이동되면 왼쪽으로 돌림된 척추굽힘이 된다. 왼쪽 엉덩이와 넓적다리로 체중이 이동된다(**그림 5.9A**). 척추에서 일어난 돌림 때문에 오른쪽 가슴우리와 어깨뼈는 앞으로 움직이고, 왼쪽의 가슴뼈와 어깨뼈는 뒤로 움직인다. 오른쪽 몸통과 가슴우리는 길어진다(**그림 5.9B**).

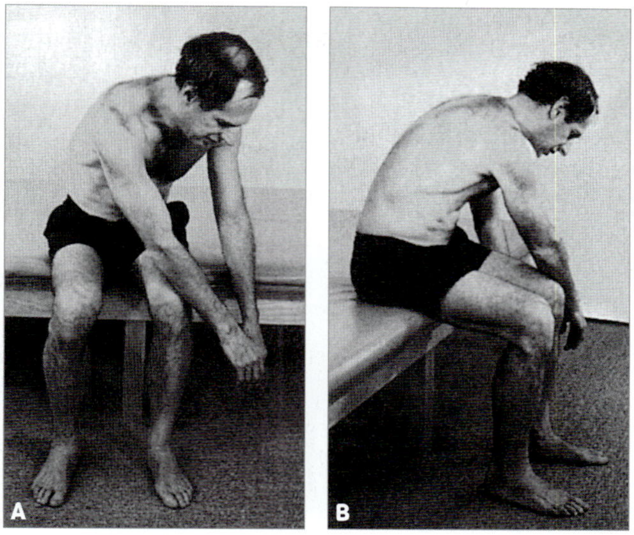

그림 5.9

위몸통에서 시작된 굽힘/돌림

■ **기능적인 예**

이 움직임은 한쪽 신발 끈을 매기 위해 양손을 바닥으로 가져갈 때 나타난다.

(2) 아래몸통에서 시작된 굽힘/돌림

아래몸통 움직임이 오른쪽, 뒤쪽, 가쪽으로 연합된 체중이동을 하면 왼쪽으로 척추는 돌림/굽힘된다. 이 패턴에서는 오른쪽 다리로 체중이 지지되고 척추는 굽힘되지만 직립을 유지한다(**그림 5.10A**). 위몸통은 오른쪽 어깨와 가슴우리가 앞으로 움직임이므로 왼쪽 어깨와 가슴우리는 뒤쪽으로 돌림된다(**그림 5.10B**). 양쪽 어깨뼈는 위몸통의 굽힘 때문에 가슴우리 위에서 벌림된다.

■ **기능적인 예**

이 움직임은 몸통의 평형 반응으로 나타나고, 한쪽 다리를 반대쪽 다리 위로 교차시키거나, 신발끈을 매기 위해 양쪽 손을 발로 가져갈 때 사용한다.

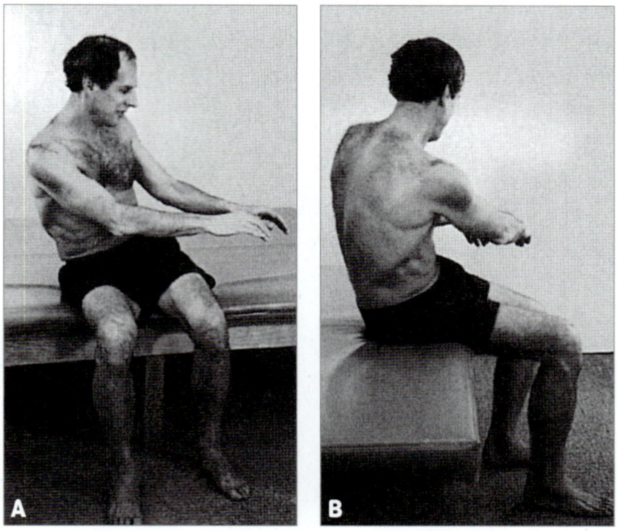

그림 5.10

아래몸통에서 시작된 굽힘/돌림

5) 폄/돌림 패턴

(1) 위몸통에서 시작된 폄/돌림

위몸통이 오른쪽으로 뒤쪽 체중이동과 가쪽 움직임이 연합된 대각선 방향의 체중이동을 시작하면 몸통은 오른쪽으로 폄/돌림된다(**그림 5.11**). 몸통이 오른쪽으로 돌림되면서 오른쪽 어깨는 오른쪽 엉덩관절 뒤쪽으로 움직인다. 그리고 왼쪽 어깨뼈, 어깨, 가슴우리(흉곽) 등은 앞쪽으로 움직인다. 엉덩이는 매트 위에 그대로 있고, 양쪽 다리가 체중을 지지한다.

■ **기능적인 예**

이러한 움직임은 평형 반응으로 인하여 코트나 셔츠를 뒤로 돌려 입을 때 나타난다.

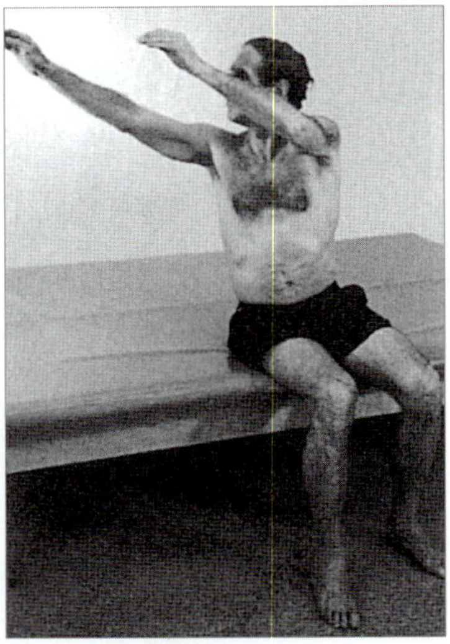

그림 5.11

위몸통에서 시작된 폄/돌림

(2) 아래몸통에서 시작된 폄/돌림

앞쪽과 가쪽 움직임이 연합된 체중이동이 아래몸통에서 시작되는 동안 척추는 돌림/폄된다. 척추는 왼쪽으로 폄/돌림되고, 체중은 왼쪽 다리에서 지지한다(**그림 5.12A**). 양쪽 어깨는 앞쪽과 왼쪽으로 움직인다. 앞쪽과 가쪽 체중이동은 엉덩이가 앞쪽으로 움직이고, 오른쪽 엉덩이가 위로 올려진다. 이러한 움직임은 왼쪽 가슴우리와 척추가 오른쪽보다 길어진다(**그림 5.12B**).

■ **기능적인 예**

이 움직임은 한쪽 방향으로 양손을 같이 가져가거나, 작업을 하기 위하여 한쪽 팔이 중심선을 지나 반대쪽으로 갈 때 나타난다. 넓은 의미에서 평형 반응으로 분류한다.

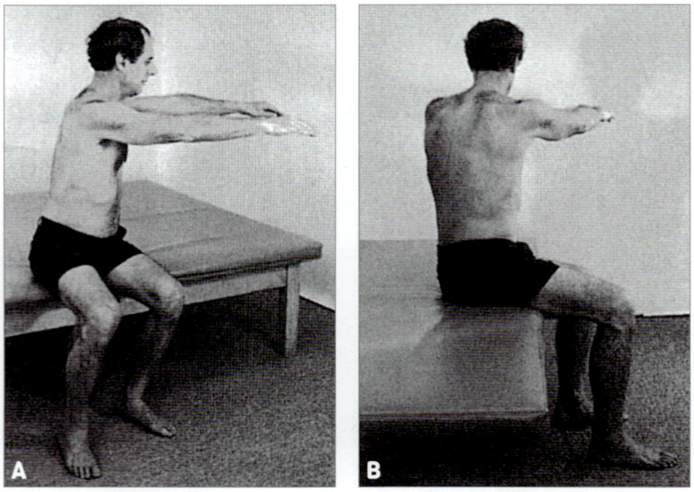

그림 5.12

아래몸통에서 시작된 폄/돌림

6) 앉은 자세에서 몸통 조절

몸통 조절은 균형과 과제수행을 위해 적절히 몸통 정렬을 유지하면서 움직이는 능력이다. 앉은 자세에서 몸통 조절을 위한 세 가지 개념(conceptualize)은 정상적인 몸통 조절을 위한 움직임 재교육(movement reeducation)에 포함된다.

1. **몸통 움직임 요소(movement component)를 수행하기 위한 능력**

   앉은 자세에서 정상적인 몸통은 일상 과제(life tasks)를 하면서 균형을 유지하기 위해 자동적으로 움직임이 조절된다. 몸통 조절은 가장 먼저 나타나는 움직임이다. 앉은 자세에서 몸통 중재는 움직임 요소의 재교육부터 시작하고, 몸통 움직임이 정상적으로 회복되면 다른 부분의 움직임 재교육으로 진행한다.

2. **기능적인 순서(sequence)로 몸통과 팔다리 움직임의 협응 능력**

   앉은 자세에서 과제를 수행하는 동안 몸통은 팔다리 움직임과 협응한다. 기능적 움직임에서 몸통은 과제수행을 위해 가장 중요하다. 예를 들어, 앉은 자세에서 일어설 때 일어서는 방향으로 아래몸통에서 전방 체중이동을 시작하고, 엉덩이를 들려고 한다(**그림 5.13A**). 신발을 신기 위해 한쪽 다리를 반대쪽 다리 위에 올려놓는 움직임은 기능적 과제수행에서 가장 중요한 요소이다. 이때 몸통 움직임은 다리를 들어 올릴 수 있도록 몸의 안정성을 유지시키는 자세 조절의 배경으로 작용한다(**그림 5.13B**). 또한 몸통의 체중이동은 팔의 움직임 범위를 확장시킨다(**그림 5.13C**). 옷을 입고, 벗는(dressing) 과제수행 동안에 나타나는 다양한 몸통 자세이다(**그림 5.13D~G**). 만일 몸통 움직임이 팔다리 움직임과 자동적으로 협응되지 않으면 몸통 조절 재교육이 필요하다.

3. **균형(balance)과 평형을 위한 몸통과 팔다리 협응 능력**

   몸통과 팔다리의 협응은 균형과 평형에서 중요하다. 발이 바닥에 닿은 앉은 자세에서 신체의 기저면은 넓고 안정된다. 정상적인 몸통 조절은 체중을 이동하는 동안 기저면 위에서 정렬된 몸통을 유지한다. 넘어질 위험이 없으면 몸통 근육은 평형 유지에 관여하지 않는다. 몸통근육은 기저면이 좁을수록 활성된다. 예를 들어, 발이 바닥에 닿지 않을 때 또는 의자나 탁자의 가장자리에 앉아서 몸통이 더 넓은 범위에서 움직일 때이다(**그림 5.13H, I**). 불안정할수록 몸통근육이 많이 활성되지만 팔다리근육이 부가적인 안정성을 제공한다. 중력에 대항하여(against gravity) 넘어지지 않도록 몸을 유지하기 위해 팔다리 움직임과 협응하는 평형 능력이다(**그림 5.13J, K**). 앉은 자세에서 체중이동이 어렵거나 좁은 기저면 위에서 균형을 잡기 위해 몸통과 팔다리가 협응하지 못하는 것은 몸통 조절이 불완전하다는 것으로 움직임 재교육이 필요하다.

앉은 자세에서 세 가지로 개념화된 몸통 조절을 체계적으로 훈련해야 한다. 이 장의 중재 부분에서는 몸통과 팔다리가 기능적으로 움직이는 것, 균형과 평형을 증가시키기 위한 몸통과 팔다리의 움직임 조절, 근력 증진 같은 몸통 움직임을 재교육하기 위한 특정 운동을 설명한다. 움직임은 **표 5.1**에 요약하였다.

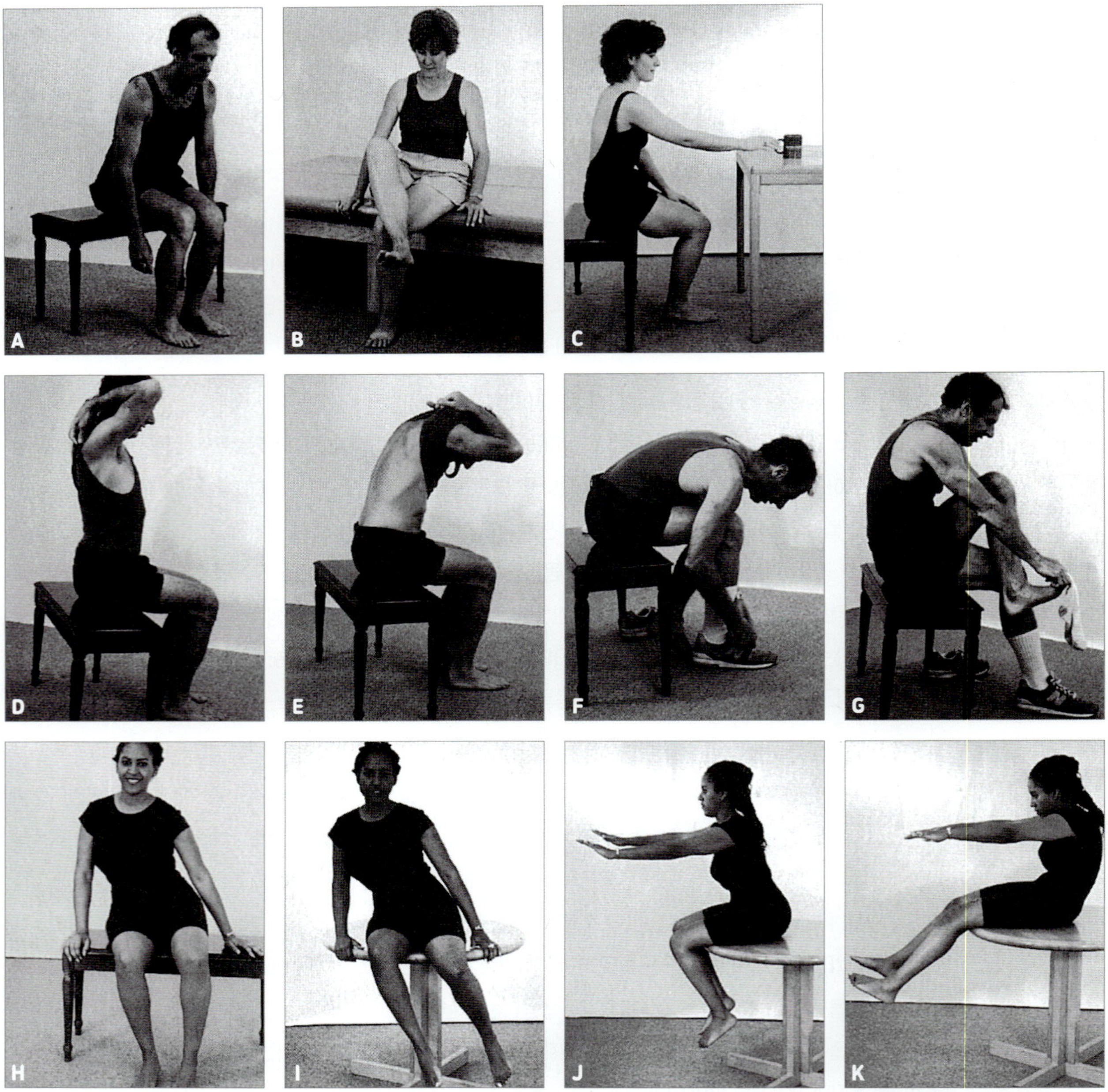

그림 5.13

(**A~C**) 기능적 활동(sequences)에서의 몸통과 팔다리의 협응된 움직임. (**A**) 아래몸통에서 시작된 앞쪽 체중이동은 일어서기의 시작에서 나타난다. (**B**) 다리를 교차하여 앉는 동안 균형을 유지하기 위해서는 뒤쪽/가쪽 체중이동이 필요하다. (**C**) 아래몸통에서 시작된 앞쪽 체중이동은 팔을 탁자 위로 뻗을 수 있게 한다. (**D~G**) 옷을 벗는 동안 나타나는 몸통의 움직임과 기능적 과제를 수행하는 동안 몸통 움직임의 다양한 자세이다. (**D**) 위몸통에서 시작된 뒤쪽이동. (**E**) 위몸통에서 시작된 앞쪽이동. (**F**) 신발 끈을 묶기 위해 위몸통에서 시작된 굽힘/돌림. (**G**) 양말을 신기 위해 아래몸통에서 시작된 굽힘/돌림, 뒤쪽 체중이동. (**H**) 양쪽 발이 바닥에 놓였을 때의 안정적인 자세와 몸통 움직임. (**I**) 양쪽 발이 바닥에서 떨어지면 기저면이 좁아지면서 안정성이 저하되고, 몸통 움직임이 커진다. 몸통에서 오른쪽으로 체중을 이동하는 동안 균형을 유지하기 위하여 다리가 왼쪽으로 움직인다. (**J** & **K**) 몸통근육의 활성만으로 탁자 위에서 정렬된 자세/균형을 유지할 수 없는 경우에는 팔과 다리에서 평형 반응이 나타나면서 안정성을 높인다.

표 5.1 움직임 요약

위몸통에서 시작된 움직임			
움직임	척추	어깨뼈(견갑골)	궁둥뼈(골반)/엉덩관절
앞쪽	굽힘	벌림, 올림	앞쪽기울임/굽힘 증가
뒤쪽	폄	모음, 내림	앞쪽기울임/굽힘 감소
가쪽			
체중지지	가쪽굽힘, 오목해짐	내림	크지 않은 움직임
비체중지지	가쪽굽힘, 볼록해짐	올림	궁둥뼈는 지지 상태
위몸통에서 시작된 돌림			
굽힘/돌림			
체중이동 방향	앞쪽 대각선 방향		
다리의 체중지지	돌림하는 쪽 다리에 체중부하 증가		
몸통돌림	돌림하는 쪽 몸통이 뒤쪽으로 돌림		
폄/돌림			
체중이동 방향	뒤쪽 대각선 방향		
다리의 체중지지	양쪽 다리에 체중부하 증가		
몸통돌림	돌림하는 쪽 몸통이 뒤쪽으로 돌림		
아래몸통에서 시작된 움직임			
움직임	척추	어깨뼈	궁둥뼈/엉덩관절
앞쪽	폄	모음, 내림	앞쪽기울임/굽힘 증가
뒤쪽	굽힘	벌림, 올림	뒤쪽기울임/굽힘 감소
가쪽			
체중지지	가쪽굽힘, 볼록해짐	올림, 위쪽돌림	체중부하 증가
비체중지지	가쪽굽힘, 오목해짐	내림, 아래쪽돌림	체중부하 감소
아래몸통에서 시작된 돌림			
굽힘/돌림			
체중이동 방향	뒤쪽/가쪽 방향		
다리의 체중지지	돌림하는 반대쪽 다리에 체중부하 증가		
몸통돌림	돌림하는 쪽 몸통이 뒤쪽으로 돌림		
폄/돌림			
체중이동 방향	앞쪽과 가쪽		
다리의 체중지지	돌림하는 쪽 다리에 체중부하 증가		
몸통돌림	돌림하는 쪽 몸통이 뒤쪽으로 돌림		

3 수행능력을 감소시키는 중요한 손상

1) 몸통근육 약화

몸통근육의 약화(weakness)나 마비(paralysis)는 앉은 자세에서 운동능력과 기능을 감소시킨다. 앉은 자세에서 몸통근육 움직임 조절 상실은 자동적인 자세 반응(automatic postural response), 균형 반응, 기능적 움직임 패턴에 영향을 준다. 마비된 몸통은 중력에 대항하여 척추와 가슴우리를 정렬하거나 기저면 위에서 움직이는 동안 능동적으로 몸통 정렬을 유지하기 어렵기 때문에 불안정(unstable)하고, 비대칭(asymmetric)이다.

근육이 약화된 환자는 안정성을 위하여 비마비측 몸통과 팔다리를 사용하므로 자세나 몸통 움직임이 비대칭 패턴으로 발달된다(**그림 5.14A~D**). 마비측 몸통근육이 안정성을 유지할 수 있는 근력을 가진 환자도 과도하거나 부적절한 패턴으로 움직이면 바른 자세의 일탈(deviation)과 비전형적인 움직임 패턴으로 나타난다. 어깨뼈와 엉덩이 주변 근육의 약화는 앉은 자세에서 몸통 자세와 움직임을 변형시킨다. 이러한 문제는 다음에 설명한다.

근육 약화나 마비는 움직임 재교육으로 중재할 수 있다. 몸통을 평가하여 자세와 움직임의 문제점을 파악하고, 약화된 패턴을 결정한다. 치료사는 환자에게 위몸통과 아래몸통에서 시작된 움직임을 재교육한다. 중재 방법에 따라 적절한 손의 위치를 선택한다. 몸통 조절이 어려운 환자는 마비측 팔을 보조한다. 이는 엉덩이 위에서 위몸통을 바르게 정렬하여 자세 조절을 돕고, 마비측 팔 움직임을 보조한다. 치료사는 매트운동, 기능적 이동훈련, 일상생활 동작 훈련은 **그림 5.14E**와 같이 잡고(grip) 보조한다. 환자의 매트이동, 옷 입기, 목욕하기 등에서 사용할 수 있다. 심한 근력 약화는 팔과 몸통을 무겁게 하고, 움직임 조절을 어렵게 만들기 때문에 치료사가 앉은 자세에서 마비측 팔과 몸통을 조절하는 것이 쉽지 않다. 몸통 정렬 유지와 움직임 패턴을 재교육하기 위해 마비측 아래팔로 체중지지를 하면 치료사의 손은 훨씬 자유롭다(**그림 5.14F**). 이는 7장에서 자세히 설명한다. 한 명의 치료사가 몸통 체중이동을 재교육하는 동안 다른 치료사가 마비측 팔을 보조하는 협력 치료(cotreatment)가 된다면 중재가 쉬워진다.

몸통 근력이 회복되면 앉은 자세에서 중재는 쉬워진다. 환자는 비마비측 팔의 지지 없이 앉을 수 있고, 도움이 없어도 균형 상실 없이 몸통을 움직일 수 있다. 이때 치료사는 환자가 몸통을 능동적이고 넓은 범위에서 움직이도록 보조하는 손의 위치를 변경할 수 있다. 몸통 움직임을 촉진하기 위해 환자의 팔과 다리를 보조하는 위치를 중재 초기보다 먼쪽(distal)부위로 손을 옮길 수 있다(**그림 5.14G**). 매트를 높이고, 기저면을 좁게 하여 몸통이 균형을 유지하도록 능동적인 움직임을 유도한다. 앉은 자세에서 몸통 조절은 독립된 움직임에서 향상된다(**그림 5.14H**). 몸통 움직임 재교육을 일상생활 동작과 연결하기 위해 옷 입기와 벗기, 목욕하기 같은 일상생활 동작을 함께 연습한다(**그림 5.14I**).

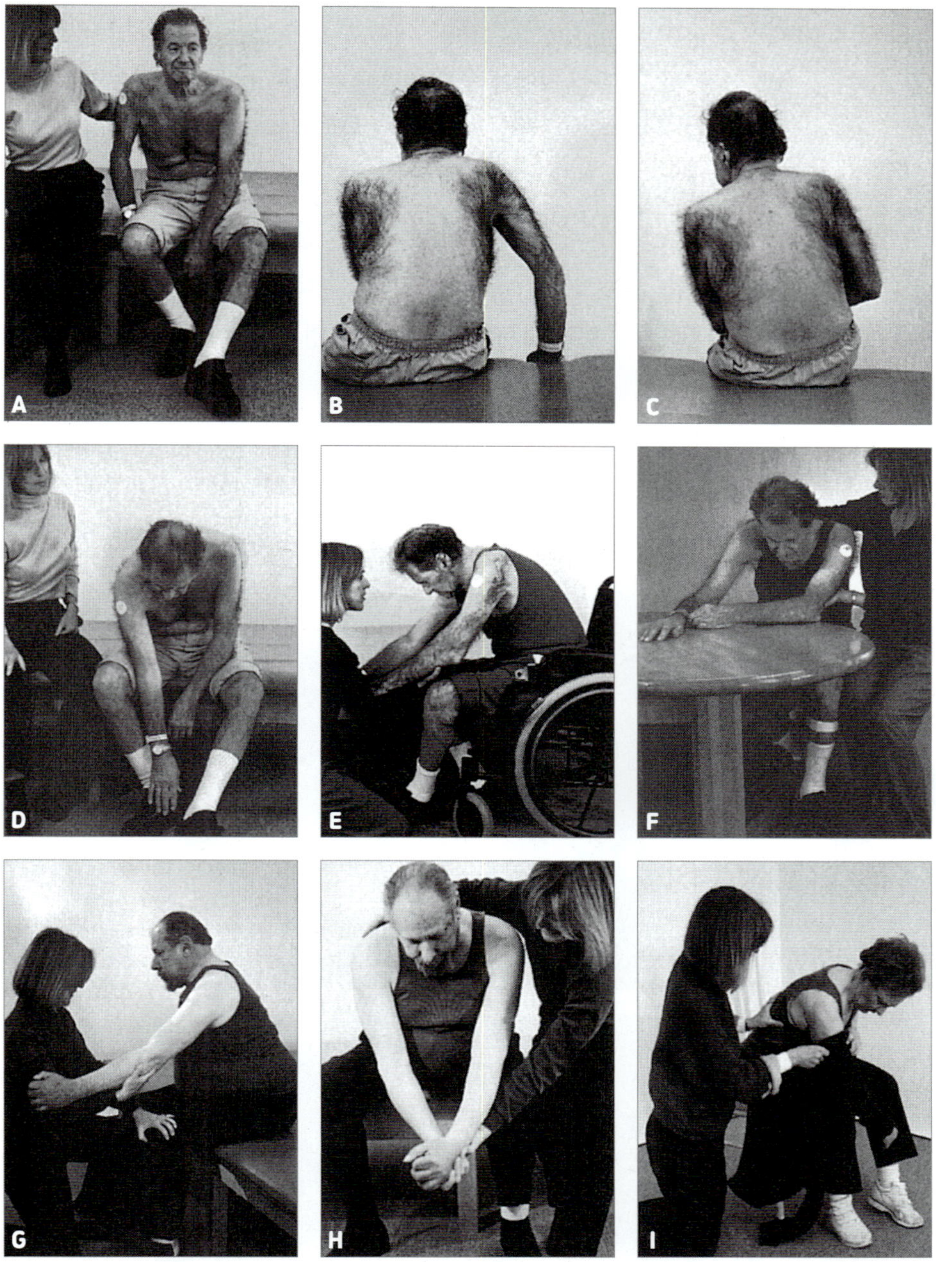

그림 5.14

(**A**) 몸통과 팔다리 근력이 약화된 왼쪽 편마비 환자. 환자는 몸통을 오른쪽 엉덩이 위로 이동시키고, 균형을 유지하기 위해 오른쪽 팔로 지지한다. (**B**) 뒤에서 보면 몸통 안정성을 위해 오른쪽 팔로 지지하는 것을 뚜렷이 볼 수 있다. 왼쪽 엉덩이에 체중부하가 많지 않은 것에 주목한다. (**C**) 오른쪽 손 체중지지를 멈추면 몸통은 마비측으로 기울어진다. (**D**) 위몸통에서 앞쪽으로 체중이동을 시작하면 마비측은 대칭된 자세로 수행하지 못한다. (**E**) 위몸통의 대칭을 유지하기 위하여 환자의 팔을 보조하고, 위몸통에서 시작된 앞쪽 체중이동을 재교육한다. (**F**) 아래팔로 체중을 지지하는 자세를 만들어 준다. 탁자에 마비측 몸통과 팔의 체중을 지지하고, 엉덩이 위에서 위몸통을 정렬하고 유지하도록 한다. (**G**) 환자가 스스로 몸통 체중이동을 조절하는 동안, 마비측 팔다리를 보조하고 있다. (**H**) 환자는 오른쪽 손으로 마비측의 팔을 받치고, 위몸통에서 시작된 앞쪽 체중이동을 하는 동안 바닥으로 팔을 뻗는다. 몸통과 마비측 팔을 가볍게 보조해 준다. (**I**) 마비측 오른쪽 팔과 어깨로 위몸통에서 시작된 앞쪽 체중이동 패턴으로 옷을 입는 연습을 하고 있다.

2) 팔의 정렬과 안정성 상실

팔의 정렬(alignment)과 안정성은 몸통 움직임과 자세 정렬에 중요하다. 팔의 정렬 변화는 이완성 마비나 과긴장(hypertonicity) 같은 불균형한 근육 상태와 관련 있고, 위몸통의 안정성과 등뼈, 가슴우리의 정렬에 영향을 미친다. 마비측 이완성 팔은 위몸통을 앞쪽이나 가쪽으로 당겨서 등뼈를 마비측으로 심하게 오목한 굽힘을 만들거나 척추가 가쪽굽힘된다. 따라서 몸통의 움직임에 조절되지 않은 자세로 팔이 매달려 있어서 위몸통 조절과 정렬을 어렵게 한다(**그림 5.15A, B**). 팔의 굽힘근 경직은 어깨뼈올림과 마비측 가슴우리를 뒤쪽돌림시킨다(**그림 5.15C, D**). 비대칭된 몸통 자세는 팔의 이완과 경직 모두와 관련이 있고, 몸통 움직임 요소의 정상적인 움직임을 방해한다.

몸통 움직임을 재교육하기 전에 팔의 무게와 비대칭된 자세로 인한 위몸통의 부정렬을 교정하기 위해 어깨뼈와 팔 자세를 재정렬한다. 이완성 마비 환자에서 마비측 팔의 과도한 무게는 몸통 움직임을 방해한다. 이때 어깨뼈와 어깨관절 위치를 교정하고, 치료사의 몸으로 마비된 팔을 받쳐 주면 환자가 몸통을 움직일

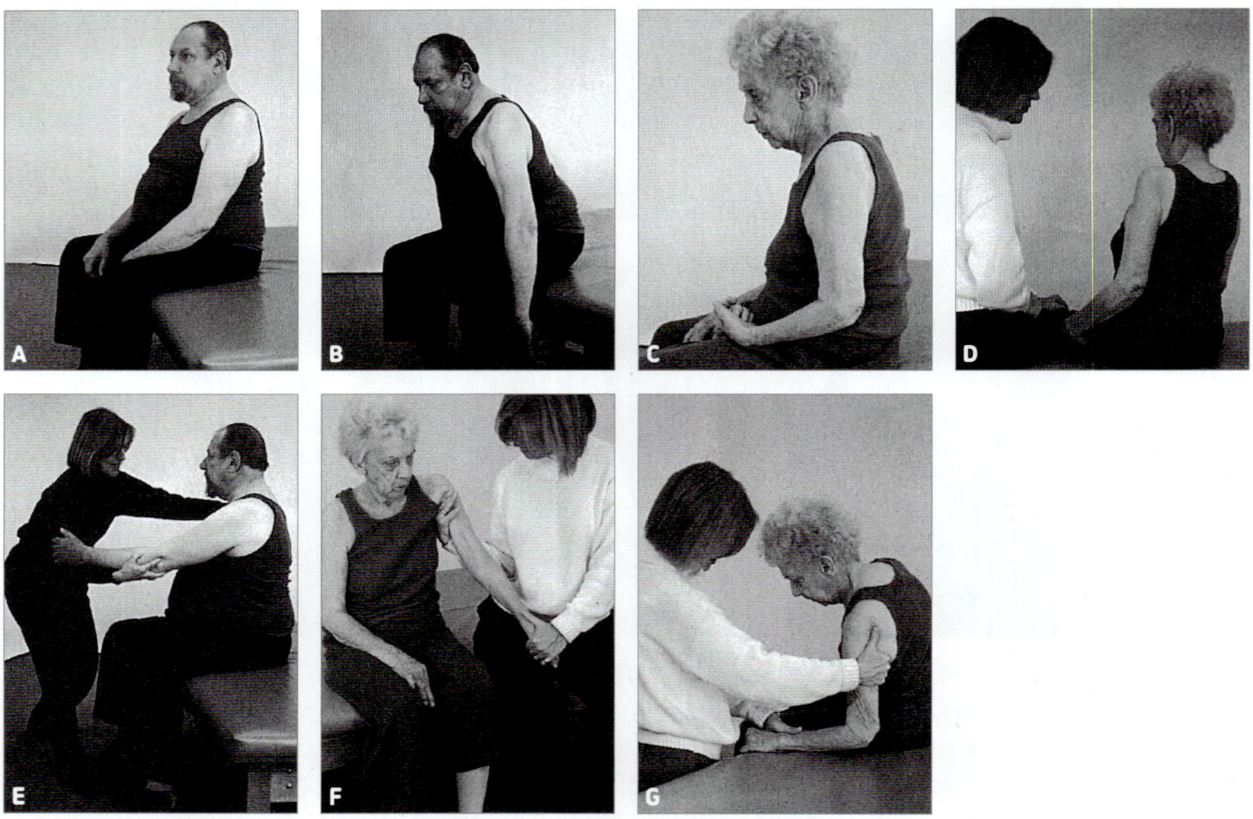

그림 5.15

(**A** & **B**) 마비측 왼쪽 팔은 근력이 약하고, 아탈구(subluxed)되어 있다. 몸통이 움직이는 동안 팔은 몸통에 수동적으로 매달린 채 흔들거리고, 왼쪽 위몸통을 앞쪽으로 끌어당긴다. (**C** & **D**) 마비측 왼쪽 팔의 굽힘근 과긴장은 마비측의 어깨뼈올림, 가슴우리 뒤쪽돌림과 관련 있고, 양쪽 어깨 높이를 몸통 왼쪽이 오른쪽보다 더 높은 것처럼 보이게 한다. (**E**) 어깨관절 정렬을 교정하고, 몸통 움직임을 재교육하는 동안 치료사의 팔을 이용하여 환자의 마비측 아래팔을 보조한다. (**F**) 어깨와 팔꿈치, 손목의 과긴장을 감소시키기 위해 어깨뼈 가동(scapular mobilization) 운동을 한다. (**G**) 몸통에서 시작된 가쪽 체중이동을 하는 동안 치료사는 팔의 자세를 조절한다.

수 있는 준비가 끝난다. 몸통 움직임을 재교육하는 동안 이러한 도수지지(manual support)를 유지한다(**그림 5.15E**). 치료사는 위몸통 조절 회복과 팔과 몸통의 협응된 움직임 재교육을 위해 체중지지 패턴(weight bearing pattern)과 비체중지지 패턴(non-weight bearing pattern)에서 어깨뼈와 팔의 근력을 강화할 수 있다.

경직이나 근육 단축이 팔을 비정상적인 굽힘 자세로 만들면 치료사의 몸으로 팔을 받쳐 주어도 환자의 몸통과 팔을 교정하기 어렵다. 단축된 근육을 이완시키기 위해 어깨뼈 운동성(mobility)과 정렬을 회복시켜야 한다. 긴장된 팔근육을 이완하고 신장시키기 위해서는 앉은 자세에서 아래팔 체중지지와 어깨뼈 도수조작을 할 수 있다. 몸통 움직임에 따라 팔의 긴장도가 과도하게 증가되지 않도록 팔 조절을 유지한다(**그림 5.15F, G**). 이 장에서는 마비측 팔을 포함하여 몸통 중재 방법을 설명하였다. 팔에서 굽힘 과긴장을 감소시키는 방법은 6장, 7장 그리고 10장에서 소개한다.

3) 연부조직/관절 제한과 관련된 몸통 정렬 상실

몸통과 팔다리의 근육 약화나 비정상적인 근육 긴장은 척추와 가슴우리, 어깨뼈, 엉덩이의 정렬을 변형시킨다. 몸통의 정렬 변화는 앉은 자세에서 비정상적인 시작 자세를 만들고, 근육 활동과 체중이동(weight transfer)을 제한하여 효과적인 움직임 패턴을 방해한다. 편마비 환자의 일반적인 몸통 자세(common trunk postures)는 다음과 같다.

1. **위몸통의 과도한 굽힘.** 이 패턴은 급성 편마비 환자에서 흔하고, 이완성 마비된 팔과 관련 있다(**그림 5.16A**).
2. **허리의 과도한 폄, 엉덩이 앞쪽기울임.** 이러한 패턴은 몸통이 불균형하게 회복된 경우와 마비측 다리가 과긴장된 환자에서 흔하게 나타난다(**그림 5.16B**).
3. **마비측 몸통이 짧아진 가쪽굽힘.** 이러한 패턴은 급성 편마비 환자에서 흔하지만, 치료 중재 이후에도 손상이 남을 수 있다. 마비측 팔다리의 약화/마비와 관련 있다. 다리의 약화는 체중지지를 어렵게 하고, 팔의 약화는 위몸통을 앞이나 뒤로 끌어당긴다(**그림 5.16C**).
4. **마비측 몸통이 길어지고, 비마비측이 오목해진 가쪽굽힘된다.** 마비측 어깨가 높아지면서 가슴우리는 길어지지만 마비측 엉덩이에 체중지지되면서 궁둥뼈가 마비측으로 기울어진다(**그림 5.16D**).
5. **마비측 몸통 뒤쪽돌림.** 급성기에는 나타나지 않지만 시간이 지날수록 뚜렷해지고, 팔다리의 과긴장이 원인이다(**그림 5.16E**).

이러한 자세 변화로 선택적인 움직임 패턴(selected movement pattern)이 달라지며, 비전형적인 움직임과 보상작용을 미리 예견할 수 있다. 예를 들어, 과도한 몸통굽힘은 몸통폄이 필요한 앞, 뒤쪽 움직임을 방해한다. 또한 가쪽 움직임도 엉덩이의 뒤쪽기울임과 체중이동, 가슴우리 자세가 척추 변화를 방해하기 때문에 어렵게 된다. 비슷한 예로 몸통이 마비측 방향으로 가쪽굽힘되면 앞, 뒤쪽 움직임은 비대칭적인 자세로 수행하고 아래몸통에서 시작하는 가쪽 체중이동을 마비측으로는 시작할 수 없을 것이다.

근육 및 조직의 길이, 관절가동(joint mobility) 범위의 부분적인 상실 같은 이차 손상은 몸통의 정렬 변화와 관련이 있다. 관절 가동성과 근육조직 길이(muscle tissue length)의 제한은 근육 약화나 근활성

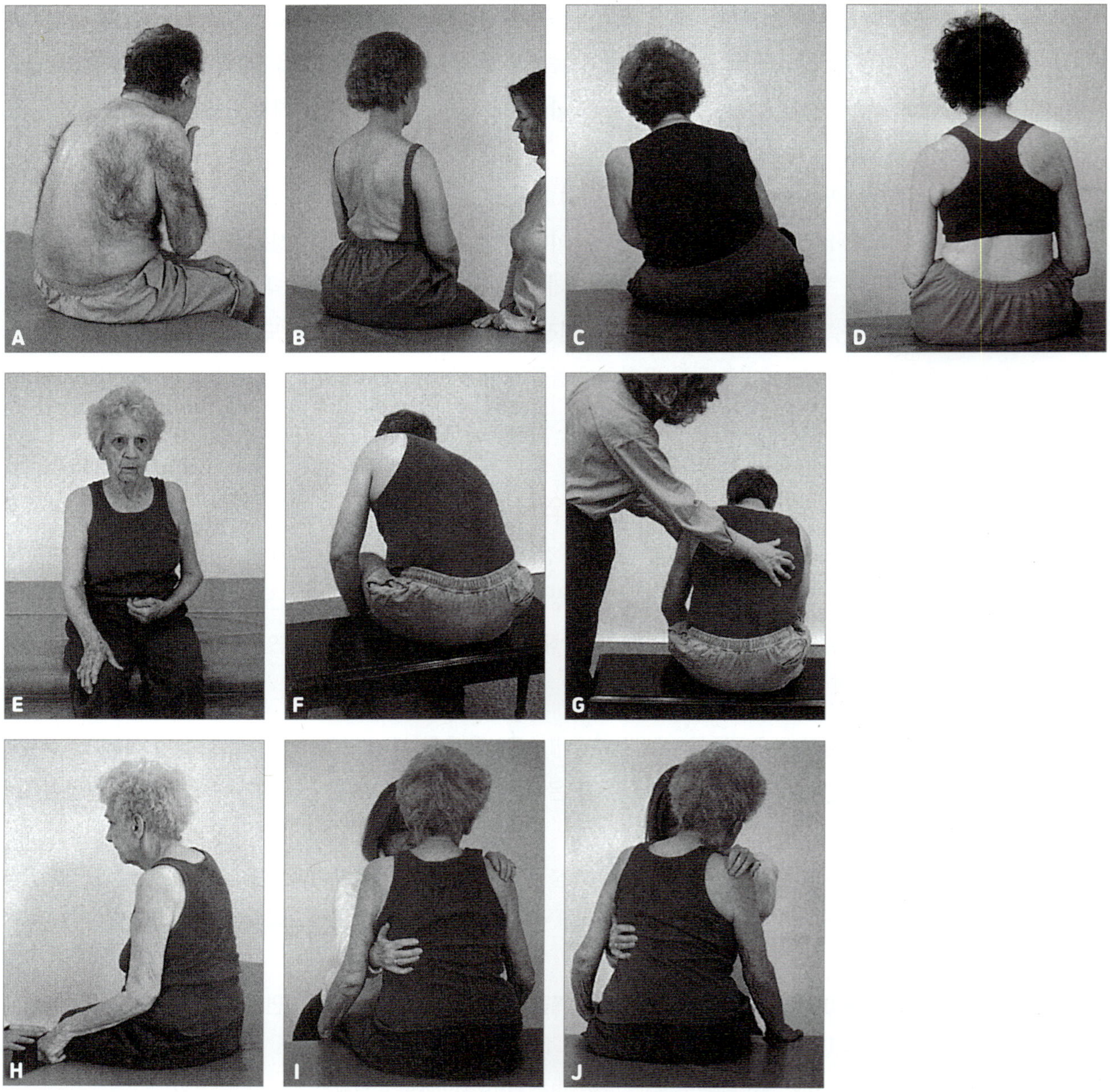

그림 5.16

(A) 과도한 몸통굽힘. **(B)** 과도한 허리폄. **(C)** 마비측 오른쪽 몸통이 짧아진 몸통 가쪽굽힘. 오른쪽 위몸통과 어깨의 앞돌림을 주목한다. **(D)** 마비측 오른쪽이 볼록해진(convexity) 몸통 가쪽굽힘. **(E)** 왼쪽 편마비 환자. 몸통 왼쪽이 뒤쪽으로 돌림된다. **(F)** 위몸통에서 시작된 앞쪽 체중이동 중에 마비측 왼쪽이 뒤쪽으로 돌림된다. **(G)** 대칭적으로 움직일 수 있도록 치료사는 몸통 정렬을 교정하고 있다. **(H~J)** 편마비 환자. **(H)** 편안하게 앉은 자세에서 마비측은 오른쪽에 비하여 상대적으로 뒤쪽돌림되어 있다. **(I)** 몸통을 대칭적으로 회복시키기 위해 손의 위치를 선택한다. **(J)** 치료사의 손은 환자가 오른쪽 방향으로 폄/돌림하도록 유도한다. 이러한 움직임은 마비측 가슴우리를 좀 더 전방에 위치하게 하고, 팽팽해진 연부조직을 신장시켜 척추와 가슴우리의 가동성을 증가시킨다. 이러한 중재로 몸통 자세는 더욱 대칭적으로 될 수 있다.

(muscle activation)의 비전형적인 패턴 그리고 불완전한 운동회복과 관련되어 나타날 수 있다. 이러한 결과는 시간이 경과할수록 뚜렷하고, 비정상적인 몸통 자세가 해결되지 않으면 더욱 심해진다. 중재의 초기 단계에는 비정상적인 자세이지만 정상적인 근육 길이와 관절가동 범위를 유지하고 있을 수 있다. 그러나 비정상적인 정렬이 지속되거나 환자가 선호하는 움직임 패턴의 반복 사용은 근육과 연부조직(soft tissue)의 구축(contracture)을 만들고 척추와 어깨띠, 엉덩이에서 관절가동 범위가 감소된다. 앉은 자세에서 척추, 가슴우리, 엉덩이 그리고 어깨가슴 관절(scapulothoracic joint)의 관절가동 범위 변화는 몸통 움직임을 제한한다. 또한 몸통의 운동 범위(range)와 질(quality)은 몸통과 엉덩이/다리 또는 어깨뼈/팔과 연결하는 근육/조직의 단축이나 구축에 따라 달라진다.

몸통의 정상 움직임은 자세, 정렬, 가동성에 기초한다. 그러므로 앉은 자세에서 움직임 재교육은 몸통 자세를 바르게 교정하고, 유지하는 것이다. 몸통 정렬을 어렵게 하는 문제가 관절가동 범위(range of motion)의 상실이 아닌 근육 약화에 있다면 움직임을 재교육하면서 정상 정렬을 회복시키고, 교정된 자세를 유지할 수 있도록 한다(**그림 5.16F, G**). 그러나 척추, 가슴우리, 궁둥뼈/엉덩이의 관절 제한(joint stiffness)이 있으면 몸통 자세를 완벽하게 교정하기 어렵다. 그렇지만 최선을 다해 몸통을 정렬하고, 바른 자세를 유지하게 해야 한다. 치료사는 척추와 가슴우리 가동성을 증가시키고, 팽팽해진 근육을 신장시키기 위해 몸통 움직임을 사용할 수 있다. 예를 들어, 마비측에서 뒤돌림된 환자의 가슴우리 위치를 비마비측으로 폄/돌림하여 교정할 수 있다(**그림 5.16H~J**). 앉은 자세에서 아래팔 체중지지와 척추 움직임으로 몸통, 엉덩이, 가슴우리의 길이와 가동성을 증가시킨다.

4) 체중지지에서 다리/엉덩이 움직임 조절 상실

양쪽 다리 체중지지는 앉은 자세에서 움직임 조절(movement control)과 자세 안정을 위해 중요하다. 앉은 자세에서 몸통 움직임은 다리에서 체중을 지지하는 근활성을 변화시킨다. 체중지지된 다리근육은 안정된 기저면을 유지하기 위해 활성되고, 늘어난 체중부하에 적응하여 근수축을 증가시킨다. 몸통 움직임을 보조하는 역할이다. 앉은 자세에서 몸통 움직임은 양쪽 다리에 체중이 균등하게 분배될 때에는 대칭적인 패턴을 유지하지만, 체중이 한쪽 다리에 지지되거나 신체가 한쪽 다리 위로 정렬되면 비대칭적인 패턴을 만든다.

앉은 자세에서 양쪽 다리에 대칭적인 체중부하는 앉은 자세에서 일어서기와 선 자세에서의 기능적 움직임에 중요하다. 한쪽 다리로 가쪽 체중이동은 앉은 자세에서 바로 누운 자세로 전환(transition)하는 움직임과 팔을 뻗는 움직임에서 나타난다. 그러므로 한쪽 다리로 체중이동을 조절하는 기능을 상실하면 앉은 자세에서 균형능력과 움직임이 불안정해지고, 다른 자세에서의 기능적 움직임에도 관련이 된다.

일부 환자에서 손상된 다리로 체중을 지지하지만 능동적으로 움직임을 조절하는 것은 어렵다. 이러한 문제는 일차적으로 아래몸통과 다리의 근약화로 인해 나타난다. 다리의 약화는 앉은 자세에서 다리를 벌림시킨다. 마비측으로 가쪽 체중이동을 하는 동안에 능동적으로 엉덩이와 다리를 고정시키지 못하면 다리는 모음된다(**그림 5.17A, B**). 마비된 다리의 체중부하는 엉덩이 또는 다리근육이 팽팽(tightness)해졌거나 무릎폄근, 발목관절 발바닥쪽굽힘근, 엉덩이근 과긴장 때문에 어려워진다(**그림 5.17C**). 촉각과 고유 수용성 감각 결손은 마비측 다리의 체중지지를 어렵게 한다. 마비측 다리로 체중지지가 어려우면 앞, 뒤와 가쪽 체중이동은 더 어려워진다. 앉은 자세에서 한쪽 다리 체중지지나 움직임을 조절 상실은 비전형적인 몸통 움직임의 원인이 된다. 또한 비전형적인 몸통 움직임은 몸통과 다리의 움직임 조절 문제가 혼합된 결과이기도 하다.

앉은 자세에서 다리 체중지지 조절을 회복시키는 것은 중재의 중요한 목표이다. 엉덩이 움직임 조절이 어려운 환자는 마비된 다리로 체중을 이동하고, 지지할 수 있을 때까지 정상적인 몸통 움직임이 어렵다. 다리 체중지지 재교육은 앉은 자세에서 몸통 움직임 중재의 한 부분으로 할 수 있고, 이때 치료사의 손 위치는 엉덩이 넓적다리뼈의 정렬을 조절하기 위한 것이다(**그림 5.17D**). 몸통 움직임을 중재하기 전에 다리를 바르게 정렬하여 체중지지를 가능하도록 해야 한다. 다리 체중지지를 위한 세부적인 내용과 중재는 8장에서 설명한다. 다리 체중지지 조절은 앉은 자세와 선 자세에서 아래팔 체중지지와 앉은 자세에서 일어서기를 하는 동안 훈련할 수 있고, 똑바로 누운 자세에서도 가능하다.

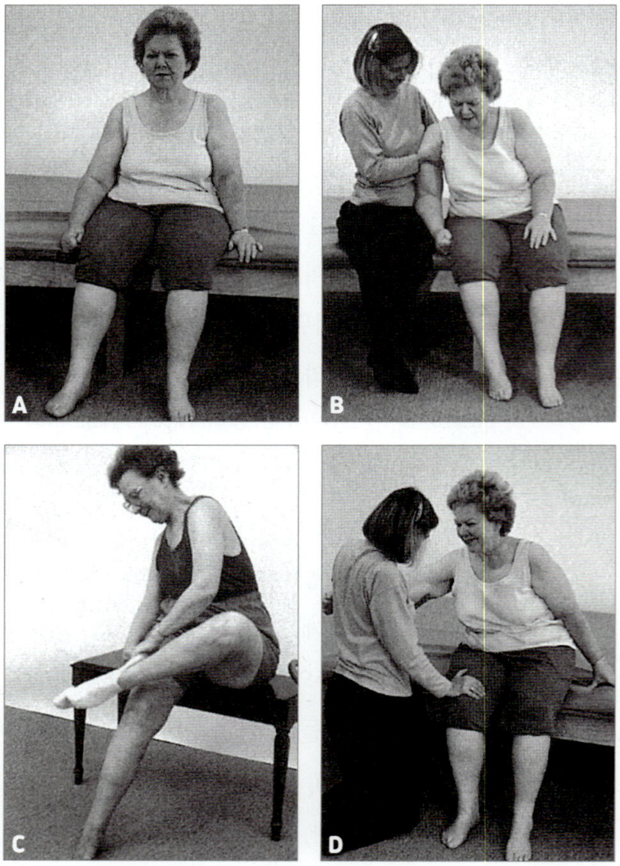

그림 5.17

(A) 앉은 자세에서 마비측 오른쪽 발이 바닥에 닿지 않고, 과도하게 벌림되어 있다. **(B)** 환자가 아래몸통에서 시작된 가쪽 체중이동을 오른쪽으로 하는 동안 오른쪽 발은 모음된다. 마비측 다리는 체중이동을 하는 동안 활성되지 않는다. **(C)** 오른쪽 다리의 평근 과긴장은 마비측 다리 체중지지를 방해한다. 스스로 균형을 유지하기 위해 위몸통을 가쪽/오른쪽으로 움직이고 있다. **(D)** 치료사의 왼쪽 손이 마비측 팔을 받쳐 주고, 환자가 오른쪽 엉덩이로 체중을 이동할 수 있도록 보조하는 동안 오른쪽 손은 환자의 넓적다리뼈가 벌림되는 것을 교정해 주어 발이 바닥에서 떨어지지 않도록 안정시킨다.

5) 과제수행을 위한 몸통 조절

이 장에서 설명하는 몸통 움직임은 앉은 자세에서 과제수행과 균형 유지를 위한 기능적 움직임이다. 앉은 자세에서 기능적인 움직임은 정상적인 패턴으로 몸통을 움직일 수 있어야 하고, 팔다리의 정상적인 움직임 패턴과 기능적으로 협응되어야 한다. 대부분의 환자는 몸통 움직임 조절 상실로 앉은 자세에서 안전한 과제수행이 어렵고, 비전형적인 패턴으로 움직인다. 몸통 움직임 조절을 회복한 환자도 비전형적인 패턴과 학습된 보상 움직임이 남아 있다. 보상 움직임은 팔다리와 몸통 움직임이 협응을 하지 않는다는 의미이고, '재교육'이라는 중재 행위와 기능적 움직임(일상생활동작)이 연계되지 않았다는 의미이다. 이러한 문제를 예방하기 위해서는 몸통 움직임 조절을 위한 중재와 일상생활의 기능적 움직임을 연계하여 재교육해야 한다. 앉은 자세에서 몸통 조절이 어려운 환자는 매트운동(mat exercise)에서 정상적인 패턴과 과제수행을 재교육할 수 있다.

4 앉은 자세에서의 비전형적인 몸통 움직임

손상은 비전형적인 움직임 패턴을 예측 가능하게 한다. 가장 일반적인 비전형적인 움직임은 다음에 설명한다. 비전형적인 움직임 패턴은 환자를 평가하는 과정에 확인할 수 있다. 치료사는 정상적인 몸통 패턴을 재교육하는 동안 몸통 정렬을 유지하고, 비전형적인 움직임을 차단한다.

1) 앞, 뒤 움직임의 비대칭적 수행

앞, 뒤 움직임은 몸의 양쪽(two side of the body)에서 동시에 나타나는 몸통의 대칭적 움직임이다. 앞, 뒤 움직임이 비대칭이면 움직임 패턴은 비전형적이고, 부적절한 움직임이다. 앞, 뒤 움직임의 비대칭은 두 가지 패턴으로 나타난다.

(1) 가쪽굽힘 비대칭

가쪽굽힘 비대칭은 앞, 뒤 움직임을 하는 동안 마비측이 오목한 C자형 척추 만곡으로 나타난다. 이때 가장 뚜렷한 비대칭은 몸통의 양쪽 길이에서 나타난다(**그림 5.18A**). 또한 반대 패턴(reverse pattern)도 흔하다. 몸통이 마비측으로 볼록하게 되어 가쪽굽힘되면 마비측 몸통이 길어진다(**그림 5.18B**).

(2) 돌림 비대칭

돌림 비대칭은 몸통이 앞, 뒤 움직임을 하는 동안 흔하게 관찰되는 또 다른 움직임 패턴이다. 몸통이 앞으로 움직이지만 마비측 왼쪽은 뒤쪽에 남아있다(**그림 5.18C, D**). 비마비측이 앞으로 돌림되어 몸통 비대칭이 된다.

2) 가쪽 움직임의 비전형적인 수행

위몸통과 아래몸통에서 시작된 가쪽 체중이동은 양쪽 몸통이 비대칭된다. 척추의 가쪽굽힘, 양쪽 어깨 높이의 변화, 양쪽 가슴우리 길이의 변화, 다리에서의 적절한 체중지지 패턴은 가쪽 체중이동을 평가하는 기준이다. 비전형적인 움직임은 적절한 몸통 가쪽굽힘 패턴이 없고, 비정상적인 마비측 다리의 체중지지에서 가쪽 체중이동이 일어날 때 나타난다.

위몸통이나 아래몸통에서 가쪽 체중이동을 하여도 척추가 굽힘되지 않는 곧은 척추(straight spine)가 나타난다. 몸통은 가쪽으로 움직이지만 척추는 곧은 상태로 남아 있고, 가슴우리 양쪽 길이의 변화가 없다. 위몸통에서 시작된 움직임 패턴에서 곧은 척추는 엉덩이를 매트에서 들어 올린다(**그림 5.18E, F**).

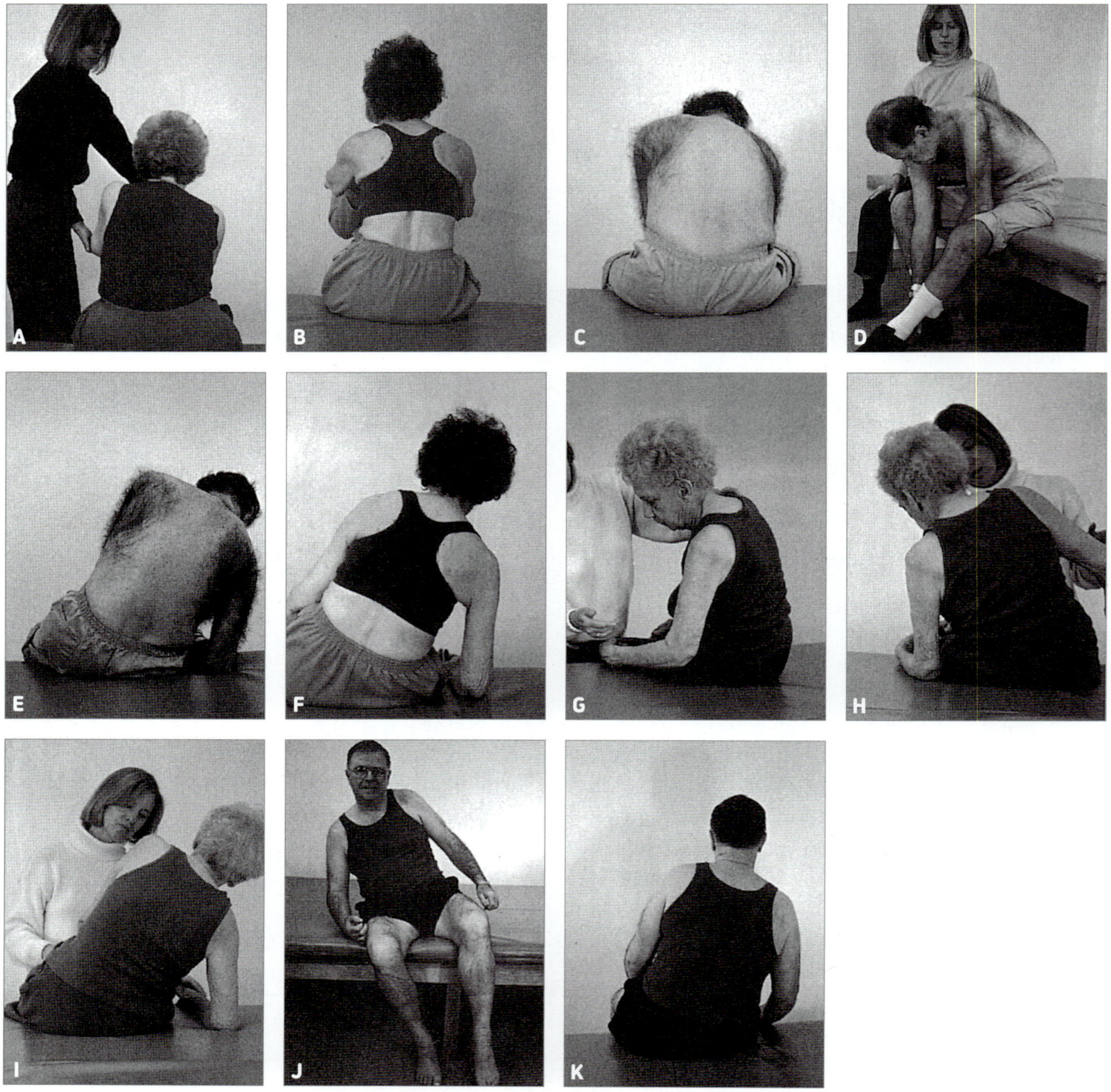

그림 5.18

(A) 마비측 몸통이 짧아진 오른쪽 편마비 환자. 다리에서 시작된 체중이동을 앞쪽으로 수행하는 동안 환자의 손을 보조해 주고 있다. 척추가 가쪽으로 굽힘되고, 양쪽 어깨의 높이에 차이가 있는 것을 주목한다. 양쪽 엉덩이에 차이가 있는 것은 척추의 비대칭이 크다는 것을 의미한다. **(B)** 위몸통에서 시작된 앞쪽 체중이동 중에 마비측 오른쪽 몸통이 볼록해지면서 가쪽굽힘 비대칭이 나타난다. 엉덩이의 오른쪽 기울임 정도를 확인한다. **(C & D)** 돌림 비대칭, 왼쪽 편마비 환자. **(C)** 환자가 위몸통에서 시작된 앞쪽 체중이동을 수행하고 있다. 왼쪽 어깨띠와 가슴우리, 엉덩이가 오른쪽만큼 앞쪽이나 아래 방향으로 움직이지 못하는 것을 주목한다. **(D)** 옆에서 보면 신체 왼쪽면이 뒤쪽으로 돌림되어 있음을 알 수 있다. **(E)** 비마비측으로 위몸통에서 시작된 가쪽 체중이동 중에 척추의 가쪽굽힘 감소. 환자는 스스로 비마비측으로 움직일 수 있다. 몸통이 가쪽굽힘 없이 앞쪽굽힘만 되어 있는 것을 주목한다. 왼쪽 엉덩이가 매트에서 올려지고, 가슴우리의 양쪽이 같은 길이를 보인다. **(F)** 환자는 마비측으로 위몸통에서 시작된 체중이동을 수행하고 있다. 환자의 몸통이 이전 그림에서의 환자보다 더욱 폄되어 있지만 몸통 가쪽굽힘의 감소는 동일하게 나타난다. **(G)** 왼쪽 편마비 환자. 환자가 마비측 어깨띠를 가쪽굽힘하여 움직이는 동안 위몸통과 가슴우리 뒤쪽으로 돌림되기 시작한다. 환자의 오른쪽 어깨 위에 있는 손이 왼쪽 어깨의 뒤쪽 움직임을 조절하고 있다. **(H)** 마비측 팔을 매트로 뻗는 동안 몸통은 왼쪽으로 적절하게 짧아지지만 부적절하게 뒤쪽으로 돌림된다. **(I)** 이 환자가 오른쪽으로 똑같은 움직임을 수행하는 동안 마비측 어깨와 위몸통이 앞으로 돌림된다. **(J)** 환자는 골반에서 움직임을 시작하기보다는 위몸통을 과도하게 오른쪽으로 움직이고 있다. 이 결과 마비측 오른쪽 어깨가 왼쪽보다 낮아지며 체중을 지지하는 쪽이 적절하게 신장되지 못한다. 환자가 오른쪽 다리로 체중을 지지하고 있는 것처럼 보이지만 오른쪽 발바닥이 지면에 확실히 접촉되어 있지 않으며 환자의 몸통이 오른쪽으로 기울어지는 것만큼 위척추가 몸 안쪽으로 움직이고 있다. **(K)** 뒤에서 보면 척추의 가쪽굽힘 없이 위몸통이 옆으로 움직이고 있는 것을 볼 수 있다. 왼쪽 엉덩이가 얼마나 올라가 있는지 확인한다.

가쪽 체중이동 중에 마비측의 부적절한 돌림이 나타난다. 비전형적인 움직임에서 가쪽 체중이동은 직선보다는 돌림된 움직임이다. 가쪽 움직임이 일어나는 동안에 마비측은 앞이나 뒤로 돌림된다. 대체로 몸통이 마비측으로 움직일 때는 뒤쪽으로, 반대쪽으로 움직일 때는 앞으로 돌림된다. 마비측 위몸통이 앞이나 뒤로 움직이기 때문에 나타나는 비전형적 움직임이다. 척추의 가쪽굽힘 정도는 돌림과 체중이동의 정도에 비례한다(**그림 5.18G~I**). 아래몸통에서 시작된 가쪽 체중이동 중에 나타나는 위몸통의 과도한 가쪽 움직임은 흔한 비전형적 움직임이다(**그림 5.18J, K**).

이러한 패턴은 움직임을 엉덩이가 아니라 머리나 어깨로 시작한다. 언뜻 보기에는 정상적이다. 머리와 위몸통은 한쪽 엉덩이 위에서 일직선으로 정렬되고 반대쪽 엉덩이는 매트에서 들어올려진다. 그러나 몸통을 정확히 평가하면 척추, 가슴우리 및 어깨띠의 정렬이 바르지 않다. 아래몸통에서 시작된 가쪽 움직임에서 체중을 지지하는 쪽의 어깨는 반대쪽 어깨보다 낮다(**그림 5.18E~K**).

5 평가지침

앉은 자세에서 몸통 평가는 자세와 움직임 조절 그리고 움직임 조절에 영향을 미치는 문제 등이 포함된다. 다음에 기술된 질문은 몸통 평가를 위한 준비에 도움이 될 것이다. 평가 과정에 대한 일반적인 내용과 목표 설정(goal setting)은 3장에서 설명하였다.

글상자 5.1 평가

I. 몸통 자세를 기록한다. 척추와 가슴우리 자세, 체중지지, 다리 자세 등을 기록한다. 움직임을 시작하기 직전에 이러한 자세를 변화시키는지 확인한다.

II. 정상적인 몸통 움직임을 재교육하는 동안 어떤 움직임이 나타나는지 기록한다. 정상적인 움직임, 비정상적인 움직임, 할 수 없는 움직임을 기록한다. 이러한 움직임 중에 관찰되는 비대칭과 문제점을 기록한다. 손상과 움직임 문제의 관계를 기록한다.

III. 치료사가 정렬을 변화시키고 움직임을 보조할 때 나타나는 움직임을 기록한다. 치료사 손의 위치를 기록한다. 비대칭을 교정하면 개선되는 움직임과 문제를 기록한다. 치료사의 중재에 반응하지 않는 문제점과 움직임을 기록한다. 치료사는 문제점을 어떻게 해결하고, 몸통 자세 향상과 움직임 조절을 위한 중재 방법을 기록한다.

6 중재 목표

1) 기능적 목표

앉은 자세에서 몸통 움직임 재교육은 다음과 같은 기능적 목표가 포함된다.

1. 앉은 자세를 편하게 유지하고, 기능적으로 몸통을 움직인다.
2. 균형을 회복하고 유지하기 위하여 자동적으로 몸통을 움직인다.
3. 앉은 자세에서 일어서기, 바로 누운 자세에서 일어나 앉기의 몸통과 팔다리 협응 훈련은 앉은 자세에서 과제수행 준비이다.

2) 중재 목표와 방법

앉은 자세에서 몸통 중재는 기능적 목표를 달성하기 위해 움직임 재교육 방법과 움직임을 방해하는 문제를 해결하는 방법을 모두 포함한다. 이 파트에서는 문제점을 교정하고 정해진 목표를 달성하기 위해 치료사가 손을 어떻게 사용하는지 보여준다. 여러 가지 제한 때문에 각각의 중재 방법이 어떻게 모든 몸통 움직임을 만들어 내는지 설명하기 어렵지만, 최대한 여러 가지 움직임을 설명하고 충분한 정보를 포함시키려고 노력하였다. 앉은 자세에서 몸통 문제가 다른 자세에서 움직임 문제와 어떻게 연결되는지 또한 다른 자세에서 중재가 앉은 자세에서 몸통 움직임 조절을 어떻게 향상시키는지 설명하였다. 이와 같은 중재 목표와 방법은 이어지는 모든 장에도 포함된다.

중재 목표: 앉은 자세에서 정상적인 몸통 움직임 재교육

다음은 앉은 자세에서 몸통 움직임 재교육을 위한 다양한 중재 방법을 설명하였다. 이러한 중재 방법은 몸통이 움직이는 동안 마비측 자세를 교정하고, 몸통 대칭성을 회복하여 정렬을 유지하도록 설계하였다. 또한 움직임의 시작과 체중이동을 재교육하고, 자세 비대칭과 비전형적 움직임을 예방한다. 환자의 손상과 움직임을 기초로 손 위치와 중재 방법을 결정해야 한다. 이에 몸통 조절을 위한 손 위치는 사례를 들어 설명하였다.

중재 방법: 가슴우리 또는 가슴우리와 엉덩이 잡기를 이용한 몸통 움직임을 재교육한다. 환자의 몸통 또는 몸통과 엉덩이에 손을 두는 것은 환자의 몸통 움직임을 가장 직접적으로 조절하는 방법이다. 양손을 모두 환자의 몸통이나 엉덩이에 놓을 수 있고, 한 손은 엉덩이 위에 놓고 다른 손은 반대쪽 가슴우리 위에 놓는 등 다양하게 손 위치를 사용할 수 있다. 이러한 손 위치는 아래몸통에서 시작된 체중이동을 재교육하는 목적으로 사용하지만, 마비측 팔 보조나 위몸통 조절이 어려워도 위몸통에서 시작된 움직임 훈련을 위해 적용할 수 있다 (**그림 5.19**).

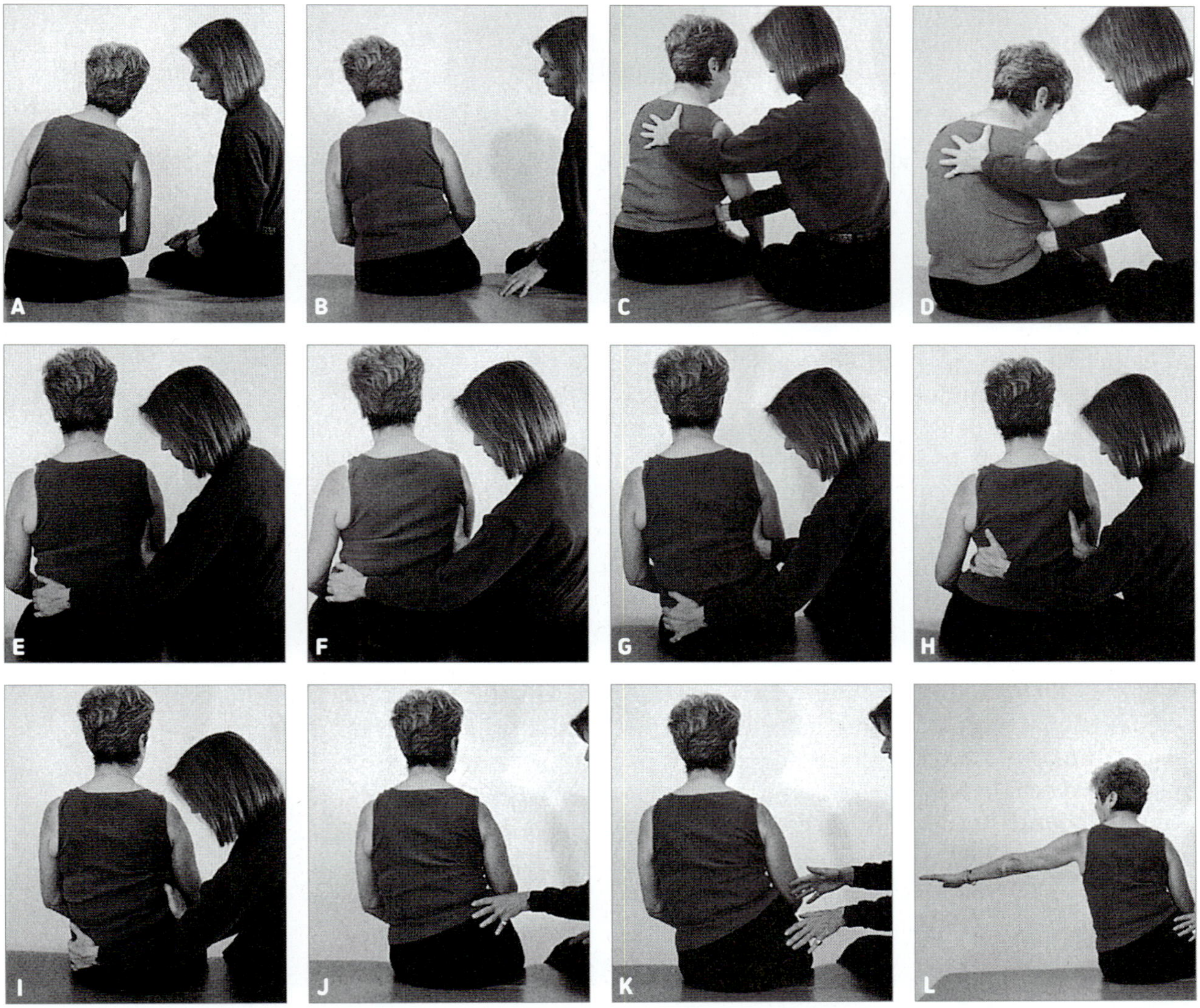

그림 5.19

(**A & B**) 오른쪽 편마비 환자. 환자는 아래몸통에서 시작된 가쪽 움직임을 수행하는 동안 과도하게 위몸통이 흔들리는 비전형적인 움직임 패턴이 나타난다. 환자의 몸통 움직임 패턴은 양쪽 움직임에서 적합한 가쪽굽힘을 보이지 않는다. 앞, 뒤 움직임이 불안정하다. (**C**) 아래몸통에서 시작된 앞, 뒤 움직임을 재교육하기 위해서 손을 몸통 앞면과 뒷면에 놓는다. 두 손이 환자의 몸통을 가볍게 누르면서 앞면과 뒷면에서 보조한다. (**D**) 뒤쪽 체중이동을 위해 가슴우리 앞에 위치한 오른손으로 아래몸통과 엉덩이를 후방으로 움직인다. 왼손은 몸통의 뒷면을 지지해 준다. 아래몸통을 뒤로 움직이는 동안 왼손으로 누르는 압력은 위몸통이 과도하게 뒤로 움직이지 않게 하고, 등뼈를 앞쪽, 아래쪽으로 압력을 전달함으로써 위몸통의 굽힘을 촉진시킨다. 앞쪽굽힘을 위해서 손의 위치를 변경해야 한다. 오른손은 환자의 가슴 앞으로 움직이고 왼쪽 손은 허리 위에 놓는다. 움직임을 시작하기 위하여 왼쪽 손으로 전방 움직임을 유도한다. 치료사의 오른손은 위몸통을 위쪽으로 지지(upward support)하여 몸통의 과도한 굽힘을 방지한다. (**E**) 아래몸통에서 시작된 가쪽 움직임 동안 몸통을 조절하기 위해서 가슴우리/엉덩이를 선택적으로 잡는다. 오른손을 환자의 오른쪽 몸통/가슴우리 위에 올려놓는다. 왼손은 환자의 엉덩이 왼쪽에 놓는다[엄지손가락은 엉덩뼈능선(iliac crest) 위에 손가락 끝은 위앞엉덩뼈가시(ASIS) 근처에 올려놓는다]. 치료사는 몸통을 정렬하고 균형을 유지한다. (**F**) 마비측으로 가쪽 체중이동을 하는 동안 치료사의 손은 몸통의 중간부위를 오른쪽으로 움직인다. 치료사의 오른손으로 가슴우리를 오른쪽 위로 들어올려 오른쪽 엉덩이 위에 정렬하여 유지하고, 왼손은 환자의 왼쪽 엉덩이를 위로 들어올리고, 아래몸통과 엉덩이를 오른쪽으로 움직인다. 환자가 오른쪽 엉덩이로 완전하게 체중이동을 마쳤을 때, 치료사의 왼손은 체중부하 감각을 증가시키기 위해 왼쪽 골반의 끝부분에서부터 오른쪽 엉덩이 아래 대각선 방향으로 압력을 가한다. (**G**) 왼쪽으로 체중이동을 시키기 위해 똑같은 손 위치를 사용한다. 이 그림에서 양손은 왼쪽 엉덩이 위로 몸통을 가쪽으로 움직이고 있다. 오른손은 오른쪽 가슴우리를 왼쪽으로 밀면서 움직임을 시작한다. 몸통이 움직이기 시작하는 동안 오른손은 환자의 오른쪽 가슴뼈를 잡고, 척추를 통해 왼쪽 엉덩이로 대각선쪽으로 힘을 아래방향으로 가한다. 왼손은 엉덩이의 왼쪽 부위를 아래방향으로 움직이고, 왼쪽 엉덩관절의 아래방향으로 압력을 가한다. (**H**) 교대로 손을 바꾼다. 양손을 가슴우리 위에 둔다. 환자가 독립적으로 엉덩이 움직임을 수행할 수 있을 때, 이러한 손잡기는 척추와 가슴우리의 가쪽굽힘을 증가시킨다. (**I**) 두 번째, 손 위치 교대는 엉덩이의 양쪽 측면의 체중이동을 훈련시키기 위해서 사용한다. 이러한 손 위치는 엉덩이 움직임에 최대의 감각(in-put)을 제공하지만 몸통 조절을 제공하지는 못한다. 또한 이러한 엉덩이 잡기는 앞, 뒤로 움직이는 동안에 사용될 수 있다. (**J~L**) 이러한 일련의 중재는 이전 그림에서 사용된 도수 중재 방법부터 그 과정을 설명한다. (**J**) 보조를 줄여서 재교육을 시작한다. 환자가 자신의 몸통 움직임을 조절하는 동안 엉덩이 움직임을 보조한다. (**K**) 환자가 독립적으로 움직임을 시작한다. 치료사의 손은 독립적으로 훈련하는 동안 가까이 둔다. 만약 움직임의 질이 저하되면 손을 몸통/엉덩이 위에 다시 위치시킬 수 있다. (**L**) 환자는 왼손으로 뻗는 움직임을 체중이동과 조화시켜 훈련한다. 이러한 조화로운 움직임은 다른 모든 몸통의 움직임에서도 나타날 수 있다.

중재 방법: 몸통 움직임 동안 마비측 팔을 보조한다. 어깨관절 아탈구(shoulder subluxation)나 위몸통 폄 조절이 어려운 환자는 마비측 팔을 보조해야 한다. 손상된 팔을 보조하면서 몸통을 조절하는 것이다(**그림 5.20A~K**). 또한 팔 지지는 어깨관절 아탈구 유무에 관계 없이 위몸통굽힘이 과도하거나 몸통폄이 어려운 환

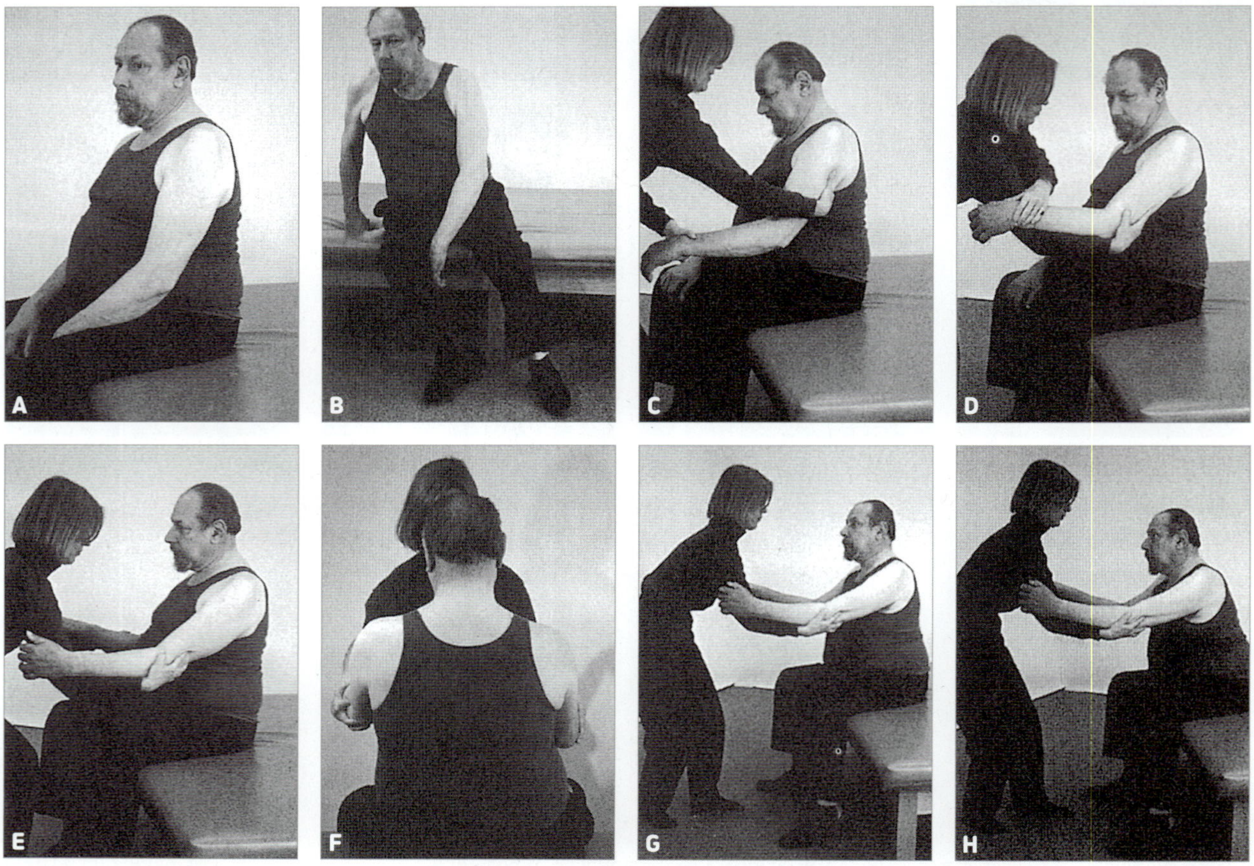

그림 5.20

왼쪽 편마비 환자. (**A**) 휴식 동안 마비측 왼쪽 어깨가 아래방향 아탈구되어 있다. (**B**) 몸통을 움직이는 동안 왼쪽 팔은 조절되지 못하고, 매달려 있다. 이완된 팔의 무게는 어깨관절을 잡아당기게 되어 어깨뼈가 부정렬되고, 어깨관절이 불안정해진다. 무거운 왼쪽 팔이 왼쪽 위몸통을 얼마나 앞으로 잡아당기고 있는지 주목한다. 몸통을 중재하는 동안 치료사는 마비측 팔을 지지할 것이다. 이러한 손의 위치는 견인(traction)과 통증으로부터 어깨관절을 보호하고 몸통에 작용하는 마비측 팔의 무게를 제거함으로써 몸통 대칭성을 증가시키기 위한 것이다. (**C**) 겨드랑이(axillary) 잡기를 사용하여 마비측 팔을 들어올린다. 치료사의 손은 환자의 액와에서 위팔뼈를 들어올려 어깨뼈오목(fossa)에 넣고 위팔뼈를 안쪽돌림된 자세에서 중립 자세로 돌림시킨다. 손목에 위치한 치료사의 손은 어깨와 아래팔의 정렬을 맞춘다. 양쪽 팔로 환자의 팔 무게를 보조해 주고 팔을 앞으로 뻗게 한다. 환자의 어깨뼈를 적절하게 돌림시킬 수 없기 때문에 팔을 60~70° 이상 앞으로 굽힘시키는 것을 피해야 한다. (**D**) 치료사는 아래팔을 사용하여 환자의 아래팔을 가볍게 흔들며 손을 환자의 겨드랑에서 위팔뼈 먼쪽부위와 팔꿈치로 미끄러지며 이동시킨다. 치료사의 다른 손은 환자의 손목과 손에 대한 조절을 계속한다. (**E**) 환자의 마비측 손은 치료사의 손 위에 놓는다. 치료사는 오른쪽 팔과 손을 사용하여 환자의 마비측 팔을 조절할 수 있다. 환자는 비마비측 팔을 치료사의 팔 위에 비슷한 자세로 두고, 치료사는 오른쪽 손으로 환자의 왼쪽 아래팔/팔꿈치를 보조해 준다. (**F**) 치료사는 환자의 팔을 몸통에 가까이 놓고 감싸며 치료사의 양손 사이에 있는 환자의 위몸통을 고정시킨다. (**G**) 몸통의 움직임을 위해, 치료사는 환자의 몸통과 대칭되도록 자세를 조절한다. 그림에서 치료사는 아래몸통에서 시작된 앞쪽으로 체중이동을 준비하고 있다. 환자가 치료사를 향하여 앞으로 움직이는 동안 치료사는 체중을 오른쪽 발 위, 뒤쪽으로 이동하기 위해서 왼쪽 발을 앞으로 내딛은 자세를 취한다. (**H**) 치료사는 환자의 위몸통을 자신의 앞으로 당기면서 아래몸통에서 시작된 앞쪽으로 체중이동을 요구한다. 환자의 몸통을 앞으로 이동시키면서 몸통폄을 유지하기 위해 환자의 팔을 위로 들어 올린다. 환자가 앞으로 움직이는 동안 치료사는 환자와의 거리를 일정하게 유지하고, 어떻게 체중을 오른쪽 다리로 이동시키고 있는지 주목한다. 치료사가 뒤로 이동하지 않는다면 환자와 치료사의 거리가 너무 가까워져서 움직임을 완성하지 못할 것이다. 이러한 잡기(grip)로 아래몸통에서 시작된 가쪽 체중이동을 재교육하기 위해서 환자가 왼쪽으로 움직일 때 치료사는 오른발 위로 체중이동을 한다.

자에게 필요한 중재 방법이다. 위몸통과 팔 무게 때문에 위에 설명된 방법이 어려우면 위치를 변경(alternate version)하여 적용할 수 있다(**그림 5.20L~P**).

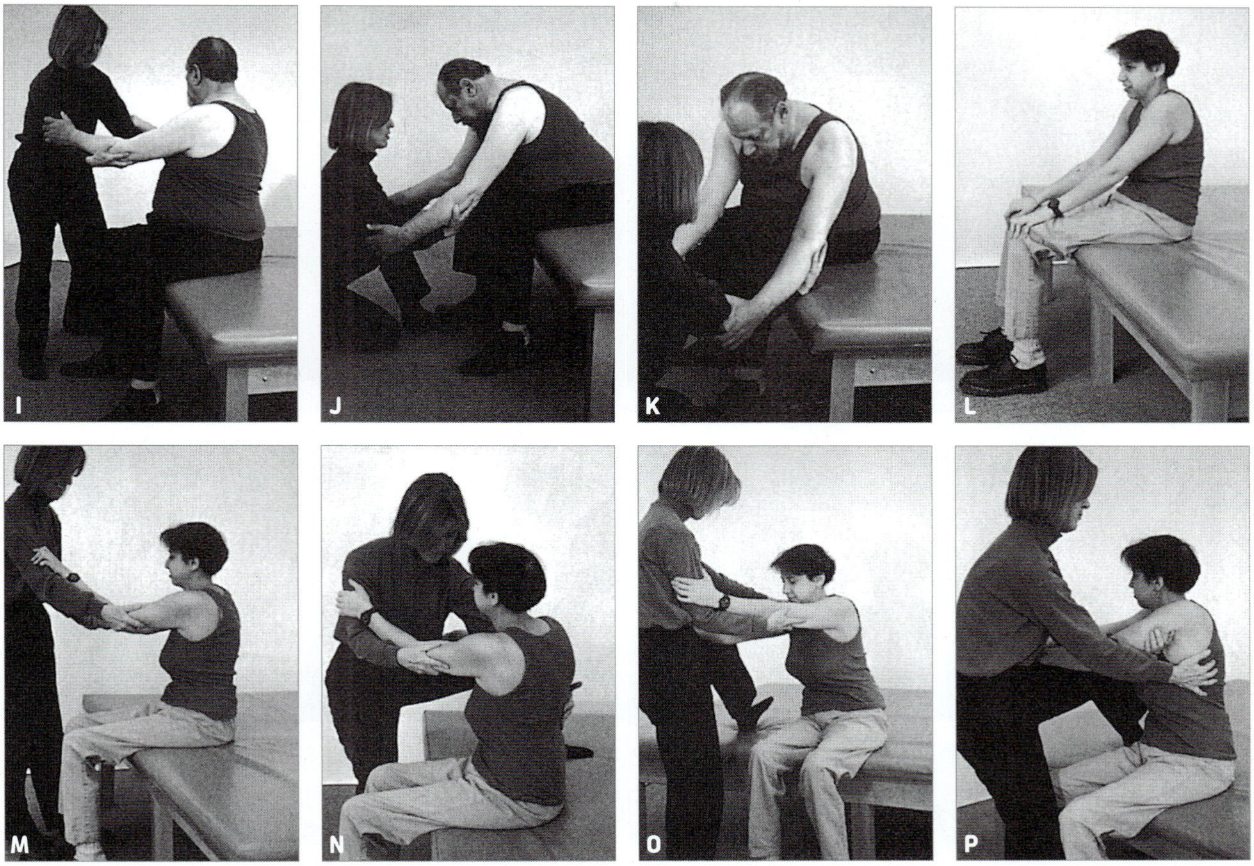

그림 5.20 (계속)

(I) 몸통 움직임을 재교육하는 동안 몸통 잡기를 유지한다. 이 자세에서 오른쪽으로 폄/돌림하는 것을 가르친다. 오른손은 환자의 왼쪽 몸통과 팔을 앞으로 돌림시킨다. 이와 동시에 왼손으로 환자의 오른쪽 팔을 보조해 주고, 몸통을 뒤로 움직이도록 유도한다. 움직임을 유도하는 동안 치료사는 왼쪽으로 한 걸음 이동한다. 이 과정에서 치료사는 몸통과 팔을 자신의 양쪽 발 위에 유지되도록 한다. 치료사의 몸통 자세가 환자의 몸통 자세를 변화시킬 수 있도록 하기 위해 환자와 바르게 마주하고 있어야 한다. **(J)** 위몸통에서 시작된 앞쪽 체중이동을 하기 위해 치료사가 몸을 바닥에 가깝게 낮춘다. 치료사는 왼쪽 발을 전방에 놓고 반무릎(kneeling) 자세를 한다. 환자 몸통이 앞으로 움직이는 동안 치료사는 체중을 뒤로 옮겨 오른쪽 발 위에 앉는다. 환자를 다시 뒤로 이동하기 위해 치료사는 오른쪽 엉덩관절을 펴고, 굽힘된 왼쪽 다리 위 앞으로 이동한다. **(K)** 치료사는 위몸통에서 시작된 굽힘/돌림을 보조한다. 몸통굽힘을 시작하기 전에 치료사가 오른쪽으로 다리를 얼마나 움직이고 있는지를 주목한다. **(L)** 환자는 몸통을 굽힘시킨 자세로 앉아 있다. **(M)** 이전 그림처럼 환자의 마비측 손을 치료사 오른쪽 손으로 보조하고 있다. **(N)** 환자의 몸통을 오른쪽으로 돌린다. 치료사는 매트 위의 왼쪽 발을 환자의 오른쪽 다리 가까이 두고, 왼손은 환자의 몸통/가슴우리에 둔다. 치료사의 왼쪽 넓적다리에 환자의 오른쪽 팔/손을 올려 놓는다. 치료사의 다리를 매트 위에 얹음으로써 치료사는 다리를 사용하여 환자의 몸통/팔 체중을 지지해 줄 수 있다. **(O)** 환자의 몸을 치료사 쪽으로 기울이도록 한다. 이처럼 환자의 대각선 방향 체중이동은 척추폄을 증가시킨다. 환자가 앞으로 움직이는 동안 치료사는 무게중심을 오른쪽 발 위로 이동한다. 환자는 뒤로 체중이동/몸통굽힘, 앞으로 체중이동/몸통을 폄시키는 것을 반복한다. 치료사는 오른발을 매트 가까이로 이동하여 환자의 몸통을 돌림시키고, 이를 반복한다. **(P)** 손 위치 변경(alternate hand placement). 환자의 마비된 쪽 팔을 치료사 다리 위에 올려놓는다. 치료사는 왼손으로 어깨관절을 지지해 준다. 오른손은 가슴우리를 앞으로 돌림시키고, 몸통이 폄되도록 한다. 이러한 손 위치(hand placement)는 몸통과 팔을 보조하고, 움직임 재교육을 쉽게 한다.

중재 방법: 위몸통/가슴우리 잡기에서 몸통 움직임을 재교육한다. 위몸통/가슴우리 잡기는 환자의 위몸통과 가슴우리를 조절하고, 몸통의 돌림/가쪽굽힘으로 인한 비대칭을 교정할 수 있다. 이 방법으로는 엉덩이를 직접 조절하는 것이 아니어서 엉덩이나 다리 움직임에 미치는 영향은 적다(**그림 5.21**).

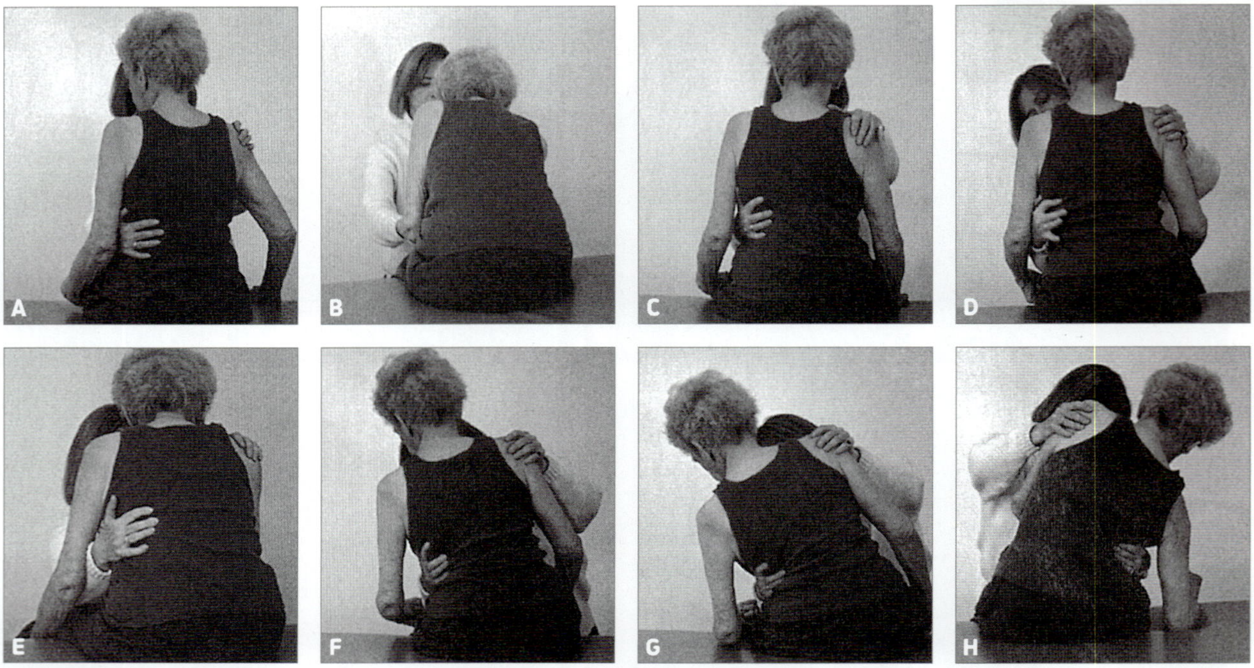

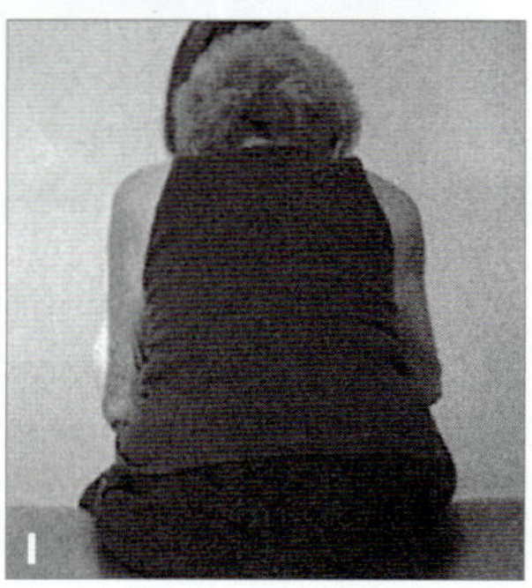

그림 5.21

왼쪽 편마비 환자. (**A**) 중재 전 환자의 몸통 자세. 마비된 왼쪽 어깨와 가슴우리가 뒤로 돌림되어 있다. 치료사가 몸통을 보조하고 있지만 자세 정렬을 교정하지는 않고 있다. (**B**) 환자는 위몸통에서 시작하여 앞쪽으로 체중을 이동하고 있다. 이러한 움직임 동안 왼쪽 몸통이 뒤로 돌림되어 있다. (**C**) 첫째로, 치료사는 왼쪽 몸통이 뒤로 돌림된 것을 교정하기 위해 손을 사용한다. 왼손이 위몸통을 뒤로 움직이는 동안 오른손은 가슴우리의 마비된 쪽을 앞으로 돌림시킨다. 양손은 똑같은 힘을 주고 있고, 힘의 방향은 서로 반대이지만 같은 속력으로 같은 거리를 움직인다. 그 결과 몸통 위치가 대칭적이 된다. (**D**) 환자의 몸통 움직임을 교정하는 동안 몸통 보조를 유지한다. 이 그림에서 환자는 아래몸통에서 시작하여 앞쪽으로 체중을 이동하고 있다. 치료사는 몸통폄을 활성시키기 위해 손을 사용한다. 몸통이 앞으로 움직이는 동안 왼손은 환자의 오른쪽 어깨의 전면을 위, 아래로 움직이고, 어깨뼈를 모음시키고 있다. 오른손은 환자의 허리를 폄시키기 위해서 가슴우리의 후면을 아래로 가볍게 누른다. 뒤쪽 체중이동을 돕기 위해서 치료사는 몸통굽힘 없이 척추를 움직이기 위해서 환자의 가슴우리 앞면에 대하여 오른쪽 손바닥을 사용한다. 이와 동시에 오른쪽 어깨뼈벌림과 위몸통을 굽히도록 신호를 준다. (**E**) 위몸통에서 시작하여 앞쪽으로 체중을 이동하는 동안 손 위치는 똑같지만 손의 신호(중재 목적)는 다르다. 이 그림에서 양손은 환자의 몸통을 굽힘시킨 자세로 유지하면서 몸을 앞으로 유도하고 있다. 치료사는 몸통을 대칭적으로 유지시키고, 마비측이 뒤로 돌림되는 것을 방지한다. (**F** & **G**) 위몸통에서 시작된 왼쪽으로의 체중이동을 보조하고 있다. 환자의 마비측 가슴우리를 감싸고, 가슴뼈에 대해 안쪽, 아래로 압력을 전달하기 위해서 오른손을 사용한다. 왼손은 환자의 어깨띠를 왼쪽으로 유도하고 있다. 환자의 움직임이 완성되는 동안 오른손이 전달하는 신호를 확인할 수 있다. 치료사는 원래의 자세로 움직임을 시작하기 위해 왼손을 사용할 것이다. 필요하다면 오른손으로 환자의 마비측을 들어 올릴 수 있다. (**H**) 반대쪽으로 몸통을 움직이는 것은 손의 위치를 바꾸면 쉬워진다. 오른손은 위몸통의 움직임을 조절하고 있으며 왼손은 가슴우리의 적절한 움직임을 유도하고 있다. (**I**) 중재 후 독립적으로 움직인다. 중재의 결과로 나타난 가슴우리와 어깨의 대칭을 주목한다.

중재 방법: 겨드랑이/가슴우리 잡기에서 마비측 움직임을 조절한다. 겨드랑이(axillary)와 가슴우리 잡기는 마비측 움직임을 조절하기에 적절하다(**그림 5.22**).

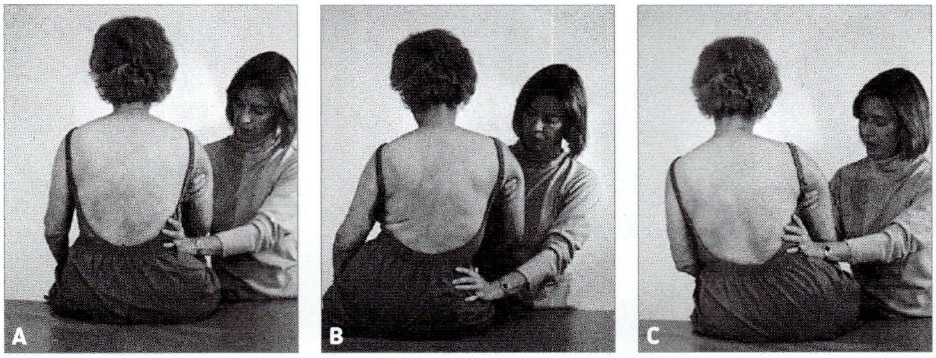

그림 5.22

오른쪽 편마비 환자. **(A)** 환자의 정면에서 환자의 마비측 어깨를 보조하며 들어 올리기 위해 마비측 팔 아래에 오른손을 둔다. 왼손은 마비측 가슴우리나 엉덩이에 둔다. **(B)** 마비측으로 아래몸통에서 시작된 가쪽 체중이동을 하는 동안 오른손으로 마비측 어깨를 들어올리고 왼손으로 마비측 엉덩이를 내림시킨다. 양손이 어떻게 움직이는지 주목한다. 몸통 왼쪽에 생긴 주름은 마비측이 적당하게 신장되었음을 알려 준다. **(C)** 비마비측 엉덩이로 체중을 이동한다. 왼손으로 오른쪽 가슴우리를 감싸며 왼쪽으로 몸통을 움직여 준다. 체중이동 과정에서 엉덩이 체중이동을 위해서 오른쪽 가슴우리에서 왼쪽 엉덩이로 대각선 방향으로 신호를 전달한다.

중재 방법: 협력 중재. 치료사 한 명이 몸통 움직임을 재교육하면서 몸통 정렬을 지속적으로 유지하는 것은 어렵다. 특히 급성기 환자는 마비측이 이완성(floppy)이거나 근력이 약하기 때문에 더욱 어렵다. 또한 비전형적인 움직임 패턴에 익숙한 환자에게 새로운 움직임 패턴을 훈련시키기 위해서는 비전형적인 움직임 패턴을 억제해야 한다. 이때 두 명의 치료사가 협력하면 정상 움직임 재교육, 비전형적인 움직임 억제, 몸통이나 팔다리 보조 등이 쉬워진다. 두 명의 치료사가 함께 할 때는 서로의 역할이 잘 분담되고, 조화를 이루어야 한다. 한 치료사가 환자를 중재하는 동안 다른 치료사는 이를 주의 깊게 보면서 보조하는 것이 좋은 방법이다(**그림 5.23**).

그 밖의 몸통 움직임을 증진시키는 중재 방법

아래팔 체중부하(forearm weight bearing)

바로 누운 자세에서 중재(supine treatment)

선 자세에서 중재(standing treatment)

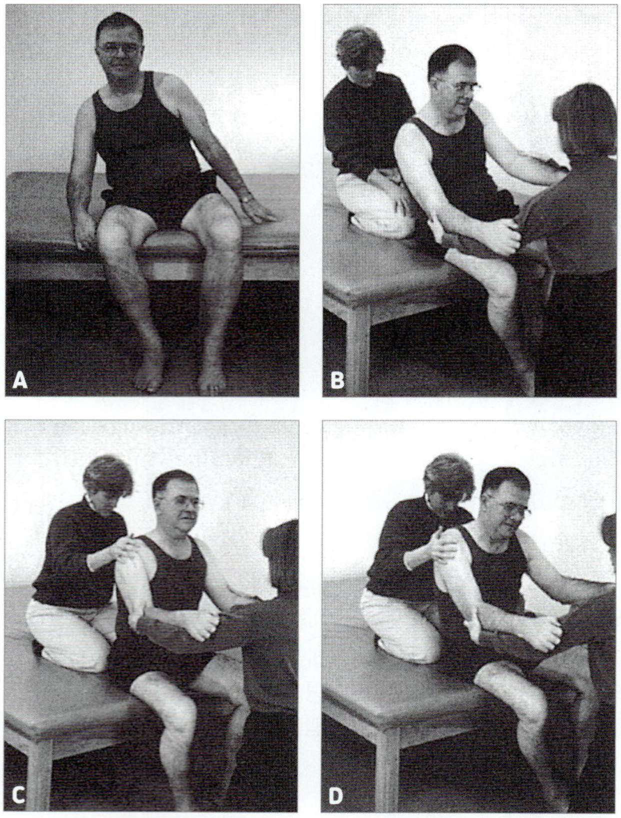

그림 5.23

오른쪽 편마비 환자. (**A**) 중재 전 아래몸통에서 시작된 체중이동을 마비측으로 진행하는 동안 과도한 위몸통의 가쪽 움직임이 나타난다. (**B**) 첫 번째 치료사는 환자의 양쪽 팔을 지지한다. 과도한 위몸통 움직임을 방지하기 위해 팔과 위몸통의 정렬 조절을 시도한다. 아래몸통으로 움직임을 시작하지 않았지만 여전히 비전형적 움직임을 한다. 두 번째 치료사는 이러한 과정을 주목한다. (**C**) 두 번째 치료사는 환자의 몸통에 손을 올려놓고, 몸통폄을 증가시킨다. 몸통 근활성 증가는 환자가 아래몸통부터 움직임을 시작하는 데 도움을 준다. (**D**) 두 명의 치료사는 가쪽 체중이동 조절을 위해 함께 중재한다. 두 번째 치료사의 손을 환자의 몸통과 어깨에 놓아 위몸통의 과도한 가쪽 움직임을 방지하고, 아래몸통에서 시작된 움직임을 보조하면 좀 더 정상적인 움직임이 나타난다. 환자의 움직임을 회복을 위해 치료사의 손이 서로 조화되어 움직임을 조절하면서 같은 비율과 거리로 움직인다. 이러한 중재는 매우 효과적이긴 하나 정확히 하기가 어렵다.

문제해결을 위한 효과적인 손 위치

손 위치를 효과적으로 선택하고, 손을 통해 적절한 메시지를 전달하는 것은 움직임 재교육에서 가장 어려운 부분이다. 다음은 치료사의 손 위치와 사용 방법을 결정하는 과정이다. 문제해결 과정(problem solving process)을 설명하기 위해 몸통 문제점이 서로 다른 두 명의 환자를 예로 설명하였다(**그림 5.24**). 몸통 정렬을 중재하는 과정에 치료사의 손 위치는 같지만 각각의 환자에게 전달되는 메시지는 매우 다르다. 앉은 자세에서 완벽한 몸통 평가를 위해서는 평가지침을 다시 확인한다.

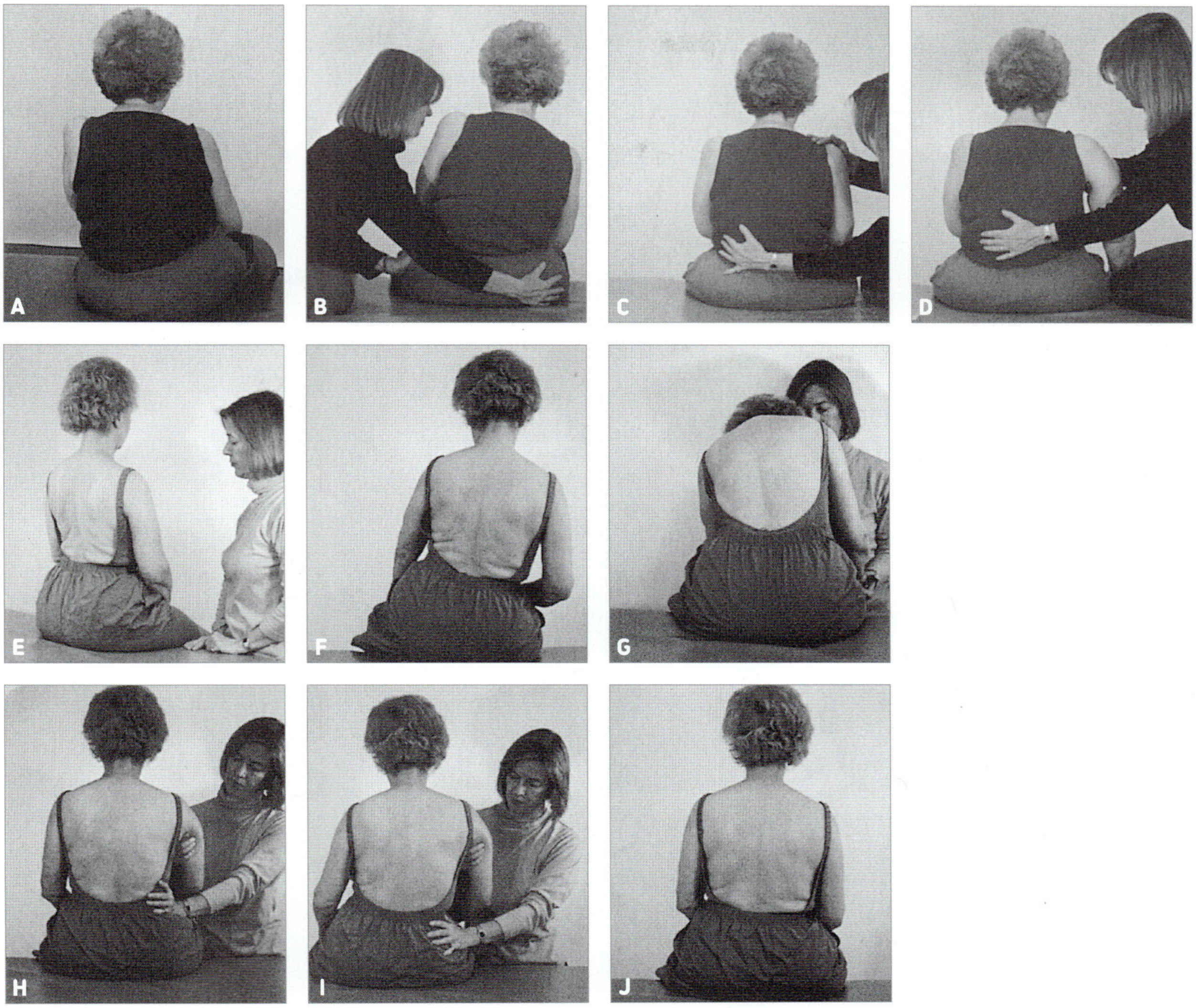

그림 5.24

환자 1: 오른쪽 편마비 환자. **(A)** 몸통 정렬 문제: 환자는 왼쪽 엉덩이에 대부분의 체중을 싣고 앉아 있다. 오른쪽의 몸통은 오목하게 가쪽으로 굽힘되어 있고, 오른쪽 엉덩이가 올림되어 있다. 오른쪽 어깨가 왼쪽보다 앞에 위치하고, 낮아 보인다. **(B)** 엉덩이 부정렬은 몸통 비대칭을 뚜렷하게 만든다. 치료사는 환자의 체중을 오른쪽으로 이동시켰다. 이에 따라 오른쪽 엉덩이가 아래로 내림되고, 엉덩이가 평평하게 되지만, 그 결과로 몸통은 오른쪽으로 가쪽굽힘된다. **(C)** 오른손으로 환자의 오른쪽 어깨띠를 위, 뒤쪽으로 재정렬하는 동안, 왼손으로는 엉덩이를 안정되게 유지시킨다. 따라서 어깨뼈는 모음되고, 등뼈는 폄한다. 엉덩이 자세의 정렬과 함께 협응되는 이러한 교정은 몸통을 대칭적으로 만들기 위해 모두 필요하다. **(D)** 몸통 움직임 재교육을 위해 겨드랑이 몸통 잡기를 한다. 마비측 어깨띠 조절은 위몸통을 폄시키고, 어깨뼈의 모음/위쪽돌림을 증가시키기 위해 사용된다. 아래몸통 조절은 마비측 엉덩이 정렬을 유지하고, 아래몸통폄을 위해 필요하다.

환자 2: 오른쪽 편마비 환자. **(E)** 몸통 정렬 문제: 과도한 몸통폄 자세로 앉아 있다. 엉덩이는 앞쪽기울임되고, 양쪽 어깨뼈는 모음 상태이다. **(F)** 아래몸통에서 오른쪽으로 시작된 가쪽 체중이동 중에 몸통은 폄된 상태로 남아있고, 오른쪽 어깨와 가슴우리는 뒤로 돌림된다. 이러한 체중이동 중에 척추는 가쪽으로 굽힘되기보다는 직립한다. **(G)** 위몸통에서 시작하여 앞쪽으로 체중을 이동하는 동안 심한 허리폄과 오른쪽 위몸통이 뒤쪽으로 돌림된다. 척추굽힘은 등뼈에서만 나타난다. **(H)** 치료사는 척추를 폄시키고, 오른쪽 어깨와 가슴우리가 앞으로 돌림하도록 손을 사용한다. 아래몸통과 엉덩이 위에 둔 손은 엉덩이를 중립 자세로 회복하여 유지한다. **(I)** 치료사는 약간 굽힘된 척추를 유지하고, 아래몸통에서 시작되어 오른쪽으로 가쪽 체중이동을 하는 동안 가슴우리의 뒤쪽돌림을 방지하기 위해 손을 사용한다. 어깨 움직임 조절은 어깨뼈를 벌림시키고, 위몸통을 약간 굽힘 자세로 유지시킨다. 오른쪽 가슴우리가 앞으로 돌림하는 동안 아래몸통 위의 손은 앞쪽으로 기울어진 엉덩이를 중립 자세로 정렬한다. **(J)** 중재가 진행되면서 환자의 심한 몸통폄은 줄어들었다. 심한 몸통폄은 앉은 자세와 선 자세에서의 능동적인 움직임 패턴을 제한하기 때문에 바람직하지 않다. 또한 배곧은근(복근)과 엉덩관절폄근 그리고 어깨뼈 주변근의 움직임을 방해한다.

중재 목표: 몸통과 팔의 협응된 움직임 재교육

독립적으로 앉을 수 있고, 위몸통에서 움직임을 시작할 수 있다면 마비측과 몸통이 협응하는 움직임을 재교육할 수 있다. 이는 앉은 자세에서 기능적 과제수행 중에 자연스럽게 몸통을 움직임으로써 팔 기능을 향상시킬 수 있다.

중재 방법: 마비측 몸통에서 체중이동과 팔의 협응된 움직임을 위해 겨드랑이와 손을 잡고 보조한다(**그림 5.25**). 6장에서 설명하는 팔 중재 방법과 **그림 5.20**에서 설명한 중재 방법을 적용한다(**그림 5.20A~O**).

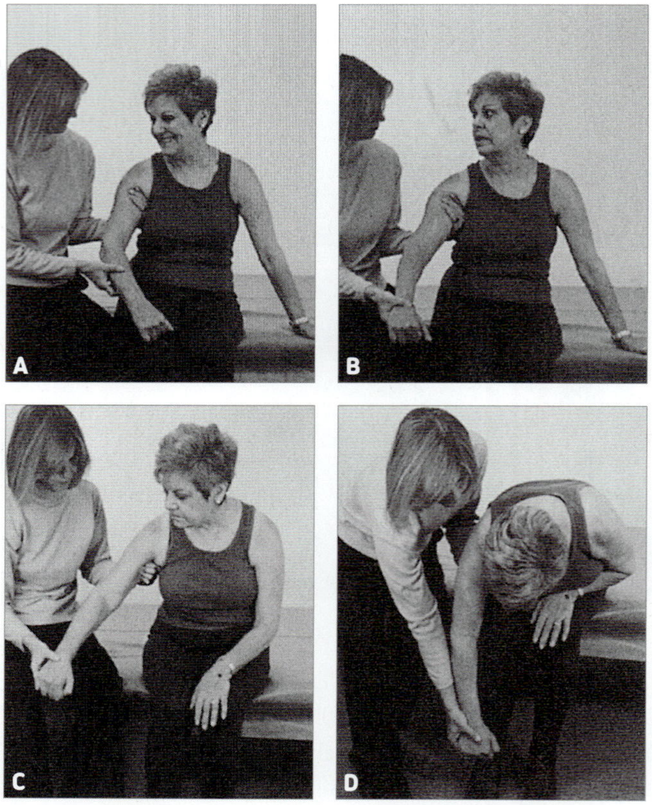

그림 5.25

오른쪽 편마비 환자. (**A**) 치료사는 마비측에 가까이 앉는다. 마비측 어깨를 지지하기 위하여 겨드랑이 안으로 왼손을 놓는다. 치료사는 어깨띠의 무게를 어느 정도 지지할 때까지 팔 아래서 떠받친다. 또한 어깨관절을 중립 자세까지 가쪽돌림시키기 위해 치료사의 손목을 굽힘한다. (**B**) 팔의 먼쪽부위를 지지하기 위해 마비측 손목/손 아래에 오른손을 위치시킨다. 손의 압력으로 팔꿈치관절을 폄시키고, 아래팔을 뒤침 자세로 유지한다. 만약에 팔이 과긴장성이라면 팔꿈치관절을 폄하거나 아래팔을 뒤침 또는 어깨관절을 가쪽돌림시키는 동안 강한 저항을 느낄 것이다. 과도한 근긴장은 움직임 재교육을 하기 전에 조절되어야 한다. 굽힘근 과긴장을 감소시키기 위한 중재 방법은 6장에서 설명한다. (**C** & **D**) 마비측 팔을 폄한 자세에서 치료사의 팔과 함께 뻗도록 움직임을 조절한다. 환자가 위몸통에서 시작된 앞쪽 체중이동을 하는 동안 팔 움직임을 조절한다.

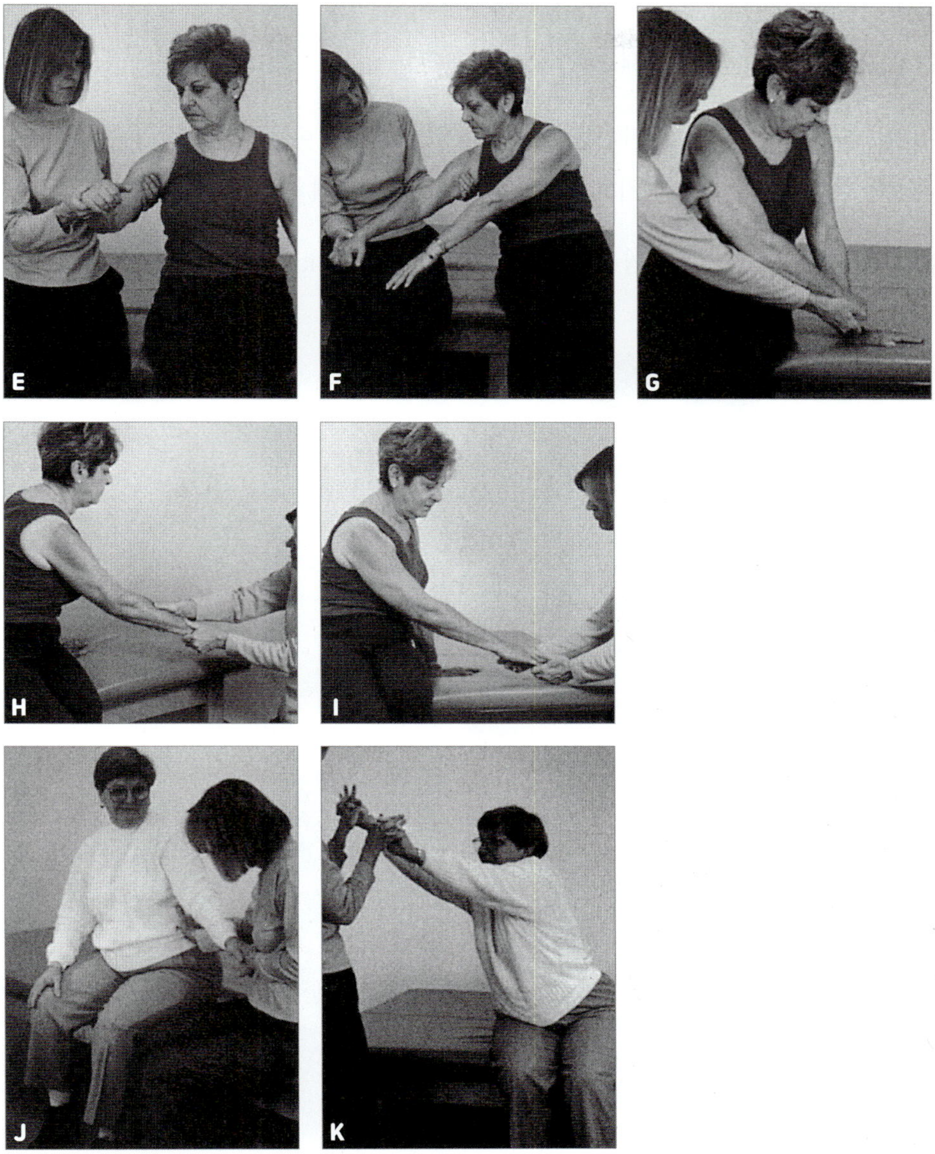

그림 5.25 (계속)

(**E** & **F**) 측면으로 뻗는 동작을 위해 마비측 팔을 들어 올린다. 환자의 몸통을 오른쪽으로 돌림시키고, 치료사 쪽으로 양쪽 팔을 뻗게 한다. 환자가 오른쪽 측면으로 팔을 뻗는 동안 어떻게 오른쪽 엉덩이로 체중이 옮겨지는지 확인한다. 치료사는 환자에게 팔과 몸통 움직임 패턴이 조화를 이루도록 적절한 몸통 움직임에 대하여 구두(verbal)로 정보를 제공해야 한다. (**G**) 환자의 몸통 돌림과 체중이동을 적절히 조절하면서 마비측 팔을 왼쪽으로 유도한다. 이러한 중재에서 몸통돌림은 팔 움직임과 협응된다. (**H**) 환자에게 몸통돌림과 체중이동 범위를 넓게 하도록 유도한다. 이 그림에서 마비측 오른쪽 팔을 뻗는 동안 치료사의 왼팔로 보조하여 움직임을 활성시켰다. 또한 마비측 팔을 조절하는 치료사의 손이 겨드랑이에서 아래팔로 이동하였다. 환자가 어깨와 팔꿈치 움직임 조절을 능동적으로 하는 경우에 치료사는 어깨를 조절하는 손을 제거할 수 있다. (**I**) 체중이동 중에 나타나는 몸통 움직임과 팔의 자세 조절을 확인하면서 치료사는 마비측 손만 잡고 있다. 앞의 그림에서 주먹을 쥐었던 마비측 손이 펴지고, 이완된 것을 확인할 수 있다. 이러한 과긴장의 감소는 몸통과 팔에서 팽팽해진 근육의 이완과 정상적인 패턴에서의 움직임이 증가하기 때문에 나타난다. (**J**) 중재 방법의 다양성. 치료사는 오른쪽 손으로 엉덩이에서 체중이동을 조절하고, 왼손으로는 악수하듯이 마비측 손을 잡고 있다. 이러한 악수하는 듯한 잡기(handshake grip)는 마비측 손의 손가락이 펴지고, 이완되었을 때 사용한다. (**K**) 손 위치 변경. 환자의 양손을 잡는다. 환자는 치료사의 가벼운 보조만으로도 펴진 팔을 뻗고, 치료사의 손 위를 잡는다. 환자의 몸통이 폄/돌림하고 체중이동되도록 치료사 쪽으로 양손을 뻗도록 유도한다. 치료사는 자세와 손 위치를 또 다른 환자의 몸통 움직임을 유도하기 위해 변화시킬 수 있다. 이 방법에 대한 더 많은 정보를 위해 6장의 그림 6.29 **A~H**를 참조한다.

중재 목표: 몸통과 다리의 협응된 움직임을 재교육한다.

중재 방법: 마비측 다리의 체중지지가 불안정하면 아래몸통에서 체중이 이동되는 동안 발이 바닥에서 움직인다. 마비측 엉덩이와 발 위에서 체중을 지지하도록 마비측 다리를 바닥에 고정시켜야 한다(**그림 5.26**).

중재 방법: 마비측 다리에 체중지지 움직임을 조절하는 중재 방법(technique)은 8장에서 설명한다.

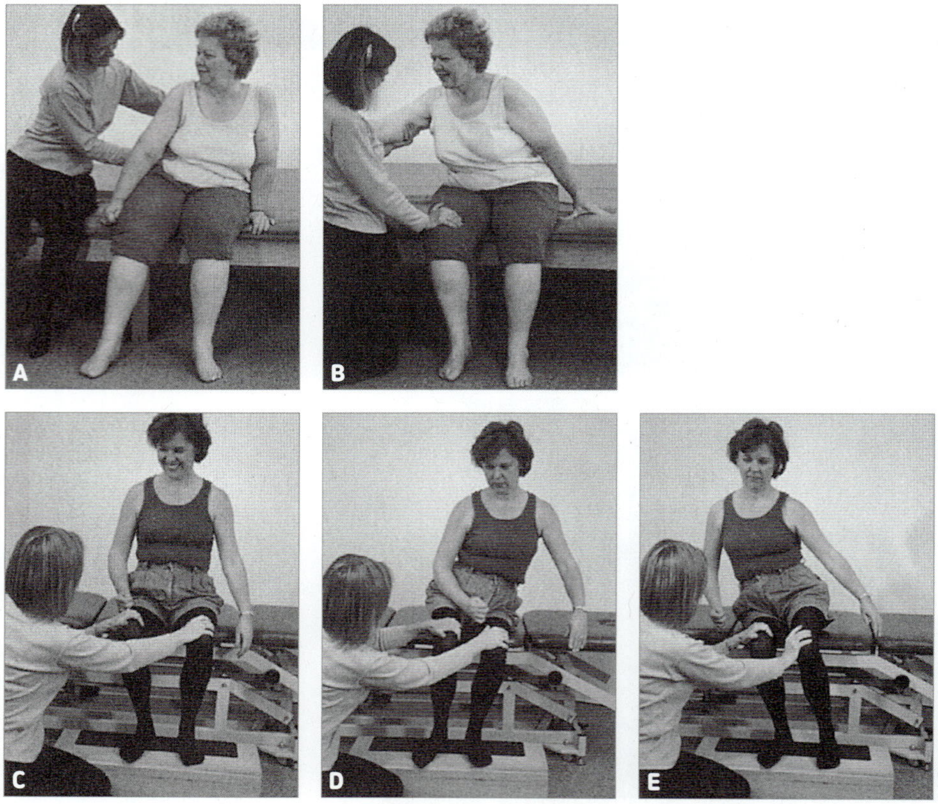

그림 5.26

오른쪽 편마비 환자. **(A)** 중재 전에 환자는 대부분의 체중을 왼쪽 엉덩이로 지지하고 앉아 있다. 마비된 오른쪽 다리는 벌림/가쪽돌림된다. **(B)** 엉덩이, 무릎, 발이 동일 선상에 위치하도록 넓적다리의 벌림/가쪽돌림을 조절한다. 바닥에 발을 고정시키기 위해 무릎에서 발로 하방 압력을 가한다. 여기서 환자의 오른쪽 발 바깥으로 체중을 지지하도록 마비측 엉덩이로 중심을 이동시킨다. 또한 어깨가 굽힘/벌림되도록 마비측 팔을 보조한다. 이런 중재 방법은 몸통을 폄시키고 체중이동을 쉽게 한다. 8장에서 좀 더 자세히 설명한다. **(C)** 아래몸통에서 시작된 가쪽 체중이동을 위해 최소한의 도움으로 몸통 움직임을 수행하는 동안 다리를 안정되게 유지한다. 이 방법은 앉은 자세에서 발 위로 체중을 옮기고, 마비측 다리의 움직임을 활성시키기 위함이다. 환자 발이 바닥에 닿기에는 치료대가 너무 높기 때문에 환자의 발을 상자 위에 올려놓았다. 이러한 중재 방법은 발이 견고하게 지지되는 것이 필요하다. 치료사는 환자와 마주보며 양손을 무릎 위에 놓는다. **(D)** 왼쪽으로 체중이동하는 것을 돕기 위해 오른쪽 넓적다리뼈를 모음/안쪽돌림시키고, 왼쪽 넓적다리뼈를 가쪽돌림시킨다. 환자의 발을 견고하게 지지하기 위해 발쪽으로 하방 압력을 준다. **(E)** 환자가 마비측 다리로 체중이동을 할 수 있게 도와준다. 마비측 넓적다리뼈를 모음/안쪽돌림시키고, 오른쪽 무릎에서 발 아래로 하방 압력을 전달한다. 이러한 중재 방법을 적용하기 위해서는 환자는 어느 정도 체중이동 능력을 가지고 있어야 한다.

중재 목표: 몸통과 팔다리의 평형 반응을 활성한다.

중재 방법: 마비측 몸통 조절과 평형 반응을 활성하기 위해 치료대를 높여서 훈련할 수 있다. 치료대를 높이면 발은 기저면으로 작용하지 않지만 움직임이 자유롭고, 몸통의 체중이동에 반응하기 쉽다. 평형감각 향상을 훈련하면서 몸통의 근력과 움직임 조절 능력을 회복시키면, 몸통이 균형을 유지하도록 돕는 팔다리의 협응된 움직임이 나타난다. 치료사는 부드러운 접촉과 최소한의 감각자극(sensory cues)을 사용하여 의도하는 몸통과 팔다리 움직임을 유도한다. 이러한 중재는 최소의 도움으로 움직임 패턴을 만들기 때문에 촉진(facilitation)이라고 한다. 환자는 균형을 유지하기 위해서 몸통과 팔다리를 효율적으로 사용한다(**그림 5.27**).

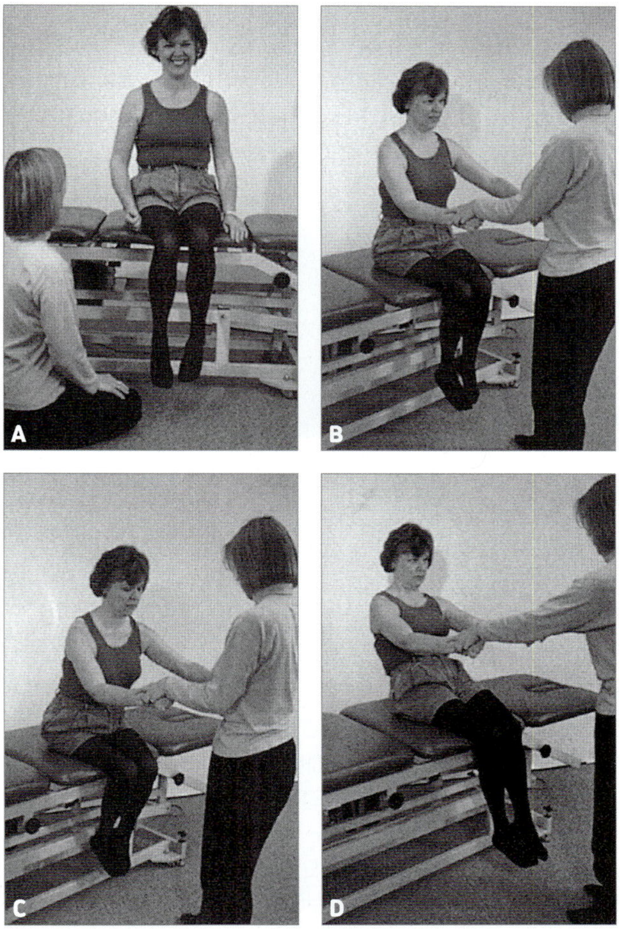

그림 5.27

(**A**) 오른쪽 편마비 환자. (**B**) 몸통 움직임을 재교육하기 위해 환자의 두 팔을 모두 잡는다. 환자의 팔 움직임을 조절하는 동안 아래몸통과 다리에서 나타나는 반응을 살펴본다. (**C**) 아래몸통에서 시작된 앞쪽 체중이동을 유도한다. 환자는 몸통폄과 무릎관절굽힘이 증가된다. (**D**) 환자 몸통을 뒤로 이동하게 한다. 몸통굽힘근이 활성되고, 몸통의 뒤쪽 움직임에 협응하여 무릎이 펌된다.

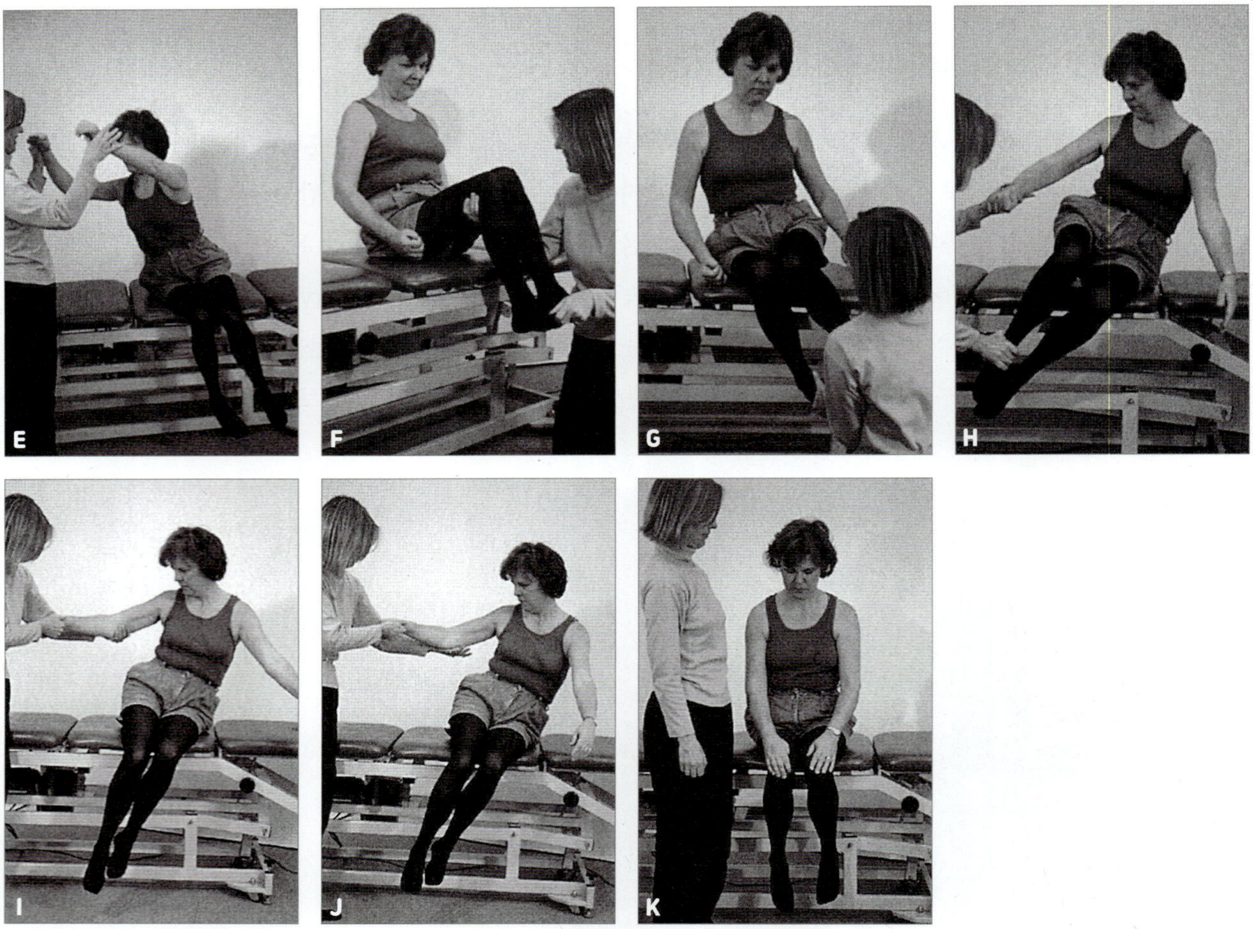

그림 5.27 (계속)

(E) 아래몸통에서 오른쪽으로 폄/돌림이 시작된다. 오른쪽 엉덩이로 체중이 이동되고, 오른쪽 다리모음근과 왼쪽 다리벌림근이 활성된다. 환자가 몸통근육으로 자세를 조절하는 동안 치료사가 환자의 손을 가볍게 잡아 주면서 어떻게 움직임 조절을 재교육하는지 주목한다. **(F)** 몸통의 능동적인 움직임을 위해 양쪽 다리와 팔에서 정위 반응이 나타난다. 양쪽 다리를 굽힘시키고, 몸통을 뒤로 이동시킨다. 환자는 몸통의 균형 유지(counterbalance)를 위해 몸통굽힘이 증가되고, 팔을 앞으로 이동시키려 한다. 몸통굽힘근이 활성이 뚜렷하지만 팔은 평형을 위해 협응하지 못한다. **(G)** 치료사는 아래몸통에서 시작된 오른쪽 가쪽 체중이동을 돕기 위해 다리 움직임을 조절한다. 환자의 몸통 움직임 패턴은 적절히 반응한다. 마비측과 비마측 팔다리는 약간의 벌림이 나타난다. **(H)** 마비측 팔다리 움직임으로 몸통 움직임을 조절한다. 이러한 움직임 조절은 마비측 팔다리에서 나타나는 반응을 치료사가 보조하는 것이다. 치료사는 환자의 오른쪽 다리 움직임 조절을 통해 몸통의 체중이동을 조절한다. 마비측 팔 움직임 조절은 몸통의 오른쪽 가쪽굽힘을 증가시키고, 팔의 벌림을 돕는다. **(I & J)** 마비측 팔만을 사용해 몸통과 팔다리에서 평형 반응을 촉진시킨다. 치료사는 몸통이 움직이는 방향과 활성되어야 하는 근육에 대한 메시지를 팔에서 몸통으로 전달해야 한다. 이러한 두 가지 그림은 어떻게 몸통돌림이 가쪽 움직임의 끝에서 나타나는지 매우 세밀하게 보여준다. **(I)** 환자는 오른쪽 엉덩이가 왼쪽 치료대로 갈 수 있게 체중을 완전히 왼쪽 엉덩이로 이동시킨다. 이러한 체중이동으로 다리는 왼쪽으로 이동되고, 팔은 벌림시킨다. **(J)** 치료사가 계속해서 몸을 왼쪽으로 이동시킬 때, 환자의 위몸통은 오른쪽으로 돌림하기 시작한다. 이때 환자는 직립을 유지하는 데 도움이 되는 몸통굽힘근을 사용한다. 이러한 중재 유형은 치료사가 수행하기에 매우 어렵다. 환자는 균형 유지를 위해 몸통근육을 매우 많이 사용해야 한다. **(K)** 중재의 끝에서 환자의 마비측 손과 팔은 완전히 이완된다. 비록 마비측 팔은 중재하는 동안 부자연스럽게 보였지만 적절하게 근활성되었다. 손과 팔은 중재 후 팽팽해졌을 것이다.

중재 목표: 앉은 자세에서 독립된 기능적 움직임을 향상시킨다.

중재 방법: 양손을 모아서 잡고(clasped) 독립된 몸통 움직임을 재교육한다. 몸통의 독립된 움직임 훈련은 몸통의 근력과 조절 능력을 향상시킬 수 있다. 이때 마비측 근력이 약하거나 어깨관절이 아탈구되어 있으면 마비된 팔의 손목부위를 잡고 보조해야 한다(**그림 5.28**).

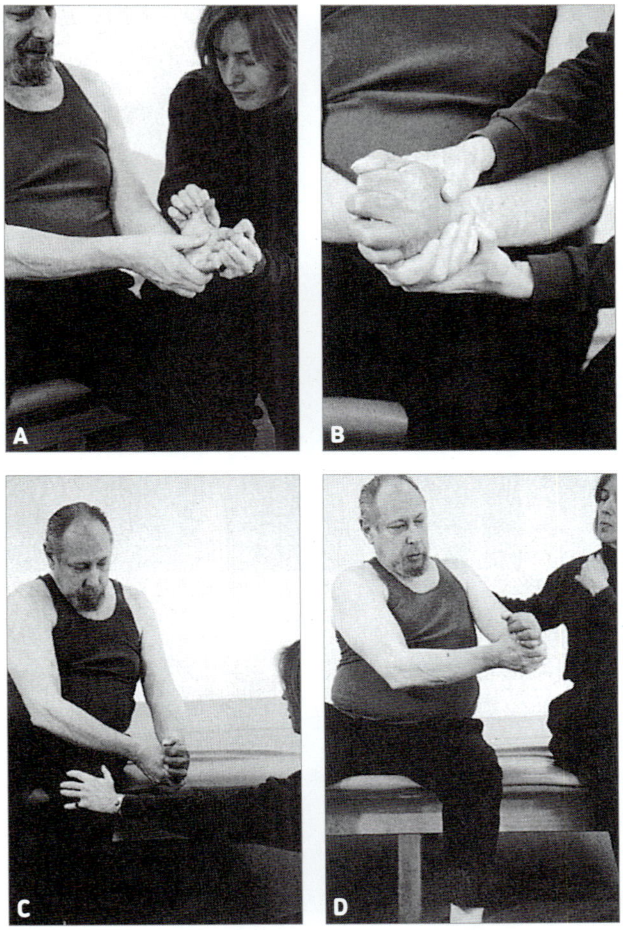

그림 5.28

왼쪽 편마비 환자. **(A)** 환자가 마비측 손을 어떻게 잡는지 보여준다. 환자의 손가락과 손의 자뼈(척골)부위를 보조하는 동안 환자는 오른쪽 엄지손가락을 왼쪽 손바닥에 놓는다. **(B)** 환자가 오른손으로 왼손을 잡는다. 마비측 손은 엄지손가락이 위로 가고, 손목은 펴지고, 아래팔은 중립 자세(neutral position)가 된다. **(C)** 환자는 마비측으로 몸통에서 시작된 굽힘/돌림을 반복한다. 치료사는 체중부하 때문에 마비측 다리를 고정하지만 몸통이나 팔의 움직임을 돕지는 않는다. **(D)** 마비측으로의 폄/돌림 재교육. 환자는 다른 몸통 체중이동을 반복하는 동안에도 이러한 팔 잡기를 사용할 것이다. 이러한 중재 방법은 가정 프로그램에 포함시킬 수 있다.

중재 방법: 기능적인 과제에서 몸통과 팔다리의 협응된 움직임을 재교육한다. 앉은 자세에서 기능적 과제를 수행하기 위해서는 적절한 몸통 움직임과 마비측 팔의 정상적인 움직임 요소가 협응한다. 몸통과 팔의 협응된 움직임 재교육은 환자가 독립적으로 앉아서 몸통의 모든 움직임이 가능하고, 공간에서 팔을 조절할 수 있을 때 시작한다. 몸통과 팔의 협응을 재교육하는 것은 기능적 움직임을 정상적인 순서대로 하는 것을 목표로 한다(**그림 5.29**).

추가 제안

앉은 자세에서 팔의 움직임

앉은 자세에서 다리의 움직임

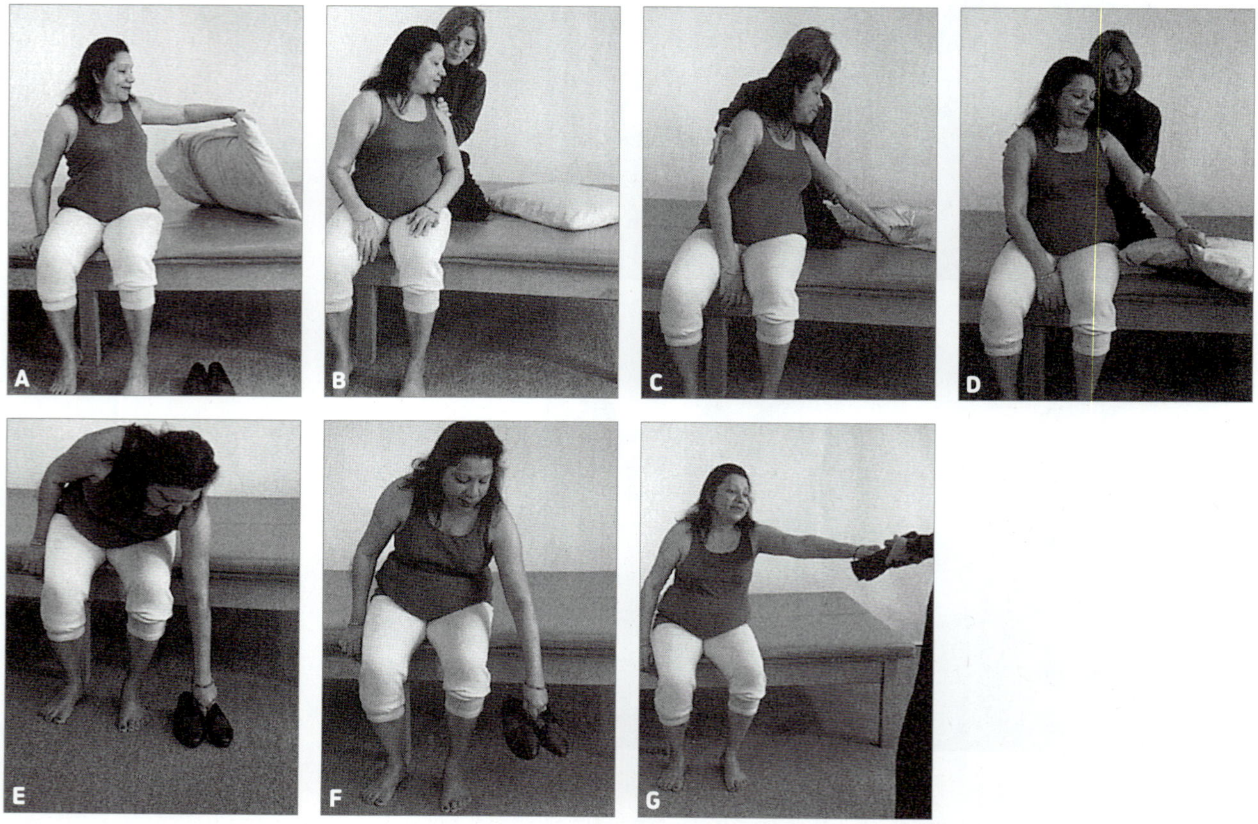

그림 5.29

왼쪽 편마비 환자. **(A)** 몸 뒤로 마비측 왼쪽 팔 뻗기를 한다. 독립적으로 움직임을 수행하지만 몸통과 팔 움직임 패턴은 비효율적이다. 왼쪽 엉덩이로 체중이동을 하지 않는다. 적절하게 어깨관절을 가쪽돌림하기 위해 어깨뼈를 올림하고, 위팔을 벌림한다. **(B)** 치료사는 몸통돌림의 정확한 패턴을 재교육하여 적절한 뻗기 패턴을 준비한다. 환자가 마비측 엉덩이로 체중을 이동하는 동안 치료사는 환자의 왼쪽 어깨가 뒤쪽으로 뻗을 수 있게 도와준다. **(C)** 이러한 몸통돌림 패턴으로 환자는 어깨관절을 가쪽돌림하여 손이 베개(pillow)에 닿을 수 있게 반복한다. **(D)** 치료사는 환자의 어깨관절 가쪽돌림이 유지되게 하고, 몸통과 팔을 함께 이동하여 침대 가장자리에 있는 베개를 가져오도록 한다. 매트 가장자리의 베개로 몸통과 팔이 함께 움직이도록 재교육한다. 이 그림에서의 움직임과 **A**에서의 움직임을 비교한다. **(E~G)** 독립적인 몸통과 팔 움직임 재교육. 환자는 정상적인 몸통과 팔로 움직임을 수행한다. 이러한 움직임 연습은 어렵거나, 비전형적인 움직임으로 수행되는 움직임 패턴을 치료사가 확인하는 데 도움을 준다. 물리치료사는 능숙한 솜씨로 이러한 움직임 패턴을 중재할 것이다.

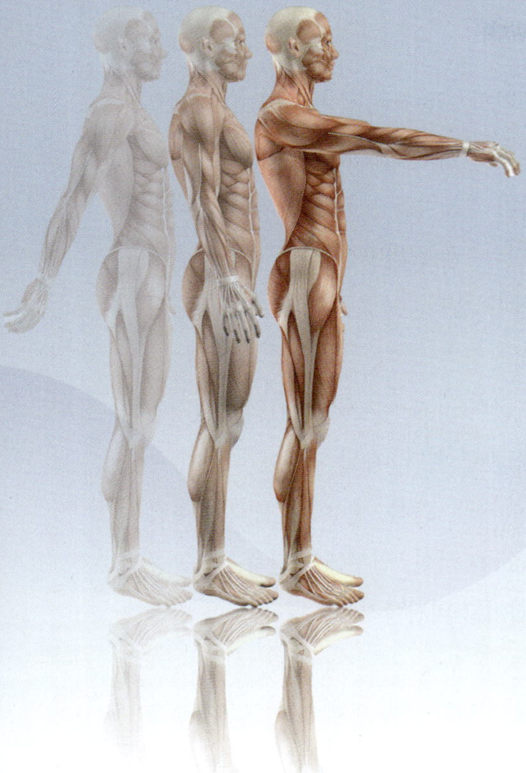

CHAPTER 6

팔 움직임

Upper Extremity Movements

1 개념과 원리

인간은 다양한 과제수행과 기능적 움직임을 위해 팔을 사용한다. 팔의 기능적 움직임은 공간에서 과제수행을 위한 움직임과 체중지지를 위한 움직임으로 나눌 수 있다. 기능적 수행은 공간에서 움직임과 관련 있다. 공간에서 팔의 움직임은 손의 효율적인 사용과 기능적인 자세를 위하여 어깨, 팔꿈치관절, 아래팔, 손목이 협응하여 나타나는 복잡한 움직임이다. 이 장에서는 기능적 움직임에서 가장 중요한 팔의 움직임 요소만 설명한다. 팔은 다양한 패턴으로 움직이지만 신경계 손상 환자의 움직임 문제만으로 단순화시켰다. 섬세한 움직임 협응(fine motor coordination)과 잡기(grasp) 패턴은 설명하지 않고, 팔의 체중지지 움직임은 7장에서 설명한다.

팔의 가장 단순한 움직임 패턴은 뻗기(reach)이다. 뻗기에서 팔의 길이는 몸에서부터 손까지이다. 팔을 뻗는 동안 팔꿈치와 손목폄은 하나의 기능적 단위로 생각하고, 움직임은 어깨관절에서만 설명한다. 좀 더 복잡한 팔 움직임은 여러 관절(multiple joint)에서 협응된 움직임 순서를 설명한다. 예를 들어, 움직임 시작(initiate)에서는 아래팔뒤침(forearm supination)과 팔꿈치관절굽힘(elbow flexion)이 동시에 이루어지고, 원하는 높이로 손을 올리기 위해 어깨를 굽히고, 손가락을 머리 위로 올리기 위해 손목을 굽힌다. 이러한 움직임이 부드럽고 효율적이기 위해서는 각 관절에서 적절한 관절가동 범위가 필요하고, 정확한 순서를 지켜야 한다. 이때 손으로 머리를 빗거나 땋는 기능이 더해지면 팔의 움직임은 더욱 복잡해진다. 팔의 기능적 움직임에 대한 기본적인 움직임 요소(basic movement component)는 이 장의 후반에서 설명한다.

팔의 기능 상실은 신경학적 장애에서 보편적이지만 오랫동안 지속되는 심각한 기능장애 중에 하나이다. 대부분의 중추신경계 손상 환자는 서기와 걷기를 위해 충분한 마비측 다리의 근력과 움직임 조절을 회복하지만, 팔은 그에 상응하는 기능 회복이 어렵다. 팔의 움직임 조절 상실은 마비측 팔다리의 기능적인 사용을 방해하고, 과제 수행에 기본이 되는 양측 팔다리의 협응(coordination)된 움직임도 어렵게 한다. 결국 환자는 몇몇 기능적 움직임과 과제수행을 한 손으로 하는 보상 운동으로 대체하지만 다양한 과제는 할 수 없다. 이렇듯 팔과 손을 포함한 움직임 조절 상실은 독립적인 생활과 삶의 질에 직접적인 영향을 미치게 된다.

팔의 움직임 문제는 몇 가지 다른 손상으로 인한 결과이다. 급성기에는 근력(muscle strength) 상실, 저긴장증(hypotonia) 혹은 이완성 마비(flaccid paralysis), 근활성 패턴의 변화와 관련 있다. 재활 과정에서 이차 손상도 마비측 움직임에 영향을 준다. 팔의 불완전한 운동 회복은 먼쪽부위(아래팔, 손목, 손)에서 움직임 결손(movement deficits)으로 나타난다. 과긴장(hypertonicity)이나 정렬(alignment) 상실, 연부조직 단축, 통증 등은 뇌졸중 이후 수개월 동안 뚜렷하게 나타난다. 이러한 이차 손상은 비효율적이고 비전형적인 운동 패턴을 만들고, 기능적인 움직임을 어렵게 하여 영구적인 운동장애로 나타난다.

마비측 팔의 회복은 재활에 있어서 가장 중요한 부분이다. 팔의 기능 회복을 위한 중재가 빨리 이루어질수록 예후가 좋고, 환자에게도 기능 회복에 대한 동기부여가 된다. 팔의 기능 회복은 앉기, 서기, 걷기에서 몸통과 다리의 기능적 움직임 향상에도 긍정적이다. 급성기에는 이차 손상을 예방하고 위몸통과 팔의 근력 강화, 신체 무시(neglect)를 예방하기 위해 팔 기능을 재교육한다. 회복기에는 정렬과 조직 길이의 변화 같은 이차 손상을 해결하면서 기능적 움직임을 재교육해야 한다. 임상 경험상 팔의 움직임과 기능 향상은 신경학적 손상 후 수년 동안 가능하다. 따라서 모든 재활 프로그램에서 마비측 팔을 포함하는 중재를 포함시켜야 한다.

2 팔의 움직임 구성요소

팔은 복장빗장관절(sternoclavicular joint)과 어깨가슴관절(scapulothoracic joint)에 연접하여 몸통과 연결되어 있다. 어깨 복합체(shoulder complex)는 세 개의 뼈로 구성된다. 어깨뼈(scapula), 위팔뼈(humerus), 빗장뼈(clavicle)이다. 이는 정상적인 어깨 움직임을 위해 각각의 면(planes)에서 서로 협응하면서 정확한 순서로 움직인다. 각각의 뼈 분절이 움직이는 면과 기능을 위한 움직임의 구성은 다음과 같다.

(1) 어깨뼈 움직임

- 올림/내림(elevation/depression)
- 벌림/모음(abduction/ adduction)
- 위쪽돌림/아래쪽돌림(upward/downward rotation)

뼈 분절이 움직이는 면에 대해서는 **그림 6.1**을 참조한다.

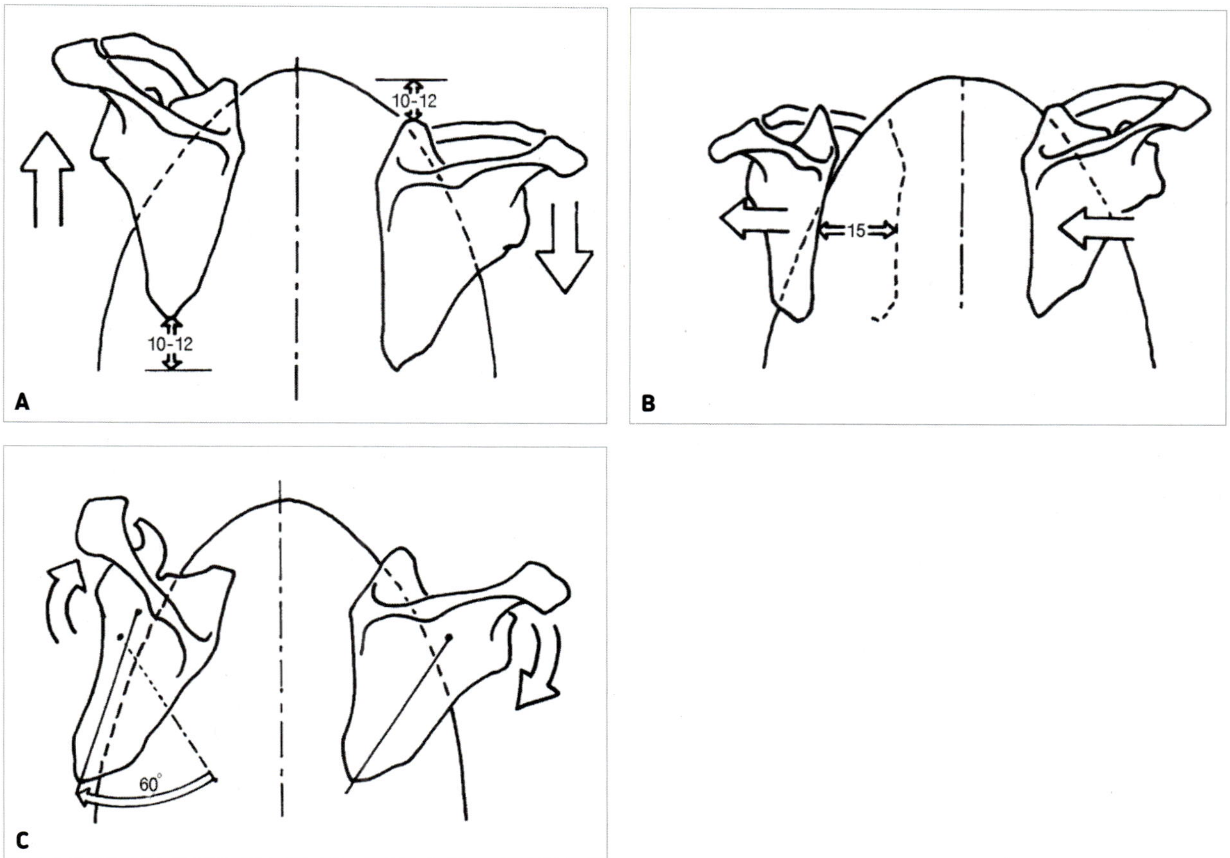

그림 6.1

어깨뼈의 정상적인 움직임. (**A**) 올림/내림(elevation/depression), (**B**) 벌림/모음(abduction/adduction), (**C**) 위쪽돌림/아래쪽돌림(upward/downward rotation)

(2) 위팔뼈 움직임

- 굽힘/폄(flexion/extension)
- 벌림/모음(abduction/adduction)
- 안쪽돌림/가쪽돌림(internal/external rotation)

(3) 빗장뼈 움직임

- 올림/내림(elevation/depression)
- 돌림(rotation)
- 내밂/뒷당김(protraction/retraction)

어깨뼈, 위팔뼈, 빗장뼈는 팔의 기능적 움직임을 위해 협응된 순서에 따라 움직인다. 이것을 코드만(Codman)은 어깨띠의 리듬(shoulder girdle rhythms)이라 하였다. 팔의 뻗는 움직임 요소에 대해서는 다음에 설명한다. 팔을 기능적으로 움직이기 위해서 처음 시작하는 부분은 손이다.

1) 앞쪽 뻗기

앞쪽 뻗기(forward reach)의 범위는 0~180°이다. 이 각도는 손이 몸통 옆에서 머리 위까지 움직이는 범위이다. 손의 시작 자세에서 위팔뼈는 중립으로 돌림(neutral rotation)되어 있으며, 아래팔은 가볍게 모음/돌림 자세이다. 앉은 자세에서는 넓적다리나 의자 손잡이에 손이 놓여 있고, 팔꿈치관절은 굽힘되고 아래팔은 엎침된다. 이 자세가 앉기에서 기능적인 팔 움직임의 일반적인 시작 자세이다(**그림 6.2**).

손을 앞으로 뻗기 위해서 움직임이 시작되면 어깨관절은 자연스럽게 돌림된다. 손이 머리 위로 향하기 위해 어깨는 안쪽이나 가쪽으로 돌림되고, 엄지손가락이 위로 향하여 아래팔은 중립 자세(neutral position)가 된다. 팔꿈치관절은 약간 굽힘되어 기능적으로 효율적인 자세를 만든다. 어깨는 팔 움직임의 받침점(fulcrum)이 되고, 손목과 팔꿈치관절은 폄된다. 팔꿈치관절폄은 위팔과 아래팔이 하나의 기능 단위로 움직이게 한다. 손목폄은 아래팔과 손의 자세를 안정시킨다.

어깨관절의 굽힘 각도를 4단계로 나눌 수 있다. 어깨관절굽힘은 팔꿈치관절을 폄하고, 손은 몸통 옆에서 시작한다.

(1) 0~60°에서 앞쪽굽힘

초기 단계에서 손이 넓적다리의 앞쪽/위쪽으로 움직인다. 아래팔과 손이 앞으로 움직이면서 어깨관절이 굽힘된다. 위팔의 먼쪽 끝부분이 앞으로 움직이면 위팔뼈머리는 관절오목(fossa) 뒤쪽으로 움직이고, 어깨빗장뼈는 뒤쪽돌림된다. 어깨뼈 주변 근육은 가슴우리 위에 있는 어깨뼈를 안정시킨다. 위팔뼈가 약 60°까지 움직이는 동안 어깨뼈 움직임은 없다(**그림 6.2, 6.3**). 어깨뼈돌림 없이 위팔뼈만 움직이는 것으로 팔 기능에 있어서 중요하다. 이 범위의 움직임은 테이블이나 카운터에서 팔을 뻗는 동작이나 문열기, 쇼핑카트 밀기 등에서 나타난다.

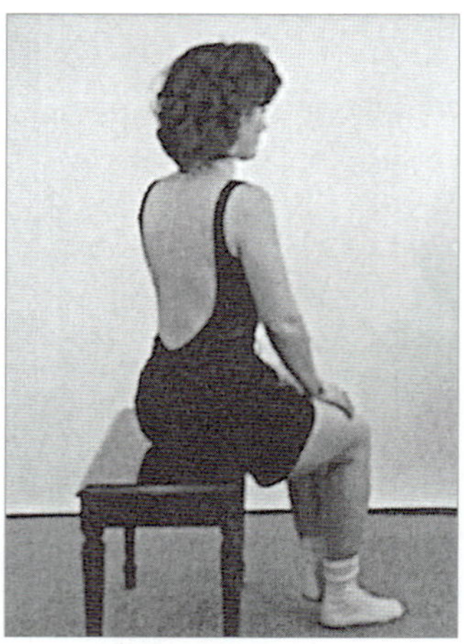

그림 6.2
앉는 자세에서 기능적인 팔 움직임을 위한 시작 자세

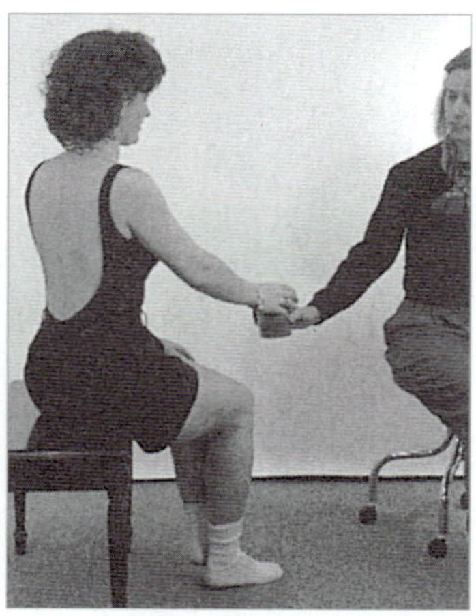

그림 6.3
앞쪽굽힘 단계 1: 0~60° 사이에서 앞쪽굽힘

(2) 60~90°에서 앞쪽굽힘

위팔이 약 60° 굽힘되면 어깨뼈는 위팔뼈의 움직임과 함께 위쪽돌림이 시작된다. 코드만에 의하면 위팔뼈와 어깨뼈 움직임 비율은 2 : 1이다. 위팔뼈가 2° 움직일 때 어깨뼈가 1° 위쪽돌림된다. 이 단계에서 빗장뼈는 축돌림이 시작된다. 이 범위에서의 움직임은 앉기와 서기에서 팔을 앞으로 뻗을 때 나타난다. 예를 들면, 스위치를 켜거나 책꽂이에서 책을 꺼내기 위해서 팔을 뻗는 움직임 등이 포함된다(**그림 6.4**).

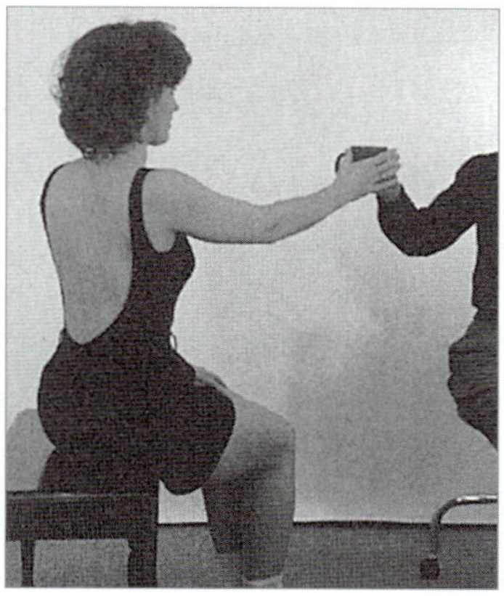

그림 6.4
앞쪽굽힘 단계 2: 60~90°의 굽힘

(3) 90~120°에서 앞쪽굽힘

손이 어깨높이 위로 움직이면 먼쪽 위팔뼈가 처음으로 오목위팔관절(glenohumeral joint) 위쪽으로 이동한다. 위팔뼈머리(humeral head)는 위팔올림(elevation)을 위해 오목(fossa) 아래로 미끄러져 내려온다. 위팔뼈는 중립(neutral) 자세에서 위팔거친면(bicipital tuberosity)과 부리돌기(coracoid process)가 충돌하지 않도록 가쪽돌림된다. 어깨뼈의 위쪽돌림(upward rotation)으로 어깨뼈 위각(superior angle)이 척추에 근접하면서 관절오목(glenoid fossa)은 앞으로 향한다. 손이 높이 올라갈수록 위팔뼈머리가 위팔오목(fossa)에 접촉되도록 어깨뼈의 돌림이 증가한다. 동시에 빗장뼈는 뒤쪽으로 축돌림한다(**그림 6.5**). 이 범위의 움직임은 머리빗기, 외투 입기, 책상 위 선반에서 물건을 꺼내기 등이나 어깨 위로 손을 올릴 때 나타난다.

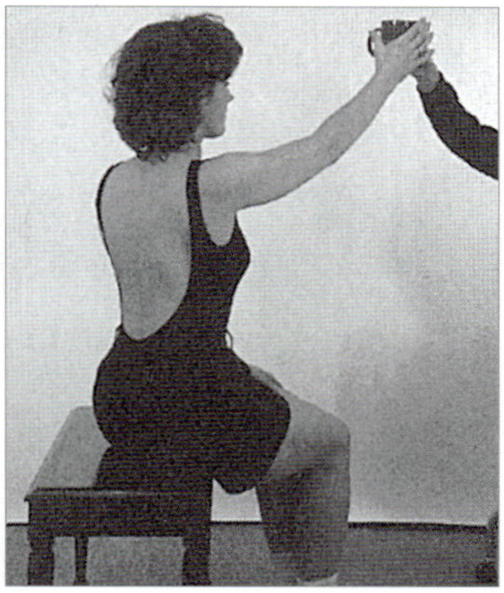

그림 6.5
앞쪽굽힘 단계 3: 90~120° 굽힘

(4) 120~180°에서 앞쪽굽힘

어깨뼈와 위팔의 움직임은 120°에서 대부분 완성된다. 팔의 기능적 움직임은 대부분의 120° 이하에서 이루어진다. 따라서 120° 이상의 팔올림은 척추와 가슴우리에서 길이 변화가 필요하다. 올림의 마지막 각도에서는 가슴우리 팽창, 허리폄 그리고 어깨뼈가 위쪽돌림된다. 이 움직임은 높이 있는 물체를 잡거나, 몸통과 팔을 스트레칭하는 동안 나타난다(**그림 6.6**).

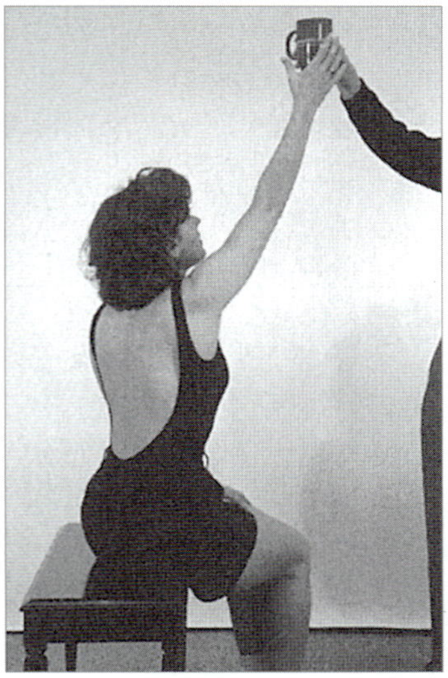

그림 6.6
앞쪽굽힘 단계 4: 120~180° 굽힘

(5) 어깨내밈

어깨를 굽힘/내밈하는 동안 팔은 길어진다. 이 움직임은 어깨뼈 위쪽돌림과 위팔뼈가 60~90° 굽힘한다. 팔을 내밈(protract)하는 동안 손은 몸통으로부터 멀어져 앞쪽(farther forward)으로 움직인다. 어깨뼈는 위쪽으로 돌림하기 위해 가슴우리에서 벌림된다. 손을 앞으로 뻗어 물건을 잡을 때 어깨뼈는 가슴우리 위에서 미끄러져 이동하고, 가슴우리는 동시에 앞쪽으로 돌림한다(**그림 6.7**). 뒷당김(retraction)은 가슴우리 위에서 어깨뼈가 뒤쪽으로 미끄러져 움직인다(scapular backward movement). 잡기 놀이(catch game), 슈퍼마켓에서 멀리 있는 물건을 꺼낼 때 나타난다.

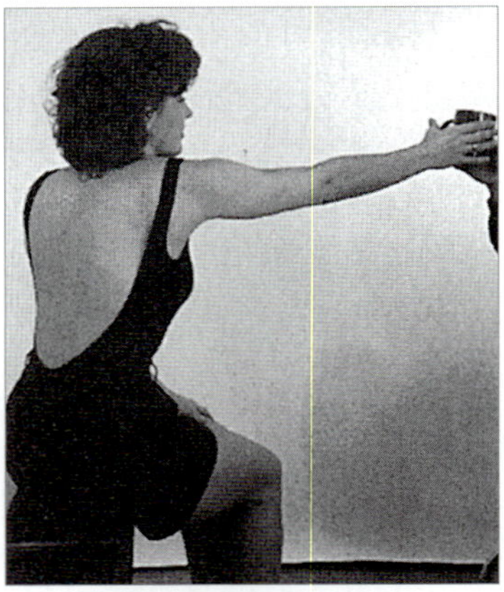

그림 6.7

어깨내밈

2) 벌림하면서 뻗기

잡기 움직임은 부분적 또는 완전한 수평벌림에서 나타난다. 벌림해서 뻗는 동안 어깨관절은 앞으로 뻗기보다는 가쪽으로 돌림한다. 어깨가 벌림하는 동안 손은 방향을 유지하기 위해 엄지손가락을 위로 올린 상태로 어깨의 가쪽돌림과 아래팔뒤침을 한다. 팔이 벌림하면서 위팔어깨뼈 리듬은 앞으로 뻗기에서 설명과 비슷하다. 그러나 어깨뼈는 내밈된 뻗기에서 보다 크게 보이고, 등뼈도 더 펴진다(**그림 6.8**). 이 움직임 패턴은 옆에 있는 물건을 잡을 때 사용한다.

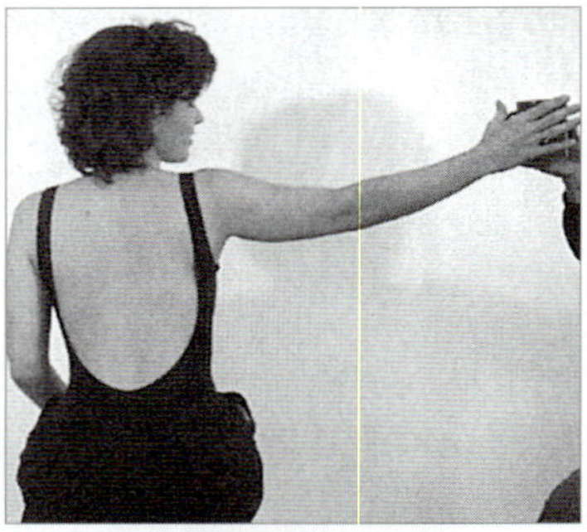

그림 6.8

어깨벌림하면서 뻗기

3) 뒤쪽 뻗기

이 패턴은 몸 뒤로 손을 뻗는 동안 나타난다. 손을 뒤로 해서 물건을 잡는 동안 위팔 먼쪽부위는 어깨관절 뒤로 과도하게 폄된다. 위팔뼈의 과도한 폄은 위팔오목(fossa)에서 위팔뼈머리가 앞으로 움직인다. 빗장뼈는 앞으로 움직이고, 어깨뼈는 아래쪽돌림된다(**그림 6.9**). 셔츠를 뒤에서 입기, 몸 뒤로 소프트 볼 잡기를 할 때 어깨는 과도하게 폄된다.

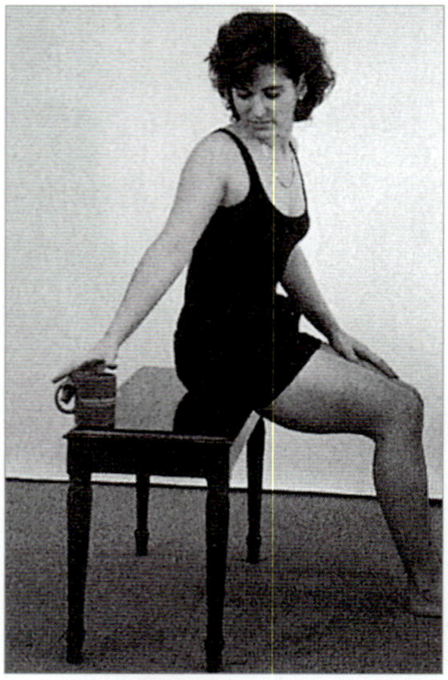

그림 6.9

뒤쪽 뻗기

4) 중심선에서부터 뻗기

몸의 중심선에서 바깥쪽으로 팔을 뻗을 때는 위팔뼈를 굽힘/벌림하여 어깨위팔리듬을 따른다. 팔이 수평으로 벌림하는 동안 어깨뼈돌림과 위팔 가쪽돌림이 협응한다. 몸쪽 위팔이 옆으로 움직일 때 위팔뼈머리는 위팔오목 안에서 앞쪽으로 움직인다. 위팔뼈의 60° 올림 전까지는 어깨뼈돌림이 없다(**그림 6.10**). 이 움직임 패턴은 싱크대에서 설거지를 하고, 건조대에 쌓아올리는 움직임 같이 몸의 중심에서 손 위치가 변경되면서 나타난다. 이는 팔의 기능적 움직임 패턴에서 중요한 부분이다.

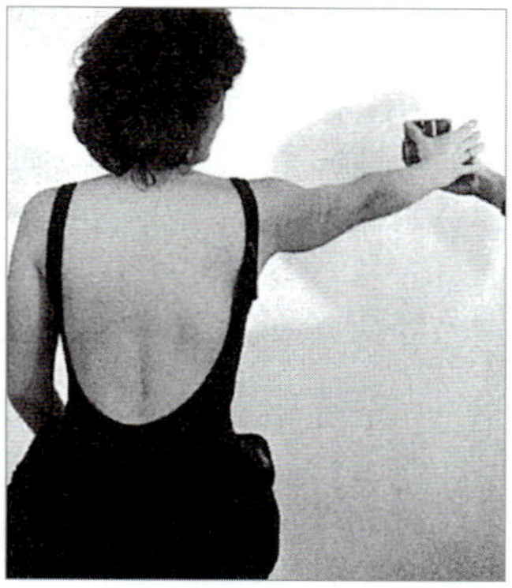

그림 6.10

중심선에서부터 뻗기

5) 중심선을 가로질러 잡기

팔과 손이 약 30° 수평모음에서 몸의 중심선을 넘어서 움직인다. 이때 어깨뼈는 벌림되고, 빗장뼈는 앞으로 움직인다. 팔이 가슴우리 앞에서 움직이는 동안 어깨는 약간 굽힘되고, 위팔의 수평모음은 나타나지 않는다. 이러한 팔의 뻗기 패턴은 팔이 60° 이상 굽힘되는 동안 나타난다(**그림 6.11A**). 중심선을 가로지르는 팔 움직임은 같은 쪽의 몸통돌림과 협응하여 나타난다. 몸통돌림은 위팔모음과 어깨뼈벌림을 보조하여 팔의 움직임 범위를 확장시킨다(**그림 6.11B**). 중심선을 가로지르는 움직임은 샐러드 접시에서 포크를 사용하여 먹기 또는 물건을 들어올려 운반하기 위해 양손을 사용하는 동안 공통적으로 나타난다.

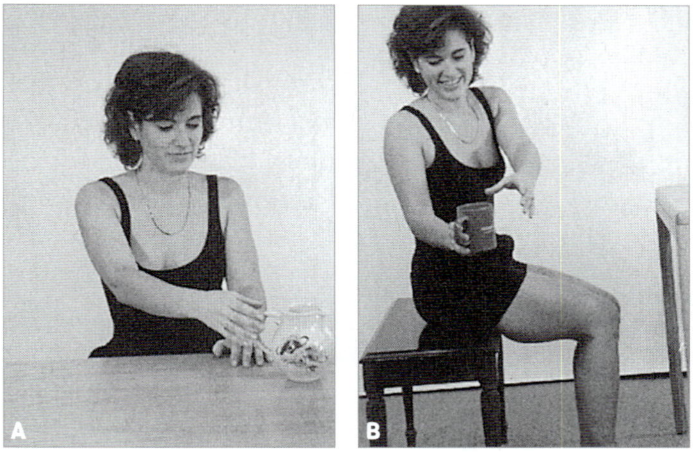

그림 6.11

중심선을 가로질러 뻗기. **(A)** 위팔뼈가 수평모음되면서 중앙선을 가로지르며 뻗기. **(B)** 몸통이 돌림하면서 중앙선을 가로지르며 뻗기

6) 복잡한 팔의 움직임 패턴

앞 단락에서 어깨띠리듬(shoulder girdle rhythm)에 대해 설명하였다. 뻗기(reach)를 제외하고는 팔의 기능적 움직임은 대부분 팔꿈치관절굽힘과 어깨 움직임이 협응한다. 이러한 움직임은 복잡하지만 뚜렷한 목적

과 정확한 움직임 순서가 있다. 팔꿈치관절굽힘은 손을 높이 올리거나 신체에 가깝게 한다. 팔의 활동 범위는 감소되지만 어깨와 팔꿈치로 두 개의 지렛대를 만들어 효율적으로 손을 사용하게 하고, 어깨 움직임이 작아진다.

(1) 팔꿈치관절의 굽힘/폄

팔꿈치관절은 경첩관절이고, 굽힘과 폄으로 나타난다. 아래팔의 완전 굽힘은 약 145°이고, 위팔뼈에 닿을 때까지의 움직임이다. 팔꿈치관절굽힘이 시작되면 손은 자뼈나 노뼈 쪽으로 향하고, 손목은 폄된다. 아래팔은 손의 방향에 따라 뒤침(supination), 중립 자세(mid position), 엎침(pronation)할 수 있다. 팔꿈치관절의 굽힘이 아래팔의 뒤침과 협응되면 손바닥이 어깨에 닿고, 엎침되면 손바닥이 어깨에서 멀어진다. 어깨 움직임과 팔꿈치관절굽힘의 협응된 움직임은 다음 단락에서 설명한다.

(2) 팔꿈치관절의 굽힘/폄과 어깨관절굽힘이 협응된 뻗기

팔꿈치관절의 굽힘/폄과 어깨관절굽힘이 협응된 움직임은 몸에서 가까운 물건을 잡을 때 나타나는 움직임 패턴이다. 이 패턴으로 몸 앞에 있는 물건을 잡기 위해서는 팔꿈치관절은 90° 굽힘하고, 손목은 펴진다. 이후 손의 높이를 유지하면서 어깨관절이 굽힘되고, 팔꿈치관절이 펴지면서 팔 뻗기가 완성된다(**그림 6.12**).

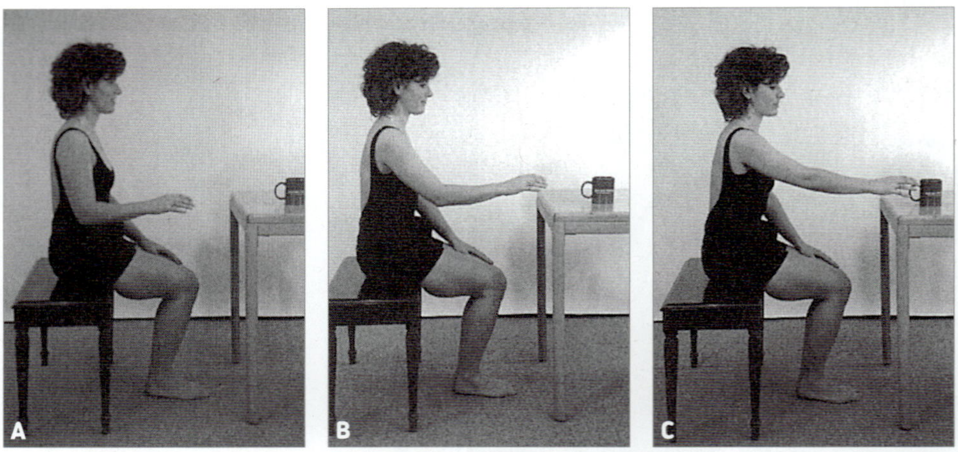

그림 6.12

팔꿈치관절의 굽힘/폄과 어깨관절굽힘이 협응된 뻗기

(3) 팔꿈치관절과 어깨관절굽힘이 협응된 손올림

손을 머리에 올리거나, 입으로 가져가는 것은 팔꿈치관절 90° 굽힘과 어깨관절이 60° 이상 굽힘되어야 한다. 이런 움직임 패턴은 팔꿈치관절 90° 굽힘되면서 시작되고, 팔꿈치관절과 어깨관절이 연속적으로 굽힘된다. 팔의 움직임 범위는 어깨관절과 팔꿈치관절굽힘의 협응으로 결정되고, 손의 높이는 과제에 따라 달라진다. 어깨관절이 60° 이상 굽힘하면 어깨위팔리듬(scapulohumeral rhythm)에 따라 어깨뼈가 돌림되고, 위팔은 굽힘/벌림되는 협응된 움직임이 나타난다(**그림 6.13**).

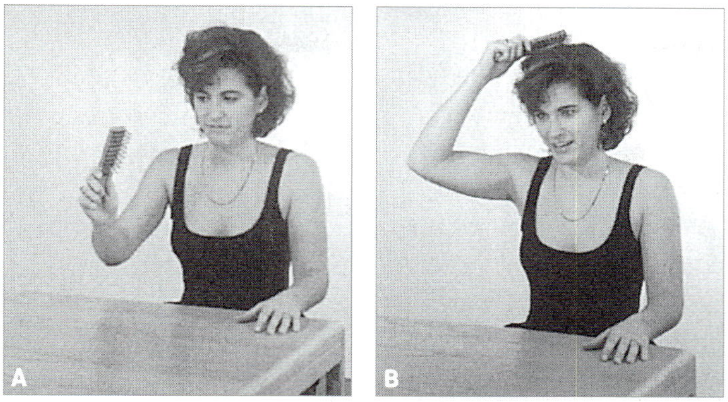

그림 6.13

팔꿈치관절과 어깨관절굽힘이 협응된 손올림.
손이 머리 위에 닿기 위해서는 어깨뼈 위쪽돌림이 가능해야 한다.

(4) 팔꿈치관절굽힘과 어깨관절폄의 협응

팔꿈치관절굽힘과 위팔뼈의 폄(또는 과도한 폄)의 협응된 움직임은 앞으로 뻗은 팔을 몸쪽으로 가져오는 움직임에서 나타난다. 이때 손 높이를 일정하게 유지하기 위해서 어깨관절이 굽힘에서 중립 그리고 폄으로 연속하여 움직이는 동안 팔꿈치관절굽힘은 커진다(**그림 6.14**).

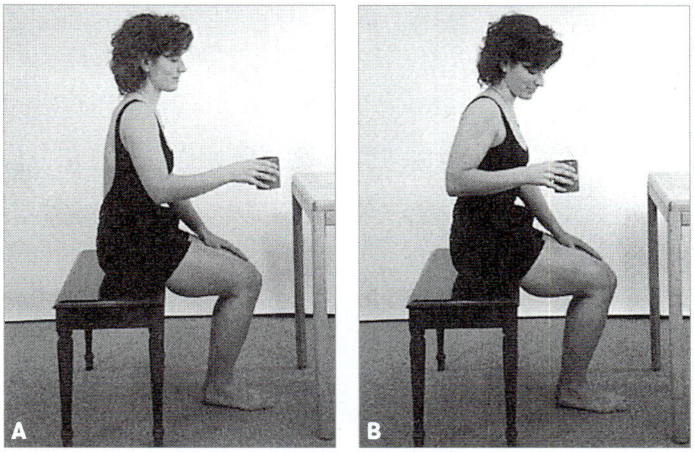

그림 6.14

팔꿈치관절굽힘과 어깨관절폄(또는 과도한 폄)이 협응된 움직임은 팔을 뻗어 잡은 물건을 몸에 가깝게 가져올 때 나타난다.

(5) 팔꿈치관절굽힘과 어깨관절 가쪽/안쪽돌림의 협응

팔꿈치관절을 90° 굽힘하고, 어깨관절을 가쪽/안쪽돌림하면 손을 몸의 중심선 주변에서 움직일 수 있다. 어깨, 팔꿈치, 손목의 연장선이 몸통의 중심선과 평행하게 유지하면서 팔을 몸 가까이로 당긴다. 어깨관절이 안쪽돌림하면 손이 중심선을 지나서 반대편 가슴 앞으로 이동한다(**그림 6.15A**). 가쪽돌림하면 손은 몸 바깥쪽으로 멀어진다(**그림 6.15B**). 이 움직임 패턴은 테이블 위에서 팔의 움직임, 옷 입기, 화장을 하는 손 자세 등 대부분의 기능적인 동작에서 중요한 역할을 한다.

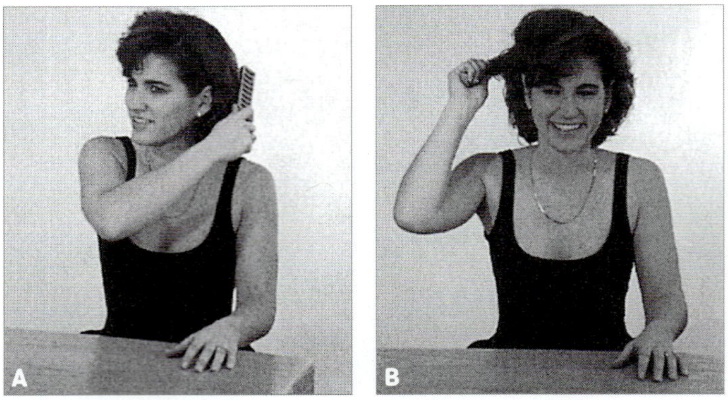

그림 6.15

팔꿈치관절굽힘과 어깨관절 안쪽/가쪽돌림의 협응. **(A)** 어깨관절이 안쪽돌림하면 손이 중심선을 지나서, 아래팔과 손이 가슴 앞쪽이나 몸의 반대쪽에 위치한다. **(B)** 어깨관절이 가쪽돌림하면 손이 몸의 중심선에서 멀어진다.

7) 기능적 수행

기능적 움직임에서 팔은 손을 보조하는 역할이다. 팔의 움직임은 손과 아래팔의 움직임으로 시작한다. 팔의 먼쪽 움직임은 손의 기능적 움직임을 위해 방향성과 안정된 자세를 제공한다. 정확한 손의 움직임은 아래팔 돌림과 손목의 굽힘/폄이 협응하는 것이다. 기능적 움직임 연속성의 초기에 손이 과제에 닿는 순간 시작된다.

아래팔돌림은 손이 움직이는 방향을 결정한다. 손바닥과 손가락이 물체에 접근하는 자세와 쥐기 패턴이 선택된다. 물체를 위에서 쥐는 손의 자세를 위해 아래팔엎침이 나타난다(**그림 6.16A**). 아래팔의 중간 자세는 엄지손가락을 위로 향하고, 물체의 옆에서 접근하기 위해 나타난다(**그림 6.16B**). 아래팔의 뒤침은 물체에 접근하는 동안 손바닥을 아래로 향하고, 물체를 위에서 잡고 들어 올릴 때 나타난다. 기능적으로 움직이는 동안에도 아래팔의 돌림으로 손의 방향을 변경한다. 예를 들면, 책장을 넘길 때 쥐기 패턴은 일정하지만 아래팔은 엎침에서 뒤침으로 변경된다(**그림 6.17**). 손목관절 움직임은 아래팔을 기준으로 손의 자세를 결정한다. 손목폄은

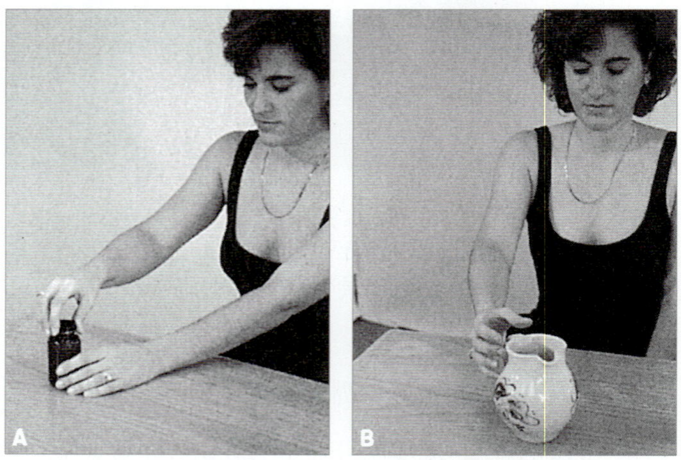

그림 6.16

(A) 위에서 물체를 잡기 위해 아래팔이 엎침된다. **(B)** 물체를 옆에서 잡기 위해서는 아래팔 중간 자세가 된다.

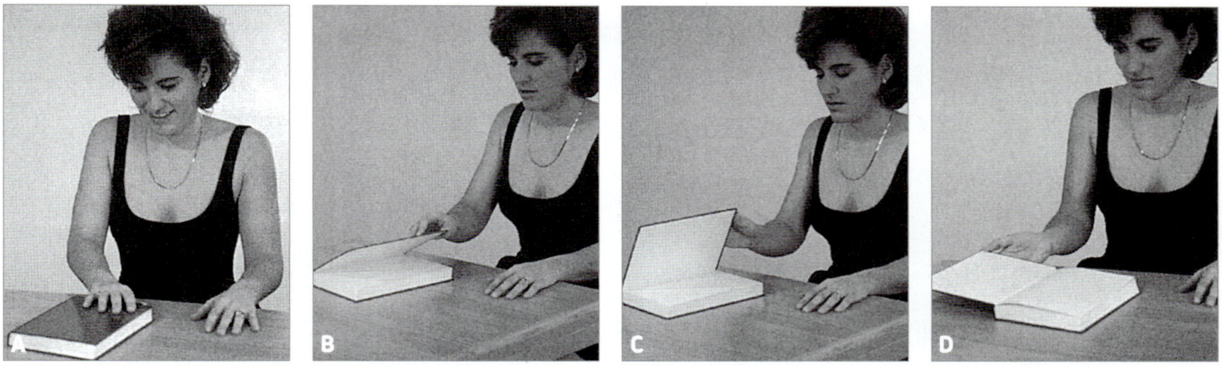

그림 6.17

아래팔돌림은 손의 방향성을 변화시킨다. (**A~D**) 책장을 넘기는 동안 손의 잡기 패턴은 일정하지만 아래팔은 엎침에서 뒤침으로 변경된다.

손을 먼쪽 노뼈와 자뼈 쪽으로 가져오기 위해 사용되므로 손과 아래팔은 하나의 단위로 움직인다. 손목폄은 과제를 수행하기 위해 손과 팔을 효율적으로 움직일 수 있게 하는 중요한 부분이다. 손목굽힘은 물체를 강하게 잡거나 손을 물체에 가깝게 가져갈 때 나타난다.

손의 과제수행을 위해 어깨와 팔꿈치는 협응된 움직임 패턴으로 과제에 접근하기 위한 가장 효율적인 방법을 선택하고, 손이 움직이는 동안에는 어깨와 팔꿈치는 안정성을 제공한다. 과제수행을 완성하면 어깨와 팔꿈치는 다음 과제나 휴식을 위해 손을 몸으로 가져온다.

3 수행능력을 감소시키는 중요한 손상

1) 팔의 근력 약화

근력 약화와 마비는 움직임 상실, 불규칙한 움직임 그리고 기능적 제한의 주요 원인이 된다.

(1) 완전마비 또는 중증 약화

완전마비나 중증 약화는 뇌졸중 초기에 흔히 발견되는 증상이지만 재활기간 동안 지속되기도 한다. 이러한 환자는 마비측 팔을 움직일 만큼 충분한 근력이 없으므로 보조가 필요하다. 팔의 운동기능은 점진적으로 회복된다.

(2) 중등도 약화

팔근육의 중등도 약화는 뇌졸중 후 즉시 관찰된다. 팔의 먼쪽과 가까운쪽 모두 정상 근육보다 근력이 저하되고, 피로가 빠르다. 재활치료는 근육 강화부터 시작한다. 팔 약화가 있을 때 정상보다 움직임 범위가 좁지만 움직임 시작과 연속성은 정상 움직임 패턴과 비슷하게 나타난다. 팔을 어깨 높이 이상으로 올리거나 물건을 잡는 것이 어렵기 때문에 기능적으로 불완전하다(**그림 6.18A~D**). 계획된 중재로 팔의 근력과 지구력을 회복하면서 팔과 손의 잠재된 기능을 확인할 수 있다.

(3) 먼쪽 약화

몸 가까운쪽 어깨띠에서는 근력이 회복되지만 먼쪽 팔에서는 약화가 남아 있는 회복 패턴이다. 어깨, 팔꿈치의 몸쪽 근육은 움직이기에 충분한 근력을 갖고 있지만 아래팔, 손목, 손 같은 먼쪽 근육은 약하기 때문에 기능적으로 팔 사용이 어렵다(**그림 6.18E~G**).

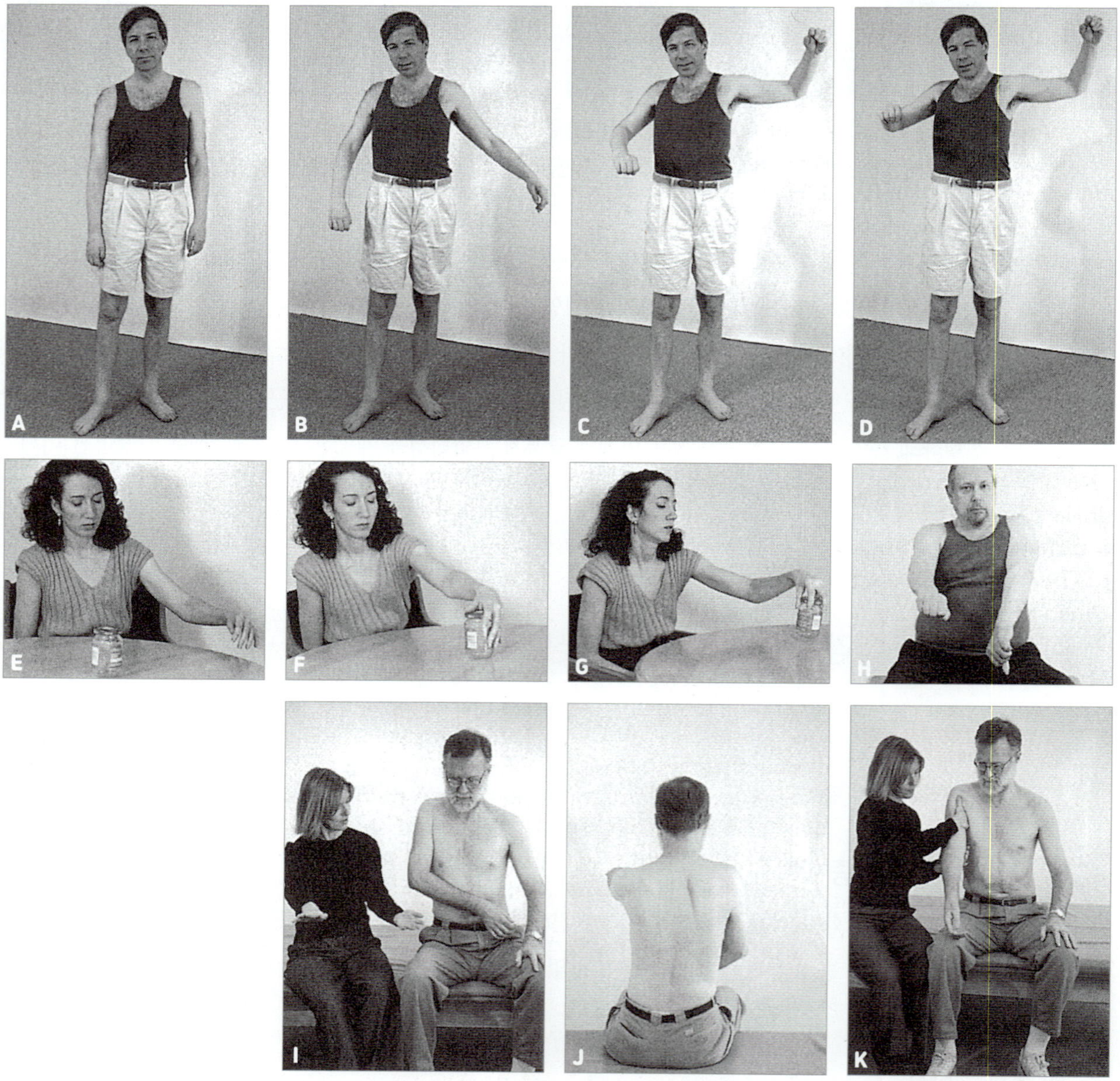

그림 6.18

(A~D) 오른쪽 편마비 중등도 약화. 먼쪽 팔부터 움직임을 시작하지만 오른쪽 팔의 약화로 인해 어깨 높이 위로 마비된 팔을 들어 올릴 수 없다. **(E~G)** 왼쪽 편마비 먼쪽 약화(distal weakness). 물체를 잡기 위해 마비된 팔을 뻗을 수 있지만 손목과 손가락의 정상적인 잡기는 어렵다. **(H)** 오른쪽 편마비. 마비측 어깨의 가쪽돌림 제한이 있다. 이 움직임은 앞으로 뻗기와 잡기를 위한 접근이 어렵고, 엄지손가락이 바닥으로 향한다. **(I)** 오른쪽 편마비. 팔꿈치를 펴고 마비측 팔을 앞으로 뻗도록 요구한다. 어깨가 올림되고, 팔꿈치는 굽혀진다. **(J)** 마비측 팔을 움직이는 동안 어깨뼈의 위쪽돌림/올림이 나타난다. 마비측 팔에서 가장 강한 근육이 활성된다. **(K)** 어깨관절과 위팔뼈의 안정성을 높이면 팔꿈치가 펴진다. 이는 팔의 약화가 있다는 것을 보여준다.

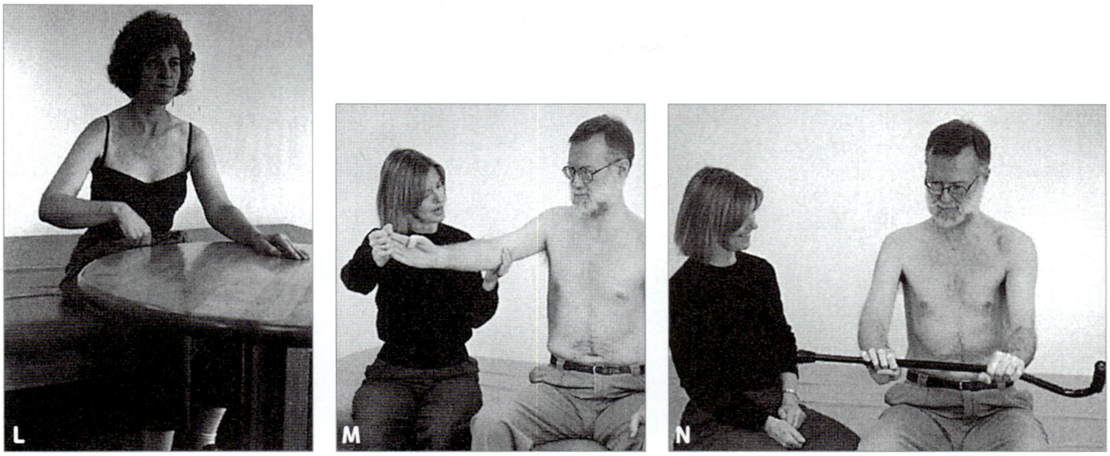

그림 6.18 (계속)

(**L**) 테이블의 가장자리로 팔을 가져오는 동안 비전형적인 움직임 패턴이 나타난다. (**M**) 팔의 먼쪽과 몸쪽의 자세를 조절하면서 뻗기 움직임을 재교육한다. (**N**) 양손으로 지팡이를 잡고 능동적인 팔 뻗기를 재교육한다.

(4) 근육 불균형

몸쪽과 먼쪽의 팔근육이 회복되지만 근력 불균형이 있고, 중증의 약화나 마비가 남아 있는 회복 패턴이다. 이런 회복 패턴을 가진 환자는 전형적으로 어깨올림과 위팔이 벌림/안쪽돌림된다. 팔꿈치, 손목, 손가락굽힘 근력은 회복하지만 어깨의 굽힘/가쪽돌림과 팔꿈치, 손목, 손가락폄 근력은 회복하지 못한다. 불균형한 근력 회복은 기능적인 팔 움직임에 치명적인 영향을 준다. 효율적인 과제수행과 기술 습득을 방해하여 팔의 기능적 움직임 능력을 저하시킨다. 예를 들면 아래팔과 손목의 심한 약화는 마비측 팔의 기능적인 역할을 어렵게 하고, 위팔의 가쪽돌림 제한이 손의 자세에 영향을 미친다. 안정성과 기능적 제한은 적다(**그림 6.18H**).

근육 마비와 불균형한 근력에 대한 보상으로 비전형적인 움직임 패턴이 나타난다. 예를 들면 마비측 팔을 들어올리기 위해 어깨뼈올림, 위팔뼈벌림, 위팔꿈치 힘을 이용한다(**그림 6.18I, J**). 비전형적인 움직임 패턴은 어깨근육의 회복과 아래팔, 손목, 손의 약화나 마비와 관련 있다. 아래팔이 마비되어 정상 움직임을 시작할 수 있는 근력이 없기 때문이다. 아래팔의 움직임을 주의 깊게 관찰하면 팔꿈치, 아래팔, 손목의 근육은 보조하에 수축할 수 있다는 것을 알 수 있다. 이는 근력이 회복되면 좀 더 정상적으로 움직임이 가능하다는 것을 의미한다(**그림 6.18K**). 중재 의욕이 높은 환자는 테이블 위로 팔을 올리거나 손을 물체로 가져가는 기능적 움직임을 달성하기 위해 비전형적인 패턴이 나타난다. 이는 비정상적이고 비효율적이다(**그림 6.18L**).

불균형한 근육 약화 환자는 몸쪽과 먼쪽 움직임 패턴 훈련과 기능적 과제수행 움직임 재교육을 함께하는 중재가 필요하다. 근력 회복과 움직임 조절 향상, 기능적 움직임에서 다른 근육과의 협응, 마비된 근육의 운동성 회복이 필요하다. 팔근육 전체에 약화 또는 마비가 있으면 움직임 재교육 동안 몸쪽과 먼쪽 근육을 동시에 조절해야 한다(**그림 6.18M**). 어깨뼈돌림을 재교육하기 위해서는 위팔을 최소한 60° 이상 굽힘해야 한다. 치료사가 보조하면서 아래팔돌림, 손목굽힘과 폄, 엄지손가락과 손가락의 움직임을 재교육한다. 먼쪽 근력이 회복되면 쥐기, 놓기 등 손동작을 재교육하기 위해 공이나 컵 같은 물체를 이용한다. 물체는 팔의 근력을 증가시키고, 독립적인 움직임을 위해 사용할 수 있다. 예를 들면 팔 근력을 강화하고, 움직임 패턴과 자동적인 움직임을 재교육하기 위해 지팡이 보행을 연습한다. 이러한 운동이 가정 프로그램에 포함된다면 더 큰 효과가 있다(**그림 6.18N**). 기능적인 업무, 수공예, 스포츠 활동 등을 통해서도 가능하다.

근육 약화가 가장 큰 문제라면 마비측 팔 움직임 재교육을 몸통과 다리의 움직임 재교육과 통합시키는 것도 필요하다. 마비측 팔로 몸을 지지하면서 몸통과 다리를 함께 움직임 재교육한다. 마비측 팔의 움직임과 약해진 어깨 지지대의 근육에 항중력 작용을 할 수 있도록 촉진할 수 있고, 아탈구와 과도한 굽힘을 예방할 수 있다. 팔을 지지하면서 몸통과 다리를 중재하는 것은 다음 파트에서 설명한다.

2) 몸통 조절 상실

정상적이고 기능적인 팔 움직임은 몸통의 바른 정렬에서 가능하고, 팔과 몸통 움직임이 자동적으로 협응해야 한다. 앉기와 서기에서 몸통 조절은 팔의 기능적인 움직임 범위를 확장하고, 몸의 중심에서 팔을 유지할 수 있는 힘을 보상한다. 몸통의 마비측 근육은 일차 · 이차 손상에 영향을 받는다. 이는 몸통 정렬과 움직임 조절이 상실되고, 팔의 기능적 움직임을 방해한다.

(1) 몸통 정렬 상실

몸통 정렬의 상실로 인한 자세 변화는 마비측 어깨와 팔의 자세를 변형시킨다. 척추와 가슴우리의 부정렬은 어깨뼈와 빗장뼈의 자세를 변형시킨다. 신경학적 손상 환자의 몸통에서 비전형적인 움직임 패턴은 어깨 자세를 변형시킨다.

(2) 등뼈의 과도한 굽힘

척추의 정렬 상실은 몸을 비대칭으로 만들고, 등뼈의 과도한 굽힘은 어깨뼈벌림과 몸 앞에서 팔이 모이게 한다(**그림 6.19A**).

(3) 과도한 척추폄

마비측 가슴우리의 뒤쪽돌림과 척추의 과도한 폄은 어깨뼈가 척추에 가까워지는 모음, 팔은 어깨벌림, 안쪽돌림 또는 어깨의 과도한 폄 자세를 만든다(**그림 6.19B**).

(4) 몸통 가쪽굽힘

마비측이 오목한 몸통 가쪽굽힘은 마비측 어깨뼈가 벌림, 뒤쪽돌림된다(**그림 6.19C**). 마비측 몸통이 길어지면(볼록) 마비측 어깨뼈가 올림된다(**그림 6.19D**). 대부분 마비측 몸통은 오목하게 가쪽굽힘한다. 어깨뼈의 이런 변형은 위팔오목관절 아탈구와 어깨위팔리듬 상실, 비전형적인 움직임 패턴이 원인이다. 그러므로 이를 해결하기 위해서는 몸통 자세부터 중재해야 한다.

(5) 몸통 움직임 조절 상실

기능적인 팔 움직임을 방해하는 두 번째 중요한 몸통 문제는 움직임 조절 상실이다. 과제수행 동안 몸통은 바른 자세를 유지하고, 팔의 움직임은 체중을 지지하거나 과제수행을 보조한다. 그러나 편마비 환자는 앉기, 서기에서 기능적인 몸통 움직임 조절 능력이 상실되어(전부 또는 일부) 몸통과 팔 움직임이 분리되지 않고, 하나로 결합되는 비전형적인 움직임 패턴이 나타난다. 급성기 환자는 비마비측 팔을 사용하여 몸통 움직임을 조절하고, 균형을 유지한다. 환자는 팔을 몸 가까이에서 움직이고, 몸통에서 체중이동이 필요한 뻗기 같은 움직임은 회피한다. 이런 환자에게 앉은 자세에서 몸통 움직임을 재교육하는 것은 마비측 팔의 기능적 능력을 회복시키고, 비마비측 팔의 효율적인 사용을 위해 필요하다. 회복기 환자는 앉기 자세에서 몸통 움직임이 가능하지만 팔을 움직이는 동안에는 안정된 자세를 유지하기 어렵다(**그림 6.19E**). 안전하게 앉을 수는 있으나 팔의 기능적 움직임은 어렵다는 의미이다. 체중지지 없이 앉는 훈련과 앉은 자세에서 몸통의 정상 움직임을 배울 때 몸통 균형은 향상된다. 또한 팔과 몸통의 협응, 팔의 기능적 움직임 범위를 확장하는 몸통 체중이동

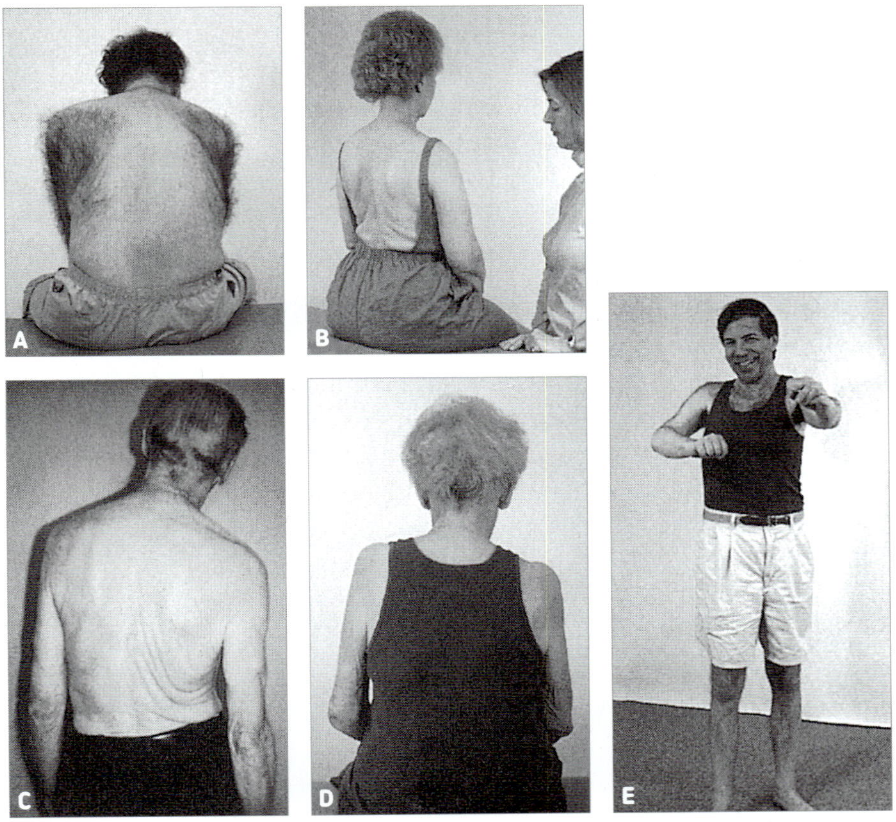

그림 6.19

(A) 몸통이 굽힘되면 어깨뼈는 벌림된다. **(B)** 몸통이 폄되면 어깨뼈는 모음된다. **(C)** 오른쪽 편마비. 몸통 가쪽굽힘 동안 마비측 몸통이 오목하게 보이는 것은 마비측 어깨뼈의 아래쪽돌림 때문이다. **(D)** 왼쪽 편마비. 마비측이 볼록하게 보이는 것은 마비측 어깨뼈의 올림 때문이다. **(E)** 마비측 팔을 움직이는 동안 몸통이 안정된 자세를 유지할 수 없다. 마비측 몸통을 가쪽과 뒤쪽 방향으로 돌림하면서 오른쪽 팔을 들어 올린다. 비대칭적으로 팔을 움직이는 동안 다리에서 어떻게 체중을 지지하는지 확인한다.

능력이 감소될 수 있다. 그러므로 몸통과 팔이 협응하는 움직임 재교육은 기능적 움직임 수행과 동적 균형 향상을 위해 반드시 필요하다.

앉은 자세와 서 있는 자세에서 몸통 중재는 5장과 9장에서 설명한다. 몸통 움직임을 재교육하는 동안 앞쪽굽힘된 마비측 팔을 보조하거나 몸통 움직임 조절과 팔의 체중지지가 협응하는 중재는 마비측 팔의 정상 움직임 향상에 많은 도움을 준다.

3) 아탈구(어깨 정렬의 소실)

어깨관절은 어깨뼈와 관절주머니, 힘줄과 인대의 장력(tension)에 의해 유지된다. 안정시 어깨뼈의 위치와 관절오목의 모서리(angulation) 연골은 위팔뼈머리의 아래를 지지한다. 위팔뼈는 팔의 무게 때문에 밑으로 당겨지지만 관절주머니와 아래지지대, 근육 부착점에 의해 관절오목에 고정된다(**그림 6.20**).

마비측 어깨뼈는 가슴우리의 정상 위치에 있지 않다. 어깨뼈의 방향(orientation) 변화는 어깨관절과 아래팔의 정렬(alignment)을 변형시킨다. 어깨띠와 정렬의 변화는 손상에 의한 것이다. 편마비로 인한 근력과 근긴장도, 장력의 변화는 몸통, 어깨띠, 팔에 영향을 준다는 것이다. 이완성 편마비 환자에서 몸통과 어깨띠의 손상된 근육은 어깨뼈와 어깨관절에 부하되는 팔의 무게를 감당할 수 있는 근장력이나 근력이 부족하다. 마비된 팔의 무게는 어깨뼈를 가쪽 아래로 돌림(downward rotation)시키고, 마비측 몸통을 가쪽 앞으로 굽힘시킨다. 마비측 어깨뼈와 몸통의 정렬 변형은 어깨관절의 안정성을 저하시킨다. 어깨띠는 팔근육의 과긴장과 불규칙한 근육동원(muscle firing)에 의해 비정상적인 상태가 된다. 근육 약화, 저긴장, 과긴장, 불규칙한 근육동원은 아탈구된 어깨관절 회복을 어렵게 하고, 영구적으로 변형시킬 수 있다. 이러한 이차 손상은 근장력이나 근력, 운동능력 회복 정도에 따라 특징적인 형태를 만든다. 어깨 아탈구의 형태는 아래쪽, 앞쪽, 위쪽의 세 가지로 나눌 수 있다.

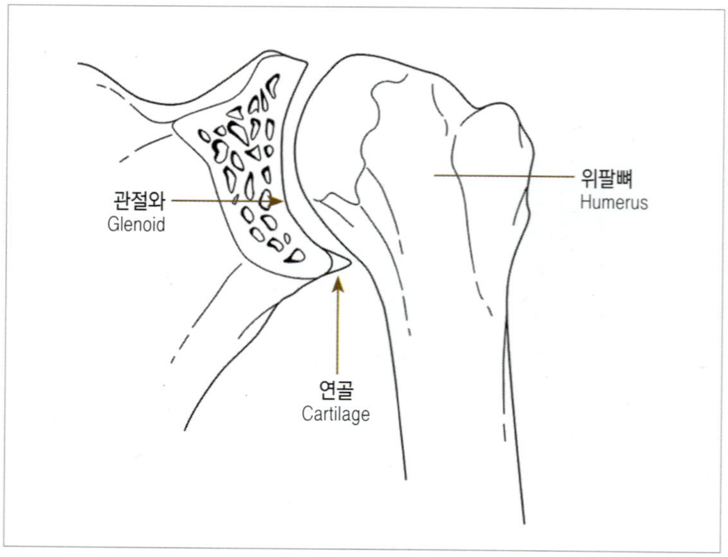

그림 6.20

안정시 어깨뼈의 정상적인 배열

(1) 아래쪽 아탈구

가장 흔한 형태로 급성기에 심한 근육 약화와 저긴장 근육으로 인해 나타난다. 이완성 마비 환자에서 팔의 무게는 어깨뼈를 아래쪽으로 돌림시킨다. 이는 관절오목의 기울기를 수직으로 만들어 위팔뼈머리를 받치는 아래지지대를 좁게 만들고, 위팔뼈를 관절오목의 가장자리에서 아래로 미끄러지게 한다(**그림 6.21**). 미끄러진 팔의 무게는 비탄력성인 관절주머니, 위팔뼈와 어깨뼈에 연결된 힘줄을 신장시킨다. 비탄력성 조직이 수동적으로 신장되어 위팔뼈는 관절오목 아래로 미끄러져 내려온다.

위팔뼈의 아래쪽 아탈구는 어깨관절의 꼭지점에서 위팔뼈 거친면(bicipital tuberosity) 사이의 길이로 손상 정도를 평가할 수 있다(**그림 6.22A, B**). 아래쪽 아탈구를 일으키는 위팔뼈가 아래쪽으로 돌림하기 때문에 위팔뼈 거친면은 어깨돌기 앞쪽으로 놓인다. 위팔뼈의 아래쪽돌림은 몸통을 굽힘시키고, 팔을 몸통 앞으로 가로지르게 하고, 엄지손가락쪽으로 무게를 증가시켜 큰가슴근의 역할을 제한한다.

치료를 위한 중재는 능동 또는 수동 움직임으로 아래쪽 아탈구를 회복시키고, 어깨띠의 정상적인 움직임 기전에 맞게 움직임 재교육을 한다. 척추와 가슴우리, 엉덩이의 대칭성을 회복시키기 위해 몸통을 정렬하고 정렬된 가슴우리 위에 안정시 어깨뼈 자세를 회복시킨다. 어깨뼈는 위로 돌림시키고, 위팔뼈를 어깨오목 위로 끌어올린다. 마지막으로 위팔뼈를 가쪽돌림시켜서 팔이 몸통에 자연스럽게 위치하도록 조정한다. 중재가 바르게 진행되면 아탈구는 줄어들고, 어깨띠는 정상적인 자세로 회복된다(**그림 6.22C, D**). 모든 중재에서 몸통과 어깨뼈의 근육이 능동적으로 수축하고, 정상적인 위치에서 어깨뼈를 유지하도록 관절 정렬을 조절해야 한다.

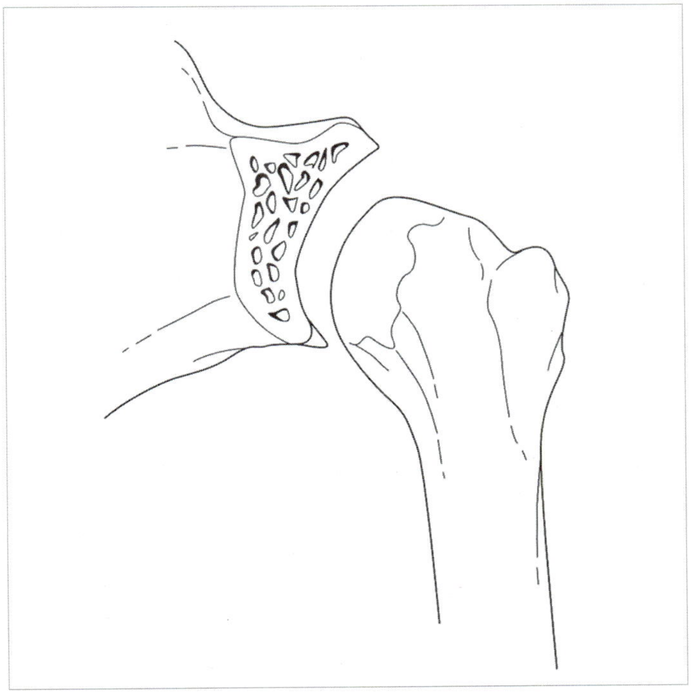

그림 6.21

어깨뼈 아래쪽 돌림과 아래쪽 아탈구

(2) 앞쪽 아탈구

앞쪽 아탈구는 팔이 과도하게 폄되면서 위팔뼈머리가 관절오목으로부터 앞쪽으로 분리된 것이다. 아탈구는 어깨띠, 몸통, 다리근육의 불균형한 긴장도와 근수축과 관련 있다. 앞쪽 아탈구는 마비측 몸통이 뒤쪽 아래로 돌림되고, 엉덩이의 뒤쪽기울임과 어깨폄근 과긴장이 결합되어 나타난다. 어깨띠가 앞으로 기울어지고 아래로 돌림되어 당겨지고, 위팔뼈는 과도한 폄/안쪽돌림되어 당겨진다. 앞쪽 아탈구에 관계되는 근육은 몸통의 등세모근, 넓은등근, 큰가슴근이나 작은가슴근, 위팔두갈래근이다. 위팔뼈머리가 관절오목의 앞으로 움직이면 위팔두갈래근의 긴갈래근 장력이 증가되어 팔꿈치를 굽힘시키고, 아래팔을 뒤침시킨다. 이러한 비정상적인 어깨관절의 위치는 팔꿈치와 아래팔의 과긴장으로 나타난다(**그림 6.22E~G**). 앞쪽 아탈구는 어깨관절의 앞쪽굽힘과 가쪽돌림을 방해한다. 아탈구 환자가 팔을 앞쪽으로 뻗으면 어깨뼈는 올림되고, 팔꿈치는 굽혀져서 몸통과 어깨띠가 뒤쪽으로 돌림된다. 앞쪽 아탈구를 감소시키기 위해서는 몸통을 안쪽돌림하여 정렬하고, 어깨뼈를 위로 돌림시켜 관절오목(fossa)과 과도하게 폄된 위팔뼈를 정렬한다(**그림 6.22H**). 앞쪽 아탈구가 오랫동안 지속되면 몸통, 어깨뼈, 팔의 근육은 심하게 긴장하고 단축(shortening)된다. 그러므로 위팔두갈래근, 큰가슴근, 어깨올림근의 장력을 감소시키고 팔의 정렬을 회복시키기 위해 단축된 근육을 이완시킨다(**그림 6.22I**).

(3) 위쪽 아탈구

위쪽 아탈구는 위팔뼈머리가 올림/안쪽돌림되어 부리돌기(coracoid process) 아래에 가깝게 위치하여 고정(lock)되므로 어깨관절에서 자유로운 움직임이 어려워진다. 이는 위팔뼈의 모든 움직임이 어깨뼈 움직임과 동시에 일어나기 때문이다. 위쪽 아탈구는 근육의 동시수축과 과긴장 때문이다. 어깨뼈가 벌림/올림되면 위팔뼈는 벌림/안쪽돌림되어 팔꿈치는 굽힘되고, 아래팔은 모음/뒤침된다(**그림 6.22J**).

위쪽 아탈구는 중간갈래세모근, 큰가슴근, 위팔두갈래근의 부적절한 근육 작용과 관련 있다. 정상적인 팔 움직임은 관절오목에서 위팔뼈머리의 가동성과 위팔뼈와 어깨뼈의 분리된 움직임(disassociated movement)이 필요하다. 그러므로 정상적인 어깨 움직임을 재교육하기 전에 위쪽 아탈구부터 해결해야 한다. 중간갈래세모근, 큰가슴근, 위팔두갈래근의 불규칙한 근육동원과 동시수축(cocontraction)을 억제하면서 몸통과 어깨뼈의 정상적인 정렬을 회복시킨다. 문제가 해결되면 위팔뼈머리는 관절오목의 아래쪽으로 움직이고 안쪽돌림시킬 수 있다.

마비측 어깨가 아탈구되면 움직임 재교육을 하기 전에 몸통과 어깨뼈, 어깨관절의 위치를 정렬해야 한다. 위쪽 아탈구는 근육의 길이와 긴장도를 변화시키고, 근육의 수축 방향을 바꾸기 때문에 관절 위치가 정상적으로 회복되기 전에는 정상적인 어깨 움직임을 할 수 없다. 어깨 가동운동(mobilization)과 아래팔 체중지지 같은 중재가 사용된다(7장, 10장 참조). 어깨의 정상적인 움직임 패턴 재교육을 위해 정상적인 어깨위팔리듬(scapulohumeral rhythm)을 회복해야 한다. 정상적인 협응 패턴으로 팔의 움직임을 재교육하면 아탈구나 근육 과긴장, 연부조직의 단축 등은 점진적으로 감소한다.

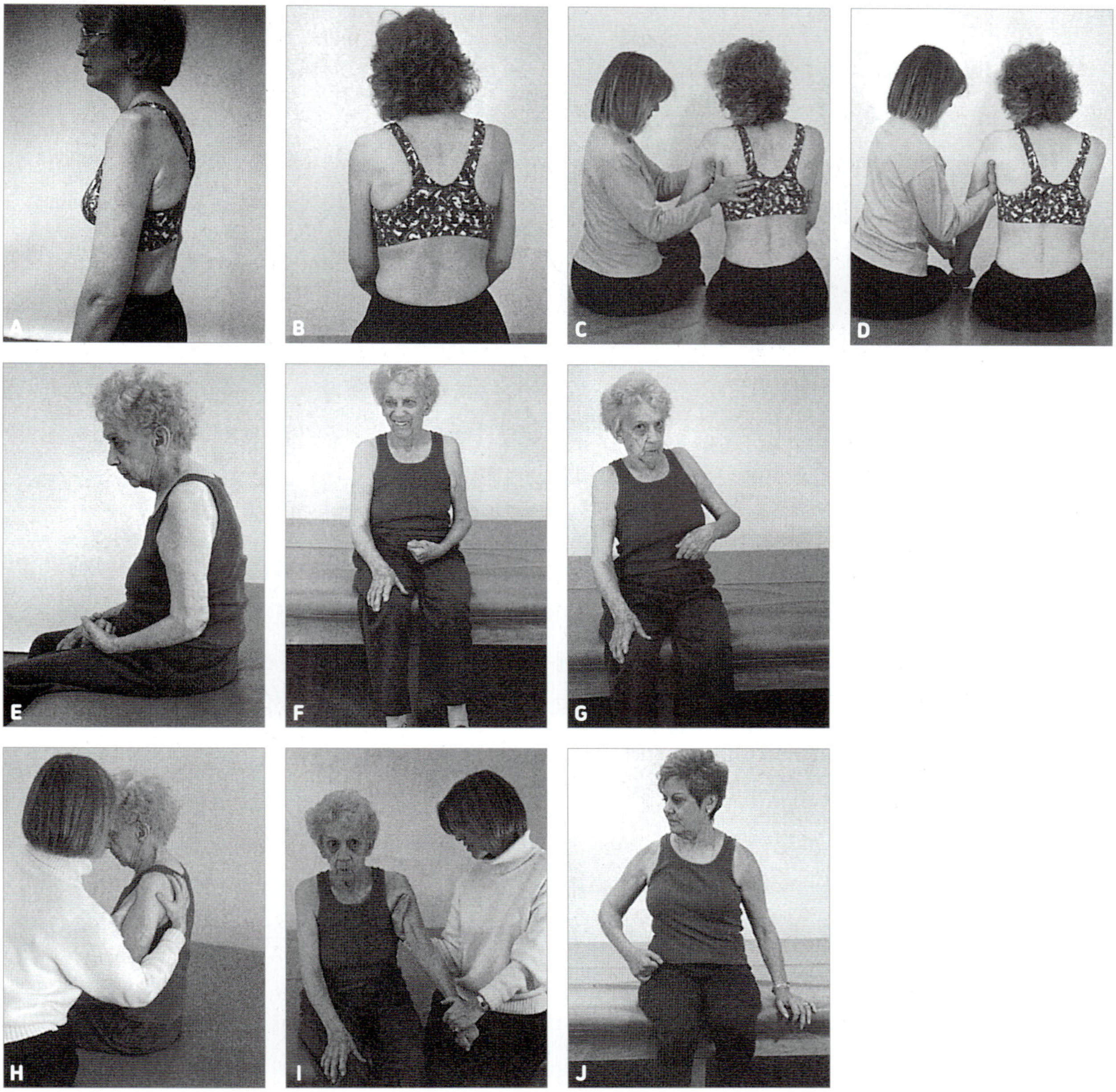

그림 6.22

(A) 왼쪽 편마비 아래쪽 아탈구. 어깨뼈 가시돌기 꼭지점과 빗장뼈, 위팔뼈의 윤곽이 확인된다. **(B)** 등에서 어깨뼈의 아래쪽돌림을 확인할 수 있다. **(C)** 어깨뼈를 위쪽돌림시키고, 위팔뼈를 관절오목으로 들어 올려 아탈구를 교정하고, 중립으로 어깨관절을 가쪽돌림시킨다. 왼쪽 어깨의 정상적인 정렬을 회복시킨다. **(D)** 팔근육을 활성시키고, 움직임을 재교육하여 어깨관절 정렬 조절을 유지한다. **(E & F)** 왼쪽 편마비 앞쪽 아탈구. **(E)** 위팔뼈가 과도하게 폄되고, 위팔뼈머리가 앞으로 이동되었다. **(F)** 앞에서 보면 마비측 가슴우리가 뒤쪽돌림되어 있다. **(G)** 마비측 팔을 앞으로 뻗는 동안 어깨올림, 팔꿈치굽힘되면서 가슴우리가 뒤쪽돌림된다. **(H)** 앞쪽 아탈구의 감소. 어깨뼈를 아래쪽/위쪽돌림시켜서 위팔뼈머리를 관절오목에 정렬한다. **(I)** 정상적인 배열 상태에서 어깨관절을 유지하기 위해 오른손으로 위팔을 고정하고, 왼손으로 팔꿈치를 폄하여 유지한다. 단축된 근육띠(bands)가 뚜렷하게 보인다. **(J)** 오른쪽 편마비 위쪽 아탈구, 위팔뼈는 벌림/안쪽돌림 자세로 고정(lock)된다.

4) 먼쪽 정렬 변화

어깨관절 아래에서 정렬 변화는 흔한 증상이고, 마비측 팔의 움직임이나 기능에 많은 영향을 미친다. 어깨관절 아래에서 정렬 변화와 중력에 대해 정상적인 기능을 하지 못하는 근육 때문에 팔의 먼쪽부위 정렬 변화가 나타난다. 팔의 먼쪽부위의 정렬 변화는 다음과 같다. 첫째, 아래팔과 손에서의 정상적인 움직임을 방해한다. 둘째, 어깨관절 움직임을 방해하면서 손과 어깨관절 사이에 역학적인 움직임 관계를 변화시킨다. 아래팔과 손의 정렬은 팔꿈치와 손목의 과도한 굽힘, 잡고 펴는 손 기능, 어깨관절과 상반된 아래팔에서의 돌림 변화에 영향을 준다.

먼쪽 팔의 정렬 문제는 저긴장, 과긴장, 근력 약화 등으로 나타난다. 저긴장, 근력 약화가 있는 환자는 마비측 팔의 안쪽돌림, 팔꿈치폄, 아래팔엎침이 나타난다. 이 패턴은 몸통과 어깨관절의 위치, 근육 길이의 증가, 손의 무게 증가 때문에 나타난다(**그림 6.23A**). 이완된 손은 손바닥 아치가 평평해지고, 손가락이 펴지는 증상이 빠르게 진행된다. 먼쪽 정렬의 변화로 인해 아래팔, 손목, 손의 굽힘근과 폄근 모두에서 운동능력이 감소하고 아래팔은 돌림되어 관절이 뻣뻣해진다. 손목이 펴지고, 손가락굽힘을 방해한다.

과긴장이 지속되면 손목과 팔꿈치가 굽힘되고, 아래팔이 뒤침 또는 엎침된다(**그림 6.23B**). 어깨뼈와 오목위팔관절(glenohumeral joint)의 정렬 변화와 균형적이지 못한 팔근육 회복 때문에 팔꿈치굽힘이 증가된다. 위팔두갈래근에서의 강한 장력은 아래팔을 엎침에서 중립(neutral) 또는 뒤침시키고, 팔꿈치가 굽힘되어 아래팔이 수평으로 된다. 중력으로 인해 손목은 아래로 당겨져서 굽힘된다. 손목굽힘은 외재근(extrinsic muscle)과 손가락굽힘근(flexor tendon) 단축(shortening)이 원인이다.

손목관절 힘줄(tendon)이 단축되어 손목이 굽힘에서 중립 또는 약간 펴지면 손가락에서 과도한 힘줄고정(tenodesis) 증상이 나타난다(**그림 6.23C, D**). 시간이 경과될수록 손가락굽힘근의 힘줄(flexor tendon)이 짧아져서 손을 쥐고 펴는 것이 어렵게 손가락을 굽힘시킨다(**그림 6.23E, F**). 이것은 손목과 손의 굽힘근을 과긴장시키고, 폄근이 작용하기 전에 손목과 손을 굽힘시킨다. 심한 경우에는 손목외재근의 힘줄과 외재굽힘근이 함께 단축되어 갈고리 손(claw hand)으로 변형된다(**그림 6.23G**).

팔의 먼쪽 부정렬은 몸쪽의 정상적인 움직임 패턴을 방해하고, 팔을 올릴 때 손목이 굽힘되고, 어깨가 안쪽돌림/올림된다. 손목굽힘, 어깨 안쪽돌림/올림하지 않으면 팔을 들어올리기 어렵다. 위팔두갈래근의 비정상적인 활성으로 팔꿈치를 능동적으로 펴지 못하면 손을 들기 위해 어깨를 안쪽돌림/벌림하는 비전형적인 움직임이 나타나고, 위몸통을 앞쪽으로 돌림하면서 팔을 뻗는다. 먼쪽 정렬에서 근육 길이와 관절 운동성 제한으로 나타나는 변화는 적절한 중재로 예방할 수 있다. 먼쪽부위 중재를 위해서는 상위수준의 손 움직임과 정상적인 뻗기(reach) 또는 잡기(grasp)를 위해 필요한 아래팔, 손목, 손의 요소를 재교육해야 한다(**그림 6.23H**).

5) 비정상적인 근긴장도

비정상적인 근육 긴장도는 비정상적인 움직임의 일차적인 원인은 아니지만 휴식을 하거나 움직이는 동안 팔의 자세를 변형시키고, 뻣뻣함을 만든다. 대부분의 편마비 환자는 비정상적인 근육 긴장도로 인한 움직임 문

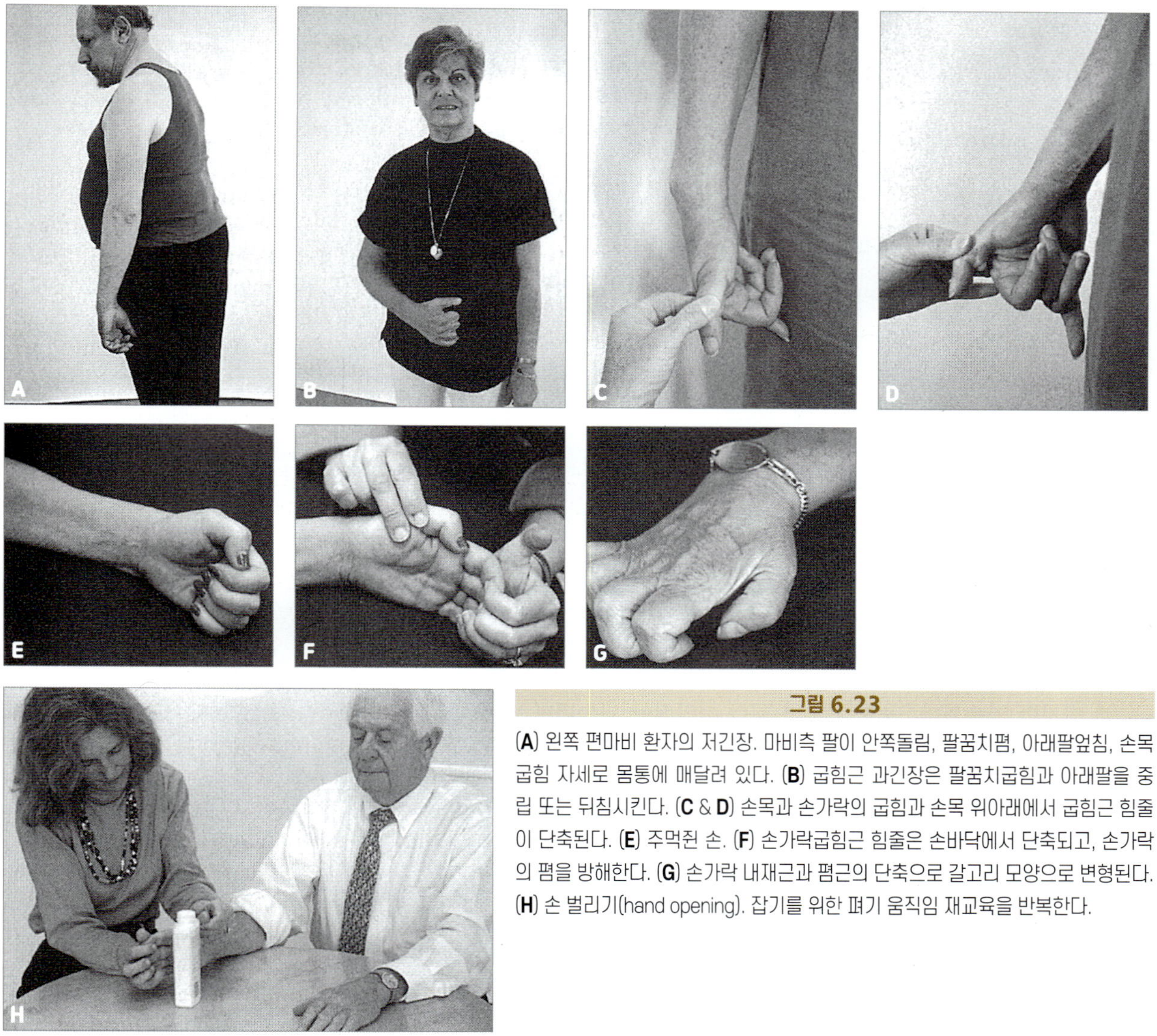

그림 6.23

(A) 왼쪽 편마비 환자의 저긴장. 마비측 팔이 안쪽돌림, 팔꿈치폄, 아래팔엎침, 손목굽힘 자세로 몸통에 매달려 있다. (B) 굽힘근 과긴장은 팔꿈치굽힘과 아래팔을 중립 또는 뒤침시킨다. (C & D) 손목과 손가락의 굽힘과 손목 위아래에서 굽힘근 힘줄이 단축된다. (E) 주먹쥔 손. (F) 손가락굽힘근 힘줄은 손바닥에서 단축되고, 손가락의 폄을 방해한다. (G) 손가락 내재근과 폄근의 단축으로 갈고리 모양으로 변형된다. (H) 손 벌리기(hand opening). 잡기를 위한 펴기 움직임 재교육을 반복한다.

제가 있다. 저긴장성에서는 팔을 무겁게 늘어뜨려서 몸통을 당기고 균형을 방해한다. 과긴장성은 뻣뻣하고 부자연스러우며 불안정한 자세(uncosmetic posture)를 만든다. 옷 입기, 씻기를 위해 손을 펴는 동안 팔을 곧게 펴기 어렵다. 근육 긴장도의 변화는 정렬과 근육 길이를 변형시키고, 정상적인 움직임 재교육을 방해하므로 비정상적인 긴장도를 해결한 후에 움직임 재교육을 해야 한다.

저긴장 환자의 움직임 재교육에서는 근육 긴장을 촉진할 수 있어야 한다. 근력을 증가시키고 저긴장 근육을 뻣뻣하거나 경직 없이 조절할 수 있어야 한다. 근긴장도가 정상범위에 있어야만 속도와 시간적 효과에서 질적 향상을 가질 수 있다. 급성기 때는 주로 저긴장 상태이고, 계속 저긴장으로 남아 있거나 과긴장으로 발전한다. 팔에서 저긴장은 몇 주 또는 몇 달간 지속되고, 손가락의 위축이 동반된다. 어려운 움직임을 하면 팔꿈치가 굽혀질 수 있다. 저긴장에서 고긴장으로 변화되는 동안 한쪽 팔다리에서 다른 쪽으로 파동(fluctuations)을 일으키기도 한다. 점차 굽힘 패턴이 우세해지고, 수동 운동에 대해서 팔꿈치와 손가락에 저항이 나타난다. 팔의 폄근 과긴장은 굽힘근 과긴장보다는 많지 않다. 하지만 폄근 과긴장이 있으면 마비측 팔꿈치는 폄되어 고정되고, 손가락은 뻣뻣하고, 굽힘(bending)에 저항한다. 마비측 팔에서 과긴장 발달에 영향을 주는 요소는 다음과 같다.

(1) 비정상적인 정렬

앞쪽 아탈구는 위팔두갈래근의 근긴장도를 증가시키고, 팔꿈치가 굽힘되게 시키므로 위팔을 관절오목 뒤로 움직이고, 어깨뼈를 가슴우리에서 재정렬하면 위팔두갈래근 장력은 감소한다(**그림 6.24A~C**). 감소된 장력을 지속시키려면 가슴우리 위에서 어깨뼈를 정상 위치에 유지하면서 몸통과 팔의 기능적 움직임 패턴을 재교육해야 한다.

(2) 불안정한 몸통

기립과 보행, 기능적 활동(예: 옷 입기, 샤워하기, 균형잡기)에서 팔이 굽혀지는 것은 마비된 다리의 약화와 몸통 움직임의 조절 능력 저하, 불안정한 균형 등이 원인이다. 팔의 굽힘근은 자동 반응(automatic response)으로 활성된다. 환자의 마비측 위몸통과 팔근육은 무의식적으로 동원되고, 팔의 비정상적인 굽힘 자세는 기능적인 사용을 어렵게 한다. 균형 반응에 의한 팔의 과긴장은 마비측 몸통과 다리에 안정성을 제공하고, 균형을 보조하면 감소한다(**그림 6.24D, E**). 몸통과 다리 조절이 가능하고, 충분하게 안정성이 유지될 때까지만 지속된다. 균형과 보행 패턴 불안정이 지속되면 팔이 과긴장되고, 굽힘되어 연부조직 구축이 영구적으로 지속된다.

(3) 수의적 근활성

기능적인 활동이나 수의적 움직임에서는 팔의 과도한 굽힘근 활성으로 팔꿈치가 비전형적으로(atypical) 굽힘된다. 환자는 자신이 할 수 있는 최선의 방법으로 근육동원(muscle firing)하기 때문에 팔은 더 크게 굽힘된다. 수의적인 움직임은 팔의 굽힘과 과긴장을 증가시킨다. 불균형한 근력을 가진 환자는 잘못된 방법이나 과도한 노력으로 동시수축(cocontraction)하여 움직인다(**그림 6.24F, G**). 경직이나 공동 움직임(synergistic movement) 패턴은 근육이 활성되면 중단하는(turning off) 것이 어렵기 때문에 기능적 움직임에는 적절하지 않다. 결국 팔을 굽힘된 상태로 유지하는 방법을 배우게 된다. 움직이는 동안 팔의 비정상적인 굽힘 자세는 정상적인 근육동원을 패턴이나 근수축 시간과 강도 조절을 재교육하면 변화될 수 있다. 이러한 중재는 기능적 움직임 재교육에 포함된다.

(4) 연부조직의 단축

몇 주나 몇 달 동안 단축된 자세로 유지된 과긴장 근육은 신장성(extensibility)을 잃는다. 과긴장이 감소되면 정상적인 길이로 회복되기 어려운 연부조직 단축이나 구축으로 발전한다. 과긴장으로 굽혀진 팔은 단축이나 구축을 구별하기 어렵다. 따라서 과긴장을 감소시키기 위해 중재할 때마다 연부조직의 단축이나 구축을 구별하는 노력을 해야 한다. 경험 있는 치료사는 과긴장과 조직의 저항 차이를 구별할 수 있다.

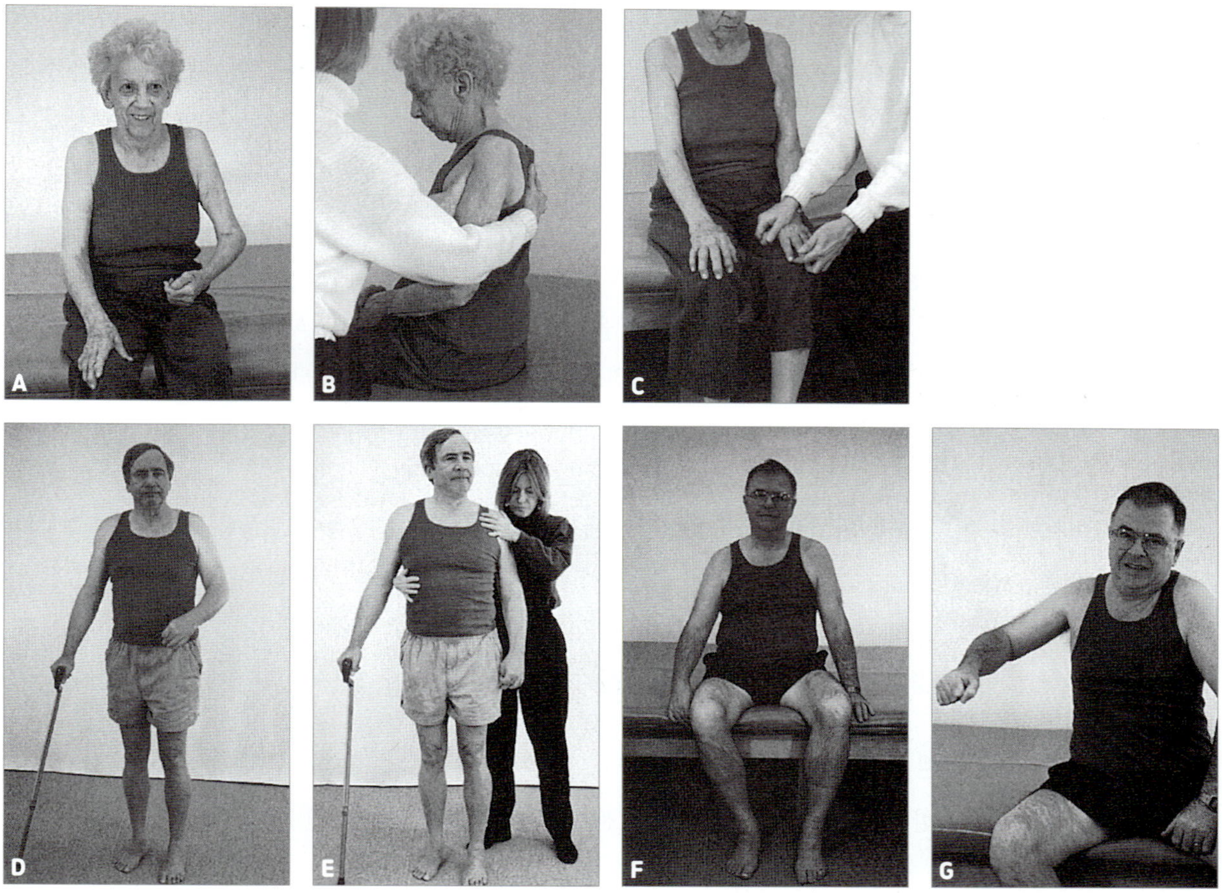

그림 6.24

(A) 왼쪽 편마비. 중재 전 마비측 팔은 과긴장되어 있고, 앞쪽 아탈구되어 있다. (B) 위팔뼈를 관절오목에서 뒤쪽으로 재정렬하기 위해 어깨뼈와 어깨관절의 위치를 변화시킨다. (C) 이로 인해 마비측 팔에서 근육 과긴장이 감소된다. (D & E) 마비측 팔의 굽힘 자세는 불안정한 균형으로 인해 일어난다. (D) 환자의 마비측 팔은 선 자세에서 굽힘된다. (E) 마비측 다리로 체중을 옮겨주면서 몸통 자세를 재정렬하여 안정시킨다. 팔의 근육 긴장이 낮아지고, 팔꿈치가 펴된다. 지팡이의 높이를 적절히 조절해야 한다. (F & G) 오른쪽 편마비. 수의적으로 팔이 움직이는 동안 근육 긴장이 증가한다. (F) 움직임 전에 마비측 오른팔은 몸통의 옆에 펴되어 있다. (G) 스스로 할 수 있는 범위 내에서 팔을 들어 올린다. 움직이는 동안 무리한 노력이 환자의 표정에 나타나는 것을 볼 수 있다.

(5) 과긴장 중재

과긴장은 수동적인 폄에 대한 저항이다. 과긴장된 근육은 몸을 재정렬하고, 몸쪽(proximal) 근육을 안정시키면서 먼쪽(distal) 근육을 늘리면 이완된다. 몸쪽 근육은 어깨띠에서 움직임을 활성하여 팔꿈치, 손목, 손으로 진행한다. 선택한 근육을 수동 신장시키는 동안 정렬된 자세를 유지하면서 저항이 나타나지 않을 때까지 기능적으로 유용한 최대 길이로 회복시킬 수 있다. 근육을 조금씩 늘리고 멈추는 것을 반복하면서 신장/이완시킬 수 있다. 부적절한 근육 활성에 의한 과긴장은 경직성 근육이나 대항근에 능동적인 움직임을 재교육하면서 감소시킬 수 있다. 하지만 긴장된 근육은 원래 길이로 돌아가려고 한다. 과긴장된 근육이 완전한 길이로 회복하기 위해서는 지속적으로 이완 운동을 해야 한다.

근육 긴장도의 영구적 변화를 방지하기 위해서는 과긴장의 원인을 해결해야 한다. 몸통과 다리의 움직임 조절은 팔 자세에 중요하다. 몸통이 안정적이고, 다리에서 대칭적으로 체중지지가 되지 않으면 불안정한 상태를 유지한다. 한편, 어깨뼈와 어깨관절 부정렬이 과긴장의 원인이라면 역학적 연관성 회복을 위한 어깨 중재와 함께 단축된 근육을 길어지게 유지하는 자세를 만들어줌으로써 해결할 수 있다. 과긴장 원인이 팔을 능동적으로 움직이면서 나타나는 과도한 근육 작용이나 부적절한 동시 수축이라면 중재는 불필요한 근육 움직임을 감소시키고, 근육 움직임의 올바른 순서를 재교육하는 것이다. 과긴장도를 줄이기 위해 경직 상태의 뇌졸중 환자에게 움직임 문제와 상관없이 폄만 시킬 때 효과가 있는 것처럼, baclofen과 같은 항경직성 약물을 사용하는 것도 일시적인 효과가 있다. 경험에 의하면 과긴장을 감소시키거나 완전히 제거하는 방법은 과긴장의 원인 요소를 줄이면서 동작과 협응의 새로운 패턴을 제공하고, 원치 않는 근활성 패턴을 변화시키는 것이다.

6) 통증

마비측 어깨와 팔, 손의 통증은 신경학적 병변 환자에서 흔히 나타나는 증상이다. 팔통증은 일차 또는 이차 손상과 직접 관련 있다. 통증은 손상이나 중재 과정에서 근육과 관절에 외상이 있거나 이완성 마비 환자의 어깨관절 아래쪽 아탈구에서 나타난다. 통증의 형태, 위치(location), 빈도, 강도는 환자에 따라 다양하기 때문에 중재를 하기 전에 통증의 원인과 형태를 평가해야 한다. 팔통증의 종류에 대해서는 다음에 설명할 것이다.

(1) 관절 정렬과 운동성 변화에 의한 통증

어깨통증의 가장 흔한 원인은 관절이 움직이는 기전(mechanism)이 지켜지지 않기 때문이며, 두 가지 원인이 있다.

1. 어깨뼈와 어깨관절이 비정상적인 위치에 있다. 아래쪽 아탈구된 어깨관절을 수동으로 운동하는 동안 위팔 앞쪽굽힘 90° 주위에서 어깨뼈가 적절히 돌림되지 않아서 어깨뼈 부리돌기(acromion)와 위팔뼈 사이에 연부조직이 끼워져(pinched) 통증이 나타난다.
2. 과긴장과 근육 단축(shortening)은 어깨위팔리듬(scapulohumeral rhythm)에 맞게 어깨뼈가 가슴우리띠(흉곽대) 위로 움직이는 것을 방해한다. 어깨 통증은 위팔뼈를 90° 앞쪽굽힘하는 동안 위팔뼈와 어깨뼈 부리돌기와 충돌(impinge)할 때 나타난다. 따라서 급성기에 감각이 저하된 환자에게 관절운동을 할 때는 주의해야 한다.

환자들은 어깨통증을 찌르는 듯(stabbing)한 느낌이라고 표현한다. 이 통증은 위팔뼈를 90° 이하로 굽힘하면 나타나지 않는다. 위팔뼈를 관절오목에 재정렬하거나 어깨뼈 움직임을 재교육하고 바르게 돌림시키면 해결된다. 목표가 달성되면 팔은 통증 없이 90° 이상 굽힘된다.

(2) 근긴장과 길이의 변화에 의한 통증

근육과 연부조직의 통증은 단축된 조직이 너무 빠르게 또는 원래 길이 이상으로 신장될 때 나타난다. 비정상적인 정렬과 경직 또는 불수의적인 근수축이 근육과 연부조직을 짧게 한다. 손상된 조직은 탄력성(elasticity)을 잃는다. 피부, 근육, 근막은 두꺼워지고 능동/수동 신장에 저항한다. 주로 두관절근육(예: 위팔두갈래근과 손목굽힘근)이나 몸통과 팔을 연결하는 근육(넓은등근과 큰가슴근)에서 나타난다. 그리고 몸통, 어깨띠, 팔의 정렬 회복 과정에서 기시부(origins)와 정지부(insertion)를 동시에 신장시키면 통증이 나타난다. 여러 근육이 팽팽하게 배열되면 팔은 펴진다. 근육통은 병렬 상태의 팽팽한 근육이 동시에 신장될 때 나타난다.

과도하게 스트레칭된 근육과 조직에서 통증이 나타난다. 환자는 통증이 있는 근육을 문지르면서 다양한 강도로 당기거나 늘어나는 느낌이라고 표현한다. 중재를 통하여 긴장이 줄어들면 통증은 감소되거나 해결된다. 통증을 무시하고 긴장된 근육을 이완시키지 않는다면 만성 근육통이 될 것이다. 정상적인 정렬을 회복하고 팽팽한 조직을 이완시키는 것은 움직임 재교육을 위해서도 중요하다. 움직임 재교육을 위해서라도 통증 없이 조직의 길이를 신장시켜야 한다.

(3) 감각 변화에 의한 통증

대부분의 환자는 마비측 팔에서 감각 인식 장애와 감각 저하를 경험한다. 감각 손상으로 인한 통증은 약한 통증이기 때문에 인식하지 못하는 경우가 있고, 신경계 분석 능력의 과부하(overload) 때문에 감각정보가 통증으로 인지되는 경우가 있다. 팔통증은 급성기 또는 심한 약화와 저긴장증에서 가장 흔히 볼 수 있다. 감각 분석 능력 손상으로 발생하는 통증은 강도나 위치를 정확히 표현할 수 없다. 통증에 대한 표현은 혼란스럽고, 여러 곳을 지적하여 정확한 통증 위치를 예상하기 어렵다. "좋지 않은 느낌이에요" 또는 "당신이 중재하는 것을 원하지 않아요"와 같은 표현이 그 예이다. 환자는 통증 위치와 형태를 정확히 표현할 수 없다.

감각 손상이 팔통증의 원인이라고 판단되면 치료사는 중재를 위해 손을 사용하는 방법(handling)을 수정해야 한다. 자극적인 촉각 사용을 줄이고, 고유감각과 운동감각 정보를 구분하며, 신경계가 감각 정보를 분석(process)할 수 있는 충분한 시간을 보장하기 위해서 천천히 움직인다. 동시에 어깨관절을 정렬하고 팽팽한 조직을 이완시킴으로써 통증의 다른 원인도 고려해야 한다. 환자가 불안해하거나 불평을 계속한다면 중재를 중단한다. 치료사가 통증 없이 중재하는 것은 매우 중요하고, 환자를 통증과 관계없이 중재에 적응하게 하는 것 또한 중요하다.

(4) 견수증후군

견수증후군은 이완성 편마비 환자에서 손 부종과 함께 심한 팔통증이 시작되면서 나타난다. 만성통증증후군으로 정형외과적 손상 후에 생기는 이영양(dystrophic)증후군과 비슷하다. 어깨와 팔, 손으로 넓게 나타나고 피부, 뼈, 몸쪽부위 위축으로 진행한다. 급성기에 시작되어 통증이 계속 증가한다. 만지거나 움직일 때 항상 통증을 호소하는 환자는 통증에 대한 두려움 때문에 중재를 거부한다. 견수증후군에 대한 중재는 다음에 설명한다.

(5) 급성 통증과 만성 통증

팔통증은 대부분 앞에서 설명한 손상이나 탈구 등으로 발생한다. 치료사가 통증 원인을 인식하고, 중재 방법에 주의하면서 통증과 관련된 문제를 줄이거나 제거하면 급성기 어깨통증은 빠르게 해결되고 재발하지 않는다. 반면에 치료사가 통증을 해결하지 못하고, 악화시키는 행위를 계속한다면 결국 만성 통증으로 전이된다. 만성 통증은 모든 움직임과 접촉을 통증으로 인식하고, 24시간 지속적으로 나타난다. 환자는 모든 중재 행위를 통증과 연관시키고, 중재 자체를 거부하기 때문에 더욱 어려워진다. 따라서 팔의 통증 감소/제거에 대한 목표를 가지고, 통증의 재발 없이 환자가 능동적으로 참여하도록 준비하는 것은 중요하다.

만성 통증 중재에는 중요한 단계가 있다.

1. **치료실이나 가정에서부터 통증을 예방/제거한다.** 팔 통증의 원인이 되는 움직임을 제한하고, 부드럽게 관절가동 범위 운동을 실시한다. 어깨 움직임의 기전(mechanism)에 맞지 않는 관절가동 범위 운동이 만성적인 어깨 통증의 가장 흔한 원인이다. 이는 관절가동 범위 상실에 대한 두려움이나 '고통 없이는 얻는 것도 없다'라는 미련한 믿음 때문에 나타나는 결과이다. 심한 통증을 만드는 불필요한 관절운동은 제한해야 한다. 통증을 만드는 움직임을 하지 않는 것은 통증 예방/제거의 중요한 첫 번째 단계이다.
2. **접촉에 대한 민감성을 줄인다.** 만성 통증에서는 가벼운 접촉도 통증으로 인식한다. 촉각이 예민한 환자는 불안감/민감성을 감소시켜야 한다. 민감성을 줄이려는 노력은 치료실 밖에서도 지속되어야 한다. 촉각에 대한 민감성은 접촉 시간과 압력을 점진적으로 증가시켜 불안감을 줄여나간다. 접촉을 통증으로 인식하지 않을 때까지 과정을 반복한다.
3. **손 부종을 제거한다.** 손 부종은 견수증후군(shoulder-hand syndrome) 및 어깨 통증과 관련 있다. 부종은 피부를 팽창시켜 관절 움직임을 제한한다(**그림 6.24H**). 부종을 제거하면 움직임과 혈액순환이 회복된다. 아래팔과 손의 연부조직을 부드럽게 만들고, 움직임을 회복하기 위해서는 부종을 해결해야 한다. 부종을 제거하기 위해서는 접촉에 의한 민감성을 줄이면서 능동 움직임을 촉진(facilitation)한다. 쥐어짜기(squeezing), 압박주기(compression), 결합조직과 뼈로부터 피부를 분리하는 마사지 등을 통해 부종을 감소시킬 수 있다. 부종이 가라앉도록 부드럽게 움직이면서 다양한 도수압박(manual pressure)을 사용한다.
4. **통증 없는 팔 움직임을 유도한다.** 위의 세 단계는 능동적인 중재를 위해 준비하는 단계이다. 위의 세 단계를 통해 통증 강도가 감소되면 치료사와 환자 사이에 믿음이 형성된다(rapport). 팔을 움직이는 동안 통증이 나타나지 않을 것이라는 믿음을 갖는 것이 중요하다. 치료사는 어깨뼈 움직임부터 재교육을 시작하고, 어깨뼈 움직임이 완성되기 전까지 어깨관절 움직임은 보류한다. 이 단계에서 적극적인 중재는 아래팔 체중지지, 앉기, 바로 눕기, 옆으로 눕기에서 어깨뼈의 능동적인 움직임을 유도하는 것이다. 어깨뼈 움직임이 회복되면 통증 없는 어깨뼈 움직임에 대한 믿음을 얻게 되고, 팔을 60° 이하에서 앞쪽굽힘할 수 있다.

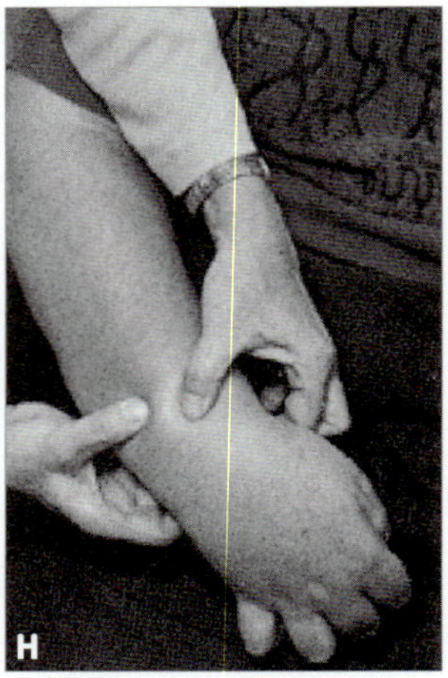

그림 6.24 (계속)
(**H**) 손과 아래팔의 부종

5. **점진적으로 움직임을 증가시킨다.** 중재의 마지막 단계이다. 마비측 팔의 움직임 다양성과 복잡성을 증가시킨다. 팔의 움직임 범위를 증가시키고, 공간에서 체중지지, 능동적인 움직임, 비마비측과 함께하는 양측 움직임을 재교육한다. 더불어 관절 가동성을 넓히고, 단축된 근육을 신장시킨다. 이 단계까지 이르면 통증 없이 중재에 완전히 참여할 수 있게 된다. 하지만 치료사는 통증에 대한 환자의 불안감을 계속 관찰하면서 점진적으로 다양성과 복잡성을 증가시켜야 한다.

위에서 언급된 과정은 많은 시간 투자가 필요하지만, 장기적으로 볼 때 가치 있는 시간 투자이다. 이러한 움직임 재교육은 통증 있는 어깨와 견수증후군의 환자를 100%에 가깝게 회복시킬 수 있는 성공적인 방법이다. 흔하지는 않지만 다리와 발에 있는 통증에도 거의 동일하게 적용된다.

7) 기능적 움직임 감소

팔의 기능적 움직임 감소는 급성기와 이완기에 과제수행을 위한 협응 능력이 부족하고, 근력 활성이 어렵기 때문이다. 그러나 운동 능력(motor recovery)과 근력 회복이 자동적으로 팔의 기능적인 움직임으로 전환되지는 않는다. 기능적인 패턴으로 팔을 움직이고, 잡기 능력이 있는 환자라도 자동적으로 그 움직임을 일상생활에 통합하지 못한다. 그 이유는 손을 움직이고 사용하려는 노력과 의지가 부족하거나 없기 때문이다. 기능적 움직임을 위한 동작의 연속성(sequences)과 정확성을 회복하는 과정이 어렵다는 것을 경험하기 때문이다. 마비측 팔에서 기능적 움직임이 학습되면 최대한 빨리 일상생활동작이나 특별한 과제와 함께 움직임을 재교육하는 것이 중요하다. 그래서 환자는 새로운 기능적 움직임을 습득할 수 있는 운동조절(motor control) 능력을 배우게 된다.

4 평가지침

어깨와 팔의 움직임 평가는 일반적으로 세 가지 부분에 초점을 둔다(글상자 6.1); (1) 팔 정렬과 가동성(mobility), (2) 어깨와 팔, 손의 기능적 움직임 조절, (3) 팔과 손의 기능적인 사용.

글상자 6.1 평가지침

Ⅰ. 어깨, 팔 그리고 손에서의 정렬과 가동성을 평가한다.
- 안정시 몸통, 어깨뼈와 팔에서의 정렬을 확인한다.
  - 몸통 정렬을 교정하고, 어깨뼈와 어깨관절의 위치를 확인한다.
  - 안정시 위팔과 아래팔 그리고 손의 정렬을 확인한다.

Ⅱ. 움직임 조절을 평가한다.
- 팔꿈치를 펴고 팔을 뻗는 움직임과 기능적 움직임 조절을 확인한다.
- 팔꿈치가 굽혀진 팔의 기능적 움직임 조절을 확인한다.
- 아래팔, 손목, 손에서의 기능적 움직임 조절을 확인한다.
  - 어깨, 팔꿈치와 관련된 먼쪽 움직임의 협응능력을 확인한다.
  - 팔 움직임을 보조하는 동안 몸쪽부위와 먼쪽부위에서 부가적인 움직임이나 근육 활성을 확인한다.

Ⅲ. 손상된 팔을 평가한다.
- 몸통 정렬과 아탈구를 교정한다. 환자의 옆에서 팔과 어깨띠의 수동 가동 범위를 확인한다.
  - 움직임 제한이 있는가? 가능한 가동 범위는? 일차 · 이차 손상이 가동 범위를 제한하는가?
- 팔꿈치, 아래팔, 손목, 손의 정렬을 평가한다. 무슨 문제가 있는가?
- 아래팔, 손목, 손, 어깨의 축을 정렬한다. 이 과정에서 방해되는 손상(impairment)은 무엇인지 확인한다.
- 기능적인 능력을 평가한다.
  - 손과 팔이 기능적으로 움직이는가?
  - 기능적 움직임을 제한하는 요소는 무엇인가?
  - 팔과 손의 기능적 움직임 동안 나타나는 비전형적 움직임 패턴은 무엇인가?

5 중재 목표

1) 기능적 목표

기능적 목표는 다음과 같다.

1. 마비된 팔을 몸통 옆에 자연스럽게 둘 수 있다. 기능적 움직임과 과제를(task) 수행하는 동안 몸통을 유지하고, 마비된 팔을 조절할 수 있다.
2. 과제수행을 위해 양쪽 또는 한쪽 팔의 움직임을 조절할 수 있다.
3. 일상생활에서 과제를 수행하고, 마비측 팔의 성취도를 높인다.

2) 중재 목표와 방법

중재 목표: 움직임 재교육을 위해 아탈구(subluxation)된 어깨와 팔의 자세를 재정렬한다.

중재 방법: 아래쪽 아탈구(inferior subluxation) 중재. 마비측 어깨가 아래쪽으로 아탈구되면 어깨뼈(scapula)와 오목위팔관절(glenohumeral joint) 위치를 회복하고, 위팔뼈(humerus)를 위팔오목(fossa)에 재정렬한다. 몸통과 어깨뼈의 위치를 평가해야 한다. 몸통 자세와 어깨뼈의 정상적인 위치와 자세 정렬(postural alignment)을 이해하고, 체계적으로 중재할 수 있어야 한다. 앞쪽과 위쪽 아탈구가 있는 어깨뼈와 오목위팔관절(scapula-glenohumeral joint)의 위치 변화에 대한 중재는 **그림 6.25A~G**에서 설명한다.

중재 방법: 움직임 재교육을 위해 아탈구된 어깨와 팔을 지지한다. 어깨뼈와 어깨관절의 위치를 재정렬하고, 공간에서 팔 움직임을 조절하기 위해서 아래팔(lower arm)과 손을 잡는다. 자연스러운 움직임을 위해 치료사는 손의 위치를 변경할 수 있다. 어깨뼈와 어깨관절을 지지하고, 조절하기 위해서 등 뒤에서 손을 사용(handling)할 수 있고, 팔의 먼쪽부분과 손을 조절한다(**그림 6.25H~K**).

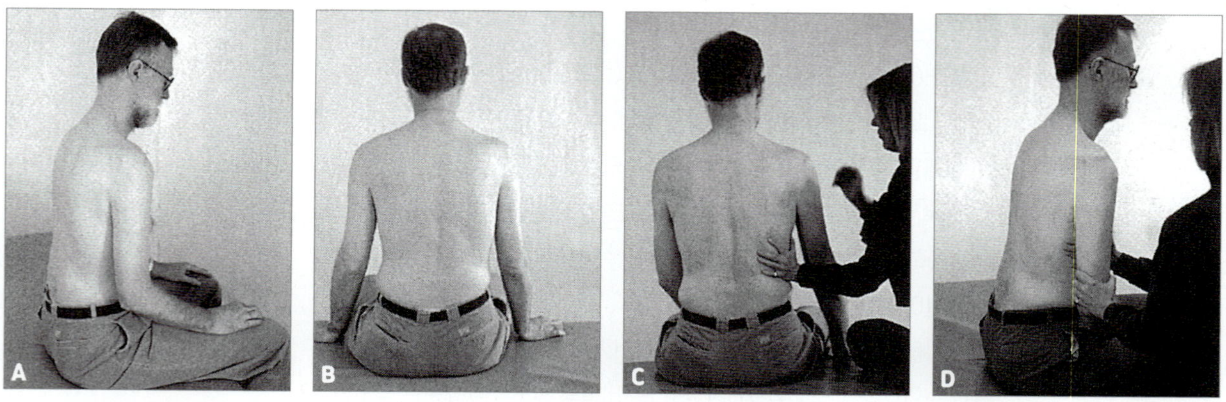

그림 6.25

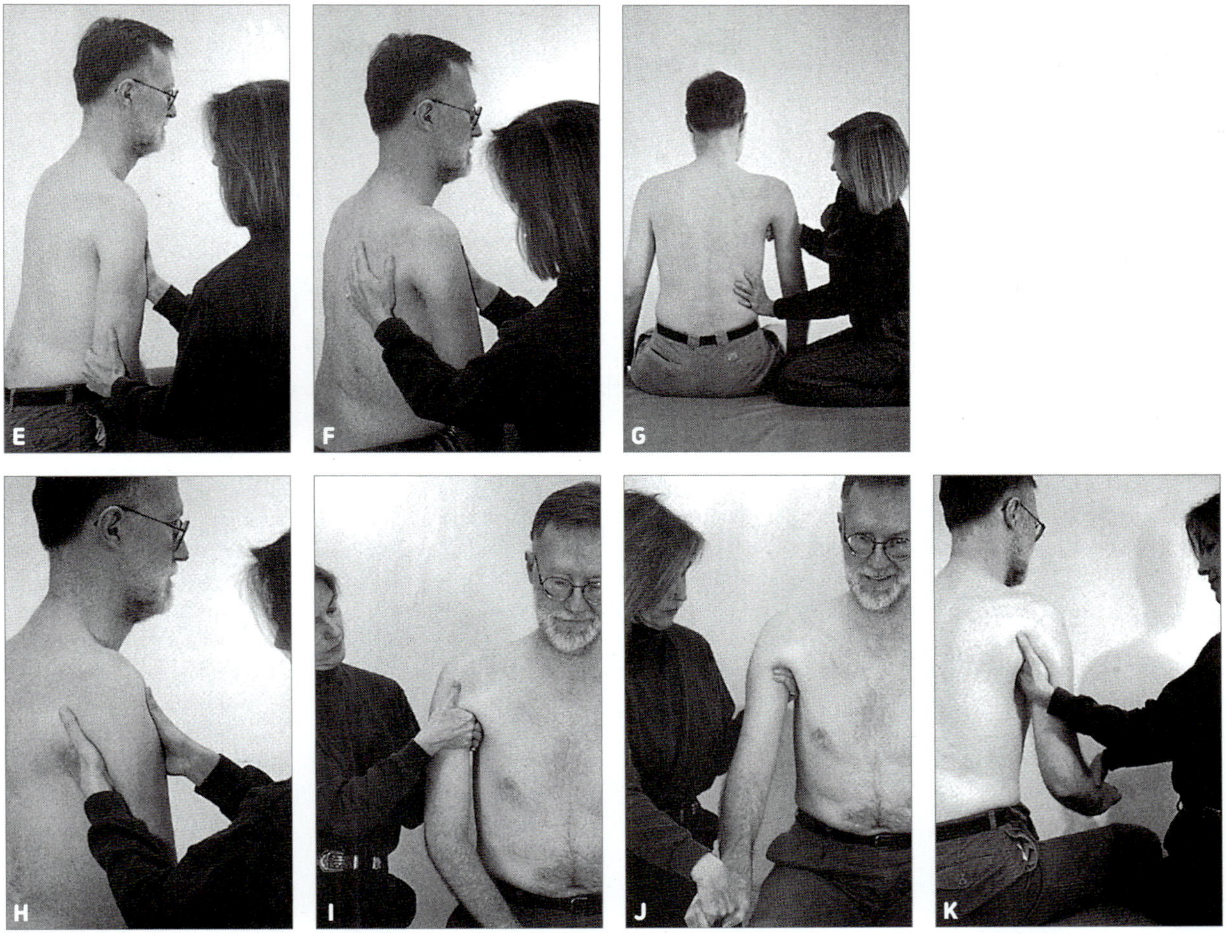

그림 6.25 (계속)

(**A**) 오른쪽 편마비. 오른쪽 위팔뼈는 아래쪽으로 아탈구되어 있다. (**B**) 몸통과 어깨뼈의 정렬 시작. 오른쪽 어깨뼈는 왼쪽 어깨뼈보다 아래에 있다. 어깨뼈 아래쪽돌림이 아래쪽 아탈구의 원인이 되지만, 오른쪽 어깨뼈는 아래쪽돌림이 나타나지 않는다. 가슴우리(rib cage)의 오른쪽이 길어 보이고, 가슴뼈는 들어져 있으며, 오른쪽으로 돌출되어 있다. 허리의 방향이 오른쪽으로 향하는 것을 주목해야 한다. (**C**) 가슴우리 오른쪽을 안쪽 아래로 움직이고, 몸통을 정렬하면서 오른쪽 어깨뼈의 실제 위치(true position)를 확인한다. 오른쪽 어깨뼈는 아래쪽돌림(downward rotated)되어 있고, 왼쪽 어깨뼈보다 아래에 위치해 있다. (**D**) 어깨뼈의 실제 위치를 생각해 볼 때 아래 아탈구를 교정하려면 오른쪽 어깨뼈와 위팔오목관절의 위치를 먼저 바로잡아야 한다. 치료사는 마비측 팔을 바라보는 위치에 있다. 오른손을 환자의 가슴뼈와 팔 사이에 넣고 지지한다. 오른손을 겨드랑이에 쉽게 넣기 위해서 왼손은 환자의 위팔을 잡고 약간 옆으로 벌린다. (**E**) 오른손을 가슴뼈와 팔 사이(겨드랑이)에 닿을 때까지 넣고, 양손으로 어깨관절을 가볍게 들어 올린다. 어깨뼈와 위팔뼈의 벌어진 간격(separation)이 줄어든다. (**F**) 치료사의 왼쪽 손은 환자의 등 뒤에서 어깨뼈를 조절하고, 오른쪽 손은 앞쪽에서 위팔오목관절을 지지한다. 마비측 어깨뼈 위에 놓인 손가락은 어깨뼈의 아래각(inferior angle)과 척추면(vertebral border)을 따라 놓이게 된다. 어깨뼈를 위쪽돌림(upward rotation)시키기 위해 어깨뼈의 아래각을 바깥쪽으로 움직인다. 어깨뼈가 위쪽돌림하는 동안 위팔오목와(glenoid fossa) 안에 어깨뼈가 미끄러져 들어가는 것을 느낄 수 있다. 이때 어깨뼈가 중립 자세가 되도록 바깥쪽으로 돌림시키면 아탈구는 감소한다. (**G**) 바르게 정렬된 어깨뼈와 어깨관절을 오른손으로 잡고 유지한다. 왼손은 가슴우리의 오른쪽을 밀어서 척추가 일직선이 되도록 한다. 이런 자세에서 어깨뼈는 어깨, 척추, 가슴우리와 비교해 볼 때 대칭적으로 보인다. (**H & I**) 치료사가 왼손을 뒤에서 겨드랑이에 집어넣으면, 왼손의 손가락과 오른손의 손가락이 겹쳐지게 되어, 두 손으로 겨드랑이를 잡아 어깨뼈를 움직일 수 있게 된다. (**J & K**) 오른손을 환자의 겨드랑이에서 꺼내어 환자의 손 위에 올려놓는다. 왼손으로는 어깨관절을 안정감 있게 고정한다. 오른손으로는 악수하는 자세로 마비측 손을 잡는다. 이렇게 잡는 이유는 손목을 신전시키고, 팔을 자연스럽게 내려놓아 어깨관절 정렬을 바르게 유지할 수 있기 때문이다. 또한 팔꿈치관절을 펴고 아래팔 엎침(pronation), 중립(mid position) 또는 뒤침(supination) 자세로 팔을 들어 올리기가 쉽다.

중재 목표: 정상적인 어깨위팔리듬(scapulohumeral rhythm) 회복을 위해 긴장된 근육을 이완시키고, 어깨뼈 움직임을 재교육한다.

중재 방법: 앉은 자세에서 어깨띠 가동운동(shoulder girdle mobilization). 가슴우리(rib cage) 위에서 어깨뼈의 정상적인 움직임은 통증을 유발하지 않고 팔과 어깨를 움직이기 위해서 꼭 필요하다. 움직임 재교육을 하기 전에 앉은 자세에서 어깨뼈 가동 범위를 넓히고, 자유롭게 움직일 수 있도록 한다. 팔꿈치를 펼 수 있는 좋은 방법이다. 앞쪽/위쪽(anterior superior)으로 아탈구된 어깨뼈와 위팔뼈를 재정렬하고, 근육 긴장도의 균형을 회복시킨다. 결과적으로 아탈구된 어깨를 회복시킬 수 있다(**그림 6.26A~H**).

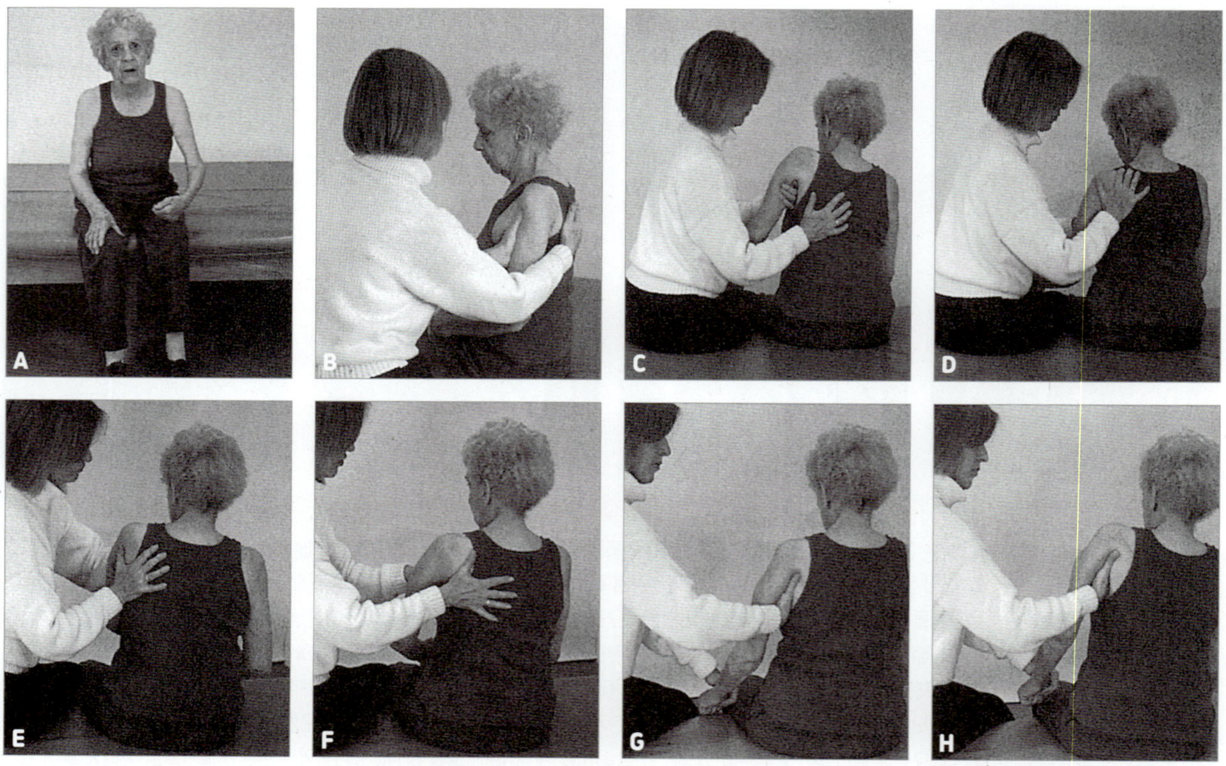

그림 6.26

(**A**) 앞쪽 아탈구(anterior subluxation)된 왼쪽 편마비 환자의 중재 전 모습. (**B**) 치료사는 왼손으로 그림 6.25**E**에서 설명한 것처럼 환자의 겨드랑이를 잡는다. 오른손은 어깨뼈를 지지한다. 올림(elevation)/내림(depression), 벌림(abduction)/모음(adduction)하여 어깨뼈 움직임 범위를 증가시킨다. 이러한 움직임은 과긴장되거나 짧아진 근육을 늘려 주고, 가슴우리 위에서 어깨뼈를 안정된 위치로 재정렬한다. 몸통이 비대칭일 때는 마비측 어깨를 중재하기 전에 몸통을 재정렬한다. 몸통 중재는 5장에서 자세하게 설명하였다. (**C**) 어깨뼈/어깨관절을 올림시킨다. 두 손을 사용하여 어깨뼈와 어깨관절을 같은 속도와 같은 거리만큼 움직인다. 근육의 단축으로 인해 더 이상 움직일 수 없이 팽팽해져 멈추거나, 어깨뼈 움직임이 정상범위의 끝일 때에는 위쪽올림을 멈춘다. 어깨뼈 움직임을 반복하는 동안 어깨관절올림 움직임을 함께하여 관절가동 범위를 넓혀준다. 어깨띠를 위로 많이 움직일 수 있다면, 아래로 많이 미끄러지게 하는 것도 가능하다. (**D**) 오른쪽 손가락을 어깨뼈가시(spine of scapula)를 따라서 놓고 어깨뼈를 잡는다. 두 손으로 어깨뼈를 감싸 쥐고 올림/내림하면서 움직인다. 어깨뼈를 올림시키면 넓은등근이 늘어나듯이, 어깨뼈를 밑으로 내림시키면 긴장된 어깨뼈올림근을 늘려줄 수 있다. 근육 저항이 없어지고 어깨뼈의 움직임이 양쪽으로 자유로울 때까지 반복한다. 팔꿈치와 손목의 과긴장을 감소시킬 수 있다. (**E** & **F**) 치료사가 어깨뼈를 벌림/모음한다. 어깨뼈가 벌림되도록 어깨뼈와 위팔뼈를 앞으로 움직인다. 어깨띠가 앞으로 움직일 때 위팔뼈를 안쪽돌림시킨다. 이 움직임은 척추에서 어깨뼈에 붙어 있는 근육을 늘려준다. (**G** & **H**) 어깨뼈를 뒤쪽으로 움직여 모음시킨다. 오른손으로는 어깨뼈를 척추쪽으로 모음시키고, 왼손은 위팔뼈를 잡고 어깨뼈 움직임에 맞추어 뒤쪽으로 미끄러지면서 위팔뼈를 가쪽돌림한다. 이것은 긴장되어 있는 큰가슴근과 어깨의 안쪽돌림근육을 이완시킨다. 근육의 과긴장이나 경직이 감소될 때까지 반복한다.

중재 방법: 팔꿈치를 펴기 위하여 굽힘근을 이완시킨다. 어깨뼈 가동성 회복은 어깨띠를 이완시키는 효과가 있다. 어깨뼈를 움직여서 오목위팔관절(glenohumeral joint)을 정상 위치로 회복시키면, 팔꿈치굽힘근이 이완된다. 어깨뼈 가동성 회복은 팔꿈치, 아래팔, 손목, 손에서 긴장된 근육을 이완시키는 특별한 중재 방법으로 사용한다(**그림 6.26I~O**).

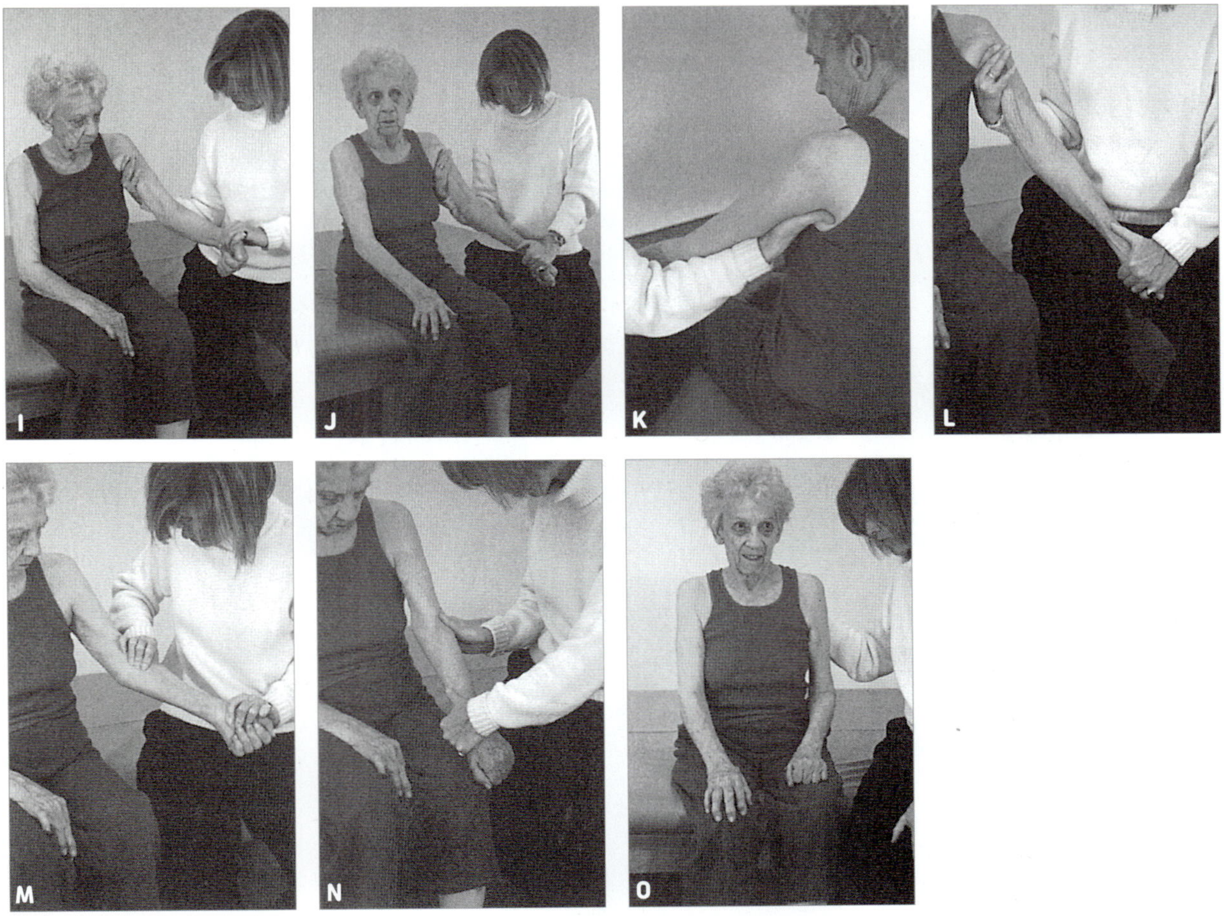

그림 6.26 (계속)

(I) 손의 위치를 바꾸어 그림 6.25에서 설명한 것처럼 악수하듯이 환자의 손을 잡고, 간접적으로 어깨뼈를 움직이면서 마비측 팔꿈치를 편 상태로 유지한다. 이처럼 간접적으로 어깨뼈 움직임을 조절하는 것은 어려운 일이다. **H**에서는 치료사가 양손을 사용해 환자의 어깨와 손을 동일한 범위 내에서 반복적으로 움직이며 어깨뼈를 올린다. 어깨뼈를 내림시키기 위해서는 겨드랑이를 지지하면서 위로 올리려는 손의 힘을 줄이면 자연스럽게 어깨가 내림된다. 어깨관절이 정렬에서 벗어나지 않도록 주의한다. **(J)** 환자의 위팔뼈를 잡고 가쪽돌림하여 어깨의 정렬을 유지하고, 손목을 잡고(손을 잡을 때는 악수하듯이 잡는다) 팔꿈치를 최대한 편다. **(J & K)** 치료사의 오른쪽 아래팔로 위팔뼈의 뒤쪽을 지지하면 팔꿈치 폄이 쉬워진다. 왼손은 환자의 아래팔을 뒤침시키면서 팔꿈치를 폄한다. 팔꿈치굽힘근이 늘어난다. **(L)** 팔꿈치굽힘근이 이완되면 점진적으로 팔꿈치를 완전히 폄시킨다. 위팔두갈래근과 아래팔에서 팽팽한 띠(band)처럼 만져지는 근육을 잡고 집중적으로 늘려준다. **(M)** 위팔두갈래근의 과긴장(hypertonicity)은 줄어든다. 팔꿈치를 편 상태에서 아래팔을 뒤침시키면서 긴장된 전완의 조직을 부드럽게 풀어준다. **(N)** 팔꿈치폄 자세를 유지하면서 아래팔을 다시 엎침한다. 아래팔 윗부분과 팔꿈치 주변 근육을 마사지한다. 팔과 아래팔에서 조직의 이완을 확인한다. **(O)** **A**와 같이 아직 긴장되어 있는 손의 굽힘근은 어깨뼈 가동성과 팔꿈치관절을 중재하면서 이완시킬 수 있다.

중재 방법: 주먹을 쥔 손을 펴게 한다. 어깨, 팔꿈치, 아래팔의 긴장된 근육이 중재에 반응하기 전에는 손목과 손가락의 근육이 이완되지 않는다. 과긴장된 손목과 손가락굽힘근을 이완시켜서 주먹 쥔 손을 펴게 한다(**그림 6.26P~T**).

부가적인 제안

아래팔에 체중이 지지되는 옆으로 누운 자세

바로 누운 자세에서 어깨관절 가동운동(mobilization)

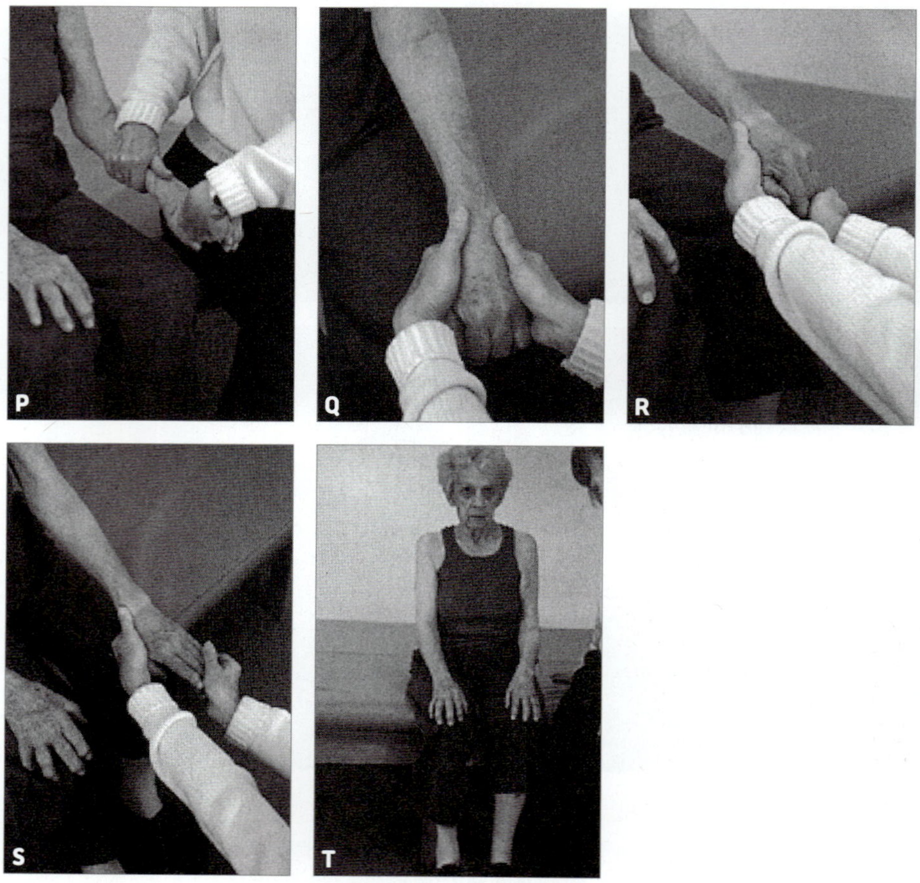

그림 6.26 (계속)

(P) 환자의 아래팔과 손을 지지한다. 치료사의 오른손은 아래팔을 뒤침 자세로 고정시키고, 왼손으로는 아래팔의 축과 평행하게 환자의 손목을 폄시켜서 중립 상태로 정렬한다. 근육 저항이 있다면 손목을 고정하고 근긴장이 감소될 때까지 기다린다. **(Q)** 치료사의 두 손으로 마비측 손의 먼쪽부위를 잡는다. 양손 두 번째 손가락을 손목뼈(carpal bone) 아래쪽에, 다른 손가락은 손바닥쪽에, 엄지손가락은 손목뼈 위에 놓는다. 결과적으로 엄지손가락의 끝은 자뼈와 노뼈의 먼쪽부위에 위치한다. 손가락으로 손목뼈와 손허리뼈를 먼쪽 아래팔 부분과 평행하게 정렬한다. 손목과 손가락굽힘 힘줄이 짧아졌을 때는 이 동작에서 저항을 느낀다. 치료사는 손목을 가로질러서 근육을 당기는 것이 감소되고, 손목뼈가 노뼈의 높이가 될 때까지 이 자세를 유지한다. **(R)** 치료사는 왼손으로 환자의 손목과 손의 자세를 안정시킨다. 손가락 마디관절(interphalangeal joint)을 펴고, 오른손 손가락 끝으로 굽힘된 손허리뼈마디관절(metacarpophalangeal joint)을 펴서 유지한다. 손가락굽힘근이 짧아져 있으면 저항을 느낄 것이다. 폄에 대한 저항이 사라질 때까지 유지한다. **(S)** 저항이 감소되면 마디관절과 손허리뼈마디관절이 완전히 폄된다. **(T)** 손이 폄하여 유지된다. 이제 움직임 재교육을 할 수 있는 준비가 되었다. 이 상태에서 중재 전 단계인 **A**와 비교하여 마비측 팔과 손의 변화 정도를 확인할 수 있다.

중재 목표: 마비측 팔의 기능적 움직임을 재교육한다.

중재 방법: 팔꿈치를 펴고, 팔 뻗기를 재교육한다(**그림 6.27**).

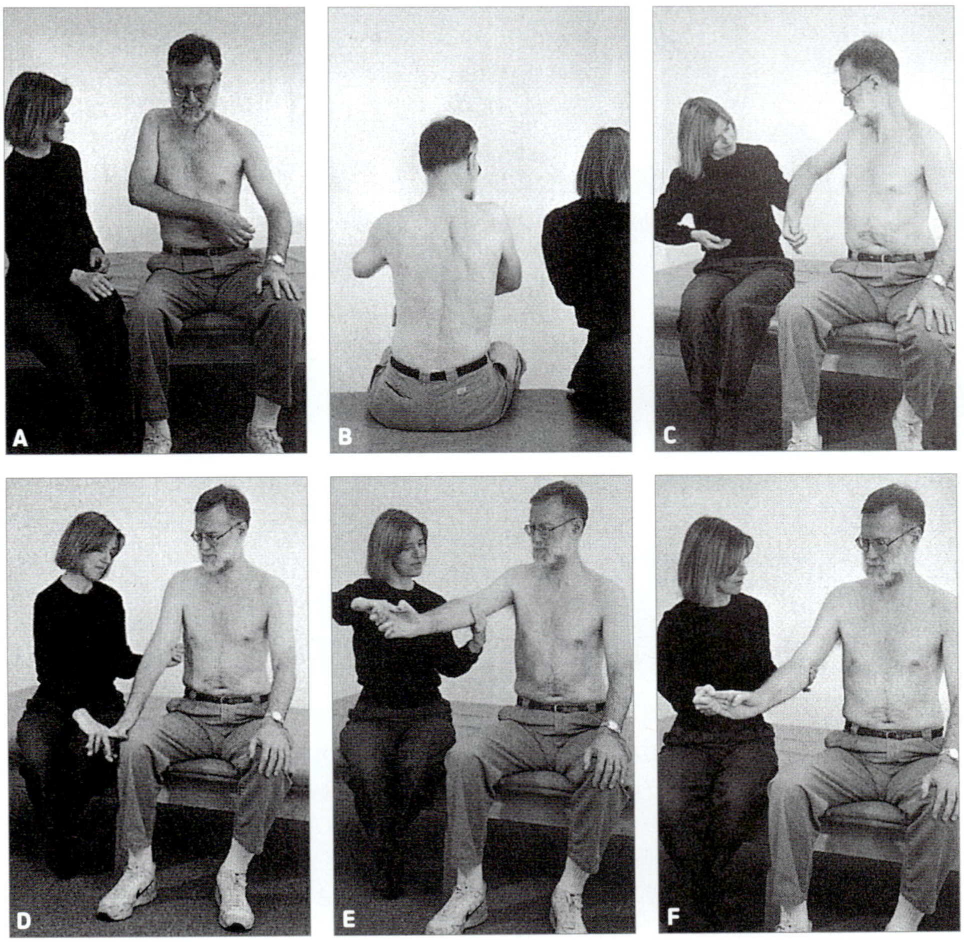

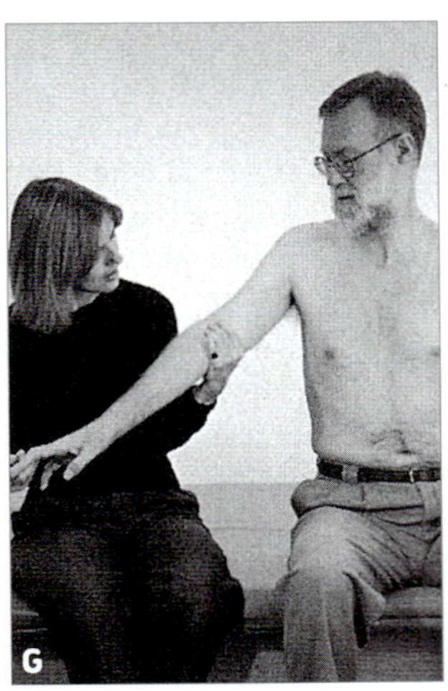

그림 6.27

(**A** & **B**) 오른쪽 편마비. 앞으로 팔을 펴려고 한다. 어깨뼈와 어깨근육을 움직일 수 있지만 팔꿈치관절의 폄 조절이 어렵다. 어깨올림과 팔꿈치관절의 굽힘 패턴으로 움직임을 시작한다. (**C**) 어깨벌림하기. 오른쪽으로 팔을 가져가기 위해 세모근과 몸통돌림을 복합적으로 사용한다. 팔꿈치관절폄은 할 수 없다. (**D**) 시작 자세부터 팔꿈치폄된 팔의 뻗기 자세를 재교육한다. 무릎 위에 있는 손을 들어올리기 전에 팔꿈치의 폄을 유지하기 위해 악수하는 모양으로 손을 잡는다. (**E**) 앞으로 어깨관절을 굽힘되게 움직인다. 무릎으로부터 손을 움직이면서 치료사는 엎침된 아래팔을 중립 자세로 돌림시킨다. 결과적으로 손은 잡기를 위한 기능적인 자세가 된다. 이런 움직임 동안 환자에게 움직임의 처음 느낌을 묻는다. 그리고 움직임을 설명하고 도와준다. 환자가 능동적으로 움직임을 반복하면 치료사는 팔 움직임 보조를 줄이고, 공간에서 팔을 유지하도록 반복한다. (**F** & **G**) 또한 어깨관절돌림을 반복한다. 이어서 어깨와 아래팔을 중립돌림에서 안쪽돌림/뒤침으로 연속된 움직임을 반복한다. 이러한 움직임 반복은 목표하는 물체에 효과적으로 도달하는 패턴과 잡기의 또 다른 패턴을 위한 것이다.

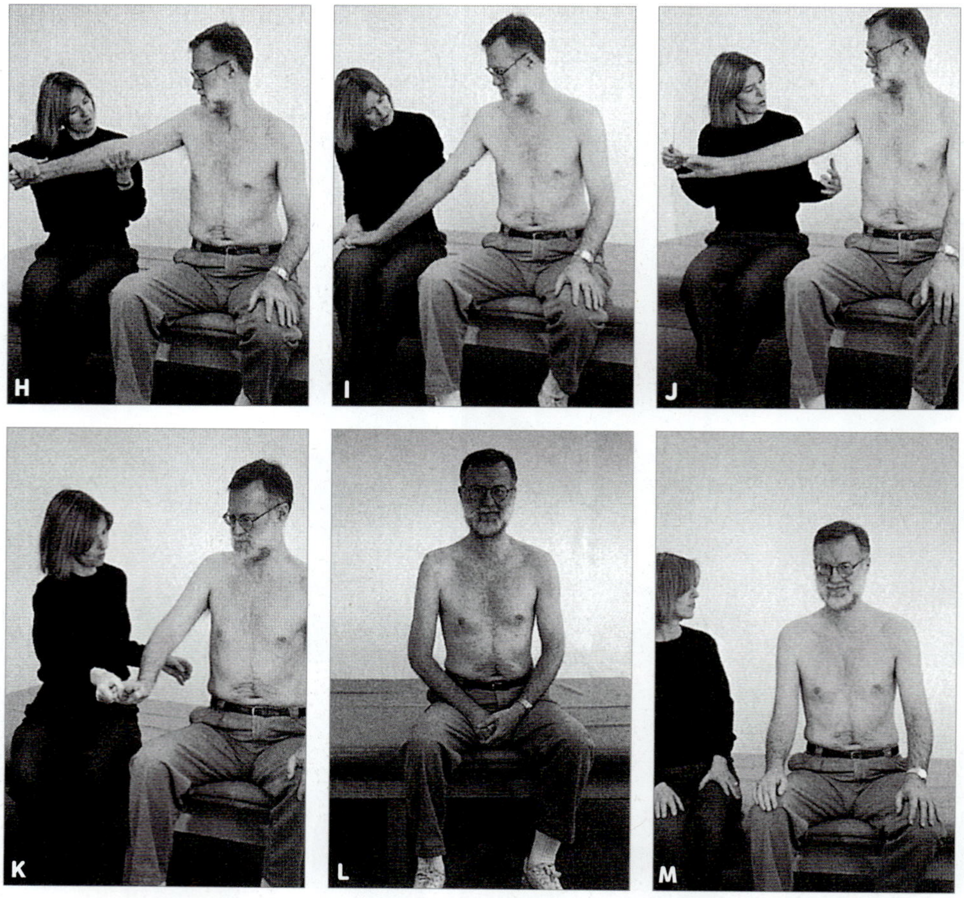

그림 6.27 (계속)

(**H** & **I**) 어깨관절을 벌림하여 팔을 뻗는 동작을 재교육한다. 벌림시킨 자세에서 옆으로 팔을 들어 올리는 동작과 앞쪽 굽힘된 자세에서 수평벌림되도록 반복한다. 팔을 완전히 폄시킬 수 있으면 매트 혹은 무릎에 손을 내려놓도록 하고, 과제수행을 마치고 근수축을 멈추는 것을 재교육한다. (**J**) 치료사가 요구하는 움직임을 환자가 능동적으로 참여하는 것이 느껴지면 점진적으로 보조를 줄여 나간다. 여기에서 어깨관절의 조절은 하지 않는다. 스스로 어깨와 팔꿈치관절 움직임을 조절하면 치료사의 오른손은 환자의 아래팔에 체중을 부하한다. 치료사가 마비측 손을 가볍게 조절해주고, 환자는 자신의 팔 자세를 유지하도록 한다. 치료사는 다른 위치로 팔을 움직이고, 환자에게 새로운 위치를 유지하라고 한다. (**K**) 팔을 무릎에 놓으라고 한다. 이러한 움직임은 자신의 팔 무게를 조절하는 것이 자세를 안정시키는 등척성 조절보다 편심성 근육을 사용하기 때문에 이전 그림보다 더 어려운 움직임이다. 어려운 과제를 수행하는 동안 환자의 마비측 어깨는 안쪽돌림되며 올림될 것이다. 움직임의 질은 치료사의 조절이 제거될 경우 약간 감소하지만 이것은 운동학습(motor learning)에 필요한 부분이다. 환자가 이러한 움직임이 학습되거나, 움직임을 능동적으로 수행할 수 있으면 치료사는 환자가 팔을 움직이고 있는 동안 어깨관절 가쪽돌림된 자세를 유지하도록 도와준다. (**L** & **M**) 중재 전, 후 어깨 자세 변화, 아탈구 회복, 어깨뼈가 재정렬되었다. 어깨띠근육이 활성되어 어깨 정렬이 향상되었다. 어깨뼈 주변 근육 활성과 어깨뼈돌림을 향상시키기 위해서는 팔이 60° 이상 굽힘되어야 한다. 중재 효과가 감소하면 아탈구가 빠르게 다시 나타날 수도 있다. 하지만 어깨근육이 강해지고, 어깨위팔리듬(scapulohumeral rhythm)과 마비측 팔 움직임 재교육을 반복하면 아탈구는 감소할 것이다.

중재 방법: 팔꿈치와 아래팔의 움직임을 재교육한다. 팔의 움직임은 어깨 움직임, 아래팔돌림과 함께 팔꿈치를 굽히는 패턴은 중요한 기본 동작으로 재활 초기에 팔의 중재 목표가 된다. 하지만 회복기 중재는 마비측 팔꿈치가 굽힘되어 있고, 펴기 어렵거나 불가능한 상태이기 때문에 능동적으로 팔을 펴고 뻗는 동작을 목표로 한다(**그림 6.28**).

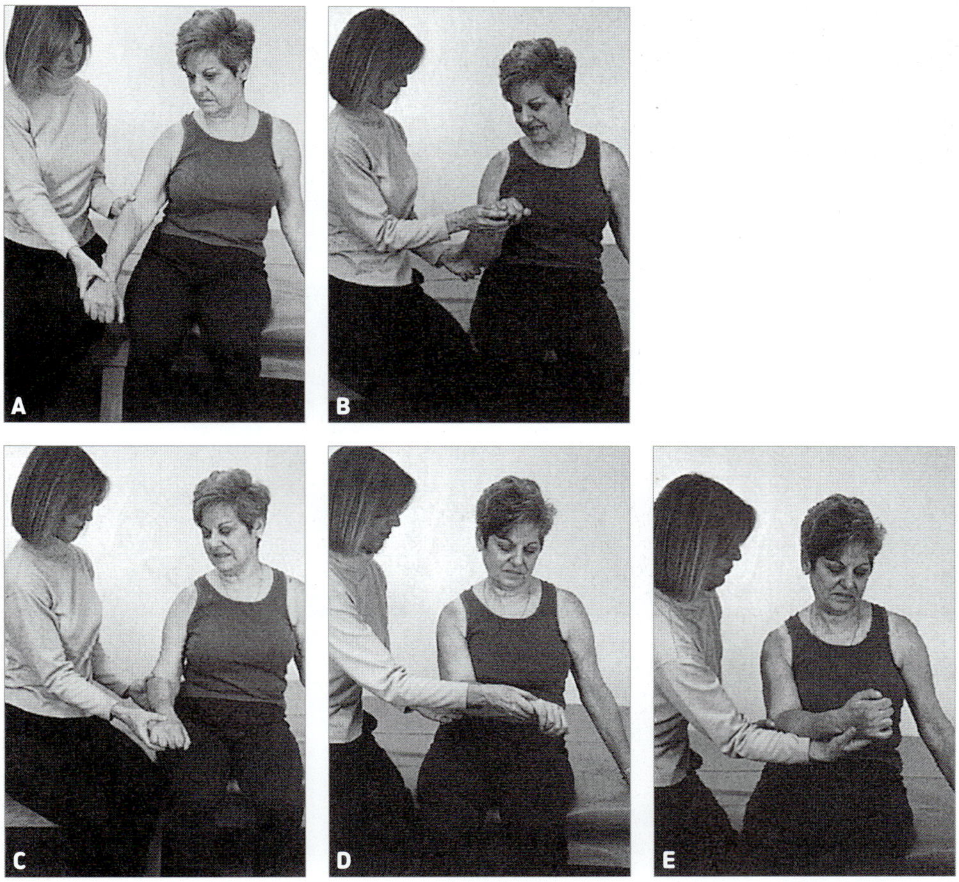

그림 6.28

(**A**) 오른쪽 편마비. 팔꿈치굽힘 재교육을 위해서 어깨 움직임과 함께 팔꿈치굽힘을 시작한다. 팔꿈치폄이 시작 자세이다. 왼손으로 환자의 위팔을 잡고, 마비측 어깨를 약간 굽힘 또는 중립 자세를 유지한다. 오른손으로 환자의 손목을 잡을 때, 아래팔은 엎침, 손목은 약간 폄 자세이다. 마비측 위팔두갈래근의 과도한 활성을 방지하기 위해서 아래팔을 엎침시키고 팔꿈치굽힘을 재교육한다. 치료사는 오른손으로 팔꿈치의 굽힘과 폄을 반복한다. 왼손으로는 팔꿈치가 움직이는 동안 어깨의 협응된 움직임을 조절하고, 정렬을 유지한다. 환자의 아래팔을 뒤침, 중립 자세로 변경하여 팔꿈치를 굽힘한다. (**B** & **C**) 팔꿈치를 굽힘하는 동안 허리를 펴게 한다. 팔꿈치굽힘 후 폄을 하기 위해서는 천천히 힘을 빼면서 팔을 펴게 한다. 동심성 수축과 편심성 수축 느낌을 배우게 된다. 위팔두갈래근을 이용한 팔꿈치굽힘과 폄이 가능하다면 위팔세갈래근을 활성하여 폄하도록 재교육한다. 한 번이라도 이런 움직임 조절을 경험하고 반복한다면 팔꿈치굽힘근과 폄근을 구분하게 된다. (**D** & **E**) 아래팔의 엎침/뒤침 자세에서 팔꿈치굽힘을 재교육한다. 팔꿈치 90° 굽힘 자세에서 아래팔의 엎침/뒤침(아래팔돌림)을 반복한다. 팔꿈치의 굽힘 자세에서 아래팔돌림은 주먹쥐기나 과제 수행을 위한 손조작(manipulation)에서 손가락의 자세 선정에 있어서 중요하다.

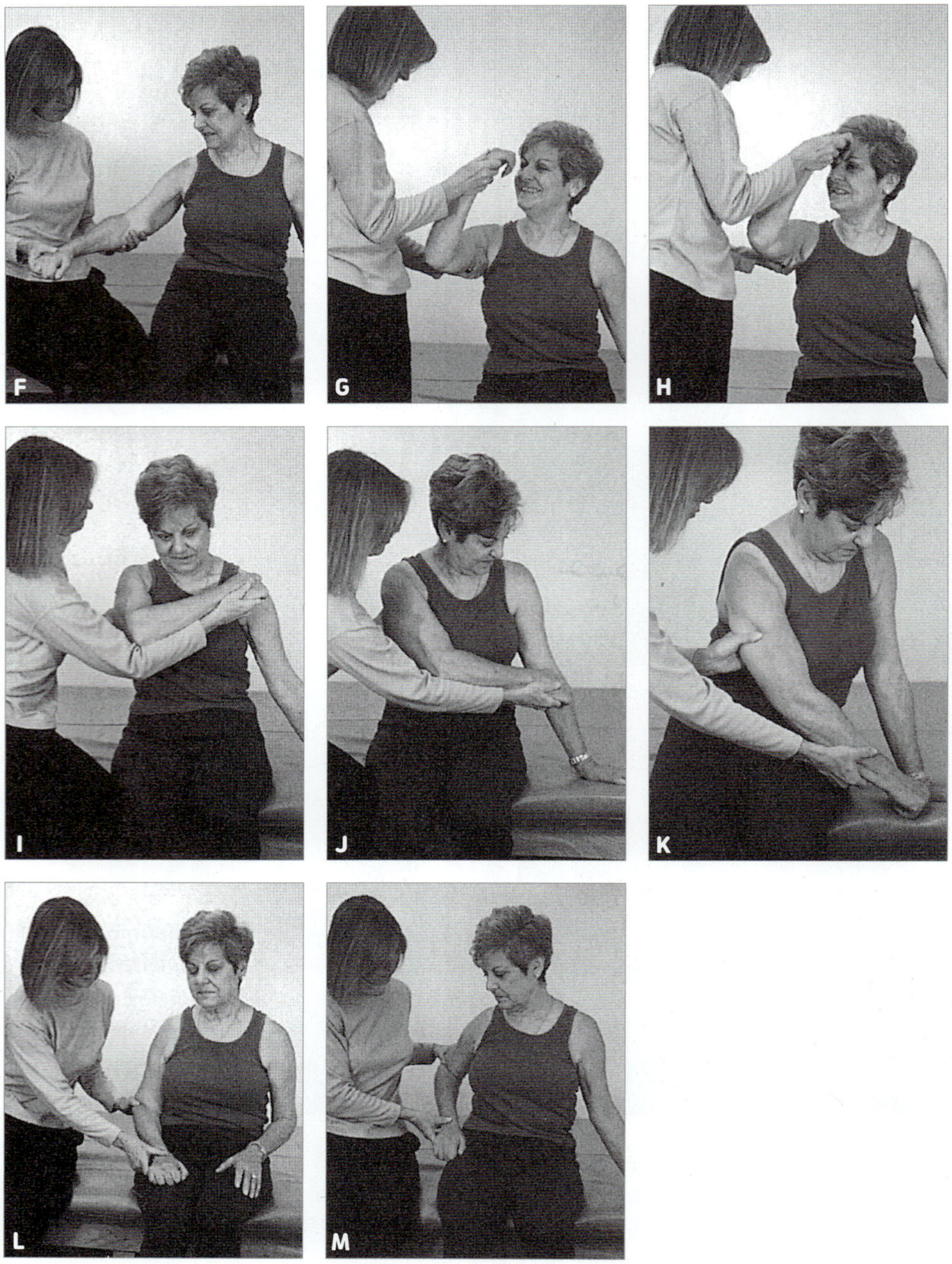

그림 6.28 (계속)

(**F~H**) 팔꿈치를 굽히면서 팔을 들어올리는 동작은 손을 입이나, 머리로 가져가는 데 사용된다. 이러한 패턴은 팔꿈치를 굽힘하여 팔을 들어 올리면서 엎침되어 있는 아래팔을 뒤침시키는 것이다. 이때 모든 움직임을 한 번에 완성하려고 하는 환자에게 여러 움직임으로 구분하여 하나씩 반복하고, 마지막으로 연속된 움직임을 재교육하는 것이 필요하다. (**I~K**) 손을 반대편 어깨로 올리는 움직임은 팔꿈치의 굽힘/엎침 자세와 위팔 수평모음(horizontal adduction)하는 움직임을 결합한 것이다. 팔이 몸통 중심선을 지나 팔꿈치를 펴하는 움직임이다. 마비측 손을 매트에 닿도록 환자의 손을 잡아 매트를 지지하는 손 위로 끌어주면서 "팔의 힘을 빼세요"라고 말한다. 움직임 이후에 팔의 힘을 빼도록 하는 것은 근육의 움직임 순서를 재교육하기 위한 것으로 매우 중요하다. 손을 머리에서 반대쪽 어깨로 혹은 머리에서 같은 쪽 어깨 위로 움직이게 하면서 어깨 움직임을 재교육하는 것도 가능하다. (**L & M**) 손이 무릎에서 엉덩관절 또는 몸통 앞쪽으로 이동하는 것은 기능적으로 중요한 움직임 패턴이다. 치료사의 왼손으로 위팔을 잡아 가쪽돌림/올림하여 어깨를 펴고, 오른손으로 팔꿈치를 구부리면서 뒤로 가져간다.

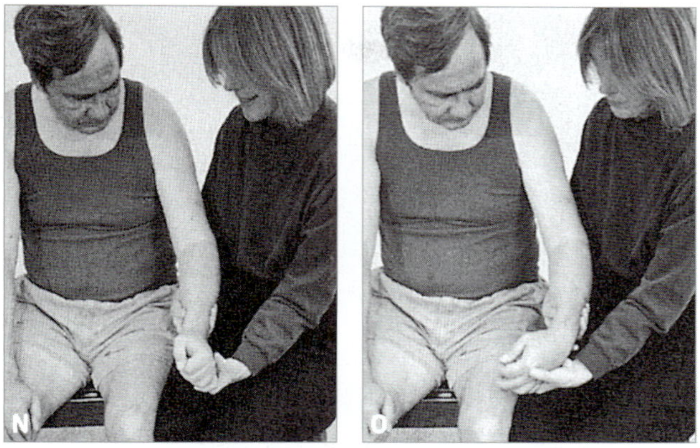

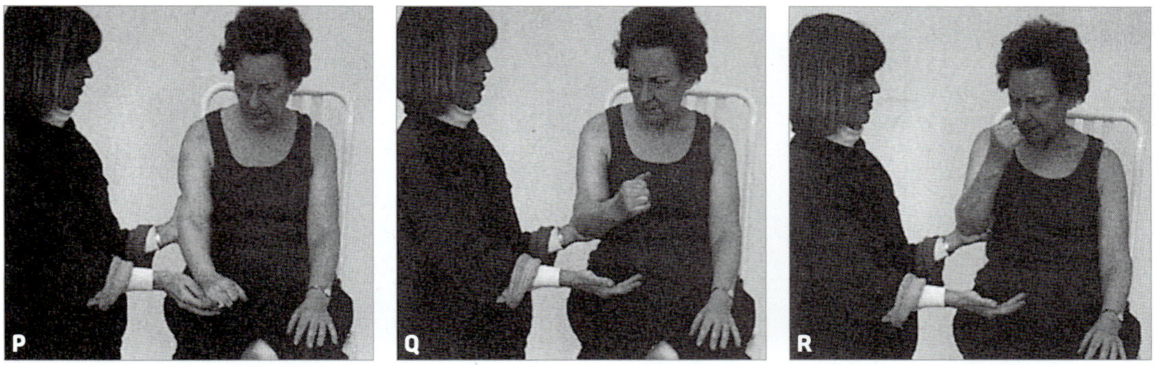

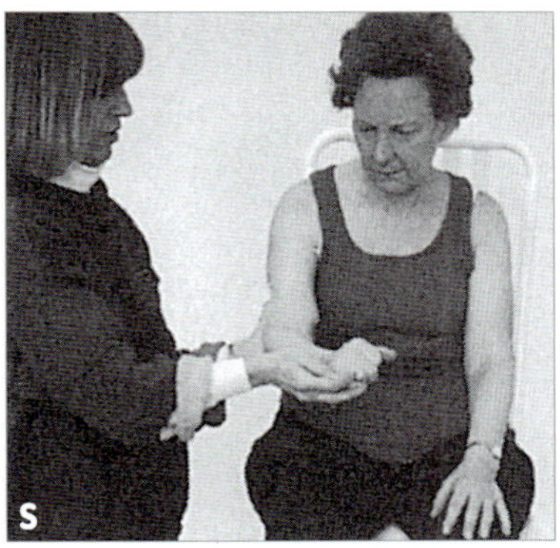

그림 6.28 (계속)

(**N** & **O**) 왼쪽 편마비. 손목의 굽힘/폄을 재교육한다. 환자 옆에서 아래팔을 중립 자세(mid position)로 잡고, 아래팔과 손목 움직임을 재교육한다. 손목폄은 가장 어려운 움직임 중에 하나이다. 손목굽힘을 재교육하기 전에 손목폄을 재교육해야 한다. 손목폄에서 손목굽힘을 수행하기는 쉽다. 손목폄이 회복되면 손목 움직임이 향상될 것이다. 손목굽힘이나 폄은 아래팔 엎침과 팔꿈치폄 자세에서 가능해야 한다. (**P~S**) 연속된 움직임으로 마비측 손을 입으로 가져가는 것을 재교육한다. 움직임 순서는 아래팔돌림, 손목폄 유지, 팔꿈치굽힘으로 이루어진다. 아래팔엎침과 손목 약간 폄 자세에서 시작한다. 팔꿈치굽힘 자세에서 손목폄 자세를 계속 유지하면서 엎침에서 중립 자세로 아래팔을 돌림시킨다. 입으로 손을 가져가기 위해 아래팔을 바깥쪽으로 돌림한다. 치료사가 팔/손 움직임을 보조하는 동안 팔꿈치폄, 아래팔엎침, 손목폄 자세를 유지한다. 아래팔돌림과 팔꿈치굽힘이 협응된 움직임은 (얼굴, 어깨 같은) 몸의 다른 부분으로 손을 뻗거나 탁자 위에 물건 잡기 같은 과제를 수행하면서 변화시킬 수 있다.

중재 목표: 공간에서 팔의 움직임 조절과 근력을 향상시킨다. 마비측 팔이 한 번이라도 치료사의 중재에 능동적으로 참여할 수 있다면 점진적으로 보조를 줄일 수 있다. 다음은 능동적인 움직임을 재교육하는 세 가지 중재 방법이다.

중재 방법: 양쪽 팔 먼쪽부위 움직임 조절을 재교육한다(**그림 6.29**).

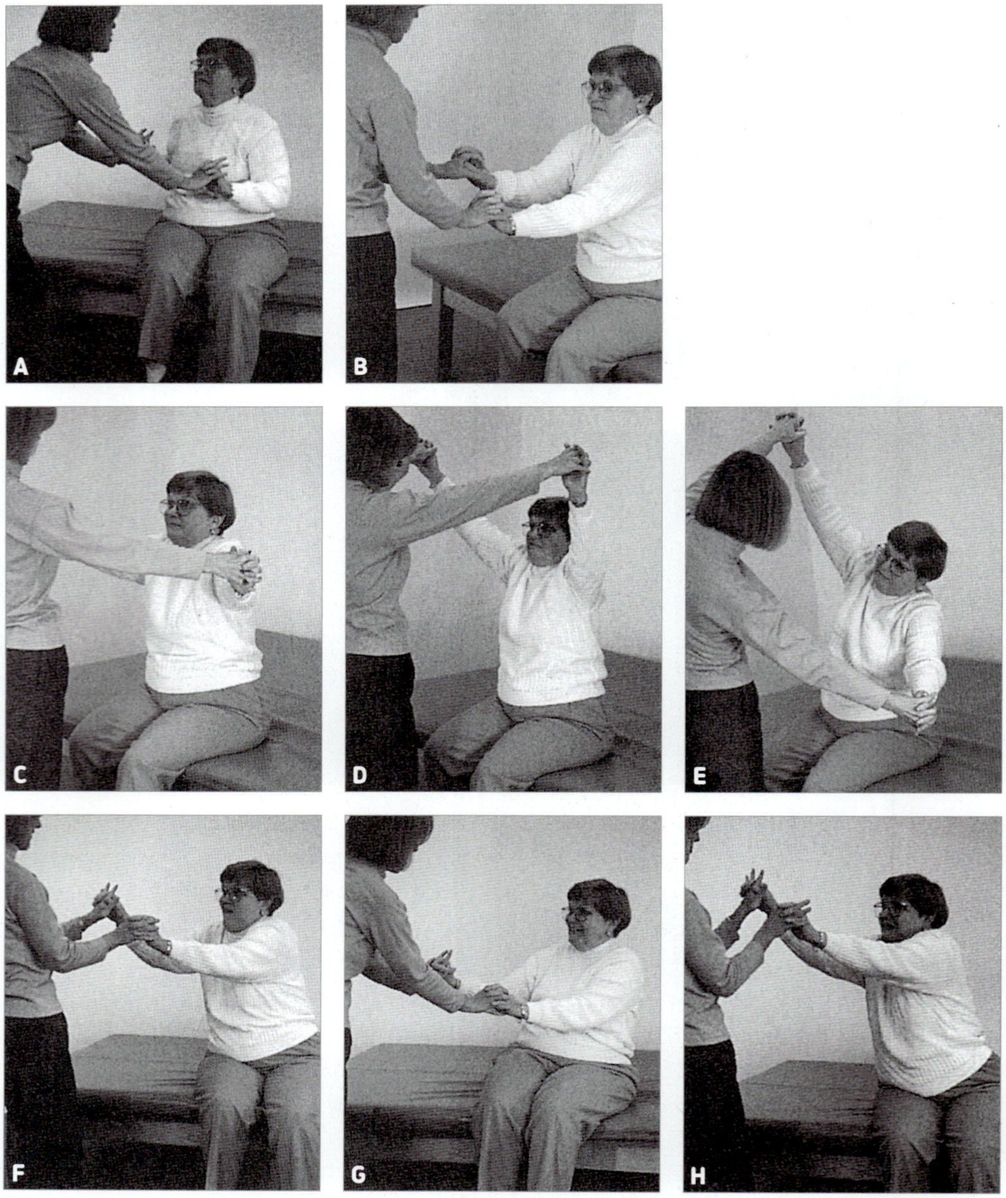

그림 6.29

(A) 왼쪽 편마비. 치료사가 환자와 마주보고 있다. 치료사와 환자는 손바닥을 붙이고, 손가락을 엇갈리게, 손목폄 자세로 마주 잡는다. 어깨굽힘과 팔꿈치폄, 몸통 체중이동을 하는 동안 팔을 뻗는 협응된 움직임을 재교육한다. **(B)** "팔을 뻗고 팔꿈치를 펴세요"라고 하면서 움직임을 시작한다. 치료사는 팔꿈치를 굽히고, 환자는 팔을 앞으로 뻗는다. 환자가 팔꿈치를 펼 때 치료사는 가벼운 저항을 줄 수 있다. 저항은 팔꿈치폄근과 어깨관절의 굽힘근에 힘을 증가시킬 수 있다. 손이 빠지지 않게 움직이는 속도와 저항을 조절한다. 어깨와 팔꿈치의 근력을 증가시킨다. **(C & D)** 팔꿈치폄된 팔을 뻗는 움직임을 강화한다. 손을 몸 앞에서 수평으로 벌림/올림시킨다. 움직이는 동안 팔꿈치를 편 상태로 어깨 높이(90°) 이상으로 유지하게 한다. 어깨뼈와 위팔세갈래근이 중력에 대항해서 작용하게 한다. 환자는 능동적으로 움직이면 치료사의 접촉을 줄여 나간다. **(E)** 위몸통을 가쪽으로 움직이게 한다. 몸통이 움직이는 동안 팔은 일정한 자세를 유지한다. **(F~H)** 팔의 뻗기와 몸통 체중이동이 협응된 움직임을 재교육한다. 움직임을 연속적으로 변화시킨다. **(F)** 몸통의 폄/돌림 패턴에서 오른쪽 엉덩이로 체중을 이동하고, 팔을 앞으로 뻗는다. **(G)** 팔을 위로 뻗고, 체중을 왼쪽 엉덩이, 대각선 뒤쪽으로 옮기는 몸통의 굽힘/돌림을 재교육한다. **(H)** 오른쪽 대각선 앞으로 체중을 옮긴다. 이 움직임은 목적하는 방향으로 팔과 손이 움직이도록 몸통돌림이 협응하는 패턴이다. 팔과 몸통 움직임의 협응은 아래몸통 움직임을 시작하는 동안 몸통의 앞, 뒤 기울임/돌림과 함께 팔 뻗기가 협응되도록 중심선에서 반복한다.

중재 방법: 벽을 짚고, 팔 움직임을 재교육한다. 제한된 범위에서 팔 움직임을 재교육하면서 어깨띠와 팔꿈치의 근력과 지구력(endurance) 향상을 위해 벽을 이용할 수 있다(**그림 6.30**).

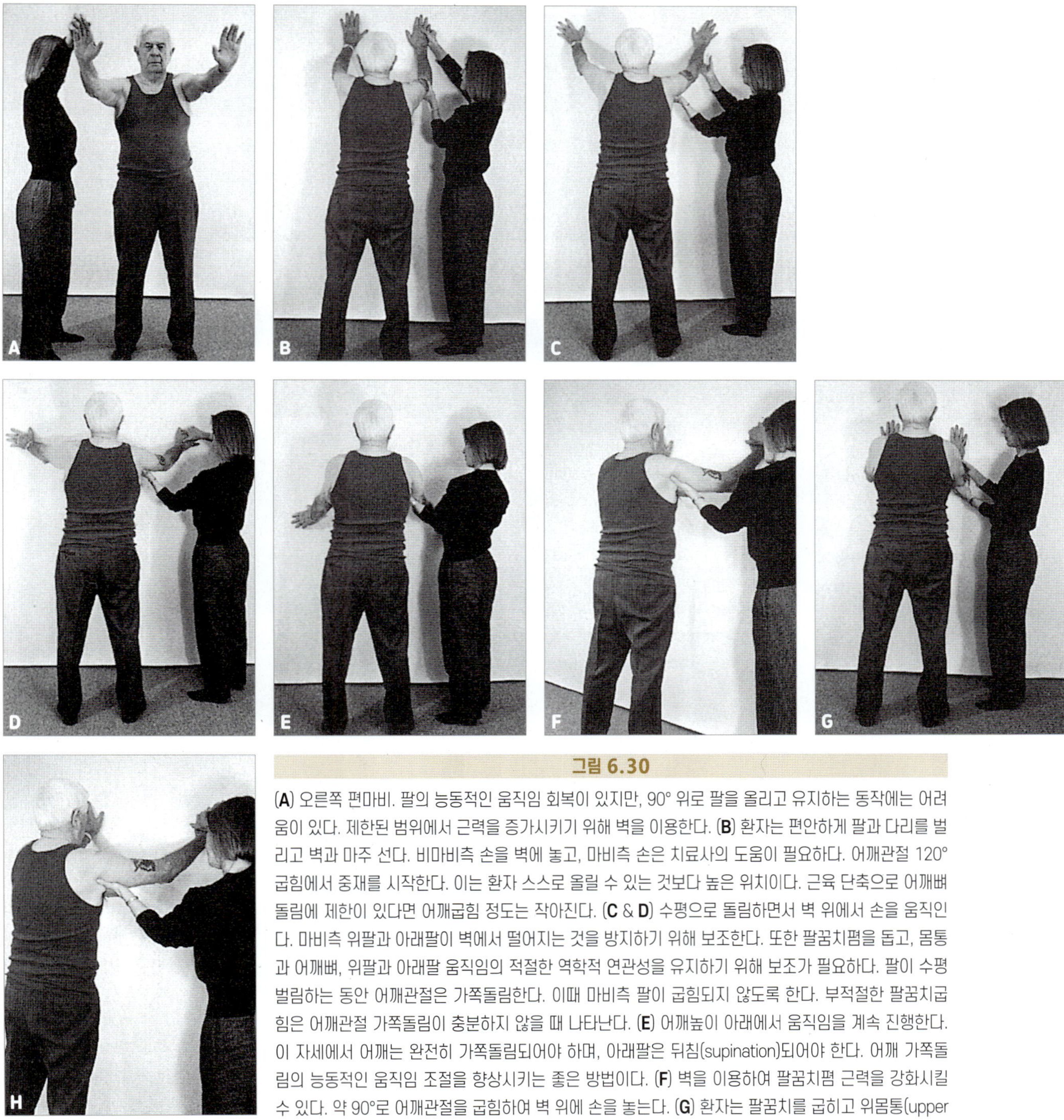

그림 6.30

(A) 오른쪽 편마비. 팔의 능동적인 움직임 회복이 있지만, 90° 위로 팔을 올리고 유지하는 동작에는 어려움이 있다. 제한된 범위에서 근력을 증가시키기 위해 벽을 이용한다. **(B)** 환자는 편안하게 팔과 다리를 벌리고 벽과 마주 선다. 비마비측 손을 벽에 놓고, 마비측 손은 치료사의 도움이 필요하다. 어깨관절 120° 굽힘에서 중재를 시작한다. 이는 환자 스스로 올릴 수 있는 것보다 높은 위치이다. 근육 단축으로 어깨뼈 돌림에 제한이 있다면 어깨굽힘 정도는 작아진다. **(C & D)** 수평으로 돌림하면서 벽 위에서 손을 움직인다. 마비측 위팔과 아래팔이 벽에서 떨어지는 것을 방지하기 위해 보조한다. 또한 팔꿈치폄을 돕고, 몸통과 어깨뼈, 위팔과 아래팔 움직임의 적절한 역학적 연관성을 유지하기 위해 보조가 필요하다. 팔이 수평 벌림하는 동안 어깨관절은 가쪽돌림한다. 이때 마비측 팔이 굽힘되지 않도록 한다. 부적절한 팔꿈치굽힘은 어깨관절 가쪽돌림이 충분하지 않을 때 나타난다. **(E)** 어깨높이 아래에서 움직임을 계속 진행한다. 이 자세에서 어깨는 완전히 가쪽돌림되어야 하며, 아래팔은 뒤침(supination)되어야 한다. 어깨 가쪽돌림의 능동적인 움직임 조절을 향상시키는 좋은 방법이다. **(F)** 벽을 이용하여 팔꿈치폄 근력을 강화시킬 수 있다. 약 90°로 어깨관절을 굽힘하여 벽 위에 손을 놓는다. **(G)** 환자는 팔꿈치를 굽히고 위몸통(upper trunk)을 벽 가까이로 움직인다. **(H)** 팔꿈치를 곧게 펴하면서 벽을 밀게 한다. 겨드랑이에 놓여진 치료사의 손은 과도한 어깨올림과 안쪽돌림을 방지한다. 계속되는 동작은 마비측 팔에서 인내력이 향상되도록 할 수 있다.

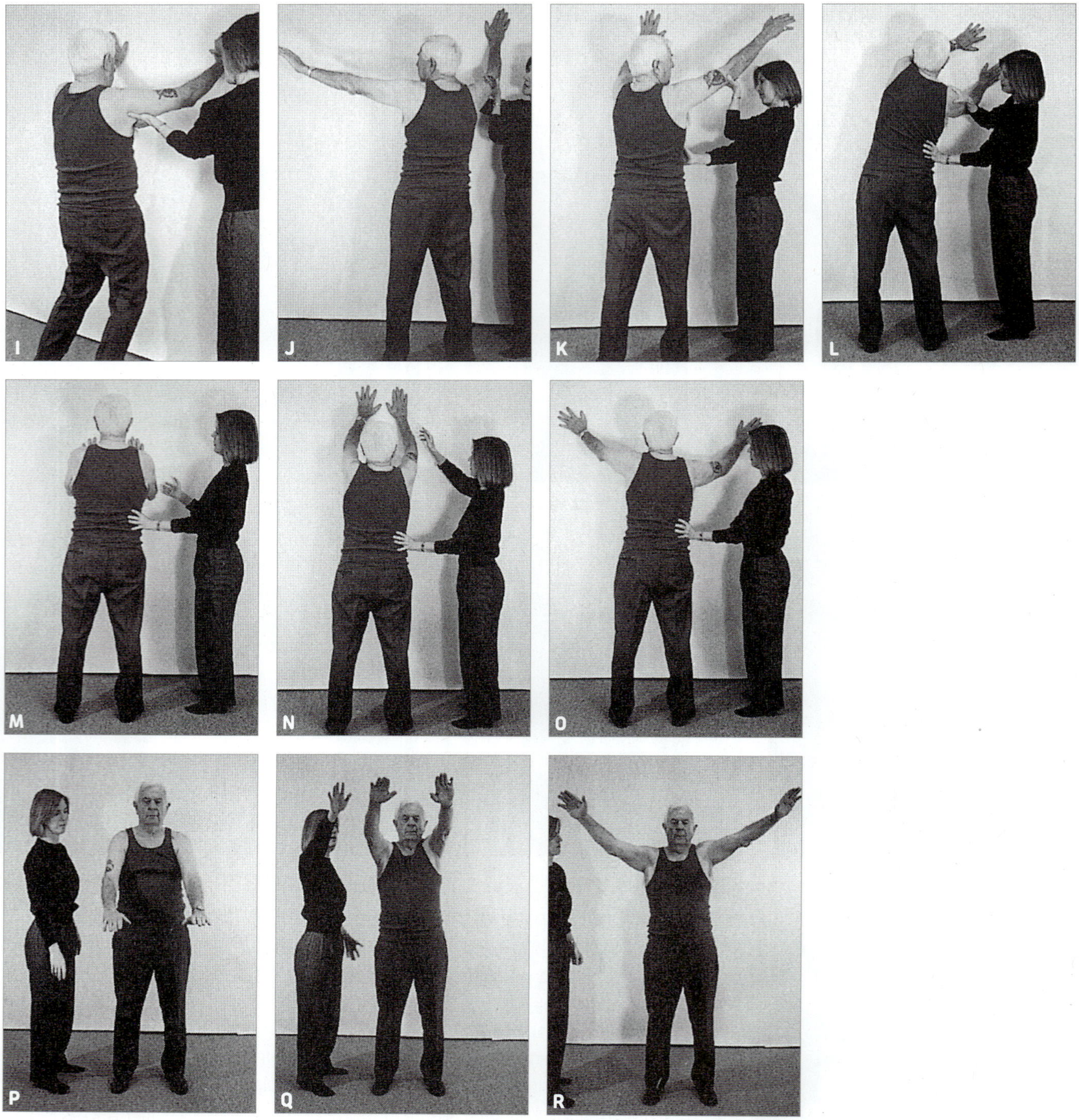

그림 6.30 (계속)

(I) 양쪽 팔이 펴하고 있는 동안 무릎을 굽히게 한다. **(J)** 마비측 팔을 안정되게 유지한다. 비마비측 손을 왼쪽으로 위몸통으로부터 멀리 돌림시킨다. 마비측 어깨는 벌림/가쪽돌림된다. **(K)** 마비측 팔의 오른쪽 돌림을 돕는다. **(L)** 비마비측 팔을 오른쪽으로 움직이면서 위몸통이 오른쪽으로 가쪽굽힘하면 오른쪽으로 체중지지를 한다. 왼쪽으로도 반복한다. **(M~O)** 치료사의 보조 없이 손을 움직인다. 팔을 벌림하는 동안 오른쪽 어깨 가쪽돌림에 약간의 제한이 있음을 주의한다. **(P~R)** 중재 후 마비측 팔을 90° 이상으로 쉽게 굽힘시킬 수 있다. 벽을 이용한 운동은 가정 프로그램에도 포함시킬 수 있다.

중재 방법: 독립적인 양쪽 손 잡기 움직임을 재교육한다. 지팡이 또는 공이나 볼스터(bolster) 같은 물건을 사용하는 동작 역시 독립적인 움직임 재교육을 위해 이용할 수 있다. 이 운동은 두 팔이 좌우 대칭적으로 움직이게 한다. 팔 움직임과 관련 있는 도구를 사용하면 움직이는 동작의 형태를 다양하게 만들 수 있다. 예를 들면, 지팡이는 아래팔을 돌림하고, 손은 주먹을 쥔 채 움직이게 한다(**그림 6.31**).

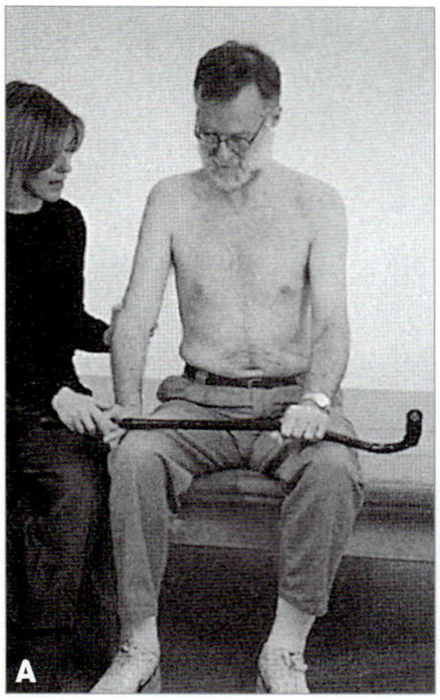

A

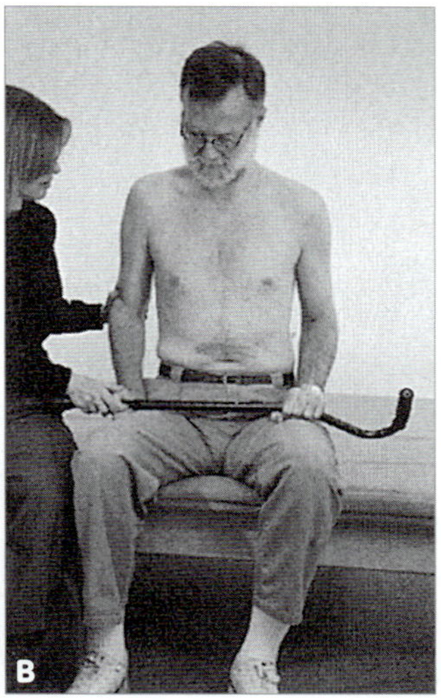

B

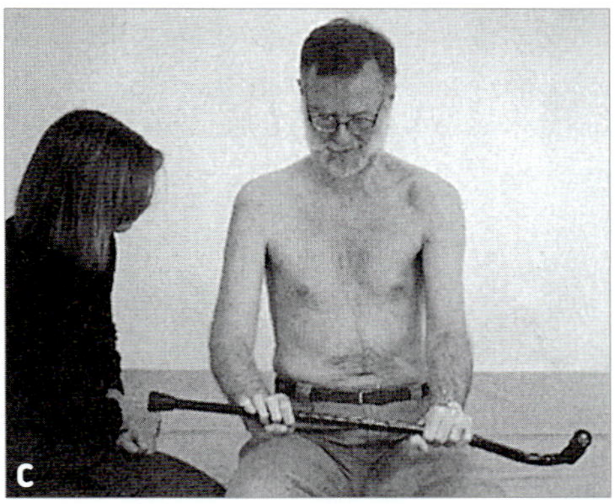

C

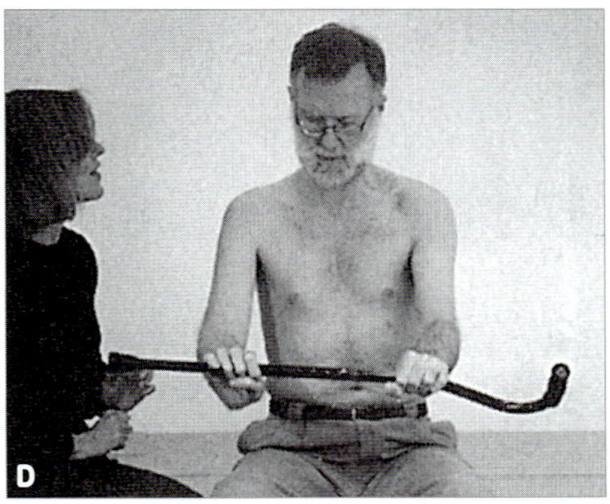

D

그림 6.31

오른쪽 편마비. (**A** & **B**) 지팡이를 적절하게 잡도록 도와준다. 마비측 손바닥으로 지팡이를 완전히 감싸서 잡도록 한다. 지팡이를 들기 전에 마비측 손목을 폄 자세로 만들어 준다. 아래팔과 손이 정렬되어 지팡이 움직임이 손 움직임과 함께 시작될 수 있도록 한다. 잡기 능력을 향상시키기 위해 다른 도구를 이용한다면 유사한 방법으로 손목 안정성을 적절하게 유지해야 한다. (**B**) 처음에는 환자에게 가장 쉬운 동작을 재교육한다. 무릎 위에서 지팡이를 움직이는 것을 재교육한다(어깨폄과 팔꿈치굽힘). 지팡이를 완전히 들지 못하기 때문에 지팡이를 넓적다리에 놓고, 팔꿈치를 굽혀서 지팡이를 들어 올리거나 팔꿈치를 펴고 어깨관절을 굽혀 들어 올리는 것을 반복할 수 있다. 지팡이를 움직이는 것이 많은 노력이 필요하다는 것을 알게 한다. 원하는 움직임을 위해 감각기억을 되찾는 동안 움직임의 리듬과 시간의 조절을 위해 사용된다. (**C** & **D**) 스스로 지팡이를 움직이도록 하고, 무릎에서 들어 올리는 것을 반복한다(팔꿈치의 부분적인 폄과 어깨굽힘). 오른손으로 잡기 능력이 부족하지만 두 팔은 대칭을 유지하려고 한다. 먼쪽부위에 있는 지팡이를 들어 올려 마비측 어깨뼈의 올림이나 안쪽돌림 없이 어깨를 굽힘할 수 있다. 그림 6.27 **A** 마비측 팔의 움직임 특성과 정상적인 움직임 재교육을 위하여 도구를 사용한 양팔 움직임 재교육의 효과를 비교해 본다.

중재 목표: 기능적 움직임 재교육을 한다.

중재 방법: 팔의 먼쪽부위와 손의 움직임 재교육을 위해 도구를 사용한다(**그림 6.32**).

부가적인 제안

앉은 자세에서 몸통 움직임

기립 자세에서 몸통 움직임

보행

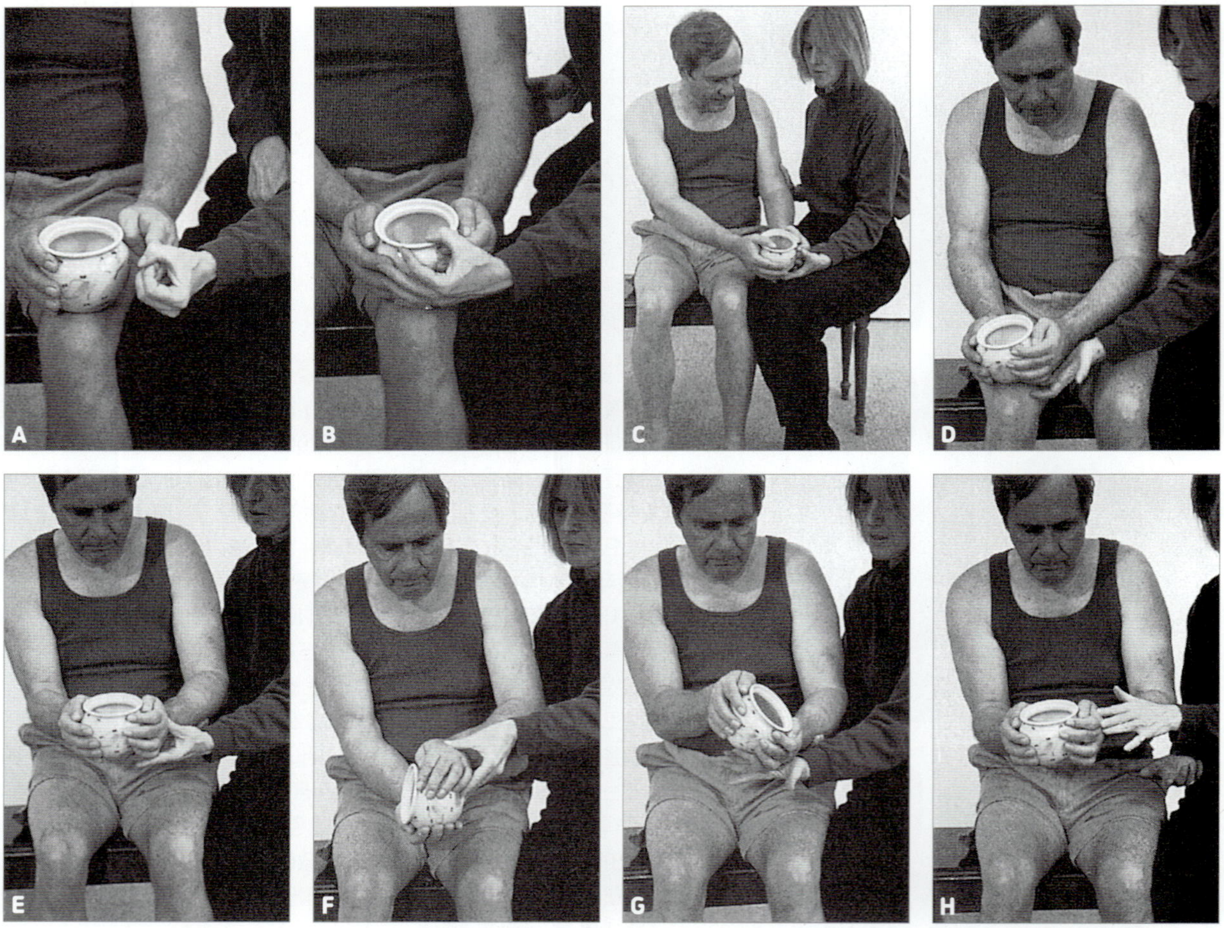

그림 6.32

왼쪽 편마비. (**A** & **B**) 그릇을 잡을 수 있도록 돕는다. 환자는 마비측 손을 독립적, 능동적으로 움직이고 손가락을 펼 수 있는 능력이 없다. 환자가 도움 없이 손을 사용하지 못하면 왼손의 잡기를 유지하도록 돕는다. (**C~N**) 어깨와 팔꿈치, 아래팔과 손목의 움직임을 조절하면서 그릇을 잡고 움직이는 것을 반복한다. 점진적으로 도움을 줄인다. 마비측 팔의 기능적인 움직임을 향상시키기 위해 일상 도구가 어떻게 이용되는지 확인한다. 양손으로 잡기 패턴은 마비측 손으로 처음 경험하는 기능적 움직임 패턴이다. 양손 잡기와 팔 움직임은 손상되지 않은 팔의 움직임 함께 진행되기 때문에 환자가 가장 쉽게 배운다. 엄지손가락과 나머지 손가락의 움직임 조절이 잘 되는 환자는 닿기(approach)와 쥐기, 놓기 그리고 다양한 도구를 이용하여 손의 조작 능력을 재교육한다. (**O** & **P**) 마비측 손으로 원통형 그릇을 이용하여 마시기 움직임을 재교육한다. (**Q~T**) 선 자세에서 비슷한 목적의 중재. 환자는 쟁반을 들고, 선 자세에서 위몸통 체중이동을 재교육한다. 환자는 쟁반을 들고, 새로운 위치로 옮길 수 있도록 반복한다. 이는 몸통돌림과 보행을 포함한 팔의 움직임 협응을 재교육하는 것이다.

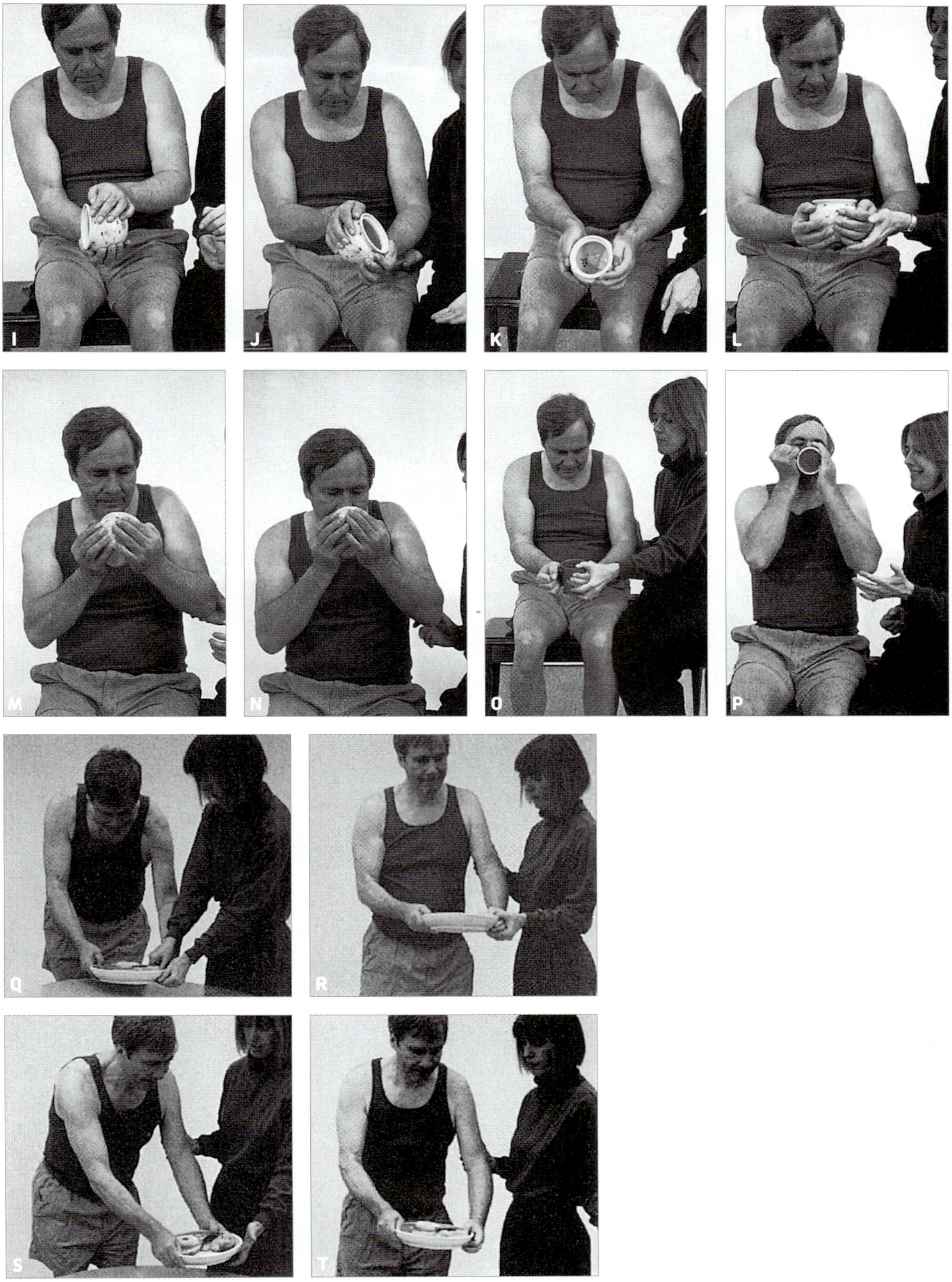

그림 6.32 (계속)

CHAPTER 7

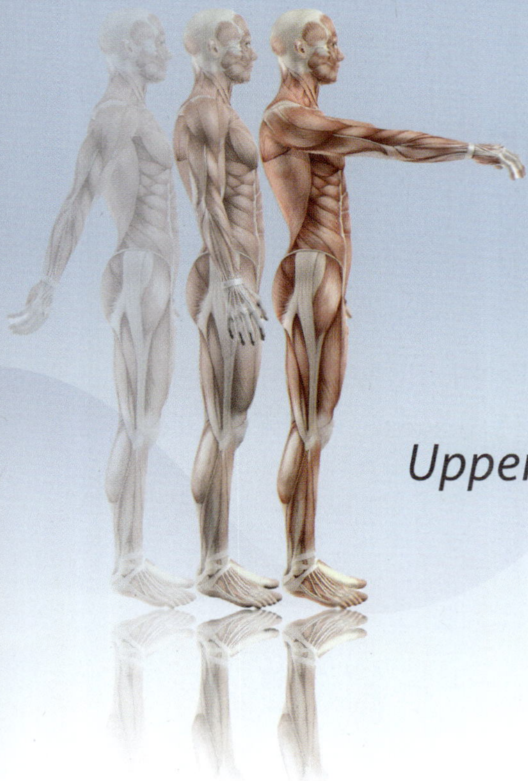

팔의 체중지지 운동

Upper Extremity Weight Bearing Movements

체중지지는 다리의 대표적인 기능적 움직임이지만, 팔에서도 중요한 기능적 움직임이다. 팔의 체중지지는 능동적이고 역동적인(dynamic) 움직임이다. 몸통을 지지하고 앉은 자세에서 일어서기, 옆으로 누운 자세에서 일어나 앉기 등과 같은 단계적 움직임(transitional movement)을 하는 동안 몸을 들거나, 과제수행에서 물건을 고정시킨다. 이러한 기능을 위해서는 체중을 지지하는 팔 위에서 몸통 움직임과 체중을 지지하는 팔근육의 활성이 필요하다. 팔에 대한 설명은 체중지지의 능동적 움직임에 초점을 두고 있다. 팔근육 활성을 위해 나타나는 몸통의 능동적 체중이동과 몸통을 팔에 의지하는 수동적 체중지지에 대해서는 설명하지 않았다.

이 장에서는 앉은 자세에서 팔 체중지지에 대하여 설명하였다. 앉은 자세에서 팔 체중지지는 두 가지 일반적 패턴이 있다. 테이블에 팔을 올려놓고 앉아서 아래팔과 손을 이용하여 체중지지하는 패턴은 아래팔 체중지지이다. 앉은 자세에서 팔꿈치를 펴고 손으로 체중지지하는 패턴은 팔을 편 체중지지이다. 아래팔 체중지지와 팔을 편 체중지지에서 움직임 요소, 손상, 보상, 중재 방법 등은 뚜렷한 차이가 있다. 결과적으로 이 장에서는 팔의 체중지지를 두 부분으로 나누어 설명하였다.

앉은 자세에서 아래팔 체중지지

1 개념과 원리

아래팔 체중지지는 테이블(책상, 식탁 등)에 앉아서 팔을 사용하는 중요한 기능이다. 위몸통을 지지하고, 테이블 위에서 손을 사용하기 위해 아래팔을 테이블 위에 올려놓는다. 체중지지와 몸통 안정(resting)을 위해 한팔 또는 양팔을 사용하기 위해 테이블 위에 손을 올려놓고, 위몸통을 테이블에 가깝게 앉는다. 몸통과 어깨를 이용하여 능동적으로 테이블을 밀거나 누를 때 아래팔에 체중을 지지하면 테이블 위에 아래팔이 고정되고, 위팔을 축으로 몸통을 움직일 수 있다. 체중지지와 다양한 기능적 움직임이 가능하다. 테이블 위에 종이, 책 또는 다른 물건을 고정하기 위해 아래팔과 손을 사용한다. 식사(eating), 책 읽기(reading), 글쓰기(writing) 등과 같이 테이블 위에서 하는 활동은 한쪽 팔과 손의 움직임, 반대쪽의 체중지지가 협응적으로 이루어진다(**그림 7.1**). 일어서기 위해 몸을 세우거나 팔로 테이블을 밀 때는 어깨띠를 아래로 누르는 좀 더 어려운 형태의 움직임이 필요하다.

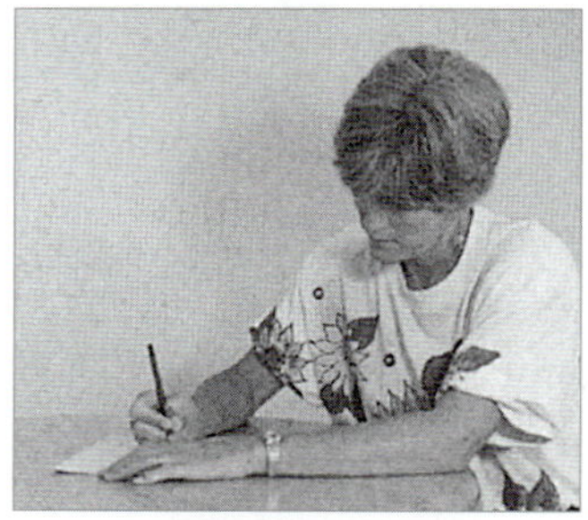

그림 7.1
글씨를 쓰는 동안 아래팔 체중지지

아래팔 체중지지는 중재 과정에서 다양한 방법으로 이용된다. 이완성 마비로 몸통 조절이 어려운 급성기 환자에게 아래팔로 체중을 지지하면서 몸통을 유지하게 하는 것은 몸통 움직임 재교육에서 많이 사용하는 방법이다. 아래팔 체중지지는 팔의 가장 기본적인 기능 중의 하나이며, 이는 손 또는 팔꿈치, 아래팔, 손목관절의 움직임 조절이 필요 없기 때문이다. 테이블에 마비측 팔을 지지하고, 몸통 움직임과 마비측으로 체중이동을 재교육하는 동안 위몸통의 대칭도 유지해야 한다. 앉은 자세에서 몸통 조절이 향상되면 아래팔 체중지지는 마비측 팔의 근육 활성과 팔의 기능적 움직임 재교육을 위해 이용된다.

체중지지의 기능적인 사용은 팔로 체중을 지지하는 것과 아래팔로 물건을 고정하는 것이다. 팔의 움직임 조절이 향상되면 복잡한 과제에서 능동적으로 사용하는 것과 앉은 자세에서 일어서는 동안 팔을 사용하는 것을 배우게 될 것이다. 또한, 아래팔 체중지지는 일차 · 이차 손상과 관련 있는 움직임 제한을 해결한다. 아래팔 체중지지는 몸통, 어깨뼈(scapula), 팔의 움직임과 협응한다. 어깨뼈 운동성(mobility)을 향상시키고, 몸통과 팔 사이의 짧아진(tight) 근육을 이완한다. 팔 위로 몸을 움직이는 것은 과긴장된 팔과 손의 굽힘근을 이완시킬 수 있는 매우 효과적인 방법이다. 체중지지를 통해서 관절범위, 운동성, 근육 긴장도에서 원하는 변화를 얻을 수 있다면 중재의 목표는 움직임 재교육과 기능적 훈련으로 전환된다(**글상자 7.1**).

글상자 7.1 아래팔 체중지지의 이용

- 몸통 움직임의 획득
- 팔근육의 활성화
- 이차적 손상처리

2 아래팔 체중지지의 움직임 구성요소

아래팔 체중지지에서 신체의 기저면(BOS)은 다리에 의해서 확보된 영역뿐만 아니라 아래팔 사이까지 포함한다. 체중은 팔꿈치, 아래팔, 손으로 지지된다. 테이블 위에서 일을 하기 위해서는 체중을 지지하는 팔 가까이로 몸통이 자연스럽게 이동한다. 테이블을 딛고 있는 팔 위로 몸통이 움직이면 아래팔 위에 부하되는 체중의 양과 분포가 변화된다. 또한 몸통 움직임은 팔의 자세와 근육 활성, 길이를 변화시킨다. 테이블 높이, 테이블과 몸통까지의 간격은 아래팔의 움직임 패턴을 변화시키지만, 어깨뼈와 위팔에서 작용하는 움직임 요소(components)는 변화가 없다.

아래팔 체중지지 동안 테이블 위에 놓인 손의 자세는 중요하다. 테이블 위에 있는 손은 손바닥을 테이블에 붙이고 있지 않는다. 손바닥 아치(longitudinal & distal arches)는 대부분 그대로 유지되며, 손바닥 중앙부가 테이블에서 떨어진 채 유지된다. 체중은 손바닥의 큰둔덕(thenar eminence)과 작은둔덕(hypothenar eminence), 엄지손가락과 새끼손가락의 바깥쪽 그리고 손끝에 실린다. 손바닥 아치(palmar arches)가 비정상적으로 평평하여 손바닥이 테이블에 밀착된다면, 손목은 구부러지고 손목뼈(carpal bone)부위는 테이블에서 떨어질 것이다. 손목굽힘과 손바닥 아치가 소실된 평손(flat hand)은 중재가 필요하다.

1) 아래몸통에서 시작하는 움직임 패턴

아래팔 체중지지 동안 기능적 움직임의 대부분은 아래몸통에서 시작한다.

(1) 앞쪽 체중이동

아래몸통이 앞으로 체중이동을 하면 몸통은 테이블에 가까워지고, 아래팔에 부하되는 체중이 증가한다. 척추는 폄(spinal extension pattern)하고, 팔에서는 어깨뼈의 모음/내림/폄, 오목위팔관절의 모음/가쪽돌림, 팔꿈치관절의 굽힘이 증가된다. 팔꿈치와 아래팔의 자뼈측(ulnar surface)과 손은 테이블에 놓여져 팔의 체중지지면이 된다(**그림 7.2**).

■ 기능적인 예

글쓰기나 식사와 같은 기능적 움직임 수행을 위해 몸의 무게중심을 테이블에 가깝게 이동시키기 위해 나타난다.

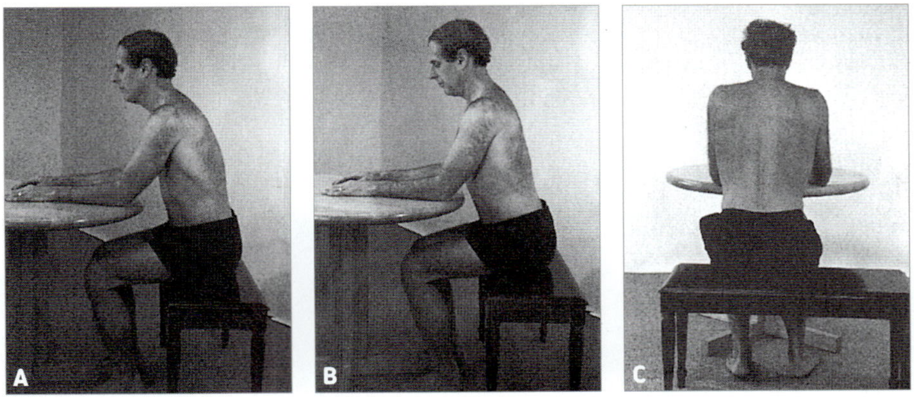

그림 7.2

아래몸통에서 시작하는 앞쪽 체중이동

(2) 뒤쪽 체중이동

아래몸통에서 뒤쪽으로 체중이동이 되면 테이블에서 멀어지는 척추의 움직임으로 골반 뒤쪽기울임과 몸통굽힘된다. 팔이 테이블 위에서 움직이기 시작할 때 멈춘다. 팔에서는 어깨뼈의 벌림/올림, 오목위팔관절의 굽힘/벌림/안쪽돌림, 팔꿈치의 폄이 증가된다. 몸이 더 뒤로 움직이면 팔꿈치는 부분적으로 펴지고, 체중지지면은 아래팔에서 손으로 이동한다(**그림 7.3**).

■ 기능적인 예

의자에 편안히 기대기 위해 척추를 뒤로 움직일 때 나타난다.

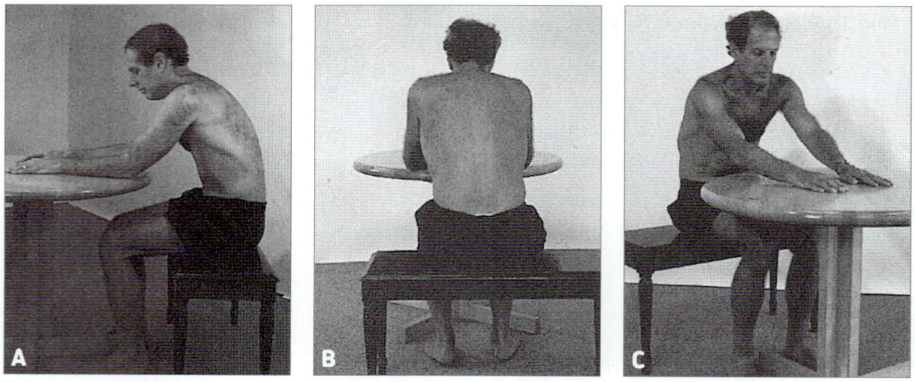

그림 7.3

아래몸통에서 시작하는 뒤쪽 체중이동

(3) 가쪽 체중이동

아래몸통에서 오른쪽으로 가쪽 체중이동을 하면 척추는 오른쪽으로 볼록한 가쪽굽힘, 오른쪽 팔과 다리로 체중부하가 증가한다. 오른쪽 팔에서는 어깨뼈의 올림/위쪽돌림, 오목위팔관절의 모음/안쪽돌림, 아래팔과 손의 자뼈쪽으로 체중이 이동되면서 팔꿈치가 굽힘/뒤침된다. 왼쪽에서는 체중지지된 팔로부터 멀어지는 척추의 움직임으로 어깨뼈가 내림/아래쪽돌림, 오목위팔관절이 벌림/가쪽돌림, 아래팔의 엎침과 함께 부분적인 팔꿈치폄이 되면서 손의 큰둔덕쪽(thenar side)으로 체중이 이동된다(**그림 7.4**, **표 7.1**).

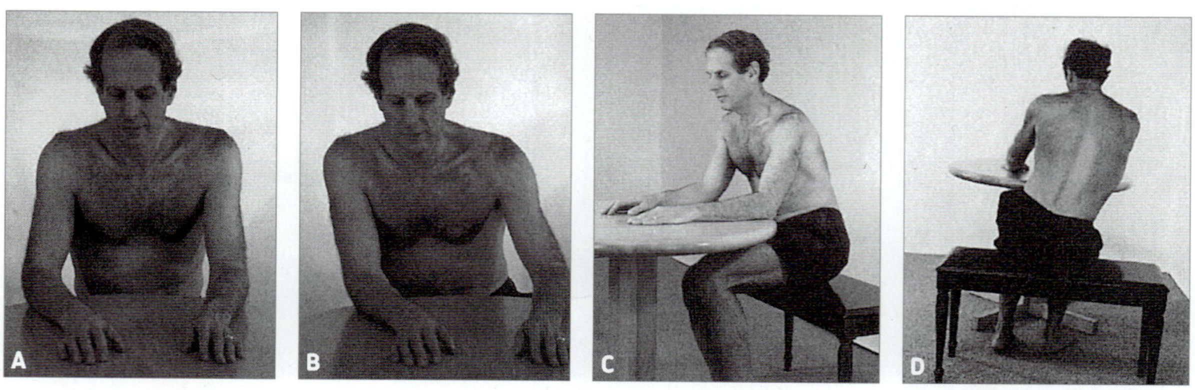

그림 7.4

아래몸통에서 시작하는 가쪽 체중이동

■ **기능적인 예**

한 손으로 물건을 잡고 고정시키기 위해 한쪽으로 지지하거나 체중을 증가시키기 위해 나타난다.

표 7.1 아래몸통에서 시작되는 움직임

	척추	어깨뼈	접시위팔관절	팔꿈치관절
앞쪽	폄	모음/내림	굽힘 감소	굽힘 증가
뒤쪽	굽힘	벌림/올림	굽힘	폄
가쪽				
체중지지측	볼록	올림/위쪽돌림	모음/가쪽돌림	굽힘
비체중지지측	오목	내림/아래쪽돌림	벌림/안쪽돌림	폄

2) 위몸통에서 시작하는 움직임 패턴

아래팔로 체중지지하는 동안 위몸통에서 시작된 체중의 이동은 머리와 어깨띠(shoulder girdle)를 테이블 쪽으로 이동시킨다. 아래몸통에서 시작하는 패턴보다는 과제수행과 관련이 적지만 위몸통에서 시작하는 체중이동은 테이블에서 과제를 수행하는 동안 몸통 안정을 위해 사용된다. 또한 아래몸통에서 시작하는 패턴이 어려울 때 위몸통 패턴으로 변경하게 된다. 그러므로 두 가지 패턴이 기능적으로 어떤 차이가 있는지 알아야 한다(표 7.2). 위몸통에서 시작되는 움직임은 척추의 유연성(flexibility)을 증가시키고 몸통, 어깨뼈, 위팔뼈 사이의 긴장된(tight) 근육을 이완시키기 위한 중재(treatment activity) 방법으로 유용하다.

(1) 앞쪽 체중이동

위몸통이 앞쪽으로 체중이동하면 머리는 테이블의 앞쪽/아래쪽으로 이동된다. 목뼈와 등뼈가 굽힘되어 앞쪽으로 움직인다. 등뼈굽힘으로 어깨뼈는 올림/벌림, 오목위팔관절은 벌림/안쪽돌림된다(**그림 7.5**).

■ **기능적인 예**

머리를 손이나 테이블에 가까이 가져가려고 할 때 나타난다.

표 7.2 위몸통에서 시작되는 움직임

	척추	어깨뼈	접시위팔관절	팔꿈치관절
앞쪽	굽힘	올림/벌림	굽힘 감소	굽힘
뒤쪽	폄	내림/모음	굽힘	폄
가쪽				
체중지지측	오목	아래쪽돌림/내림	모음	굽힘
비체중지지측	볼록	올림/위쪽돌림	벌림	폄

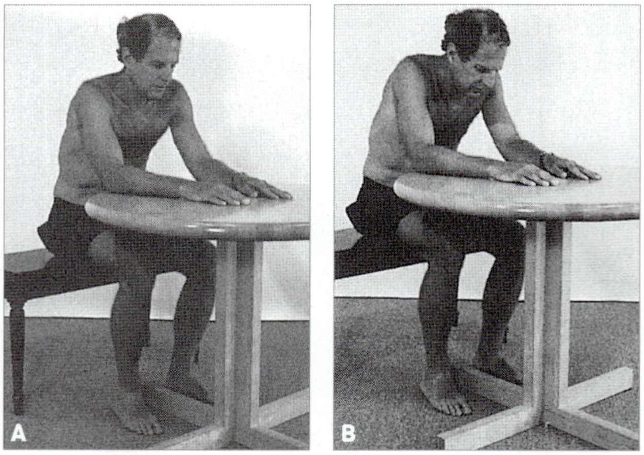

그림 7.5

위몸통에서 시작하는 앞쪽 체중이동

(2) 뒤쪽 체중이동

위몸통이 뒤쪽으로 체중이동하는 것은 서로 다른 두 가지 상황에서 사용한다. 앞쪽 체중이동 자세에서 똑바로(upright) 앉은 자세로 돌아가기 위해 머리와 어깨에서 뒤쪽 체중이동을 한다. 이때 어깨가 팔꿈치를 지나면서 뒤쪽 위로 움직이면 척추가 펴진다. 어깨뼈는 내림/모음/가쪽돌림/앞쪽굽힘되고, 팔꿈치에 부하되는 체중이 감소된다. 다른 하나는 아래팔 체중지지의 시작 자세에서 머리와 어깨부터 뒤쪽으로 체중이동을 한다. 뒤쪽 체중이동으로 머리와 위몸통의 체중은 테이블로부터 위쪽 뒤로 멀어지며 척추의 펴짐도 증가한다. 이 움직임 동안 테이블 위에 팔이 놓여 있으므로 어깨는 굽힘되고, 팔꿈치는 펴진다. 팔이 곧게 펴지면, 테이블 위에는 손만 있고 머리와 몸통 움직임은 멈추게 된다(**그림 7.6**).

■ 기능적인 예

일어서기 전에 손 위로 체중을 옮기기 위해 사용한다.

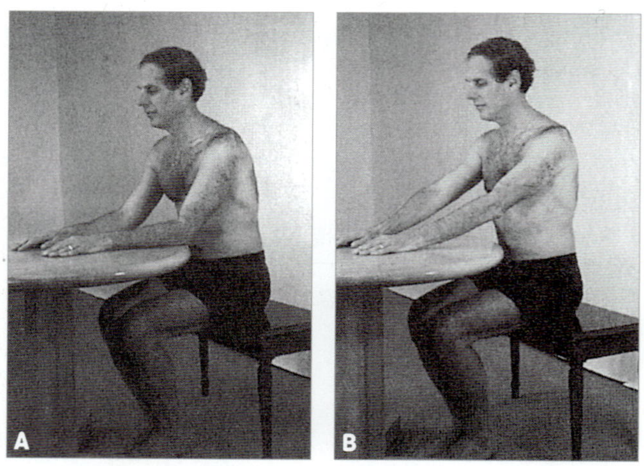

그림 7.6

위몸통에서 시작하는 뒤쪽 체중이동

(3) 가쪽 체중이동

위몸통에서 오른쪽으로 가쪽 체중이동하면 척추는 오른쪽으로 오목하게(concavity) 가쪽굽힘한다. 만약 오른쪽 아래팔이 테이블 위에 안정적으로 있으면 오른쪽 어깨는 팔꿈치를 지나 몸통 밖으로 이동하고, 아래쪽으로 움직인다. 가쪽굽힘으로 오른쪽 어깨뼈의 내림/아래쪽돌림/모음, 오른쪽 팔의 가쪽돌림이 나타난다. 위몸통이 테이블에 가까워질수록 오른쪽 팔꿈치는 굽혀지고, 아래팔 측면이 체중지지면이 된다. 왼쪽에서는 몸통 움직임의 결과로 어깨뼈의 위쪽돌림/올림/벌림, 팔의 안쪽돌림이 나타난다. 위몸통이 오른쪽으로 더 움직일수록 왼쪽 팔꿈치는 펴지고, 아래팔이 테이블에서 떨어지면서 왼손만 테이블 위에 남는다(**그림 7.7**).

■ 기능적인 예

몸통의 팽팽한 근육을 늘리기 위한 중재에 자주 이용된다.

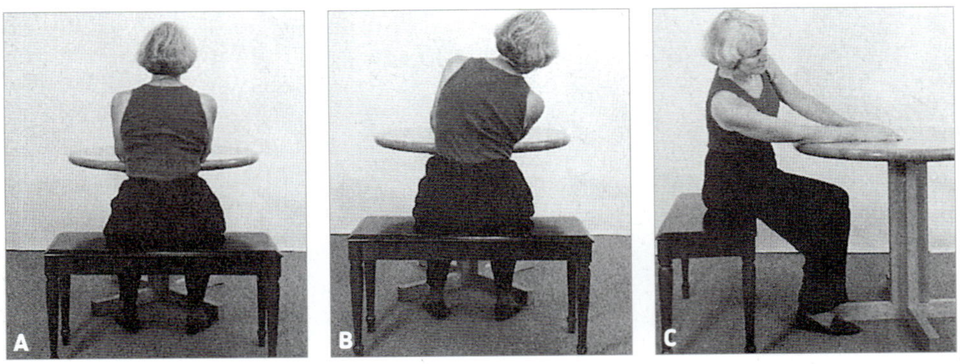

그림 7.7

위몸통에서 시작하는 가쪽 체중이동

3) 돌림 패턴

양쪽 넓적다리와 발이 의자와 바닥에 닿아 있고, 테이블 위에서 양쪽 아래팔로 체중을 지지하면 척추의 중간 부분에서 약간의 돌림(rotational play)을 할 수 있다. 가슴우리의 한쪽을 약간 앞쪽 또는 뒤쪽으로 비트는 것이다. 비틀림(twisting)은 척추 상호간의 돌림이다. 돌림을 크게 하는 것은 체중지지를 한쪽 팔로 할 때 가능하다. 한쪽 팔의 수평벌림(horizontal abduction) 또는 모음은 어깨뼈에서 체중을 지지하는 팔과 척추에서의 돌림을 일으킨다. 이 단원에서는 한쪽 팔은 테이블 위에서 체중을 지지하고, 다른 팔을 움직일 때 나타나는 돌림 패턴에 대해 설명할 것이다.

(1) 중심선을 지나는 팔 움직임과 협응된 돌림

몸 중심선을 지나 왼팔을 오른쪽 아래팔로 뻗는 동안 왼팔의 굽힘돌림과 오른쪽 척추돌림이 협응한다. 체중을 지지하고 있는 오른쪽 어깨뼈는 모음/벌림된다. 뻗은 손을 테이블에 유지할 때 시상축에 있는 척추는 변화가 없지만, 손을 어깨 높이로 올렸을 때 척추폄은 증가한다(**그림 7.8**).

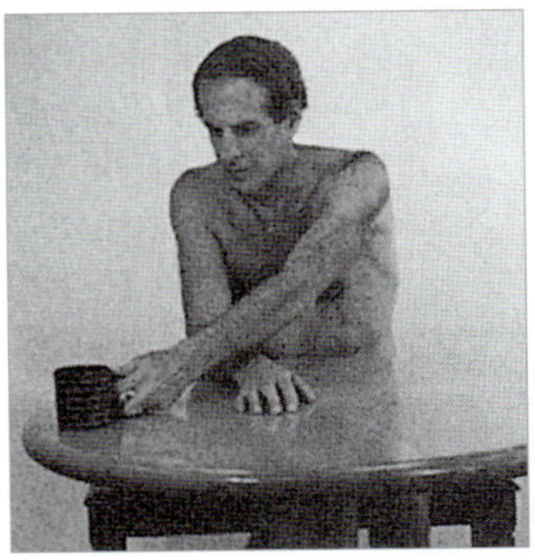

그림 7.8

중심선을 가로지르는 팔 움직임과 협응하는 몸통돌림

■ 기능적인 예

이 움직임은 몸 중심선을 지나 팔을 뻗는 기능적 움직임에서 나타난다. 먹기(feeding), 요리하기(cooking), 쓰기(writing) 등의 다양한 과제(task)수행에서 많이 사용된다.

(2) 중심선으로부터 멀어지는 팔 움직임과 협응된 돌림

오른팔을 뒤로 뻗어 몸 중심에서부터 멀어지는 동안 몸통은 폄/돌림(extension rotation)된다. 머리와 척추가 오른쪽으로 돌림되면서 왼쪽은 어깨가 앞으로 움직이고 어깨뼈는 모음, 오목위팔관절은 벌림/바깥돌림, 아래팔은 안쪽돌림된다. 오른쪽은 위팔뼈 수평벌림으로 어깨뼈는 모음된다(**그림 7.9**).

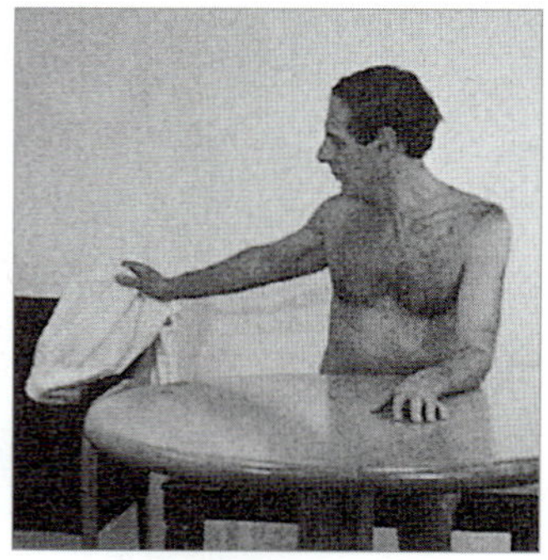

그림 7.9

중심선으로부터 멀어지는 팔 움직임과 협응하는 몸통돌림

■ 기능적인 예

이 움직임은 테이블에서 의자 팔걸이를 향해 움직이거나 외투를 잡기 위해 뒤로 손을 뻗을 때 나타난다.

3 아래팔 체중지지의 기능적 적용

1) 앉은 자세에서 일어서기

앉은 자세에서 일어서는 동안 팔로 테이블을 딛는다. 엉덩이가 의자에서 떨어져 발 위에 정렬할 수 있도록 의자와 테이블의 적당한 간격이 필요하다. 움직임을 시작하기 위해 아래몸통은 앞쪽으로 체중이동한다. 이로인해 엉덩관절굽힘이 증가하고, 체중이 손 위로 더 많이 부하된다. 어깨가 팔꿈치관절 앞으로 이동하는 동안 팔꿈치는 테이블에서 떨어져 점진적으로 펴지고, 손바닥으로 체중을 지지한다. 이와 동시에 엉덩이는 의자에서 떨어지고, 어깨가 앞쪽 상방으로 움직이면서 팔꿈치관절은 완전히 펴진다. 이러한 움직임은 아래팔 먼쪽부위의 체중지지를 손바닥으로 이동시켜 주고, 손목을 펴게 한다. 완전한 기립 자세를 하기 위해 무릎을 충분히 펴면서 손이 테이블에서 떨어진다. 손으로 테이블을 딛고, 무릎을 편 다음 일어서기도 하는데 이러한 패턴은 엉덩관절을 약간 굽히고 선 자세에서 팔을 펴고 체중을 지지한다(**그림 7.10**).

2) 안정적인 고정

테이블에서 과제를 수행하는 동안 앉은 자세에서 체중을 지지하면서 물건을 고정하기 위해 부분적 체중지지를 한다. 체중을 지지하는 팔은 손을 완전히 펴거나 약간 구부린 자세로 물건을 고정할 것이다. 손을 편 자세로 체중을 지지하는 패턴은 글을 쓰는 동안 종이를 고정하거나 책을 펴고 유지하기 위해 사용한다. 손을 쥐고 체중을 지지하는 패턴은 물건을 얇게 써는 일이나 병뚜껑을 여는 것과 같은 과제에서 사용한다. 물건을 고정하기 위해서는 반드시 고정측 팔다리 위로 체중이동이 되어야 하고, 안정적인 자세를 유지하기 위해 물건을 잡은 손으로 아래쪽을 향해 누른다.

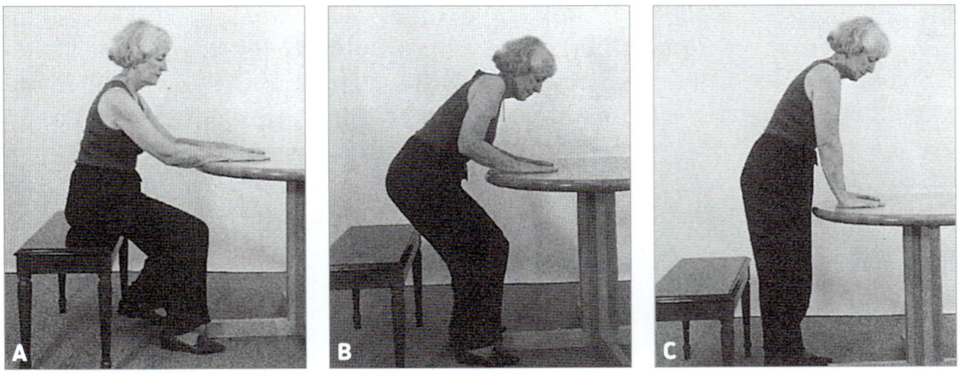

그림 7.10

앉은 자세에서 일어서기

4 수행능력을 감소시키는 중요한 손상

1) 몸통 움직임 조절의 상실

아래팔 체중지지에서 테이블 가까이 몸통을 움직이는 조절 능력은 중요하다. 몸통 움직임 조절은 척추를 펴서 유지하고, 아래몸통에서 시작되는 앞쪽 또는 옆쪽으로 체중이동하는 두 가지 경우가 있다. 몸통을 앞쪽으로 이동하여 무게중심을 테이블 가까이 가져가는 것은 아래팔에 체중을 부하하기 위해 필수적이다. 몸통을 옆쪽으로 이동하는 것은 한쪽 팔로 체중을 이동하여 체중지지를 하고, 반대쪽 팔 뻗기(reaching movement) 움직임을 돕기 위해 나타난다. 앉은 자세에서 선 자세로 자세를 전환하기 위한 팔 밀기(push) 움직임을 위해서는 위몸통폄을 조절하여 체중지지면을 아래팔이나 손으로 전환시켜야 한다.

중추신경계 손상 환자는 앉은 자세에서 위몸통의 폄 조절 능력이 부족하고, 아래몸통에서 움직임 시작이 어렵다. 이러한 문제는 보편적으로 몸통과 팔다리 근력 약화와 관계가 있다. 근력 약화는 정상적인 몸통 움직임 패턴을 방해하는 연부조직 제한과 척추와 엉덩관절의 저운동성(hypomobility)으로 나타난다. 몸통 움직임 패턴이 어려운 환자는 정상적인 체중지지 구성요소를 사용하는 것, 즉 아래팔 체중지지가 어렵다.

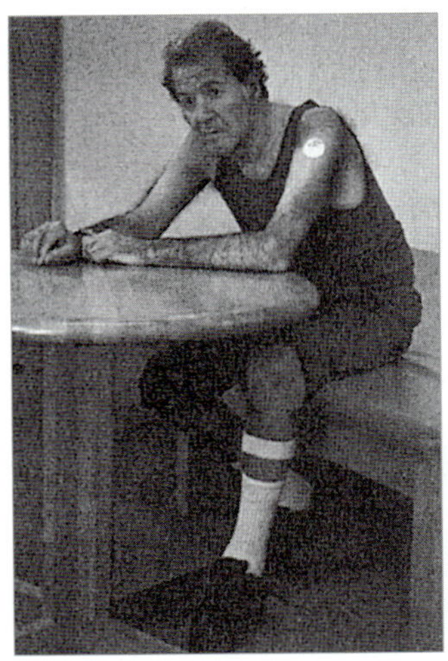

그림 7.11

아래팔로 체중지지하는 동안 과도한 위몸통굽힘

앉은 자세에서 몸통 조절을 하지 못하는 환자는 아래팔로 체중을 지지하는 동안 위몸통이 굽힘되어 있다(**그림 7.11**). 이러한 몸통 자세는 어깨띠가 과도하게 올림/안쪽돌림되는 비전형적인 팔 움직임 패턴을 만든다. 이와 비슷하게 몸통 움직임 제한이 있거나 뻣뻣한 환자는 아래몸통에서 시작하는 기능적인 몸통 움직임을 대신하여 위몸통에서 시작하여 가쪽으로 체중을 이동한다. 그러나 이러한 보상 움직임은 마비측 팔에서 정상적으로 체중을 지지하는 움직임 패턴이 나타나지 않는다(**그림 7.12,**

7.13).

팔로 체중을 지지하는 동안 부적절한 몸통 자세와 체중이동 패턴이 나타나면 팔근육 움직임을 재교육하기 전에 몸통 움직임을 먼저 재교육해야 한다. 어깨뼈와 팔의 정상 움직임은 적절한 몸통 자세와 움직임 조절 능력이 없이는 불가능하기 때문이다. 팔이 테이블에 놓여져 있지만 마비측 팔근육은 능동적으로 체중지지에 참여하지 않을 수 있다. 우선 몸통의 체중이동 패턴을 재교육해야 한다. 아래팔 체중지지 과제를 사용하는 중재 방법은 팔근육을 활성시키고, 체중지지된 팔 기능을 향상시킬 수 있다.

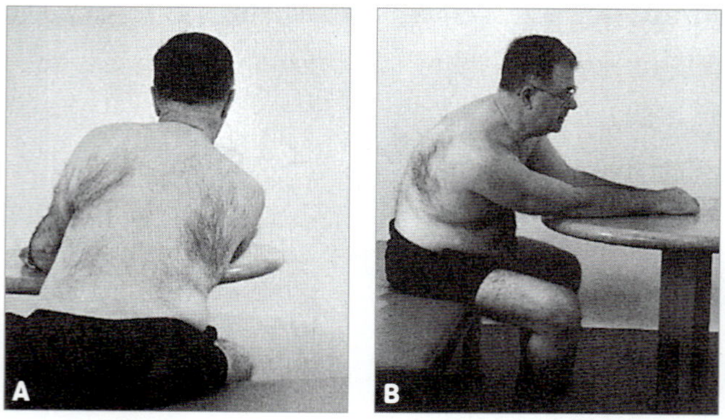

그림 7.12

위몸통에서 시작되는 부적절한 가쪽 체중이동. **(A)** 환자가 위몸통 패턴을 사용하여 마비측 아래팔로 체중이동을 시도하고 있다. **(B)** 위몸통의 과도한 가쪽 움직임 때문에 오른쪽 아래팔에 적절히 체중을 부하시키지 못하고 있다.

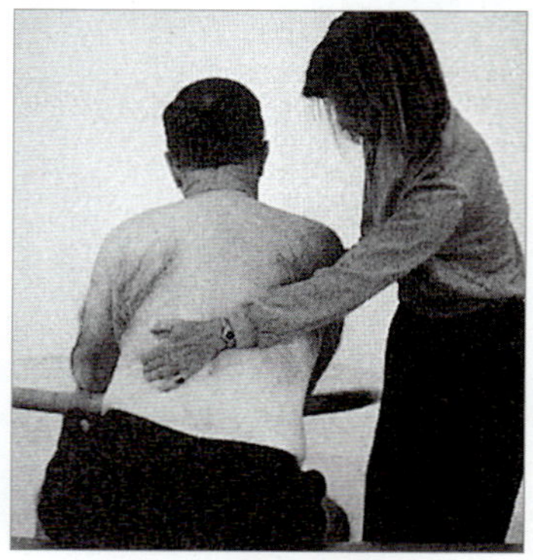

그림 7.13

아래몸통에서 시작되는 마비측으로 체중이동 재교육, 몸통 체중이동을 보조하는 동안 마비측 팔을 테이블에 고정시켜 준다.

2) 팔 약화/마비

테이블 위에서 안정적인 자세로 체중을 지지하기 위해서는 어깨띠와 팔근육 활성이 필요하다. 체중을 지지하고 있는 팔 위로 몸통이 움직이면 지지하는 팔에는 근활성 변화가 나타난다. 팔에 체중부하가 증가되거나 몸통 움직임을 팔이 보조하기 위해서는 팔의 근력 향상이 필요하다. 체중으로 과제물을 고정하거나 바른 자세에서 압력량(amount of pressure)을 조절하여 과제물을 유지하기 위해 아래팔과 손을 사용한다. 과제수행이 아니라 휴식을 위해 팔에 몸을 의지하는 자세에서는 팔 또는 몸통에서 근활성이 없다. 팔근육이 심하게 약화되거나 마비되면 과제수행에서 팔근육을 적절히 이용할 수 없으므로 아래팔 체중지지가 불가능하거나 비전형적인 대체 움직임이 나타난다.

이완된 팔은 테이블에 팔을 고정시킬 수 있을 만큼 충분히 근활성되지 않으므로 몸통을 움직이는 동안 팔을 유지하지 못한다. 팔근육의 일부에서 근력과 움직임 조절 능력이 회복되고 있는 불완전 마비는 부분적으로 아래팔 체중지지가 가능하지만 상실된 움직임 구성요소를 대신하여 근육의 대체 움직임이 나타날 것이다. 아래팔 체중지지에서 상실된 움직임 요소는 기능적 움직임 재교육으로 다시 회복할 수 있다.

아래팔 체중지지는 어깨뼈의 정렬을 회복하고, 몸통과 팔의 움직임에 맞추어 어깨뼈가 협응된 움직임을 하도록 움직임 조절을 재교육하기 위해 이완성 팔에 사용하는 첫 번째 중재 방법이다. 아래팔 체중지지를 위해서 테이블에 팔을 고정하고, 몸통 움직임에 따라 적절히 어깨뼈를 움직이는 것은 중재 효과를 높이기 위해 중요하다. 이를 위해 치료사의 보조가 필요하고, 팔근육이 활성되면 보조를 줄일 수 있다. 안정적인 자세로 테이블 위에 팔을 유지하고, 체중지지된 팔 위로 몸통 체중이동이 학습되면 앉은 자세에서 기능적 움직임 재교육과 일어서기 과제수행으로 확장할 수 있다(**그림 7.14, 7.15**).

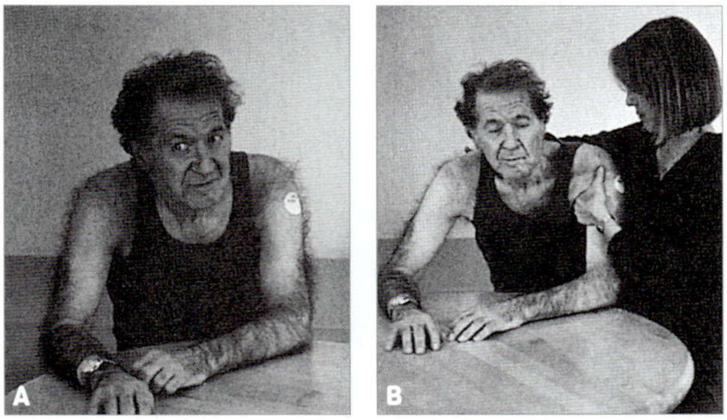

그림 7.14

체중부하를 하는 동안 마비측 팔의 보조. (**A**) 치료사의 보조가 없다면 몸통 움직임 동안 마비측 팔은 테이블 위에서 미끄러진다. (**B**) 환자의 마비측 팔을 테이블에 고정시키고, 몸통이 움직이는 동안 자세를 정렬한다.

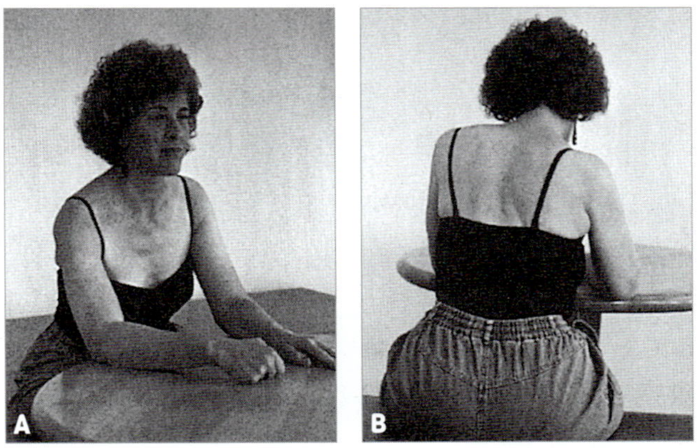

그림 7.15

(**A**) 오른쪽 마비측 팔의 비정상적인 자세. (**B**) 오른쪽 마비측 어깨띠의 비정상적인 자세

3) 팔 과긴장

과긴장 또는 경직성 굽힘은 팔 움직임과 체중지지를 어렵게 한다. 팔의 과긴장은 어깨올림근, 가슴근, 팔꿈치관절굽힘근, 손목관절 및 손가락관절굽힘근에서 많이 나타난다. 어깨올림근과 가슴근에서의 과긴장은 아래팔이 몸 중심선을 가로지르는 모음 자세로 만들고, 테이블에 있는 팔꿈치와 아래팔의 자세 유지를 어렵게 한다. 손목과 손가락이 굽힘되어 있으면 손목은 펼 수 없고, 손바닥을 테이블에 자연스럽게 두는 것이 어렵다. 손가락은 굽힘되어 테이블 위에 정상적인 정렬로 자연스러운 자세를 유지할 수 없다.

과긴장은 체중을 지지하기 위한 팔의 기능을 두 가지 방법으로 제한한다. 첫 번째, 과긴장된 근육 단축으로 인해 테이블에 올려놓은 아래팔과 손은 정상 움직임 범위를 유지할 수 없고, 어깨와 아래팔, 손의 정렬이 바르지 않다. 두 번째, 체중지지측 팔 위로 몸통이 움직이는 동안 팔근육의 과긴장은 어깨뼈와 어깨관절 움직임에 협응하는 위팔뼈의 움직임을 방해한다. 어깨띠에서 과긴장이 나타나면 어깨뼈와 어깨관절에서 비전형적인 움직임 패턴이 나타난다.

아래팔 체중지지는 팔의 과긴장을 감소시키고, 자세를 변화시키기 위한 적절한 중재 방법이다. 팔의 과긴장이 테이블 위에 팔의 정상적 위치를 방해한다. 중재의 첫 단계는 아래팔 체중지지에서 몸통을 움직이는 패턴을 적용하면 단축된 근육을 신장시키고, 과긴장된 근육의 근긴장도를 감소시킬 수 있다(**그림 7.16**). 마비측 팔을 가능한 최상의 정렬로 테이블 위에 고정하고, 경직성 근육을 신장시키는 방향으로 몸통을 움직인다. 예를 들어, 가슴근이 단축되어 있으면 마비측 팔은 안쪽돌림/모음되어 테이블 위에 놓인다. 비마비측 가쪽으로 몸통을 움직이면 오목위팔관절에서 외측돌림되고, 몸통이 마비측 팔로부터 멀어지면서 가슴근을 신장시킬 수 있다. 몸통 움직임으로 팽팽한 조직이 신장되면 치료사는 팔에서 장력이 줄어드는 것을 느낄 수 있어야 한다. 긴장된 근육의 이완으로 팔을 바른 자세로 테이블 위에 놓을 수 있게 되면 몸통을 움직이면서 팔 움직임 패턴을 재교육할 수 있다. 몸통, 어깨뼈, 위팔뼈와 연결된 근육의 연부조직 긴장 때문에 마비측 팔의 움직임이 어려울 때도 비슷한 중재 방법을 적용한다. 테이블 위에 팔 자세가 바르게 정렬되고, 어깨뼈와 위팔뼈의 정렬이 회복되면 과제를 수행할 때 손을 능동적으로 사용할 수 있다. 예를 들어, 비손상측으로 체중을 이동하거나 앉은 자세에서 일어설 때 손을 사용해서 보조할 수 있다.

아래팔 체중지지가 근긴장도와 근활성 재교육을 위해 사용될 수 있음을 알 수 있다. 하지만 팔의 과긴장을 감소시키는 것이 팔 기능을 향상시키는 것이 아니고, 긴장도 감소가 오랫동안 지속되지는 않는다는 것과 긴장도 완화가 중재의 유일한 목표가 되지 말아야 한다는 것을 기억해야 한다. 과긴장 감소가 지속되기 위해서는 능동적인 움직임 패턴으로 변화되어야만 가능하다. 체중지지 훈련에서 능동적인 움직임 패턴을 이용하여 정상적인 근활성 패턴을 촉진하고, 이완된 근육을 지속적으로 유지할 수 있어야 한다.

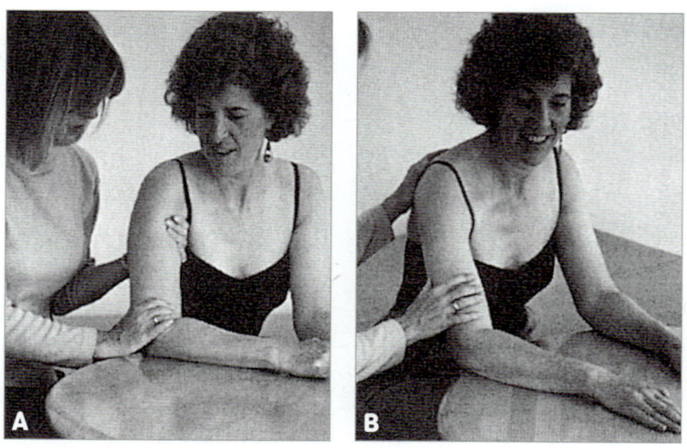

그림 7.16

과긴장을 줄이기 위해 체중부하를 이용한다. **(A)** 중재 시작 자세. **(B)** 중재 후의 자세. 어깨, 손목 그리고 손가락에서 근긴장도가 감소된다.

4) 비정상적 팔 정렬

어깨띠의 비정상적 정렬은 일반적인 문제이고, 아래팔로 체중을 지지하는 동안 비정상적인 관절 역학과 통증을 유발한다. 예를 들어, 어깨관절의 아래쪽 아탈구는 비정렬의 일반적인 예이다. 아래쪽 아탈구는 어깨뼈 비정렬에 의한 것으로 위팔뼈가 관절주머니에서 벗어나 있다. 테이블이 팔 무게를 받치고 있어도 위팔뼈와 어깨관절의 물리적 분리는 없어지지 않는다. 아탈구는 위팔뼈를 올림, 어깨뼈를 위쪽돌림시켰을 때 감소되므로 이 자세가 체중지지를 위한 시작 자세가 된다(**그림 7.17**).

날개어깨뼈(winging scapula or winged scapula)는 아래팔이 테이블 위에 놓여 있을 때 뚜렷하게 나타난다(**그림 7.18**). 날개어깨뼈는 어깨뼈와 몸통, 어깨띠 모두 잘못된 정렬(malalignment) 때문이다. 일반적으로 아탈구와 날개어깨뼈 모두 근육 약화 및 저긴장과 관계가 있다. 그러나 과긴장 또는 연부조직이 단축된 팔에서도 나타날 수 있다.

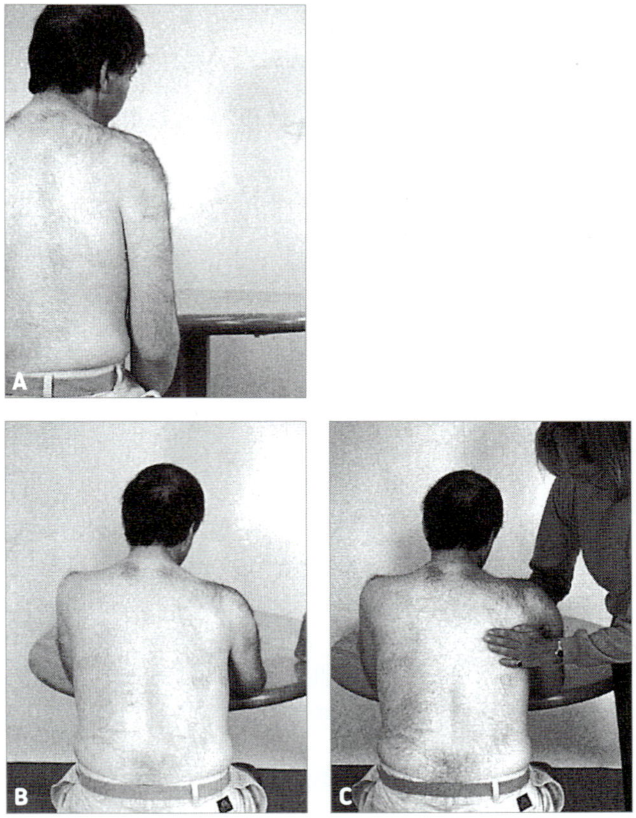

그림 7.17

오른쪽 편마비 환자의 아래쪽 아탈구. **(A)** 테이블 위에 놓기 전의 아탈구된 어깨. **(B)** 체중부하 시 오른쪽 어깨는 낮아지고 어깨뼈는 아래쪽돌림된다. **(C)** 어깨띠를 위쪽돌림시키고 위팔뼈를 위쪽으로 올려 주어 아탈구를 교정한다. 마비측 어깨 정렬은 몸통의 대칭성을 회복시킨다.

어깨관절 아탈구와 날개어깨뼈는 마비측 팔 체중지지에 대한 움직임 재교육 전에 중재되어야 한다. 아탈구가 있으면 테이블에 팔을 놓기 전에 어깨뼈와 오목위팔관절의 위치를 교정하여 아래팔이 체중을 지지할 때는 정상적인 관절 정렬이 되어야 한다. 아래팔로 체중을 지지할 때 날개어깨뼈가 된다면 몸통과 어깨뼈를 재정렬해야 한다. 어깨뼈와 어깨관절이 바르게 정렬되지 않았다면 체중을 지지하는 팔 위로 몸통을 움직이는 것은 비정상적으로 정렬된 어깨관절을 견인하고 압박(approximating force)하여 관절의 불안정성과 통증을 만든다.

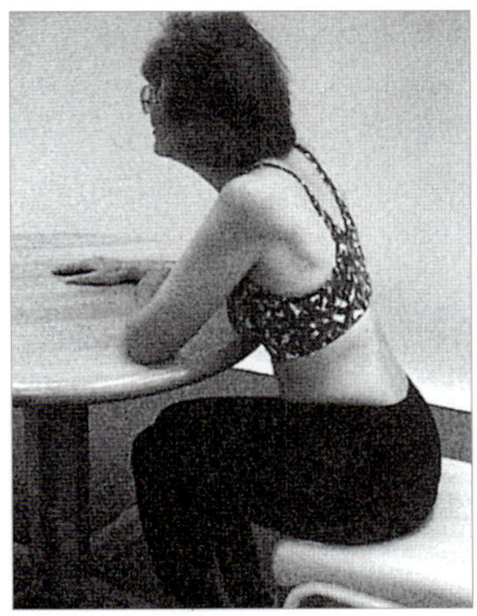

그림 7.18

왼쪽 편마비 환자의 날개어깨뼈

5 평가지침

아래팔 체중지지에 대한 평가는 세 가지 영역으로 구분한다. 첫 번째, 아래팔 체중지지 자세에서 몸통과 팔의 자세와 문제점을 확인한다. 두 번째, 체중을 지지하고 있는 팔 위로 몸통이 움직이는 동안 몸통과 팔의 비정상적인 움직임을 확인한다. 세 번째, 과제수행을 관찰하면서 비정상적인 정렬과 움직임의 원인을 확인한다. 세 가지 영역에서 확인된 문제를 해결하기 위한 일반적인 평가사항은 다음과 같다(**글상자 7.2**).

글상자 7.2 아래팔 체중지지의 평가

Ⅰ. 테이블 위에 양팔을 올려놓고 아래팔로 체중을 지지한다. 몸통과 마비측 팔의 자세를 기록한다. 테이블로 마비측 팔을 가져오는 동안 어떤 문제가 있는가?

Ⅱ. 아래몸통에서 앞쪽/뒤쪽/옆쪽으로 체중을 이동한다. 어떠한 어려움과 비전형적인 움직임이 관찰되는가? 환자가 일상적으로 수행하는 패턴은 어떤 것인가?

Ⅲ. 환자의 몸통과 팔 위로 치료사의 손을 놓는다. 몸통, 어깨, 팔의 자세를 재정렬한다. 어떤 문제가 발생하는가? 대칭된 자세를 만들기 위해 치료사는 손을 어디에 두어야 하는가? 몸통과 팔에서 바른 정렬을 유지하며 몸통 움직임을 반복한다. 어떤 패턴이 향상되는가? 어떤 문제가 변화되지 않는가?

Ⅳ. 아래팔 체중지지를 방해하는 주된 원인을 확인한다. 과제수행이 영향받지 않도록 아래팔 체중지지를 어떻게 할 것인가? 수행을 향상시키기 위해 적절한 중재 방법과 자세는 무엇인가?

Ⅴ. 중재에서 아래팔 체중지지를 어떻게 사용할 것인가? 동기부여가 되는 기능적 목표와 중재 방법은 무엇인가? 아래팔 체중지지를 일상생활에 사용하도록 어떻게 도울 것인가?

6 중재 목표

1) 기능적 목표

앉은 자세에서 아래팔 체중지지는 다음의 기능적 목표를 위한 중재 방법이다.

1. 테이블 위에서 마비측 아래팔을 바른 자세로 유지하고, 체중을 지지할 수 있다.
2. 과제수행과 휴식 시에 아래팔 위로 체중부하를 할 수 있다.
3. 팔로 물건을 고정할 수 있다.
4. 앉은 자세에서 일어서기를 하는 동안 팔은 정상적인 패턴으로 움직인다.

2) 중재 목표와 방법

중재 목표: 아래팔로 체중을 지지하는 동안 몸통 움직임 요소를 재교육한다.

중재 방법: 움직임 재교육을 하기 전에 몸통을 재정렬하여 자세 비대칭을 교정한다. 몸통에서 체중을 이동하는 동안 교정된 자세 정렬을 계속 유지한다. 이 과정은 아래팔 체중지지 자세에서 몸통의 움직임 요소를 재교육하는 것이다(**그림 7.19**).

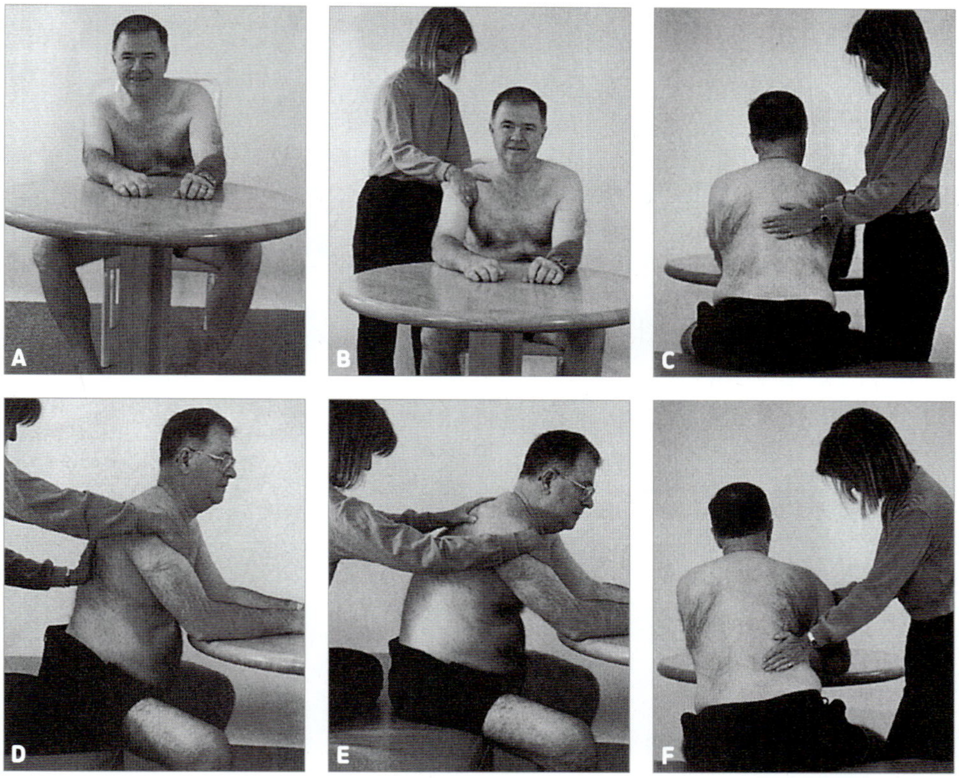

그림 7.19

(A) 오른쪽 편마비. 중재 전의 마비측 몸통은 비마비측보다 짧아 보이고, 마비측 어깨는 비마비측 어깨보다 낮아 보인다. **(B)** 아래팔로 체중을 지지하고 있는 동안 겨드랑이/몸통을 쥐기(grip)로 위몸통을 펴하고, 자세 비대칭을 교정한다. 그림 7.22에서 보여주는 겨드랑이 쥐기나 그와 비슷한 중재 방법은 오목위팔관절이 아탈구되었을 때 사용된다. **(C)** 몸통 뒤쪽 치료사 손의 위치. **(D)** 옆에서 보는 치료사의 두 손 위치. 마비측 어깨 앞을 잡고 위몸통을 펴시킨다. 몸통을 펴하면서 어깨를 가쪽 방향으로 돌림시킨다. 테이블에 팔을 고정시키기 위해 위팔뼈를 아래 방향으로 가볍게 압력을 가하면서 동시에 척추를 지지하면서 몸통을 펴한다. **(E)** 환자는 뒤쪽으로 체중이동을 시작한다. 치료사는 뒤에서 지지하던 압력을 줄인다. 마비측 어깨관절을 조절하던 치료사의 손은 몸통 앞 빗장뼈로 옮기고, 몸통펌과 뒤쪽으로 체중이동을 돕는다. 몸통이 뒤쪽으로 움직임에 따라 오목위팔관절은 안쪽돌림된다. 몸통을 일으켜 세우는 동안 아래팔은 테이블에 놓여 있다. **(F)** 아래몸통에서 시작되는 가쪽 체중이동을 재교육한다. 마비측 어깨에 위치한 치료사의 손은 그대로 유지하되, 몸통에 두었던 손은 위치를 바꾸어 조절한다. 비마비측으로 가쪽 체중이동을 하는 동안 치료사는 마비측 가슴우리 갈비뼈에 압력을 가하면서 가슴(ribs)이 비손상측으로 움직이도록 한다. 환자가 왼쪽으로 움직이는 동안 치료사는 환자의 왼쪽 엉덩이쪽 대각선 방향으로 압력을 가한다. 같은 방법으로, 환자가 마비측으로 체중이동하는 것을 돕기 위해 비손상측 몸통으로 손을 옮겨서 가슴우리를 움직인다.

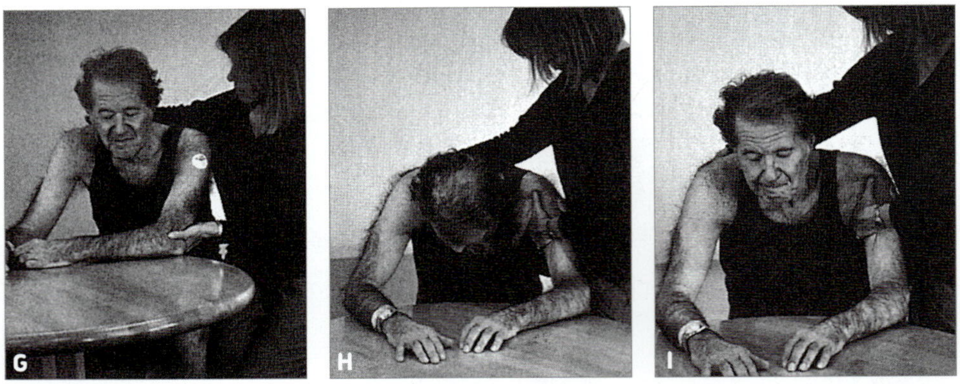

그림 7.19 (계속)

(G) 왼쪽 편마비. 몸통과 팔에 심각한 약화를 가진 환자는 테이블에 팔을 바른 자세로 유지할 수 없다. 이러한 환자의 경우, 보통 위몸통에서 시작되는 움직임으로 중재를 시작한다. **(H)** 환자는 위몸통을 앞쪽으로 움직이면서 굽힘시킨다. 겨드랑이에 있는 치료사의 손은 어깨관절을 지지하고, 테이블 위의 아래팔을 안정시킨다. 환자의 위몸통 뒤에 있는 치료사의 손은 환자가 중심을 유지하도록 도와준다. **(I)** 환자는 위몸통을 폄시킨다. 환자가 최소한의 도움으로 움직임을 할 수 있다면 아래몸통에서 시작하는 체중이동을 시작한다.

중재 방법: 양손으로 가슴우리를 감싸 쥐고 앞쪽/뒤쪽/가쪽 체중이동을 재교육할 수 있다. 마비측 어깨관절 움직임 조절도 포함한다(**그림 7.20**).

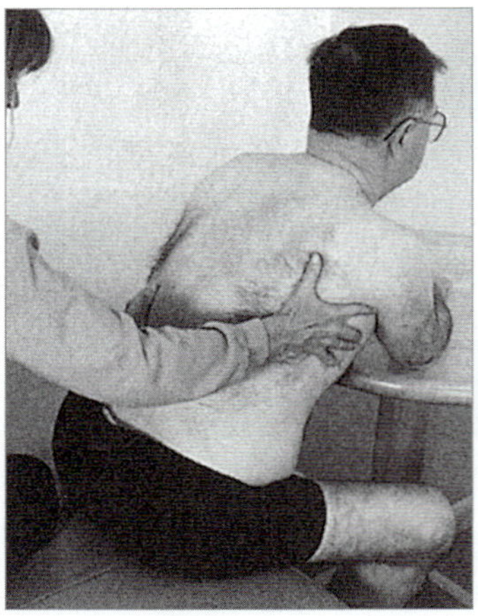

그림 7.20

오른쪽 편마비. 가슴우리 뒤쪽/가쪽을 두 손으로 잡는다. 척추/가슴우리를 재정렬하고, 움직임을 도와주기 위해 두 손을 대칭 또는 비대칭적으로 가슴우리를 잡는다. 아래몸통에서 시작되는 가쪽 체중이동을 마비측으로 수행한다. 치료사는 왼손으로 환자의 비손상측 가슴우리를 감싸고 체중이동을 위해 마비측 엉덩이 쪽 대각선 방향으로 압력을 가하고, 오른손은 마비측 몸통을 들어 올리고 있다. 환자가 앞, 뒤로 움직이는 동안 도수접촉을 유지한다.

중재 목표: 몸통에서 체중을 이동하는 동안 어깨뼈/팔 움직임을 재교육한다. 몸통의 앞쪽/뒤쪽/가쪽 체중이동이 최소 도움으로 가능해지면 아래팔 체중지지에서 팔의 움직임 요소를 재교육할 수 있다. 어깨뼈와 팔 움직임 조절을 포함한다. 어깨뼈/오목위팔관절 움직임을 보조하면서 마비측 팔근육을 활성시킬 수 있다.

중재 방법: 아래팔로 체중을 지지하는 동안 어깨뼈를 재정렬하고, 움직임을 재교육할 수 있다. 치료사의 손 위치는 어깨뼈와 겨드랑이를 조절할 수 있는 곳을 잡는다(**그림 7.21**).

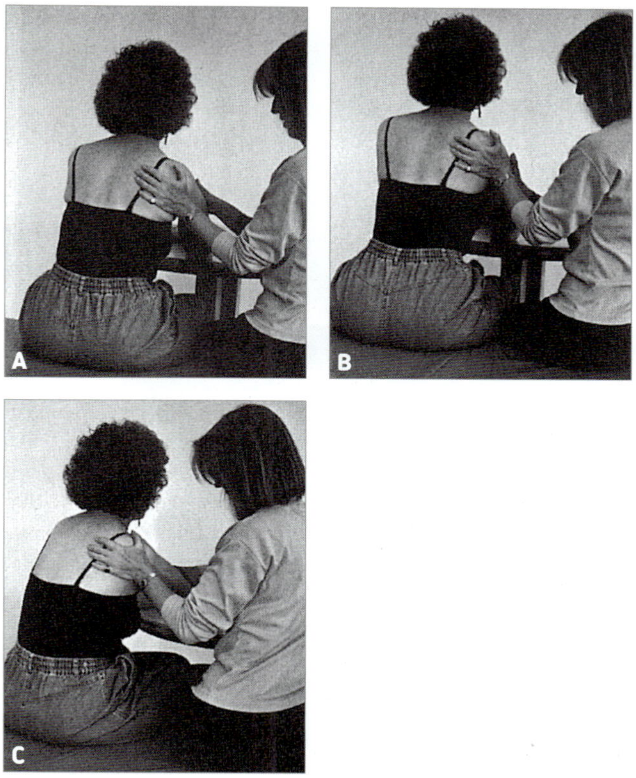

그림 7.21

오른쪽 편마비. (**A**) 치료사의 오른손은 마비측 겨드랑이를 감싸서 잡는다. 왼손은 마비측 어깨뼈를 잡는다. (**B**) 환자는 아래몸통에서 시작하여 앞쪽으로 체중을 이동한다. 몸통을 앞으로 움직임에 따라 치료사는 손으로 어깨뼈를 모음/내림시키고, 오목위팔관절을 가쪽돌림시킨다. (**C**) 환자가 뒤쪽으로 체중을 이동하는 동안 치료사는 어깨뼈를 벌림/올림시키고, 어깨관절을 굽힘/안쪽돌림시킨다. 이러한 도수접촉은 아래몸통에서 시작되는 가쪽 체중이동 움직임 동안 어깨뼈와 팔 움직임을 촉진한다.

중재 목표: 팔근육을 활성시킨다.

중재 방법: 겨드랑이 또는 겨드랑이와 아래팔을 잡고, 팔 움직임을 재교육할 수 있다(**그림 7.22**).

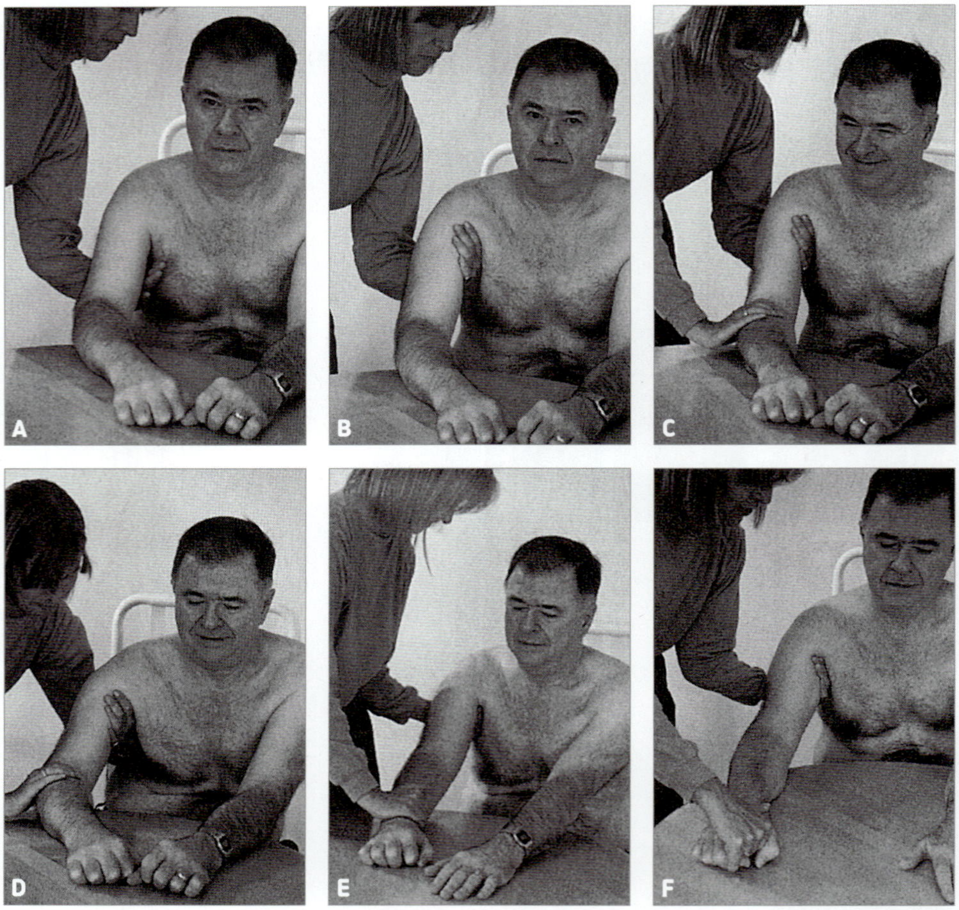

그림 7.22

오른쪽 편마비. **(A)** 치료사는 마비측을 보고 서서 왼손으로 겨드랑이를 감싸 쥔다. **(B)** 왼손으로 위팔뼈를 관절와 쪽으로 들어 올리고, 관절이 중립 위치로 올 수 있도록 가쪽돌림시킨다. 동시에 위팔뼈를 따라 테이블 방향으로 약간의 압력을 준다. **(C)** 치료사의 오른손은 환자의 팔꿈치관절 근처 아래팔을 잡는다. 치료사는 두 손으로 좀 더 강하게 팔을 내림시킨다. 환자가 마비측에 체중을 싣지 못하면 중재를 계속하기 전에 몸통 체중을 마비측으로 이동시킨다. **(D)** 환자가 체중을 이동하는 동안 치료사는 손으로 환자의 어깨, 팔꿈치관절, 아래팔이 적절한 자세를 유지할 수 있도록 도와준다. 마비측에서 비마비측으로 체중을 이동하는 동안 치료사는 왼손으로 어깨띠내림, 어깨뼈 아래쪽돌림, 어깨뼈 안쪽돌림/벌림되도록 한다. 오른손으로 아래팔을 엎침시키고, 팔꿈치관절을 테이블에 고정시킨다. 같은 손의 위치에서 마비측 또는 앞뒤로 체중이동을 할 수 있고, 어깨와 팔근육도 활성된다. **(E)** 아래팔로 지지하던 체중을 손목과 손으로 옮겨지면서 팔근육은 더 활성된다. 치료사는 환자의 팔꿈치를 펌하고, 아래팔 체중지지를 손목 체중지지로 전환시킨다. 환자의 무게중심은 뒤쪽으로 이동된다. 치료사는 왼손으로 환자 팔꿈치를 폄시키기 위해 위팔뼈를 들어주고, 오른손으로는 환자의 손목을 테이블 위에 고정시킨다. **(F)** 치료사의 엄지손가락은 손목관절 위에 있고, 나머지 손가락은 환자의 손가락폄과 손바닥 아치를 유지하기 위해 손바닥근육을 자극하고 있다.

중재 목표: 몸통과 어깨띠의 이차적인 손상을 감소시킨다.

중재 방법: 척추와 가슴우리의 저운동성은 가쪽 체중이동을 하는 동안 정상적인 몸통 움직임을 방해한다. 위몸통에서 시작하는 가쪽 체중이동은 척추와 가슴우리의 운동성을 증가시키고, 몸통과 골반 사이의 짧아진 조직을 신장시킨다(**그림 7.23**).

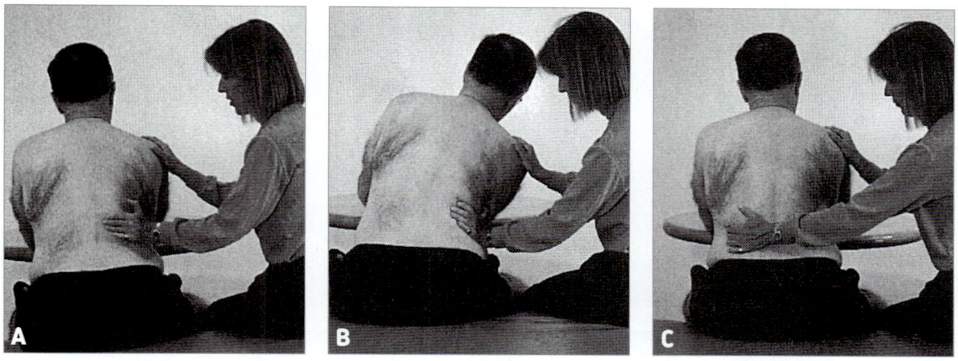

그림 7.23

오른쪽 편마비. **(A)** 마비측으로 가쪽굽힘을 증가시키고, 팔을 테이블에 고정시키기 위하여 치료사는 오른손은 마비측 어깨, 왼손은 마비측 가슴우리를 잡는다. **(B)** 위몸통을 마비측으로 이동시키면서 척추가 가쪽굽힘되도록 마비측 가슴우리를 고정한다. 어깨 위에 있는 손으로 어깨띠가 가쪽, 아래로 움직이도록 도와준다. **(C)** 몸통을 바르게 정렬하기 위해 왼손을 반대편 가슴우리로 이동한다. 위몸통을 바른 자세로 정렬하는 동안 가슴우리를 지지하고, 마비측 어깨를 안쪽/위쪽 방향으로 밀어준다.

중재 방법: 아래팔 체중지지는 가슴우리, 어깨뼈, 위팔뼈와 연결된 긴장된 근육을 신장시키는 효과적인 방법이다(**그림 7.24**).

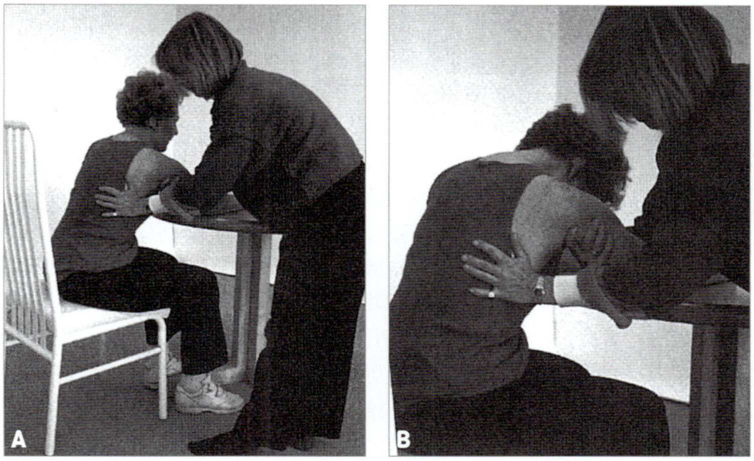

그림 7.24

(A) 긴장된 근육을 신장시킨다. 오른손으로 위팔뼈를 테이블 위에 고정시킨다. 긴장된 근육이 약간의 장력을 받는 위치에서 왼손으로 어깨뼈 아래각(inferior angle)을 잡아 고정시킨다. **(B)** 뒤쪽으로 체중이동을 반복한다. 위팔뼈로부터 몸이 뒤로 이동되면서 근육이 신장된다.

중재 목표: 마비측 팔과 손의 과긴장된 굽힘근을 이완시킨다.

중재 방법: 아래팔로 체중을 지지하는 자세에서의 중재는 과긴장된 근육을 이완시키고 어깨, 팔꿈치, 아래팔, 손목을 재정렬하기 위한 효과적인 방법이다(**그림 7.25**).

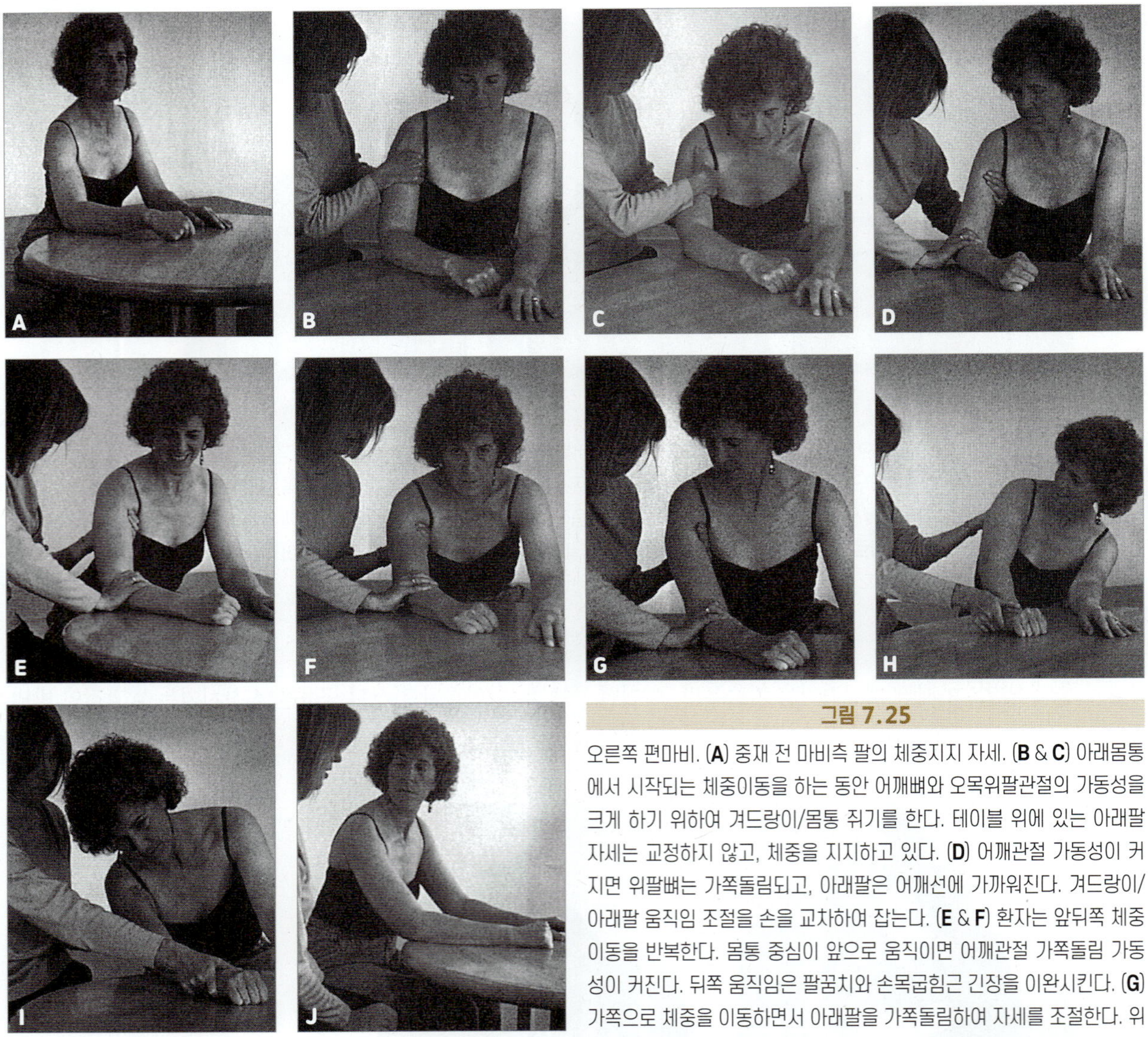

그림 7.25

오른쪽 편마비. (**A**) 중재 전 마비측 팔의 체중지지 자세. (**B** & **C**) 아래몸통에서 시작되는 체중이동을 하는 동안 어깨뼈와 오목위팔관절의 가동성을 크게 하기 위하여 겨드랑이/몸통 쥐기를 한다. 테이블 위에 있는 아래팔 자세는 교정하지 않고, 체중을 지지하고 있다. (**D**) 어깨관절 가동성이 커지면 위팔뼈는 가쪽돌림되고, 아래팔은 어깨선에 가까워진다. 겨드랑이/아래팔 움직임 조절을 손을 교차하여 잡는다. (**E** & **F**) 환자는 앞뒤쪽 체중이동을 반복한다. 몸통 중심이 앞으로 움직이면 어깨관절 가쪽돌림 가동성이 커진다. 뒤쪽 움직임은 팔꿈치와 손목굽힘근 긴장을 이완시킨다. (**G**) 가쪽으로 체중을 이동하면서 아래팔을 가쪽돌림하여 자세를 조절한다. 위팔뼈, 팔꿈치, 아래팔, 손이 같은 면(좌우면, 시상면)에 놓이게 된다. (**H** & **I**) 위몸통에서 시작되는 가쪽 체중이동은 아래팔 먼쪽부위와 손목 움직임을 회복시킬 수 있다. 아래팔 몸쪽부위에 있던 치료사 손이 아래팔 먼쪽부위와 손목관절로 이동한다. 비마비측으로 몸을 움직일 때 아래팔을 엎침시킨다. 겨드랑이에 있는 손으로 어깨를 들어 올리면서 팔꿈치폄을 도와준다. 이러한 중재는 손목폄을 회복시킨다. 마비측으로 몸을 움직일 때 아래팔엎침과 손목폄 자세를 유지한다. (**J**) 중재가 진행됨에 따라 아래팔, 손목, 손이 자연스럽게 테이블에 놓인다. 손가락은 굽힘되어 있다.

중재 방법: 체중을 지지하는 동안 주먹을 쥐고 있지만 손목과 몸쪽의 근육 긴장을 감소시키면서 손을 펴는 중재를 할 수 있다(**그림 7.26**).

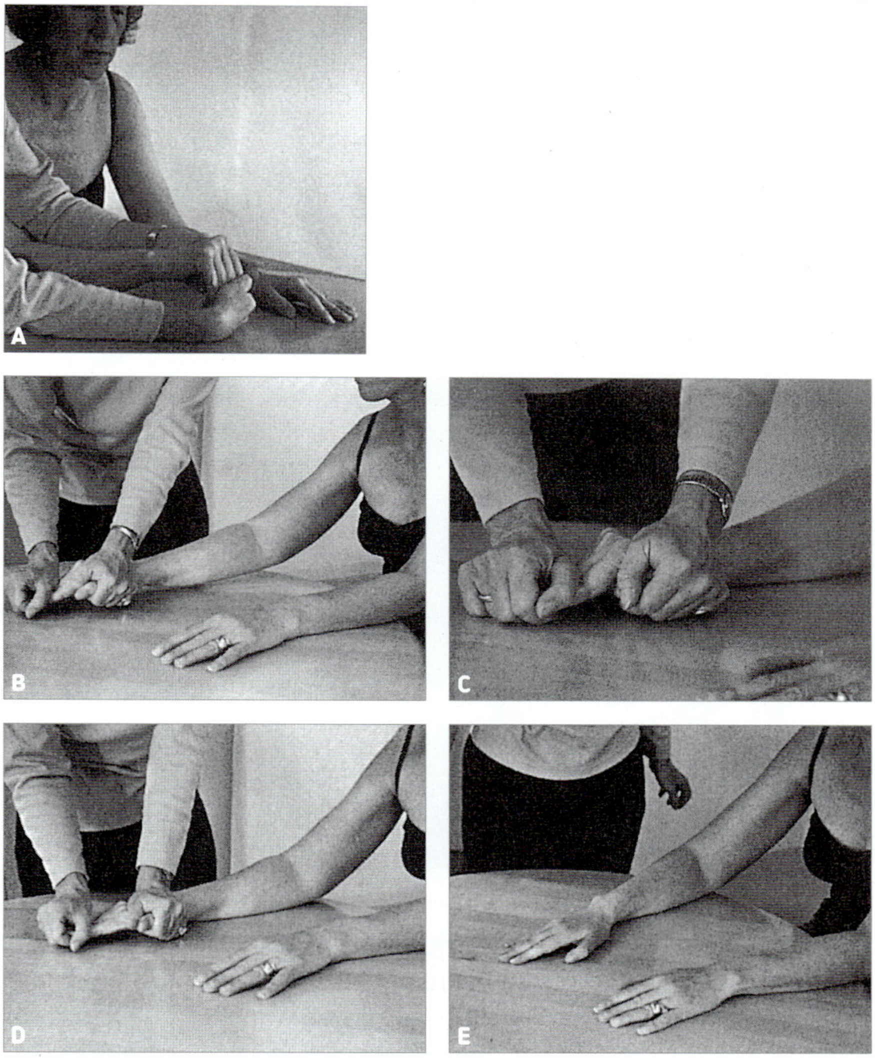

그림 7.26

오른쪽 편마비. (**A**) 마비측 손목을 중립 자세로 폄하여 고정시킨다. 손허리관절을 굽힘하고, 손가락을 폄시키려고 할 때 저항을 느낀다. 환자의 손가락을 쥐고, 과긴장이 감소되기를 기다린다. 굽힘근 과긴장이 감소할 때 점차적으로 손가락사이관절(IP joint)을 폄시킨다. (**B** & **C**) 손허리관절이 굽힘되어 있지만 손목과 손가락폄을 조절한다. (**D**) 손목과 손가락 긴장도가 감소하면 손허리관절폄이 증가한다. (**E**) 손목과 손가락 외재근 긴장도가 감소되면서 이완된 손이 폄하여 테이블에서 정상 자세를 유지할 수 있다. 중재가 정상적으로 진행되면 손바닥 아치를 유지하면서 체중지지를 할 수 있다.

중재 목표: 앉은 자세에서 서는 동안 아래팔로 체중을 지지할 수 있다.

중재 방법: 서 있는 동안 마비측 팔을 조절하기 위해 겨드랑이와 손목 쥐기를 사용한다(**그림 7.27**).

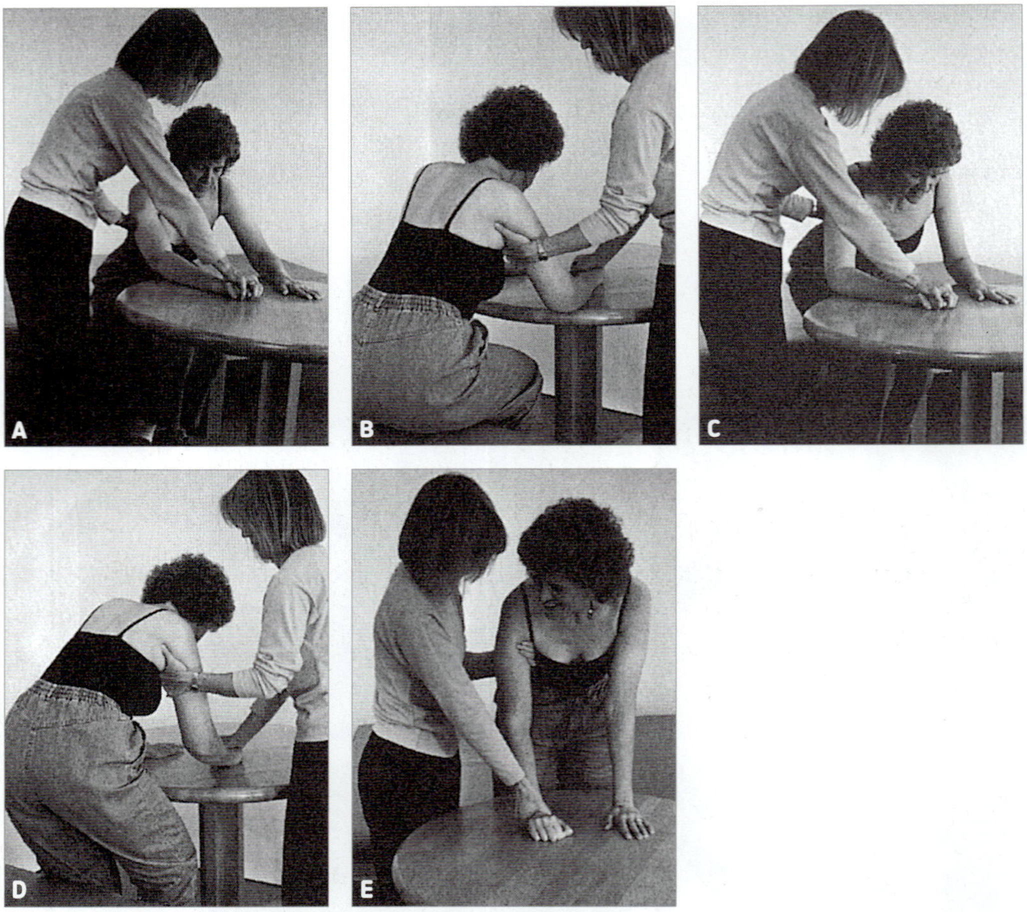

그림 7.27

오른쪽 편마비. **(A)** 마비측 아래팔 체중지지를 보조하고 있다. **(B)** 환자가 체중을 앞으로 이동시키면, 발끝으로 체중이 부하된다. **(C)** 일어서기 위해 엉덩이가 의자에서 떨어지면 어깨는 앞으로 움직인다. 치료사는 비손상측 어깨 움직임 만큼 마비측 어깨 움직임을 보조한다. 양쪽 아래팔 체중지지는 유지하고 있다. **(D)** 다리를 펴하면 어깨는 앞쪽/위쪽으로 움직인다. 치료사가 마비측 어깨의 앞쪽/위쪽 움직임을 보조하여 팔꿈치를 테이블에서 부분적으로 폄시키면 체중은 손목과 손으로 이동한다. 마비측 손을 테이블 위에 유지한다. 양쪽 다리 체중부하를 균등하게 유지한다. 체중을 비마비측으로 더 많이 지지한다면 마비측 팔이 테이블에서 떨어질 수 있다. **(E)** 완전히 일어섰을 때 치료사는 어깨를 보조하고, 환자의 팔꿈치관절이 폄되면 체중은 손목과 손바닥에 부하된다. 손목과 손가락굽힘근 길이가 짧아져 있으므로 주먹 쥔 자세로 체중지지를 하고 있다. 관절 운동성과 근육의 길이가 적절하다면 손가락을 폄할 수 있다.

앉은 자세에서 팔을 편(팔꿈치폄) 체중지지

1 개념과 원리

이 단락에서는 팔을 펴고 체중을 지지하는 움직임을 분석한다. 팔을 펴고 체중을 지지하는 것은 아래팔로 체중을 지지하는 것보다 어려운 움직임 패턴이다. 아래팔 체중지지는 테이블에 의해서 몸통 체중이 지지되므로 안정성이 높다. 테이블 위에 아래팔을 고정하고, 몸통을 움직이면 체중지지를 위해 어깨띠근육이 활성된다. 팔 움직임이 팔꿈치, 손목, 손의 움직임에 의존하지는 않는다. 그러나 팔을 펴고, 체중을 지지하는 것은 위몸통을 바른 자세로 유지하기 어렵다. 그렇기 때문에 아래몸통과 골반 위에서 위몸통 정렬을 유지하기 위해서 몸통을 펴서 유지하는 움직임 조절 능력이 있어야 한다. 또한 기저면에서 체중을 이동하는 동안 팔을 펴서 유지할 수 있도록 어깨띠, 팔꿈치, 손목 움직임을 조절하는 능력과 근력이 필요하다. 정상적인 체중지지에서는 체중이 팔과 손으로 이동하여 지지되는 동안 팔의 몸쪽/먼쪽부위 근육은 팔꿈치를 잠긴(locked) 자세가 아닌 중립 자세로 유지할 수 있어야 한다.

팔을 편 체중지지는 기능적으로도 아래팔 체중지지와 차이가 있다. 아래팔 체중지지는 테이블 위에서 수행하는 기능적 움직임에서 나타난다. 팔을 펴고 체중을 지지하는 자세는 테이블 없이 앉은 자세에서 수행하는 기능적인 움직임에서 나타난다. 균형 능력이 저하되면 안정성을 높이기 위해서 팔을 이용하여 체중을 지지한다. 또한 등받이 없이 앉아 있을 때 몸통근육이 휴식이나 안정성을 높이기 위해서 팔에 의지한다. 앉은 자세에서 선 자세로, 옆으로 누운 자세에서 앉은 자세로 연속되는 움직임을 하는 동안 몸을 들어올리기 위해 팔을 펴고 체중을 지지한다.

정상적인 움직임 요소에는 양측 체중지지가 포함되어 있으나, 한쪽 팔만 펴고 체중을 지지하기도 한다. 한쪽 팔로 체중을 지지하는 동안 다른 한쪽 팔은 자유롭게 움직일 수 있고, 기능적으로 과제를 수행한다(**그림 7.28**). 물건을 고정하면서 한 팔로 체중을 지지하는 것은 빵 자르기, 야채 썰기, 글씨 쓰기 등과 같은 양쪽 팔이 협응하여 움직이는 동안 필수적인 움직임 패턴이다. 앉은 자세에서 이러한 활동은 몸통돌림과 협응한다.

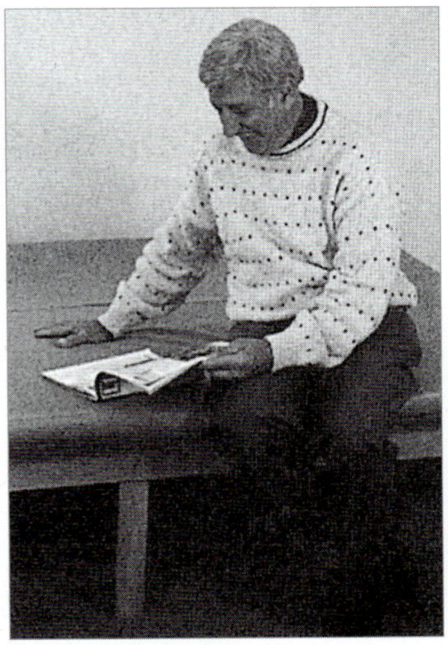

그림 7.28
팔을 편(팔꿈치폄) 체중지지

팔을 편 체중지지는 중요한 기능적 움직임 패턴이므로 팔을 중재하는 모든 과정에 포함된다. 팔을 펴고 체중을 지지하는 능력 회복은 다양한 과제수행에서 손상된 팔을 사용할 수 있고, 다양한 자세에서 과제를 수행하는 팔의 움직임 패턴을 재교육할 수 있다. 예를 들어, 앉은 자세에서 팔을 펴서 체중을 지지하는 동안 사용하는 팔의 운동 요소는 선 자세, 네발 기기 자세, 손수레 밀기, 난간을 잡고 계단 오르기 같은 기능적인 움직임에서 팔을 펴고 체중지지를 하는 운동 요소와 비슷하다.

팔을 편 체중지지 자세는 몸통과 팔 움직임 패턴을 재교육할 수 있는 중재 방법이다. 앉은 자세에서 팔을 편 체중지지는 척추폄을 증가시키고, 어깨뼈의 모음근과 위쪽돌림근의 근력을 회복하기 위한 좋은 자세이다. 이러한 중재는 지지하지 않고 앉은 자세, 선 자세, 걷기에서 몸통을 직립하고 움직임을 조절하는 능력을 회복하고, 어깨뼈와 오목위팔관절 정렬을 회복하는 데 도움이 된다. 팔을 편 체중지지는 팔을 앞으로 뻗기와 비슷한 패턴으로 팔꿈치관절폄근과 손목관절폄근을 활성시키고, 몸통과 다리의 조절된 움직임과 팔의 능동적인 움직임 패턴이 결합될 수 있는 자세이다. 팔을 편 체중지지 자세는 수동적으로는 어깨, 팔꿈치, 손목, 손가락의 팽팽하게 과긴장된 근육을 이완하여 펴하는 것이고, 능동적인 움직임에서는 어깨뼈와 어깨관절의 움직임을 회복시키는 중재이다.

2 팔을 편 체중지지의 움직임 구성요소

앉아서 한 팔 또는 양팔을 펴고, 체중을 지지하면 몸의 기저면은 옆쪽으로 넓어진다. 팔은 몸통과 다른 위치에서 체중지지를 한다. 이러한 몸통과 팔의 다양한 움직임 요소는 일상생활의 여러 가지 기능적 움직임과 연결된다. 계획된 기능적 과제수행에 손의 위치를 폭넓게 선택하고, 몸통과 팔의 길이는 체중지지 범위를 변화시킨다. 중재를 하는 동안 팔의 위치는 움직임 목표, 신체 비율(body proportion), 몸통과 팔의 자세를 결정하는 손상 정도에 따라 차이가 있다.

팔을 펴고 체중을 지지하는 동안 손은 매트의 가장자리에 있을 수 있고, 손가락은 가장자리 위, 넓적다리부위와 엉덩이의 가쪽 또는 엉덩이의 가쪽 뒤에 위치할 수 있다. 매트의 가장자리에서 체중지지하는 팔은 몸통 안정성을 높이고, 앉은 자세에서 일어서는 자세 전환을 보조하기 위해서 준비한다. 이때 어깨는 엉덩이 앞으로 정렬되고, 등뼈는 약간 굽힘되며, 어깨뼈는 벌림/올림되고, 오목위팔관절은 안쪽돌림된다(**그림 7.29A, B**). 이런 자세는 팔의 과긴장으로 어깨관절의 벌림/가쪽돌림을 제한하거나 기능적 움직임 재교육 목적에 따라 사용한다.

엉덩관절 뒤로 손을 움직이면 등뼈를 굽힘 자세에서 펴하고, 어깨뼈와 팔의 위치가 변경된다. 손이 매트의 가장자리에서 엉덩관절 뒤로 움직이면 등뼈는 펴되고, 어깨뼈는 모음되며 어깨관절은 가쪽돌림/수평벌림된다. 이런 자세는 기능적으로 몸통을 지지하기 위해서 사용된다. 또한, 아래몸통에서 시작한 체중이동 패턴을 재교육하기 위해서 사용하는 팔의 자세이다. 손이 엉덩이 뒤로 좀 더 움직이게 되면 등뼈폄과 어깨뼈모음이 증가한다. 이런 자세는 등뼈, 어깨뼈, 어깨관절이 협응하여 잘 움직일 때 가능하다(**그림 7.29C, D**).

1) 위몸통에서 시작된 움직임

위몸통에서 시작된 체중이동은 아래팔로 체중지지를 할 때는 기능적으로 특별히 중요하지 않다. 그러나 팔을 편 체중지지에서는 기능적으로 주요한 의미가 있다(**표 7.3**). 다음에 설명하는 움직임 요소를 위해서 체중을 지지하는 팔은 매트의 가장자리에 위치하고, 손가락 끝은 가장자리 아래로 늘어뜨린다.

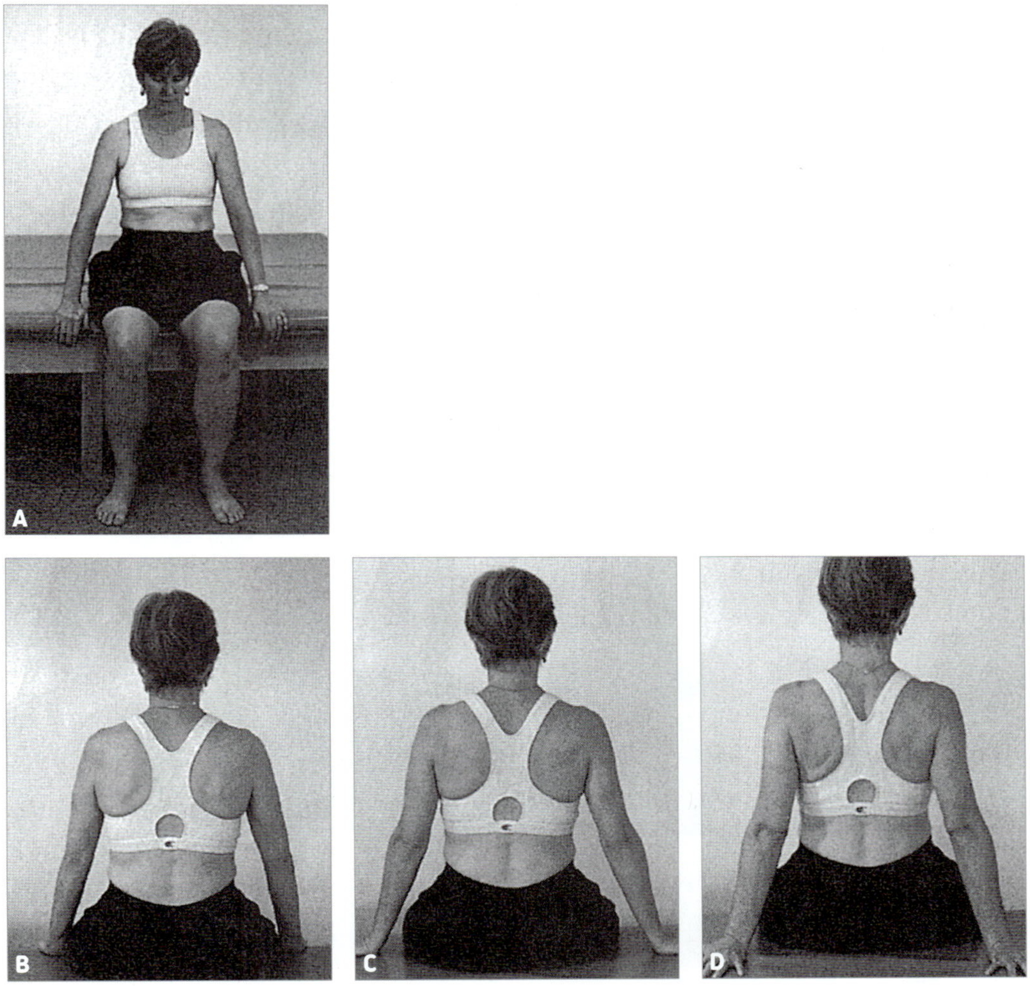

그림 7.29

(**A** & **B**) 손이 매트 가장자리에 위치하고, 손가락이 매트 모서리 위에 위치한 자세에서 팔을 편 체중지지. 어깨는 엉덩이 앞에 정렬하고, 등뼈는 약간 굽힘되고, 어깨뼈는 벌림/올림되어 있으며, 오목위팔관절은 안쪽돌림되어 있다. (**C** & **D**) 손의 체중지지 위치를 매트의 가장자리에서 조금 더 벌림하여 뒤쪽으로 이동하면 등뼈폄과 어깨뼈모음은 증가한다.

표 7.3 위몸통에서 시작한 움직임

	몸통	어깨뼈	위팔뼈	팔꿈치	손목
앞쪽	굽힘	벌림/올림	안쪽굽힘/안쪽돌림	약간굽힘	폄
가쪽					
체중지지측	가쪽굽힘/오목	아래쪽돌림/내림	벌림	굽힘	폄
비체중지지측	볼록해짐	올림/위쪽돌림	모음	폄	매트를 벗어남

(1) 앞쪽 체중이동

위몸통에서 시작된 앞쪽 체중이동이 시작되면 머리와 어깨가 앞쪽/아래쪽으로 움직이고, 등뼈는 굽힘되고 어깨는 손 앞으로 이동한다. 어깨가 앞으로 움직이면 손에 주어지는 체중은 증가한다. 어깨와 팔꿈치근육이 활성되어 팔꿈치를 폄 자세로 고정시키고, 손목은 움직임 축이 된다. 고정된 팔 위에서 어깨뼈가 올림/벌림되고 위팔뼈는 안쪽돌림, 손목은 폄된다(**그림 7.30**).

■ **기능적인 예**

앉은 자세에서 일어서기를 하는 동안 팔이 움직임을 보조한다.

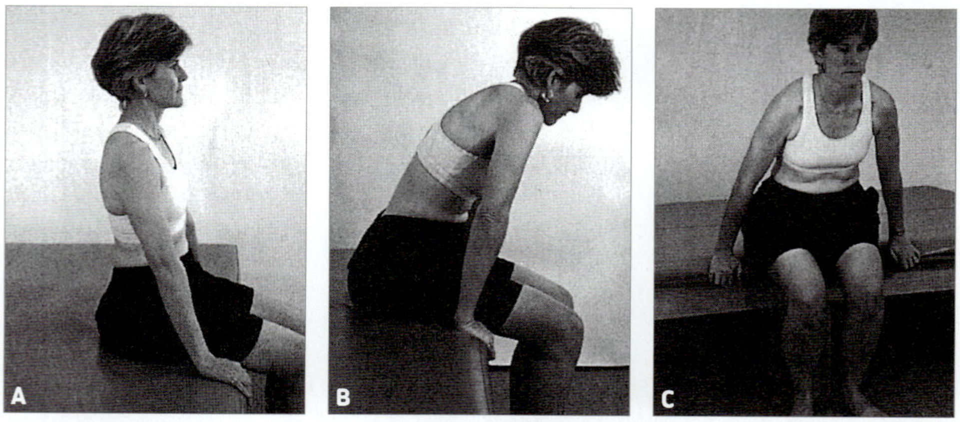

그림 7.30

앞쪽 체중이동

(2) 가쪽 체중이동

위몸통이 오른쪽으로 움직이면 몸통 오른쪽이 짧아지고, 오른팔로 체중이 이동하고 왼손은 매트에서 떨어진다. 등뼈가 오른쪽으로 굽혀지면 오른쪽 팔꿈치도 굽혀지고, 어깨와 팔꿈치는 아래로 내려간다. 오른쪽 팔에서는 어깨뼈가 아래쪽돌림되고, 위팔뼈는 벌림된다. 팔꿈치에서 체중을 지지하기 위해서는 몸통을 약간 뒤쪽으로 돌림해야 한다. 왼손은 몸통이 돌림할 때 오른쪽 무릎 가까이로 오고, 몸통이 아래로 움직일 때 몸통을 지지하기 위해 몸 중심선을 가로질러 올 수 있다(**그림 7.31**).

■ **기능적인 예**

이러한 움직임은 앉은 자세에서 눕기 위한 일반적인 방법의 하나이다.

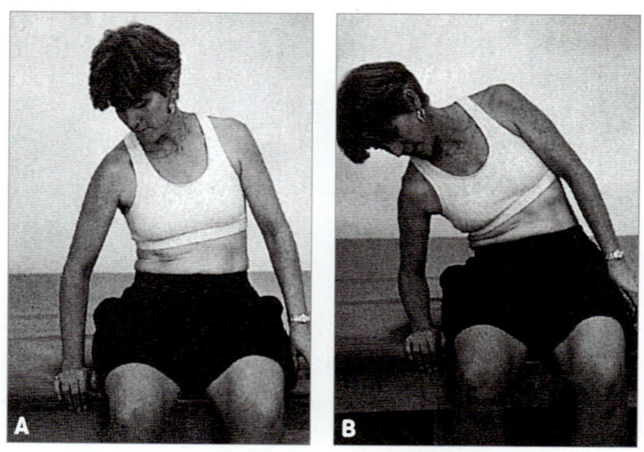

그림 7.31

가쪽 체중이동

2) 아래몸통에서 시작된 움직임

다음에 설명하는 움직임 요소를 위해서 손은 엉덩관절 높이의 넓적다리부위에 있다(**표 7.4**). 손가락은 몸 바깥쪽으로 향한다. 이런 자세는 척추를 폄시키고, 어깨뼈 모음, 팔꿈치가 펴진 팔은 벌림/가쪽돌림된다. 이런 자세는 아래몸통에서 시작하는 움직임이 가장 쉽게 일어날 수 있다. 몸통과 팔의 폄을 활성시키기 위해 많이 사용하는 자세이다.

표 7.4 아래몸통에서 시작한 움직임

	몸통	어깨뼈	위팔뼈	팔꿈치	손목
앞쪽	폄	모음/내림	거의 굽힘 안 됨/가쪽돌림	폄	폄
뒤쪽	굽힘	벌림/올림	굽힘/안쪽돌림	폄	폄 감소
가쪽					
체중지지측	가쪽굽힘/볼록해짐	올림/위쪽돌림	모음/가쪽돌림	약간 굽힘	폄
비체중지지측	오목해짐	내림/아래쪽돌림	벌림/안쪽돌림	폄	폄 감소

(1) 앞쪽 체중이동

아래몸통이 앞쪽으로 체중이동을 시작하면 엉덩이와 허리뼈는 앞쪽으로 움직인다. 이런 움직임은 엉덩관절 굽힘을 증가시키고, 척추폄이 증가한다. 몸이 앞쪽으로 움직이면서 체중이 손으로 이동될 때 어깨뼈는 모음/내림되고, 어깨관절은 가쪽돌림한다. 팔꿈치는 펴져 있다. 손목은 완전히 폄되고, 손바닥 아치는 약간 평평해진다(**그림 7.32**).

■ 기능적인 예

매트에서 앞이나 뒤로 이동하는 움직임의 일부분으로 나타난다.

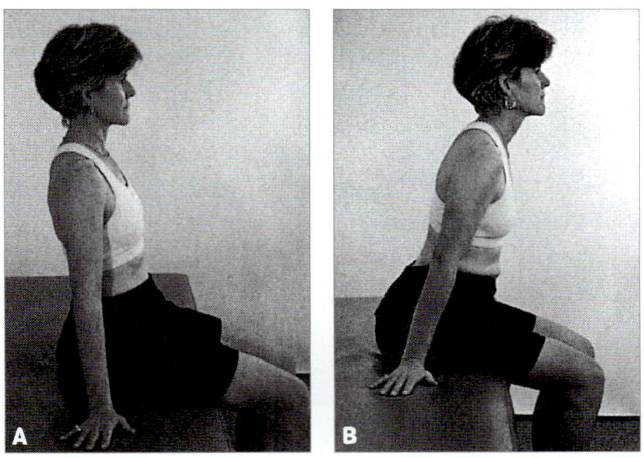

그림 7.32

앞쪽 체중이동

(2) 뒤쪽 체중이동

아래몸통이 뒤쪽으로 체중이동을 시작하면 엉덩이가 뒤로 기울어지고, 엉덩관절이 움직이지 않을 때까지 아래척추(lower spine)는 굽힘된다. 체중을 지지하고 있는 팔에서 척추가 멀어지면서 어깨뼈는 벌림/올림되고, 어깨관절은 약간굽힘/안쪽돌림된다. 팔꿈치는 계속해서 폄되어 있고, 손목관절의 폄은 아래팔이 뒤로 움직일 때 감소된다. 체중은 손의 자뼈쪽으로 이동한다(**그림 7.33**).

■ 기능적인 예

이런 움직임은 매트에서 엉덩이를 뒤로 옮기는 움직임을 시작하는 동안 나타난다.

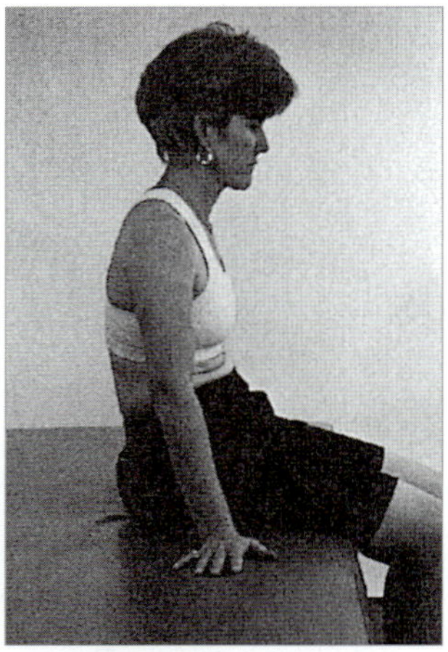

그림 7.33
뒤쪽 체중이동

(3) 가쪽 체중이동

아래몸통이 오른쪽으로 체중이동을 시작하면 오른팔에는 체중부하가 증가되고, 왼팔은 계속 매트에 놓여 있다. 엉덩이가 오른쪽으로 움직인다. 왼쪽 엉덩이는 올라가고, 오른쪽 엉덩이는 아래로 움직이면서 척추가 가쪽굽힘되고, 왼쪽 몸통이 오목하게 된다. 오른쪽 가슴우리가 길어지고, 오른쪽 어깨는 오른손 위까지 이동한다. 오른쪽 어깨뼈는 올림/위쪽돌림되고, 오목위팔관절은 가쪽돌림, 위팔뼈는 모음된다. 오른쪽 손목에 체중부하가 커지면서 손목관절폄이 증가한다. 왼쪽에서는 가슴우리가 짧아지고, 어깨는 오른쪽으로 움직인다. 어깨뼈는 아래쪽돌림/내림되며, 어깨는 안쪽돌림/벌림, 팔꿈치폄되고, 손목폄이 줄어든다. 몸이 왼쪽 팔에서 멀어지면 손목은 매트에서 떨어지지만 손가락은 팔 길이와 몸통 길이에 따라 닿아 있거나 떨어진다(**그림 7.34**).

■ 기능적인 예

이런 움직임 패턴은 한쪽 다리를 다른 쪽 다리 위로 교차시키기, 몸통을 안정시키기 위해 한쪽 팔을 자유롭게 하도록 체중을 반대쪽 팔로 옮기는 움직임에서 나타난다.

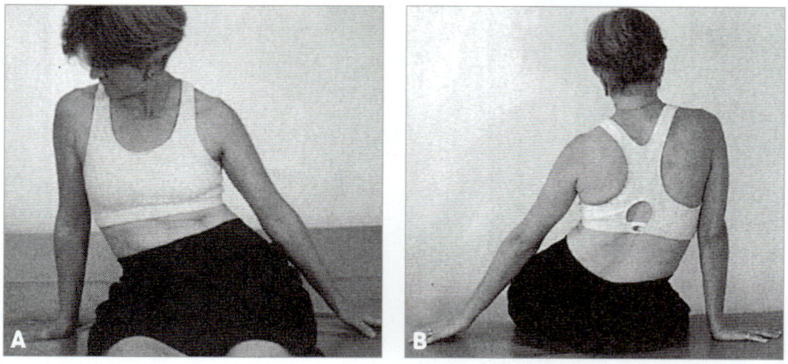

그림 7.34
가쪽 체중이동

3) 돌림 움직임

엉덩이 옆에서 양쪽 손으로 체중을 지지하는 동안 매트에서 한 손을 떼기 전까지는 몸통돌림이 크지 않고, 머리와 어깨에서 약간의 돌림이 가능하다. 기능적인 몸통돌림을 위해서 한 손은 체중지지면에서 벗어나고, 다른 손은 지지면에 닿아 있다. 다음은 팔이 펴진 체중지지와 몸통돌림이 협응하는 움직임 패턴을 설명한다.

4) 안정된 아래몸통에서 위몸통의 돌림

한 손이 몸 중심선을 가로질러서 다른 쪽 팔과 같은 면에서 체중지지를 하면 척추 자세는 변화가 적다. 이런 돌림 패턴에서 중심선을 가로지르는 손의 높이는 매트 높이와 비슷하게 움직인다. 왼손이 중심선을 가로지를 때 몸통은 오른쪽으로 돌림하고, 위몸통은 약간 굽힘된다. 왼손이 오른쪽 다리 가까이 오면 체중은 오른쪽 엉덩이로 옮겨지고 가슴우리의 오른쪽이 뒤로 돌림, 어깨뼈는 벌림된다(**그림 7.35**).

■ **기능적인 예**

이런 움직임은 체중지지를 포함한 기능적 과제수행을 위해 몸의 한쪽에서 양손 모으기를 할 때 나타난다.

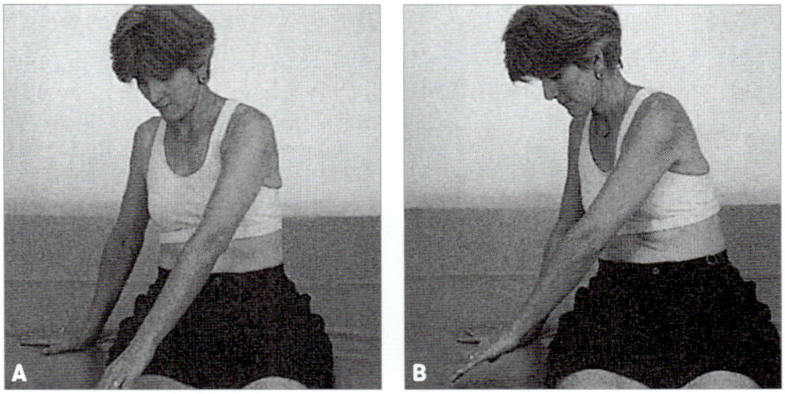

그림 7.35

위몸통의 돌림으로 양팔이 오른쪽에서 폄된 자세로 체중지지할 수 있다.

(1) 굽힘을 동반한 몸통돌림

굽힘을 동반한 몸통돌림은 비체중지지 팔이 중심선을 가로질러 지지면보다 낮은 곳에 있는 물체에 손을 뻗을 때 나타난다. 이 움직임 패턴에서 몸통돌림은 위몸통에서 시작한 앞쪽 체중이동과 협응하여 굽힘/돌림한다. 오른팔이 중심선을 가로지르고, 왼팔이 체중을 지지하는 동안 척추가 왼쪽으로 돌림하고, 체중이 왼쪽 엉덩이로 이동한다. 체중을 지지하는 팔에서 시작한 움직임 요소는 위에 설명과 같다. 오른팔을 아래로 뻗어 위몸통굽힘이 커지면 몸통이 앞쪽 아래로 움직이기 쉽게 왼쪽 팔꿈치는 굽힘되고, 위팔뼈는 과도하게 폄/안쪽돌림된다(**그림 7.36**).

■ **기능적인 예**

이런 움직임은 바닥에 있는 물건을 잡을 때 나타난다. 체중을 지지하는 팔은 자세 안정 역할이 커진다.

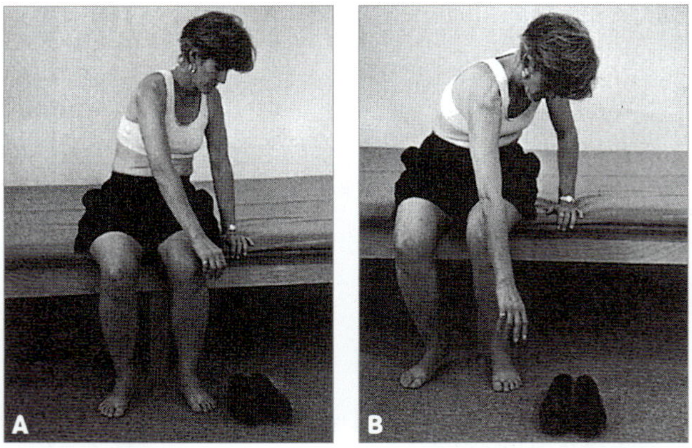

그림 7.36

굽힘을 동반한 몸통돌림

(2) 폄을 동반한 몸통돌림

폄을 동반한 몸통돌림은 팔이 중심선을 가로질러 지지면 보다 높이 뻗는 움직임에서 나타난다. 왼쪽으로 움직임을 시작하면서 오른손을 위쪽/앞쪽으로 뻗는다. 오른손을 위로 들면서 위몸통이 펴진다. 오른손이 중심선에 가까워지면 가슴우리의 오른쪽은 앞으로 돌림하고, 왼쪽은 뒤로 돌림한다. 왼쪽 엉덩이와 왼쪽 팔로 체중부하가 증가한다. 계속해서 오른손을 위로 뻗어서 왼쪽으로 가면 몸통의 오른쪽은 길어진다. 왼팔은 매트에 닿아 있고, 몸통의 왼쪽은 짧아진다. 왼쪽 어깨뼈는 아래쪽돌림/내림, 어깨관절은 굽힘/약간 안쪽돌림, 팔꿈치는 부분적으로 굽힘된다. 왼쪽 손목은 체중부하가 커지면서 완전히 폄된다(**그림 7.37**).

■ 기능적인 예

이런 움직임은 높은 곳에 있는 물건을 잡기 위해서 중심선을 가로질러 손을 뻗을 때 나타난다. 체중을 지지하는 팔은 몸통 안정성을 높여준다.

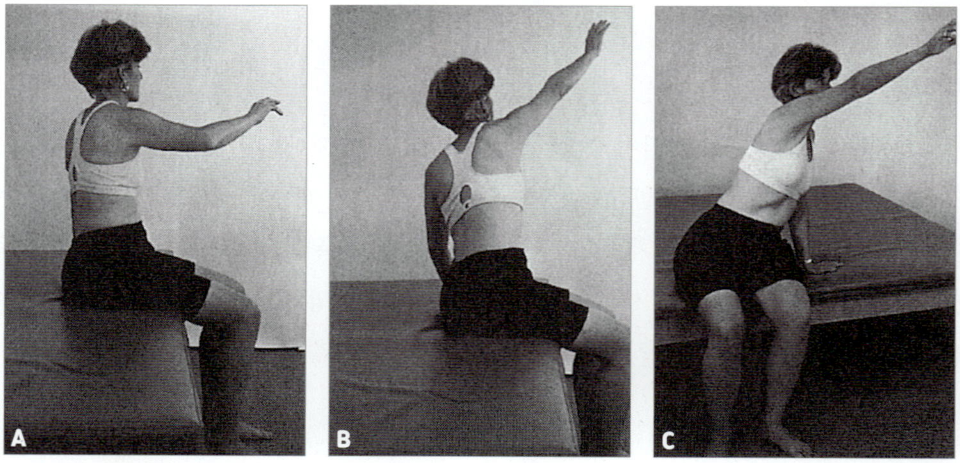

그림 7.37

폄을 동반한 몸통돌림

3 수행능력을 감소시키는 중요한 손상

팔을 펴하고 체중을 지지(extended arm weight bearing)하는 것은 중추신경계 손상 환자가 기능적으로 수행하기 어려운 움직임 패턴이다. 이 움직임은 약화 또는 마비된 몸통과 팔에서 근력과 움직임 조절 능력 회복이 필요하다. 또한, 뇌졸중 후 짧아진 팔근육과 연부조직이 적절한 길이로 회복되어야 한다. 팔의 체중지지를 어렵게 하는 가장 흔한 손상과 팔 움직임을 어렵게 하는 부가적인 손상에 대해서 설명한다.

1) 팔의 과긴장

팔을 펴하는 패턴은 등뼈의 폄, 어깨뼈의 모음, 어깨의 벌림/가쪽돌림, 팔꿈치, 손목관절, 손가락의 폄 자세이다. 체중을 지지하는 팔 위로 몸이 움직이면 팔꿈치, 손목, 손가락관절이 완전히 펴져야 한다. 과긴장된 팔은 팔꿈치, 손목, 손가락관절의 굽힘근육뿐만 아니라 몸통을 연결하는 근육에도 영향을 미친다. 긴장된 근육은 몸통과 가깝게 굽힘되기 때문에 수동적으로 폄/벌림해서 체중지지 자세를 만든다(**그림 7.38**). 과긴장이 몇 주 혹은 몇 달 동안 지속되면 연부조직을 짧게 하고, 관절이 구축된다.

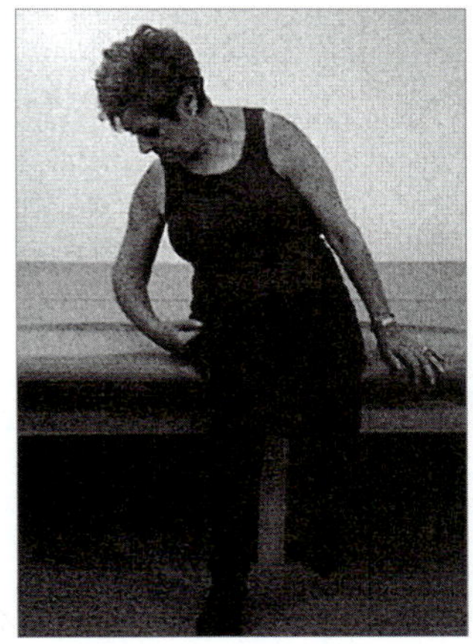

그림 7.38

마비측 팔에서의 굽힘근 과긴장은 팔을 편 체중지지를 어렵게 한다.

굽힘근 과긴장이 있는 팔은 비정상적인 근긴장(muscle tension)이 감소되어야 팔을 펴하고 체중지지 자세를 할 수 있다. 팔의 경직은 앉은 자세나 바로 누운 자세에서 어깨뼈 가동운동과 아래팔 체중지지와 같은 방법으로 감소시킬 수 있다. 팔의 근육 긴장도를 완화시키고, 팔을 펴하여 체중지지를 준비하기 위한 수동적인 중재 방법이다. 팔을 수동적으로 펴하여 체중지지를 하면 근긴장이 감소되고, 주먹 쥔 손을 펴면 정상적인 움직임 패턴으로 근육을 활성시킬 수 있다. 손목과 손가락근육이 과긴장되어 있으면 어깨와 팔꿈치에서 근육 긴장이 감소되어도 팔꿈치, 손목, 손가락을 완전히 펴하기가 어렵다. 이런 경우에는 체중지지하는 팔 자세를 변경해야 한다. 예를 들어, 손가락을 완전한 펴기 어려우면 체중지지하는 손을 매트 모서리나 치료사의 다리 위에 둘 수 있다(**그림 7.39**).

체중지지하는 손 위로 몸통을 움직여 손목과 손가락의 근육을 늘려주고, 체중지지 시간을 연장하면서 자세를 재정렬한다. 과긴장 근육과 대항근의 적절한 근수축을 활성시키기 위해 능동적 과제수행을 재교육한다. 수동적으로 팔을 펴서 체중지지하는 과제를 과도하게 지속할 경우, 어깨와 손목에 통증과 힘줄염을 유발할 수 있음에 주의한다.

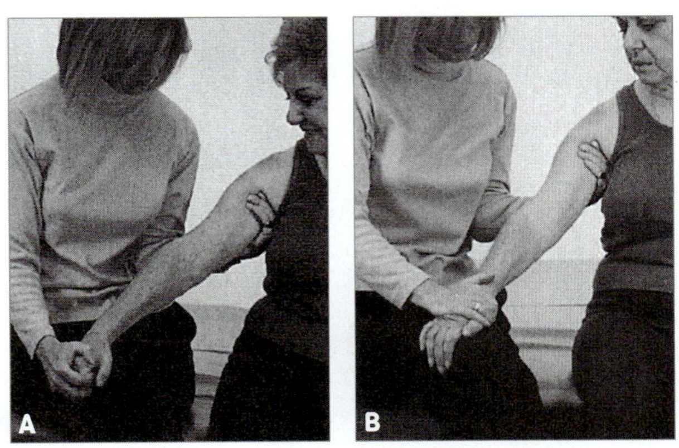

그림 7.39

(A) 손목과 손가락 과긴장 때문에 손을 매트에 놓지 않고, 치료사의 다리 위에 두고 조절한다. 주먹 쥔 손으로 체중지지를 하도록 한다. **(B)** 주먹 쥔 손으로 체중지지를 한 후 손목과 손가락에서 과긴장이 감소한다.

2) 팔의 근육 약화

체중을 지지하는 팔 자세는 어깨띠, 팔꿈치, 손목의 근활성에 의해 유지된다. 팔꿈치폄근은 팔꿈치관절을 안정시키고, 위팔과 아래팔을 하나의 기능적 단위로 연결시킨다. 팔꿈치근 활성은 위팔에서 손으로 체중이동을 가능하게 하고, 체중지지된 팔 위에서 몸통이 움직일 수 있도록 손목관절을 축으로 작용하게 한다. 어깨내림근은 매트에 손을 고정하여 유지하도록 수직으로 누르는 힘을 전달한다. 마비측 팔이 약화되면 이러한 움직임이 어렵다. 근약화가 있는 대부분의 환자는 팔꿈치를 펴고 유지하기 위한 위팔세갈래근의 수축이 어렵다. 팔꿈치를 펌하여 유지할 수 없으면 아래몸통에서 시작하는 움직임에서 어깨가 손 위로 움직일 때 팔꿈치가 굽힘된다(**그림 7.40**). 팔꿈치를 펌하여 유지할 수 있지만, 매트쪽으로 팔을 눌러주는 어깨주위의 근육이 약한 경우에는 몸통이 움직이는 동안 체중을 지지하는 팔이 미끄러지거나 들어 올려진다. 결국 손 위로 체중이동이 어렵다.

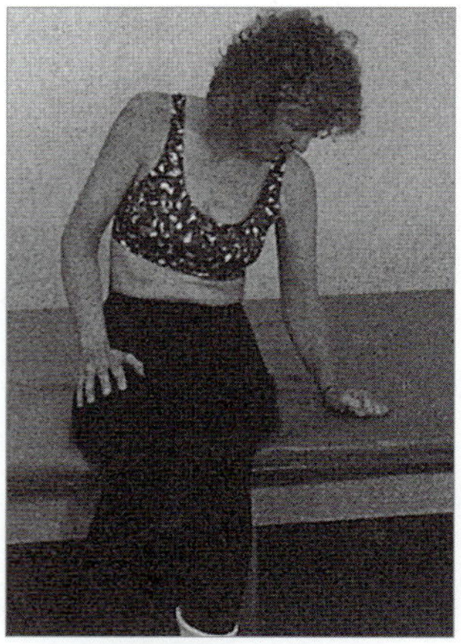

그림 7.40

팔꿈치 신전 유지 불능. 환자는 체중을 마비측 팔로 이동시키려 하고 있다.

팔근육이 약한 환자는 체중지지를 하는 동안 팔을 안정시키기 위해 팔꿈치관절을 잠그는 보상 움직임이 나타난다. 역학적으로 팔꿈치관절을 잠그는 두 가지 패턴이 있다. 오목위팔관절에서 어깨가 앞쪽으로 돌림되면 팔꿈치는 안쪽돌림하면서 잠겨진다. 이러한 움직임 패턴은 팔꿈치는 안정적이지만 몸통을 한쪽 방향으로 기울게 하고, 등뼈굽힘을 만든다. 위팔뼈와 아래팔의 강한 앞쪽돌림은 회전력이 손 중심에 놓이게 되어 손바닥 아치가 소실된다(**그림 7.41**). 두 번째 보상 움직임은 팔꿈치관절을 과도하게 펴는 것이다. 이러한 패턴으로 체중지지는 가능하지만 팔과 몸통근육은 능동적이지 못하다. 능동적인 근수축 보다는 관절 주위 인대에 의해 수동적으로(hanging on ligament) 체중을 지지한다. 근약화를 가진 환자에게 팔을 펴고 체중을 지지하는 움직임을 재교육하기 위해서는 몸통과 팔의 정상적인 정렬을 회복시키고, 약화된 근육 작용을 보조할 수 있는

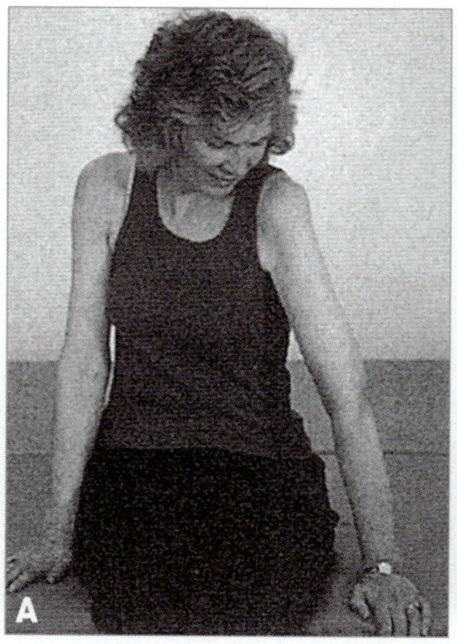

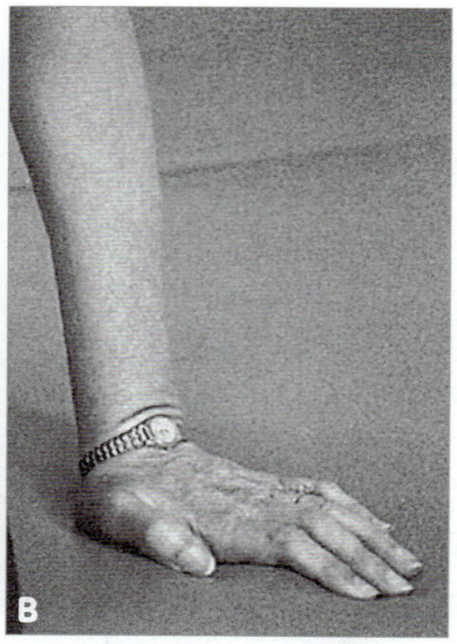

그림 7.41

(A) 어깨관절이 앞쪽돌림하면서 팔꿈치를 펌하여 잠김, **(B)** 팔 몸쪽부위에서 불규칙한 움직임 패턴에 의해 만들어진 손바닥 아치 소실(collapse)

중재를 고려해야 한다(그림 7.42).

치료사의 보조(assistance)는 환자가 적절한 순서로 근육 움직임을 배우고, 능동적으로 과제를 수행할 수 있도록 도와주어야 한다. 과제수행에서 치료사의 보조는 근력 향상과 능동적 · 독립적 움직임을 목표로 한다. 약화된 근육을 보조하지 않는다면 마비측 팔이 뻣뻣해지고, 비전형적인 움직임 패턴으로 과제를 수행하게 되어 몸통과 팔의 정상적인 움직임 패턴 재교육을 어렵게 한다.

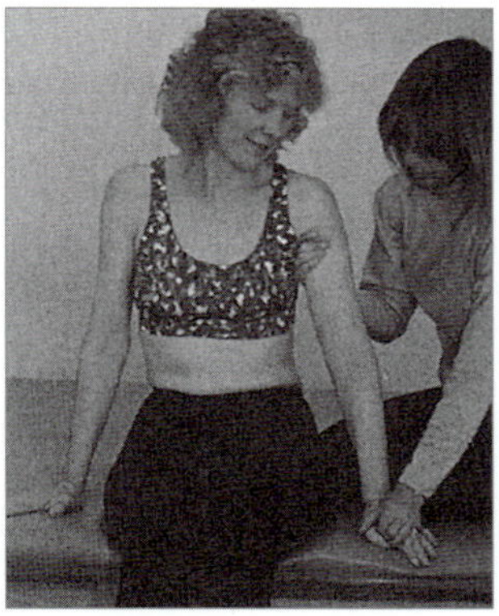

그림 7.42

팔을 폄하여 체중지지 움직임 재교육. 몸통을 움직이는 동안 몸통, 어깨, 팔꿈치, 손의 움직임을 능동적으로 조절할 수 있어야 한다.

3) 연부조직 제한

경직으로 인한 연부조직 단축(shortening)은 관절 가동성을 감소시킨다. 저긴장(hypotonia)이나 이완성 마비(flaccid paralysis) 환자와 근력과 움직임 조절의 회복이 있는 환자에서도 이차적인 합병증으로 나타날 수 있다. 연부조직 단축은 주로 몸통, 어깨띠(shoulder girdle), 아래팔(lower arm)과 손에서 나타난다. 몸통과 어깨뼈 사이, 어깨뼈와 위팔뼈 사이의 연부조직 길이 단축과 손목과 손가락근육 길이의 단축은 움직임 가동성을 감소시키고, 과제수행을 방해하는 가장 흔한 문제이다.

연부조직 단축과 관절 움직임이 제한되어 팔을 편 체중지지를 이용한 중재는 관절이나 조직에 손상을 주지 않도록 해야 한다. 예를 들어, 손가락 외재굽힘근(long finger flexor)의 단축은 매트에 편평하게 손을 펴서 체중지지하는 것이 어렵기 때문에 정상적인 손의 정렬을 유지하고, 주먹을 쥔 자세로 체중을 지지할 수 있다(그림 7.43). 팔을 편 체중지지 자세가 어려우면 연부조직 길이와 관절 가동성이 커질 때까지 다른 중재 방법으로 전환해야 한다. 아래팔로 체중을 지지하는 자세나 바로 누운 자세를 이용하는 중재는 팔과 몸통 사이, 몸쪽과 먼쪽부위 사이의 팽팽한 근육을 이완시킬 수 있는 좋은 자세이다. 연부조직 길이와 움직임 범위를 회복시키기 위해 팔을 편 체중지지 움직임은 다음에 설명한다.

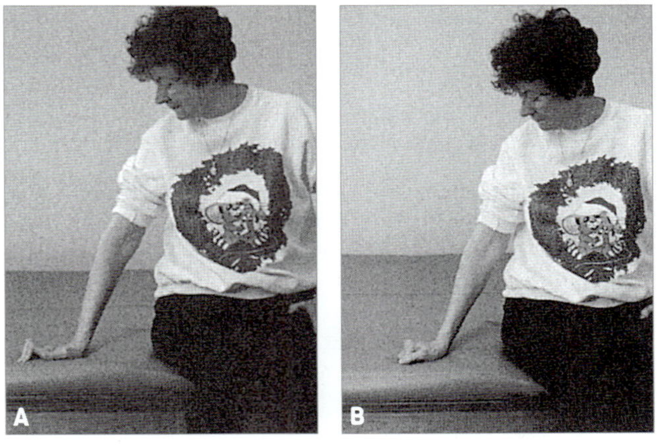

그림 7.43

(A) 체중을 지지하는 동안 손가락굽힘근의 팽팽함은 비전형적인 자세를 만든다. (B) 주먹 쥔 손은 더 좋은 자세를 만든다.

4 평가지침

팔을 편 체중지지에 대한 평가는 팔과 몸통의 정렬 자세와 움직임 요소, 과제를 수행하는 능력에 초점을 두어야 한다. 많은 환자는 팔을 펴고 체중을 지지하는 자세가 어렵다. 과제수행을 위해 바른 자세가 어려우면 움직임을 방해하는 원인을 파악할 수 있어야 하고, 중재 과정에 충분히 반영되어야 한다(**글상자 7.3**).

글상자 7.3 팔을 편 체중지지 동작 평가

Ⅰ. 마비측 팔을 폄하고, 손으로 매트를 닫는다. 체중지지를 방해하는 문제점을 기록한다. 마비측 몸통, 어깨뼈, 오목위팔관절, 팔꿈치, 손목, 손가락 자세를 확인한다.

Ⅱ. 위몸통과 아래몸통에서 움직임을 시작할 때 팔의 움직임 조절을 평가한다. 비전형적이거나 보상 패턴으로 수행하는 움직임과 수행하지 못하는 움직임을 확인한다. 움직임 동안 팔과 몸통에 어떤 문제가 관찰되는가?

Ⅲ. 몸통과 팔의 자세를 교정하고, 움직임을 보조한다. 치료사의 중재로 어떤 움직임과 문제가 향상되고 해결되었는가? 이러한 변화를 만들기 위해 치료사의 손은 어디에 있는가? 치료적 중재로 변화되지 않는 문제나 움직임은 무엇인가?

Ⅳ. 팔을 편 체중지지 움직임을 방해하는 일차 · 이차 손상을 기록한다. 팔을 펴고 체중을 지지하는 동안 이러한 문제를 해결하기 위해 어떻게 중재를 할 것인가?

Ⅴ. 기능적 움직임 향상을 위해 어떤 과제를 준비하고 있는가?

5 중재 목표

1) 기능적 목표

팔을 펴고 체중을 지지하는 움직임은 다음의 기능적인 목표를 완성하기 위해 필요하다.

1. 몸통을 안정시키기 위해 팔을 펴고 체중을 지지할 수 있다.
2. 물건을 고정시키거나 기능적 움직임 조절을 도와주기 위해 과제수행 중 체중을 지지할 수 있다.
3. 앉은 자세에서 일어나는 동안 팔을 펴고 체중을 지지할 수 있다.

2) 중재 목표와 방법

중재 목표: 팔을 편 체중지지의 움직임 요소를 재교육한다.

중재 방법: 마비측 팔의 정렬을 정상적으로 회복시킨다. 마비측 팔을 펴서 체중을 지지하기 전에 어깨관절을 재정렬하고, 팔꿈치와 손목을 폄시킨다(**그림 7.44**).

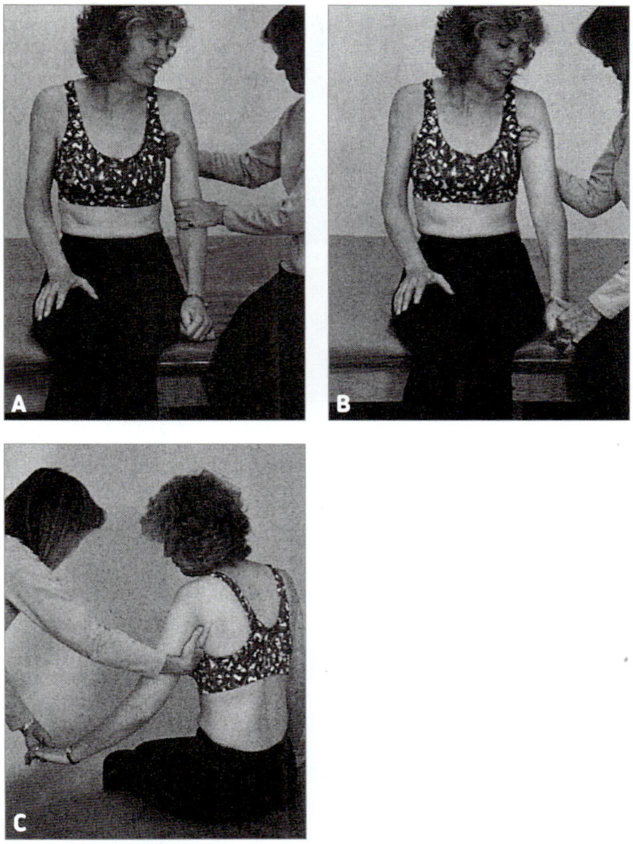

그림 7.44

마비측 팔을 정렬하기 위해 겨드랑이 잡기를 한다. (**A**) 어깨관절을 재정렬하고, 겨드랑이를 잡는다. 어깨관절을 위쪽/뒤쪽으로 들어 올리고, 팔을 가쪽돌림하여 등뼈를 폄시킨다. (**B**) 다른 손으로 악수하듯이 마비측 손을 잡고, 환자의 팔꿈치를 펴하고, 팔을 일직선으로 유지한다. (**C**) 잡기를 유지하고, 팔을 펴하여 체중을 지지하는 자세를 만들기 위해 마비측 팔을 수평벌림(horizontal abduction)한다.

중재 방법: 능동적인 어깨내림(depression)을 재교육한다. 팔을 펴고 체중을 지지하는 움직임은 팔과 몸통의 협응된 움직임으로 대부분의 편마비 환자에게는 어려운 움직임이다. 그러므로 몸통 체중이동과 팔의 체중지지를 결합하기 전에 마비측 팔의 움직임 요소를 재교육한다. 중재 과정에는 능동적으로 체중을 지지하도록 한다(**그림 7.45**).

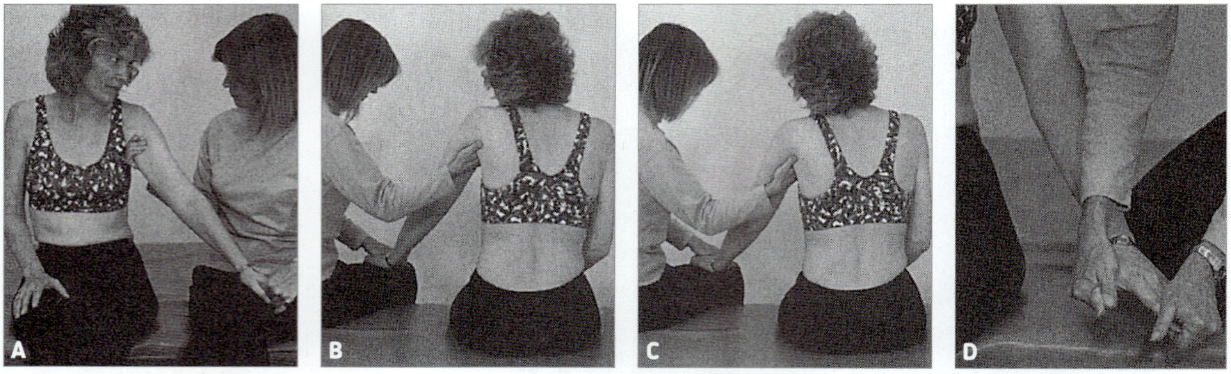

그림 7.45

(A) 팔꿈치를 펌하여 어깨내림을 위한 움직임 요소 재교육. 겨드랑이와 손을 잡는다. 치료사의 대퇴에 마비된 손을 올려놓고, 체중을 지지한다. 이러한 자세는 중요한 두 가지 의미가 있다. ① 다리를 사용함으로써 감각 입력의 효율을 높인다. ② 다리를 사용함으로써 마비된 팔의 움직임 패턴(바람직한 패턴과 바람직하지 못한 패턴)을 구분할 수 있다. **(B)** 팔의 능동적인 내림(팔을 눌러주는 힘)을 재교육하기 위해 마비된 어깨 겨드랑이를 잡고, 올림(elevate)한다. 어깨를 들어 올릴 때 다리를 약간 들어줌으로써 마비된 팔이 다리에서 떨어지지 않고, 팔꿈치폄을 유지한다. **(C)** 환자는 다리를 밀기/누르기 한다. 동시에 겨드랑이를 잡은 손은 어깨띠내림을 도와준다. 치료사는 환자의 움직임에 약간의 저항을 주고, 팔꿈치폄을 유지하며, 어깨를 내릴 때 도와주기 위해 다리를 사용한다. 환자가 움직임에 능동적 참여를 유도한다. **(D)** 환자가 어깨띠를 능동적으로 내림하고, 팔꿈치폄을 유지하면 마비측 손은 체중지지를 위해 폄시킬 수 있다. 마비측 엄지손가락과 나머지 손가락을 나누어 잡는다. 손가락을 움직이면서 손목폄을 유지한다.

중재 방법: 체중을 지지하는 동안 팔꿈치폄을 재교육한다. 마비측 팔이 체중을 지지하는 동안 팔꿈치폄근이 활성된다. 팔꿈치폄을 능동적으로 반복할 수 있다(**그림 7.46**).

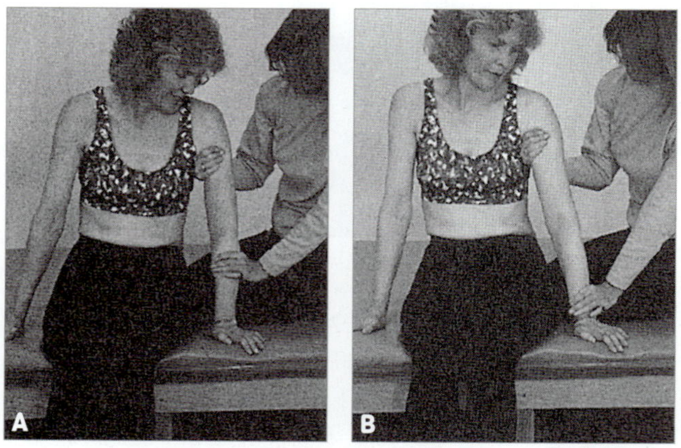

그림 7.46

(A) 팔꿈치 편 재교육. 몸통의 가쪽이동 없이 팔꿈치를 굽힘하도록 도와준다. 치료사의 손은 굽힘 움직임 시작을 보조하기 위해 위팔을 약간 뒤로 이동시킨다. 안정성을 유지하기 위해 아래팔을 잡고 있는 손은 아래쪽으로 눌러준다. **(B)** 환자는 능동적으로 팔꿈치를 폄시킨다. 치료사는 겨드랑이에 있는 손으로 어깨띠를 위쪽/뒤쪽으로 들어 올림으로써 팔꿈치폄을 도와줄 수 있다. 팔꿈치폄 재교육은 옆으로 누운 자세에서 앉기 또는 반대 동작에서 팔이 능동적으로 움직이는 것을 준비하기 위해 위몸통에서 시작된 가쪽 체중이동 재교육과 결합할 수 있다.

중재 방법: 팔을 펴고 체중을 지지하는 동안 마비측 팔과 몸통 움직임을 재교육한다(**그림 7.47**).

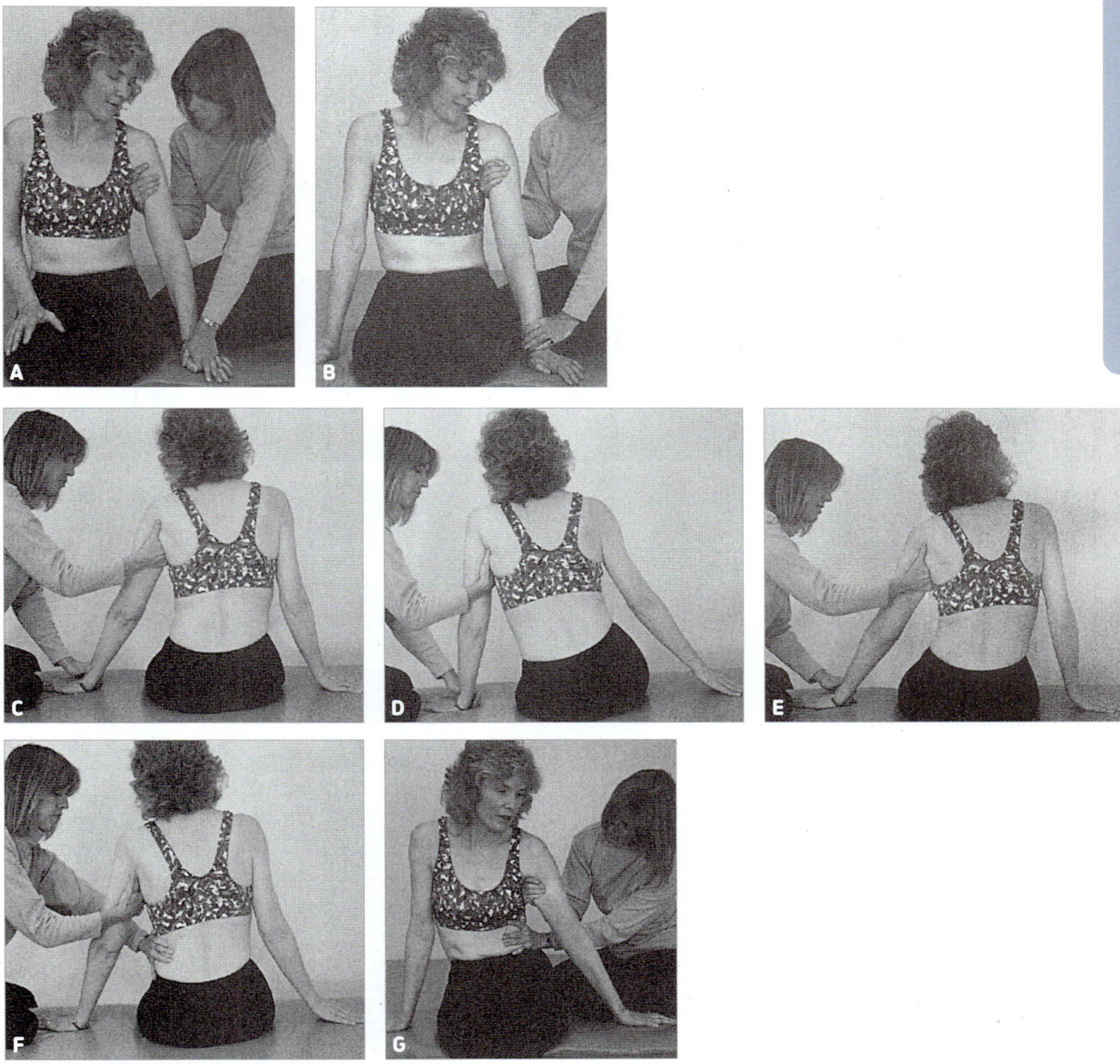

그림 7.47

치료사가 마비측 팔을 보조하는 동안 환자는 능동적으로 몸통을 움직인다. 환자가 몸통과 팔을 협응하여 움직이는 것을 재교육한다. (**A**) 치료사는 겨드랑이/손 잡기를 하여 마비측 팔 움직임을 조절한다. (**B**) 겨드랑이/아래팔 잡기를 한다. 치료사의 두 손은 어깨와 팔꿈치관절을 안정시키면서 (위팔과 아래팔을 따라) 마비측 손으로 압력을 가한다. (**C~E**) 아래몸통에서 시작하는 가쪽 체중이동을 한다. 환자가 왼쪽으로 이동할 때 겨드랑이를 잡은 손은 어깨뼈를 들어 올리면서 위팔을 가쪽돌림하고, 어깨관절 움직임을 조절한다. 왼손으로 체중을 지지하기 위해 매트를 딛고 있는 환자의 왼손을 고정한다. 비마비측으로 체중을 이동할 때 마비측 어깨를 내림시키면서, 손으로 압력을 가한다. 체중을 이동하는 동안 환자는 능동적으로 팔을 밀도록 한다. 팔을 펴고 체중을 지지하는 움직임과 아래몸통에서 시작하는 앞쪽/뒤쪽 움직임이 결합할 수 있도록 재교육한다. (**F**) 치료사는 몸통 가슴우리를 보조하여 몸통폄 움직임을 조절한다(증가시킨다). (**G**) 비손상측으로 체중을 이동하는 동안 척추의 가쪽굽힘을 증가시킨다.

중재 목표: 마비측 팔의 굽힘근 과긴장을 이완시키거나 짧아진 연부조직을 신장시킨다.

중재 방법: 팔을 편 체중지지 움직임은 긴장된 근육을 체계적으로 이완시키고, 팽팽(tight)한 근육을 신장(lengthen)시키기 위해 사용한다. 중재 방법은 위에서 설명했던 아래팔 체중지지와 비슷하다(**그림 7.48**).

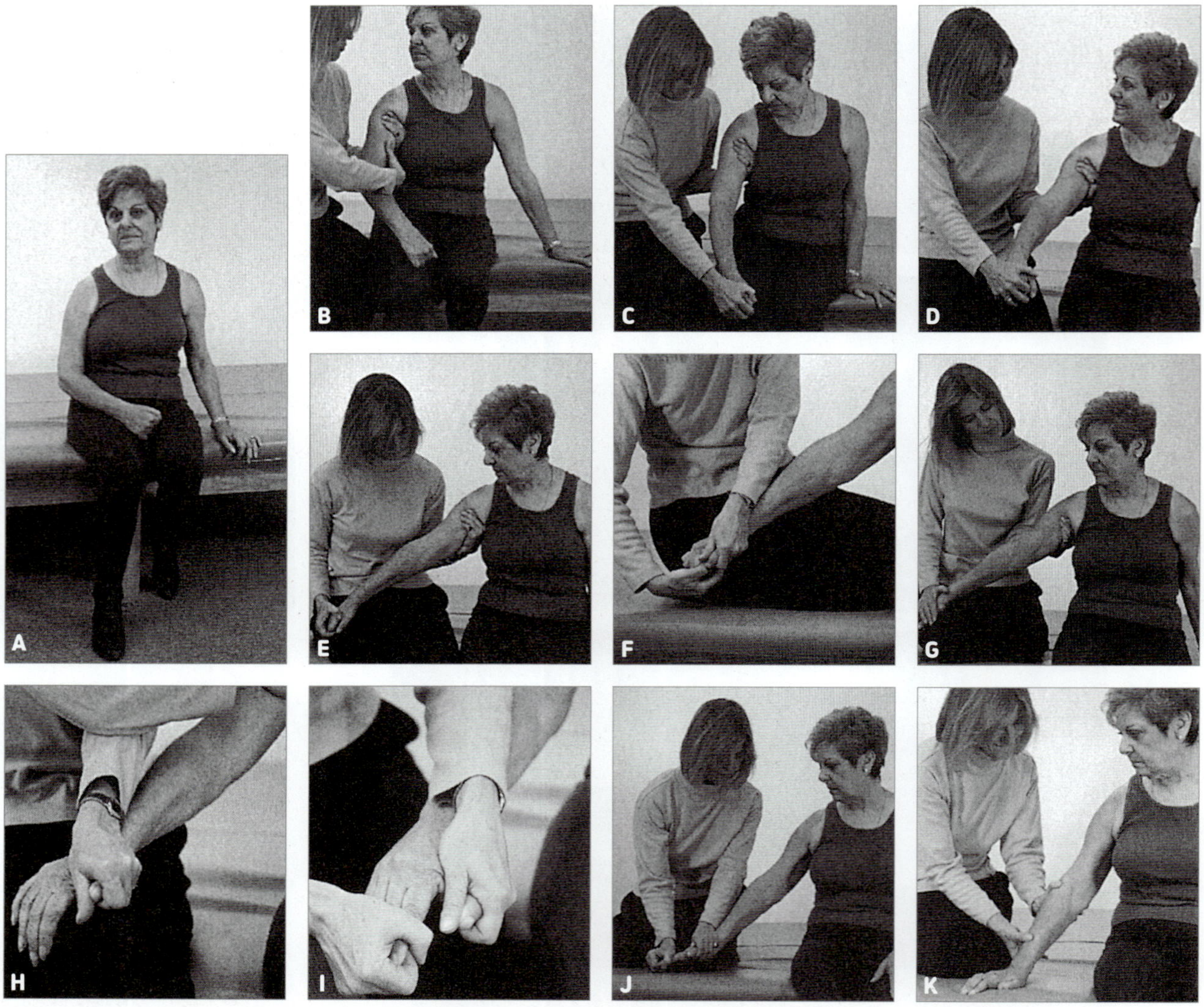

그림 7.48

(A) 중재 전 오른쪽 편마비 환자. **(B)** 어깨뼈의 올림/내림, 벌림/모음 운동성을 향상시키기 위해 겨드랑이 잡기(axillary grip)를 한다. **(C)** 어깨뼈 움직임으로 팔꿈치의 긴장도가 감소되면 팔꿈치를 편다. **(D)** 팔을 벌림하여 치료사 무릎에 놓는다. 손목과 손가락굽힘근이 과긴장되어 펴지지 않는다. 약간 굽힘된 손목과 주먹 쥔 손으로 체중을 지지한다. 팔로 체중을 지지하는 동안 아래몸통에서 시작된 체중이동을 시작한다. **(E)** 근긴장이 감소되면 팔은 더 넓은 범위로 가쪽돌림/수평벌림할 수 있다. **(F)** 팔의 먼쪽부위에서 근긴장이 감소하면 손을 펴게 한다. **(G)** 손가락이 펴진 손으로 체중을 지지한다. **(H)** 손목과 손에서 근긴장이 감소되면 치료사의 다리 위에 손가락을 펴고 놓는다. 매트에 체중을 지지하면서 놓을 수도 있다. **(I)** 무릎에서 매트로 손을 이동시키기 위해 오목위팔뼈관절을 조절하고, 손을 펴서 들어 올리기 위해 양손을 사용한다. **(J)** 손을 펴서 매트에 내려놓는다. **(K)** 몸통 움직임을 반복한다.

중재 방법: 손목과 손가락근육을 완전히 펴지 못해서 주먹을 쥔 손으로 체중을 지지할 수도 있다(**그림 7.49**).

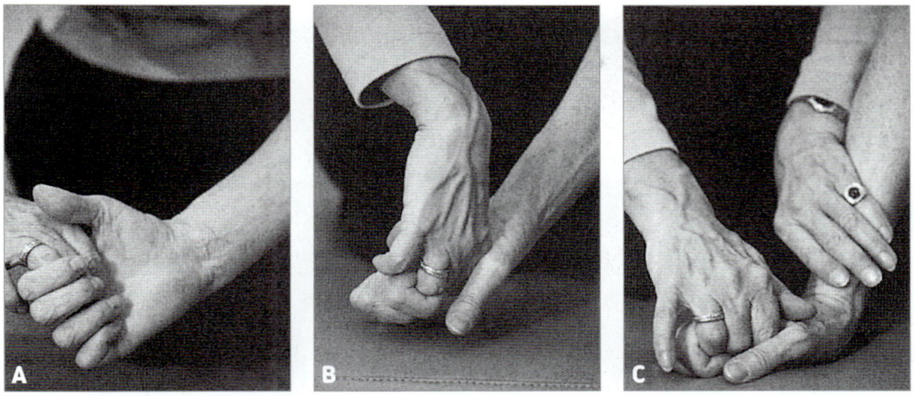

그림 7.49

(**A**) 마비측 손바닥에 치료사 손가락을 놓고, 엄지손가락으로 손등을 잡는다. (**B**) 굽힘된 손목을 폄시킨다. (**C**) 손으로 체중을 지지한다. 손바닥에 대한 치료사의 중재는 체중을 지지하는 동안 손바닥 아치의 소실을 줄인다. 또한 손가락 긴장 완화에 대한 느낌을 공유하면서 매트에서 손을 펼 수 있게 작용한다.

중재 목표: 팔을 편 체중지지 움직임을 기능적인 움직임 패턴으로 재교육한다.

중재 방법: 비마비측 팔의 과제수행을 위해 몸통이 마비측으로 돌림하는 동안 마비측 팔로 체중을 지지한다. 이러한 동작은 다리에서 시작된 마비측으로의 가쪽 체중이동과 협응할 수 있어야 가능하다(**그림 7.50**).

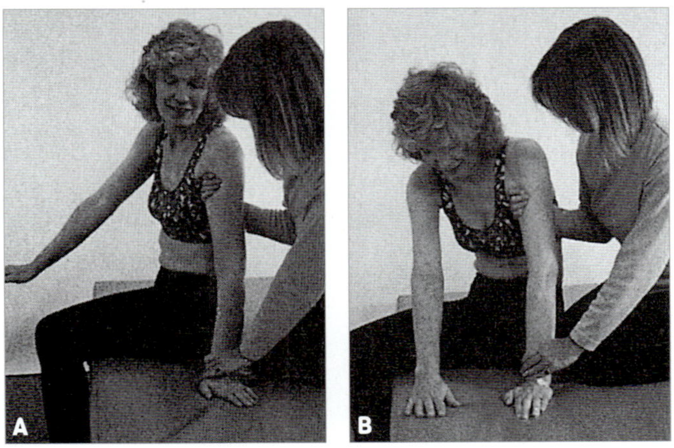

그림 7.50

(**A**) 겨드랑이/아래팔 잡기로 마비측 팔을 보조한다. 머리와 어깨띠를 마비측으로 돌림한다. 마비측 어깨가 뒤로 돌림하면서 비마비측 팔을 들어 올린다. (**B**) 몸통이 굽힘/돌림하면서 비마비측 팔은 체중을 지지한다. 이 자세에서 마비측 어깨띠가 앞쪽으로 움직이면서 팔꿈치를 굽힘시킬 수 있다. 교정된 몸통돌림 패턴과 폄된 팔이 유지되도록 겨드랑이를 잡고 있는 손은 위쪽/뒤쪽으로 들어준다. 환자는 손을 축으로 앞쪽/뒤쪽으로 체중을 이동할 수 있게 된다.

중재 방법: 팔을 편 체중지지 움직임은 앉은 자세에서 일어나는(sit to stand) 기능적인 움직임으로 사용될 수 있다. 체중을 지지하기 위해 팔은 테이블 가장자리에 놓여진다. 마비측 팔을 능동적으로 내림하면서 위몸통에서 시작하여 앞쪽으로 체중을 이동한다. 최소한의 도움으로 이러한 움직임 패턴을 한다면 팔을 누르면서 엉덩이를 들고 일어나는 연습을 한다(**그림 7.51**).

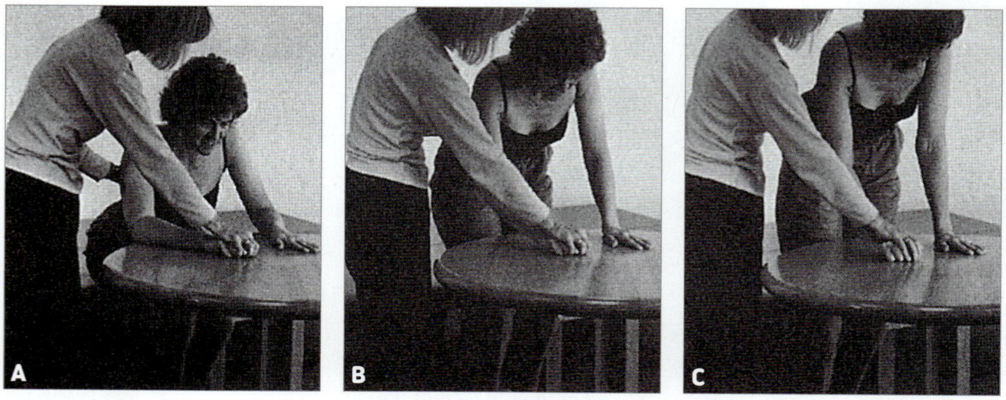

그림 7.51

앉았다 일어나는 동안 체중을 지지하고 있는 팔의 사용

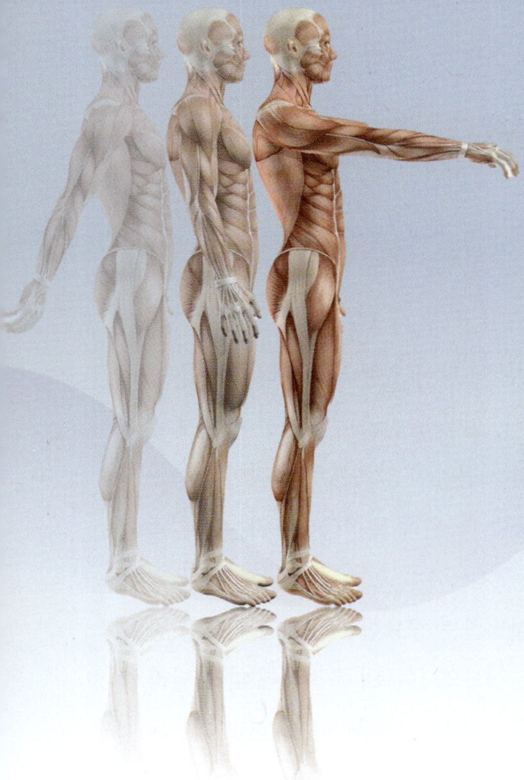

CHAPTER 8

앉은 자세에서 다리 움직임

Lower Extremity Movements in Sitting

앉은 자세에서 다리는 몸통과 팔의 움직임과 협응하고, 몸을 이동시키며 주변 환경의 변화에 능동적으로 대응하기 위해 준비한다. 다리에서의 체중지지 움직임은 앉은 자세에서 팔의 체중지지(7장 참조)처럼 몸통 움직임에 능동적으로 대응하는 역동적인 과정이다. 체중부하는 뇌졸중 환자를 효과적으로 중재하기 위한 중요한 개념이다. 몸통이 움직이면서 체중이 이동되면 다리의 지지근육(supporting muscle)은 능동적으로 근수축(active contraction)한다. 몸통 움직임은 팔 과제(팔 길이보다 멀리 있는 대상으로 팔 뻗기), 팔다리 과제(신발까지 팔을 뻗어서 잡고 신는 것), 기타 움직임 과제(앉은 자세에서 일어서는 움직임)에서 다양하게 나타난다. 앉은 자세에서 몸통 움직임을 재교육하여 엉덩관절과 무릎관절의 근육이 협응하고, 몸통과 다리가 적절히 정렬된다면 결과적으로 엉덩관절과 무릎관절의 근력과 움직임 조절 능력을 회복시킨 것이다. 근활성(muscle activation)을 위한 선행조건에는 볼기뼈절구(acetabulum) 안에 넓적다리뼈의 적절한 위치, 아래몸통과 엉덩관절을 가로지르는 충분한 근육 길이, 체중을 이동하는 동안 능동적인 근수축, 아래몸통에서 시작하는 정상적인 움직임, 위몸통의 정상적인 운동 조절 능력 등이 필요하다.

중추신경계 손상 환자는 다리의 일차 · 이차 손상과 몸통의 기능적 움직임 저하로 인하여 앉은 자세에서 다리의 기능적 움직임이 어렵다. 급성기에서는 척추와 가슴우리의 비정상적인 정렬, 아래몸통에 연결되어 있는 엉덩이의 비정상적인 기울임(pelvic obliquity) 등으로 몸통근육이 약화되고, 자세 조절(postural control)이 불완전하다. 몸통과 엉덩이의 비정상적인 정렬과 움직임은 엉덩관절, 무릎관절, 발목관절, 발의 정렬에 영향을 미친다. 다리의 근력 약화는 앉은 자세에서 체중지지 또는 비체중지지 다리 모두의 움직임 패턴을 방해한다. 근단축(muscle shortening), 근이탈(muscle shifting), 과긴장(hypertonicity) 같은 이차 손상은 다리의 운동 조절 능력과 기능을 상실하게 한다.

이 장에서는 정상 또는 비정상적인 다리의 체중지지 움직임과 비체중지지 움직임 그리고 두 가지 움직임 패턴이 협응하는 기능적 움직임을 분석한다. 몸통과 다리의 움직임 분석이지만 팔의 기능이나 움직임 분석에도 이용할 수 있다. 다리에서 체중이 이동하는 동안 팔은 균형(balance)과 안정성(stability)에 도움을 준다.

앉은 자세에서 다리의 체중지지

1 개념과 원리

앉은 자세에서 다리의 체중지지는 궁둥뼈 결절(ischial tuberosity), 매트와 지면에 닿아 있는 넓적다리와 발을 포함한다. 능동적인 몸통 체중이동은 양쪽 엉덩관절과 협응하는 움직임을 만든다. 발은 골반과 무릎관절 아래에 있어야 체중부하가 크고, 무릎관절보다 앞에 있으면 체중부하가 작다. 넓적다리는 몸통이 앞쪽으로 움직이는 동안 체중부하가 크고, 뒤쪽으로 움직이면 체중부하가 작다. 몸통이 왼쪽으로 이동할 때 왼쪽 넓적다리부위는 오른쪽보다 체중부하가 크다. 반대의 움직임도 동일하다.

이러한 개념은 앉은 자세에서 위/아래몸통과 다리의 능동적인 움직임을 설명하는 중요한 기준이 된다(5장 참조). 다리에 부하되는 체중의 크기와 분포는 다리가 의자, 매트 등에 의지하는 정도와 몸통의 움직임에 따라 달라진다. 체중부하의 양과 분포는 움직임을 위해 필요한 근활성 정도를 결정한다. 그러므로 체중부하 움직임 패턴은 움직임 재교육과 근력 강화를 위한 중재 방법이 될 수 있다.

2 다리 체중지지의 움직임 구성요소

1) 아래몸통에서 시작하는 다리의 체중지지 패턴

(1) 앞쪽 체중이동 – 엉덩관절굽힘 증가

아래몸통에서 앞쪽으로 체중을 이동하는 동안 척추는 펴되고, 무게중심(center of gravity)은 앞쪽으로 이동하며, 넓적다리뼈와 발에 부하되는 체중의 양은 증가한다. 골반의 앞위엉덩뼈가시(anterior superior iliac spine, ASIS)가 앞쪽으로 움직이고, 굽힘된 넓적다리뼈 위로 몸통이 움직임으로써 엉덩관절굽힘이 증가한다(**그림 8.1A**).

■ **기능적인 예**

이러한 움직임은 팔을 앞쪽/위쪽으로 향해 뻗는 동작에서 나타난다. 앉은 자세에서 일어서기를 시작하는 단계이다.

(2) 뒤쪽 체중이동 – 엉덩관절굽힘 감소

아래몸통에서 뒤쪽으로 체중을 이동하면 아래척추의 굽힘은 증가하고, 엉덩이는 뒤로 움직이므로 넓적다리부위와 발에 체중부하는 감소한다. 고정된 넓적다리뼈 위에서 몸통이 뒤로 움직이므로 엉덩관절굽힘이 감소한다(**그림 8.1B**). 중재를 하는 동안 몸통 움직임 조절을 향상시키기 앞쪽과 뒤쪽으로 몸통의 능동적 체중이동을 재교육한다.

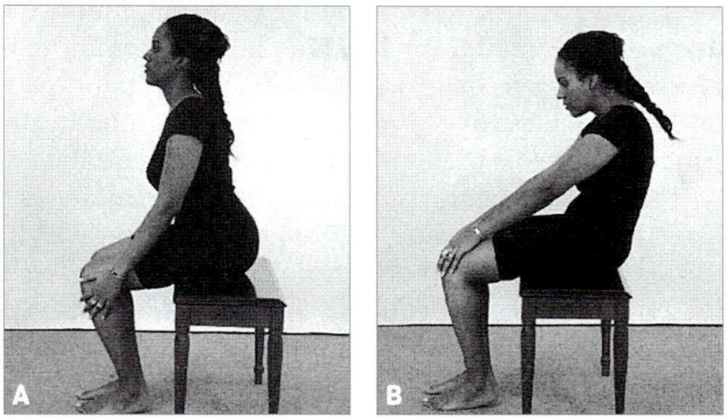

그림 8.1

(**A**) 아래몸통에서 시작된 앞쪽 체중이동(anterior weight shift)은 엉덩관절굽힘을 증가시킨다. (**B**) 아래몸통에서 시작된 뒤쪽 체중이동(posterior weight shift)은 엉덩관절굽힘을 감소시킨다.

■ **기능적인 예**

이런 움직임은 테이블 위에서 아래팔로 체중을 지지한 자세에서 팔을 내리고 바로 앉는 움직임이나, 휴식을 위해서 의자에 몸통을 기댈 때 나타난다.

(3) 가쪽 체중이동 – 엉덩관절의 모음과 벌림

아래몸통에서 시작된 오른쪽 체중이동은 오른쪽 척추는 볼록해지고, 왼쪽 척추는 오목해지는 가쪽굽힘이 나타난다. 오른쪽 엉덩이와 넓적다리로 체중부하가 증가하고, 왼쪽 엉덩이와 넓적다리에서는 체중부하가 감소된다. 오른쪽 엉덩이 아래쪽/내림, 왼쪽 엉덩이는 위쪽/올림하여 기울어지고, 엉덩이 중심점은 오른쪽으로 이동한다. 넓적다리뼈에서는 오른쪽 엉덩관절이 모음되고, 왼쪽 엉덩관절은 벌림된다(**그림 8.2**).

■ **기능적인 예**

이런 움직임은 팔을 펴서 몸을 지지하거나 한쪽으로 팔을 뻗기 위해 사용한다.

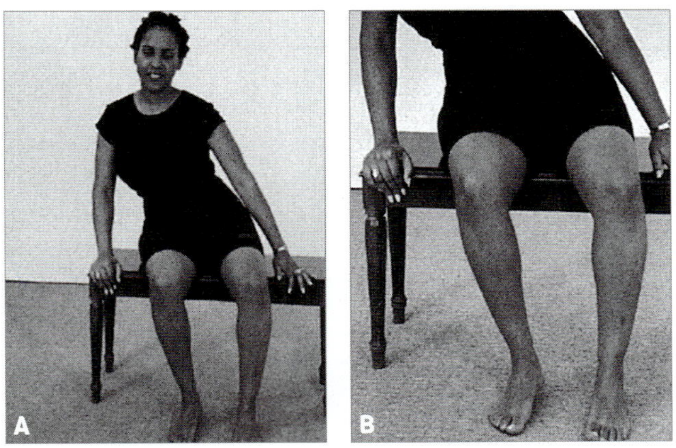

그림 8.2

아래몸통에서 시작된 오른쪽 체중이동은 오른쪽 엉덩관절은 모음, 왼쪽 엉덩관절은 벌림시킨다.

(4) 발이 지지되지 않는 자세에서의 체중이동

체중을 이동하는 동안 발이 지지되지 않으면 다리의 움직임이 더욱 뚜렷하게 나타난다. 발을 지지할 때보다 기저면이 작아졌기 때문에 몸통은 더 능동적으로 움직여야 한다(5장 참조). 아래몸통에서 시작된 앞쪽/뒤쪽 체중이동(anterior/posterior weight shifts)보다 더 많은 무릎관절 움직임이 나타나고, 가쪽 움직임에서도 엉덩관절의 돌림(hip rotation)이 뚜렷하다(**그림 8.3**, **표 8.1**).

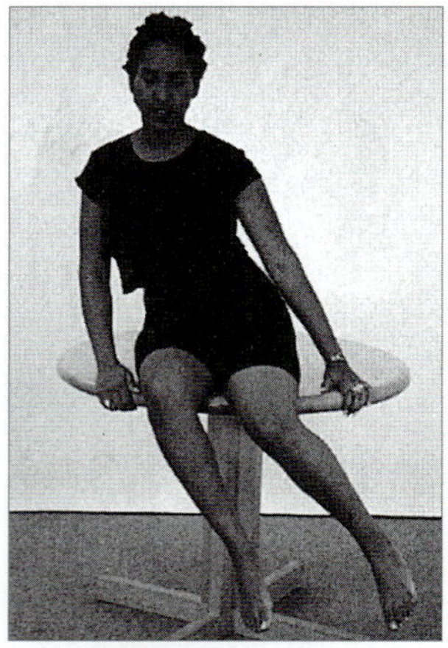

그림 8.3
발의 지지 없이 아래몸통에서 시작되는 오른쪽 체중이동

표 8.1 움직임 요약: 아래몸통에서 시작된 움직임

	몸통	엉덩이	엉덩관절
앞쪽	폄	앞쪽이동	굽힘
뒤쪽	굽힘	뒤쪽이동	굽힘의 감소
가쪽			
체중지지측	척추볼록	가쪽전위된 내림	모음
비체중지지측	척추오목	안쪽전위된 올림	벌림

2) 위몸통에서 시작하는 다리의 체중지지 패턴

위몸통에서 시작하는 움직임이 아래몸통에 영향을 미치는 정도에 따라 다리에 미치는 영향이 달라진다. 위몸통 움직임은 몸통의 구조(body structure)와 유연성(flexibility), 근력(strength) 등에 따라 아래몸통의 움직임을 결정한다. 예를 들어, 경직성 척추는 위몸통의 폄이 증가되어도 아래몸통의 폄과 연결되지 않는다. 유연하지 못한 척추에서는 위몸통 움직임이 아래몸통의 움직임 변화를 일으키지 못하는 것이다.

(1) 앞쪽 체중이동 – 엉덩관절굽힘 증가

위몸통에서 시작하는 앞쪽 움직임은 위몸통을 굽힘시킨다. 엉덩이는 앞으로 움직이고 엉덩관절굽힘은 증가된다. 위몸통의 굽힘이 아래몸통으로 연결되어 굽힘되는 만큼 엉덩이가 앞으로 굽힘된다. 그러나 위몸통의 굽힘이 아래몸통의 굽힘으로 연결되지 않으면 엉덩이가 앞으로 움직여도 척추는 중립(neutral)을 유지한다. 이때 체중은 넓적다리부위와 발 방향 앞으로 이동한다(**그림 8.4A**).

■ **기능적인 예**

바닥으로 팔 뻗기(reaching) 움직임에서 나타난다.

(2) 뒤쪽 체중이동 – 엉덩관절의 최소 변화

위몸통에서 시작하는 뒤쪽 체중이동(upper-trunk-initiated posterior weight shift)은 척추를 폄시키지만

아래몸통과 엉덩이에서는 거의 나타나지 않기 때문에 다리에 미치는 영향은 적다. 아래몸통의 움직임이 없으면 엉덩관절의 근육은 균형 조절을 위해 활성된다.

- **기능적인 예**

천장을 보는 움직임에서 나타난다.

(3) 가쪽 체중이동 – 엉덩관절에 체중부하 증가

위몸통에서 시작하는 가쪽 체중이동은 몸통이 이동하는 쪽의 척추가 오목해지는 가쪽굽힘이다. 위몸통이 엉덩이 위에서 움직이는 동안 엉덩이는 매트 위에서 시작 자세를 유지한다. 이것은 체중이 이동하는 다리로 무게중심이 전위되는 동안 균형을 유지하기 위해 근육이 활성되는 것을 의미한다(**그림 8.4B**, **표 8.2**).

- **기능적인 예**

한쪽 방향 아래쪽으로 팔 뻗기(reaching), 눕기 등에서 나타난다.

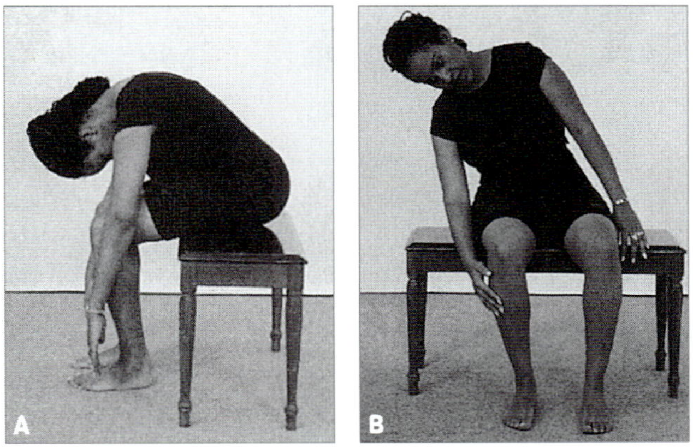

그림 8.4

(A) 위몸통에서 시작되는 앞쪽 체중이동은 엉덩관절을 굽힘시킨다. **(B)** 위몸통에서 시작되는 오른쪽 체중이동은 오른쪽 엉덩관절에 체중부하를 증가시킨다.

표 8.2 움직임 요약: 위몸통에서 시작되는 움직임

	몸통	엉덩이	엉덩관절
앞쪽	굽힘	앞쪽이동	굽힘
뒤쪽	폄	변화 적음	움직임 적음
가쪽			
체중지지측	척추오목	변화 없음	체중지지 증가
비체중지지측	척추볼록	변화 없음	체중지지 감소

3 수행능력을 감소시키는 중요한 손상

1) 엉덩관절 약화와 움직임 조절 상실

마비측 엉덩관절의 근력이 약하고, 움직임 조절 능력이 상실되면 관절의 안정성은 저하되고, 독립적으로 앉아서 자세를 유지하기 어렵다. 따라서 체중을 마비측으로 이동하는 움직임을 회피함으로써 비대칭적인 몸통과 엉덩이 자세(pelvic positions)를 만들게 된다. 비마비측으로 중심이 이동하거나 고정되면 마비측의 척추는 더욱 오목해지고, 마비측 엉덩이는 올림된다. 넓적다리 체중부하도 균등하지 않고, 엉덩관절도 벌림/가쪽돌림이 증가된다(**그림 8.5**).

몸통이 지나치게 가쪽굽힘하고, 엉덩관절근육이 약하면 엉덩이는 뒤쪽돌림(backward rotation)하고, 넓적다리뼈는 벌림된다. 넓적다리뼈가 벌림된 자세는 가쪽 체중이동(lateral weight shift)을 방해하여 엉덩관절근육을 강화하기 위한 몸통 움직임 재교육이 어렵다. 엉덩관절의 심한 근력 저하는 상대적으로 비마비측 근조직을 팽팽하게(tightness) 만들기 때문에 비마비측으로 가쪽 체중이동을 하기 위해서는 마비측 엉덩이를 앞으로 돌림시키고, 넓적다리뼈는 모음된다. 엉덩이의 근력 저하를 해결하기 위해서는 비대칭(asymmetries)을 교정하고, 아래몸통과 엉덩이가 협응하여 움직일 수 있도록 재교육해야 한다. 몸통에서 시작하는 움직임은 엉덩관절의 정렬과 움직임을 재교육하는 중재가 될 수 있다(**그림 8.6**).

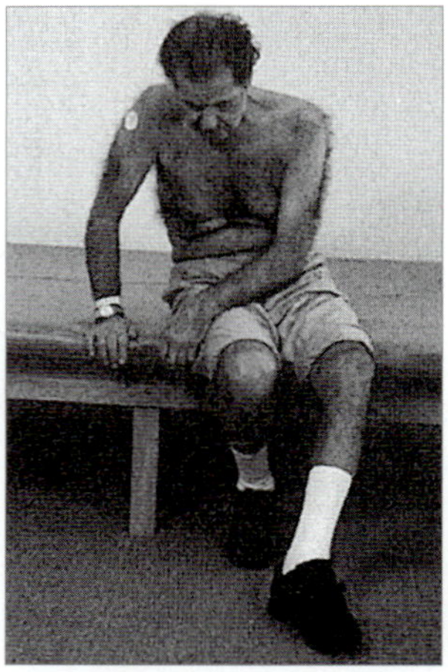

그림 8.5

엉덩관절에 심한 근력 약화와 움직임 조절 능력 상실이 있는 왼쪽 편마비 환자. 체중은 오른쪽으로 이동되었고, 척추는 왼쪽이 오목한 가쪽굽힘되고, 엉덩이는 왼쪽으로 올림되어 있다. 왼쪽 엉덩관절은 매트에 닿아 있지 않다. 왼쪽 넓적다리는 과도하게 벌림, 가쪽돌림되어 있다.

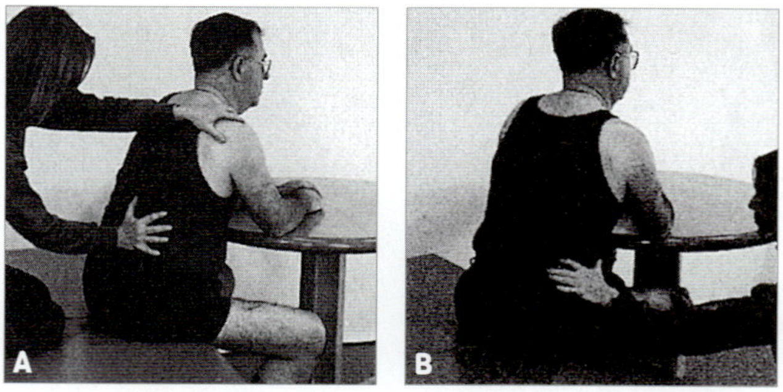

그림 8.6

(A) 엉덩관절 체중지지 움직임 재교육. 아래몸통 가쪽 체중이동을 재교육하는 동안 위몸통을 안정시키기 위해 아래팔로 체중을 지지한다. 치료사의 오른손은 아래몸통에서 오른쪽 엉덩관절이 있는 대각선 방향으로 아래쪽/가쪽으로 압력을 준다. 왼손으로는 위몸통이 위쪽/가쪽으로 움직이도록 유도하고, 아래몸통에서 시작된 움직임을 도와준다. **(B)** 몸통 움직임 재교육을 위해 엉덩관절을 재정렬한다. 왼손으로 아래몸통 움직임을 조절하고, 오른손으로 넓적다리의 자세를 정렬한다. 약한 엉덩관절이 지지될 수 있도록 가쪽 움직임의 크기를 조절한다.

움직임 재교육을 하는 동안 과도한 이동(over–shifting) 또는 기울어짐을 해결하기 위하여 몸통 움직임 범위를 결정해야 한다. 몸통의 과도한 이동 또는 기울어짐은 엉덩관절인대(hip ligaments)에 '걸림(hanging)' 또는 엉덩관절벌림근의 신장 약화(stretch weakness)를 만든다. 앉은 자세에서 엉덩관절근육의 강화를 위해 몸통과 다리의 대칭되게 정렬하고, 정상적인 움직임 패턴을 재교육해야 한다.

엉덩관절근육 약화는 앉은 자세에서 비정상적인 엉덩관절 자세를 만든다. 몸쪽부위 정렬의 문제(proximal alignment problem)는 다리의 앞 부분에서 정렬 이상(alignment disturbances)으로 나타난다. 엉덩관절이 벌림되고, 발이 바닥에 닿아 있으면 다리와 발은 안쪽번짐(inversion)으로 놓여진다. 이러한 자세는 발 앞쪽부분의 근육 긴장도(tension)를 증가시킨다. 무릎과 발을 정렬해 준다(**그림 8.7**).

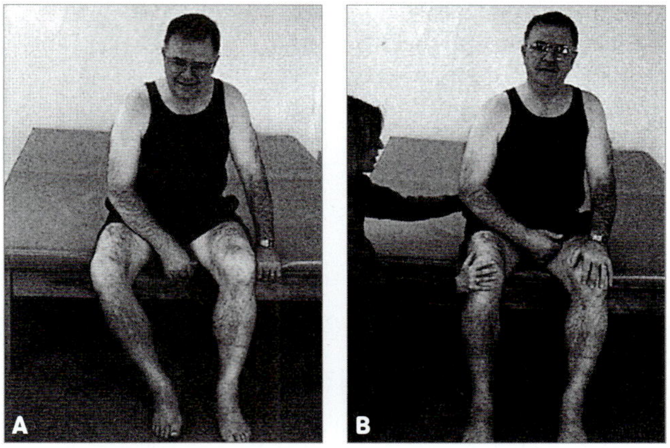

그림 8.7

근육 약화로 엉덩관절이 벌림/가쪽돌림된 오른쪽 편마비 환자. 다리와 발의 비대칭을 만든다. 엉덩이와 넓적다리의 재정렬은 발목/발 위치를 바르게 한다.

2) 몸통 조절과 정렬의 상실

몸통의 근력 저하(weakness), 움직임 조절 상실, 비대칭 자세(postural asymmetries) 등으로 인한 비전형적인 움직임 패턴은 엉덩이에서의 불균등한 체중부하로 나타난다(**그림 5.16A~F** 참조). 일반적으로 몸통 가쪽굽힘은 엉덩이를 올림/뒤쪽돌림시키고, 엉덩관절은 과도한 벌림을 만든다. 가슴우리의 뒤쪽돌림과 골반의 앞쪽돌림은 엉덩관절을 과도하게 모음시킨다. 엉덩이의 뒤쪽돌림은 일반적으로 몸통을 과도하게 굽힘시키고, 엉덩관절을 벌림시키는 비정상 움직임 패턴이다. 이러한 비정상적인 엉덩관절 자세는 몸통 조절 능력의 상실을 대신하는 비마비측의 보상적(compensatory)인 체중이동 때문이다. 몸통 비대칭이 교정되지 않고 지속된다면 엉덩관절 위에서 몸통 움직임 재교육이 어려워진다. 중재를 시작하기 전에 몸통과 엉덩관절을 평가하는 것은 중요하다. 몸통 비대칭과 근력 저하는 엉덩이와 엉덩관절의 비정상적인 움직임 패턴으로 뚜렷하게 나타난다. 서로 다른 손상 사이의 관계를 규명하지 못하면 기능적 수준 향상을 위한 중재 계획 설정에서 오류를 범할 수 있다(**그림 8.8**).

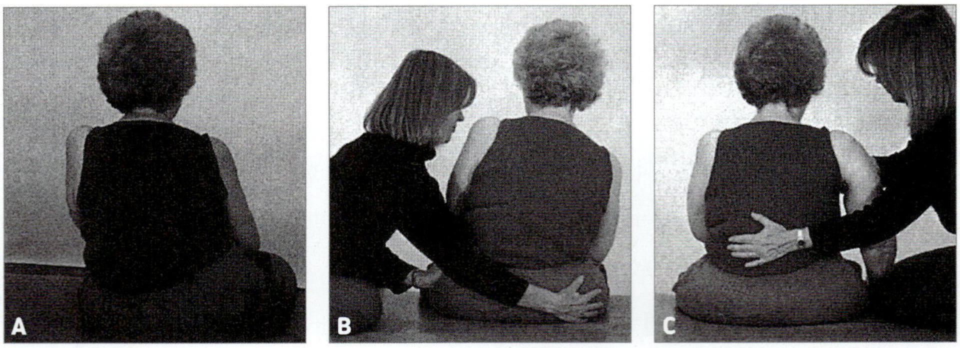

그림 8.8

(A) 오른쪽 편마비 환자의 앉은 자세. 오른쪽 엉덩이가 올림되어 있고, 왼쪽 엉덩이에 체중부하가 크다. (B) 엉덩이와 엉덩관절을 재정렬한다. 엉덩이가 중립 자세로 정렬되면 몸통 자세도 뚜렷하게 볼 수 있다. 위몸통은 오른쪽이 오목하게 가쪽굽힘되고, 엉덩이 앞쪽이 돌림한다. (C) 움직임 재교육을 하기 전에 엉덩이와 몸통을 재정렬한다. 잘 정렬된 자세에서 체중을 지지하고, 엉덩이 근력 강화를 위하여 몸통에서 시작하는 움직임을 반복한다. 치료사의 왼손은 환자의 오른쪽 엉덩관절을 가쪽 아래방향으로 유도하고, 오른손은 어깨뼈 위쪽과 몸통 앞면에서 몸통 중립 자세를 위하여 위몸통을 뒤/위 방향으로 돌림하고, 가쪽굽힘하도록 유도한다.

앉은 자세에서 체중부하된 다리의 움직임 중재는 몸통 정렬의 교정과 몸통 움직임 패턴을 재교육하고 시작한다. 이것은 가쪽 움직임에서 분명하게 나타난다. 아래몸통의 가쪽 움직임을 척추 부정렬의 교정 없이 실행한다면 가쪽 엉덩관절근육의 움직임 재교육이나 근력 강화가 어려워진다. 척추가 과도하게 가쪽굽힘되면 중력중심(center of gravity)이 정상위치를 벗어나기 때문에 가쪽근육이 강해질 수 없다. 위몸통과 엉덩이의 보상 움직임은 가쪽 엉덩관절근육의 움직임을 방해한다(**그림 8.9**).

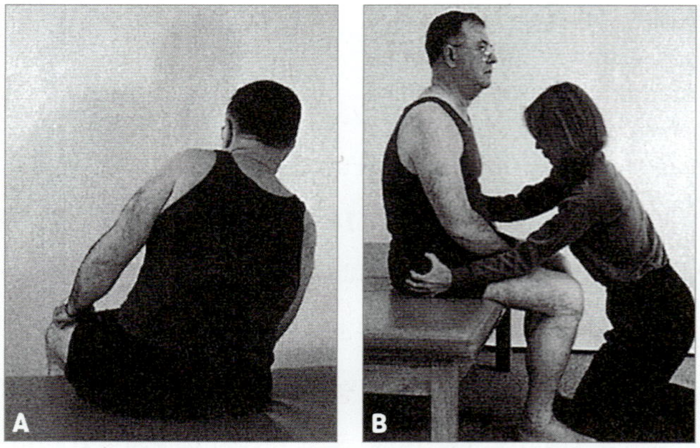

그림 8.9

(A) 오른쪽 편마비 환자. 척추가 과도하게 굽힘된 자세에서 위몸통이 가쪽으로 움직인다. 부적절한 위몸통 움직임과 엉덩이의 오른쪽 뒤를 확인한다. (B) 왼손으로 가쪽 엉덩이의 안정성을 보조하고, 오른손은 등뼈 아래에서 척추폄을 유도한다.

3) 과긴장

앉은 자세에서 아래몸통에서 시작하는 가쪽체중지지 움직임 동안 팽팽한 넓적다리근막긴장근(tensor fascia lata)의 영향으로 무릎관절이 펴된다. 이런 무릎관절 폄은 경직(spasticity)으로 판단될 수 있지만, 비정상적인 자세 정렬과 과도한 신장으로 인한 과긴장(hypertonicity) 때문에 나타나는 자세이다. 아래몸통이 뒤쪽으로 움직이는 동안에도 무릎관절은 예상치 않게 펴질 수 있다. 이때는 넓적다리곧은근(rectus femoris muscle)의 팽팽함 때문에 발생한다. 무릎관절을 구부리고 뒤로 기댈 때 넓적다리곧은근의 정상적인 신장 범위를 넘게 되어 무릎관절은 강하게 폄된다(**그림 8.10**).

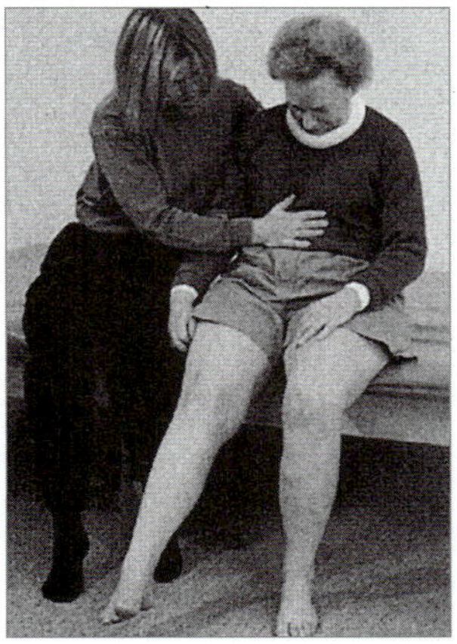

그림 8.10

오른쪽 편마비 환자. 아래몸통을 뒤쪽으로 움직임을 시작한다. 넓적다리곧은근의 팽팽함으로 무릎이 과도하게 폄된다.

4) 엉덩관절의 근육 단축과 비정상적인 정렬

엉덩관절의 비정상적인 정렬은 움직임 회복과 균형 조절을 방해한다. 앉은 자세에서 엉덩관절의 정렬은 몸통 정렬과 움직임 조절 능력에 의존한다. 몸통과 엉덩관절이 재정렬되지 않으면 엉덩이, 엉덩관절, 무릎관절의 근육이 단축된다. 근육 단축(muscle shortening)은 몸통과 엉덩관절 모두에서 효율적인 근활성(muscle activation), 근력 강화(strengthening), 기능적 움직임 재교육을 방해하는 이차 손상이다. 엉덩관절의 비정렬은 서기와 앉기에서 차이가 있다. 이는 엉덩관절과 무릎관절을 지나는 두관절근육(large two-joint muscles)의 길이가 엉덩관절과 무릎관절 각도에 따라 달라지기 때문이다. 엉덩관절의 굽힘 또는 폄에서 다양한 정렬 장애(disturbances)를 만든다. 단축된 몸통과 엉덩이근육은 앉은 자세에서 엉덩관절의 비정상적인 정렬의 원인이기도 하다.

아래몸통에서 시작하는 앞쪽 체중이동은 몸통을 앞으로 움직임으로써 슬괵근(hamstring muscles)을 팽팽하게 하여 마비측 무릎관절을 강하게 굽힘시킨다. 위몸통에서 시작하는 움직임에서 허리네모근(quadratus lumborum muscle)이 과긴장되면 가슴우리나 엉덩이를 뒤쪽돌림시킨다. 두 가지 경우에서 모두 엉덩이는 올림되고, 엉덩관절과 넓적다리는 매트에서 안정된 자세를 유지하지 못한다.

엉덩이와 엉덩관절의 비정렬은 마비된 엉덩관절과 넓적다리에 체중부하가 되지 않거나 부족하면 분명해진다. 근력 강화를 위한 근 재교육을 하기 전에 엉덩관절, 엉덩이, 몸통을 재정렬해야 한다(**그림 8.11**).

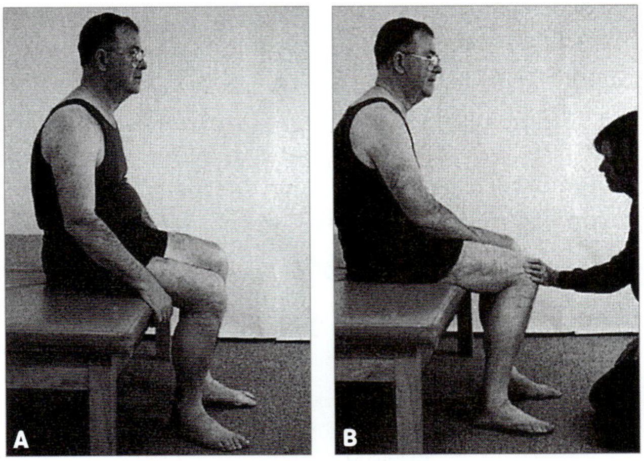

그림 8.11

(A) 오른쪽 편마비 환자. 가쪽 넓적다리의 팽팽함으로 오른쪽 다리가 벌림된다. **(B)** 넓적다리를 모음시키면 가쪽근육의 팽팽함이 확인된다. 가쪽근육의 과긴장은 넓적다리를 모음하면 엉덩이가 앞쪽으로 돌림되는 원인이 된다.

4 평가지침

몸통에서 시작하는 체중이동 동안 다리의 움직임 평가는 앉은 자세에서 몸통 움직임 평가부터 시작해야 한다(**글상자 8.1**).

글상자 8.1 다리 체중부하 움직임의 평가

Ⅰ. 앉아 있는 동안 몸통, 엉덩이, 엉덩관절의 시작 자세를 기록한다.

Ⅱ. 엉덩이 자세를 교정하는 동안 몸통 자세는 변화되는가? 몸통 자세를 기록한다.
넓적다리뼈/엉덩관절의 정렬은 변화되는가?

Ⅲ. 몸통에서 시작된 움직임 동안 다리에서 협응하는 움직임은 있는가?
다리/몸통의 움직임에 대해서 팔의 협응된 움직임은 좋은가?

Ⅳ. 몸통에서 시작되는 움직임 동안 팔다리의 자세와 협응하는 움직임을 기록한다.

5 중재 목표

1) 기능적 목표

앉은 자세에서 다리 체중부하 움직임 재교육은 다음의 기능적 움직임 목표를 달성하기 위해 필수적이다.

1. 안전하게 앉아 균형을 유지하면서 몸통과 팔의 움직임에 정상적으로 반응할 수 있는 능력을 회복한다.
2. 앉은 자세에서 안전하게 기능적 움직임으로 과제를 수행하는 능력을 회복한다.

2) 중재 목표와 기술

중재 초기 단계에는 다리와 몸통의 자세 정렬과 관절 가동성(mobility)을 유지해야 한다. 몸통 움직임 조절은 다리에서 기능이 회복되는 동안 이차 손상을 방지하기 위해 선행되어야 한다. 중간(intermediate)과 장기(long)의 중재 목표는 움직임 결손만큼 근육 단축, 경직, 관절의 부정렬을 해결하기 위해 설정해야 한다.

중재 목표: 몸통에서 시작하는 움직임 동안 엉덩관절과 무릎관절 체중부하 움직임을 재교육하고, 근력을 강화하기 위해 몸통과 엉덩관절의 정렬을 교정한다.

중재 방법: 마비측 팔을 보조하고, 다리에 체중부하를 하면서 몸통 교정과 엉덩관절근육을 강화하기 위해 다리 위치를 교정한다(**그림 8.12**).

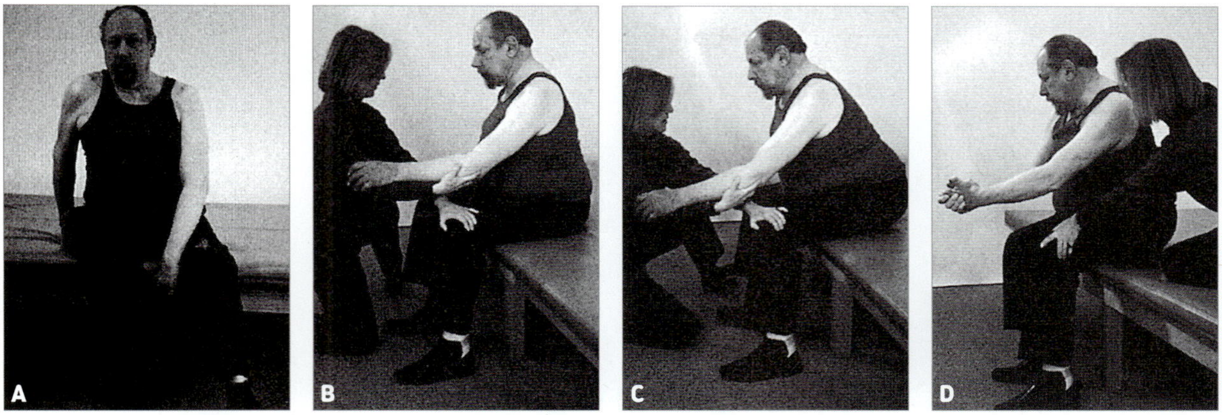

그림 8.12

(A) 근육 약화가 심한 왼쪽 편마비 환자. 몸통과 다리의 비대칭은 앉은 자세에서 왼쪽 다리에 체중부하를 감소시킨다. (B & C) 환자의 아래팔을 오른팔로 보조하면서 어깨관절의 과도한 안쪽돌림을 교정해 준다. 위몸통의 앞쪽/가쪽굽힘을 재정렬하기 위해 치료사의 오른손으로 환자 위팔뼈를 위몸통 방향으로 가볍게 밀어준다. 왼손으로는 넓적다리가 중립 자세가 되도록 모음하고, 정강뼈를 발쪽으로 가볍게 눌러준다. 아래몸통에서 앞쪽으로 움직임을 시작하도록 보조한다. 엉덩관절굽힘을 증가시키는 중재이다. 움직임 동안 몸이 왼쪽으로 기울어지지 않게 몸통과 다리를 중심선에서 유지한다. (D) 앞/뒤 체중이동을 하면서 몸통과 다리 자세를 조절한다. 몸통과 팔을 대칭으로 유지하도록 양손을 잡고, 치료사는 환자의 뒤에서 다리 자세를 보조한다. 몸통과 다리 움직임을 동시에 활성시키는 자세이다, 몸통 움직임 재교육 또는 앉은 자세에서 일어서는 움직임을 준비한다.

중재 목표: 약한 근육이 강화될 수 있도록 짧아진 근육을 신장시킨다.

중재 방법: 위몸통에서 시작하는 움직임 동안 팽팽한 가쪽 다리근육을 신장시키고, 몸통과 엉덩이 자세를 교정함으로써 엉덩관절모음근과 벌림근을 강화시킨다(그림 8.13).

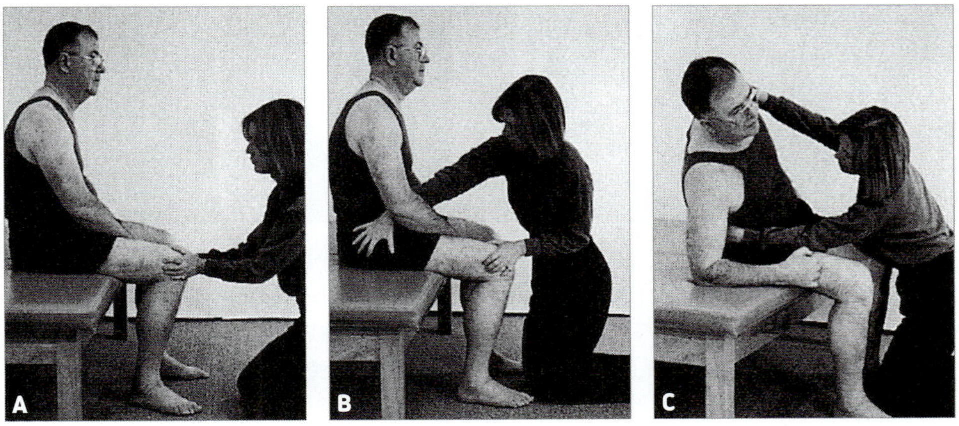

그림 8.13

(A) 다리를 모음하고, 가쪽 엉덩관절근육의 과긴장(팽팽함의 정도)을 평가한다. (B) 치료사의 왼손은 넓적다리 먼쪽을 모음시키면서 오른손으로는 엉덩이가 앞쪽돌림하지 않도록 오른쪽 엉덩관절을 안정시키고, 아래쪽으로 가볍게 눌러준다. 양손으로 연속하여 넓적다리 가쪽근육을 부드럽게 신장시킬 수 있다. (C) 위몸통에서 시작하는 가쪽 움직임을 재교육한다.

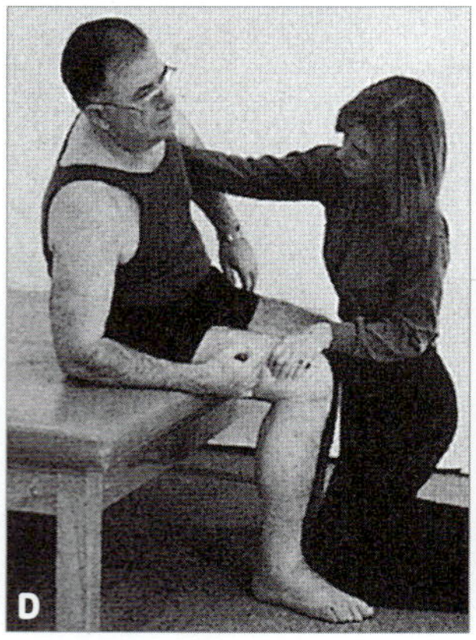

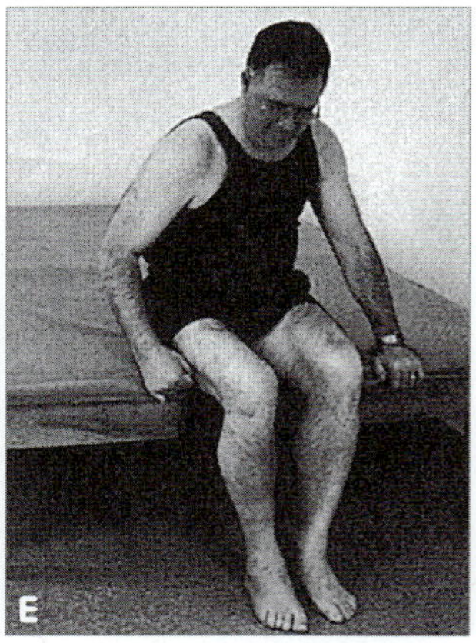

그림 8.13 (계속)

(D) 오른쪽 엉덩이에 체중부하가 커지는 위몸통 움직임을 하는 동안 오른쪽 넓적다리 가쪽근육의 신장을 위해 엉덩관절을 모음시킨다. (E) 넓적다리 가쪽근육을 신장시키는 중재 후에 엉덩관절의 모음을 반복할 수 있다. 위몸통을 앞으로 움직이기 위해 집중하지만 여전히 어렵다.

중재 방법: 다리근육을 활성하고 강화하기 위해 아래팔로 체중을 지지하고, 아래몸통에서 시작하는 움직임 패턴을 재교육한다. 아래몸통에서 시작하는 가쪽 움직임을 하는 동안 팽팽한 가쪽 다리근육을 신장시킨다. 팽팽한 다리근육을 신장시키기 위해 엉덩이/엉덩관절 자세를 정렬하고, 몸통 움직임을 재교육한다(**그림 8.14**).

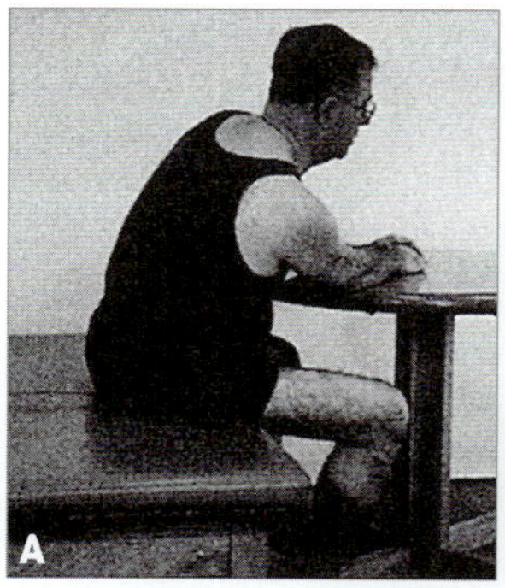

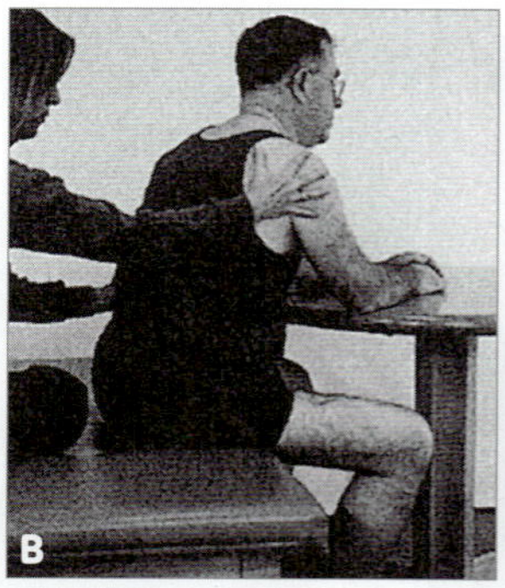

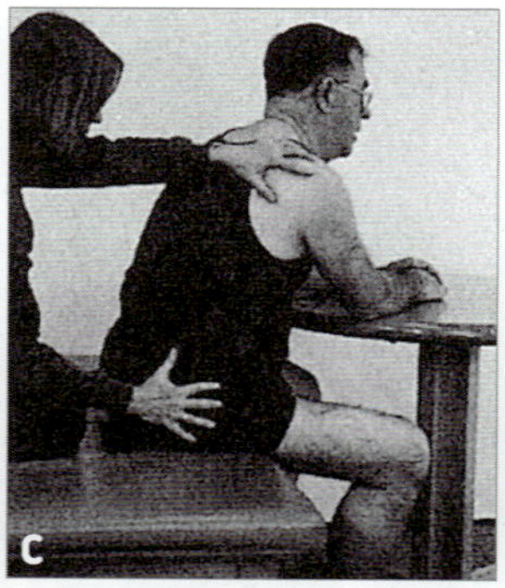

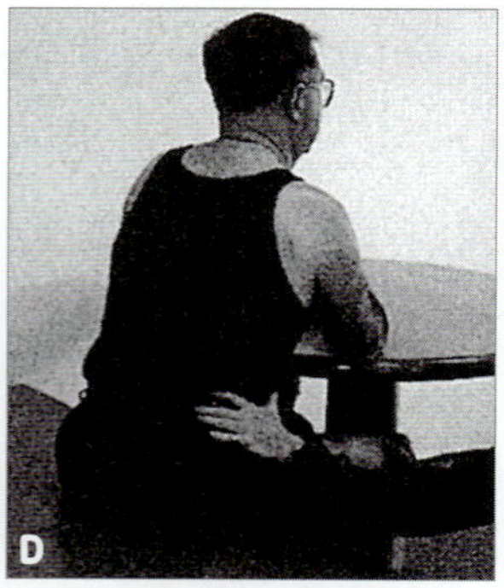

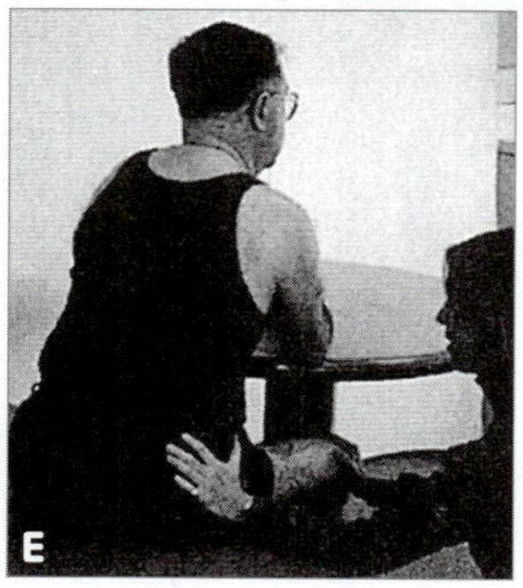

그림 8.14

(A) 아래팔로 체중을 지지하고, 아래몸통이 오른쪽으로 움직이는 오른쪽 편마비 환자. (B) 몸통을 정렬하고, 움직임 패턴을 재교육한다. 왼손은 왼쪽 가슴우리 아래쪽/가쪽에서 오른쪽 엉덩관절 가쪽/아래쪽으로 압력을 준다. 오른쪽 체중이동이 과도하지 않게 오른손으로 몸통을 보조한다. 양손으로 몸통 움직임 패턴을 재교육하면서 오른쪽 엉덩관절의 움직임을 조절한다. (C) 치료사의 오른손은 오른쪽 엉덩관절과 엉덩이 움직임을 조절한다. 왼손으로는 위몸통 자세를 정렬한다. (D) 몸통 움직임을 반복하면서 엉덩관절과 무릎관절을 연결하는 팽팽한 근육을 신장시킨다. 근육을 신장시키기 위해 왼손으로 엉덩이를 안정시키고, 오른손으로 넓적다리를 움직인다. (E) 약간 신장된 근육을 고정시키고, 몸통을 가쪽으로 체중이동시켜서 가쪽 엉덩관절근육을 신장시킨다. 환자가 오른쪽으로 움직이는 만큼 오른쪽 척추가 볼록해지는 변화를 확인한다.

중재 목표: 몸통과 다리 움직임 재교육을 위해 기능적 과제를 수행한다. 아래몸통에서 시작하는 가쪽 움직임과 위몸통에서 시작되는 움직임 동안 몸통과 엉덩관절 움직임 요소를 재교육한다. 무릎관절 과긴장을 감소시키기 위해 팽팽한 엉덩관절과 무릎관절근육을 신장시킨다.

중재 방법: 신발을 신는 기능적 움직임 동안 몸통과 다리의 움직임 요소를 재교육한다(**그림 8.15**).

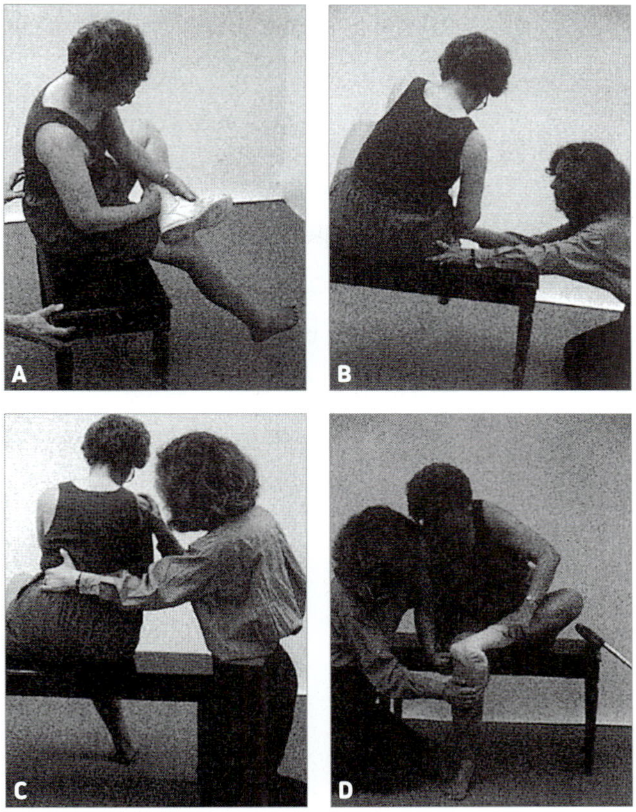

그림 8.15

(A) 왼쪽 신발을 신기 위해 아래몸통에서 오른쪽/가쪽으로 체중을 이동하는 오른쪽 편마비 환자. **(B)** 뒤쪽에서 본 모습. 불안정한 몸통 구성요소: 아래몸통에서 오른쪽/가쪽으로 체중을 이동하면 척추가 왼쪽으로 볼록해진다. 왼쪽 골반에 체중을 싣지 못하고, 척추가 오른쪽에서 오목하게 되며, 오른쪽 다리는 바닥에서 떨어져 펴된다. **(C)** 왼쪽 다리를 오른쪽 다리 위에 놓을 때 몸통 체중이동을 보조한다. 왼손으로 아래몸통에서 가쪽으로 체중이동을 도와준다. 엉덩이의 왼쪽이 올림할 때 오른쪽 엉덩관절에서 대각선 아래쪽으로 눌러준다. 오른쪽 엉덩관절에 체중이 부하되면 오른쪽 다리가 펴되지 않고 바닥에 유지된다. 치료사는 오른손으로 환자의 오른쪽 몸통이 위쪽으로 움직이도록 보조하고, 척추가 오른쪽으로 볼록해지고 가쪽으로 척추가 이동되면 오른쪽 엉덩관절 위에서 몸통이 바른 자세를 유지하도록 도와준다. **(D)** 치료사는 환자의 옆에서 움직인다. 왼손은 아래몸통에서 시작되는 움직임을 보조하고, 오른손은 환자가 양말을 당기기 위해 몸통을 앞쪽으로 기울일 때 다리가 바닥에 유지되도록 도와준다. 안쪽 뒤넓적다리근과 넓적다리곧은근을 점진적으로 신장시키기 위해 가쪽 움직임의 속도와 크기를 양손으로 조절한다.

다리 움직임

1 개념과 원리

우리는 일상생활에서 편안하게 앉거나 자세를 변경하기 위해 다리를 움직인다. 양말이나 신발 신기, 바지 입기, 물건을 몸에서 내려놓기, 몸으로 가져오기, 의자에서 몸통을 움직이기 등을 위해 다리를 움직인다. 앞에서 설명한 것처럼 몸통의 체중이 부하되는 엉덩관절의 능동적인 근수축은 안정적인 기저면(stable base)을 제공하는 다리의 움직임 패턴 회복에 필수적이다. 비체중지지 다리의 움직임에서 중요한 전제 조건은 정상적인 몸통 조절이다. 앉은 자세에서 기능적인 다리 들기는 안정되고 능동적인 몸통 움직임이 있어야 한다. 한쪽 다리를 들면 몸통 기저면은 좁아진다. 몸통이 균형을 잡는 동안 위몸통은 아래몸통 위에서 정렬을 유지해야 한다. 몸통 움직임 조절은 다리 움직임과 협응하기 위해 중요하다. 균형과 안정을 제공하는 몸통의 근력 약화와 불충분한 움직임 조절 능력으로는 마비된 다리를 들기 어렵다. 마찬가지로 몸통 체중을 지지하는 다리의 움직임 조절이 충분하지 않다면 비마비측 다리를 들어 올리는 것 또한 어렵다. 다음의 분석은 앉은 자세에서 다리를 움직일 때의 움직임 구성요소를 설명하였고 비체중지지 움직임 동안 몸통, 골반, 다리의 관계를 설명하였다.

2 다리의 움직임 구성요소

1) 엉덩관절 움직임

(1) 굽힘

앉은 자세에서 엉덩관절굽힘은 앉아 있는 면(sitting surface)에서 넓적다리를 들어 올리는 것이다. 앉은 자세에서 엉덩관절굽힘의 처음 시작에서는 엉덩이가 빠르게 고정되지만 엉덩관절굽힘이 계속되어 넓적다리가 들려지면 엉덩이가 뒤쪽기울임되면서 몸통이 함께 기울어진다. 다리가 높이 올라갈수록 체중은 뒤로 이동하고, 등뼈는 엉덩이 움직임과 반대 방향으로 굽힘된다(**그림 8.16**).

엉덩관절을 굽히고, 발을 바닥에서 들어 올리는 움직임에는 여러 가지 패턴이 있다. 무릎관절을 굽히고 엉덩관절을 굽힘하면 발을 몸 가까이 가져오는 패턴이다. 무릎관절을 곧게 폄하여 엉덩관절을 굽힘하면 발을 몸에서 멀어지게 한다. 무릎관절과 발의 움직임 패턴의 다양성은 독립된 기능적 움직임을 위해 중요하다. 엉덩관절을 굽힘하여 다리를 들어 올리는 동안 발목관절은 대체로 발등굽힘한다.

■ 기능적인 예

엉덩관절과 무릎관절의 협응된 굽힘은 다리 꼬고 앉기와 신발 끈 묶기를 위해 발을 몸 가까이 가져올 때 나타나고, 엉덩관절굽힘과 무릎관절의 폄이 협응하는 움직임은 발판(foot stool) 위로 다리를 들어 올릴 때 나타난다.

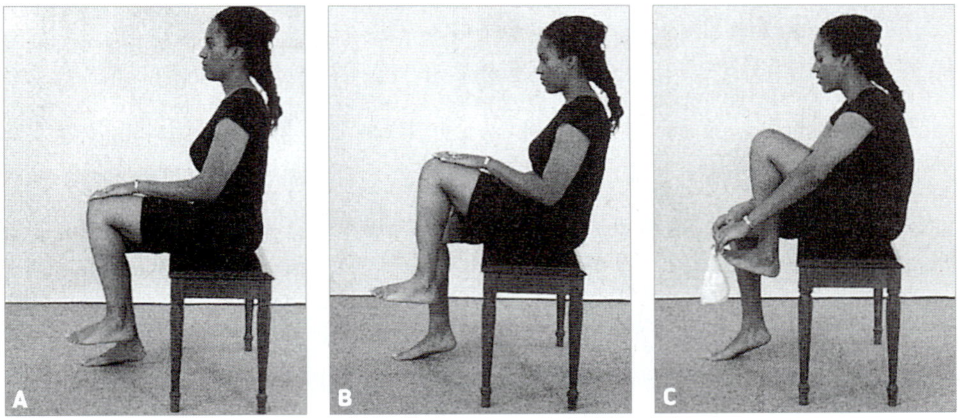

그림 8.16

(A) 앉은 자세에서 정상적인 엉덩관절굽힘. **(B)** 엉덩관절굽힘 증가가 되면 몸통과 엉덩이가 뒤쪽으로 체중이동된다. **(C)** 엉덩관절굽힘이 계속 커지면 등뼈굽힘에 의해 완성된다. 발등굽힘을 확인한다.

(2) 벌림과 모음

엉덩관절이 90° 굽힘되어 있고, 넓적다리가 앉아 있는 면에 지지되어 있다면 엉덩관절벌림은 약 60°, 모음은 30° 정도 가능하다. 이 면(plane)에서 엉덩관절이 움직일 때 엉덩이는 고정되고, 넓적다리는 지면에서 미끄러지듯이 움직인다. 넓적다리가 가쪽으로 움직이면 발 가쪽번짐(eversion)과 엉덩관절벌림이 나타나고, 넓적다리가 안쪽으로 움직이면 발은 안쪽번짐(inversion)된다(**그림 8.17**). 넓적다리를 들어 올리면서 엉덩관절이 벌림되면 가쪽돌림 각도가 증가하고, 엉덩관절이 모음되면 안쪽돌림 각도가 증가한다(**그림 8.18**).

■ 기능적인 예

편안한 자세를 만들기 위해 넓적다리를 움직이거나 발 위치를 조정한다.

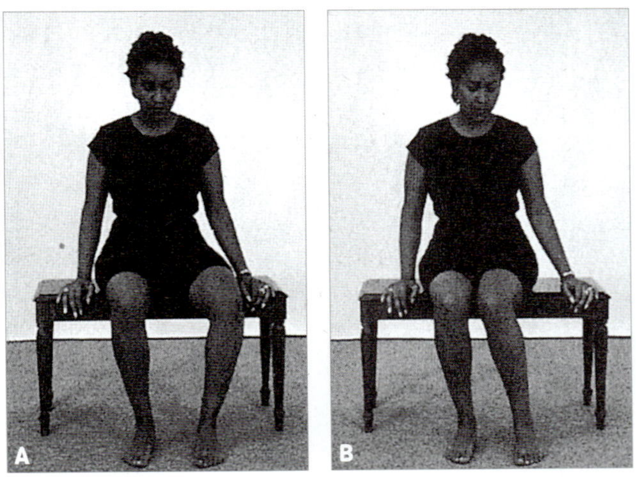

그림 8.17

(A) 넓적다리를 들지 않고, 엉덩관절을 벌림한다. **(B)** 넓적다리를 들지 않고, 엉덩관절을 모음한다.

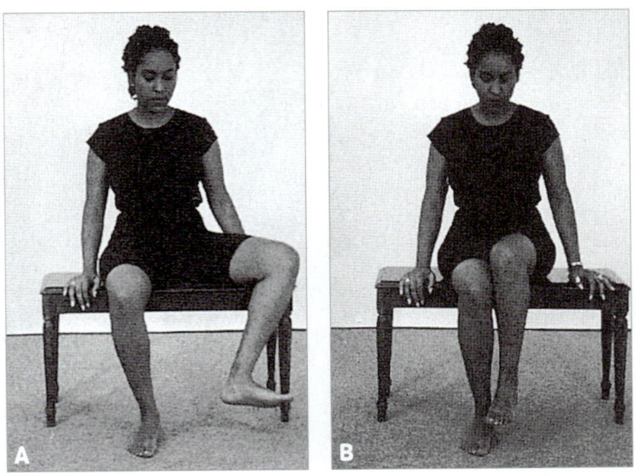

그림 8.18

(A) 넓적다리를 들고, 엉덩관절을 벌림한다. **(B)** 넓적다리를 들고, 엉덩관절을 모음한다.

(3) 무릎관절과 발목관절의 굽힘과 폄

앉은 자세에서 엉덩관절 움직임은 엉덩이와 몸통 움직임에 협응하거나 영향을 받지만, 무릎관절과 발목관절의 움직임은 몸통 움직임에 많은 영향을 받지 않는다. 무릎관절의 굽힘과 폄은 모든 엉덩관절 움직임 패턴에서 가능하다(**그림 8.19**). 또한 발이 바닥에 닿아 있는 자세에서도 발목관절 발등굽힘과 발바닥쪽굽힘이 가능하다. 발이 바닥에 닿아 있으면서 발목을 발등굽힘하면 체중은 발뒤꿈치로 이동하고(**그림 8.20A**), 발바닥쪽굽힘을 하면 발뒤꿈치는 들어 올려지고 체중은 발끝(ball)으로 이동한다. 이러한 움직임은 넓적다리를 잠깐이지만 매트에서 떨어뜨리고, 엉덩관절을 굽힘시킨다(**그림 8.20B**). 이러한 발목의 움직임 조절은 다리를 바닥에서 들어 올리는 동안 체중이동을 보조하고, 다리 위치를 변경할 때 발을 재정렬시킨다.

■ **기능적인 예**

신발이나 슬리퍼를 신기 위해 바닥에서 발의 위치를 조정하면서 나타난다.

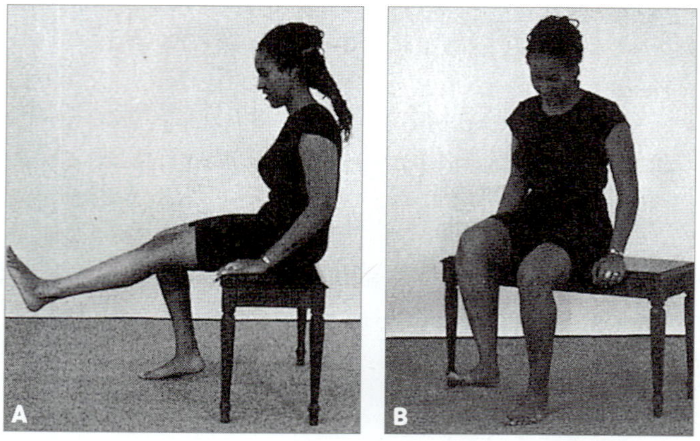

그림 8.19

(A) 무릎관절폄 자세에서 발목관절을 발등굽힘한다. **(B)** 엉덩관절과 무릎관절의 굽힘 자세에서 발목관절을 발등굽힘한다.

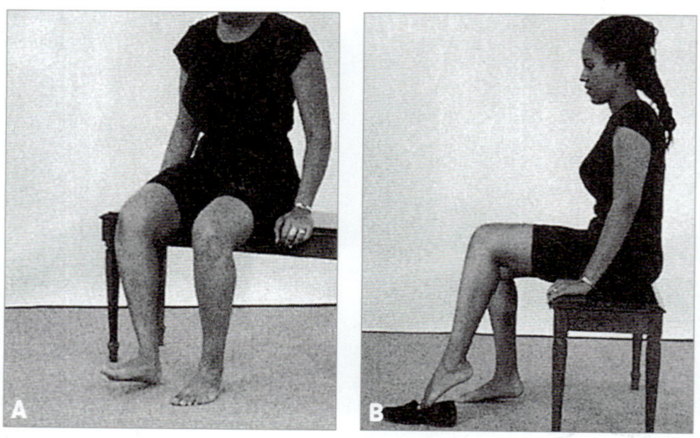

그림 8.20

(A) 발뒤꿈치를 바닥에 붙이고, 발목관절을 발등굽힘한다. **(B)** 엉덩관절을 굽힘하고, 발목관절을 발바닥쪽굽힘한다.

(4) 움직임 협응

움직임 패턴의 협응은 다리를 교차하여 앉을 때 나타난다. 오른쪽 다리를 왼쪽 다리 위로 올려서 앉으면 오른쪽 엉덩관절은 굽힘/가쪽돌림/벌림한다. 오른쪽 엉덩관절이 왼쪽 다리와 교차하여 내전하는 동안 오른쪽 무릎관절은 넓적다리에 정렬하면서 펴졌다가 굽혀진다. 오른쪽 발목은 발을 들어서 올리기 위해 발등굽힘한다. 한쪽 다리가 움직이기 시작할 때는 엉덩이가 수평이지만 반대쪽 넓적다리로 체중부하가 이동하고, 아래몸통이 가쪽으로 움직이면 다리가 교차할 때 움직이는 다리의 엉덩이가 올라간다(**그림 8.21**).

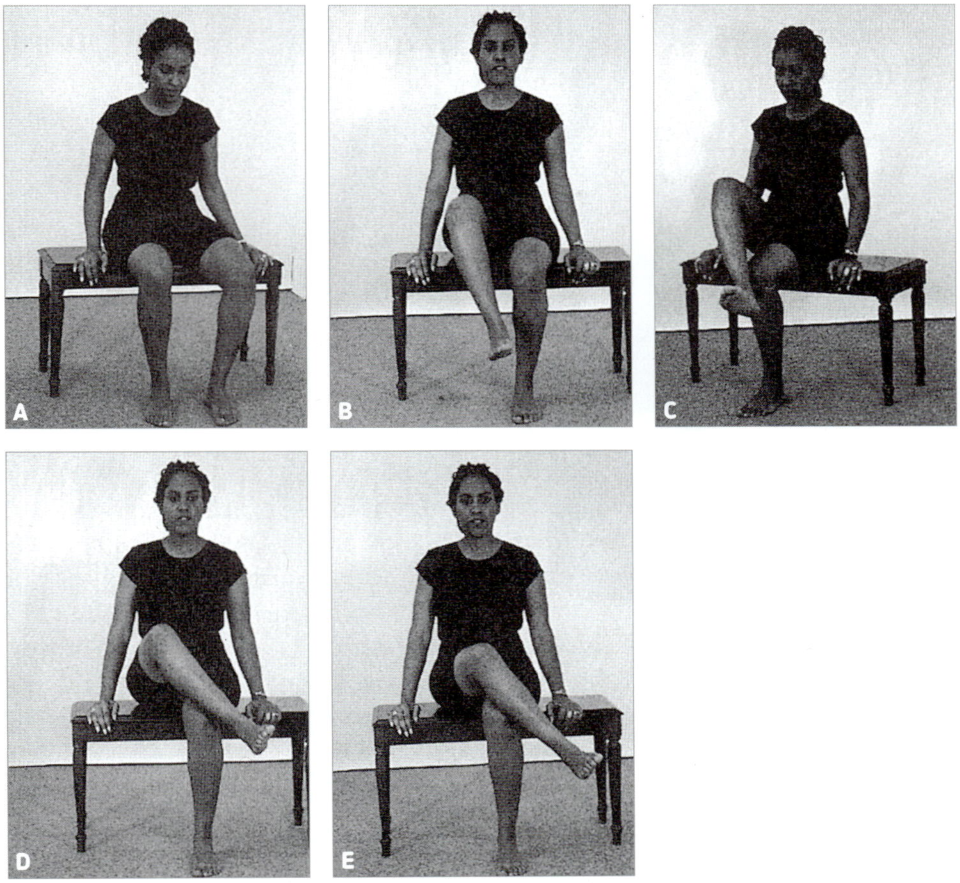

그림 8.21

왼쪽 다리 위에 오른쪽 다리를 교차한다. 다리를 교차하기 위해 오른쪽 엉덩이가 올림되면 왼쪽 엉덩관절과 넓적다리 체중부하가 증가한다. 체중이 부하되지 않은 오른쪽 다리 움직임은 왼쪽 체중이동이 협응되어 나타나는 움직임으로 왼쪽 엉덩관절 체중부하가 증가한다.

3 수행능력을 감소시키는 중요한 손상

1) 다리의 약화

다리근육 활성과 근력 강화는 앉은 자세에서 비체중지지 다리의 움직임 시작과 조절을 통해 가능하다. 편마비 환자는 엉덩관절과 무릎관절을 동시에 굽힘하여 넓적다리를 들어 올리는 것이 어렵다. 그래서 다리를 움직이는 동안 몸통과 엉덩이를 뒤로 이동하는 보상 움직임이 나타난다. 이러한 몸통 움직임은 넓적다리근을 활성시켜서 무릎관절폄이 나타난다(**그림 8.22**). 또 다른 경우는 비마비측 보상작용으로 마비측 엉덩이올림 혹은 몸통돌림이 나타난다. 이러한 보상 움직임은 엉덩관절을 벌림/굽힘시킨다. 발과 발목 근력의 약화는 다리의 무게를 더 무겁게 하여 엉덩관절과 무릎관절 움직임 재교육을 어렵게 한다.

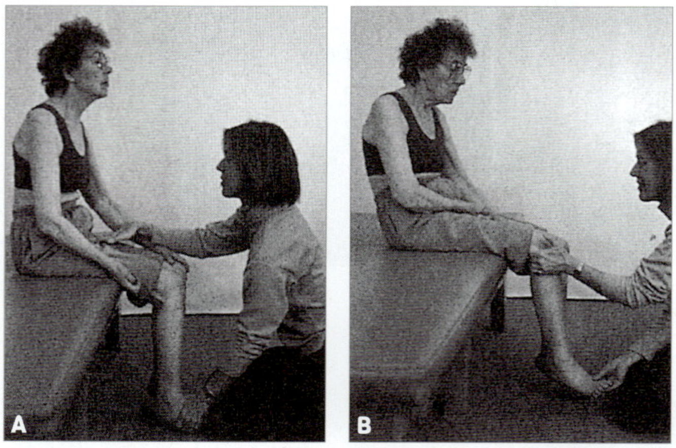

그림 8.22

오른쪽 편마비 환자. 마비된 다리로 엉덩관절과 무릎관절을 굽힘하여 다리를 들어올리려고 한다. 다리 올리기를 하는 동안 몸통과 엉덩이는 뒤쪽으로 기울어진다. 무릎관절이 폄되어 엉덩관절과 무릎관절을 굽힘하여 들어 올리기 어렵기 때문에 치료사가 마비측 다리를 보조한다.

넓적다리가 매트에서 들어 올려지는 동안 발과 발목근육은 능동적으로 움직이고, 기능적인 움직임을 위해 발의 위치를 조절한다. 하지만 편마비 환자의 약해진 발과 발목은 다리의 움직임을 어렵게 한다(**그림 8.23A**). 발목의 발등굽힘 근력이 약하고, 무릎관절폄으로 장딴지근이 짧아져 있으면 무릎관절을 굽혀서 장딴지근을 신장시킨다. 짧아진 근육은 발목을 발바닥쪽굽힘시키고, 발꿈치뼈(종골)에 첨족(equinus) 변형과 안쪽번짐을 만든다(**그림 8.23B**). 그렇기 때문에 발을 올린 상태에서 발등굽힘근육을 사용하거나 강화하는 움직임 재교육을 어렵게 한다. 따라서 움직임 재교육은 먼쪽부위를 재정렬하고, 엉덩관절과 무릎관절의 근육을 능동적으로 움직이도록 한다(**그림 8.24**).

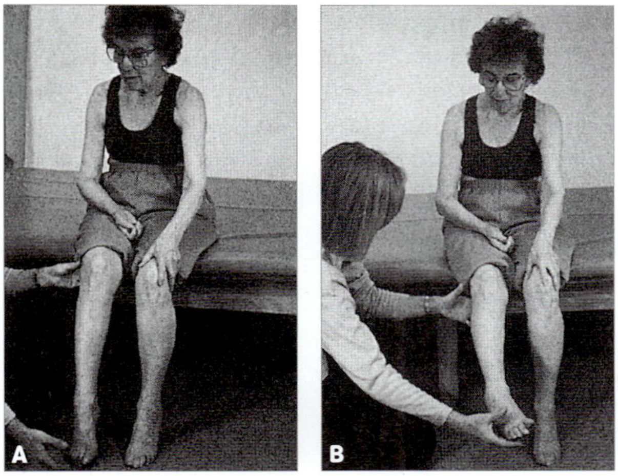

그림 8.23

(A) 다리를 들어 올릴 때 발목관절 발등굽힘근의 약화를 보이는 환자. (B) 환자는 오른쪽 발을 들어 올리는 동안 무릎관절이 펴된다. 무릎관절이 펴되면, 발꿈치뼈는 첨족(equinus) 변형되고, 안쪽번짐된다.

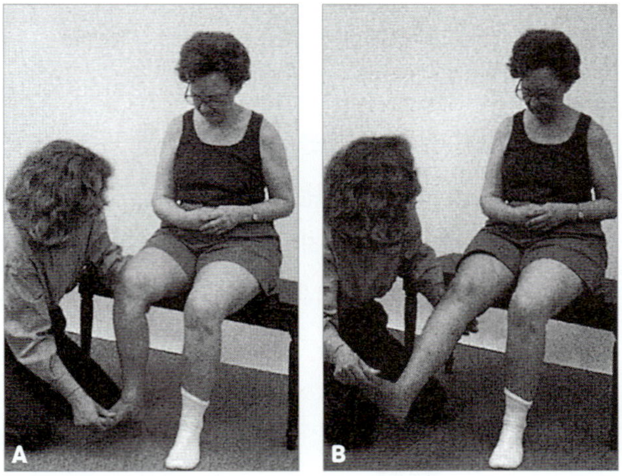

그림 8.24

(A & B) 엉덩관절과 무릎관절 움직임을 재교육하는 동안 정렬을 유지하고, 발목관절을 활성시키기 위해 발과 발목관절을 고정시킨다.

2) 몸통 정렬과 움직임 조절의 상실

앉은 자세에서 다리의 움직임은 몸통을 바른 자세로 유지하는 능력이 필요하다. 몸통 움직임 조절의 상실은 다리 움직임에 필요한 안정성을 저하시켜 다리를 움직이는 동안 몸통은 불안정하고, 움직임을 수행하기 위한 근활성이 어려워진다(**그림 8.25**).

몸통 비대칭은 아래몸통과 엉덩이의 비전형적인 움직임을 만든다(5장 참조). 비전형적인 움직임은 불균등한 체중 분배와 불안정한 다리 움직임을 만든다. 몸통의 약화와 비마비측을 사용하는 보상 전략은 시간이 지날수록 근육을 긴장시키고, 관절을 구축시켜 몸통을 비대칭으로 만든다. 몸통 비대칭은 엉덩이의 돌림 변형을 만드는 원인이 되고, 앉은 자세에서 엉덩관절의 움직임을 어렵게 한다. 그렇기 때문에 몸통과 다리 사이의 역학적 관계(mechanical relationship) 회복과 다리의 움직임 재교육은 더욱 어려워진다. 그러므로 앉은 자세에서 다리 움직임 재교육을 위해서는 움직이는 다리에 안정성을 높이기 위해 앉은 자세에서 몸통 조절 능력을 회복해야 한다. 몸통의 자세 정렬과 움직임 재교육은 앉은 자세나 팔 체중지지 움직임에서 중재할 수 있다.

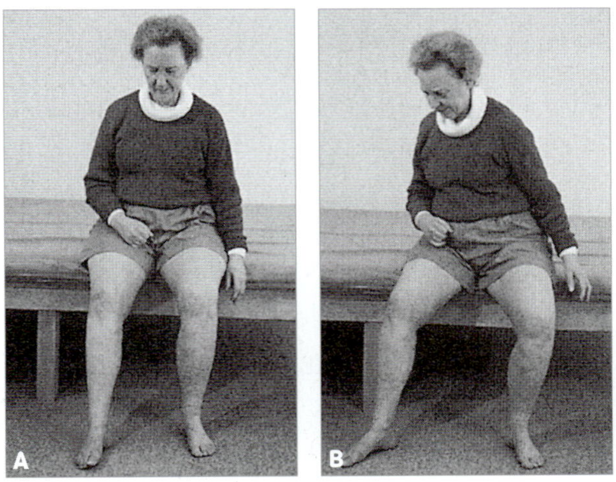

그림 8.25

(A & B) 오른쪽 편마비 환자. 오른쪽 다리를 벌림할 때 근육 약화와 몸통 비대칭이 나타난다. 다리를 벌림하기 위해 가쪽으로 움직이면 몸통이 오른쪽으로 돌림한다.

3) 과긴장

(1) 팔의 과긴장

앉은 자세에서 다리를 움직이는 동안 팔에 과긴장을 일으키는 가장 흔한 원인은 다리의 근력 약화와 비정상적인 근활성 패턴 때문에 과도하게 근육이 활성되는 것이다. 마비측 다리를 들어 올리는 동안 다리의 근력 저하로 비정상적인 움직임 패턴으로 몸통과 비마비측 팔로 보상 움직임을 한다. 환자는 가능한 모든 움직임 패턴을 사용하고, 마비측 팔은 과도하게 근활성된다. 다리 올리기를 멈추면 긴장된 팔은 원래 위치로 내려간다(**그림 8.26**).

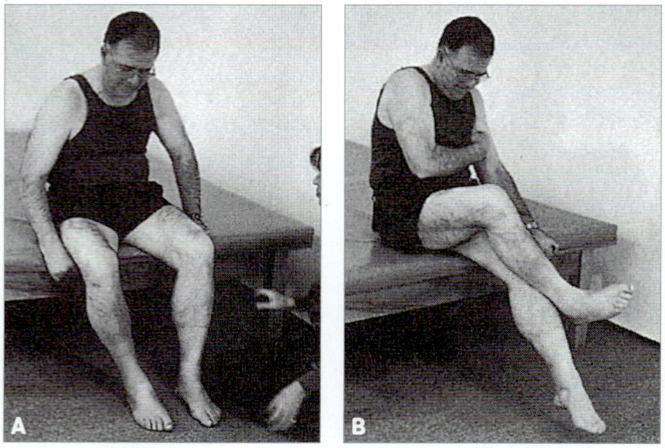

그림 8.26

(**A** & **B**) 오른쪽 편마비 환자. 왼쪽 다리 위로 오른쪽 다리를 올리려고 한다. 다리의 근력이나 움직임 조절 능력이 상실되어 오른쪽 팔이 굴곡된다(연합 반응).

(2) 다리의 과긴장

과긴장된 다리는 팽팽한(tightness) 근육으로 인해 부정렬이 나타난다. 앉은 자세에서 가쪽 슬괵근 혹은 넓적다리근막긴장근(tensor fascia lata)이 팽팽해지면 다리가 가쪽돌림된다. 다리의 가쪽돌림은 앞정강근을 과긴장시키고, 발을 뒤침시킨다(**그림 8.27**).

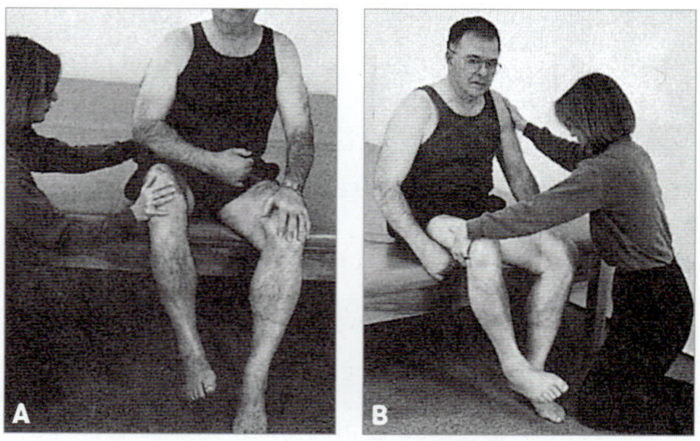

그림 8.27

(**A**) 가쪽 넓적다리근육이 팽팽한 환자가 다리를 들어 올리는 동안 다리는 굽힘/벌림/가쪽돌림 패턴이 나타나고, 오른쪽 발은 안쪽번짐(inversion) 된다. (**B**) 가쪽 엉덩관절과 무릎관절을 연결하는 팽팽한 근육을 늘려주면 다리를 들어 올리는 동안 발의 안쪽번짐이 감소한다.

다리의 과긴장은 앉은 자세에서 비정상적인 움직임 패턴, 근육 단축으로 인한 부정렬, 근력 약화 등 복합적인 증상으로 나타난다. 엉덩관절과 무릎관절의 비전형적인 움직임 패턴은 몸통 비대칭과 움직임 조절 상실이 원인이고, 다리의 기능적 움직임 재교육을 어렵게 한다. 근육 단축으로 아래몸통과 엉덩이가 뒤쪽으로 돌림되어 있고, 넓적다리뼈가 벌림되면 다리를 올리는 동안 굽힘/벌림/가쪽돌림 패턴이 나타난다. 이것은 굽힘 경직이 아니고 굽힘하려고 하는 환자의 능동적인 노력에 근육이 동원되어 반응하는 불규칙한 근활성이 원인이고, 기능 회복 가능성이 있다. 이 환자는 다리를 바닥으로 내려놓을 수 있고, 근활성을 조절할 수 있다(**그림 8.28A**).

몸통과 다리가 약화되었지만 넓적다리네갈래근의 활성이 회복되면 다리폄 패턴으로 마비측 다리를 들어 올린다. 다리 올리기를 멈추려고 하면 다리는 바닥으로 내려진다. 이러한 다리근육 긴장도의 능동적인 근육 동원을 경직이라 하고, 이는 바람직하지 못한 현상이다. 목표하는 움직임에는 불충분하지만 근활성 회복의 시작으로 판단할 수 있고, 다리의 기능적 움직임 재교육이 필요한 부가적인 근육을 확인해야 한다(**그림 8.28B**).

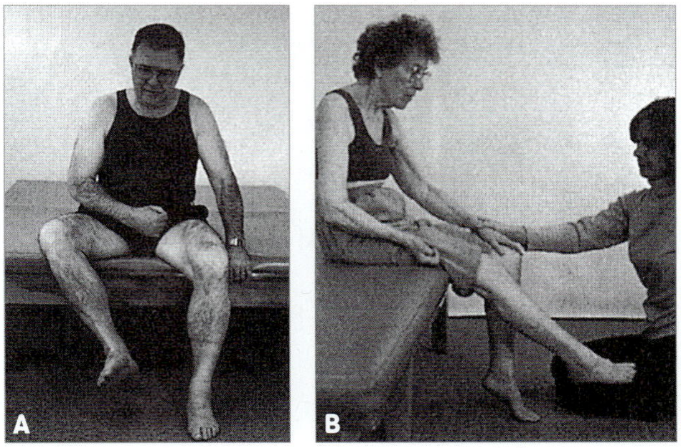

그림 8.28

(**A**) 가쪽 엉덩관절의 굽힘/벌림근육이 활성되어 다리를 들어 올리는 환자,
(**B**) 무릎관절의 폄근이 활성되어 다리를 들어 올리는 환자

4 평가지침

글상자 8.2 다리 움직임 평가

Ⅰ. 앉은 자세에서 독립적으로 수행할 수 있는 다리 움직임을 기록한다. 보조가 필요한 움직임과 수행할 수 없는 움직임은 무엇인가?

Ⅱ. 아래몸통 안정성이 향상되면 기능적 움직임이 가능한가? 혹은 움직임의 범위가 증가하는가?

Ⅲ. 치료사 손의 위치에 따라 다리 움직임이 달라지는가?

Ⅳ. 치료사의 지시에 따라 다리를 움직일 때 다리와 발의 자세는 어떠한가?

5 중재 목표

1) 기능적 목표

앉은 자세에서 비체중지지 다리의 움직임 재교육은 움직임에 필요한 안정성 확보와 기능적 과제수행을 위해 필수적인 요소이다.

2) 중재 목표와 기술

중재 목표: 앉은 자세에서 다리의 몸쪽과 먼쪽부위 움직임을 재교육시킨다. 약해진 근육을 강화한다.

중재 방법: 약해진 근육을 찾아 확인하고, 근활성 패턴을 재교육시키기 위해 기능적 움직임 패턴을 적용한다(**그림 8.29**).

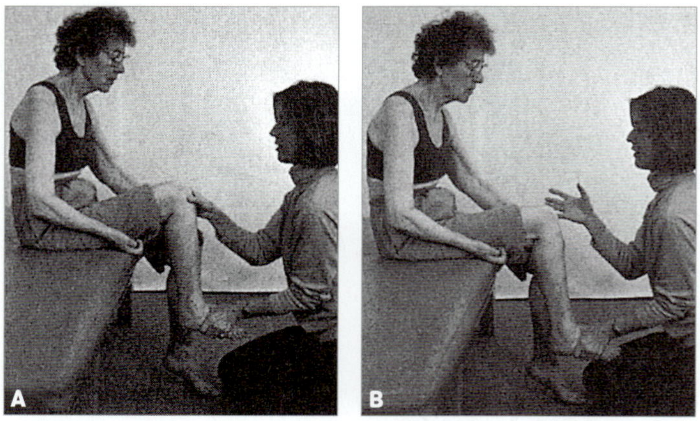

그림 8.29

(**A**) 무릎관절과 엉덩관절의 기능적인 굽힘 움직임을 재교육한다. 왼손으로 발목 자세를 바로 잡고, 무릎폄을 막는 동시에 오른손으로 엉덩관절굽힘을 보조한다. 환자에게 무릎을 펴지 않고 발을 무릎 아래에 유지되도록 요구한다(그림 8.28**B**). (**B**) 근활성이 증가되어 다리가 점진적으로 가벼워지는 것을 느끼게 되면, 오른손 보조를 하지 않아도 움직일 수 있도록 기회를 제공한다.

중재 방법: 과긴장된 근육 이완, 자세 정렬 교정, 약해진 발목과 발의 움직임을 재교육한다(**그림 8.30**).

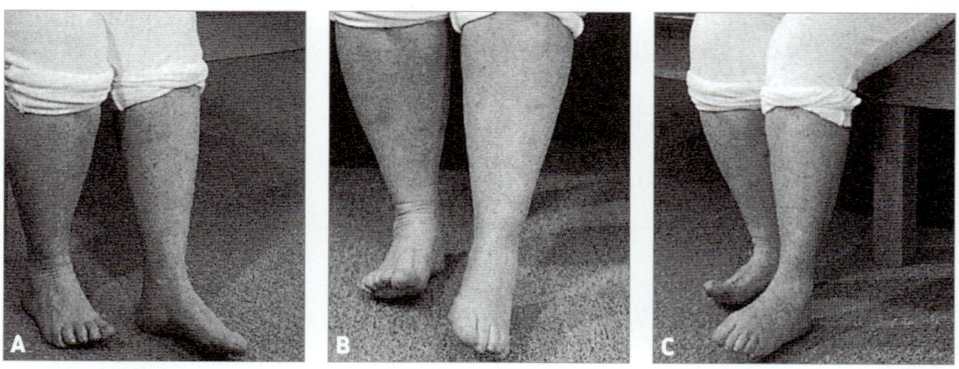

그림 8.30

왼쪽 편마비 환자. (**A~C**) 앉은 자세에서 왼쪽 발목관절을 발등굽힘하고 있다. 왼발은 안쪽번짐(inversion)되고, 발목은 발바닥쪽굽힘되어 있다. 발가락은 발등굽힘되지 않지만 앞정강근은 기능을 한다.

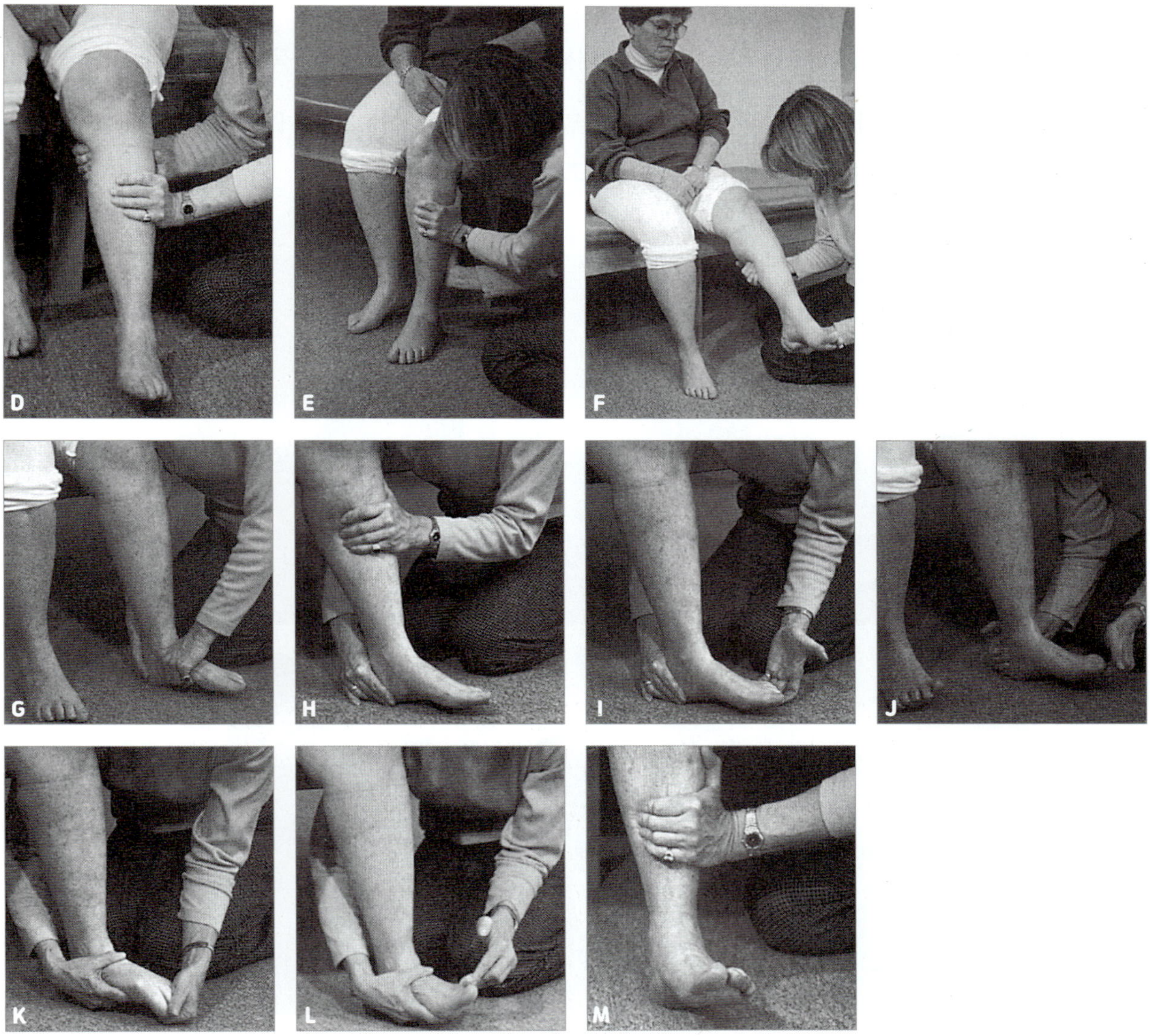

그림 8.30 (계속)

(**D** & **E**) 무릎관절을 굽힘시키고, 장딴지근(gastrocnemius)을 신장시킨다. 왼손으로 아래쪽 다리를 안정시키고, 발을 아래 방향으로 눌러서 발뒤꿈치가 바닥에 닿아 유지되도록 한다. 그렇게 하는 동안 오른손을 이용해 종아리를 아래 방향으로 쓸어내려(gliding) 근조직을 부드럽게 이완시킨다. (**F**) 오른손으로 근조직을 늘리는 동시에 왼손은 발꿈치(calcaneus)부위를 잡아 무릎관절을 천천히 폄시키고, 근육을 신장시킨다. 근육이 신장되면 발꿈치 첨족(calcaneal equinus)과 발꿈치 안쪽번짐(calcaneal inversion)을 교정한다. (**G**) 발뒤꿈치를 바닥에 고정시키고, 오른손은 발꿈치를 중립 상태로 유지시킨다. 왼손 바닥(web space)을 목말뼈(talus) 위에 놓고 발뒤꿈치를 대각선 아래 방향으로 누른다. 지속적인 움직임은 장딴지근(GCM)의 힘줄을 신장시키고, 발목관절의 발등굽힘 가동 범위를 증가시킨다. (**H**) 발뒤꿈치가 고정된 자세에서 앞정강근을 재정렬한다. (**I** & **J**) 발목관절의 발등굽힘 움직임 재교육을 위하여 발 뒷부분을 고정하고, 능동보조 운동으로 발등굽힘을 반복한다. (**K** & **L**) 발가락 움직임을 재교육한다. (**M**) 중재의 마지막 단계에는 다리를 고정하고, 발등굽힘을 능동적으로 반복한다. 가쪽과 안쪽근육이 균형을 유지하면서 들어 올려진다(**B**와 비교).

중재 목표: 다리 움직임 재교육을 위해 몸통 자세를 대칭으로 만들고, 과긴장된 다리근육을 이완시킨다.

중재 방법: 몸통 움직임과 협응하는 엉덩관절과 무릎관절의 굽힘을 재교육하기 전에 짧고 단단한 엉덩관절 벌림근을 이완시키기 위해 몸통과 엉덩이 자세를 조절한다(**그림 8.31**).

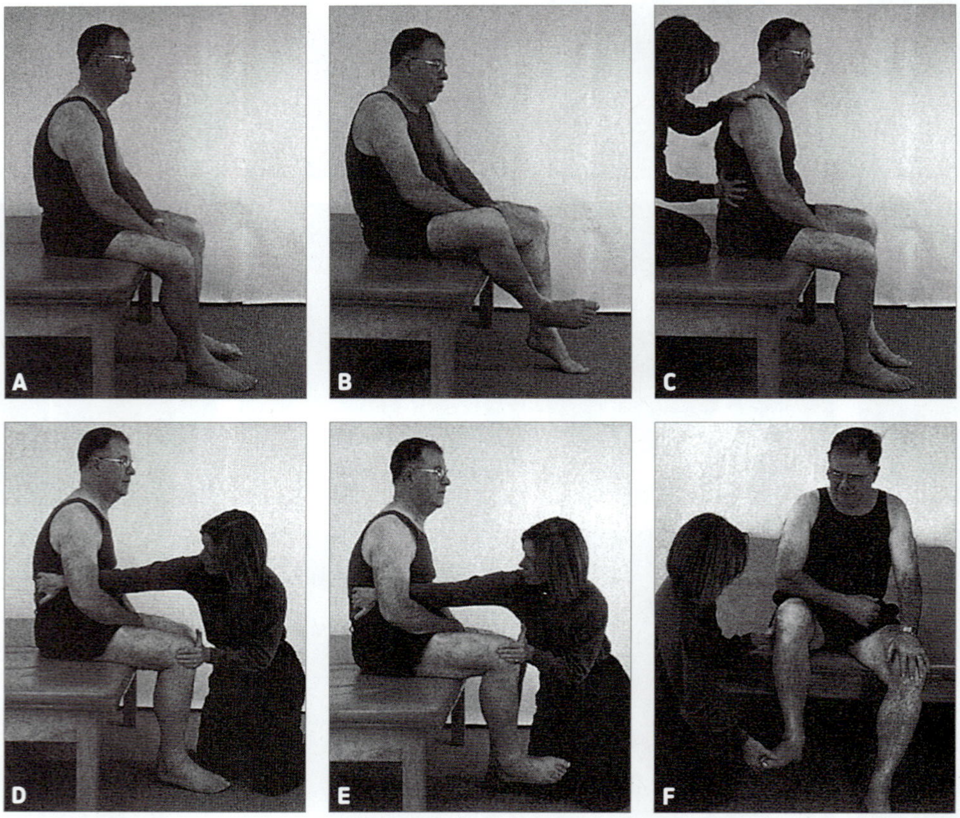

그림 8.31

오른쪽 편마비 환자. (**A** & **B**) 앉은 자세에서 무릎을 들어 올린다. 다리가 벌림/가쪽돌림되어 올려지고, 몸통굽힘, 엉덩이 뒤쪽기울임이 나타난다. (**C**) 치료사는 오른손으로 아래몸통을 고정하고, 왼손으로 위몸통을 재정렬한다. 척추를 폄하여 중립 자세(neutral position)를 만든다. (**D**) 치료사의 왼손은 짧아진 가쪽 넓적다리근육을 천천히 신장시키면서 오른손으로는 엉덩이와 아래몸통이 뒤쪽으로 돌림되는 것을 막는다. 아래몸통과 넓적다리의 재정렬은 짧아진 근육의 양쪽 끝을 신장시킨다. (**E**) 근육이 신장되는 것을 느끼면 환자에게 엉덩관절과 무릎관절의 굽힘을 요구한다. (**F**) 발 움직임을 중재하기 위해 먼쪽부위를 잡는다. 단축된 넓적다리근육이 신장되면 엉덩이근육을 강화시킬 수 있고, 발 움직임을 효율적이고 다양하게 움직일 수 있게 한다.

중재 목표: 가장 효율적인 움직임 패턴으로 중재 방법을 선택한다.

중재 방법: 비마비측 다리 위에 마비측 다리를 올린다(**그림 8.32**).

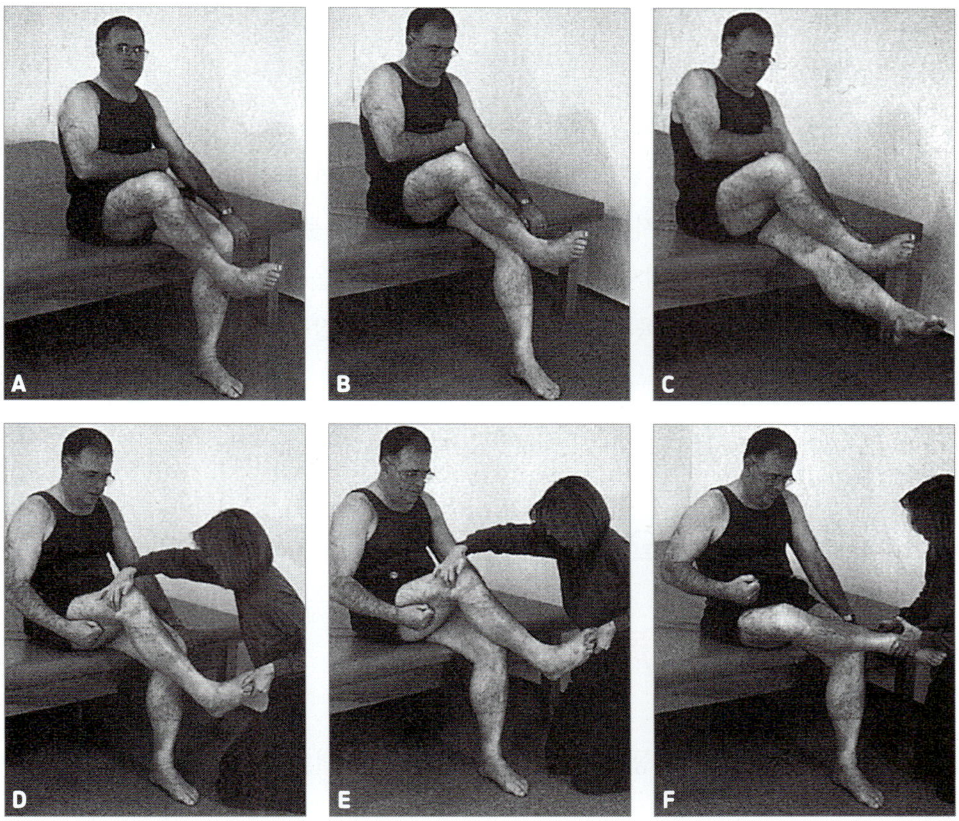

그림 8.32

(**A~C**) 오른쪽 마비측 다리를 왼쪽 다리 위에 겹침하여 올려놓기 위해 굽힘/벌림 패턴으로 들어 올린다. 오른쪽 다리를 모음하려는 노력 때문에 몸통 뒤쪽기울임이 과도하게 나타난다. 과도한 몸통 뒤쪽기울임으로 왼쪽 다리가 폄되어 지면에서 떨어지면서 오른쪽 다리 겹침을 유지한다. (**D & E**) 오른쪽 다리모음을 도와주고, 왼쪽 다리가 지면에서 떨어지지 않도록 주지시킨다. (**F**) 엉덩관절모음은 제한적인 요소이므로 엉덩관절을 벌림하여 다리를 겹침할 수 있도록 도와준다. 왼쪽 다리 위에서 오른쪽 다리가 겹침하여 유지하기 위해서는 무릎관절의 굽힘과 엉덩관절의 벌림/가쪽돌림을 재교육해야 한다.

엉덩이 이동

1 개념과 원리

엉덩이 이동(scooting)이란 앉은 자세에서 엉덩이의 앞, 뒤 또는 가쪽 움직임을 표현한 단어이다. 앉은 자세에서 일어서기 위해서는 엉덩이를 앞이나 뒤로 움직여 의자나 매트의 가장자리로 이동한다. 가쪽 엉덩이 움직임(scooting sideways)은 의자에서 엉덩이를 왼쪽 혹은 오른쪽으로 교차하여 들면서 이동하는 것이다. 엉덩이 이동에는 두 가지 패턴이 있다. 아래몸통에서 시작하는 엉덩이 이동 패턴과 부분적 서기에서 엉덩이 이동 패턴이다.

엉덩이 이동 재교육은 일어서지 않고 의자나 매트에서 이동하는 방법을 중재하는 것이다. 휠체어에서 독립적인 활동을 재교육하고, 회복기에 특정 근육의 약화나 짧아진 근육 혹은 잘못된 관절 정렬 같은 이차 손상을 예방하고 회복할 수 있다.

2 엉덩이 이동의 움직임 구성요소

1) 아래몸통에서 시작되는 엉덩이 이동 패턴

(1) 가쪽 체중이동

아래몸통이 가쪽으로 체중을 이동하는 동안 위몸통과 아래몸통은 정렬을 유지한다. 왼쪽 엉덩이와 다리가 앞쪽으로 움직인다. 엉덩이와 왼쪽 다리가 함께 움직이는 동안 아래몸통의 체중은 오른쪽 넓적다리와 엉덩관절로 부하된다. 엉덩이는 오른쪽이 눌리고 몸통은 가쪽굽힘하여 오른쪽이 볼록해진다. 엉덩관절, 무릎관절, 발의 움직임은 매트에서 넓적다리를 들어 올린다. 오른쪽 엉덩관절의 축은 왼쪽 엉덩이가 앞으로 움직일 때 돌림한다. 이러한 움직임은 왼쪽 어깨관절, 엉덩관절, 무릎관절을 오른쪽 어깨관절, 엉덩관절, 무릎관절 보다 약간 앞쪽에 놓이게 한다. 엉덩이와 넓적다리뼈는 몸통이 대칭되면서 지면에 닿는다. 앞쪽으로 몸통 움직임을 계속하기 위해 아래몸통은 왼쪽 가쪽으로 체중을 이동하고, 엉덩이의 오른쪽이 올림된다. 위에 설명된 움직임 패턴이 오른쪽에서도 반복된다. 뒤쪽으로의 엉덩이 이동은 이 패턴과 반대로 나타난다(**그림 8.33**).

(2) 돌림에 의한 체중이동

아래몸통에서 시작하는 돌림 패턴(lower-trunk-initiated rotational pattern)을 이용하여 오른쪽 다리로 몸통을 앞쪽으로 움직이는 동안 왼쪽 엉덩이로 체중이 이동(아래몸통에서 시작)되고, 위몸통과 어깨는 아래몸통이 왼쪽으로 돌림할 때 앞쪽으로 이동한다. 오른쪽 다리는 오른쪽 엉덩이가 어깨 앞쪽으로 위치할 때까지

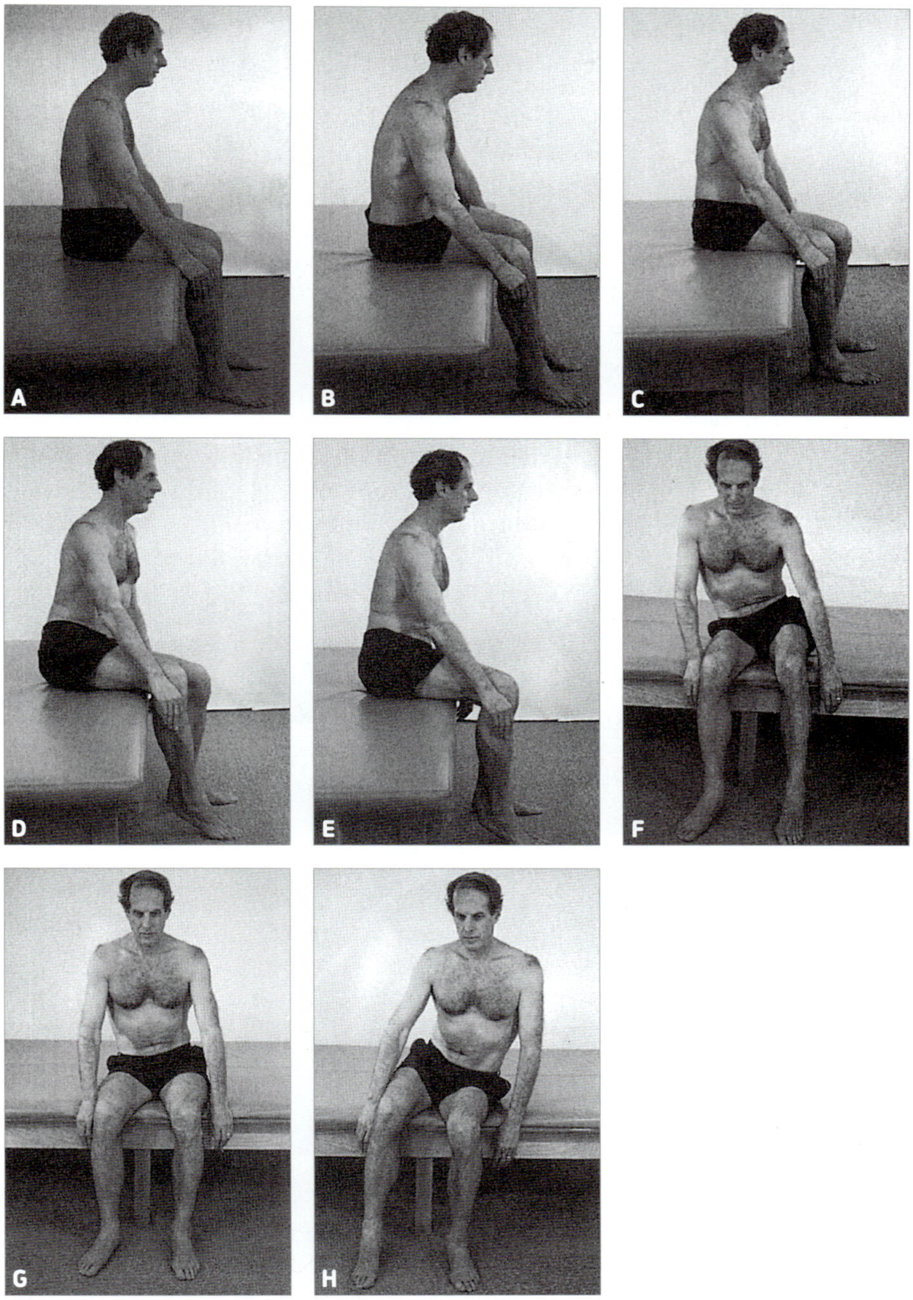

그림 8.33

(**A~E**) 가쪽에서 본 아래몸통에서 시작된 가쪽으로 몸통 움직임, (**F~H**) 앞쪽에서 본 아래몸통에서 시작된 가쪽으로 몸통 움직임

오른쪽 엉덩이의 움직임에 따라 앞으로 움직인다. 이 움직임은 오른쪽 엉덩뼈능선을 오른쪽 어깨의 앞쪽에 위치시키고, 왼쪽 어깨 뒤로 왼쪽 엉덩뼈능선이 위치한다. 즉, 안정된 위몸통 아래에서 아래몸통이 돌림한다. 왼쪽 다리를 앞으로 움직이기 위해(아래몸통에서 시작하는) 오른쪽 엉덩이로 체중이 이동하고, 오른쪽으로

몸통이 돌림한다. 왼쪽 엉덩이가 왼쪽 어깨 앞으로 이동한다.

엉덩이 이동 동안 발은 넓적다리부위와 같이 바닥에서 떨어지거나 부분적으로 바닥과 접촉하고 있다. 발가락과 발의 끝이 바닥에 닿아 있고, 발뒤꿈치가 들려 있는 동안 발목 움직임은 지면에서 넓적다리부위를 들어 올리는 것을 도와준다.

2) 부분적 서기에서 몸통 움직임 패턴

엉덩이 이동(scooting)의 세 번째 형태는 앉은 자세에서 부분적으로 일어서는 움직임에서 나타난다. 몸통을 위로 들기 위해 아래몸통은 앞쪽으로 체중이 이동한다. 몸통이 앞쪽 위로 움직이는 동안 엉덩이는 매트에서 들어진다. 엉덩관절과 무릎관절이 펴되고, 발목과 발가락은 다리 하부의 자세 조절을 위해 발등굽힘된다. 이러한 부분적인 서기에서 엉덩이는 매트의 모서리에서 뒤쪽으로 이동한다. 무릎굴곡과 발목의 발등굽힘 조절은 엉덩이 이동에서 중요한 요소이다. 엉덩관절, 무릎관절 그리고 발목관절의 편심성 조절은 엉덩이와 넓적다리가 매트로 향하고, 아래쪽으로 움직이게 한다. 몸통 움직임 동안 발은 앞이나 뒤로 움직이지 않는다(**그림 8.34**).

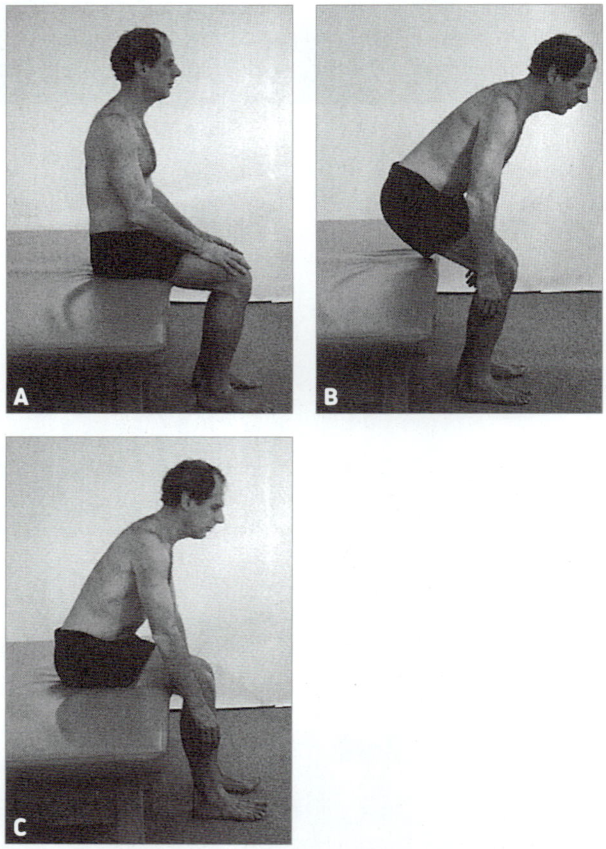

그림 8.34

(A~C) 부분적 서기에서 뒤쪽으로 몸통 움직임

앞쪽으로 엉덩이가 이동하기 위해서는 위에 설명한 패턴과 반대로 움직임이 일어난다. 엉덩관절과 무릎관절 그리고 다리의 움직임 조절에 필요한 근력을 보조하기 위해 팔로 의자나 팔걸이를 밀어 앞이나 뒤로 엉덩이를 움직인다. 부분적 서기에서 엉덩이 이동 패턴은 옆으로 움직이기 위해서도 사용된다. 부분적 서기 동안 엉덩관절과 다리는 오른쪽 혹은 왼쪽으로 이동하기 위해 발 위에서 엉덩관절을 조정한다. 오른쪽으로 엉덩이를 움직이는 동안 오른쪽 엉덩관절은 모음하고, 왼쪽 엉덩관절은 벌림한다. 엉덩관절, 무릎관절, 발목관절의 편심성 조절은 아래몸통과 엉덩이가 매트의 뒤쪽/아래쪽으로 이동할 때 얻어진다.

3 수행능력을 감소시키는 중요한 손상

1) 몸통과 다리의 약화

엉덩이 이동(scooting) 동안 가장 흔한 문제점 중의 하나는 아래몸통에서 체중이동의 어려움 때문에 비마비측 다리가 앞쪽/뒤쪽으로 이동하지 못하는 것이다. 적절한 체중이동 없이는 비체중지지 다리의 움직임이 어렵다. 아래몸통에서 마비측으로 체중이동을 할 수 없기 때문에 비마비측 다리가 앞쪽으로 이동하기 어렵다. 마비측에서 이동하지 못하는 것은 몸통의 자세 조절 상실과 근력 약화, 마비측 엉덩관절의 불안정 때문이다(**그림 8.35A**). 두 번째 문제점은 넓적다리와 엉덩이가 앞이나 뒤로 움직이기 위해 마비측 다리를 충분히 들어 올릴 수 없는 것이다(**그림 8.35B, C**).

몸쪽부위 다리 분절을 들어 올리는 동안 엉덩이근육을 활성시킬 수 있지만 다리와 발을 들어 올리기 위해 다리 하부의 근육 움직임은 크지 않다. 과제를 수행하기 위해 선행되는 움직임, 즉 엉덩이가 움직임을 시작하는 동안 아래몸통 위에서 위몸통을 조절하기 어려운 것은 흔하게 나타나는 세 번째 문제이다. 독립적으로 엉덩이를 움직일 수 있도록 체중부하 또는 비체중부하에서 엉덩이 이동 시작 패턴과 다리 움직임을 중재하는 것은 엉덩이와 다리 근력을 강화시킬 수 있다.

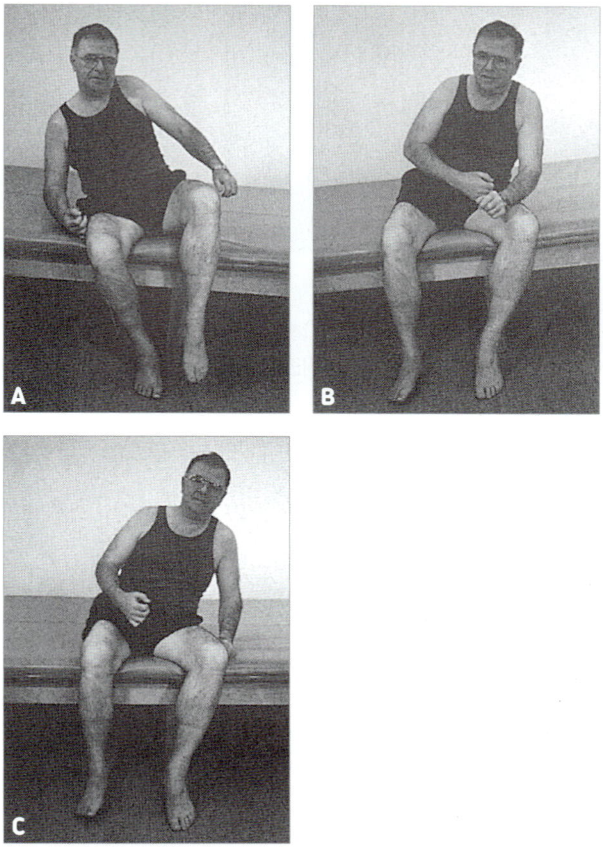

그림 8.35

오른쪽 편마비 환자. **(A)** 아래몸통에서 시작하여 마비측으로 몸통을 움직인다. 오른쪽으로 체중을 이동하지만 몸통 정렬이 불안정하고, 오른쪽 엉덩이에서 체중부하를 지지하기에 근력이 충분하지 않다. 그래서 몸통은 오른쪽으로 기울어진다. **(B & C)** 아래몸통에서 시작하여 비마비측으로 몸통을 움직인다. 왼쪽으로 체중을 이동하고 마비된 오른쪽 다리를 들어 올린다. 왼쪽 팔을 지지하더라도 오른쪽 마비측 다리를 충분히 들어 올릴 수 없다.

2) 균형 조절의 상실

부분적 서기에서 엉덩이 이동을 하는 동안 다리 근력 약화와 몸통과 다리의 불안정한 움직임 패턴 때문에 엉덩이를 내리는 움직임 조절이 어렵다(**그림 8.36**).

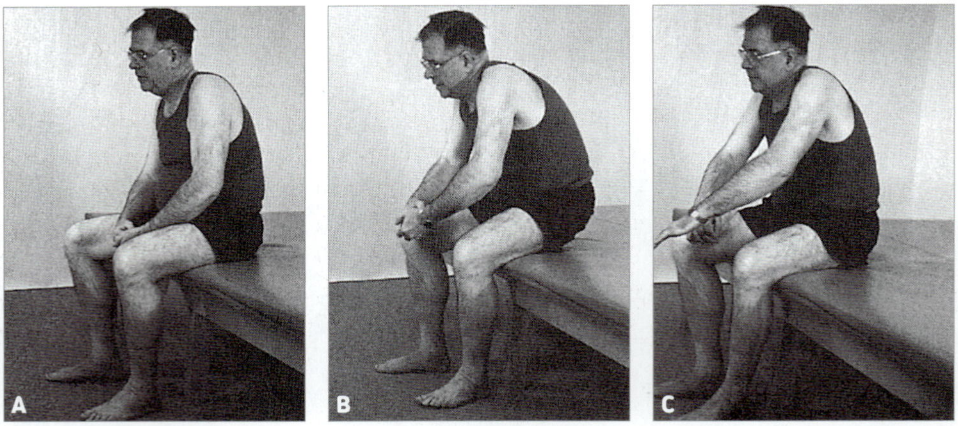

그림 8.36

(A & B) 아래몸통에서 시작하는 부분적 서기에서 뒤쪽으로 몸통 움직임을 시작한다. 몸통은 과도하게 굽힘되어 다리의 기능적 움직임이 더욱 어려워진다. **(C)** 부분적 서기 자세에서 뒤쪽으로 엉덩이 이동을 하면서 균형 조절이 어렵다.

4 바람직하지 못한 보상패턴

엉덩이 이동(scooting)은 몸통과 다리의 움직임 조절 능력이 필요하기 때문에 회복기 초기에는 수행이 어렵다. 마비측 다리로 체중이동을 조절해야 하는 어려움과 체중이동 시 비마비측 다리로 몸통을 조절해야 하는 어려움 때문에 양쪽 다리 모두 앞쪽으로 이동이 어렵다. **그림 8.37**은 엉덩이를 옆으로 이동하기 위해 비마비측 팔다리를 이용하고 있다.

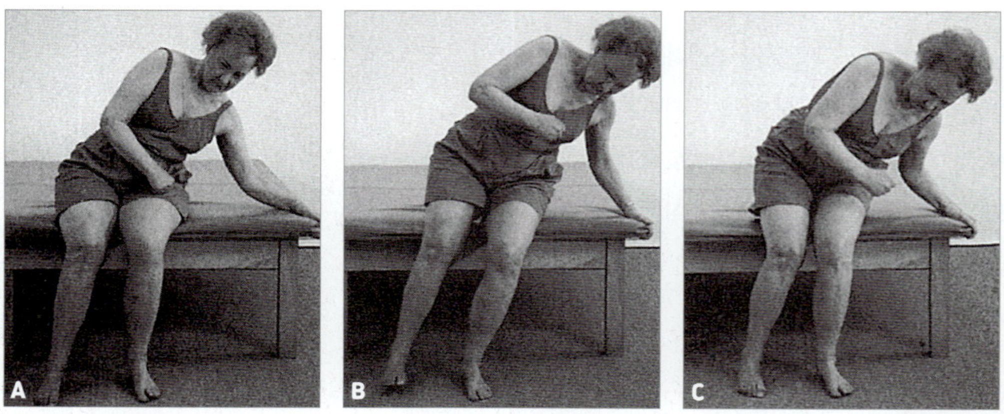

그림 8.37

오른쪽 편마비. **(A~C)** 팔과 다리의 보상 움직임으로 엉덩이 이동을 가쪽으로 한다.

5 평가지침

글상자 8.3 엉덩이 이동 평가

Ⅰ. 앞쪽/뒤쪽, 왼쪽/오른쪽 엉덩이 이동을 어떻게 하는지 기록한다. 어떤 엉덩이 이동 시작 패턴을 사용하는가? 다리는 어떻게 보상하는가?

Ⅱ. 몸통과 다리의 구성요소를 이용하여 엉덩이 이동을 하는가? 움직임 수행을 위해 재교육이 필요한 다리 움직임의 구성요소와 보조는 무엇인가?

Ⅲ. 움직임을 하는 동안 팔 또는 다리가 어떤 자세를 취하는가? 그렇다면 움직임의 어느 부분에서 어떤 자세가 나타나는가? 어떤 치료적 중재(손 위치)가 그러한 자세를 변화시킬 수 있는가?

6 중재 목표

1) 기능적 목표

급성 뇌졸중 환자의 앉은 자세에서 엉덩이 이동을 재교육하여 기대할 수 있는 기능적 목표는 매트나 휠체어에서 움직임에 도움을 줄 수 있는 방향으로 설정된다. 기능적 수준이 높은 환자의 중재 목표는 모든 동작에서 기능적 독립성을 완성하는 것이 될 수 있다.

1. 앉은 자세에서 일어서기나 보행을 하기 위해 엉덩이 이동을 앞쪽으로 할 수 있다. 휠체어에 앉은 자세에서 엉덩이를 뒤쪽으로 이동하여 자세를 편안하게 만들 수 있다.
2. 매트에 앉은 자세에서 엉덩이를 안전하고 독립적으로 앞, 뒤쪽으로 움직일 수 있다.
3. 소파에서 자세를 변화시킬 수 있다. 식당, 극장, 교회의 긴 의자를 따라 움직인다. 운동장비를 이용한다.

2) 중재 목표와 방법

중재 목표: 엉덩이 이동을 가능하게 한다.

중재 방법: 위몸통을 보조하면서 순차적으로 움직임을 활성화시켜 엉덩이와 다리의 움직임을 유도한다(**그림 8.38**).

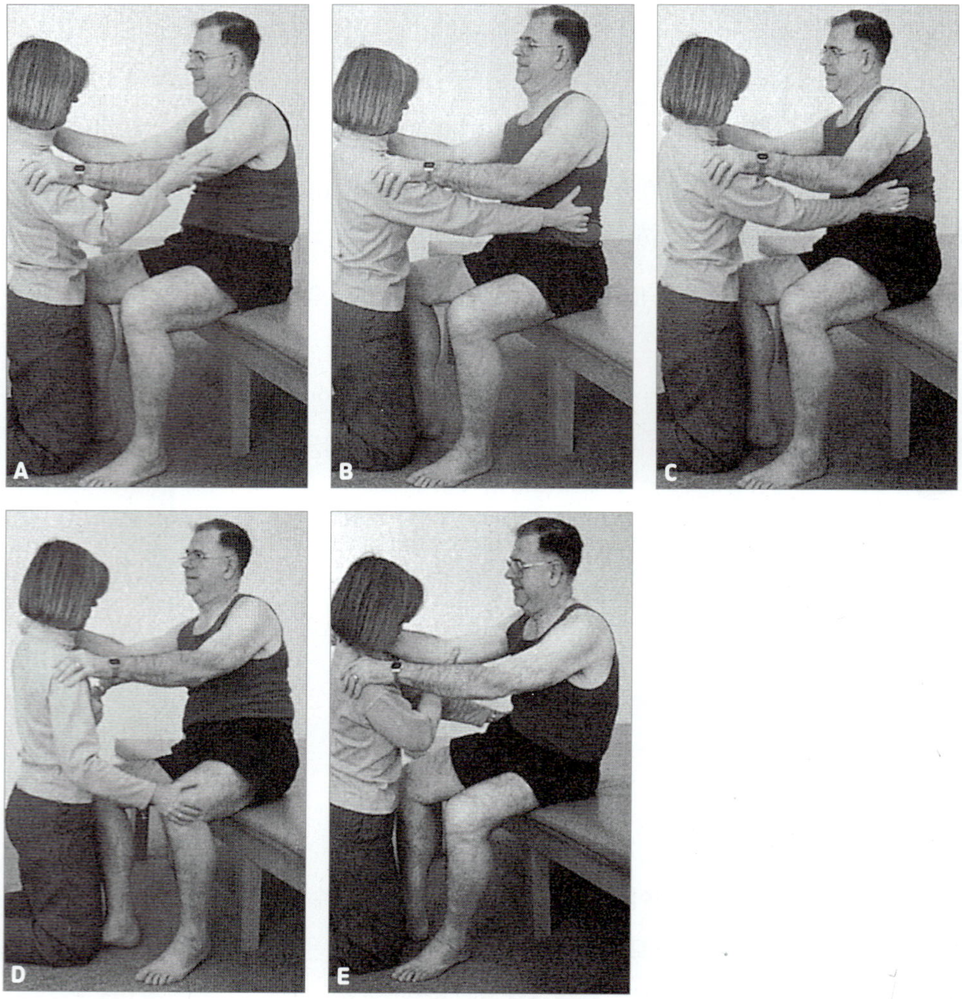

그림 8.38

(A) 오른쪽 편마비 환자의 중재 시작 자세. 왼손으로 환자의 팔을 받치고, 정렬하여 치료사의 어깨 위에 유지시킨다. 몸통/엉덩이를 뒤쪽으로 기울임한다. **(B)** 몸통을 중립 자세로 복원시킨다. **(C)** 위몸통을 지지하면서 아래몸통 무게중심을 가쪽으로 이동시킨다. 오른손으로 환자의 왼쪽 가슴우리 아래에서 오른쪽 엉덩이/대각선 아래 방향으로 압력을 주어 움직임의 방향을 설정해 준다. **(D)** 오른쪽으로 무게중심을 이동하고, 왼쪽 넓적다리에 체중부하가 줄어들면 왼쪽 다리를 보조하면서 엉덩이/몸통을 뒤쪽으로 이동한다. **(E)** 왼쪽으로 무게중심 이동을 보조하기 위해 손의 위치를 변화시킨다. 오른손으로 마비측 팔을 받치고, 동시에 오른쪽 엉덩이의 가쪽 움직임을 왼쪽 손이 보조한다. 왼손은 엉덩이가 위쪽/뒤쪽으로 움직이는 것을 보조한다.

중재 목표: 아래몸통에서 시작하는 가쪽 엉덩이 이동을 하는 동안 비대칭 자세를 교정하고, 움직임 조절을 재교육한다.

중재 방법: 환자의 뒤에서 아래몸통부터 시작하는 가쪽 엉덩이 이동(scooting)을 재교육한다(**그림 8.39**).

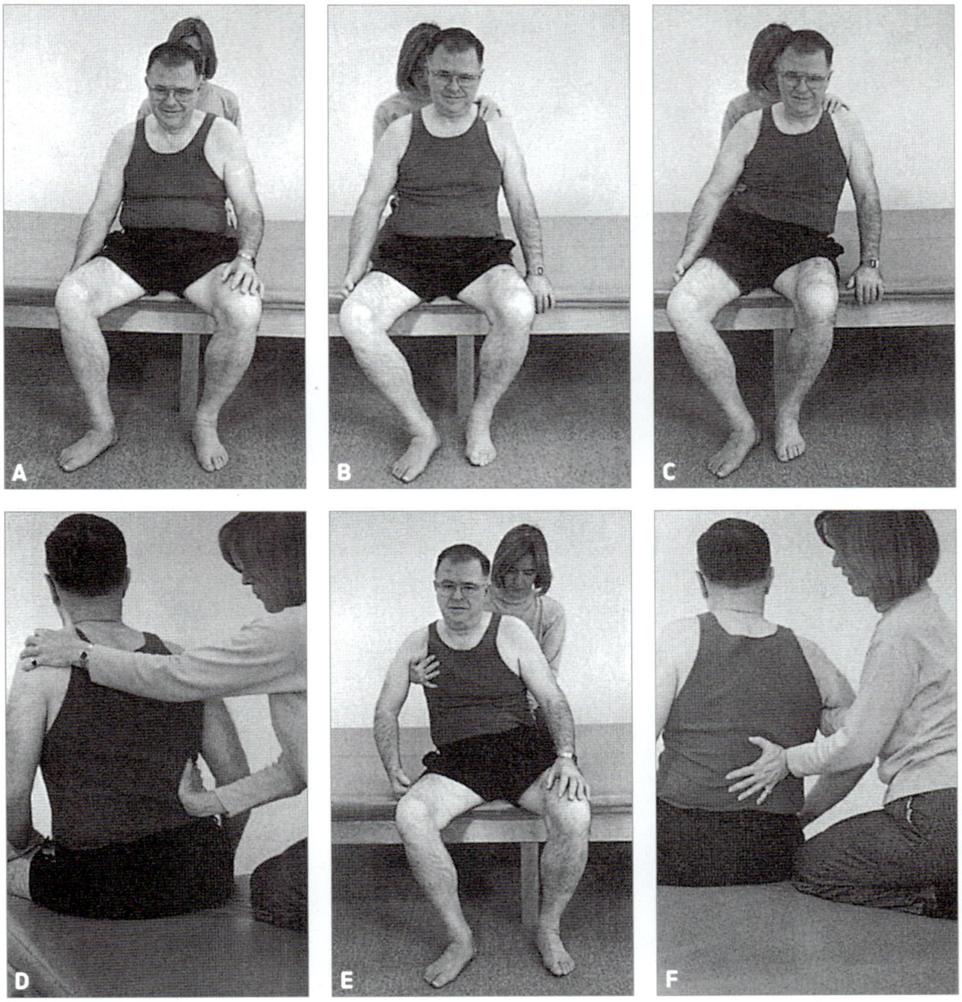

그림 8.39

(**A**) 오른쪽 편마비 환자. 과도한 몸통굽힘과 오른쪽으로 위몸통이 돌림되는 자세이다. (**B**) 환자에게 바로 앉으라고 요구하고, 왼손으로 환자의 왼쪽 어깨를 뒤쪽으로 돌림하도록 보조한다. 오른손은 가슴우리 아래부분에서 앞쪽 방향으로 돌림하도록 보조한다. 결과적으로 두 손은 위몸통의 돌림을 교정해 주고, 척추를 중립 자세로 폄시킨다. (**C** & **D**) 아래몸통에서 시작되는 왼쪽으로 무게중심 이동을 보조한다. 오른손으로 오른쪽 엉덩이를 아래로 눌러 주면서 위몸통이 아래몸통 움직임과 협응하도록 보조한다. 무게중심이 가쪽으로 이동하는 동안 척추의 왼쪽이 볼록해지고, 왼쪽 어깨가 위쪽/가쪽으로 움직인다. (**E** & **F**) 아래몸통부터 시작하여 오른쪽으로 무게중심 이동을 보조한다. 왼손은 아래몸통에서 오른쪽으로 무게중심 이동을 보조한다. 오른쪽 아래팔과 손은 환자의 오른쪽 겨드랑이 밑에서 아래몸통의 움직임에 맞추어 위몸통이 협응하도록 움직임을 조절한다. 엉덩이 움직임으로 척추의 오른쪽이 볼록해진다.

중재 목표: 구두 지시와 다리 움직임 보조만으로 엉덩이 움직임 요소를 재교육한다.

중재 방법: 비체중지지 다리의 능동 보조 움직임을 유도한다(**그림 8.40**).

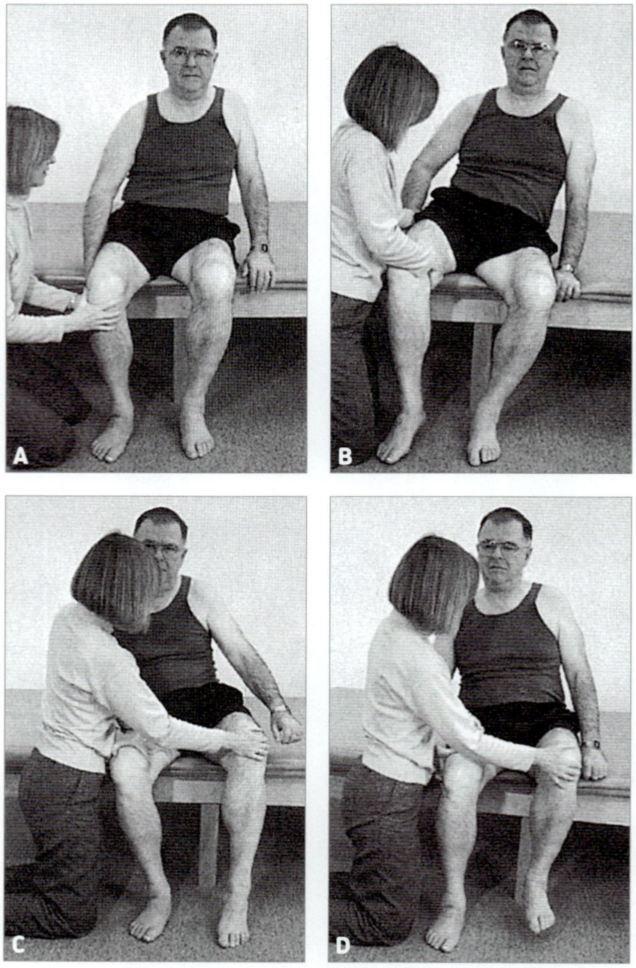

그림 8.40

(A) 아래몸통에서 시작되는 가쪽 움직임. **(B)** 마비측 오른쪽 다리를 들어 올리는 동안 엉덩이와 넓적다리 먼쪽부위를 보조한다. **(C)** 오른쪽으로 가쪽 움직임을 시작하는 동안 오른쪽 넓적다리를 고정한다. **(D)** 왼쪽 다리를 올릴 수는 있지만 왼쪽 엉덩이 가장자리를 뒤로 움직이는 것이 어렵다. 오른쪽 다리에 안정성을 제공해도 불가능하다. 다리 움직임 보조만으로는 과제를 수행할 만큼 충분한 몸통과 다리의 움직임 조절 능력이 없다. 앉은 자세에서 몸통 움직임(scooting)을 재교육하기 위해서는 몸통과 다리의 움직임 요소가 함께 재교육돼야 한다.

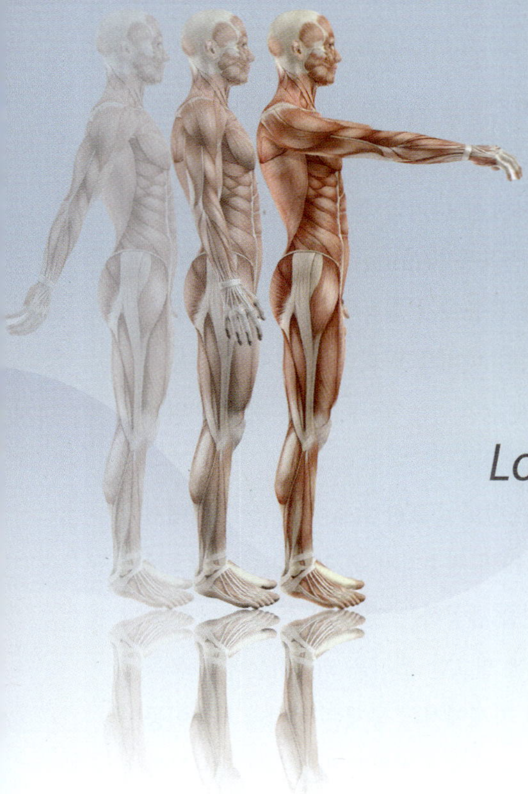

CHAPTER 9

선 자세에서 다리 움직임

Lower Extremity Movements in Standing

1 개념과 원리

선 자세에서 다리의 기능은 몸통 움직임과 협응하는 조절 능력에 기초를 두고 있다. 다리의 근력과 협응 능력은 과제수행과 몸을 지지하기 위해 필요하다. 다리의 자세 조절은 몸통과 팔 움직임에 협응하기 위해 양쪽 다리로 체중지지, 한쪽 다리에서 반대쪽 다리로 체중이동, 한 발로 서서 다른 발을 움직인다. 선 자세에서 몸통 조절은 양발 사이에서 체중이 이동되는 동안 자세 정렬과 균형을 유지하기 위한 협응된 움직임으로 다리와 팔에서 기능적 움직임이 가능하다.

선 자세에서 움직임은 다리나 몸통에서 시작한다. 다리에서 시작된 움직임 패턴은 두 다리 사이의 체중이동, 한쪽 다리의 체중지지 또는 반대쪽 다리가 공간에서 움직이는 것이다. 위몸통에서 시작한 움직임 패턴은 균형을 조절하고 유지하기 위해 다리의 협응된 움직임을 유도하고, 기능적인 필요성에 의해 움직임이 결정된다. 다리의 움직임 패턴은 안정된 균형을 위하여 자세를 변경하고, 바지 입기 등 일상생활의 기능적 활동과 보행을 위해 사용된다. 위몸통 시작 패턴은 몸통을 움직이는 동안 기능적 활동을 위해 팔을 사용한다. 선 자세에서 팔의 기능적 움직임을 위해 아래몸통과 다리는 체중을 안정적으로 지지하면서 위몸통 움직임에 협응한다.

몸통 움직임 조절은 각각의 시작 패턴에서 중요한 요소이다. 선 자세에서 몸통 조절은 기능적 움직임을 수행하는 동안 아래몸통 위에서 위몸통의 분리된 움직임을 조절한다. 또한 다리의 움직임에 따라 자세를 안정적으로 유지하는 능력, 기능적 움직임 연속성에서 몸통과 다리의 움직임 협응 능력, 복잡한 움직임 패턴과 근력, 속도,

균형을 조절하는 능력을 포함한다. 몸통과 다리에서 움직임 구성요소의 상호작용은 독립적으로 안전하게 걷고, 뛰고, 달리기 위한 운동성(mobility), 균형 그리고 자세 조절로 나타난다.

독립적으로 안전하게 서는 것은 중요한 기능적 목표이다. 그러나 선 자세에서 다리와 몸통을 조절하는 것은 신경학적 손상 환자에게 몹시 어려운 과제이다. 적절한 근력과 자세 정렬, 근육동원(firing), 움직임 연속성(sequencing), 움직임을 시작하여 팔다리가 움직이는 동안 적응과 균형을 위해 몸통에서 협응하는 자세 조절이 필요하기 때문이다. 또한 선 자세에서 몸통 움직임 조절 능력의 결손과 불안정한 마비측 다리의 체중지지, 기능적 움직임 패턴의 어려움 때문이다. 결국 균형은 불안정하고 선 자세에서 기능적 움직임을 할 수 없다. 보행을 위해서는 보조장치나 다른 사람의 도움이 필요하다.

선 자세에서의 자세 조절은 보행을 위한 준비 과정이고, 팔다리의 움직임 조절도 중요한 요소이다. 선 자세에서 바른 자세를 위해 균형을 유지할 수 없는 경우, 중재의 가장 중요한 목표는 다리의 체중지지 움직임 요소와 협응하는 몸통 조절을 재교육하는 것이다. 환자에게 편마비용 보조기나 네발 지팡이를 제공하는 것이 더 쉬워 보이지만, 장기적으로 독립성과 안정성을 회복하기 위해서는 선 자세에서 움직임 조절에 필요한 조건을 회복하는데 도움을 주는 것이 더욱 중요하다. 보행을 준비하거나 보행 패턴을 회복시키기 위해 선 자세에서의 중재는 적절한 체중이동과 다리의 체중지지 움직임을 재교육시키고, 몸통이 안전성을 회복하고 다리 움직임에 적절하게 협응하도록 몸통 조절 움직임 패턴을 재교육해야 한다. 특별히 체중부하가 없는 다리 움직임을 재교육시켜야 한다. 지팡이는 안정성을 위해 필요하지만 기본적인 선 자세 움직임 요소가 결여되면 불안정한 균형과 비정상적인 보행 패턴이 나타난다.

이 장에서는 다리의 움직임 요소를 설명한다. 이것은 기능적 움직임과 체중지지를 위하여 사용되며, 균형 조절에 도움이 된다. 이 장은 두 단락으로 나뉜다. 첫 단락은 비체중지지 움직임 동안에 다리와 몸통의 움직임 요소를 분석한다. 두 번째 단락은 다리에서 체중이동을 하는 동안 팔다리에서 발생하는 움직임을 분석한다. 다리의 체중이동은 보행에서 양쪽 다리가 바닥을 지지한 상태의 움직임 패턴을 분석한다. 선 자세에서 다리와 몸통에 대한 분석은 보행장애를 가진 환자에게 보행을 재교육하고 균형 능력과 기능적 움직임 향상을 위하여 필수적이다. 또한 선 자세에서 팔의 움직임과 과제수행의 재교육에 있어서 중요한 부분이다.

2 운동학

선 자세에서 몸통은 척추와 가슴우리 그리고 부착된 근육으로 이루어진다. 다리는 골반, 넓적다리뼈, 정강뼈, 종아리뼈, 발을 포함된다. 다리는 허리엉치관절과 엉치엉덩관절에서 골반, 척추, 가슴우리 사이에 근육부착으로 몸통에 연결된다. 이러한 몸통과 다리의 정의는 앉은 자세에서의 설명과 다르다. 골반은 기능적으로 앉은 자세에서 아래몸통 부분으로, 선 자세에서는 다리 부분으로 분류한다.

선 자세에서 균형을 유지한다는 것은 몸통과 다리가 모든 방향에서 움직임이 조절된 상태로 있다는 것이다. 중력선은 엉덩관절, 무릎관절, 발목관절과 발을 지나면서 근활성, 관절과 인대조직의 긴장을 조절한다. 선 자세에서 발과 발목은 체중을 지지하는 동안 지렛대의 받침점(fulcrum) 역할을 하고 무릎관절, 엉덩관절, 골반의 자세가 변화하는 움직임에 협응한다. 선 자세에서 중력선은 발목관절 앞으로 지나간다. 이것은 중력에 대항하여 뒤쪽 종아리근(calf muscles)이 활성됨으로써 몸이 앞으로 넘어지는 것을 방지한다. 또한 중력선이 무릎관절 앞으로 지나가는 것은 무릎폄을 도와준다. 엉덩관절에서 중력선은 관절의 앞이나 뒤 또는 중심을 지나간다. 엉치엉덩관절은 몸통의 체중을 두 다리 사이로 분배한다. 성인에서 척추의 커브는 골반 위에서 몸통의 균형 유지를 돕는다. 다리 움직임은 연속성과 리듬이 있어야 하고 넓적다리뼈, 골반, 척추의 움직임이 협응되어야 한다. 다리 움직임 패턴의 연속성은 팔이 움직이는 동안 어깨띠에서 발견되는 관계와 비슷하다. 골반과 넓적다리 움직임을 설명하기 위한 용어는 다음과 같다.

1) 골반 움직임

골반 움직임은 세 가지 방향성이 있다.

1. 올림(elevation)/내림(depression)(**그림 9.1**)
2. 앞쪽기울임(anterior tilt)/뒤쪽기울임(posterior tilt)(**그림 9.2**)
3. 앞쪽돌림(rotation forward)/뒤쪽돌림(backward)(**그림 9.3, 9.4**)

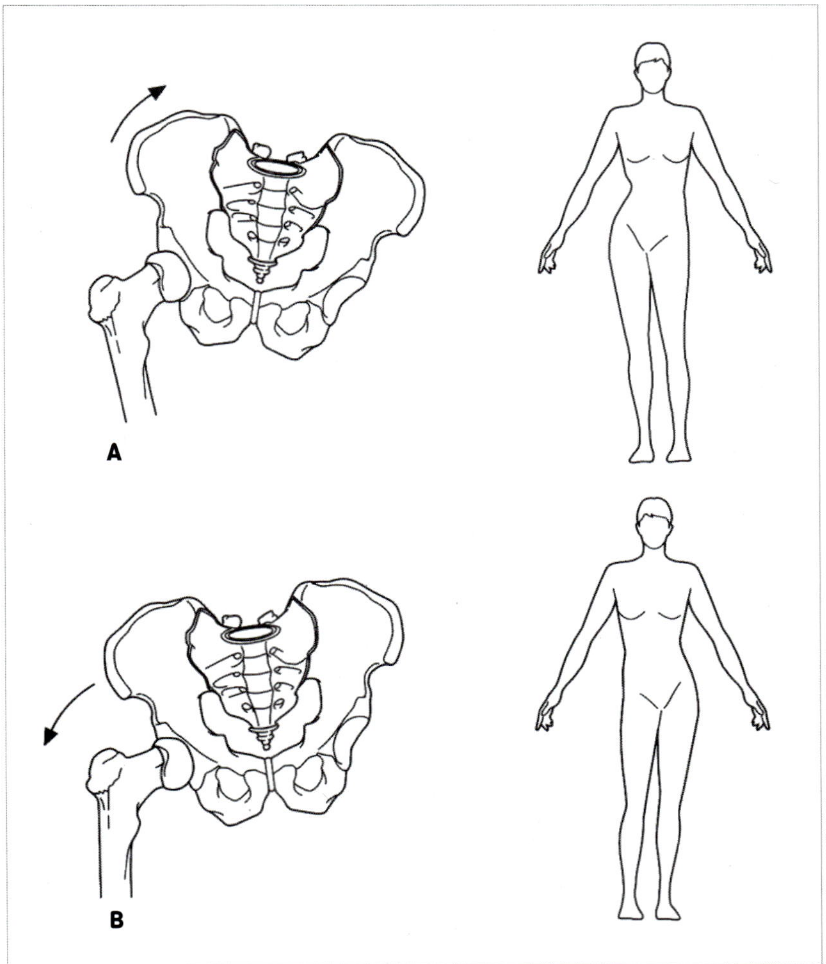

그림 9.1

(A) 오른쪽 엉덩관절 올림, (B) 오른쪽 엉덩관절 내림

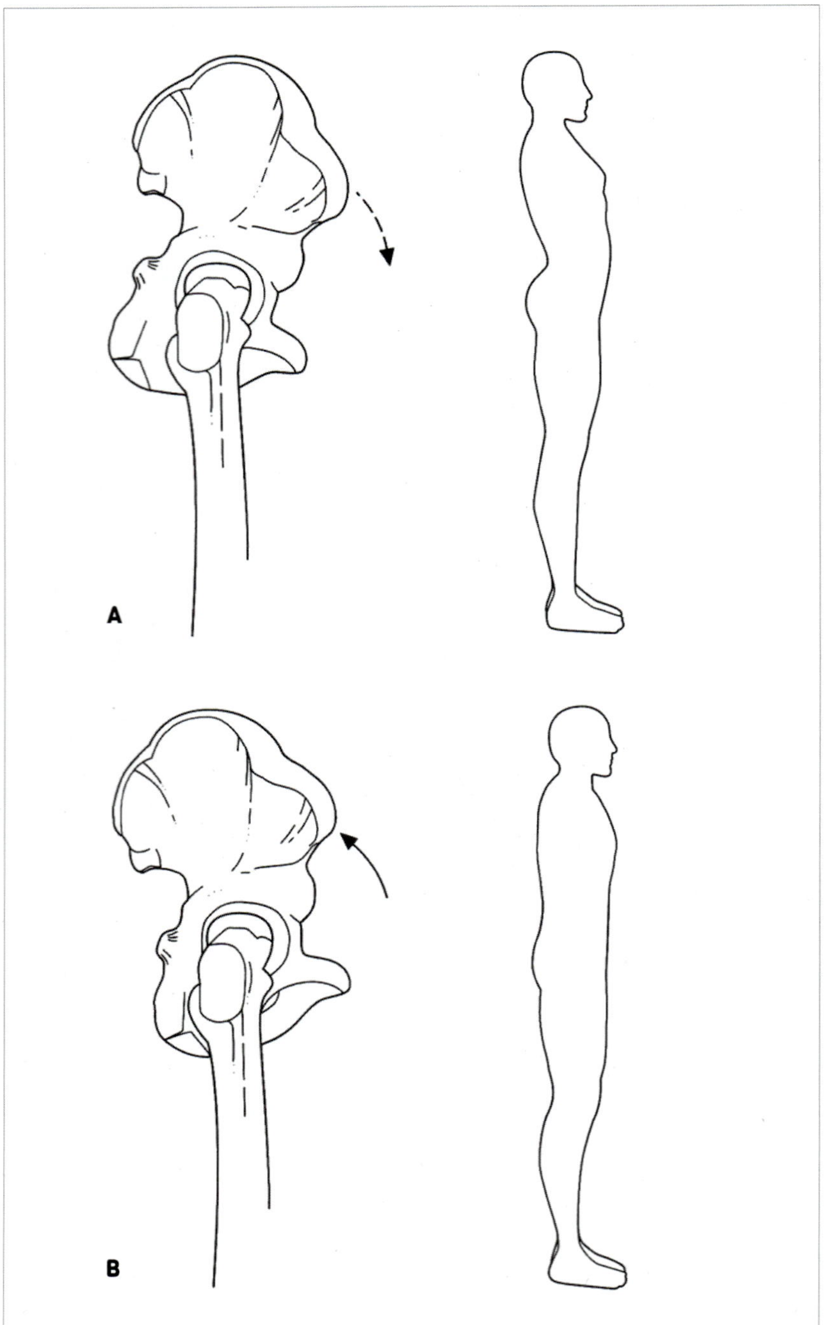

그림 9.2
(A) 앞쪽기울임, (B) 뒤쪽기울임

선 자세에서 골반 움직임은 척추 움직임을 동반한다. 골반의 올림과 내림은 척추를 가쪽굽힘시킨다. 골반올림은 같은 쪽 척추(몸통)를 오목하게 하고, 골반내림은 같은 쪽 척추(몸통)를 볼록하게 하여 가쪽굽힘된다. 골반 한쪽의 움직임은 반대편에 변화를 준다. 골반올림은 같은 쪽 몸통이 짧게 보이고, 반대로 골반내림은 같은 쪽 몸통이 길어 보인다. 골반의 한쪽 면 움직임이 반대편에 영향을 미치기 때문에 한쪽은 길어지고, 다른 쪽은 짧아진다.

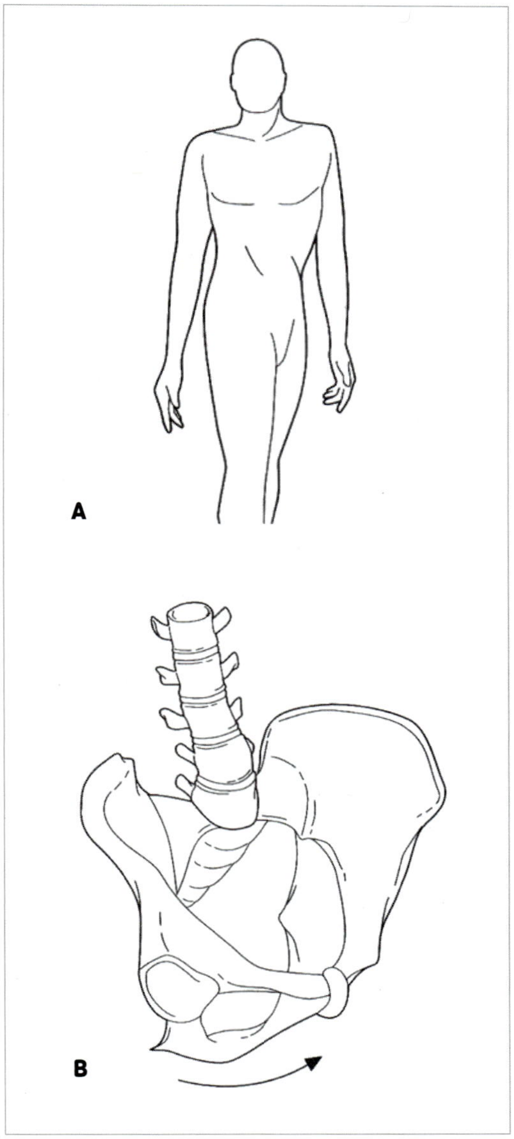

그림 9.3

오른쪽 앞쪽기울임/돌림

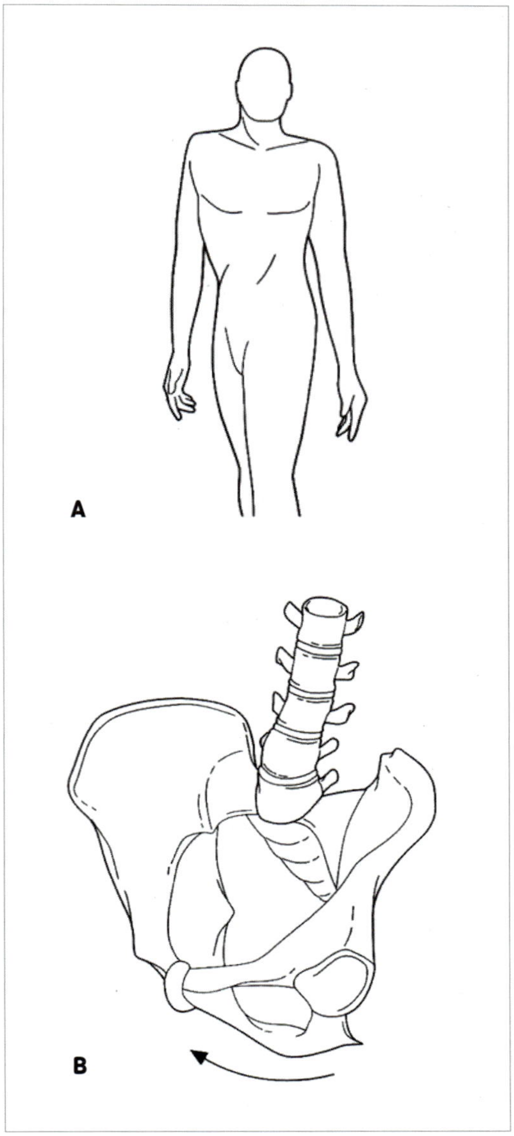

그림 9.4

오른쪽 뒤쪽기울임/돌림

골반 기울임의 변화는 척추 위치를 변화시킨다. 앞으로 골반이 기울어지면 허리뼈가 펴되고, 골반이 뒤쪽으로 기울어지면 척추는 굽힘된다. 그러나 비전형적인 움직임 패턴에서는 앞 또는 뒤쪽 골반 기울임 변형으로 정상적인 척추 패턴이 나타나지 않는다. 이것은 평가를 어렵게 만들고, 문제점 해결과 중재 계획을 수립함에 있어서 복잡한 요인이 된다.

오른쪽으로 골반돌림은 오른쪽 척추돌림, 왼쪽으로 돌림은 왼쪽 척추돌림을 동반한다. 이 책에서 편마비 환자의 비전형적인 과도한 골반돌림을 설명하면서 골반 앞/뒤 돌림(pelvic rotation forward and backward)이라는 용어를 사용하는데, 이것은 골반의 비대칭을 어떻게 교정할 것인지에 대해서 알려준다.

정상 움직임에서 골반돌림이 증가되면 척추의 돌림은 허리부위에서 위쪽으로 진행된다. 편마비 환자에서 척추돌림을 동반한 골반의 돌림은 몸통 움직임 조절이 어려운 척추라도 돌림은 가장 낮은 진성갈비뼈(true rib) 위로 진행되지 않는다. 이는 한쪽 방향에서 비전형적인 골반돌림을 하지만 위몸통에서 균형을 유지하기 위해 반대 방향으로 돌림하기 때문이다(counterbalance).

2) 엉덩관절 움직임

엉덩관절 움직임은 굽힘/폄, 벌림/모음, 안쪽돌림/가쪽돌림으로 세 방향이 결합된 움직임이다. 엉덩관절은 큰근육과 다관절근육을 많이 가지고 있다. 편마비 환자에서 엉덩관절의 부정렬은 앉은 자세와 선 자세에서 엉덩관절의 움직임을 제한한다. 이것은 불충분한 몸쪽부위 조절과 부정렬 또는 불충분한 먼쪽부위 움직임 조절 능력과 부정렬의 결과이다. 또한 엉덩관절을 가로지르는 근육의 위치 변화와 단축은 비전형적인 움직임 패턴과 자세에 영향을 준다.

3) 무릎관절 움직임

무릎관절 움직임은 굽힘과 폄이다. 무릎폄(extension of the knee)은 무릎관절의 완전한 굽힘에서 0° 까지의 움직임이다. 편마비 몸쪽부위 또는 먼쪽부위 관절의 비정상적인 정렬이나 조절은 무릎관절이 실제 폄에서 5~15° 이상 펴지도록 하고, 이를 젖힌무릎(전반슬, knee hyperextension or recurvatum)이라고 한다(**그림 9.5**).

편마비 환자에서 젖힌무릎(전반슬, genu recurvatum)은 발목의 관절가동 범위와 움직임 조절의 상실, 엉덩관절 각도 조절의 상실, 발목과 엉덩관절 조절의 협응 상실, 근육 단축 또는 위치 변화에 의한 관절 부정렬, 불균형적인 근육동원(firing) 패턴 등의 결합으로 나타난다.

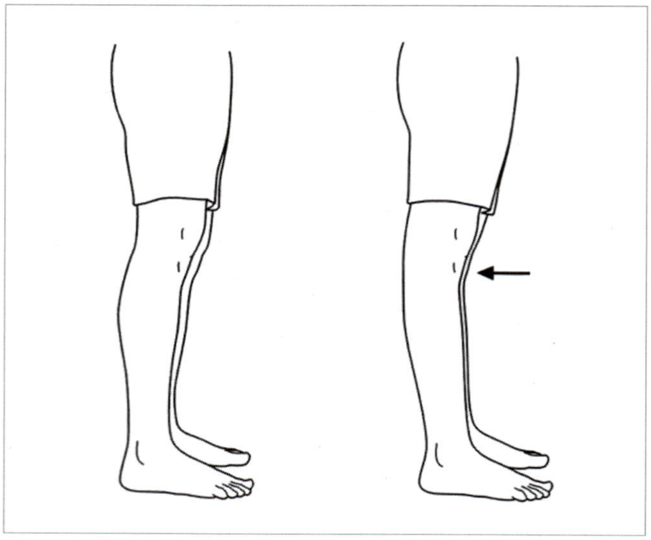

그림 9.5

무릎관절의 과도한 폄

4) 발목관절과 발의 움직임

발목관절 움직임은 발등굽힘과 발바닥쪽굽힘으로 시상면에서만 나타난다. 발목 움직임은 범위의 끝부분에서 뒷발 움직임이 있다. 발등굽힘은 발꿈치굽힘(calcaneal flexion), 발바닥쪽굽힘은 발꿈치폄을 동반한다(첨족, equinus). 발관절은 움직임 분석이 복잡하다. 이 책에서는 발의 기능적 분절 움직임을 뒷발(rearfoot), 중간발(midfoot), 앞발(forefoot)로 나누어 설명한다.

발관절은 세 면에서 움직인다. 모음/벌림, 뒤침(내측, medial)/엎침(외측, lateral), 굽힘/폄은 세 가지 면에서 나타나고 독립된 움직임 보다는 결합된 움직임 패턴으로 나타난다. 체중지지가 없는 모음, 뒤침, 폄이 결합된 패턴은 안쪽번짐(inversion)으로 설명하고(**그림 9.6**), 체중지지가 없는 벌림, 엎침, 굽힘이 결합된 패턴은 가쪽번짐(eversion)으로 설명한다(**그림 9.7**).

선 자세에서 몸의 측면으로 체중이 이동하는 동안 발은 바닥에 접촉한 상태로 있으면서 발 위로 체중이 부하된다. 안정된 발 위로 몸이 움직임으로써 발의 근육이 활성된다. 발이 바닥에 접촉하고 있는 동안 바깥쪽으로 체중부하가 되면 발은 안쪽번짐되고(**그림 9.8**), 안쪽으로 체중부하되면 가쪽번짐된다. 몸의 앞/뒤 움직임은 발목을 발바닥쪽굽힘/발등굽힘시킨다.

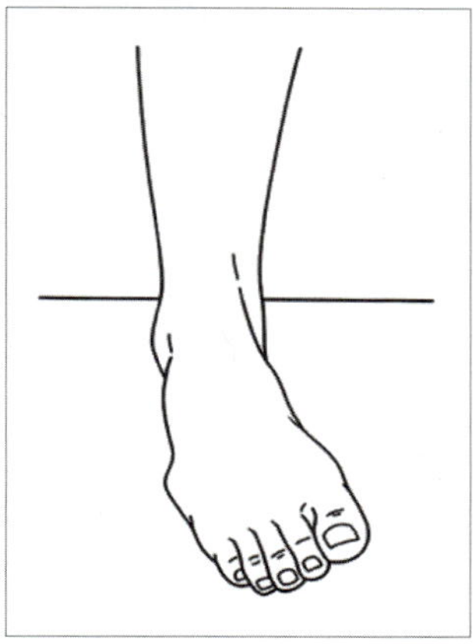

그림 9.6

발과 발목 안쪽번짐

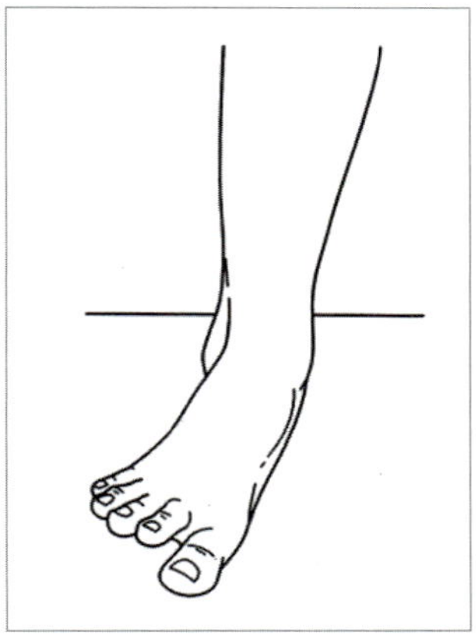

그림 9.7

발과 발목 가쪽번짐

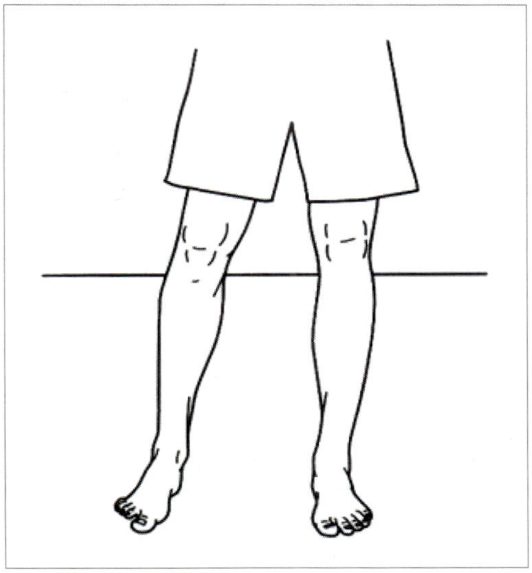

그림 9.8

발이 바닥에 접촉되어 있다면 왼발 위에서의 가쪽 움직임은 왼발을 안쪽번짐시킨다.

다리 움직임

1 개념과 원리

이 단락에서는 선 자세에서 체중부하가 없는 다리의 움직임을 분석한다. 한쪽 다리를 움직이기 위해 아래몸통 위에서 위몸통을 정렬하고 움직임을 조절한다. 균형을 유지하기 위하여 체중부하된 다리는 충분한 힘과 움직임 조절 능력이 있어야 한다. 기능적 움직임을 위하여 다리근육을 활성(fire)하고, 아래몸통과 골반의 안정성을 향상시켜야 한다. 선 자세에서 다리 움직임을 하는 동안 발이 바닥에서 떨어지도록 발과 발목관절의 근육을 활성시켜야 한다. 기능적으로 다리 움직임은 발에서 시작된다. 발은 기능적 과제를 위해 가장 능률적인 방법으로 지면(바닥, 계단-걸음; floor, stair-step)에 닿고, 떨어지며 움직인다. 어떤 과제는 앞으로 걷기처럼 발뒤꿈치가 먼저 지면에 닿는 것이 필요하다. 또 다른 과제는 뒤로 기고, 옆으로 뻗어서 걷기, 계단을 내려가기처럼 발가락이 먼저 닿아야 하고, 정적인 과제에서는 발 전체가 지면에 동시에 접촉하도록 발바닥을 내려놓는다.

체중부하가 없는 다리의 움직임에서 척추, 골반, 넓적다리는 움직임이 어려워지거나 균형 유지가 어려운 움직임에서 복잡한 패턴으로 협응하여 움직인다. 여러 가지 움직임 시작 패턴이 가능하기 위해서는 기능적 움직임 연속성과 비체중부지지 다리와 몸통의 협응된 움직임을 재교육해야 한다. 팔은 균형을 유지하기 어려운 움직임에서 평형 반응의 한 부분으로써 움직임 연속성에 포함된다.

2 다리의 움직임 구성요소

바로 선 자세에서 다리의 기능적 움직임 패턴을 설명한다. 각각의 움직임 패턴은 움직임(mobility)과 과제수행을 위하여 기능적으로 작용한다. 한쪽 다리가 움직이기 위해서는 몸통을 바로 세우고 안정성을 높여 유지하면서 반대쪽 다리로 체중을 지지해야 한다.

1) 엉덩관절 움직임

(1) 무릎관절굽힘, 엉덩관절굽힘-앞으로 들기

선 자세에서 무릎을 굽히고, 엉덩관절을 45° 굽힘하여도 골반의 자세 변화는 없다. 엉덩관절굽힘이 90°가 되면 골반은 뒤쪽으로 기울고, 요추는 굽힘되기 시작한다. 엉덩관절이 90° 이상 굽힘되면 척추에서 위쪽으로 굽힘이 진행한다. 동시에 엉덩관절과 무릎관절의 굽힘은 발목관절의 발등굽힘 또는 발바닥쪽굽힘이 함께 나타난다. 골반과 척추의 움직임은 몸의 양쪽에 모두 영향을 주기 때문에 균형을 유지하기 위해 체중부하된 다리의 근활성이 필요하다(**그림 9.9**).

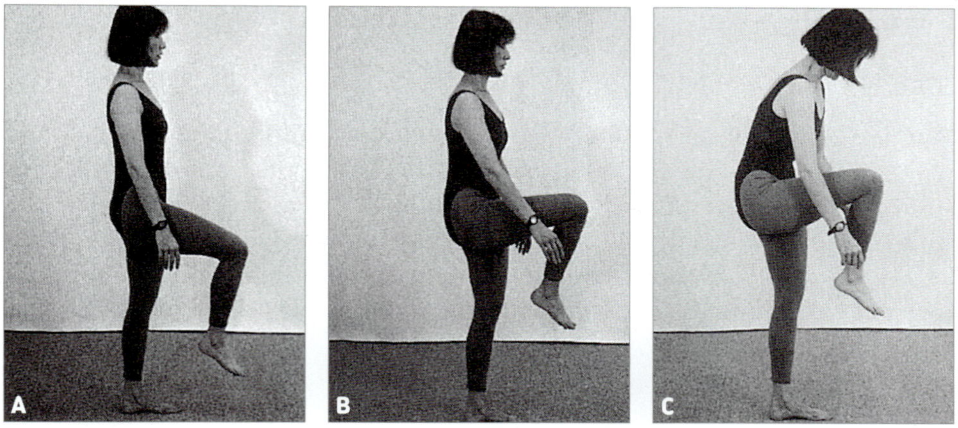

그림 9.9

(A) 골반 변화 없이 엉덩관절의 45° 굽힘. (B) 골반은 엉덩관절굽힘 90°에서 뒤쪽기울임이 나타난다. (C) 엉덩관절굽힘이 90° 이상되면 척추굽힘이 증가된다.

■ 기능적인 예

계단에 발을 올리기 위해 엉덩관절과 무릎관절을 굽히는 동안 발목관절은 발등굽힘한다.

(2) 무릎관절폄, 엉덩관절굽힘 - 앞쪽으로 뻗기

무릎을 펴고 엉덩관절을 굽힘하면 다리를 앞쪽으로 들기(무릎굽힘, 엉덩관절굽힘)보다 골반과 척추가 빨리 굽힘된다. 무릎을 편 자세는 다리의 지렛대(lever arm)를 길어지게 한다. 그래서 몸통굽힘근 활성에 대한 반대 균형(counterbalance)을 유지하기 위해 체중을 뒤로 이동시킨다(**그림 9.10**).

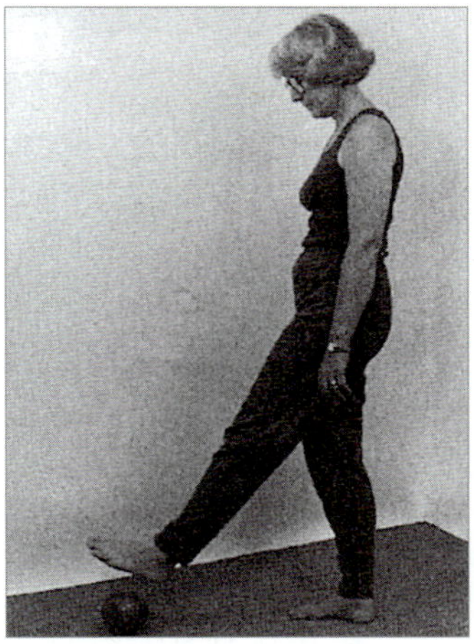

그림 9.10

앞쪽으로 뻗기. 무릎관절폄하여 엉덩관절을 굽힘한다.

■ 기능적인 예

무릎을 펴고 발목의 발등굽힘과 협응하여 엉덩관절을 굽힘하는 것은 보행의 마지막 유각기와 초기 입각기에서 나타난다. 또한 발로 물체를 움직이거나 공을 찰 때는 발목의 발바닥/발등굽힘과 협응한다.

(3) 무릎관절폄, 엉덩관절폄 - 뒤쪽으로 뻗기

발이 뒤쪽으로 이동하기 위해서는 엉덩관절과 무릎을 펴고 다리가 뒤로 움직인다. 발이 바닥에서 떨어지면서 발등굽힘하고, 바닥에 닫기 위해서 발바닥굽힘한다. 엉덩관절폄의 범위는 0~10°로, 작지만 골반 앞쪽기울임과 척추폄이 동시에 나타난다(**그림 9.11A**).

■ 기능적인 예

이 움직임은 뒤로 걷기의 중간 입각기에서 나타난다. 또한 발을 앞으로 차기 위한 준비 자세에서 나타난다.

(4) 엉덩관절폄, 무릎관절굽힘 – 뒤쪽으로 들기

엉덩관절폄 또는 중립에서 무릎을 45~90° 굽히고, 발을 뒤쪽으로 움직이면 바닥에서 발을 떼기 위해 발목과 발가락은 발등굽힘으로 시작한다(**그림 9.11B**).

■ **기능적인 예**

이 움직임은 뒤로 걷기를 시작할 때 나타나고, 옷 입기를 위해 몸 뒤로 발을 올릴 때 나타난다.

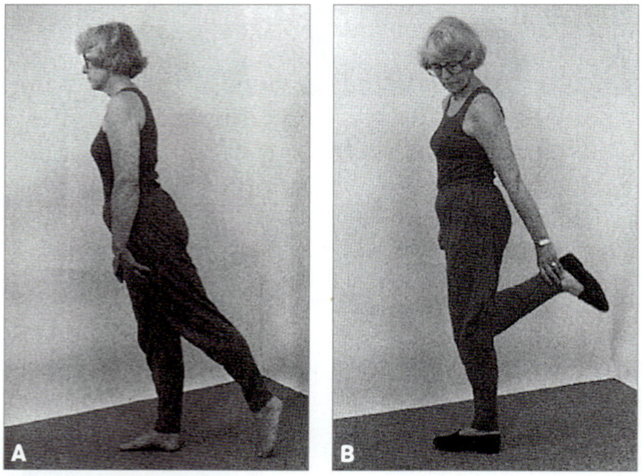

그림 9.11

(A) 뒤쪽으로 뻗기. 무릎관절을 펌하여 엉덩관절을 폄한다. **(B)** 뒤쪽으로 들기. 엉덩관절을 폄하고, 무릎관절을 굽힘한다.

(5) 무릎관절폄, 엉덩관절벌림 – 옆으로 들기 혹은 뻗기

선 자세에서 오른쪽 무릎관절폄, 엉덩관절벌림하면 초기 30°는 엉덩관절에서만 움직임이 나타난다. 엉덩관절벌림이 계속되면 골반의 오른쪽은 올라가고 척추는 오른쪽이 오목한 가쪽굽힘, 오른쪽 발목은 발바닥굽힘된다(**그림 9.12**). 오른쪽 엉덩관절벌림근은 바닥에 다리를 내려놓을 때까지 엉덩관절 움직임을 조절하고, 바닥에 발을 내려놓기 위해 발목관절과 발은 발등굽힘한다. 가쪽으로 다리를 뻗는 것과 다리벌림 자세로 바닥에 놓기 위해서는 왼쪽으로 가쪽 체중이동을 시작하면서 오른쪽 다리는 벌림/올림한다. 몸통과 골반은 오른발이 바닥에 닿을 때까지 왼쪽 가쪽으로 중심이 이동된다.

■ **기능적인 예**

옆으로 걷기, 장애물 주위 걷기, 양쪽 다리로 지지면을 넓게 하기, 다리를 옆으로 옮기는 움직임 등에서 나타난다.

(6) 무릎폄, 엉덩관절모음 – 몸쪽으로 뻗기/다리 교차하기

선 자세에서 엉덩관절을 모음하기 위해 비체중지지 다리가 움직일 수 있는 범위는 매우 작다. 무릎을 굽힘하

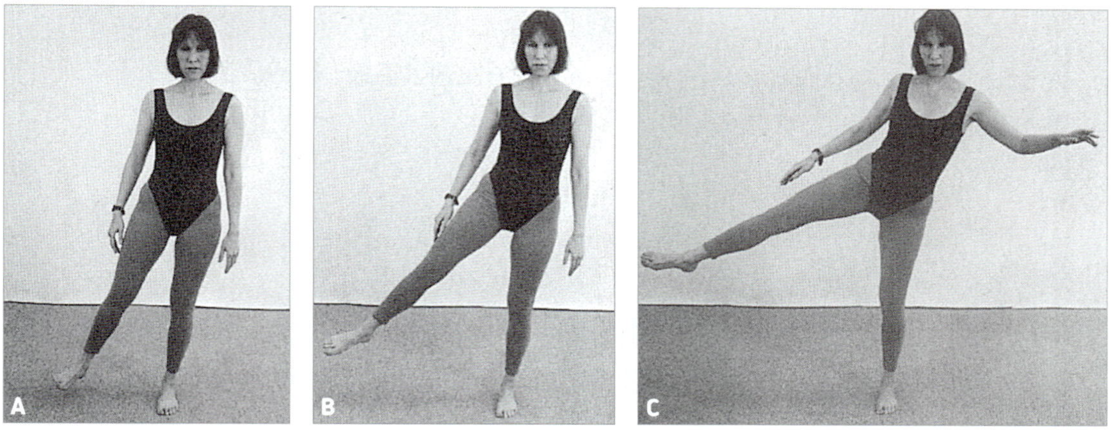

그림 9.12

(A) 30° 벌림/골반 중립 위치, (B) 45° 벌림/골반올림, (C) 45° 이상 다리 들기/몸통의 오른쪽이 오목한 가쪽굽힘

거나 폄하여 다리를 모음할 수 있다(**그림 9.13A~C**). 오른쪽 다리 앞으로 왼쪽 다리를 가로지르기 위해서는 오른쪽 골반돌림과 왼쪽 엉덩관절의 모음이 협응한다(**그림 9.13D**). 오른쪽 다리 뒤로 왼쪽 다리를 가로지르기 위해서는 왼쪽에서 골반돌림과 왼쪽 엉덩관절의 모음이 협응한다.

양쪽 다리를 벌림하여 바로 선 자세에서 왼쪽 다리에 오른쪽 다리를 가깝게 옮기려고 한다. 체중이 오른쪽 다리에서 왼쪽으로 이동하고, 오른쪽 골반은 내려가고, 엉덩관절은 벌림 상태로 유지된다. 오른쪽 발목은 발바닥쪽굽힘하고, 발가락이 다리 이동을 돕기 위해 바닥을 눌러준다. 왼쪽 다리 위에서 몸통은 균형을 유지하고, 무릎 폄/발목 발등굽힘된 오른쪽 엉덩관절이 중립 자세로 모음한다. 골반은 수평 자세를 회복하고, 오른쪽 발은 왼쪽 발 옆으로 이동된다.

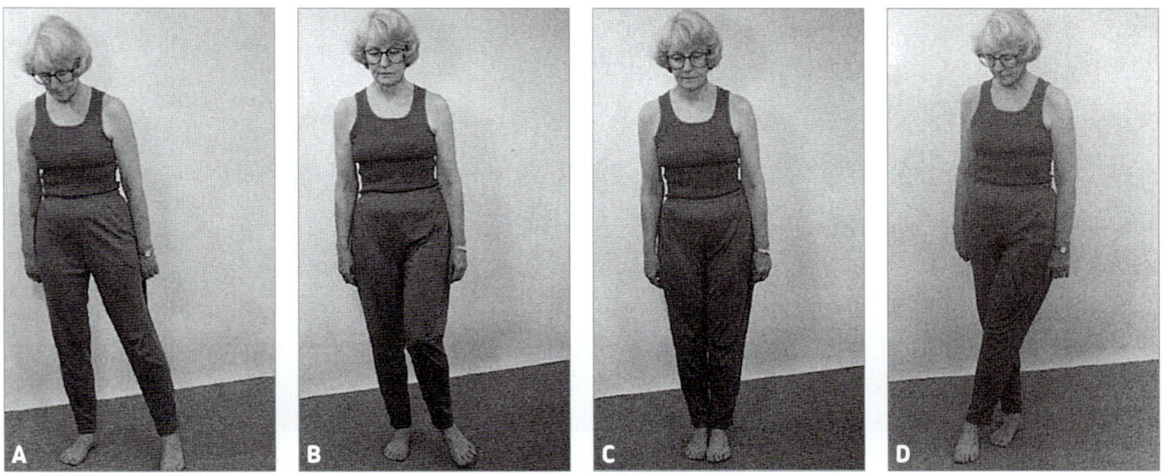

그림 9.13

(A~C) 양쪽 다리를 벌리고 바닥을 지지하면서 가쪽으로 뻗기. 무릎관절을 굽힘하여 엉덩관절을 모음한다. (D) 몸통 교차하여 뻗기. 무릎관절폄하여 엉덩관절모음과 골반을 오른쪽 돌림한다.

■ **기능적인 예**

옆으로 걷기, 가로질러 걷기(cross walking), 양쪽 다리가 바닥에 지지된 자세에서 기저면 크기를 변화시킬 때 나타난다.

2) 발목관절 움직임

(1) 발목의 발등굽힘

발목의 발등굽힘 조절은 선 자세에서 다리를 움직이는 동안 발끝 떼기(foot clearance)를 위해 필요하다. 발목 움직임을 보강하고, 발의 가쪽부위 움직임 조절을 위해 발가락폄과 발목의 발등굽힘은 협응하여 움직인다. 발목의 발등굽힘은 엉덩관절굽힘과 무릎굽힘 또는 엉덩관절폄과 무릎폄 움직임에서 협응하여 나타난다(**그림 9.14A, B**).

■ **기능적인 예**

계단을 오를 때 발끝 떼기를 위해 발목의 발등굽힘이 나타난다.

(2) 발목의 발바닥쪽굽힘

발목의 발바닥쪽굽힘은 무릎을 앞으로 펴거나 다리를 뒤로 뻗는 동안 발가락을 바닥에 닿게 한다. 엉덩관절과 무릎의 움직임과 협응한다(**그림 9.14C, D**).

■ **기능적인 예**

계단이나 언덕을 내려가는 동안 발가락을 바닥에 접촉시키기 위해 발목은 발바닥쪽굽힘된다.

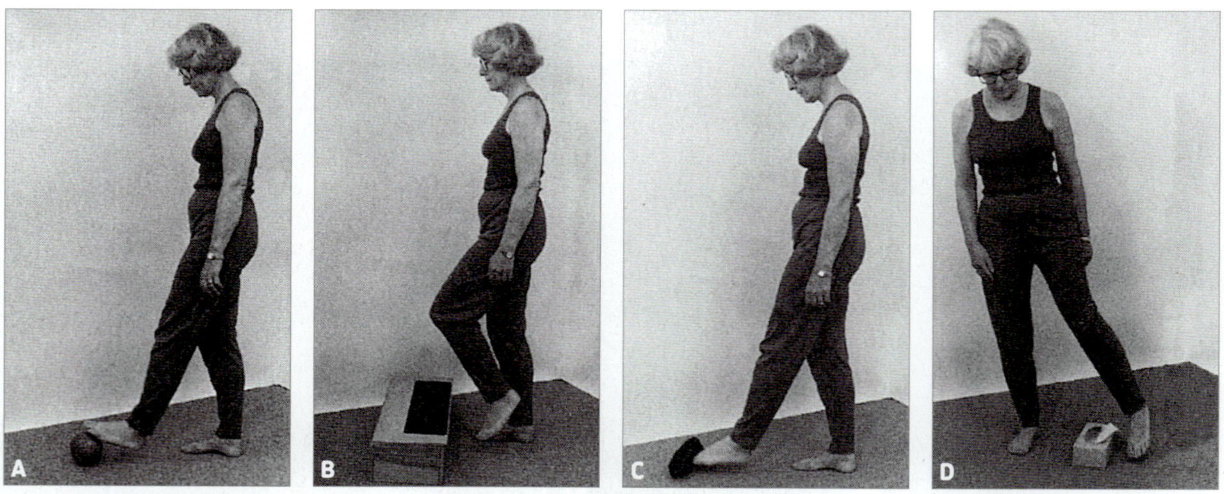

그림 9.14

(A) 엉덩관절굽힘, 무릎관절폄 자세에서 발목의 발등굽힘, **(B)** 엉덩관절과 무릎관절굽힘 자세에서 발목의 발등굽힘, **(C)** 엉덩관절굽힘, 무릎관절의 폄 자세에서 발목의 발바닥쪽굽힘, **(D)** 엉덩관절벌림, 무릎관절폄 자세에서 발목의 발바닥쪽굽힘

3 수행능력을 감소시키는 중요한 손상

1) 몸통 조절과 정렬 소실

선 자세에서 왼쪽 다리를 움직이기 위해서는 아래몸통 위에 위몸통 정렬을 유지하면서 체중이 오른쪽 다리로 이동한다. 이것은 왼쪽 비체중지지 다리의 움직임 시작 자세이다. 선 자세에서 아래몸통 위에 위몸통을 정렬하고 체중을 이동하는 것은 편마비 환자에게는 어려운 과제이다. 선 자세에서 몸통 움직임 조절이 불안정하면 체중을 지지하는 다리에서 과도한 체중이동이나 보상작용이 나타나므로 위몸통과 다리의 자세 정렬이 어렵다(**그림 9.15**).

근력 약화에 의해 몸통 움직임 조절이 상실되면 몸통과 다리를 보조하여도 바른 자세로 마비측 다리를 들어 올리는 것이 거의 불가능하고, 독립 보행이 어렵다. 몸통근육이 약화된 척추는 마비측이 볼록하게 옆으로 굽힘된다. 볼록하게 굽힘된 쪽의 골반은 아래로 내려가고, 다리는 굽힘되어 비정상적인 움직임 패턴이 나타난다(**그림 9.16**).

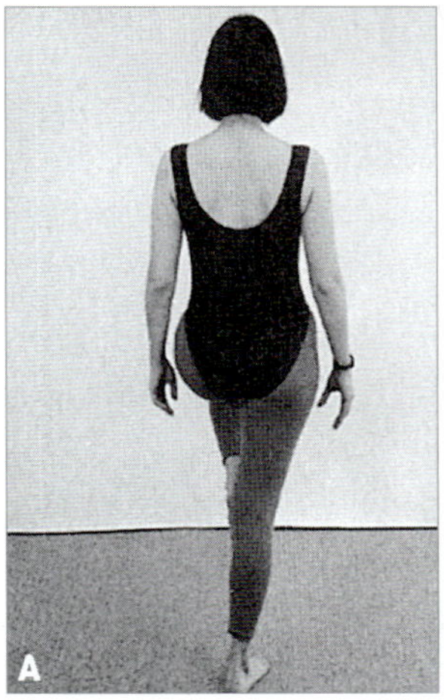

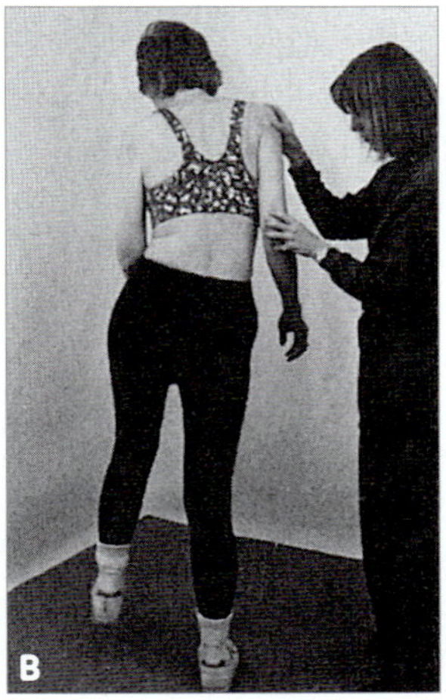

그림 9.15

(A) 왼쪽 다리를 앞쪽들기하는 동안 정상적인 몸통 자세. **(B)** 왼쪽 편마비 환자의 마비측 다리 들기. 오른쪽으로 체중이 과도하게 이동한다. 가쪽으로 몸통 비대칭이 나타난다. 왼쪽 골반이 뒤쪽돌림한다.

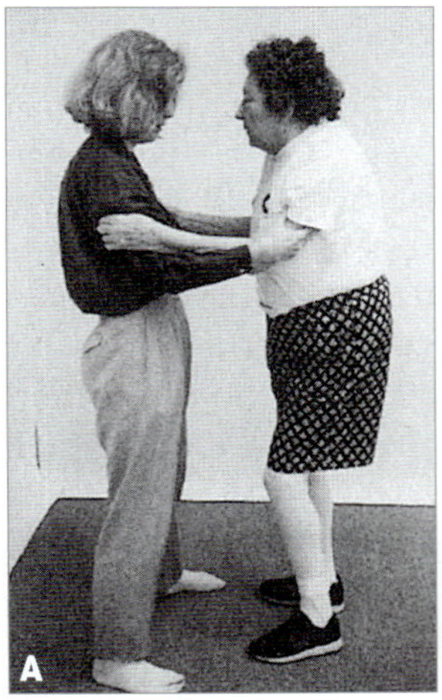

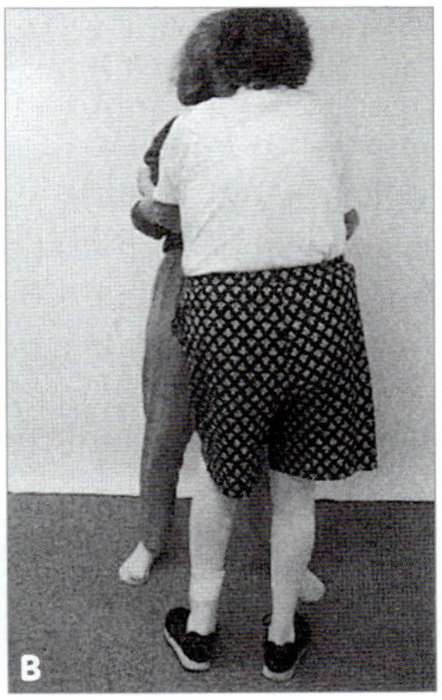

그림 9.16

(A) 독립된 서기 자세를 유지할 수 없는 왼쪽 편마비 환자가 왼쪽 다리 들기를 시도한다. **(B)** 오른쪽 엉덩관절이 가쪽으로 움직이면서 오른쪽으로 체중이 이동된다. 그러나 몸통은 오른쪽 다리로 이동되지 않는다. 치료사가 보조를 하고 있지만 위몸통은 마비측으로 기울어진다.

근력 약화는 앉은 자세에서 설명한 것과 유사하지만(5장 참조), 또 다른 몸통 비대칭을 만든다. 몸통과 다리근육이 약해진 경우에는 마비측이 오목하게 몸통 가쪽굽힘하면서 마비측 골반이 올라가고 뒤쪽돌림된다(**그림 9.17**). 선 자세에서 몸통 움직임을 재교육하기 위해서는 비대칭된 몸통을 먼저 정렬해야 한다. 성인의 몸 크기는 이러한 중재를 어렵게 하고, 위몸통을 정렬하기 위해 외부 보조장비에 의지하기도 한다. 아래몸통과 골반의 비대칭 교정을 위해 치료대를 이용하여 선 자세에서 대칭적인 아래팔 체중지지를 하는 것은 도움이 된다(**그림 9.18**). 선 자세를 유지하기 위해 지팡이에 의존한다면 과도한 체중이동이 뚜렷이 나타난다. 몸통 조절 상실이나 지팡이에 의존함으로써 나타나는 과도한 체중이동은 몸통 불안정과 비대칭이 혼합되어 나타난다(**그림 9.19**).

다리 움직임이 부분적으로 가능한 환자라도 선 자세에서 몸통 조절이 되지 않으면 마비측 다리를 사용하기 어려워진다. 앉은 자세에서 충분히 몸통 조절을 연습하고, 선 자세에서 몸통 움직임 조절을 연습해야 한다. 또한 선 자세에서 비체중지지측의 움직임 조절을 재교육하기 전에 매트에서 양쪽 발과 다리의 움직임 패턴을 재교육해야 한다. 공간에서 다리의 움직임 범위와 패턴에 대해 재교육하기 위해서는 적절한 몸통의 움직임 협응이 있어야 한다.

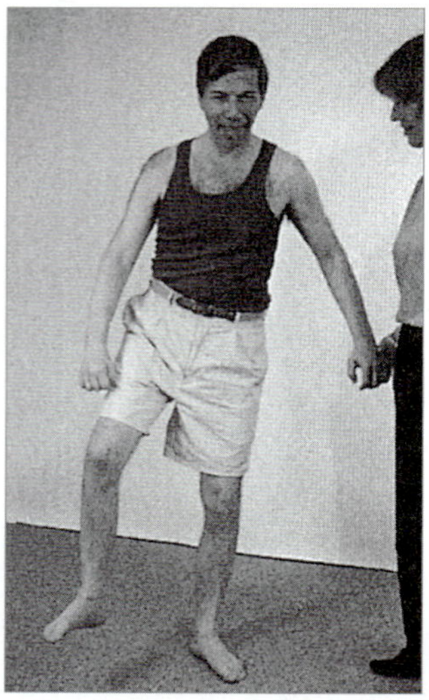

그림 9.17

마비측 골반이 올림/뒤쪽돌림하고, 몸통 중심을 과도하게 가쪽이동하면서 마비측 다리 들기를 하고 있다.

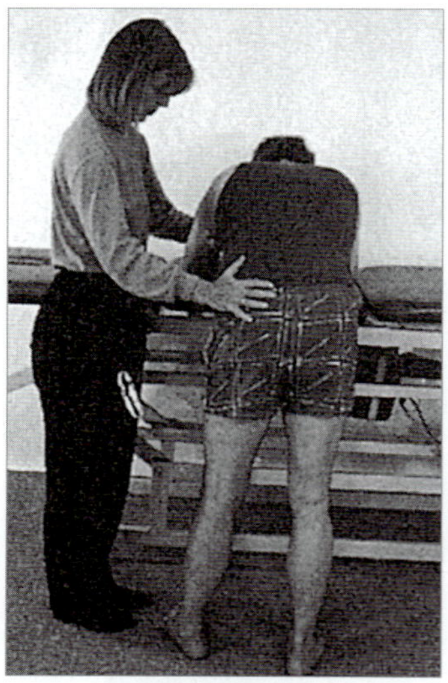

그림 9.18

몸통 움직임 재교육과 정렬을 위하여 치료대를 이용하여 선 자세에서 아래팔 체중지지를 하고 있다. 골반 움직임과 마비측/왼쪽 다리 들기를 재교육한다.

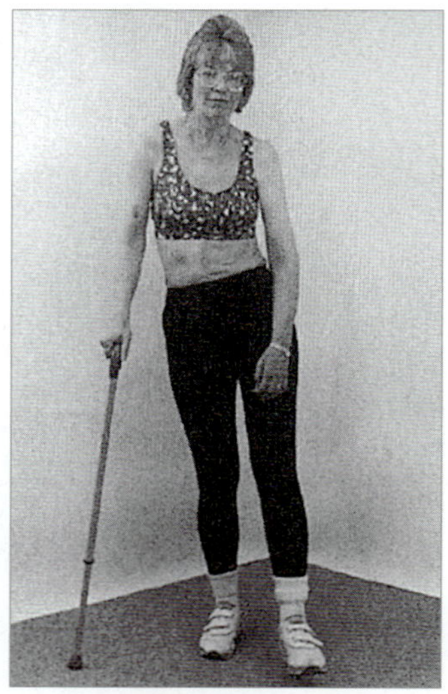

그림 9.19

왼쪽 편마비 환자. 왼쪽 다리 들기를 하기 위해 골반을 올림하면서 위몸통이 오른쪽으로 이동한다.

2) 약화와 부적절한 시작 패턴

다리를 움직이는 시작 패턴(initiation pattern)에는 무릎을 펴고 시작하는 먼쪽부위 시작 패턴과 무릎을 굽히고 시작하는 몸쪽부위 시작 패턴이 있다. 근력 약화는 이런 두 가지 시작 패턴이 모두 어렵다. 다리 몸쪽부위에서 근력 약화가 있는 환자는 편마비용 보행기 혹은 네발 지팡이 등의 보조기 사용으로 과도한 보상작용을 하기 때문에 비전형적인 몸통 움직임을 보인다(**그림 9.20A, B**). 기능적 움직임 재교육이 없으면 아래몸통과 골반으로 다리 움직임을 시작하는 보상작용을 배우게 된다. 보상작용으로 골반의 올림과 돌림, 뒤쪽기울임이 나타난다(**그림 9.20C~E**). 골반을 올리고, 뒤쪽으로 기울이면서 무릎을 약간 굽히고 펴는 연합 동작이 나타난다.

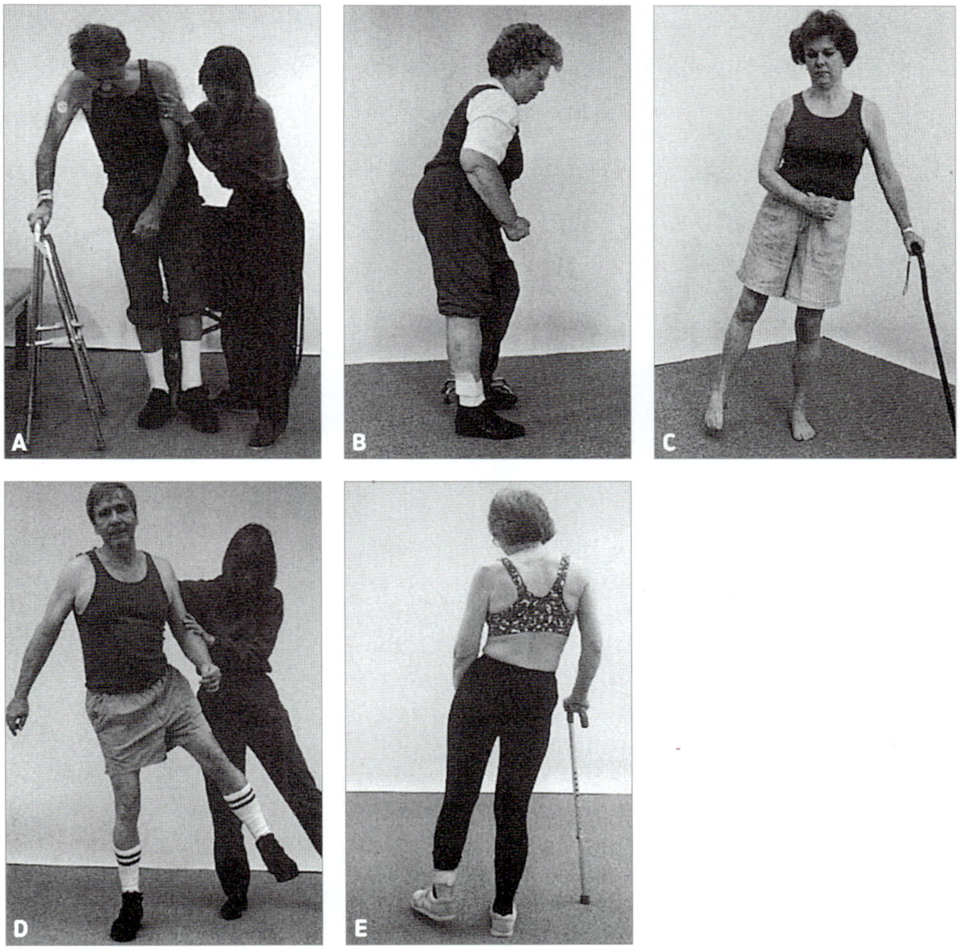

그림 9.20

(A) 왼쪽 편마비 환자. 선 자세에서 다리를 움직이기 어렵다. 위몸통은 굽힘, 왼쪽 위몸통은 앞쪽으로 돌림하면서 오른쪽으로 자세가 변형된다. 왼쪽 골반은 뒤로 돌림되어 중립이나 앞쪽으로 움직일 수 없다. 왼쪽 다리를 들기 위해 편마비용 보행기를 이용하여 오른쪽으로 체중을 이동한다. 능동적으로 다리를 들기 어렵다. **(B)** 오른쪽 편마비 환자. 마비측 다리를 들기 어렵다. 오른쪽 골반과 아래몸통이 뒤쪽돌림되고, 오른쪽 다리에 체중부하가 되지 않는다. **(C)** 오른쪽 편마비 환자. 마비측 다리 들기를 하는 동안 엉덩관절벌림으로 보상하고, 왼쪽 지팡이로 몸을 의지한다. 발목은 발바닥쪽굽힘되고 발은 안쪽번짐된다. **(D)** 왼쪽 편마비 환자. 마비측 다리를 벌림한다. 골반 뒤쪽기울임/돌림하여 보행을 시작한다. **(E)** 왼쪽 편마비 환자. 오른쪽으로 몸통을 기울이면서 마비측 골반을 올림하여 다리 들기를 한다.

다리의 움직임 시작 패턴을 재교육하는 동안 안정성을 제공하기 위해 몸통 움직임 조절을 재교육해야 한다. 다리의 먼쪽부위 시작 패턴에서 바닥으로부터 발을 떼는 움직임이 가장 어렵다. 몸쪽과 먼쪽 시작 패턴을 재교육하는 것은 중재의 초기 단계부터 재교육되어야 보상작용을 예방할 수 있다(**그림 9.21**).

다리 먼쪽부위 움직임을 결합한 패턴으로 다리를 들고 바닥에 다시 내려놓는 것을 재교육하면서 움직임 타이밍을 교정한다(**그림 9.22**). 무릎을 폄하여 발을 바닥으로 내려놓을 때 아래로 미는 것을 볼 수 있다. 발의 밀기(push)는 엉덩관절과 다리근육 활성이 부족하고, 팽팽하게 긴장된 엉덩관절과 무릎관절에 있는 두관절 근육(two-joint muscle)이 과신장되어 무릎관절의 폄으로 나타난다. 장딴지근육이 단축되면 무릎관절을 펴면서 발목관절이 발바닥굽힘 방향으로 밀게 된다. 가쪽넓적다리근육과 뒤쪽종아리근육이 모두 단축되면 무릎을 펴는 동안 정강이뼈는 가쪽돌림되고, 발목관절은 발바닥굽힘되어 발은 안쪽번짐(inversion)된다.

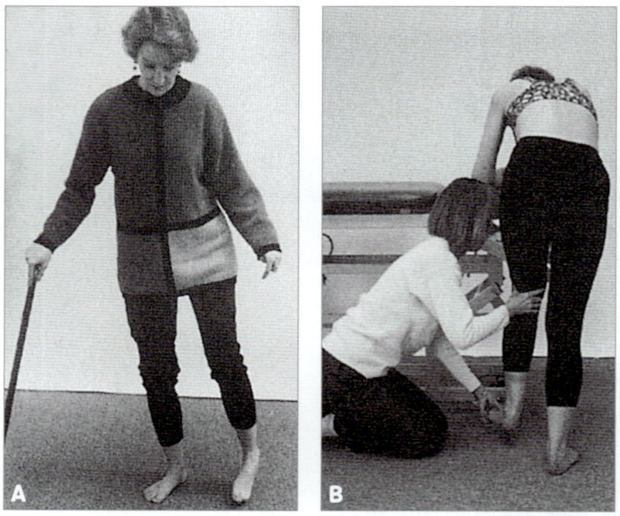

그림 9.21

왼쪽 편마비 환자. (**A**) 발을 들려고 한다. 앞정강근이 비활성되어 발목은 발바닥쪽굽힘된다. (**B**) 아래팔 체중지지 자세에서 중재한다. 왼손으로 발목과 앞발을 잡아 발등굽힘을 보조하고, 오른손은 엉덩관절과 무릎관절굽힘을 보조한다.

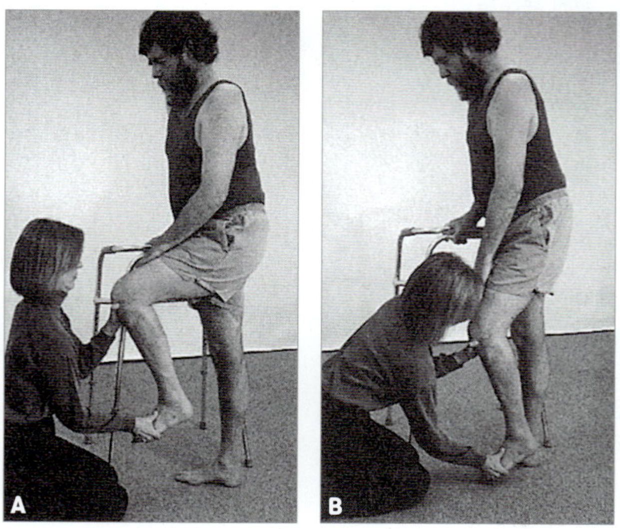

그림 9.22

왼쪽 편마비 환자. 다리를 들어 올리고 내려놓는 것을 가르친다.

3) 과긴장

다리의 과긴장은 기능적 패턴을 어렵게 한다. 과긴장은 움직임과 기능적 수행 능력을 어렵게 하는 근본적인 요인은 아니지만, 선 자세에서 다리 움직임을 어렵게 하는 일반적인 문제점이다. 폄근 과긴장(extensor hypertonicity)은 움직임을 뻣뻣하고 불편하게 하고, 바닥에서 발을 편안하게 들지 못하게 한다. 선 자세에서 다리폄근 과긴장은 골반돌림, 무릎폄, 발목의 발바닥쪽굽힘, 발의 안쪽번짐이 연합된 패턴으로 나타난다. 또한 선 자세에서 다리의 과긴장은 부적절한 몸통 조절, 근육 단축에 의한 부정렬 또는 비정상적인 움직임 시작 패턴이 나타난다. 이러한 문제점은 다음과 같이 분류하여 설명한다.

(1) 부적절한 몸통 조절

비정상적인 몸통 정렬과 움직임 조절은 마비측 다리를 들기 위해 골반돌림, 위몸통 전방굽힘, 엉덩관절의 굽힘과 벌림, 무릎폄, 발의 안쪽번짐, 발바닥쪽굽힘을 만든다. 또한 비마비측으로 과도하게 체중을 이동하면서 발을 들어 올린다. 몸통 조절이 회복되었지만 다리근육이 약한 경우는 골반을 올리면서 비마비측으로 위몸통을 기울인다. 엉덩관절을 굽혀서 다리를 능동적으로 들어 올리지만 무릎은 펴진다. 대부분 발은 강하게 바닥을 밀게 되고, 발목관절의 발등굽힘 범위는 제한된다. 발이 안쪽번짐되고, 폄근이 과긴장되어 있기 때문에 바닥을 밀게 되고, 다리를 들어 올리기 어렵게 된다. 근육 기능을 회복 중인 환자는 엉덩관절과 무릎관절을 능동적으로 굽힘하여 골반을 올림하고, 뒤쪽으로 돌림하여 다리를 든다. 발의 움직임을 활성시키면서 다리 움직임 패턴을 재교육해야 한다(**그림 9.23A, B**). 이런 환자가 발을 아래쪽/뒤쪽으로 움직이면 무릎폄과 발목의 발바닥쪽굽힘 및 안쪽번짐은 더욱 뚜렷하게 나타난다. 그래서 바닥에 발을 편안하게 놓는 것이 어렵고, 바로 서기 균형을 불안정하게 한다(**그림 9.23C**).

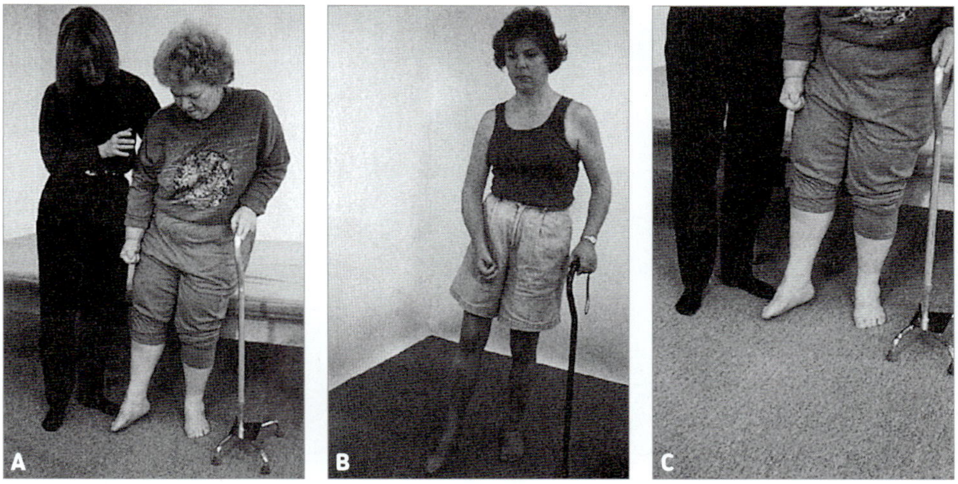

그림 9.23

오른쪽 편마비 환자. (**A**) 독립적으로 서기가 되지 않아 지팡이를 사용한다. 다리를 들어 올리려고 하지만 폄근 과긴장으로 바닥을 밀게 된다. (**B**) 서기와 균형 능력이 있지만 다리에 약화가 있다. 위몸통이 왼쪽으로 기울어지고 골반올림, 무릎관절폄, 엉덩관절굽힘, 발목의 발바닥쪽굽힘한 패턴으로 오른쪽 다리를 들어 올린다. (**C**) 발목의 발바닥쪽굽힘과 발 안쪽번짐된 자세로 바닥에 발을 고정하고 있다. 이러한 자세는 균형 유지를 어렵게 한다.

(2) 근육 단축과 팽팽함

앉은 자세나 선 자세에서 팽팽하게(tightness) 긴장되고 단축된 근육은 중재되어야 한다. 폄근 과긴장으로 선 자세에서 다리를 들기는 어렵지만, 앉은 자세에서는 엉덩관절과 무릎관절을 움직일 수 있다. 폄근 과긴장 환자의 서기에서는 몸통 조절 소실과 두관절근육의 단축이 뚜렷하게 나타난다. 장딴지근 단축은 발목을 발바닥쪽굽힘하게 하고, 무릎이 펴지면 발은 안쪽번짐된다. 이러한 과긴장 환자도 앉아 있으면 (즉, 무릎이 굽힘되면) 발목을 발등굽힘할 수도 있다. 바닥으로 발의 '밀기'는 무릎폄을 하는 동안 단축된 장딴지근의 정지부를 신장시키고, 발꿈치뼈를 안쪽번짐시킴으로써 발이 안쪽번짐되고 발바닥쪽굽힘되어 나타난다. 안쪽번짐이 지속되면 앞/뒤 정강근은 심하게 단축된다. 무릎폄이 어려운 강한 굽힘 패턴 환자는 다리를 들어 올릴 때 발의 안쪽번짐이 뚜렷하게 나타난다. 발가락폄근(발 외측근육)이 약하면 안쪽번짐을 바로잡기 어렵다(**그림 9.24**).

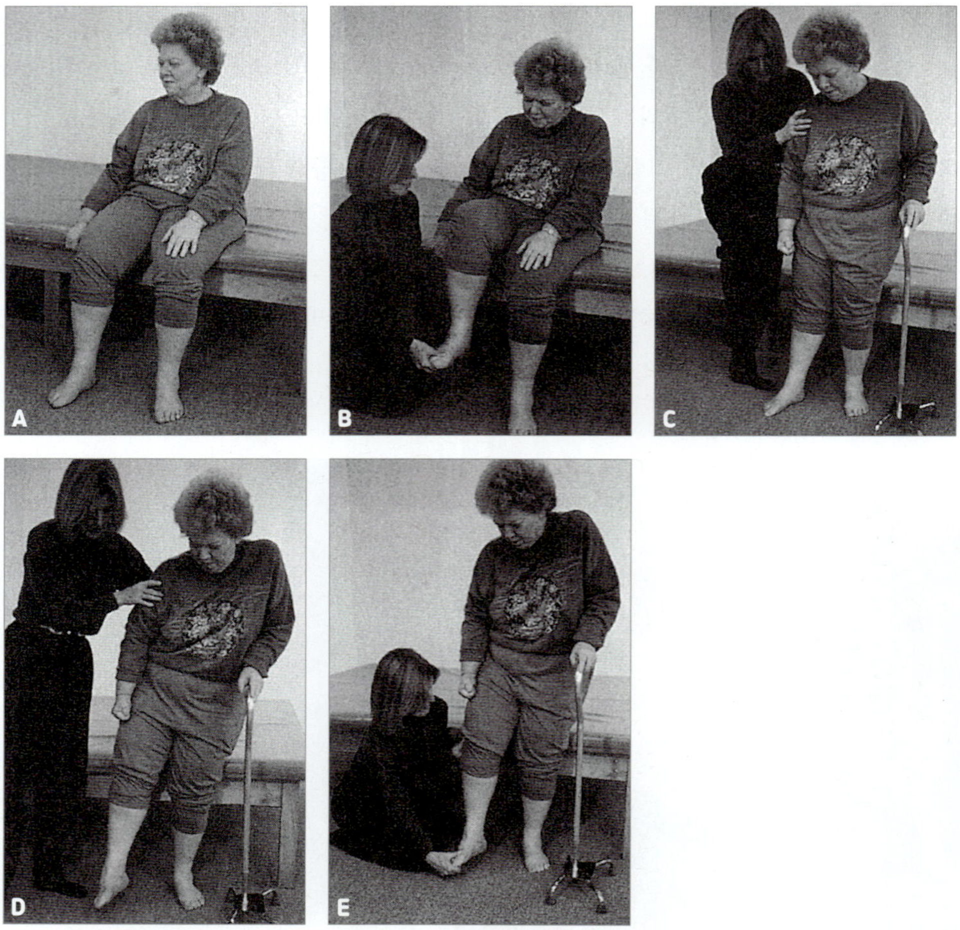

그림 9.24

오른쪽 편마비 환자. (**A** & **B**) 앉은 자세에서 엉덩관절, 무릎관절, 발목관절을 움직이며 보조할 수 있다. (**C**) 선 자세에서 마비측 다리에 강한 폄근 과긴장이 나타난다. (**D**) 오른쪽 다리를 들려고 한다. 발바닥쪽굽힘된 발을 들기 위해 왼쪽으로 과도하게 체중이동을 한다. (**E**) 마비측 다리에서 강한 저항이 나타난다. 치료사가 환자의 다리를 들 수 없고, 바닥으로 미는 것을 멈추게 할 수 없다.

(3) 비정상적인 움직임 시작 패턴

공간에서 다리를 움직이는 동안 나타나는 과긴장은 움직임 시작 패턴이 비정상적이기 때문이다. 비정상적인 움직임 시작 패턴은 여러 가지 원인이 복합된 결과이다. 다리 움직임 동안 강한 무릎 폄 패턴을 '경직(spasticity)'으로 많이 판단하지만 다리를 들어 올리기 위한 넓적다리갈래근의 비정상적인 활성일 수 있다. 앞쪽으로 들기를 시작하는 동안 엉덩관절과 무릎의 굽힘이 불가능하여 골반올림 패턴으로 시작되면 엉덩관절은 굽힘되지 않고, 넓적다리갈래근이 활성되어 무릎폄을 동반한 엉덩관절이 굽힘되는 앞쪽으로 뻗기 움직임이 나타난다. 몸통 조절이 회복되고, 엉덩관절과 무릎관절 움직임 패턴을 재교육하면 다리를 들어 올리기 위해 무릎폄 패턴을 사용하는 보상작용을 감소시킬 수 있다.

(4) 굽힘근 과긴장

선 자세에서 발을 들어 올리는 동안 바닥에서 발이 떨어지면서 굽힘근 과긴장이 나타난다. 선 자세에서 다리를 굽힘하면서 움직임을 시작하는 패턴은 골반올림 또는 뒤쪽돌림과 넓적다리 가쪽돌림으로 보상작용이 나타나고 부분적으로 엉덩관절굽힘, 무릎관절폄, 발목관절의 발등굽힘, 발의 안쪽번짐이 나타난다. 엉덩관절굽힘을 보충하기 위해 골반의 뒤쪽돌림이 나타나고, 무릎을 굽힘시키기 위해 엉덩관절과 무릎관절에 있는 두관절근육을 사용하는 연합굽힘 패턴(mass flexion pattern)이 나타난다. 이러한 패턴은 발을 바닥에 내려놓는 것이 어렵기 때문에 안정적인 서기가 불가능하다. 다리 움직임을 재교육하기 위해서는 다리의 체중지지 능력을 회복하는 중재가 필요하다(8장 참조). 굽힘근 과긴장의 원인은 불충분한 몸통 조절과 불균형, 과도한 근활성이다(**그림 9.25**).

정확하고 체계적인 평가는 과긴장의 원인과 기능적 움직임 재교육의 필요성을 설명하고, 중재 계획을 수립하는 데 도움이 된다.

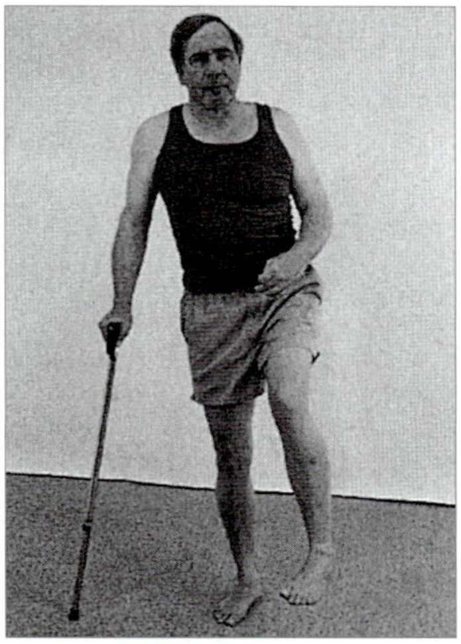

그림 9.25

왼쪽 편마비 환자. 지팡이에 의지하여 마비측 다리를 들고 있다. 다리 들기에서 골반의 올림/뒤쪽돌림이 나타난다. 엉덩관절과 무릎관절이 굽힘되면서 발이 안쪽번짐과 발바닥쪽굽힘된다.

4 평가지침

바닥에서 발을 들어 올리고 다리를 뒤로 움직이는 동안 선 자세에서 다리 움직임 평가는 한 발로 체중지지(unilateral stance) 하는 동안의 몸통 조절, 다리 움직임을 보조하는 동안의 몸통 조절, 먼쪽 및 몸쪽 시작 패턴에서 움직임 조절, 다리의 근력과 움직임 조절을 포함해야 한다(**글상자 9.1**).

글상자 9.1 평가지침

Ⅰ. 몸통과 양쪽 다리가 바닥에 지지된 자세(stance leg)의 시작 자세와 체중이동 움직임 패턴을 기록한다.

Ⅱ. 다리를 바닥에서 들어 올리는 동안 몸쪽과 먼쪽의 움직임 시작 패턴을 기록한다.

Ⅲ. 다양한 다리 움직임 패턴과 근력을 평가한다. 비전형적으로 반복 수행하는 움직임을 확인한다.

Ⅳ. 몸통과 골반의 정렬을 교정하고, 몸쪽부위 움직임을 조절한다. 보조할 때 다리 움직임은 개선되었는가?
어떤 문제점이 해결되지 않는가?
움직임 요소를 변화시키기 위한 특별한 중재가 필요한가?

Ⅴ. 환자가 바닥에 발을 내려놓는 동안 어떤 움직임 패턴을 사용하는가?
몸통이나 골반을 보조하면 다리 움직임 패턴을 변화시킬 수 있는가? 보조할 때 움직임이 개선되었는가?
어떤 패턴과 문제점이 해결되지 않는가? 특별한 중재가 필요한가?

Ⅵ. 몸통을 지지해 주고, 다리 움직임 보조를 위해 몸쪽부위와 먼쪽부위를 사용한다. 무엇이 개선되었는가?
기능적 움직임 동안 활성되는 근육을 확인한다.

Ⅶ. 다리 움직임 동안 몸통 조절 문제점을 기록한다.

Ⅷ. 다리 움직임을 어렵게 하는 몸쪽부위와 먼쪽부위 문제점을 기록한다.

5 중재 목표

1) 기능적 목표

선 자세에서 비체중지지 다리의 움직임에 대한 기능적 목표는 마비측 다리로 균형을 유지하고, 기능적 움직임 수행을 자연스럽게 하는 것이다.

2) 중재 목표와 방법

중재 목표: 양쪽 다리가 바닥에 지지된 자세에서 체중이동하는 동안 몸통을 바르게 정렬하고, 몸통 움직임 조절을 회복한다.

중재 방법: 다리의 기능적 움직임을 위해 몸통을 재정렬하는 동안 위몸통을 대칭으로 유지하기 위해 아래팔 또는 팔꿈치를 펴고 체중을 지지한다(**그림 9.26**).

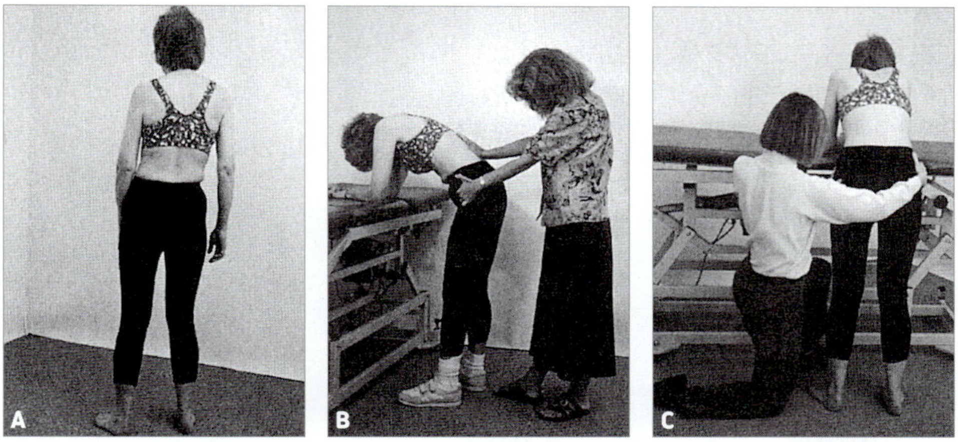

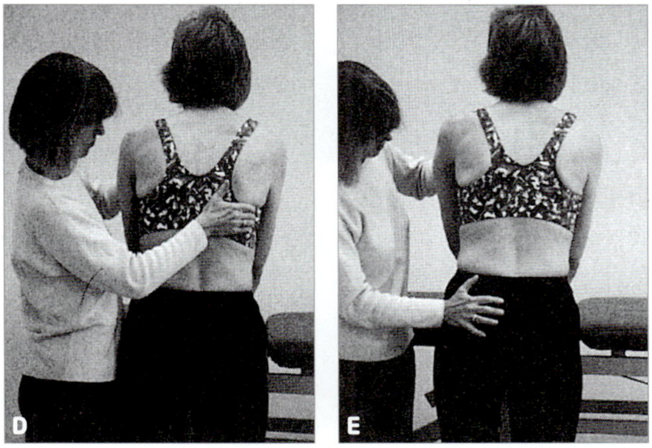

그림 9.26

왼쪽 편마비 환자. **(A)** 몸통이 오른쪽으로 기울어져 있다. **(B)** 아래팔 체중지지를 하고 있다. 앞/뒤로 체중이동하면서 아래몸통과 위몸통을 재정렬한다. **(C)** 가쪽/왼쪽으로 체중을 이동시키면서 골반을 교정한다. **(D)** 엉덩관절폄 자세에서 폄된 팔로 체중을 지지한다. 치료사의 오른손은 오른쪽 가슴우리 뒤에, 왼손은 왼쪽 가슴우리 앞에 위치한다. 몸통을 바로세우고 위몸통과 아래몸통을 정렬한다. 치료사의 몸으로 환자의 왼쪽 엉덩이가 가쪽으로 기울어지지 않게 보조하고 있다. **(E)** 양쪽 다리에서 체중이동을 재교육하고 반복하기 위해서 치료사의 오른손으로 골반 움직임을 보조한다.

중재 방법: 몸통과 다리의 움직임 시작 패턴을 재교육한다(**그림 9.27**).

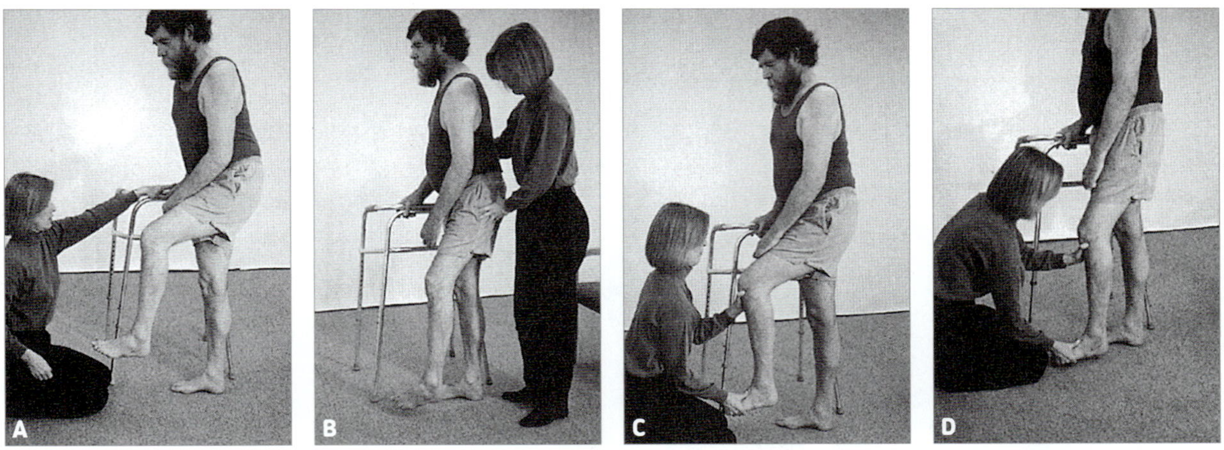

그림 9.27

왼쪽 편마비 환자. **(A)** 왼쪽 마비측 다리를 들어 올린다. 다리를 들어 올릴 때 몸통은 앞쪽기울임, 골반은 뒤쪽돌림된다. **(B)** 몸통과 골반을 정렬하여 왼발 들기를 반복한다. **(C)** 환자가 다리를 들어 올리는 동안 치료사는 발과 엉덩관절의 움직임 시작 패턴을 보조하면서 말로 상기시켜(verbal reminder) 몸통 정렬을 유지하게 한다. **(D)** 발목과 발을 미는 것 없이 다리를 뒤/아래 방향으로 움직이는 것을 반복한다.

중재 목표: 선 자세에서 몸통과 다리 움직임 패턴을 재교육한다.

중재 방법: 팔로 몸통을 지지하고, 옆으로 다리 벌리기를 재교육한다(**그림 9.28**).

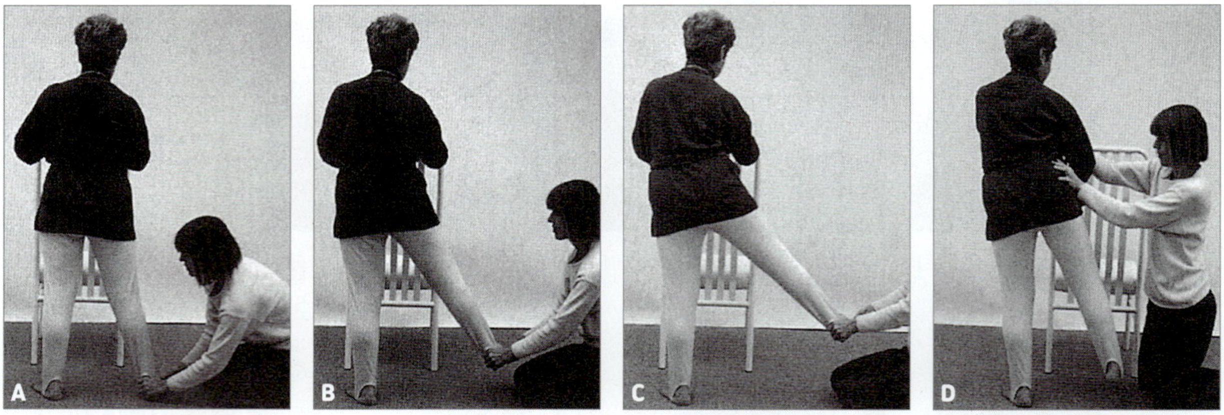

그림 9.28

오른쪽 편마비 환자. **(A)** 오른쪽 발목과 발을 잡고 가쪽벌림 패턴을 보조한다. **(B)** 벌림이 커질수록 골반을 올림하도록 한다. **(C)** 다리를 벌림시키면 몸통이 가쪽굽힘되고, 왼쪽으로 체중이동한다. **(D)** 독립적으로 다리 움직임을 반복하는 동안 치료사는 골반과 몸통 움직임 패턴을 촉진(encourage)시킨다.

중재 목표: 움직임 시작 패턴을 재교육하고, 근력을 강화(strengthen)시킨다. 그리고 기능적 움직임에서 다리 움직임을 통합(incorporate)시킨다.

중재 방법: 한쪽 다리로 지지하고, 먼쪽부위 움직임 패턴을 재교육한다. 기능적 움직임을 재교육한다(**그림 9.29**).

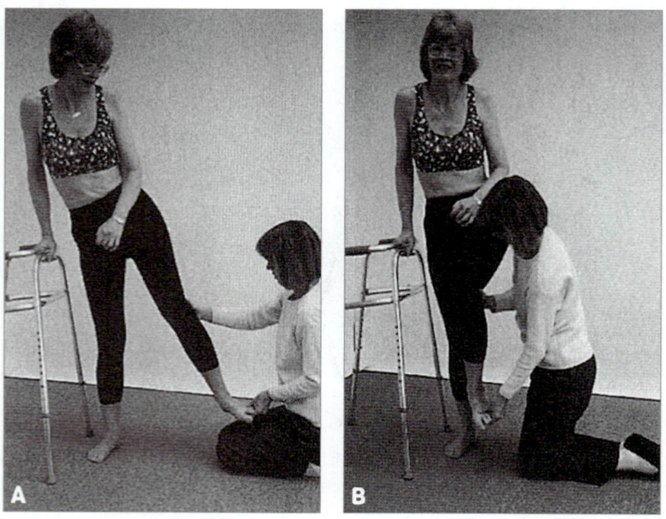

그림 9.29

왼쪽 편마비 환자. **(A)** 옆쪽 벌림 패턴으로 다리 들기를 반복한다. 오른손으로 골반의 뒤쪽돌림을 방지하고, 왼쪽 다리의 벌림을 돕는 왼손은 발목의 발등굽힘을 촉진한다. **(B)** 엉덩관절과 무릎관절의 굽힘, 발목의 발등굽힘을 반복하면서 골반올림이 과도하지 않게 한다.

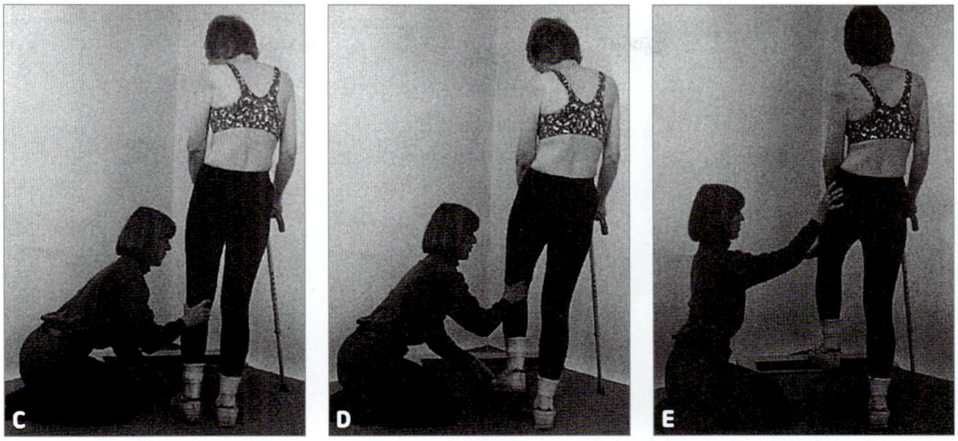

그림 9.29 (계속)

(**C~E**) 같은 움직임 패턴을 사용하여 계단에 왼발을 올려 놓을 때 단발 지팡이를 사용하여 보조를 줄인다.

중재 목표: 발목과 발근육 움직임을 재교육하고, 기능적 움직임과 통합한다.

중재 방법: 자세 정렬 교정, 움직임 시작 패턴을 재교육하고 몸 뒤로 다리를 뻗어서 발목과 발 움직임을 재교육한다(**그림 9.30A~C**).

중재 방법: 몸 앞으로 다리를 뻗어 먼쪽부위의 움직임을 재교육하고, 기능적 움직임과 통합한다(**그림 9.30 D~J**).

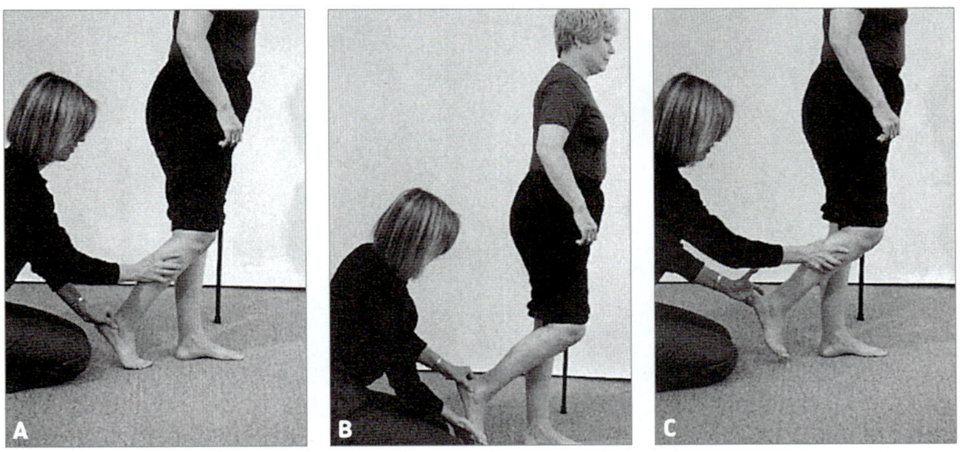

그림 9.30

오른쪽 편마비 환자. (**A**) 앞발(forefoot)을 바닥에 고정한다. 정강뼈와 뒷발(rearfoot)의 정렬을 교정한다. 오른손으로 정강뼈를 정상 위치까지 안쪽으로 돌림시키고, 왼손으로 발꿈치뼈(calcaneus)가 안쪽번짐되는 것을 방지하면서 발의 앞쪽 볼에 압력을 가한다. 근육이 팽팽해져 있다면 움직임 재교육을 시작하기 전에 짧아진 조직(tissue)을 늘리기 위해 이 자세를 사용할 수 있다. (**B**) 무릎 굽힘 자세에서 발목과 발가락 움직임을 반복한다. 뒷발을 고정하고, 앞발을 보조한다. (**C**) 도움 없이 발목과 발 움직임이 가능하면 오른손으로 다리 뒤에서 움직임을 보조하고, 정강뼈 위치를 정렬한다.

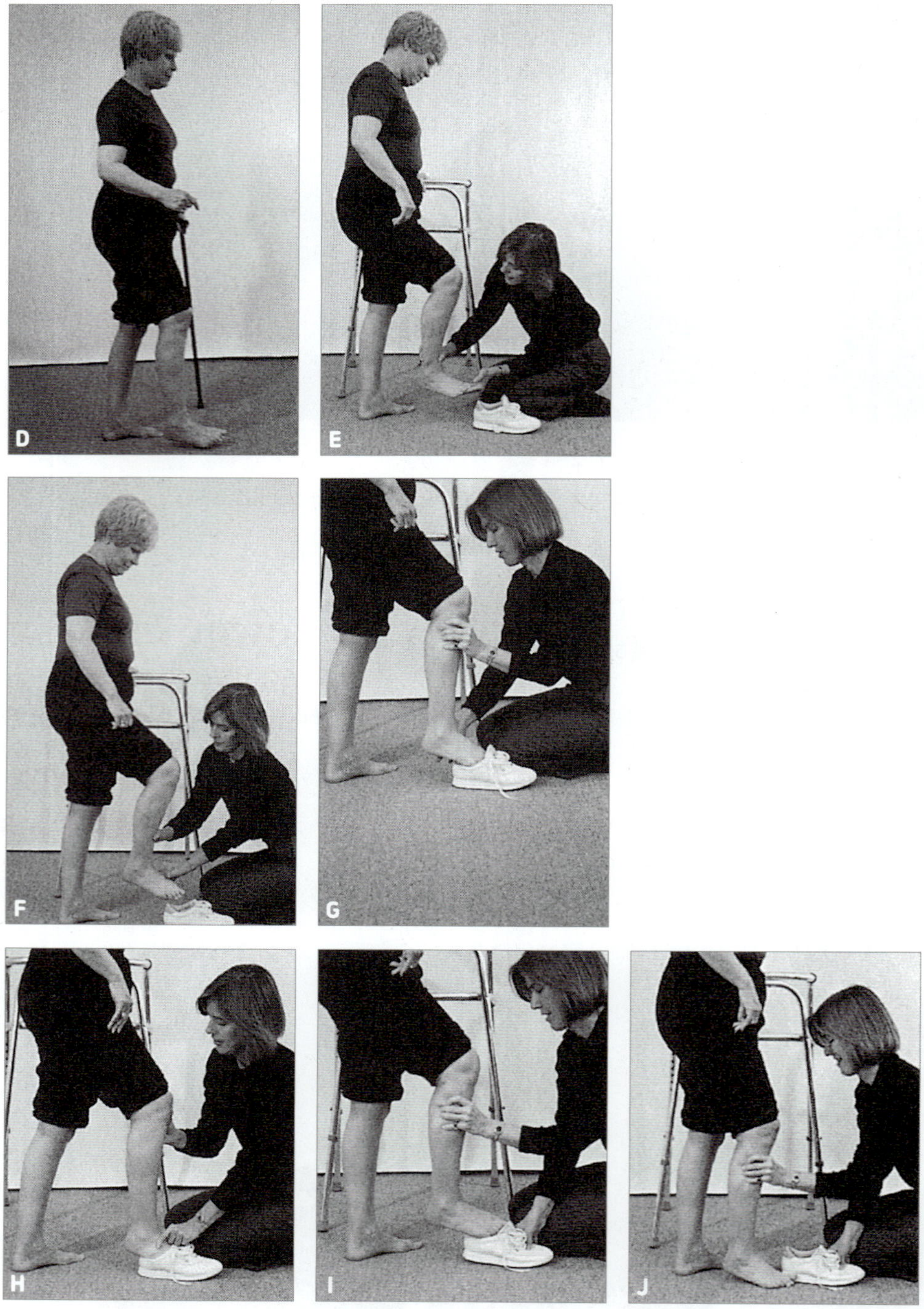

그림 9.30 (계속)

(D) 앞으로 다리를 딛는다. 발목의 발바닥쪽굽힘, 발가락굽힘된 자세에서 발은 안쪽번짐으로 남아 있다. (E) 발목과 발 움직임을 반복하기 위해 오른손으로 정강뼈를 정상 위치까지 안쪽돌림시키고, 다리 올리는 것을 보조한다. 발목과 발을 올리는 동안 왼손으로 발가락 밑을 보조한다. (F) 다리를 들 때 계속 도움을 주고, 신발에 발가락이 접촉하도록 발목의 발바닥쪽굽힘을 반복한다. (G) 발목을 발바닥쪽굽힘하고, 발의 앞부분이 신발 안으로 놓여지도록 왼손으로 다리를 아래로 이동시킨다. 신발 안으로 들어가면서 발은 안쪽번짐된다. (H) 왼손을 중간발(midfoot)로 옮기고, 다리를 아래로 내리게 하여 발바닥쪽굽힘된 발을 신발 안으로 밀어 넣기 위해 보조한다. (I) 신발에서 발을 빼기 위해 무릎을 구부리는 동안 신발을 잡아준다. 발의 안쪽번짐을 만드는 정강뼈의 과도한 가쪽돌림을 교정하기 위해 왼손으로 무릎굽힘을 도와준다. (J) 다리 움직임 조절과 발을 바닥 뒤/아래 방향으로 내려놓는 것을 보조한다.

다리의 체중부하 움직임

1 개념과 원리

체중부하되는 다리의 움직임 분석 시작 자세는 아래몸통 위에서 위몸통이 바르게 정렬되고, 서 있는 자세이다. 골반과 엉덩관절은 중립 위치에 있고, 무릎을 펴고 있는 동안 뻣뻣하거나 잠겨 있으면 안 된다(중립 자세 유지). 양쪽 발은 5~8인치 떨어져서 안정된 기저면을 형성한다. 기저면은 두 발과 그 사이의 범위를 포함하는 공간으로 정의한다. 발목은 다리의 축과 수직을 이루며 발바닥과 함께 중립 자세로 놓인다. 엉덩관절과 무릎관절이 폄하여 중립 자세를 유지하고, 발목관절은 선 자세에서 다리 움직임의 지렛대 역할을 한다. 이번 단락은 다리와 몸통에서 시작된 체중이동에서 다리의 움직임 요소를 설명한다.

2 체중부하된 다리의 움직임 구성요소

1) 다리에서 시작된 움직임

다리에서 시작하는 움직임은 양발 사이의 체중이동을 움직임 요소로 설명하는 것으로 기능적인 활동에서 체중이동, 양쪽 다리를 벌리고 평행하게 바닥을 지지한 자세(abducted stance)에서 체중이동, 균일하지 않게(uneven) 걷는 자세[걸음(step)/양쪽 다리가 바닥에 지지된 자세(stance)]에서 체중이동 등 서로 다른 세 가지 자세에서 분석할 수 있다. 양쪽 다리가 바닥에 지지된 자세에서 오른발이 왼발 앞에 있는 자세를 오른발 내딛기 또는 오른발 걸음, 왼발이 오른발 앞에 있는 자세를 왼발 내딛기 또는 왼발 걸음이라 한다.

선 자세의 다리에서 시작된 움직임은 체중을 이동하는 동안 몸통은 재정렬하여 바로 선 자세를 유지한다. 이는 몸통이 다리와 정렬을 유지하고, 발 위에서 다리와 함께 움직인다는 것을 의미한다. 이 움직임에서 발목관절은 지렛대 역할을 하고, 다리에서 체중이 이동되는 동안 기저면 안에서 몸통 움직임의 범위는 크지 않다. 다리에서 시작된 체중이동이 과도하게 커지면 몸의 중력중심이 기저면을 벗어나는 곳까지 움직인다. 이런 경우에는 평형 반응(equilibrium response)이 활성되어야 하고, 기저면 내에서 움직이는 동안에는 몸통과 다리의 움직임과는 다르게 나타난다. 이 움직임의 구성요소는 선 자세에서 평형 반응의 한 부분이다.

2) 발의 평행 (표 9.1)

(1) 앞으로 체중이동 – 발목의 발등굽힘 증가

선 자세의 다리에서 시작하여 앞으로 체중이 이동하는 동안 척추는 폄을 유지하고 있다. 몸통은 골반, 넓적다리와 함께 앞으로 이동되어 발목은 발등굽힘된다. 체중이 발뒤꿈치에서 발 앞으로 이동되면 엉덩관절폄이 증

표 9.1 움직임 요약: 체중이동에 따른 다리의 움직임 구성요소*

체중이동	몸통	골반/엉덩관절	발목/발
앞쪽	정렬됨	엉덩관절 폄	발등굽힘
뒤쪽	정렬됨	엉덩관절 굽힘	약간 발바닥쪽굽힘
가쪽			
체중지지측	안정적이고 골반 위에 정렬	엉덩관절 모음	가쪽 체중지지
비체중지지측	안정적이고 골반 위에 정렬	엉덩관절 벌림	안쪽 체중지지

*발은 평행하게, 기저면 안에서 이동: 다리에서 시작된 움직임

가한다. 골반은 앞으로 기울임되지는 않지만 중력중심이 기저면의 앞쪽 끝부분 가까이 이동함으로써 균형을 유지하기 위해 척추폄이 증가한다(**그림 9.31A, B**).

기능적인 예

이 움직임은 몸의 뒤쪽에서 팔을 움직이는 동안 균형을 유지하거나, 팔을 앞으로 멀리 뻗는 동안 팔의 기능적 움직임 범위를 넓히기 위해서 몸이 함께 기울어진다.

(2) 뒤쪽으로 체중이동–발목의 발바닥쪽굽힘 증가

다리에서 시작하여 뒤쪽으로 체중이동이 시작되면 발목은 발바닥쪽굽힘되고, 골반과 넓적다리는 발뒤꿈치 방향인 뒤쪽으로 움직인다. 엉덩관절은 약간 굽힘되고, 몸통은 앞으로 이동한다. 중력선이 발뒤꿈치 부분에 가깝게 지나가고 있으므로 움직임이 크지 않다. 엉덩관절과 척추 움직임 변화의 크기는 체중이동의 크기에 비례한다(**그림 9.31C**).

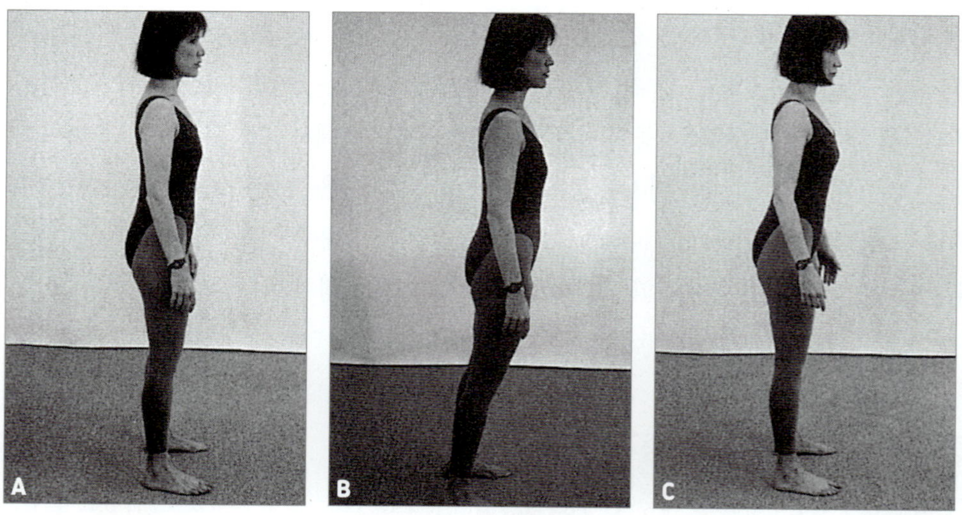

그림 9.31

(**A**) 바르게 선 자세, (**B**) 다리에서 시작하여 앞으로 체중이동, (**C**) 다리에서 시작하여 뒤쪽으로 체중이동

■ 기능적인 예

이 움직임은 한 걸음을 내딛거나 뒤로 걸으면서 체중이 부하되는 쪽에서 나타나고, 팔을 넓적다리나 무릎으로 가져가서 옷을 입는 움직임에서 볼 수 있다.

(3) 가쪽 체중이동-벌림/모음의 증가

다리에서 시작하여 오른쪽으로 가쪽 체중이동이 시작되면 위몸통은 아래몸통 위에서 바르게 정렬하여 안정된 상태를 유지하면서 골반의 움직임을 따라간다. 체중이 오른발로 이동되면 오른쪽 엉덩관절은 모음되고, 왼쪽 엉덩관절은 벌림된다. 오른쪽 엉덩관절과 어깨는 오른쪽 발 위에 정렬된다. 체중이 오른발의 가쪽면(lateral border)과 왼발의 안쪽면(medial border)으로 이동하는 동안 발바닥은 바닥에서 유지된다(**그림 9.32**).

■ 기능적인 예

이 움직임은 발을 내딛기 전에 한쪽 발로 체중이동을 위해 사용된다. 몸의 같은 쪽에서 가쪽으로 팔의 움직임(lateral arm movements)을 따라간다.

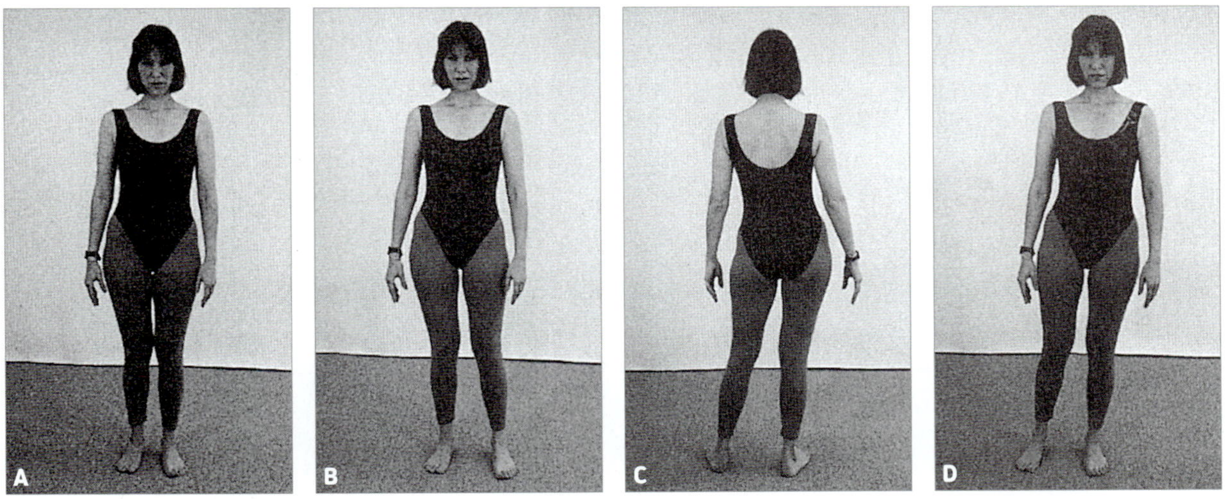

그림 9.32

(A) 바르게 선 자세, **(B & C)** 다리에서 시작하여 오른쪽으로 가쪽 체중이동, **(D)** 다리에서 시작하여 왼쪽으로 가쪽 체중이동

(4) 돌림 체중이동

선 자세의 다리에서 시작하여 몸을 돌림하면 위몸통과 아래몸통은 정렬되어 안정된 자세를 유지하면서 다리 움직임을 따라간다. 몸을 양발 사이 중앙에 정렬하고 선 자세에서 오른쪽으로 돌림하는 동안 골반의 왼쪽은 오른쪽 앞으로 돌림한다. 왼쪽 엉덩관절은 가쪽으로, 오른쪽 엉덩관절은 안쪽으로 돌림한다. 척추는 오른쪽으로 돌림한다. 아래몸통이 다리의 움직임을 따라 오른쪽으로 돌림하는 동안 위몸통은 아래몸통의 움직임을 따라가거나 안정성을 유지한다. 양쪽 무릎이 펴져 있으면 발에서도 돌림이 나타난다. 다리는 넓적다리의 돌림을 따라간다. 체중은 오른발의 가쪽과 왼발의 안쪽으로 이동된다. 돌림이 최대 범위 이상으로 계속되면 오

른발은 안쪽번짐되고, 왼발은 가쪽번짐된다(**그림 9.33**).

■ 기능적인 예

이 움직임은 운동이나 댄스 같은 레저 활동의 회전하는 움직임에서 많이 나타난다.

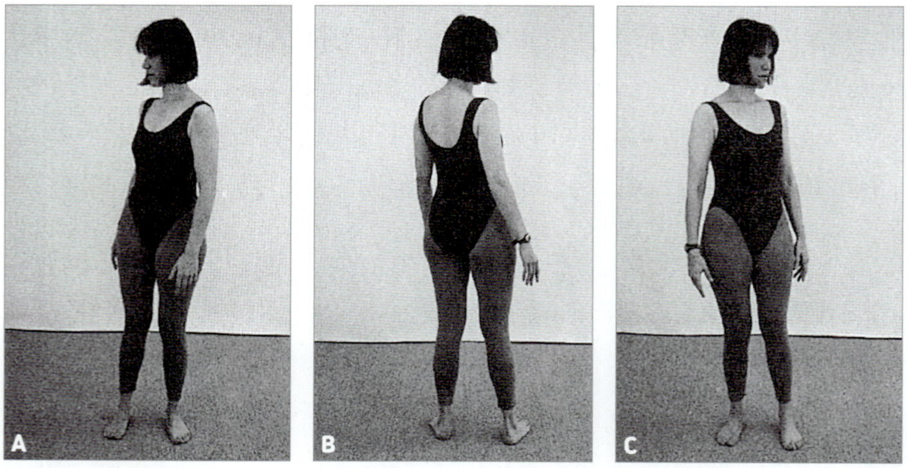

그림 9.33

(**A** & **B**) 다리에서 시작하여 오른쪽으로 돌림, (**C**) 다리에서 시작하여 왼쪽으로 돌림

3) 양쪽 다리를 벌리고 바닥을 지지하는 자세 (표 9.2)

표 9.2 움직임 요약: 양쪽 다리를 벌리고 바닥을 지지하는 자세에서 체중이동에 따른 다리의 움직임 구성요소

체중이동	골반	엉덩관절	발목
가쪽			
체중지지측	올림	모음	발의 가쪽으로 체중
비체중지지측	내림	벌림	발의 안쪽으로 체중

(1) 가쪽 체중이동

어깨넓이 이상으로 발을 벌린 자세의 다리에서 시작하여 오른쪽으로 가쪽 체중이동을 시작한다. 위몸통과 다리는 정렬되어 안정을 유지하고, 움직임이 조절된다. 발을 벌린 자세는 발을 좁게 위치한 자세보다 골반과 엉덩관절의 움직임이 뚜렷하게 나타난다. 중력중심이 오른쪽 발 위로 움직이므로 오른쪽 골반올림, 넓적다리모음이 나타난다. 동시에 골반의 왼쪽은 안쪽으로 움직이고 왼쪽 넓적다리뼈가 벌림되는 만큼 내림한다. 체중은 오른발 가쪽면과 왼발 안쪽면으로 이동한다. 발 전체가 바닥에 접촉되어 있지만 오른발 뒤꿈치뼈는 안쪽번짐, 왼발 뒤꿈치뼈는 가쪽번짐된다(**그림 9.34**). 선 자세에서 엉덩관절의 벌림/모음 조절과 엉덩관절폄 조절을 재교육할 수 있다.

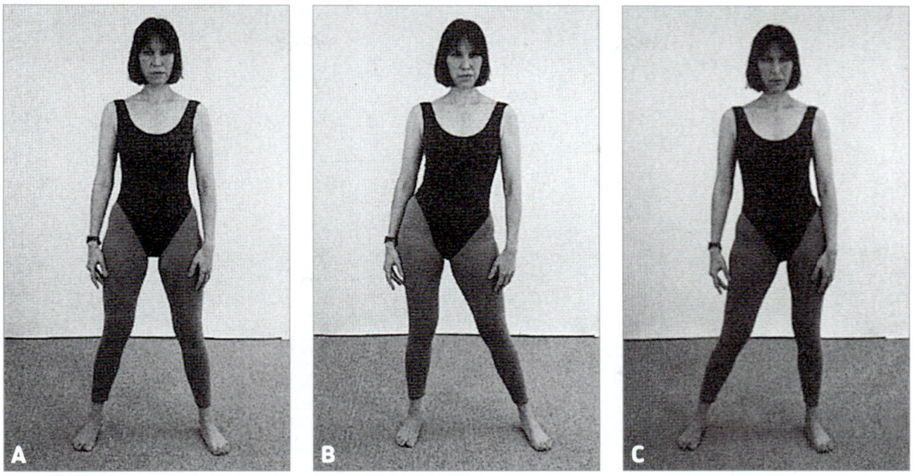

그림 9.34

(A) 다리를 벌리고 선 자세, (B) 다리를 벌리고 선 자세에서 다리부터 시작하는 오른쪽으로 가쪽 체중이동, (C) 다리를 벌리고 선 자세에서 다리로부터 시작하는 왼쪽으로 가쪽 체중이동

■ 기능적인 예

이 움직임은 옆으로 발을 내딛는(step side-way) 동안 나타난다. 또한 양쪽 다리를 벌리고 바닥을 지지한 자세에서 팔을 벌림시켜 뻗거나, 넓어진 기저면에서 균형을 유지하기 위해 사용한다.

4) 걷음/양쪽 다리가 바닥을 지지하는 자세 (표 9.3)

표 9.3 움직임 요약: 걸음/양쪽 다리가 바닥을 지지하는 자세에서 체중이동에 따른 다리의 움직임 구성요소*

체중이동	엉덩관절		발
앞쪽	다리 앞쪽	더욱 폄	더욱 발등굽힘
	다리 뒤쪽	더욱 폄	더욱 발등굽힘
뒤쪽	다리 앞쪽	더욱 굽힘	발바닥쪽굽힘
	다리 뒤쪽	보다 작게 폄됨	보다 작게 발등굽힘됨

*이마면(frontal plane)에서 골반 상태는 돌림이 없고, 발은 조금 떨어져 있다.

(1) 앞쪽 체중이동

양쪽 다리가 바닥을 지지하고 오른발을 앞으로 딛는 오른발 걸음에서 골반과 몸통이 정렬된 자세이다. 몸통은 발 위에서 바르게 정렬되고, 발에 부하되는 체중이 균등하다. 이 자세는 오른쪽 다리의 엉덩관절굽힘, 무릎폄, 발목의 발바닥쪽굽힘, 왼쪽 다리의 엉덩관절폄, 무릎폄, 발목은 작게 발등굽힘하고 있다. 양쪽 어깨는 정면을 바라본다. 다리의 위치가 골반을 왼쪽으로 돌림시키기 때문에 오른쪽 엉덩관절은 가쪽돌림되고, 왼쪽 엉덩관절은 안쪽돌림된다(**그림 9.35A**).

이 움직임 분석에서는 발은 바닥에서 들리면 안 된다. 앞으로 체중이 이동하면 몸통은 다리 위에서 정렬을 유지하면서 앞으로 움직이는 다리를 따라서 움직인다. 오른쪽 엉덩관절은 굽힘을 유지하지만 폄 방향으로 움직이고, 오른쪽 발목은 발등굽힘한다. 왼쪽 엉덩관절의 폄과 왼쪽 발목의 발등굽힘은 증가한다(**그림 9.35B**).

■ 기능적인 예

이 움직임은 걷기에서 양쪽 다리로 지지하는 단계(double support phase of gait)이다. 기저면을 넓게하여 몸의 안정성을 확보하고, 한 발이 앞으로 나아가면서 문을 열거나 선반 위로 팔을 뻗을 때와 같은 기능적인 움직임에서 나타난다.

(2) 뒤쪽 체중이동

오른발 걸음에서 뒤쪽으로 체중을 이동하면 몸통은 다리 위에서 정렬되고 어깨는 정면을 향한다. 골반이 뒤로 움직이는 동안 오른쪽 엉덩관절의 굽힘과 발목의 발바닥쪽굽힘이 약간 증가한다. 왼쪽 엉덩관절은 굽힘되고, 발목은 발등굽힘에서 중립 혹은 발바닥쪽굽힘된다(**그림 9.35C**).

■ 기능적인 예

이 움직임은 뒤로 걷는 동안 관찰된다. 또한 사물에서 몸을 멀리할 때 나타난다.

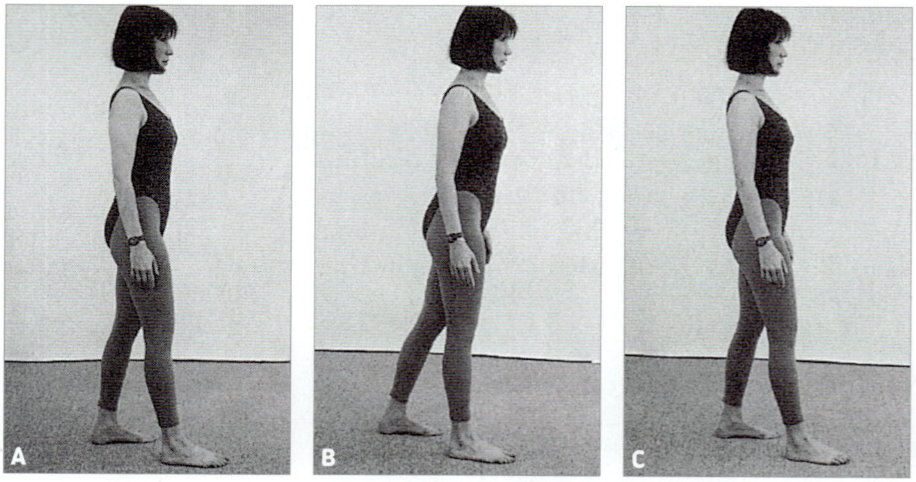

그림 9.35

(A) 오른발 걸음/양쪽 다리가 바닥에 지지된 자세, **(B)** 오른발 걸음/양쪽 다리가 바닥에 지지된 자세에서 다리부터 시작하는 앞쪽 체중이동, **(C)** 오른발 걸음/양쪽 다리가 바닥에 지지된 자세에서 다리부터 시작하는 뒤쪽 체중이동

5) 위몸통에서 시작된 움직임

움직임이 위몸통에서 시작되면 위몸통과 팔은 기저면 밖으로 움직인다. 이러한 몸통의 움직임은 체중이동의 원인이 되고, 다리는 안정성과 균형을 유지하기 위해 조절된다.

(1) 앞쪽 체중이동

위몸통에서부터 앞쪽으로 체중이 이동되면 척추는 머리와 목부터 앞쪽굽힘되고, 위복장뼈로 굽힘이 이어진다. 위몸통에서부터 앞쪽 체중이동으로 엉덩관절은 굽힘되고, 아래몸통과 골반은 발뒤꿈치를 향하여 뒤쪽으로 이동한다. 만약 이 자세에서 무릎관절폄이 유지되면 발목관절의 발바닥쪽굽힘이 증가된다(**그림 9.36A**). 하지만 바닥으로 팔을 뻗기 위해 자세를 낮출 때는 무릎관절굽힘, 발목관절의 발등굽힘하는 반대 패턴(alternative pattern)으로 나타난다(**그림 9.36B**). 선 자세로 되돌아가기 위해서는 몸통과 다리에서 펴하고, 위/아래몸통이 중립할 때까지 움직임이 계속된다.

▪ 기능적인 예

이 움직임은 탁자 앞쪽/아래로 손 뻗기, 무릎 혹은 다리 만지기, 바닥에 있는 물체 집기 등에서 나타난다.

(2) 뒤쪽 체중이동

위몸통에서부터 시작하는 뒤쪽 체중이동은 기능적인 과제에서 자주 나타나지는 않는다. 머리 위로 팔을 뻗거나 올려보기에서 나타난다. 목뼈와 등뼈가 펴되고, 다리는 균형을 유지하기 위해 움직임을 조절한다. 균형을 유지하기 위해 골반은 앞으로 움직이고 엉덩관절은 폄, 발목은 발등굽힘, 체중은 발의 앞부분 볼로 이동한다. 필요에 따라서는 약간의 무릎굽힘이 나타난다(**그림 9.36C**).

▪ 기능적인 예

이 움직임은 팔을 위로 뻗거나 머리 위의 사물을 볼 때 사용된다.

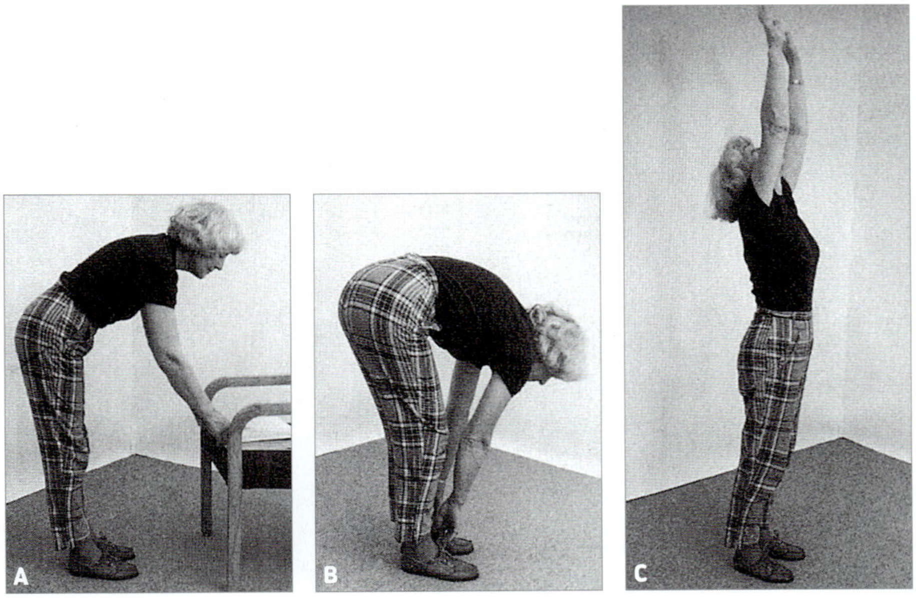

그림 9.36

(**A**) 위몸통에서 시작된 앞쪽 체중이동은 엉덩관절굽힘, 무릎관절폄, 발목관절의 발바닥쪽굽힘을 증가시킨다. (**B**) 위몸통에서 시작된 앞쪽 체중이동에서 바닥으로 팔을 뻗기 위해 자세를 낮출 때는 엉덩관절과 무릎관절을 굽힘시킨다. (**C**) 위몸통에서 시작된 뒤쪽 체중이동

(3) 가쪽 체중이동

선 자세에서 위몸통이 왼쪽으로 움직이면 머리, 왼쪽 어깨, 팔은 가쪽/아래로 이동하고, 척추는 왼쪽이 오목하게 가쪽굽힘된다(**그림 9.37**). 다리에서는 균형을 유지하기 위해 두 가지 움직임 패턴이 나타난다. 체중부하가 왼쪽 다리 위로 완전히 이동하거나, 오른쪽 다리에 유지된 경우이다. 체중부하가 오른쪽에 유지되면 과제수행이 어렵다. 왼쪽으로 이동하면 체중은 왼발 안쪽면과 오른발 가쪽면에 부하되는 것이 안정적이다. 바로 선 자세로 되돌아오기 위해 어깨는 골반과 다리 위에 재정렬될 때까지 오른쪽으로 움직인다. 위몸통이 오른쪽으로 움직이면서 중심은 양쪽 발 사이에 위치하게 된다.

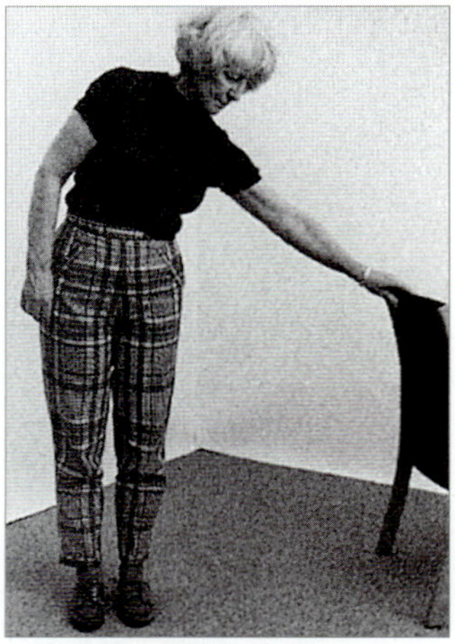

그림 9.37

위몸통에서 시작하여 왼쪽으로 체중이동

■ **기능적인 예**

이 움직임은 몸 옆에 있는 물체를 다루기 위해 가쪽 아래로 손을 뻗을 때 나타난다.

(4) 굽힘/돌림에서 체중이동

몸통이 바닥을 향해 왼쪽 대각선 방향으로 앞쪽/가쪽 체중이동을 시작하면 척추는 왼쪽으로 돌림/굽힘된다(**그림 9.38A**). 오른쪽 어깨띠는 왼쪽 가슴우리 앞으로 내려오고, 오른쪽 가슴우리는 왼쪽 가슴우리에 비해서 길어진다. 다리는 균형을 유지하기 위해 중심을 오른발로 이동시킨다. 움직임이 몸통에서 시작하기 때문에 넓적다리와 다리의 움직임은 크지 않다. 오른쪽 골반이 뒤쪽으로 움직이고, 엉덩관절의 굽힘은 증가한다. 왼쪽 엉덩관절은 가쪽돌림, 오른쪽 엉덩관절은 안쪽돌림된다. 왼쪽 발은 안쪽번짐, 오른쪽 발은 가쪽번짐된다.

■ **기능적인 예**

이 움직임은 몸통을 돌리거나 중심선(midline)을 가로질러 아래로 손 뻗기에서 나타난다.

(5) 폄/돌림에서 체중이동

척추가 왼쪽으로 폄/돌림하면 몸통 중심이 왼쪽/뒤쪽/가쪽으로 이동된다(**그림 9.38B**). 오른쪽 어깨띠는 앞으로 움직인다. 왼쪽 어깨띠는 뒤로, 넓적다리와 골반은 앞으로 움직이며 협응한다. 체중은 양쪽 다리에 똑같이 분배되거나 오른쪽 다리에 더 분배되도록 조절된다. 넓적다리 움직임은 크지 않기 때문에 엉덩관절폄의 변화는 없지만, 엉덩관절의 폄근육의 활성은 증가한다. 넓적다리가 왼쪽으로 돌림할수록 체중은 오른발 가쪽면과 왼발 안쪽면 위로 증가된다.

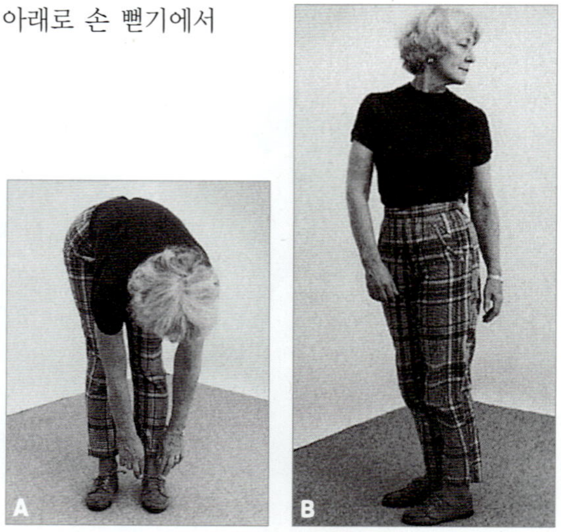

그림 9.38

(A) 위몸통에서 시작하는 왼쪽 굽힘/돌림, **(B)** 위몸통에서 시작하는 왼쪽 폄/돌림

표 9.4 움직임 요약: 몸통에서 시작된 다리 체중부하 구성요소

체중이동	몸통	골반/엉덩관절	발목/발
앞쪽	굽힘	굽힘	무릎 폄, 발바닥쪽굽힘
뒤쪽	폄	폄	무릎 굽힘, 발등굽힘
왼쪽 가쪽	왼쪽 오목	중립	발등굽힘
왼쪽 굽힘/돌림	왼쪽 굽힘/돌림	굽힘	왼쪽 안쪽, 오른쪽 가쪽
왼쪽 폄/돌림	왼쪽 폄/돌림	폄	왼쪽 안쪽, 오른쪽 가쪽

■ **기능적인 예**

이 움직임은 뒤를 보기 위해 머리와 목을 돌리거나 한쪽으로 돌면서 볼 때 나타난다. 앉기 전에 의자의 위치를 확인하거나 선 자세에서 방향을 전환할 때 이 움직임이 필요하다.

3 선 자세에서 균형 조절의 움직임 구성요소

1) 체중이동, 평형 반응, 보호 반응

선 자세에서 균형 조절은 움직임 조절과는 다른 영역이 포함된다. 균형 조절을 위한 움직임 요소는 분석이 쉽지 않다. 선 자세에서 균형 조절은 몸통과 팔다리의 움직임 패턴이 연합된 움직임으로 연속적으로 수행되는 움직임 요소를 분석한다. 선 자세에서 균형 조절은 앉은 자세에서 균형 조절 요소에서 확장된 것으로 볼 수 있다(5장 참조).

양쪽 또는 한쪽 발로(팔로 체중지지 또는 비체중지지) 선 자세 기저면 안에서 체중이동이 되는 동안 앞에서 설명된 내용처럼 몸통과 팔다리의 근활성 패턴을 예상할 수 있다(**그림 9.39A, B**). 하지만 기저면 또는 안정 범위 밖으로 무게중심이 이동하여 넘어지는 것을 막기 위해 몸통의 움직임과 다리에 힘이 증가한다. 추가로 필요한 경우 팔은 몸통과 다리를 보조하기 위해 활성된다. 이때 사용되는 움직임 패턴은 넘어지는 것으로부터 신체를 보호하기 위해 불안정한 상태를 안정 상태로 만든다. 이를 평형 반응이라 한다(**그림 9.39C**). 체중이 빠르게 이동하거나 부하되고, 신체가 더 이상 안정된 자세를 유지할 수 있는 근력이 없거나 바로 서기 위한 전략(strategies)을 가지고 있지 않으면 스스로 기저면을 넓히기 위해 팔 또는 다리를 움직여서 넘어지지 않도록 보호하는 반응이 나타난다. 이를 보호 반응이라 한다(**그림 9.39D**). 중재하는 동안 체중이동에 대한 반응과 몸통과 다리의 움직임 요소를 확인하면서 선 자세에서 균형 조절을 재교육할 수 있다.

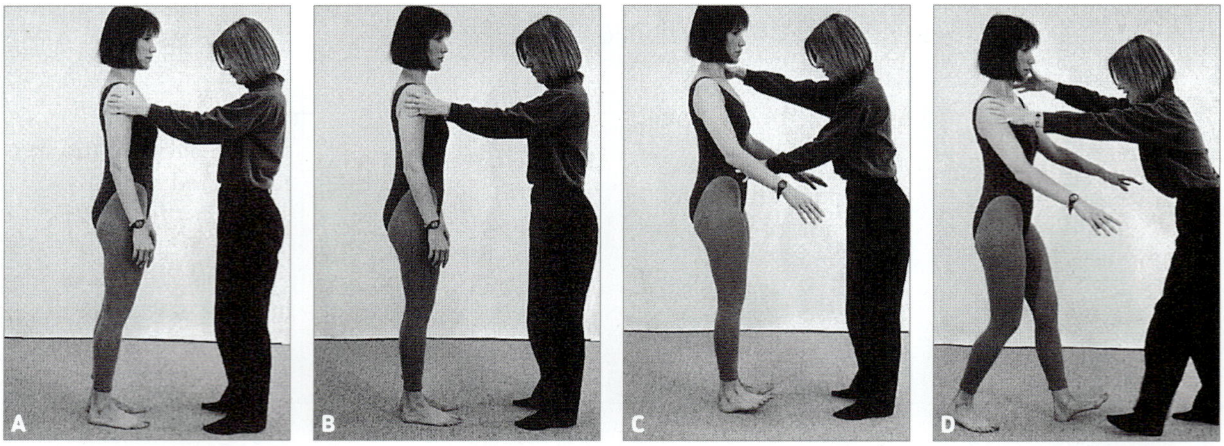

그림 9.39

(A) 시작 자세. (B) 기저면 안에서 몸통 중심을 뒤로 이동시킨다. 다리에서 시작되는 뒤쪽으로 체중이동을 촉진시킨다. 엉덩관절은 굽힘되고, 발목은 발등굽힘된다. (C) 조금 더 뒤로 이동시키면 몸통 긴장이 증가하고, 발목의 발등굽힘이 커지면서 뒤로 넘어지지 않기 위해 팔을 앞으로 뻗는다. 과도한 체중이동에 대해 무게 중심을 기저면 안에서 유지하기 위해 나타나는 평형 반응이다. (D) 갑자기 몸을 뒤로 밀면 한쪽 다리를 뒤쪽으로 뻗어서 딛는다. 이런 움직임은 기저면 밖으로 무게 중심이 이동하여 균형이 흐트러짐으로써 발생할 수 있는 신체 손상을 방어하기 위한 보호 반응의 하나이다.

4 수행능력을 감소시키는 중요한 손상

1) 몸통 조절의 소실

선 자세에서 몸통 움직임 조절은 중요하다. 몸통 조절 능력의 소실은 몸통을 비대칭으로 만들기 때문에 선 자세를 유지하기 어렵다. 몸통 부정렬은 골반과 엉덩관절의 위치를 변화시킨다. 골반과 엉덩관절의 비대칭은 엉덩관절과 무릎 주변 근육의 긴장도(tension)를 변화시킨다. 그러므로 몸통의 비대칭이 다리로 전이되면 근력이 약한 다리의 움직임 재교육이 더욱 힘들어진다.

몸통 조절의 소실은 다리에서 체중이동이 어렵다. 균형 능력의 저하로 양쪽 발 사이에서 체중을 이동하지 못하므로 편마비 환자를 무능력하게 만든다. 몸통이 불안정하고 양쪽 발 사이에서 움직임이 불가능하면 한쪽 다리를 들기 위해 과도한 대상작용이 나타난다. 선 자세에서 몸통 조절의 소실은 비정상적인 정렬 패턴을 만들고 세 가지 일반적인 패턴 즉 폄 조절 소실, 가쪽 움직임 조절 소실, 돌림 조절 소실이 나타난다.

(1) 폄 조절 소실

선 자세에서 몸통폄이 어려우면 엉덩관절굽힘이 증가하고, 위몸통이 과도하게 굽힘된다. 팔에서 약화가 있다면 이 문제점은 더욱 복잡해진다. 약해진(또는 이완된) 팔은 위몸통의 앞쪽굽힘을 증가시킨다(**그림 9.40A, B**). 위몸통이 앞쪽으로 굽힘되면 아래몸통과 골반은 균형을 유지하기 위해 뒤쪽으로 돌림한다. 중력선이 무릎관절 앞으로 지나가기 때문에 골반이 뒤쪽으로 돌림되면서 젖힌무릎(back knee)이 나타난다(**그림 9.40C, D**).

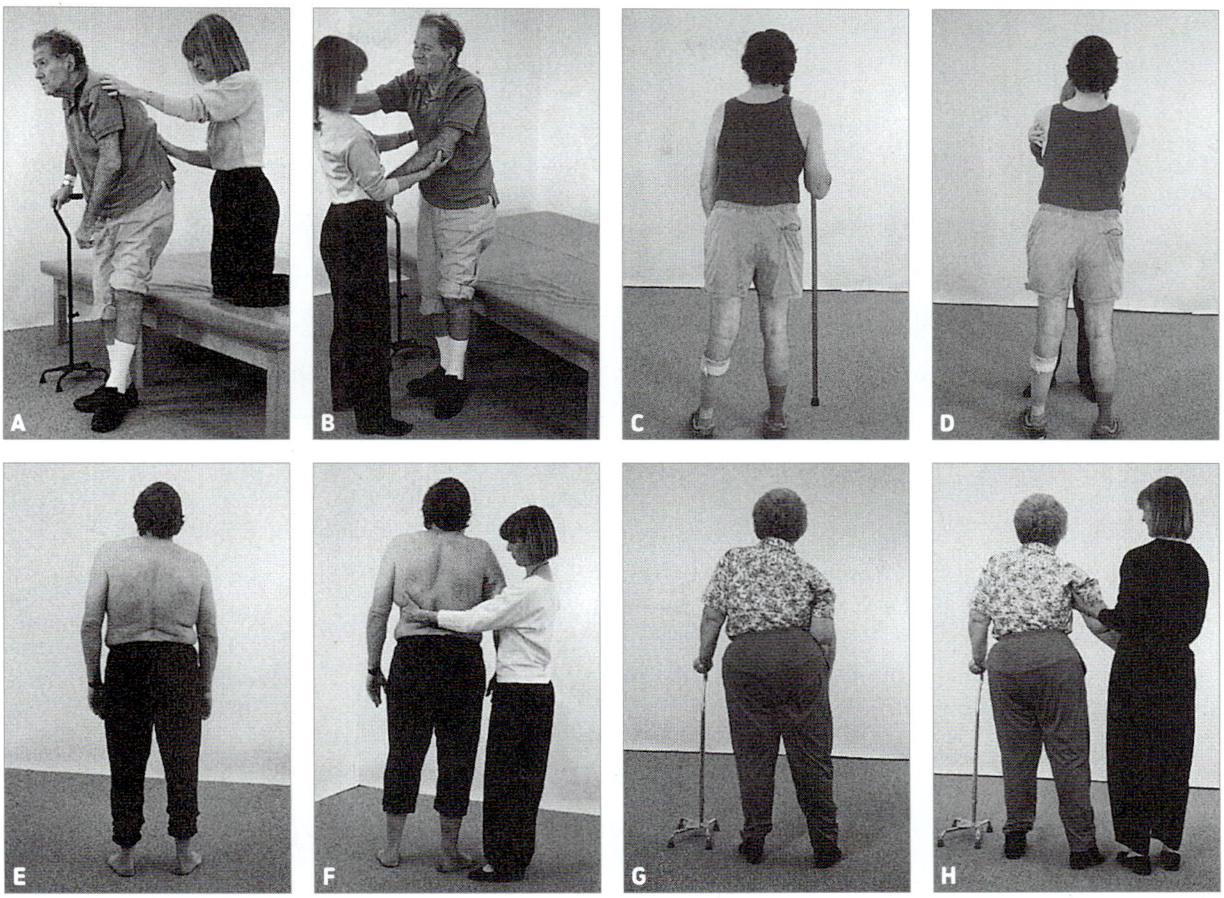

그림 9.40

(A) 왼쪽 편마비 환자. 몸통과 팔다리에 심한 약화가 있다. 위몸통은 앞쪽으로 굽힘/돌림되어 있다. 왼쪽 엉덩관절은 굽힘되어 있고, 다리에 체중부하가 되지 않아 지팡이에 의존하고 있다. (B) 앞쪽으로 굽힘/돌림된 몸통을 재정렬하기 위해 환자의 오른팔을 치료사의 왼쪽 어깨로 보조하였다. 왼팔을 통증 없이 최대한 많이 들어 올리면 몸통과 엉덩관절을 펴하게 된다. 왼쪽 골반을 앞쪽 대각선 방향으로 움직여서 양쪽 발에 체중부하가 되도록 조절한다. (C) 왼쪽 편마비 환자. 왼쪽 위몸통이 앞쪽으로 굽힘되었다. (D) 몸통을 정렬하기 위해 양팔을 대칭되게 들어 올린다. 오른손으로 왼쪽 어깨위팔관절을 지지하고, 위몸통을 폄시킨다. (E) 오른쪽 편마비 환자. 몸통 오른쪽이 오목한 가쪽 몸통굽힘 자세이다. 오른쪽 어깨는 앞쪽 밑으로 돌림되었다. (F) 치료사는 몸통을 교정한다. 오른손으로 위몸통을 위쪽/뒤쪽으로 들어 올리고, 왼손으로 왼쪽 가슴우리를 아래쪽 대각선 방향으로 정렬하여 오른쪽 다리에 체중을 이동시킨다. (G) 오른쪽 편마비 환자. 골반이 올림/뒤쪽돌림되고, 몸통은 앞쪽굽힘/돌림된다. (H) 앞쪽돌림된 위몸통을 재정렬한다. 골반과 아래몸통의 뒤쪽돌림을 뚜렷하게 확인할 수 있다.

(2) 가쪽돌림 조절 소실

위몸통은 마비측 척추가 오목해지며 가쪽으로 굽힘된다. 마비측 척추가 오목해지면 마비측 골반은 올림된다. 골반올림으로 발이 지면에서 들어지고, 지면과 접촉을 유지하기 위해 발목은 발바닥쪽굽힘된다(**그림 9.40E, F**). 간혹 마비측 몸통이 앞쪽과 측면으로 굽힘되는데, 이때 위몸통이 굽힘/앞쪽돌림되면 같은 쪽 골반은 올림/뒤쪽돌림된다. 선 자세에서 균형을 유지하기 위해 이러한 두 가지 돌림이 나타나면, 환자의 몸이 짧아져 보일 수 있다. 분명한 것은 돌림되어 있음을 명심해야 한다. 치료사는 비대칭적인 몸통의 한 부분이 재정렬될 때까지 돌림을 발견하지 못할 수 있다(**그림 9.40G, H**). 또한 마비측 척추가 볼록해지면 위몸통이 가쪽굽힘되고 마비측 골반이 내림되는 것이 일반적이다. 골반내림은 넓적다리뼈모음 또는 무릎관절굽힘을 동반한다. 약화된 팔은 위몸통을 앞쪽돌림시킨다. 마비측 골반내림과 무릎관절굽힘은 골반과 몸통을 함께 앞쪽돌림시킨다.

선 자세에서 몸통 움직임 구성요소는 몸통 움직임이 다리 움직임 조절에 의존적이고 영향을 받는 것을 제외하면 앉은 자세에서 몸통을 움직이는 구성요소와 유사하다. 앉은 자세에서 몸통 조절이 양호한 환자는 앉은 자세에서 모든 방향으로 몸통을 움직일 수 있겠지만, 다리 움직임 조절이 부족하면 선 자세에서 일부 몸통 움직임 패턴을 수행하지 못할 것이다. 다리 움직임 조절이 어려우면 골반과 몸통 위치에 영향을 미치고, 반대로 몸통 움직임 조절이 어려우면 다리의 움직임 조절과 자세에 영향을 미칠 것이다.

가능한 초기부터 선 자세에서 몸통 조절을 재교육해야 한다. 몸에서 가장 큰 부분이고 많은 관절이 지지 혹은 조절되어야 하기 때문에 몸통 조절은 초기 중재에서 가장 어렵고 혼란스러운 과제 중의 하나이다. 초기 중재의 목표는 위몸통과 다리에서 능동적인 체중이동을 하는 동안 몸통 정렬을 바르게 유지하는 것이다. 아래몸통 위에서 위몸통의 폄이 조절되기 위해서는 엉덩관절을 폄시키는 힘과 비정상적인 정렬을 회복시키고 유지할 수 있어야 한다(**그림 9.41A~C**). 중재에 의해서 몸통의 근력과 움직임 조절 능력이 향상되면 골반과 다리의 움직임 조절 능력 향상으로 전이될 수 있다.

몸통 조절이 회복되기 전에 선 자세에서 팔로 체중을 지지하는 것은 위몸통의 안정성 향상, 나아가 몸 전체 안정성을 보조하기 위한 것이다. 위몸통에 주어진 안정성은 환자의 안전을 보장하고, 다리를 중재하기 위한 준비가 된다. 위/아래몸통 조절 능력 회복은 넓적다리, 무릎, 종아리, 발까지 먼쪽부위 중재로 연결할 수 있다(**그림 9.41D**).

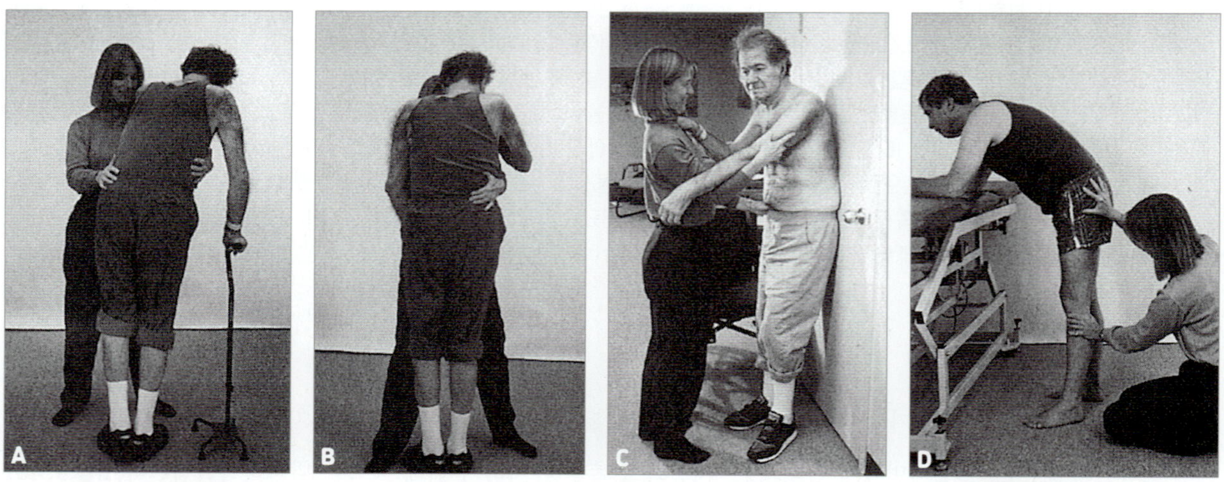

그림 9.41

(A) 왼쪽 편마비 환자. 몸통 조절이 어렵고, 보조와 지지 없이 설 수 없다. 지팡이로 지지되고 있는 쪽으로 과도하게 체중이 이동되고 있다. 몸통 조절의 소실로 마비측 다리에 체중지지가 되지 않고, 바닥에서 왼발 뒤꿈치가 떨어져 있다. **(B)** 몸통을 재정렬하여 마비측 왼쪽 다리에 체중부하를 한다. **(C)** 몸통 폄을 보조하고 재정렬하기 위해 벽을 이용한다. **(D)** 선 자세에서 아래팔로 체중을 지지하여 몸통을 정렬하고, 마비측 다리로 체중이동을 재교육한다.

2) 다리 약화

선 자세에서 다리 자세는 골반과 엉덩관절, 무릎과 발목 그리고 발의 근활성에 의해 유지된다. 엉덩관절과 무릎근육은 관절을 안정시키고, 바로 설 수 있도록 활성되어야 한다. 선 자세에서 다리를 움직일 때 발목과 발은 지렛대의 받침점이 된다. 그래서 발목의 근력과 움직임 조절 능력은 자세 정렬을 위해 필요한 부분이다. 또한 다리의 근활성은 발을 바닥에 접촉되게 한다.

마비측 다리 약화는 움직임 구성요소의 일부 혹은 전체를 방해한다. 다리 약화는 지면에 발을 접촉하고 유지하기 위한 근육의 상호작용/균형 유지를 방해하고, 양쪽 다리 위에서 균등한 체중부하와 무릎폄을 어렵게 한다. 무릎 조절이 어려우면 다리를 움직이는 동안 무릎이 굽힘되고, 넘어질 가능성이 높아진다. 이것은 낙상에 대한 두려움을 커지게 하고, 마비측 발로 체중을 지지하는 움직임 재교육을 어렵게 한다. 약화에 의한 무릎굽힘은 엉덩관절굽힘과 관련 있다. 그래서 무릎 움직임 조절을 위한 중재는 엉덩관절 움직임 조절과 동시에 진행되어야 한다. 선 자세에서 중립 위치의 무릎폄은 엉덩관절폄과 함께 협응된다. 편마비 환자는 엉덩관절의 위치에 상관없이 마비측 무릎을 펴기 위해 과도하게 힘을 준다. 엉덩관절굽힘 자세에서 무릎을 과도하게 폄하면 젖힌무릎(back knee)이 된다.

골반과 엉덩관절을 적절하게 움직이면서 근수축 순서를 재교육하고, 무릎폄 근력이 향상되도록 보조해야 한다. 발 움직임을 강화하고 조절하는 동안 아래팔 또는 펌된 팔로 테이블에 체중을 지지하고, 선 자세는 상체의 안정성을 제공함으로써 약화된 다리의 움직임 재교육에 도움이 된다. 환자가 발목관절을 발바닥쪽굽힘하면서 젖힌무릎(genu recurvatum) 또는 밀기(pushing)로 무릎을 안정시키려고 한다면, 발목과 발의 근활성과 움직임 조절 그리고 무릎관절 움직임 조절 중재를 같이해야 한다. 무릎관절 움직임 조절에 대한 문제점은 엉덩관절과 발목의 움직임 조절 문제점을 반영한다. 선 자세에서 무릎 움직임 조절 재교육을 성공적으로 하기 위해서는 엉덩관절, 무릎, 발목의 움직임을 평가하여 중재의 우선순위를 결정해야 한다.

가쪽 엉덩관절근육이 약화되면 가쪽 체중이동 조절이 어렵다. 편마비 환자는 몸통 혹은 엉덩관절 움직임 조절 없이 골반부터 움직임을 시작되는 패턴을 많이 사용한다. 그 결과 과도한 가쪽 체중이동이 나타나고, 안정성을 유지하기 위해 가쪽 엉덩관절인대에 의지하게 된다. 과도한 가쪽 체중이동은 엉덩관절 안쪽돌림과 반장슬을 만든다. 중재로는 다리부터 움직임을 시작하는 것과 기저면 안에서 몸통과 골반을 정렬하고 유지하는 것을 재교육해야 한다(**그림 9.42**). 마비측 다리로 체중을 지지하고(unilateral stance) 반대쪽 다리가 앞으로 가기 위해서는 마비측 엉덩관절의 가쪽 안정성이 필요하다. 걷기 이전에 선 자세에서 마비측 엉덩관절의 가쪽 안정성 향상을 위한 움직임 재교육이 이루어져야 한다(**그림 9.43**).

다리 근력 약화와 비대칭은 몸통 자세 정렬과 움직임 조절을 방해한다. 마비측 다리 약화가 뚜렷하면 환자는 비마비측 다리로 체중을 지지하려고 한다. 다리 근력 약화로 엉덩관절과 무릎이 굽힘되고, 발목은 발바닥쪽 굽힘된다. 골반은 내림되고, 척추는 마비측으로 볼록하게 가쪽굽힘된다. 바로 서기는 불안정하여 보조기와 네발 지팡이의 도움을 받는다. 네발 지팡이는 약한 다리에서 보상작용을 만들 수 있다. 다리 움직임 패턴의 재교육은 적절한 몸통 움직임 패턴을 회복하고, 몸통 지지를 가능하게 한다. 몸통과 다리를 동시에 중재함으로써 근력 향상과 기능적인 전이 효과(carryover)를 얻을 수 있다.

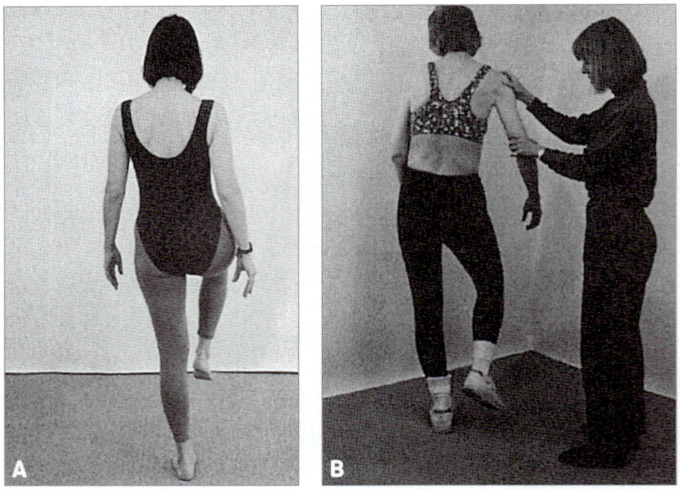

그림 9.42

(A) 몸통과 골반을 정렬시키고 왼쪽 다리로 서 있다. **(B)** 왼쪽 편마비 환자. 몸통 정렬이 불안정하고, 왼쪽 엉덩관절 움직임이 조절되지 않기 때문에 가쪽 체중이동이 과도하게 나타난다.

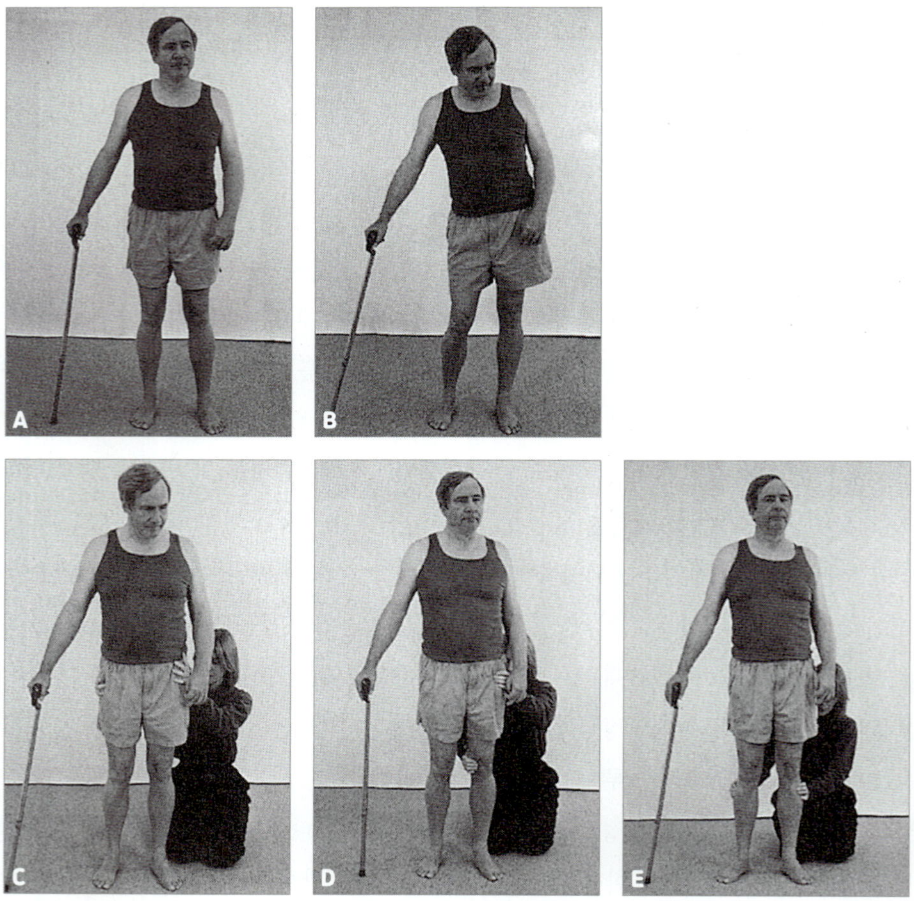

그림 9.43

왼쪽 편마비 환자. **(A)** 지팡이를 사용하여 독립된 서기. **(B)** 마비측 가쪽으로 체중이동하기 위해 골반이동과 왼쪽 무릎폄이 과도하게 나타난다. **(C)** 다리에서 시작된 가쪽 체중이동을 재교육한다. 가쪽 움직임이 과도하게 나타나는 것을 방지하고, 다리에서 움직임을 시작하도록 한다. **(D)** 가쪽 체중이동을 보조하면서 젖힌무릎을 교정한다. **(E)** 마비측 왼쪽 다리 위로 체중이동이 가능해졌다.

3) 다리 정렬 소실

비전형적인 몸통 자세와 다리근육 약화는 골반, 넓적다리뼈, 종아리와 발의 자세를 변형시킨다. 손상 초기 비대칭은 근활성과 움직임 조절의 소실 때문에 나타날 수 있고, 근육과 연부조직의 팽팽함을 만든다. 근육과 연부조직이 팽팽하면 약화되거나 마비된 근육 조직을 재교육하기가 더욱 어렵다.

(1) 위몸통이 아래몸통과 골반에 주는 영향

위몸통 움직임 조절 소실과 근력 약화로 아래몸통과 골반은 비대칭된다. 또한 팔의 움직임 조절과 정렬 소실이 위몸통에 어떤 영향을 미치는지 알아야 한다.

1. 가슴우리가 뒤쪽돌림되면 균형 유지를 위해서 골반이 앞쪽돌림된다.
2. 가슴우리가 앞쪽돌림되면 균형 유지를 위해서 골반이 뒤쪽돌림된다.
3. 척추를 가쪽굽힘(같은 쪽이 오목)하면 반대쪽으로 골반내림된다.
4. 위몸통의 과도한 이동은 골반올림과 몸통 변형을 만든다.
5. 근력이 약한 환자에서 위몸통을 굽힘하면 골반 뒤쪽기울임과 아래몸통의 굽힘이 나타난다.
6. 위몸통의 굽힘(후만증)은 골반 뒤쪽기울임과 아래몸통의 폄을 만든다.

(2) 아래몸통과 골반이 엉덩관절과 무릎에 주는 영향

골반과 몸통 비대칭은 마비측 엉덩관절과 무릎 자세를 변화시킨다.

1. 척추돌림 또는 가쪽굽힘을 동반한 몸통의 앞쪽기울임은 엉덩관절굽힘과 무릎폄의 원인이 된다.
2. 약한 다리로 체중을 지지할 수 없으면 마비측 골반 앞쪽돌림과 엉덩관절 안쪽돌림이 함께 나타난다. 골반의 올림/뒤쪽돌림은 엉덩관절 가쪽돌림과 함께 나타난다.
3. 골반올림은 엉덩관절벌림, 골반내림은 엉덩관절모음이 함께 나타난다.

(3) 엉덩관절과 무릎이 발목에 주는 영향

발목의 비대칭과 조직의 팽팽함은 엉덩관절과 무릎관절의 부정렬과 연관되어 있다.

1. 엉덩관절굽힘과 무릎관절의 과도한 폄은 발목을 발바닥쪽굽힘시킨다. 무릎관절이 과도하게 폄되면 정강뼈의 몸쪽부위가 무릎과 함께 뒤로 움직이고, 정강뼈의 먼쪽부위는 앞쪽에 그대로 있다.
2. 선 자세 또는 걷는 동안 발목의 발등굽힘과 함께 젖힌무릎을 예방하기 위해 과도한 무릎관절굽힘이 있을 수 있다. 발허리부위가 가쪽번짐/안쪽번짐으로 변형된다면 체중을 지지하는 동안 과도한 발목 발등굽힘이 있을 수 있다.

다리의 근력 약화를 중재하기 전에 비대칭된 몸통과 다리의 몸쪽부위 관절에 대해 평가해야 한다. 다리의 비대칭은 움직임 재교육을 계획하기 이전에 교정해야 한다. 예를 들어, 선 자세에서 무릎관절 움직임 조절이 목표라면 양쪽 엉덩관절과 발목의 움직임 조절과 자세 정렬을 먼저 해결해야 한다. 이러한 중재는 팔을 펴고 체중을 지지하는 자세에서 시행할 수 있다. 첫 번째로, 다리에서 체중이동을 하기 전에 골반과 넓적다리뼈를 바르게 정렬한다. 두 번째, 종아리와 발목관절을 정렬하고 다리에서 시작되는 움직임을 수행한다. 마지막으로, 무릎관절을 굽힘 또는 폄하거나 움직임 조절을 재교육하기 위해 앞/뒤로 체중이동을 시작하고, 발목과 엉덩관절 위치를 확인하여 정렬한다.

4) 다리의 과긴장

다리의 과긴장(hypertonicity)은 다리의 과도한 폄이나 굽힘을 만드는 자세가 원인이다. 선 자세에서 다리폄근의 과긴장(extensor hypertonicity)은 굽힘근 과긴장(flexor hypertonicity)보다 우세하다. 굽힘근 과긴장은 다리의 기본적인 기능을 어렵게 하기 때문에 폄근 과긴장보다 효과적이지 않다. 폄근 과긴장은 과도한 무릎관절폄이나 젖힌무릎을 만들고, 다리에 있는 나머지 관절 자세를 변형시킨다. 다리가 뻣뻣하게 고정되고, 무릎관절이 폄되면 발목관절은 발바닥쪽굽힘되어 편평한 지면을 밀게 된다. 발목관절의 발바닥쪽굽힘으로 발뒤꿈치는 지면에서 떨어지고, 발꿈치뼈(calcaneus)는 첨족(equinus), 발목관절은 안쪽번짐된다. 발목관절과 발의 형태가 심하게 변형되면 정강뼈 먼쪽부위는 가쪽돌림된다. 젖힌무릎을 동반한 발목관절의 과도한 발바닥쪽굽힘은 체중을 뒤로 이동시키고 엉덩관절을 굽힘시킨다.

골반 자세는 몸통 조절 능력과 움직임 패턴에 따라 달라진다. 골반을 뒤로 돌림하면 엉덩관절은 가쪽돌림되고, 앞으로 돌림하면 엉덩관절은 안쪽돌림된다. 과도한 폄근 '경직(spastic)'은 발 전체가 바닥에 접촉되지 않기 때문에 바로 서는 것을 어렵게 한다. 또한 다리에서 폄근 과긴장은 몸통 자세를 변형시키고, 비정상적인 몸통과 다리의 자세는 체중지지와 균형을 어렵게 만든다. 과긴장의 원인이 되는 세 가지 가능성을 설명한다. 몸통 또는 엉덩관절 움직임 조절의 어려움으로 인한 과긴장, 근육 단축과 관절 부정렬로 인한 과긴장, 불균형한 근수축에 의한 과긴장이다.

(1) 불완전한 몸통 또는 엉덩관절 움직임 조절로 인한 과긴장

선 자세에서 몸통 조절이나 엉덩관절 움직임 조절이 불완전하면 긴장이 나타날 수 있다. 앉은 자세에서는 엉덩관절, 무릎관절, 발목관절이 분리되어 몸통 움직임 조절이 충분히 가능할 수 있지만, 선 자세로 움직일 때는 다리폄근 과긴장이 항진되어 분리된 움직임이 어려워진다.

먼쪽부위의 불안정을 보상하기 위해 다리에서는 과도하게 근활성된다. 선 자세에서 다리의 움직임 조절을 위해 몸통 안정성과 움직임 조절이 선행된다. 선 자세에서 몸통 조절이 어려우면 다리 체중지지 움직임이 어렵고, 다리근육과 연부조직은 단축되어 기능적 움직임이 제한된다. 이러한 다리는 모든 자세에서 관절이 뻣뻣해지고, 관절 각도가 제한되기 때문에 수동적으로도 움직임이 어려워진다(**그림 9.44A, B**). 몸통 또는 엉덩관절 조절의 어려움으로 폄근이 과긴장되었지만 다리의 관절가동 범위가 정상적으로 유지되었다면 몸통과 골반, 엉덩관절을 지지하여 안정화시키면 폄근 과긴장이 감소될 수 있다.

(2) 근육의 단축과 관절 정렬 소실에 의한 과긴장

근육 약화 환자에서 근육 단축과 관절 정렬의 소실은 폄근 과긴장의 원인이 될 수 있다. 엉덩관절과 무릎관절 자세가 변형됨에 따라 근육은 단축되고, 근육과 힘줄의 정렬도 변형될 것이다. 예를 들어, 몸통과 다리 조절

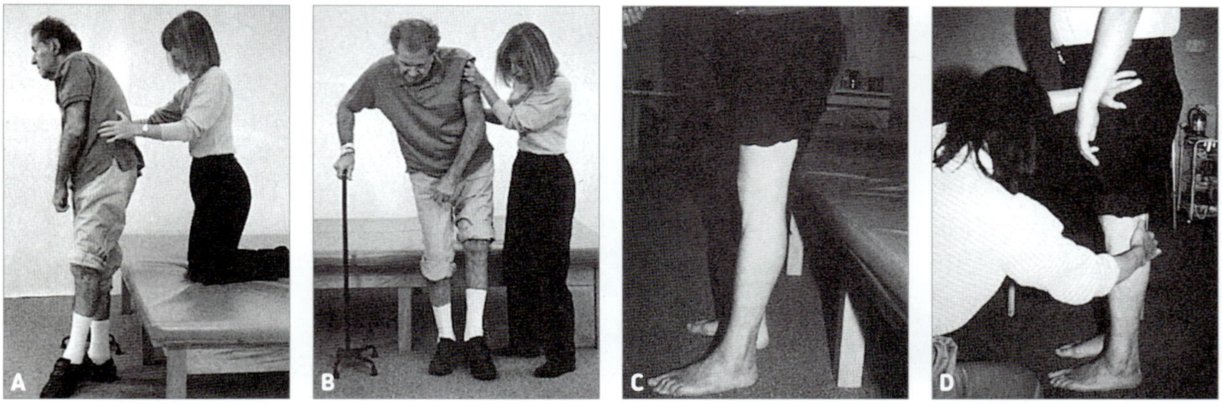

그림 9.44

왼쪽 편마비 환자. (**A & B**) 몸통 조절이 불안정하여 움직임 재교육을 선 자세에서 하기 어렵다. 왼쪽 다리와 골반이 뒤쪽돌림, 엉덩관절이 굽힘/벌림, 무릎관절이 폄, 다리가 가쪽돌림, 발목관절이 발바닥쪽굽힘되어 있다. (**C**) 젖힌무릎으로 선 자세. (**D**) 오른손으로 종아리 몸쪽부위를 잡고 발목관절의 발바닥쪽굽힘을 교정하면서 정강뼈를 발 위에 중립 자세로 유지시킨다. 이때 엉덩관절이 앞쪽으로 이동하는 것을 왼손으로 중립 자세 약간 뒤쪽으로 움직이면서 젖힌무릎을 교정한다.

이 어려우면 서는 자세가 제한된다. 서기 위해 사용하는 보상작용은 근육 단축과 관절 정렬을 변형시킨다. 엉덩관절굽힘근이 단축되고, 골반이 앞쪽으로 돌림하면 엉덩관절은 안쪽돌림된다. 이는 엉덩관절을 굽힘/안쪽돌림시킴으로써 단축되고, 팽팽해진 넓적다리근막긴장근이 무릎관절폄근으로 강하게 작용한다. 때로는 이러한 젖힌무릎을 과긴장 폄근으로 분류한다. 치료사는 팔다리관절에서 단축된 근육이 어렵게 작용할 수 있다는 것을 명심해야 한다. 정렬 변화로 근육을 잡아당기는 선/힘(단축된 근육으로 인해 보이는 팽팽한 선)이 바뀌고, 이러한 변화는 단축된 근육의 먼쪽부위와 몸쪽부위 모두에서 나타난다(**그림 9.44C, D**).

단축된 다리근육은 서 있는 동안 발목관절의 발바닥쪽굽힘 젖힌무릎을 만든다. 무릎관절폄은 단축된 장딴지근을 신장시키고, 발목관절을 발바닥쪽굽힘, 발을 모음시킨다. 단축된 장딴지근은 발목관절의 발등굽힘 범위를 제한한다. 발목관절의 발바닥쪽굽힘과 발모음은 체중지지를 위해 발을 바닥에 붙여서 유지하는 것을 어렵게 한다. 발목관절 움직임 범위 소실의 원인이 젖힌무릎이라면 앉은 자세에서 발목관절의 가동 범위를 평가해야 한다. 발목관절이 앉은 자세에서 0~10°까지도 움직일 수 없을 만큼 관절가동 범위가 소실되면 젖힌무릎이 나타난다. 발목관절의 발바닥쪽굽힘이 중재되지 않으면 자세 교정이 어렵다(**그림 9.45**). 또한 다리 분절의 몸쪽부위와 먼쪽부위 양쪽을 정상적인 자세 정렬로 회복시키기 위해서는 단축된 근육을 체계적으로 신장시켜야 한다. 이때 기능적인 전이 효과를 얻기 위해서 근재교육을 한다. 과긴장된 폄근 중에 가장 빈번하게 단축, 변형되는 근육은 넓적다리근막긴장근(엉덩관절굽힘, 정강뼈의 가쪽돌림), 슬괵근(안쪽돌림), 장딴지근(무릎관절폄, 발목관절의 발바닥쪽굽힘, 발꿈치뼈의 첨족과 엎침), 앞뒤정강근(발의 모음) 등이다. 선 자세에서 발목관절이 0~10°까지 움직일 수 있지만 젖힌무릎이 있다면 더 세심하게 다리의 운동조절을 평가해야 한다.

(3) 불균형한 근수축에 의한 과긴장

불균형한 근수축은 폄근 과긴장의 원인이 된다. 다리근육의 불균형한 수축은 서기 또는 균형을 유지하려는

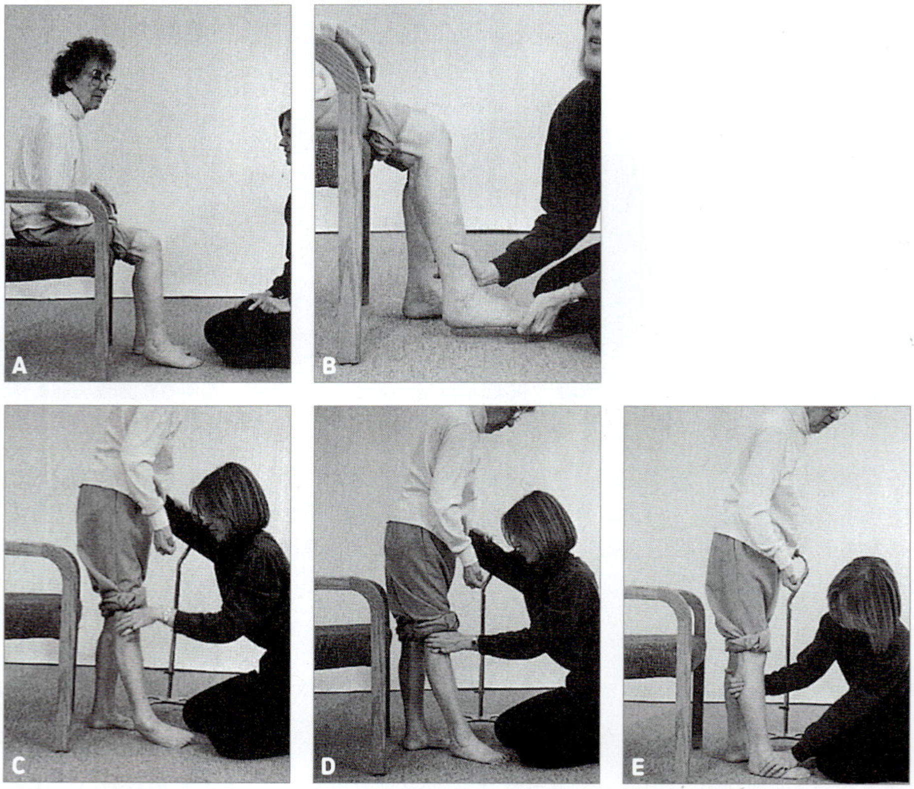

그림 9.45

오른쪽 편마비 환자. (**A**) 오른쪽 발목관절은 발바닥쪽굽힘되어 있고, 발뒤꿈치는 바닥에 닿지 않는다. (**B**) 중립자세에서 발목관절을 발등굽힘할 수 없다. (**C**) 무릎관절의 폄근 과긴장이 나타나고, 발은 뒤침되어 있다. (**D**) 중립자세에서 정강뼈를 안쪽돌림하여 발은 모음되고 발바닥을 지면에 닿게 하고 있다. (**E**) 젖힌무릎과 발목관절의 발바닥쪽굽힘이 남아 있다(그림 9.44**D**로 연결하여 중재할 수 있다).

의지가 강할 때 나타난다. 이는 비전형적인 움직임의 문제점을 해결하지 못했거나, 선 자세의 몸통과 다리근육에서 정상적인 근력과 움직임 조절이 부족하기 때문이다. 이러한 환자에게 과긴장 폄근을 감소시키기 위해서는 근활성의 시작, 지속 시간 그리고 적절한 중단(중간에 멈추는 움직임)을 재교육해야 한다.

(4) 중재 계획

대부분의 환자에서 다리의 폄근 과긴장은 위의 세 가지 원인 때문에 나타난다. 중재를 하는 동안 몸통과 엉덩관절, 발목관절과 발의 움직임 조절과 정렬을 정확하게 평가하고, 각각의 문제에 대한 특별한 중재 계획이 있어야 한다(**그림 9.46**). 발 움직임 구성요소를 재교육하기 전에 과긴장의 원인을 평가하고 해결해야 한다. 과긴장의 원인이 몸통과 엉덩관절 움직임 조절의 어려움 때문이라면 선 자세에서 몸통과 엉덩관절의 자세 정렬과 움직임 조절에 대한 문제점을 해결해야 한다. 과긴장이 불안정한 정렬과 근육의 단축 때문이라면 충분한 근육 길이를 확보하기 위해 단계적이고 체계적인 연속된 움직임으로 원래의 길이만큼 근육을 늘려 주어야 한다. 근육 길이를 늘리는 동안 약화가 있거나 불균형한 근수축이 있으면 근력을 강화하고, 움직임 조절을 재교

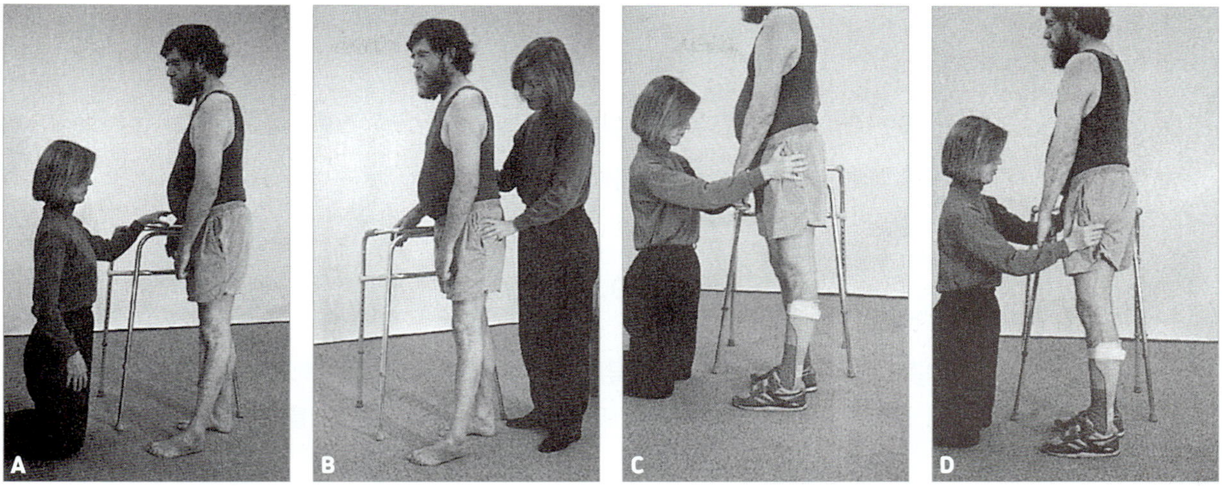

그림 9.46

왼쪽 편마비 환자. (**A**) 마비측 다리폄근 과긴장, 골반 뒤쪽돌림, 몸통 앞쪽돌림되어 있다. (**B**) 몸통과 골반 위치를 평가하고 교정한다. 마비측 골반을 앞쪽돌림하여 다리를 중립 자세로 만들려고 하지만 발목관절의 발바닥쪽굽힘근 긴장이 증가한다. (**C** & **D**) 발목/발 보조기를 사용하여 발목과 발의 정렬을 교정하여 바로 선 자세를 만들고, 왼쪽 골반을 앞쪽돌림한다. 다리는 중립 자세로 정렬되었지만, 마비측 위몸통의 앞쪽돌림이 증가하여 몸통 비대칭이 뚜렷해졌다.

육하여 영구적인 변화가 일어나도록 해야 한다. 다리에서 굽힘근 경직은 발생빈도는 적지만 서기 능력의 잠재적 소실을 의미한다. 다리에서 굽힘 패턴은 엉덩관절굽힘과 함께 가쪽돌림 또는 벌림, 무릎관절굽힘, 정강뼈의 가쪽돌림, 발목관절의 발바닥쪽굽힘 그리고 발의 강한 엎침이 포함된다.

앞/뒤 정강근의 과도한 활성은 발과 발목관절의 근육과 힘줄(tendon)의 정렬을 변화시켜 발목관절의 발바닥쪽굽힘/뒤침의 원인이 된다. 굽힘근이 과긴장된 경우는 선 자세에서 다리에 체중부하를 할 수 있도록 중재해야 한다. 초기 중재에서는 마비측 발을 지면에 접촉시키고, 체중부하를 하기 위해서 약간의 몸통 비대칭을 허용할 수 있다. 서 있는 동안 굽힘 경직이 강하게 나타나면 어떠한 방법으로도 설 수 없다(**그림 9.47**).

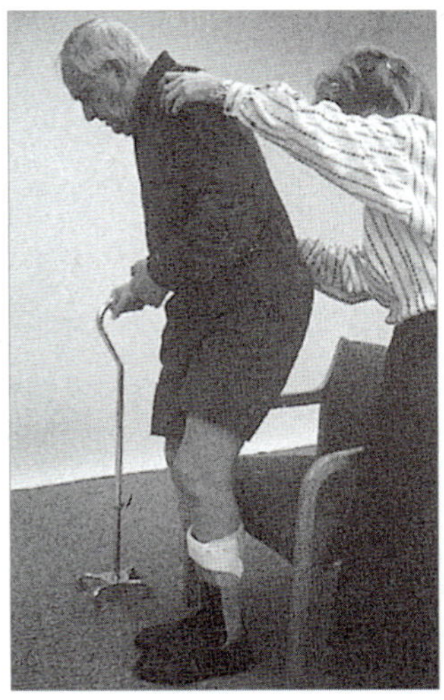

그림 9.47

마비측 왼쪽 다리의 굽힘근 과긴장으로 마비측 다리 체중지지가 어렵고, 독립하여 서기가 불가능하다.

앉은 자세에서 몸통의 기능적 움직임은 몸통 부정렬을 해결하고, 몸통과 골반의 움직임 조절을 재교육하기 위해 사용한다(5장과 8장 참조). 선 자세에서 아래팔 체중지지는 몸쪽부위 골반과 엉덩관절, 먼쪽부위 발목과 발의 근육 단축과 정렬을 교정하기 위한 적절한 중재의 시작 자세가 될 수 있다. 이 자세는 몸통을 대칭되게 유지하면서 다리의 문제점 해결에 집중할 수 있다. 발로 체중지지 움직임을 재교육하는 동안 굽힘 회피(withdrawal) 자극을 제거하기 위해 바로 누운 자세나 앉은 자세에서도 중재할 수 있다.

5 평가지침

다리로 체중을 지지하는 동안 팔다리 움직임 평가는 위몸통과 다리의 움직임 조절과 자세 정렬이 포함되어야 한다. 이 정보는 선 자세에서 움직임과 자세 조절을 방해하는 문제점 결정에 유용하다(**글상자 9.2**).

글상자 9.2 평가지침

I. 선 자세에서 마비측 다리로 체중지지가 어려운 이유를 설명한다. 다른 자세(발을 평행하게 양쪽 다리를 벌리고 바닥을 지지한 자세, 걷는 동안 양쪽 다리가 바닥을 지지한 자세)에서 몸통과 다리 자세를 설명한다.

II. 선 자세에서 위몸통과 다리 움직임을 시작할 때 마비측 다리 조절을 평가한다. 반복적인 비전형적 움직임 패턴을 확인한다.

III. 자세를 정렬하고, 움직임을 보조하여 중재를 하는 동안 치료사 손의 위치를 확인한다.
중재를 통하여 어떤 변화가 있는가? 어떠한 문제는 즉시 변하지 않고, 움직임 요소를 변화시키기 위한 중재가 필요하다.

IV. 선 자세에서 체중이동을 방해하는 몸통의 주요 손상을 기록한다.

V. 선 자세에서 체중이동을 방해하는 다리의 주요 손상을 기록한다. 몸쪽부위와 먼쪽부위의 손상 모두를 확인한다.

6 중재 목표

1) 기능적 목표

선 자세에서 몸통과 다리의 중재는 움직임 조절을 방해하는 이차 손상을 예방하고, 정상적인 기능적 움직임 패턴을 재교육하기 위한 것이다. 선 자세에서 체중부하 움직임 패턴 재교육은 기능적 움직임 수행을 위해서 반드시 필요하다. 양쪽 다리 또는 한쪽 다리로 체중을 지지하고, 기능적 과제를 수행하는 동안 안전하게 균형을 유지하고 선다.

2) 중재 목표와 방법

중재 목표: 다리에서 움직임을 시작하는 동안 몸통을 재정렬하고, 몸통과 다리의 움직임 조절을 재교육한다.

중재 방법: 오른발 걸음/양쪽 다리가 바닥에 지지된 상태에서 앞쪽/뒤쪽 체중이동 동안 몸통 정렬을 재교육한다(**그림 9.48**).

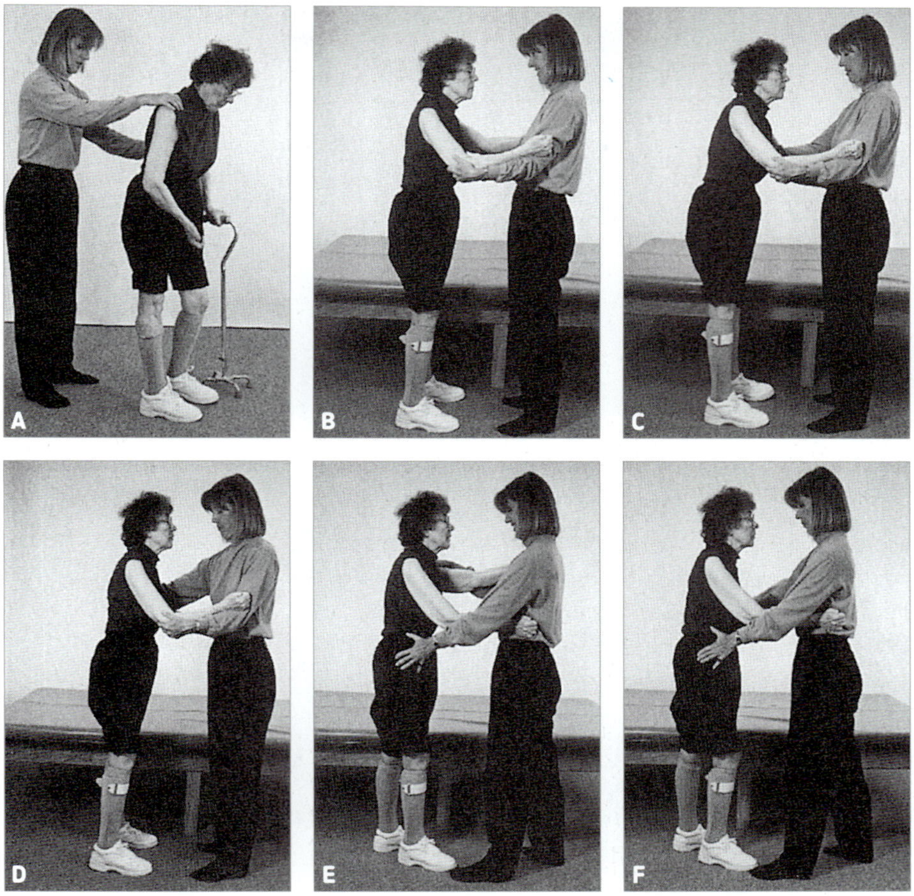

그림 9.48

오른쪽 편마비 환자. (**A**) 위몸통 앞쪽굽힘, 오른쪽 골반과 아래몸통이 뒤쪽돌림되어 있다. 오른쪽 엉덩관절굽힘, 무릎관절 과도하게 펴되어 있다. (**B**) 몸통 교정을 위해 양측 팔을 대칭되게 잡았다. 양손으로 먼쪽부위 위팔을 잡고, 아래팔과 손으로 환자의 아래팔과 손을 보조한다. 환자의 몸통이 바르게 정렬되도록 팔을 들어주고 허리를 펴게 한다. (**C**) 뒤쪽 체중이동을 연습한다. 체중이 발뒤꿈치에 부하될 때 환자 몸통을 앞으로 움직이도록 도와준다. (**D**) 앞쪽 체중이동을 연습한다. 발 앞쪽으로 체중을 싣기 위해 몸통을 앞으로 움직이는 동안 허리를 펼 수 있도록 보조한다. (**E** & **F**) 오른발 걸음. 왼쪽 다리로 바닥을 지지하는 자세에서 오른발을 앞쪽으로 움직여 체중이동을 반복한다. 팔과 위몸통 정렬을 유지하면서 왼손으로 오른쪽 골반 움직임을 보조한다. 몸통과 골반 움직임을 보조하는 동안 다리는 앞과 뒤로 움직임을 반복한다.

중재 목표: 선 자세에서 체중이동을 시작하는 동안 다리 움직임 요소를 재교육할 때 몸통을 지지한다.

중재 방법: 선 자세에서 아래팔로 체중지지를 하고, 다리에서 시작된 체중부하 움직임을 재교육한다(**그림 9.49A~D**).

중재 목표: 팽팽한 다리근육의 길이를 늘린다.

중재 방법: 아래팔로 체중을 지지하고 선 자세에서 다리 체중이동을 시작한다. **그림 9.49A~D**에 연속하여 움직임을 재교육한다(**그림 9.49E~H**).

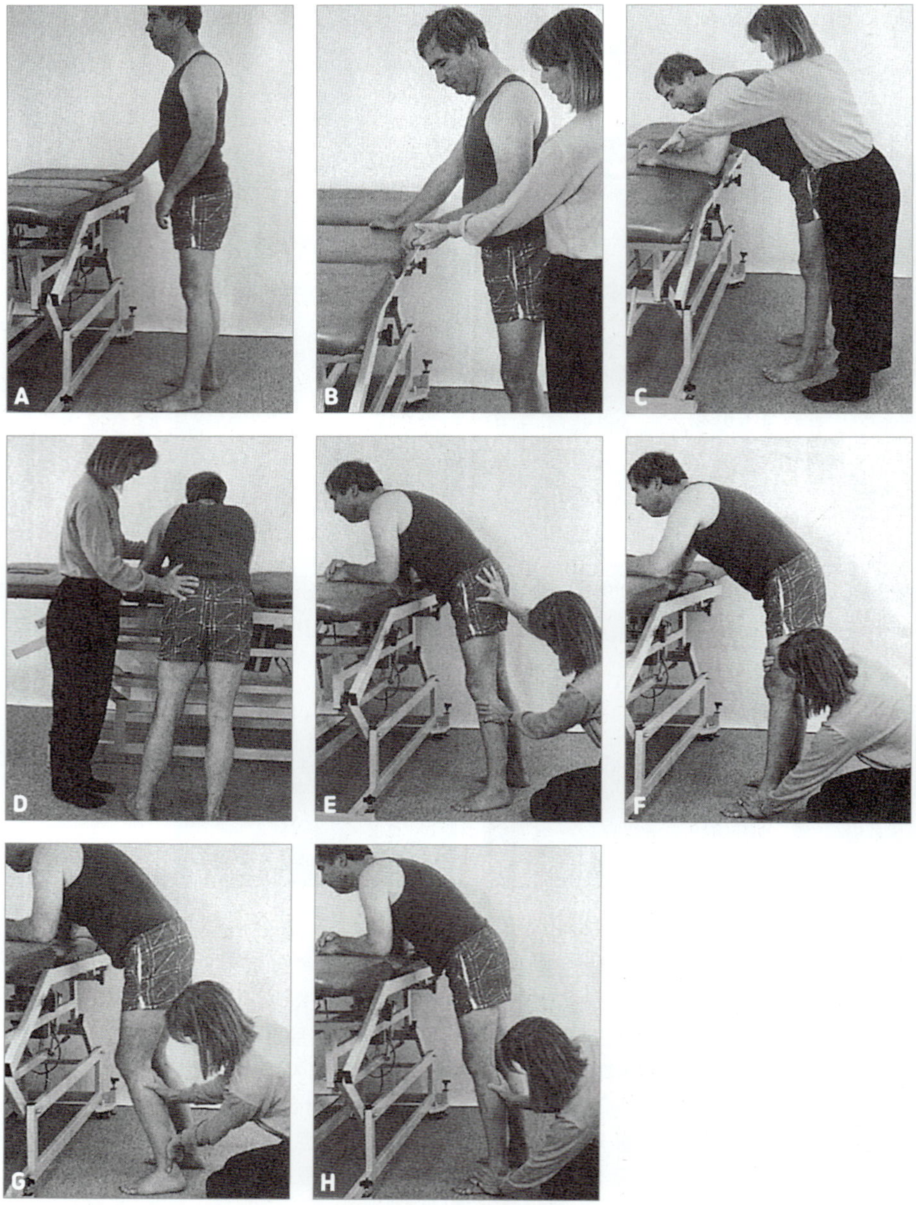

그림 9.49

왼쪽 편마비 환자. (**A**) 비마비측 손으로 치료대를 지지하고 선 자세. 마비측 몸통/골반 뒤쪽돌림, 무릎관절의 과도한 폄, 정강뼈 가쪽돌림된 자세이다. (**B**) 아래팔 체중지지를 위해 마비측 손을 매트에 지지하도록 도와준다. (**C**) 몸통을 앞쪽으로 굽힘하고, 아래팔로 체중을 지지하는 자세를 하도록 도와준다. (**D**) 가슴우리와 골반을 잡고 몸통과 골반돌림을 재정렬하고, 다리 위에서 중립 자세를 유지하도록 도와준다. 대칭적인 자세를 유지하면서 앞쪽/뒤쪽/가쪽으로 움직이면서 체중이동을 반복한다. (**E** & **F**) 오른손으로 골반 정렬을 유지하면서 왼손으로 가쪽돌림된 정강뼈를 재정렬한다. 이 자세에서 몸통을 앞뒤로 움직여 체중이동을 반복하여 넓적다리와 다리 정렬을 촉진한다. 뒤쪽으로 체중이동하는 것은 슬괵근을 늘려 주고, 앞쪽으로 체중이동하는 것은 장딴지근을 늘려 준다. 치료사의 손 위치를 교차할 수 있다. (**G** & **H**) 무릎관절의 굽힘을 반복한다. 오른손으로 다리 뒤쪽/몸쪽부위 근육을 잡고, 왼손은 먼쪽을 잡아 발뒤꿈치쪽으로 압력을 준다. 정강뼈의 비대칭을 교정하고, 가자미근과 아킬레스힘줄을 늘려 준다.

중재 방법: 바로 선 자세에서 팔을 펴하고, 능동적 · 독립적 체중지지 움직임을 재교육한다(**그림 9.50**).

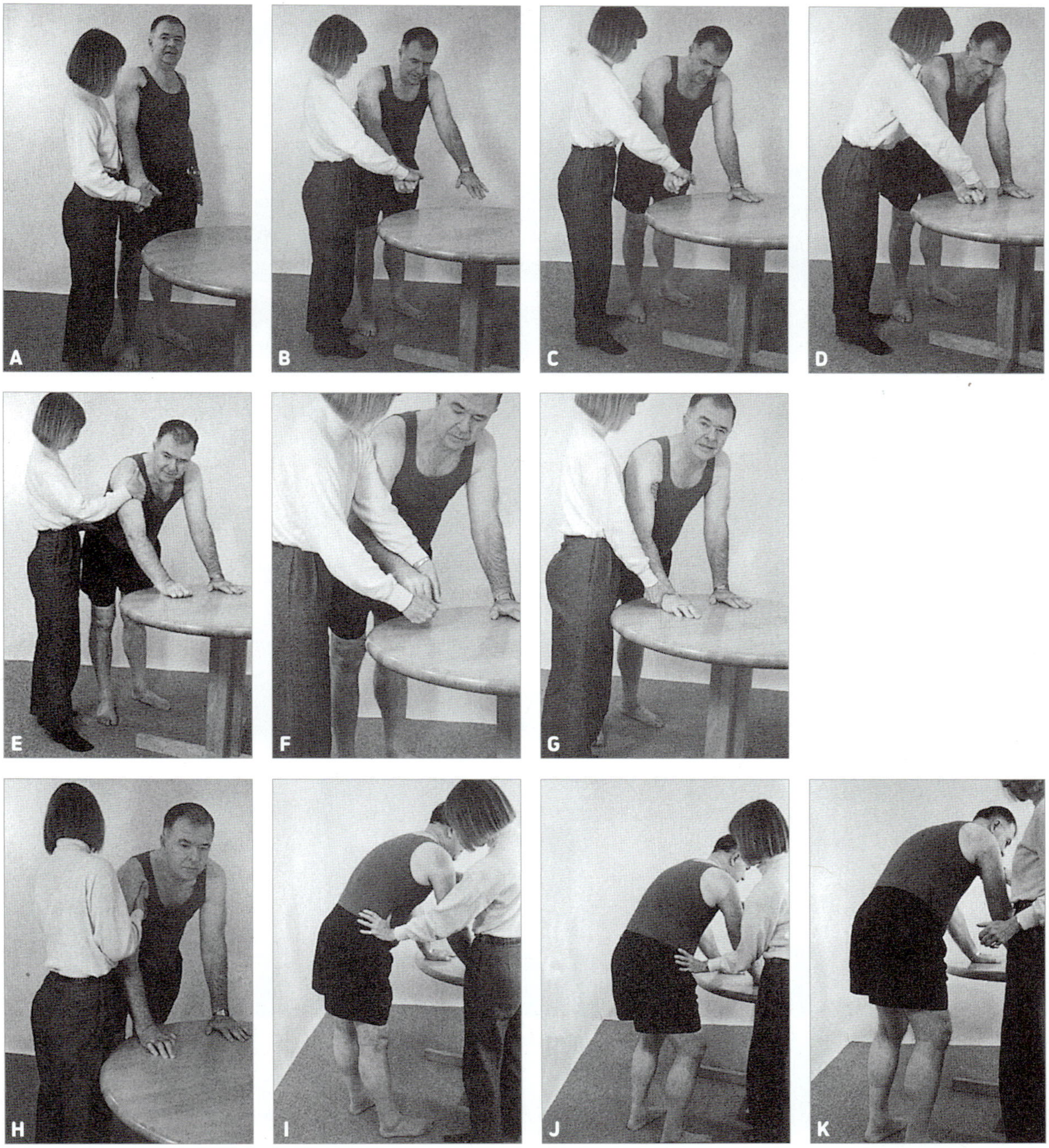

그림 9.50

오른쪽 편마비 환자. (**A**) 마비측 팔 겨드랑이와 손을 잡고(왼손은 겨드랑이 잡기, 오른손은 악수하듯이 잡기, 7장 참조) 서 있는 자세. (**B** & **C**) 위몸통을 굽힘하여 앞쪽으로 체중이동하고, 손을 탁자 위에 올려놓는다. 움직이는 동안 몸통과 팔다리 정렬을 유지한다. (**D**) 팔이 탁자에서 떨어지지 않도록 가볍게 눌러주면서 보조한다. 팔의 체중부하 재교육은 **H**와 **L**에서 스스로 체중을 지지하며 유지하는 것을 가능하게 한다. (**E**) 몸통과 팔다리 정렬을 유지하면서 앞쪽/뒤쪽/가쪽으로 움직이면서 체중이동을 반복한다. (**F** & **G**) 손목과 손가락근육 긴장이 낮아지고, 길이가 길어지면 움직임을 멈추고, 오른쪽 손가락을 펴서 탁자 가장자리에 위치시킨다. (**H**) 몸통과 어깨관절을 계속 지지한다. **E** 중재를 반복한다. (**I** & **J**) 앞쪽/뒤쪽/가쪽 체중이동과 무릎관절의 굽힘을 반복하는 동안 왼손으로 아래몸통과 골반을 보조하여 몸통 정렬을 유지한다. (**K**) 보조를 줄이고, 스스로 움직임을 실행한다.

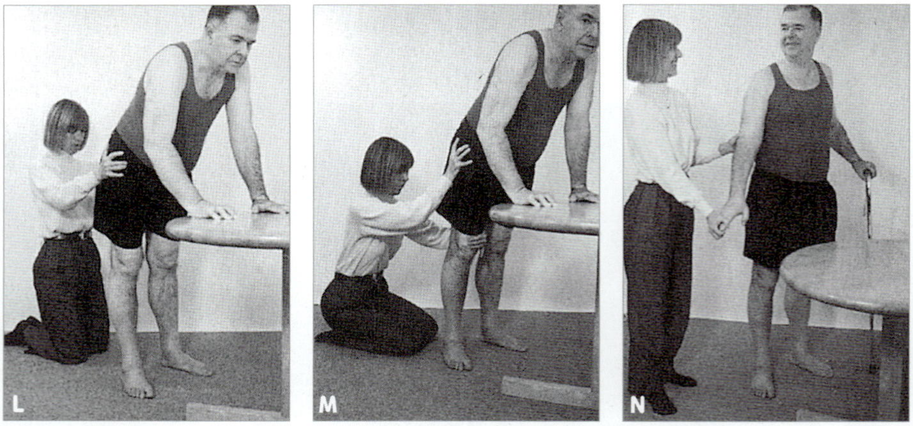

그림 9.50 (계속)

(**L** & **M**) 움직임을 반복하는 동안 다리의 정렬을 교정한다. 그림 9.49**E~H**를 반복한다. (**N**) 재교육이 끝나면 몸통 폄을 도와준다.

중재 목표: 선 자세에서 다리를 재정렬하고, 독립적인 다리 체중부하 움직임을 재교육한다.

중재 방법: 팔 지지 없이 양쪽 다리를 앞쪽/뒤쪽/가쪽으로 평행하게 벌리고 선 자세에서 체중이동을 재교육한다(**그림 9.51**).

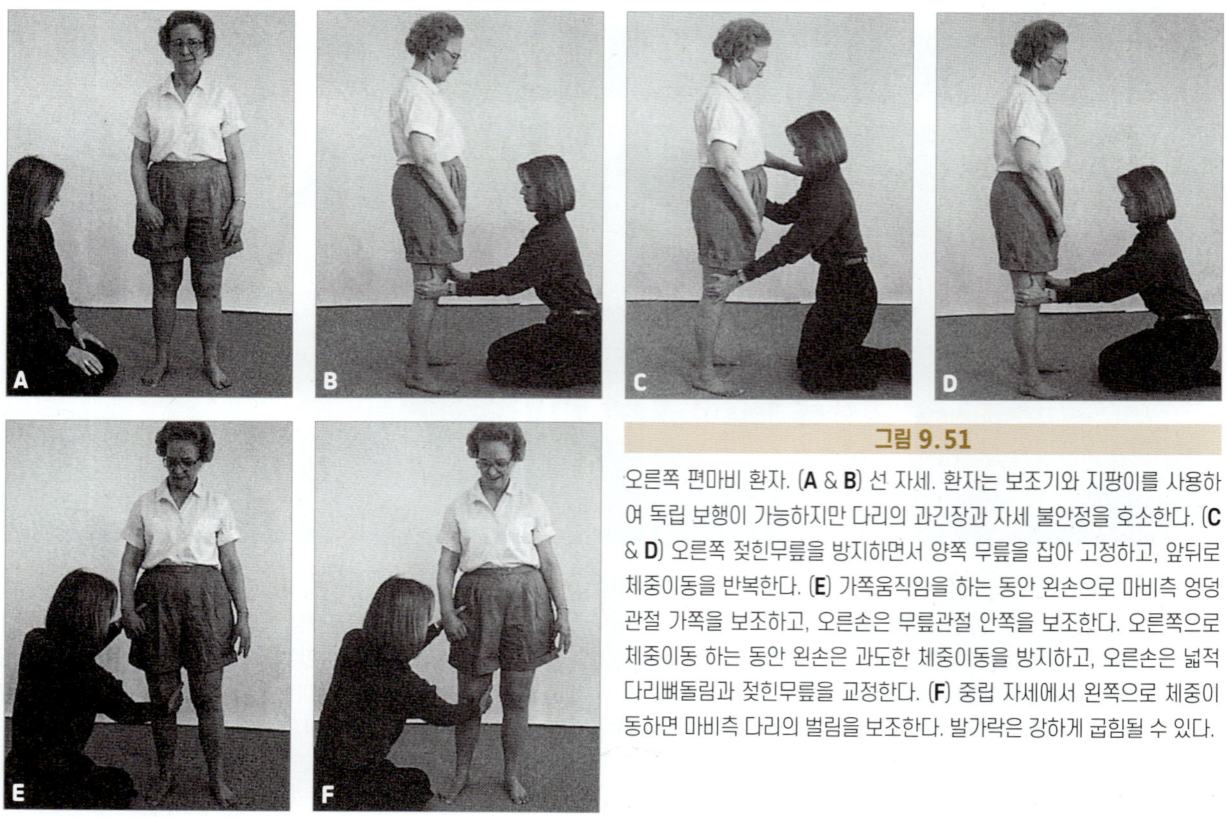

그림 9.51

오른쪽 편마비 환자. (**A** & **B**) 선 자세. 환자는 보조기와 지팡이를 사용하여 독립 보행이 가능하지만 다리의 과긴장과 자세 불안정을 호소한다. (**C** & **D**) 오른쪽 젖힌무릎을 방지하면서 양쪽 무릎을 잡아 고정하고, 앞뒤로 체중이동을 반복한다. (**E**) 가쪽움직임을 하는 동안 왼손으로 마비측 엉덩관절 가쪽을 보조하고, 오른손은 무릎관절 안쪽을 보조한다. 오른쪽으로 체중이동 하는 동안 왼손은 과도한 체중이동을 방지하고, 오른손은 넓적다리뼈돌림과 젖힌무릎을 교정한다. (**F**) 중립 자세에서 왼쪽으로 체중이동하면 마비측 다리의 벌림을 보조한다. 발가락은 강하게 굽힘될 수 있다.

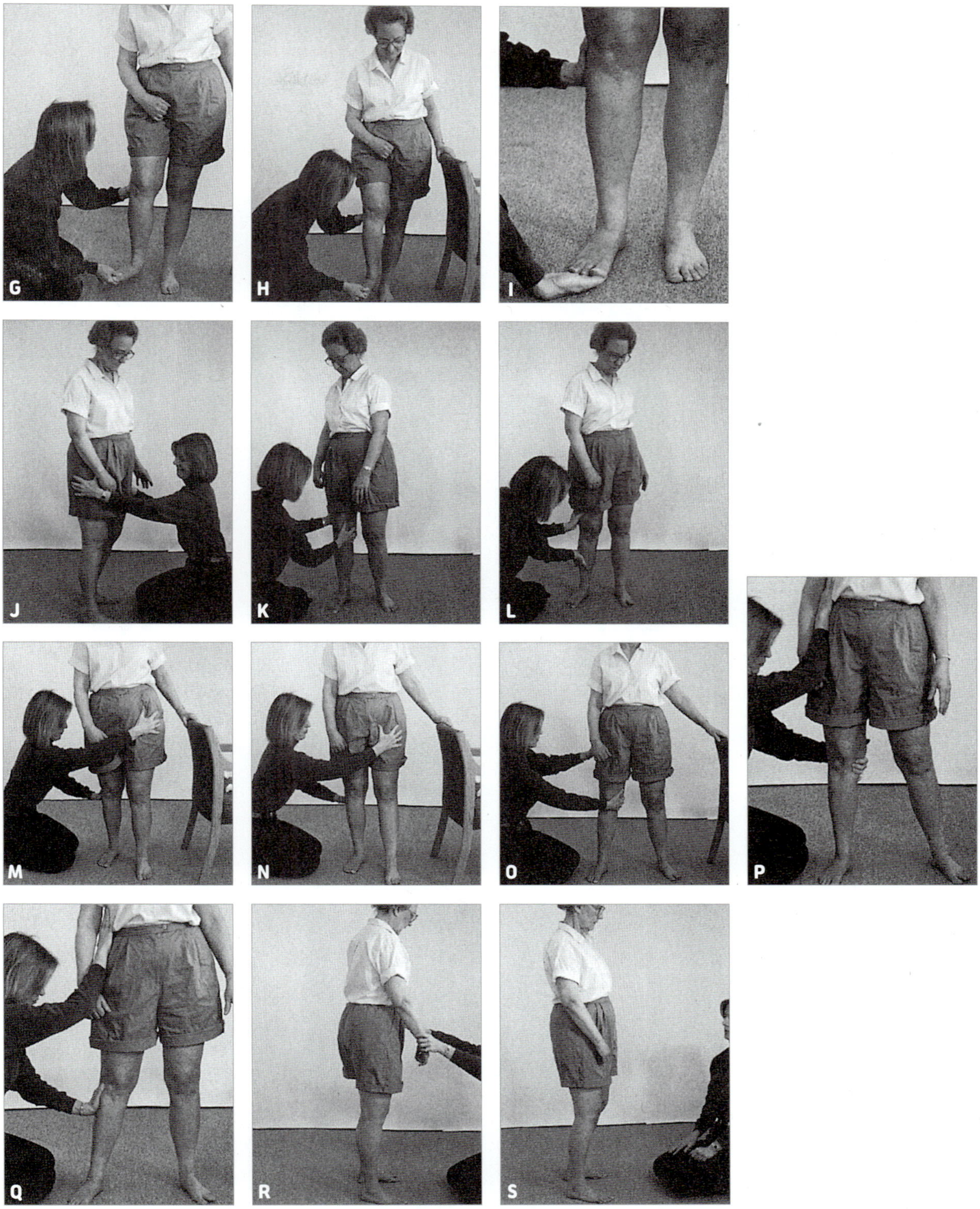

그림 9.51 (계속)

(**G** & **H**) 환자는 비마비측 손으로 의자를 잡고 있다. 체중이동을 멈추고 자발적으로 발을 들도록 요구한다. 엉덩이/무릎/발목관절의 능동적인 굽힘은 근육 긴장을 높인다. 능동적인 움직임을 멈추고 균형을 유지하면서 발과 발목관절의 근육 긴장을 낮추고, 원래 길이만큼 늘려준다. (**I**) 앞발을 교정한다. (**J~L**) 다리돌림 패턴을 반복한다. 체중을 지지하고 있는 마비측 다리를 축으로 비마비측 다리를 앞쪽/뒤쪽으로 돌림한다. 치료사는 무릎/엉덩관절 정렬을 유지한다. (**M** & **N**) 엉덩관절돌림을 교정하고, 양쪽 다리가 바닥을 지지하는 왼발 걸음으로 앞쪽/뒤쪽으로 체중이동한다. 바닥에 오른발을 유지시킨다. (**O~Q**) 양쪽 다리를 벌리고 바닥을 지지하는 자세에서 가쪽 체중이동을 보조한다. 체중이동을 반복하는 동안 엉덩관절과 다리 정렬을 보조한다. (**R** & **S**) 보조를 줄이고 능동적, 독립적으로 반복한다.

중재 목표: 선 자세에서 위몸통에서 시작하는 움직임을 재교육한다.

중재 방법: 위몸통에서 시작하는 앞쪽/가쪽 체중이동과 위몸통돌림에서 몸통과 팔다리 움직임 구성요소를 재교육한다(**그림 9.52**).

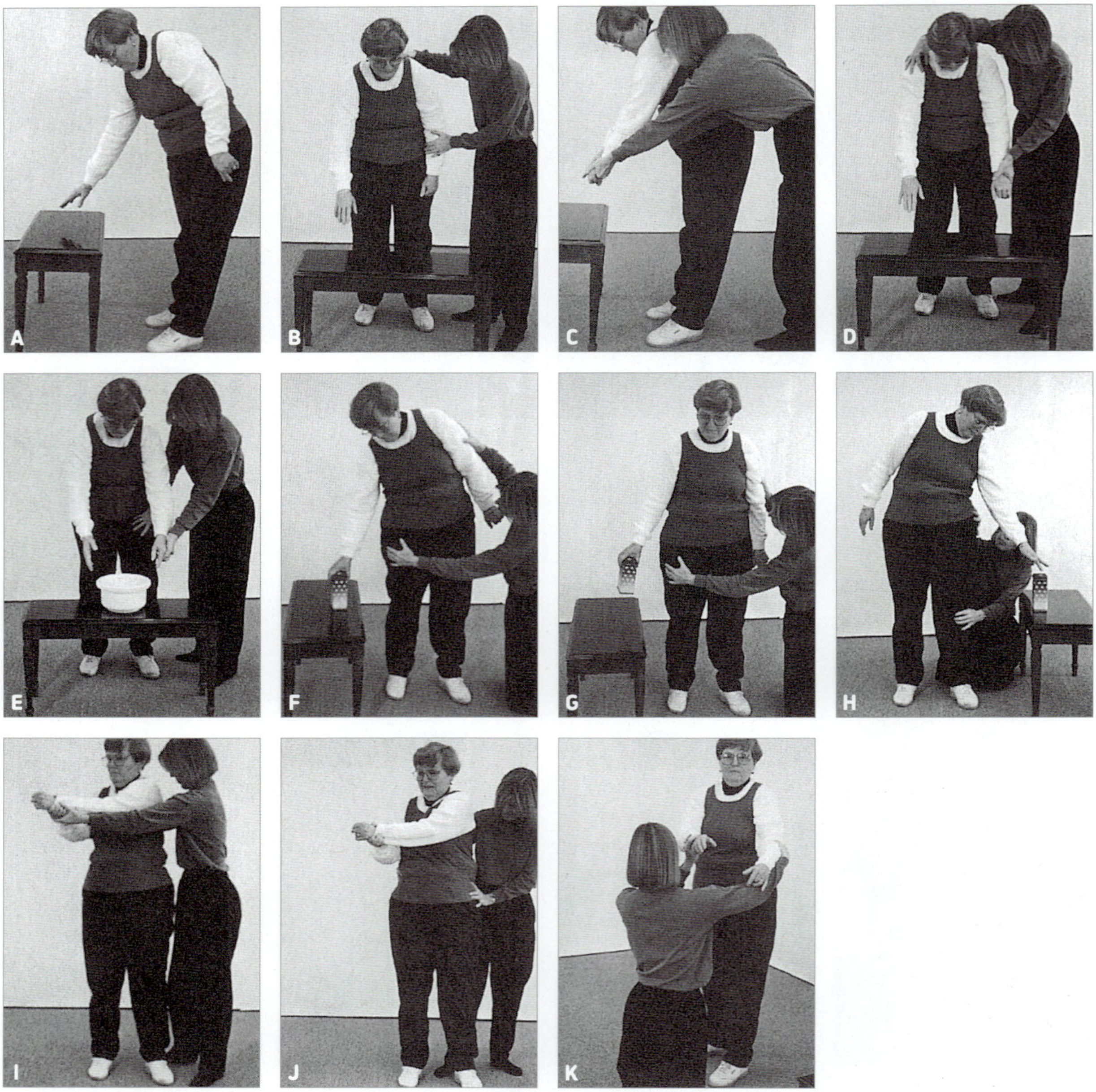

그림 9.52

왼쪽 편마비 환자. (**A**) 의자를 향해 양쪽 팔을 아래로 뻗으려고 몸통을 굽힌다. (**B**) 위몸통에서 체중이동을 시작하여 몸통을 굽히는 동안 위몸통 움직임 구성요소를 재교육한다. (**C**) 팔 움직임 구성요소를 재교육한다. (**D**) 위몸통과 팔 움직임 구성요소의 협응된 움직임을 재교육한다. (**E**) 엉덩관절을 굽힘하여 뒤쪽으로 체중이동 할 때 양발로 체중을 지지하고 유지하도록 보조한다. (**F~H**) 위몸통을 가쪽굽힘하면서 체중이동하는 동안 골반 움직임과 다리의 체중지지를 보조한다. (**I~K**) 위몸통돌림 재교육은 많은 도움이 필요하다. 골반과 다리의 과도한 움직임 없이 안정성을 유지하면서 위몸통돌림을 재교육한다.

중재 목표: 마비측 다리로 한발 서기를 하는 동안 몸통과 다리의 움직임 구성요소를 재교육한다.

중재 방법: 마비측 한발 서기를 능동적이고 독립적으로 수행한다. 아래팔로 체중지지 자세에서 몸통을 재정렬하여 한발 서기를 재교육한다(**그림 9.53**).

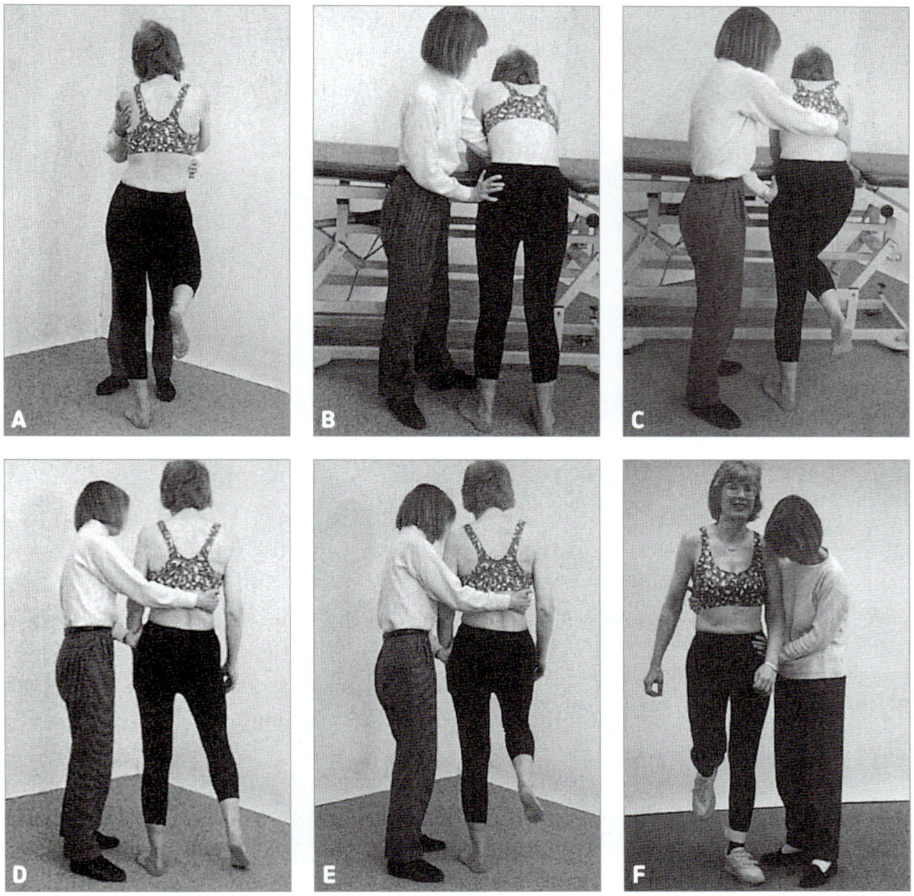

그림 9.53

왼쪽 편마비 환자. (**A**) 치료사의 도움을 받고 마비측 왼쪽 다리로 한발 서기하고 있다. 위몸통이 오른쪽으로 기울임된다. (**B**) 아래팔로 몸통 체중을 지지한다. 몸통과 골반을 재정렬한다. 왼손을 오른쪽 가슴우리 가쪽까지 뻗어 아래팔로 아래갈비뼈까지 감싸준다. 골반 위쪽으로 가슴우리를 뒤쪽돌림시키면서 오른손으로 왼쪽 골반을 고정하기 위해 반대 압력을 준다. (**C**) 위몸통을 재정렬하기 위해 손의 위치를 변경한다. 몸통을 정렬하고 유지하는 동안 마비측 다리로 한발 서기를 반복한다. (**D**) 아래팔 체중지지 없이 바로 선 자세에서 몸통 정렬을 교정하고, 마비측 다리로 한발 서기한다. 몸통 정렬 후 마비측 다리로 체중을 이동시킨다. 낙상에 대한 두려움을 줄이기 위해 마비측에서 보조한다. (**E & F**) 체중이동과 한발 서기를 하는 동안 아래몸통과 골반 움직임을 조절한다.

중재 방법: 보조 없이 마비측 다리로 한발 서기를 하고, 엉덩이와 무릎관절 움직임을 조절하여 균형을 유지하도록 재교육한다(**그림 9.54**).

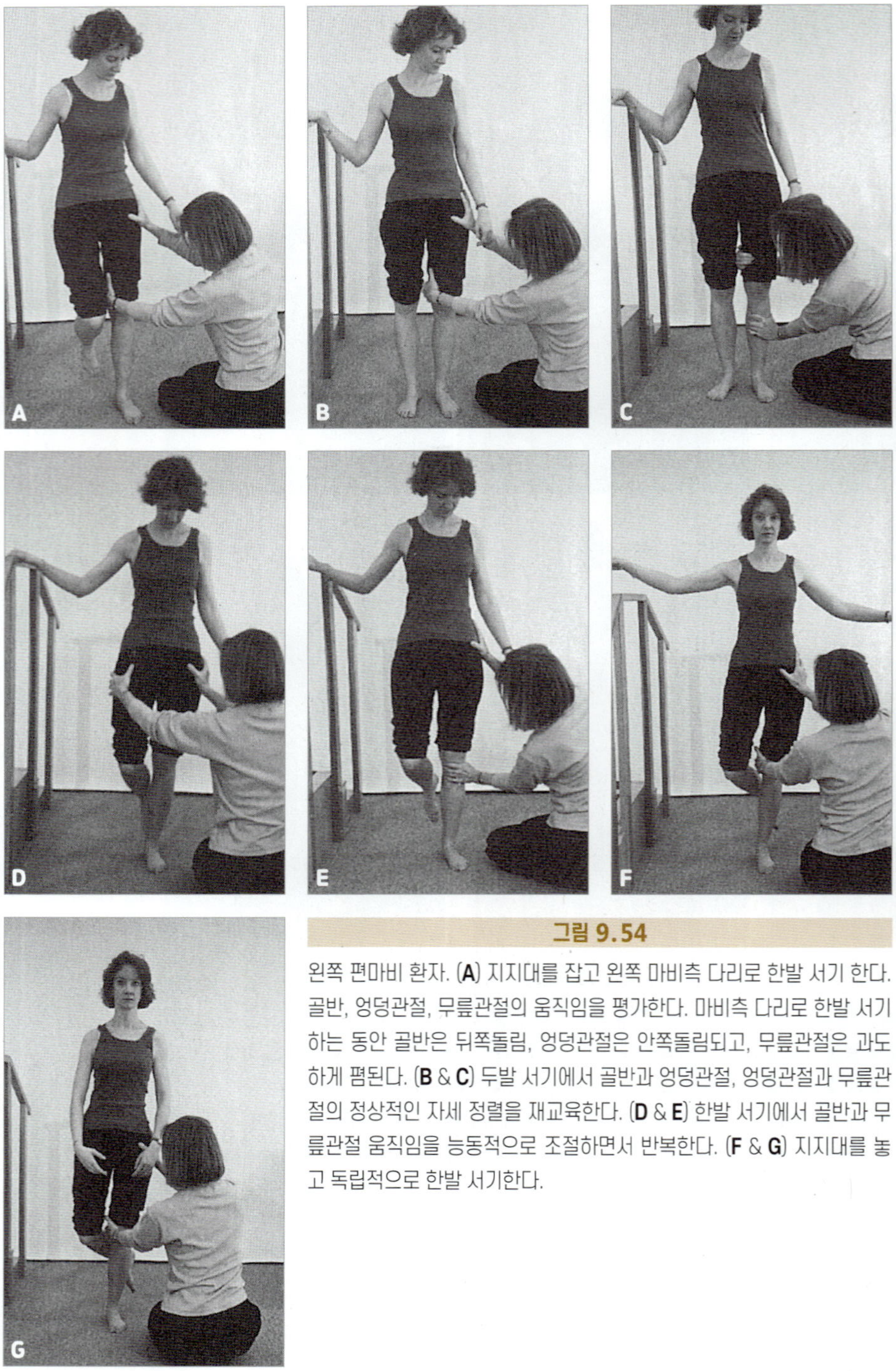

그림 9.54

왼쪽 편마비 환자. (**A**) 지지대를 잡고 왼쪽 마비측 다리로 한발 서기 한다. 골반, 엉덩관절, 무릎관절의 움직임을 평가한다. 마비측 다리로 한발 서기 하는 동안 골반은 뒤쪽돌림, 엉덩관절은 안쪽돌림되고, 무릎관절은 과도하게 폄된다. (**B** & **C**) 두발 서기에서 골반과 엉덩관절, 엉덩관절과 무릎관절의 정상적인 자세 정렬을 재교육한다. (**D** & **E**) 한발 서기에서 골반과 무릎관절 움직임을 능동적으로 조절하면서 반복한다. (**F** & **G**) 지지대를 놓고 독립적으로 한발 서기한다.

중재 목표: 몸통 움직임에 따라 다리의 자동적인 움직임 반응을 활성시킨다.

중재 방법: 자세에서 다리의 체중이동과 평형 반응을 활성시키기 위하여 팔의 먼쪽부위 움직임을 조절한다 (**그림 9.55**).

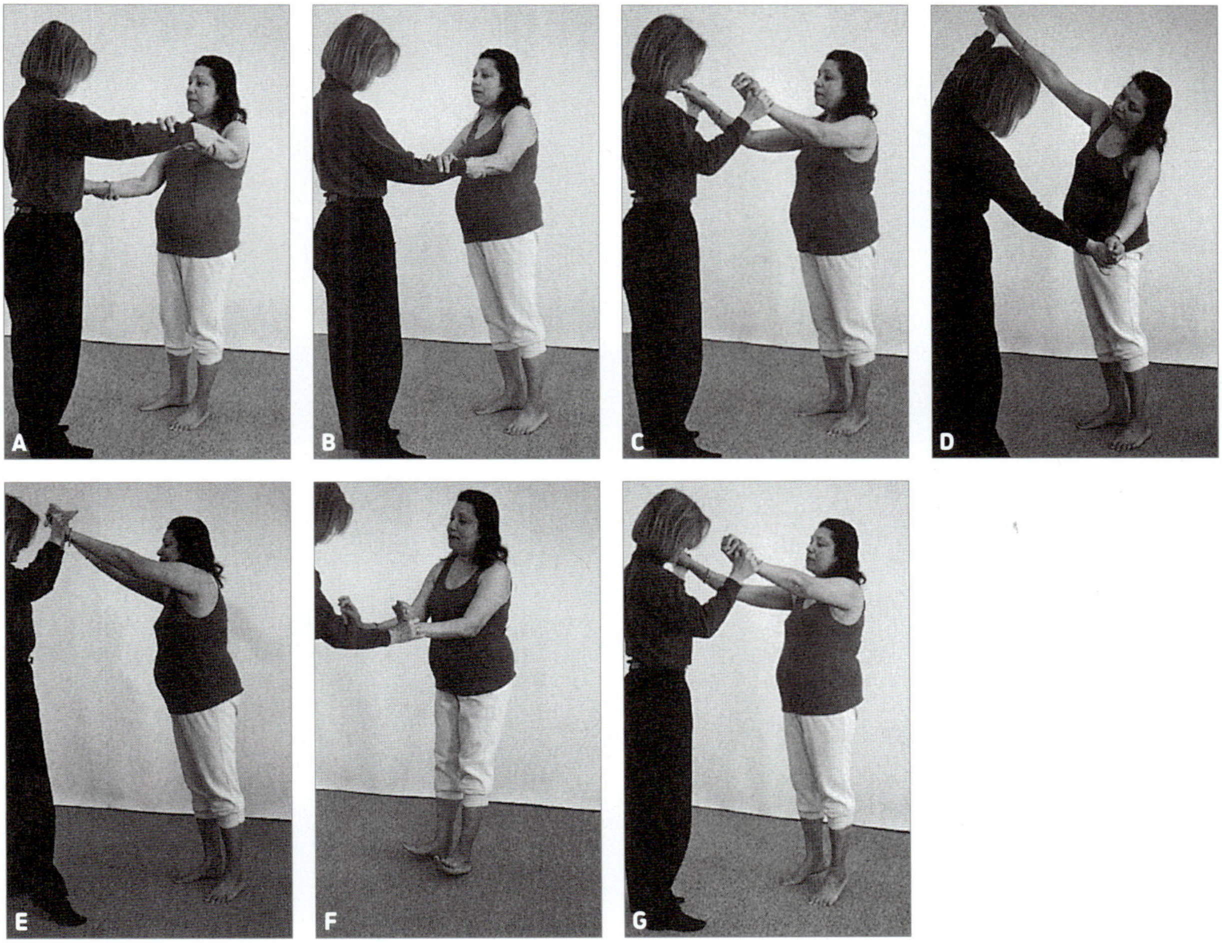

그림 9.55

(**A**) 두 손을 마주 잡고 선다. (**B** & **C**) 다리에서 시작된 가쪽 체중이동과 앞쪽 체중이동을 반복하여 다리근육을 활성시킨다. (**D**) 몸통에서 시작된 가쪽 체중이동을 반복하면서 다리근육을 활성시킨다. (**E**) 다리에서 시작된 돌림/폄 움직임을 활성시킨다. (**F** & **G**) 다리에서 시작된 움직임에 대한 평형 반응으로 발목 발등굽힘(**F**), 발바닥쪽 굽힘(**G**)을 활성시킨다.

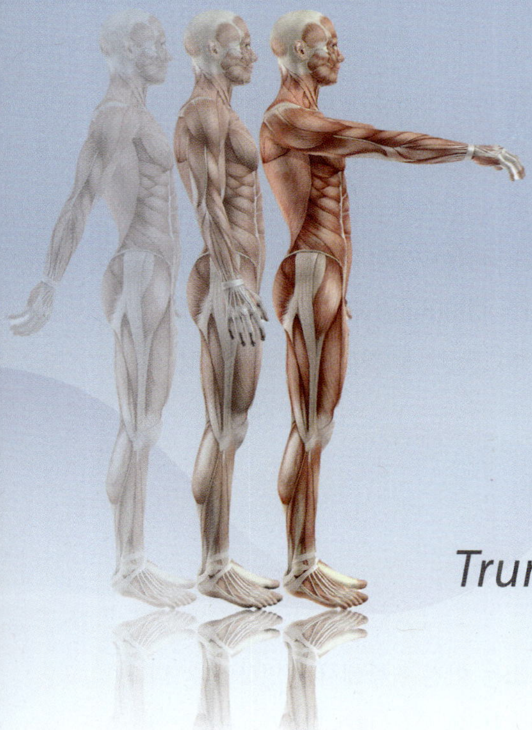

CHAPTER 10

바로 누운 자세에서 몸통과 팔다리 움직임

Trunk and Extremity Movements in Supine

1 개념과 원리

일반적으로 바로 누운 자세(supine position)는 기능적 움직임보다 휴식과 관련 있으므로 바로 누운 자세에서의 몸통과 팔다리의 특정한 움직임은 편안함, 독립성, 안정성 등에 초점이 맞춰진다. 휴식이나 잠자기를 위해 담요나 베개 정리하기, 매트 옆 탁자 위에 안경 벗어 놓기 등 편안하고 안정된 자세를 만들기 위해서 바로 누운 자세에서 몸통과 팔다리를 움직인다. 하지만 급성 신경계 손상 환자(acute neurologic patient)는 이러한 움직임을 자연스럽게 할 수 없다. 따라서 매트에 편안하게 눕기 위해서는 도움이 필요하다. 그러므로 바로 누운 자세에서의 기능적 움직임에 도움이 되는 몸통과 팔다리 움직임 패턴을 회복할 수 있도록 중재해야 한다.

급성기 환자는 앉은 자세에서 지구력(endurance)이 낮기 때문에 대부분의 중재는 매트에서 바로 누운 자세로 진행된다. 바로 누운 자세에서 움직임 재교육은 중요한 부분이다. 바로 누운 자세에서 몸통과 팔다리는 매트에 의해서 지지되고, 기립 자세(upright position)에서 스스로 균형을 유지해야 하는 부담을 줄여준다. 또한 매트에서는 대칭적인 자세를 만들기 쉽고, 마비측 몸통과 팔다리 움직임을 재교육하기도 쉬워진다. 바로 누운 자세는 마비측 팔다리를 독립적으로 움직일 수 있고, 몸통과 팔다리 움직임을 활성시킬 수 있는 첫 번째 자세이다. 바로 누운 자세의 움직임 조절이 앉은 자세나 선 자세로 전이되지 않더라도 앉은 자세나 선 자세에서 다시 사용될 움직임에 대한 감각 및 운동기억(sensory and motor memory)을 제공한다. 지구력이 증가함에 따라 바로 누운 자세에서의 중재 시간은 감소할 것이다. 그러나 팔다리를 중재하는 동안 자세를 바꾸고, 효율적인 매트 움직임을 위해 바로 누운 자세에서 중재는 계속해야 한다.

또한 바로 누운 자세는 몸통과 팔다리의 일차 혹은 이차 손상을 중재하기 위한 적절한 자세이다. 바로 누운 자세는 어깨통증, 팔다리 경직, 관절가동 범위 제한을 만드는 근육 단축 등의 문제를 해결하기 위한 중재에 유용한 자세이다. 바로 누운 자세에서 이러한 환자의 몸통을 고정시키면 팔다리 관절, 근육과 조직 문제에 대한 평가가 쉽다. 또한 바로 누운 자세에서 몸통을 안정시키고, 통증이 심한 팔다리를 움직이면 팔다리의 역학적 문제를 정확하게 알 수 있다. 몸통 정렬을 잘 유지하고 있을 때, 몸통과 팔다리 사이의 팽팽(tight)하고 과긴장된 근육을 쉽게 이완시킬 수 있다. 중재를 통해 바로 누운 자세에서 얻어지는 근육 길이와 관절가동 범위의 변화는 직립 자세에서의 움직임 재교육을 쉽게 해주고, 통증으로부터 자유롭게 한다.

2 몸통과 팔다리의 움직임 구성요소

바로 누운 자세에서 기능적 움직임을 위한 몸통과 팔다리의 움직임 구성요소는 이전 장들에서 설명하였다. 다른 자세와 비교할 때 바로 누운 자세의 가장 중요한 차이점은 지지면이 되는 매트에 몸 전체가 닿아(contact) 있다는 것이다. 바로 누운 자세에서 몸에 작용하는 중력의 힘은 몸통폄을 활성하고, 모든 움직임은 중력에 반대로 작용해야 일어날 수 있다. 팔은 매트에 의해서 지지되기 때문에 어깨관절에 나쁜 영향을 주지 않는다. 넓적다리(thigh)와 종아리(calf)는 매트에 의해서 지지되고 있지만 발은 발바닥쪽굽힘되어 있고, 발뒤꿈치의 뒷부분만이 매트에 닿아 있다. 매트에서 다리 움직임은 일반적으로 발이 매트에 접촉된 상태에서 시작하지만 팔 움직임은 대부분 공간에서 시작한다(다리 움직임은 다리를 옮기거나 들어 올리기, 체중부하 기능을 수행하는 역할이고 팔은 물건을 잡거나 섬세한 기능을 수행하는 역할이다).

1) 몸통 움직임

몸통 움직임의 시작은 폄 자세이기 때문에 시상면에서 몸통이나 다리를 매트에서 들어 올리는 움직임은 등뼈가 굽힘되면서 시작한다. 대각선상의 면에서 몸통이나 다리 움직임은 척추가 굽힘/돌림 또는 폄/돌림되어 시작한다.

(1) 위몸통에서 시작된 움직임

머리와 위몸통을 앞으로 들어 올리면 등뼈굽힘, 어깨뼈벌림된다. 이 움직임 동안 매트에 접촉되는 몸통부위는 감소한다(**그림 10.1**).

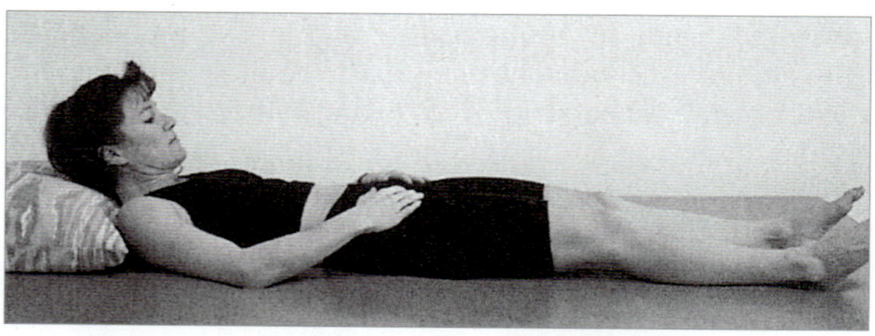

그림 10.1
위몸통에서 시작된 움직임

■ **기능적인 예**

이 움직임은 바로 누운 자세에서 두 다리를 뻗고 앉은 자세(long

sitting position)로 변경하거나 베개에서 머리를 들기 위해 나타난다.

(2) 위몸통 돌림

머리, 왼쪽 팔, 왼쪽 몸통을 앞으로 움직이고 위몸통을 앞쪽 대각선 방향으로 움직이면 오른쪽 몸통의 굽힘/돌림 패턴이 된다. 왼쪽 엉덩이와 다리가 매트에 접촉된 상태에서 왼쪽 팔이 앞쪽에 도달하면 어깨뼈(scapular)는 벌림/위쪽돌림되고, 가슴우리(rib cage)는 앞으로 움직여 매트에서 들여진다. 또한 오른쪽 팔과 가슴우리는 매트에 밀착하여 남겨지고, 오른쪽 체중부하가 증가한다. 이러한 굽힘/돌림 패턴에서 머리는 매트에서 들림/오른쪽돌림된다. 머리를 움직이지 않으면 목과 몸통의 굽힘근은 활성되지 못하고, 몸통돌림 없이 팔은 수평모음된다(**그림 10.2**).

■ 기능적인 예

이러한 굽힘/돌림 패턴은 돌아눕기(rolling)를 시작하거나 매트 옆 탁자 위에 있는 사물을 잡을 때 나타난다.

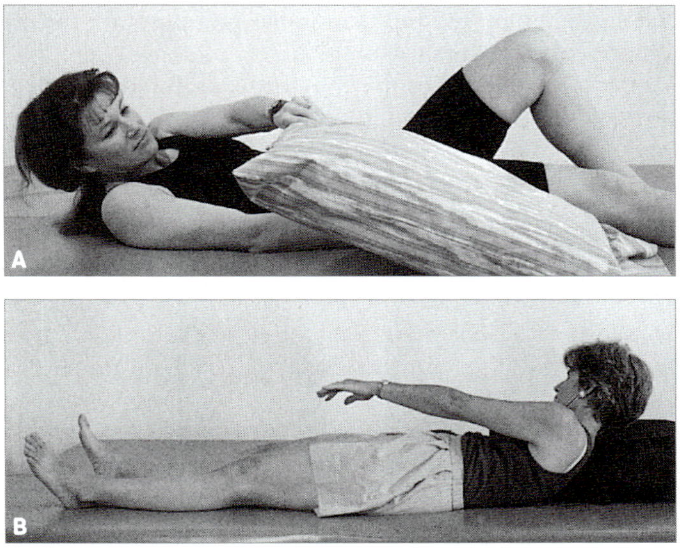

그림 10.2

위몸통에서 시작된 굽힘/돌림

(3) 아래몸통에서 시작된 움직임

두 발을 매트에서 들어 가슴을 향해 움직이기 위해 엉덩관절과 무릎관절을 굽힘하면 아래몸통에 있는 굽힘근이 활성된다. 바로 누운 자세에서 대부분의 다리 움직임은 엉덩관절굽힘과 무릎관절폄보다는 엉덩관절과 무릎관절이 함께 굽힘되어 시작한다. 엉덩관절과 무릎관절의 굽힘은 지렛대(lever arm) 길이를 감소시켜 다리의 무게로 인한 일량을 줄일 수 있어서 바로 누운 자세에서 다리를 들어 올리는 좋은 방법이다. 이것은 또한 다리를 펴하여 움직일 때보다 척추와 복근에 주는 압력을 감소시킨다. 엉덩관절과 무릎관절이 최대로 굽힘되면 넓적다리는 가슴 가까이 올 수 있고, 두 발은 공중에서 유지된다. 엉덩관절이 90° 정도 굽힘되면 골반 뒤쪽기울임과 허리굽힘이 일어난다. 이때 위등뼈는 폄되고 머리와 위등뼈, 가슴우리와 어깨뼈, 팔은 매트에 밀착된다(**그림 10.3A**). 양쪽 발이 매트에 접촉된 자세에서 엉덩관절과 무릎관절의 부분적 굽힘은 바로 누운 자세에서 자주 사용된다. 이 움직임 패턴에서는 허리의 앞쪽기울임이 감소하고 골반은 약간 뒤쪽기울임된다(**그림 10.3B**).

■ 기능적인 예

엉덩관절의 최대 굽힘은 기능적 움직임에 있어서 중요한 것은 아니지만 허리 아래몸통 폄근 길이를 신장시켜 주기 때문에 신장 및 운동 프로그램의 일반적인 구성요소이다. 체중부하를 위해 매트에 무릎을 세워 발을 놓는 굽힘근 움직임은 돌아눕기나 엉덩이 들어 올리기를 위한 발 밀기 자세에서 나타난다.

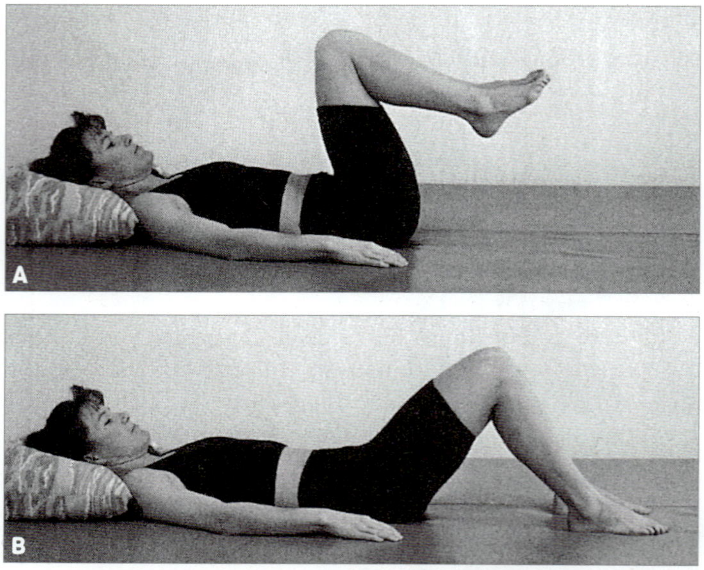

그림 10.3

아래몸통에서 시작된 움직임

(4) 아래몸통 돌림

한쪽 다리를 굽힘시키면 허리 앞쪽기울임과 골반 앞쪽기울임은 감소하지만, 엉덩이는 여전히 매트에 접촉된 자세로 유지된다. 왼쪽 아래몸통과 엉덩이를 매트에서 들기 위해 굽힘된 왼쪽 다리를 수평모음하고, 엉덩이를 오른쪽으로 돌림시키면 몸통은 오른쪽으로 폄/돌림된다. 이러한 폄/돌림 패턴은 왼쪽 다리가 매트에서 체중을 지지하거나 공중에 있을 때도 나타난다(**그림 10.4**).

■ 기능적인 예

이러한 다리 움직임은 돌아눕기를 시작하거나 엉덩이 한쪽을 매트에서 들어 올릴 때 사용된다.

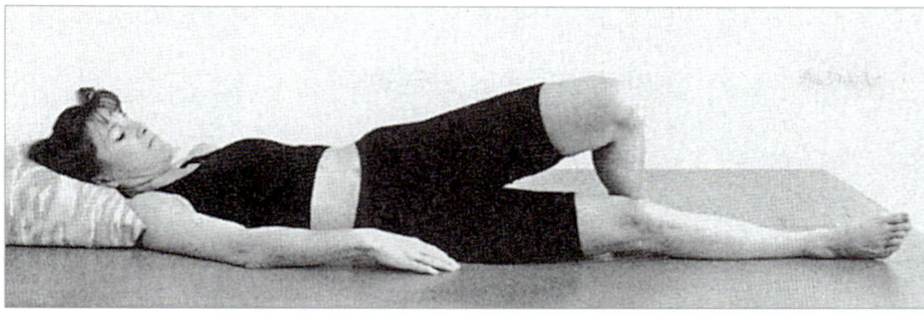

그림 10.4

아래몸통에서 시작된 폄/돌림

2) 팔의 기능적 움직임

이 단락에서는 바로 누운 자세에서 기능적 움직임을 위해 중요한 역할을 하는 팔 움직임의 일반적 분류(general categories)에 대하여 설명한다. 체중을 지지하거나 공간에서 팔 움직임의 정상적인 구성요소에 대해서는 6장과 7장에서 설명하였다.

(1) 매트에서 손들기

바로 누운 자세에서 폄되어 있는 팔이 움직임을 시작하면 어깨관절과 팔꿈치관절의 굽힘, 위팔뼈의 벌림/모음이 조합된 팔 움직임은 얼굴과 머리, 가슴이나 반대쪽 팔 또는 머리 위로 손을 움직일 수 있다. 손이 몸쪽으로 움직이는 동안 위몸통은 매트에 남게 된다. 앉은 자세와 선 자세에서 위팔뼈를 약 60° 정도 굽힘할 때 나타나는 어깨위팔리듬(scapulohumeral rhythm) 패턴은 바로 누운 자세에서도 동일하게 나타난다. 목의 굽힘과 돌림은 항상 손을 볼 수 있는 범위(visual field) 안에서 유지할 수 있다(**그림 10.5**).

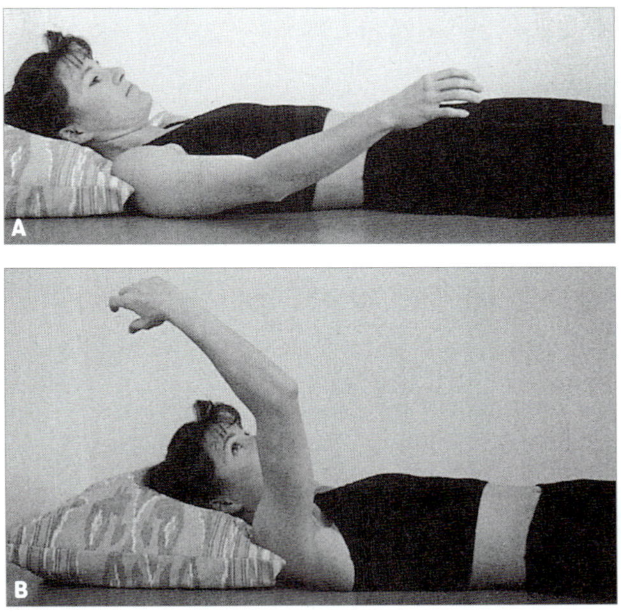

그림 10.5

매트에서 손을 들기 위한 움직임

손을 다리쪽으로 가져가거나 담요를 정리하기 위해서는 어깨관절굽힘, 팔꿈치관절폄, 위몸통굽힘이 협응하는 움직임 패턴이 필요하다(**그림 10.6**). 몸을 가로질러 팔을 뻗기 위한 몸통의 굽힘/돌림은 팔모음과 협응한다.

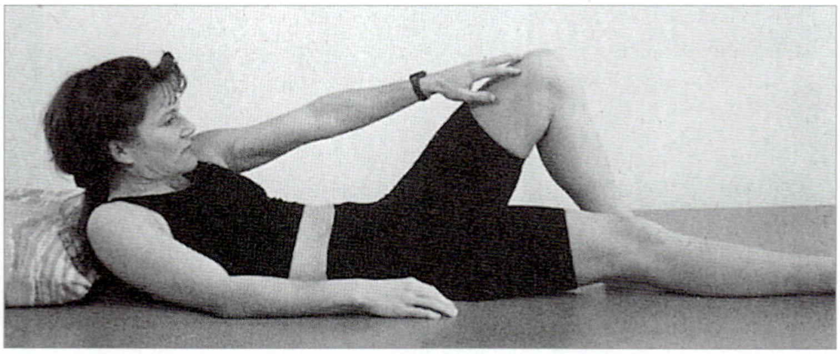

그림 10.6

위몸통굽힘, 어깨관절굽힘, 팔꿈치관절폄이 협응하는 자세

(2) 편안한 팔 자세

매트에서 휴식하거나 잠을 잘 때 팔을 몸 위, 머리 위, 머리 뒤 혹은 몸 옆에 놓을 것이다(**그림 10.7**). 이러한 패턴은 어깨관절의 최대 가동성(full mobility)이 필요하고, 어깨뼈와 가슴우리 사이에 있는 근육이 충분히 이완된 근육 길이를 유지할 수 있어야 한다.

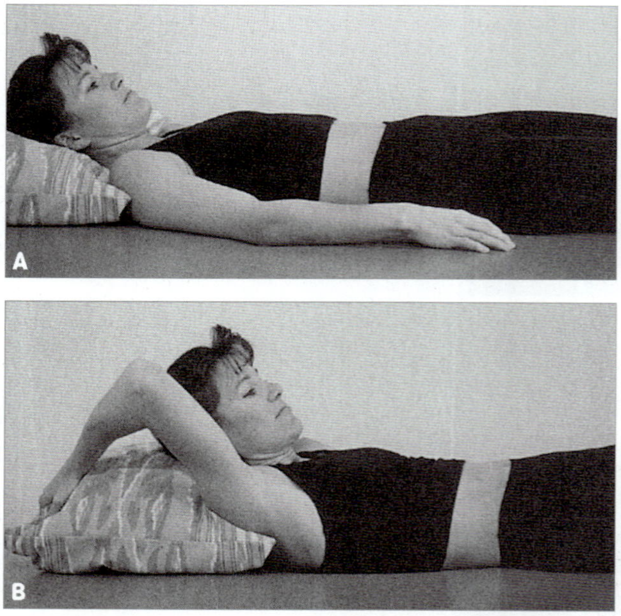

그림 10.7

(A) 손을 몸통 옆에 놓고 휴식 자세, **(B)** 손을 머리 위에 놓고 휴식 자세

(3) 아래팔 체중지지

바로 누운 자세에서 양쪽 팔을 대칭되게 하여 체중을 지지하는 것은 머리를 똑바로 유지하거나 새로운 자세로 움직이기 위한 준비로서 등뼈와 가슴우리를 들어 올리는 것이다. 이러한 자세는 위몸통을 굽힘시키고, 팔꿈치를 몸 바깥에서 안쪽으로 끌어당기면서 머리를 매트에서 들어 올린다(**그림 10.8A**).

한쪽 아래팔에 체중이 실리는 것은 위몸통을 굽힘, 돌림하면서 팔을 뻗을 때 나타난다(**그림 10.2A**). 아래팔에 부하되는 체중은 척추의 굽힘 정도에 따라 달라진다. 위몸통이 많이 굽힘되어 매트에서 멀어질수록 아래팔에 부하되는 체중은 증가한다(**그림 10.8B, C**). 대각선 방향이나 앞쪽 또는 위쪽으로 왼쪽 팔을 뻗으면 왼쪽 어깨뼈(scapular)는 오른쪽으로 앞쪽돌림된다. 오른쪽 어깨뼈는 앞으로 움직이지만 뒤쪽돌림된다.

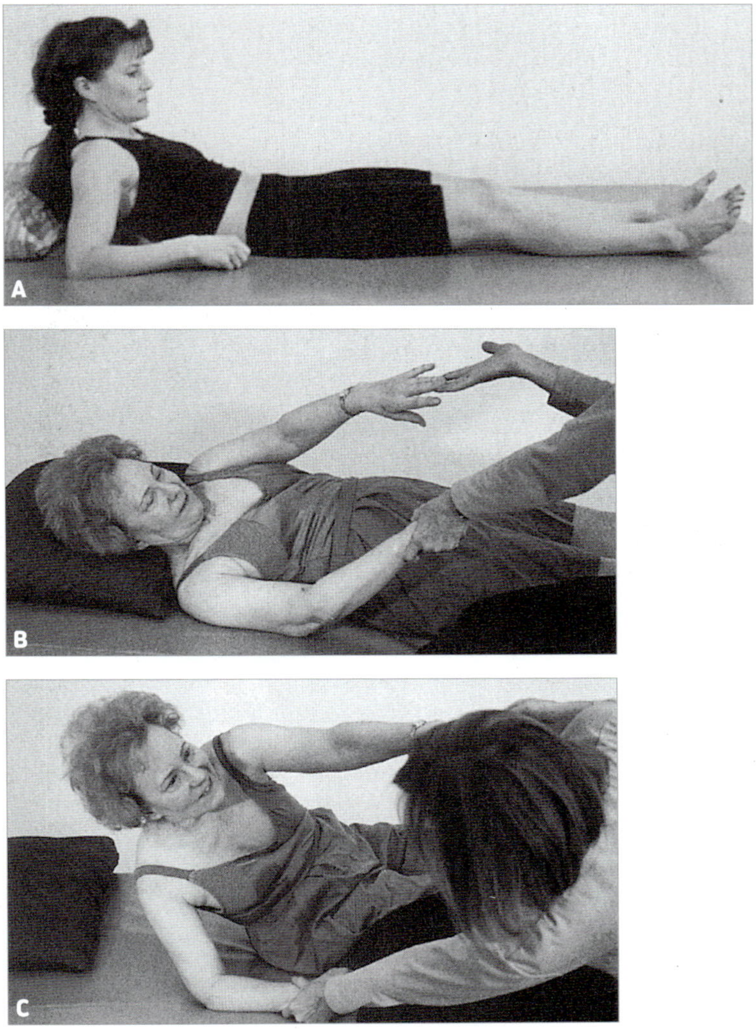

그림 10.8

(**A**) 매트에서 위몸통 들기를 하면서 팔꿈치로 매트를 밀고 있다. (**B**) 머리와 어깨뼈가 매트에 가까이 있고, 위몸통이 약간 굽힘되면 체중은 오른쪽 위팔에 부하된다. (**C**) 머리와 어깨가 매트에서 더 멀리 움직이면 오른쪽 아래팔의 체중부하는 증가한다.

3) 다리의 기능적 움직임

(1) 매트 위에서 움직임

다리는 매트 면을 따라 벌림/모음하면서 기능적으로 움직인다. 이 움직임은 양쪽 다리를 가까이 또는 멀리할 수 있는지를 결정한다. 다리벌림은 일어나 앉기 위한 것이고, 펴된 다리를 모아서 엉덩관절을 굽힌 다음 한쪽 다리를 반대쪽 다리 위로 올려놓는 움직임은 바로 누운 자세에서 휴식할 때 나타난다.

① 다리 들어 올리기

한쪽 다리를 매트 밑으로 내려놓고 바로 누운 자세에서 바로 눕기 위해서는 다리를 매트 위로 들어 올려야 한다. 발이 매트 아래에 있으면 엉덩관절폄, 무릎관절굽힘, 발목관절은 발바닥쪽굽힘된다. 매트로 들어 올리기 위해서는 엉덩관절은 굽힘, 발목관절은 발등굽힘된다. 때로는 엉덩관절과 무릎관절의 굽힘 자세로 매트에 놓이게 된다. 이때 발이 매트 위를 미끄러져 내려가면서 다리가 펴된다.

(2) 발 체중지지 패턴

바로 누운 자세에서 발 체중지지는 엉덩이를 매트에서 움직이거나 자세를 변경하기 위해 아래몸통과 엉덩이 움직임을 발이 보조하기 위해 나타난다. 양쪽 발 또는 한쪽 발로 체중지지를 한다.

① 발 체중지지를 위한 다리 움직임

다리폄 자세에서 발뒤꿈치로 체중지지가 가능하지만 움직임 재교육을 위해 엉덩관절과 무릎관절이 굽힘하면 발바닥이 매트에 밀착된 자세로 체중지지를 한다. 이러한 체중지지 자세에서는 엉덩관절, 무릎관절, 발목관절굽힘근 활성이 활발해진다. 발뒤꿈치가 엉덩이를 향해 매트 위를 미끄러져 올라가면 세 관절에서 동시에 굽힘이 나타나고, 다리가 충분히 굽힘되면 발바닥은 매트와 수평이 된다. 하나씩 또는 양쪽 다리가 동시에 굽힘한다(**그림 10.9**).

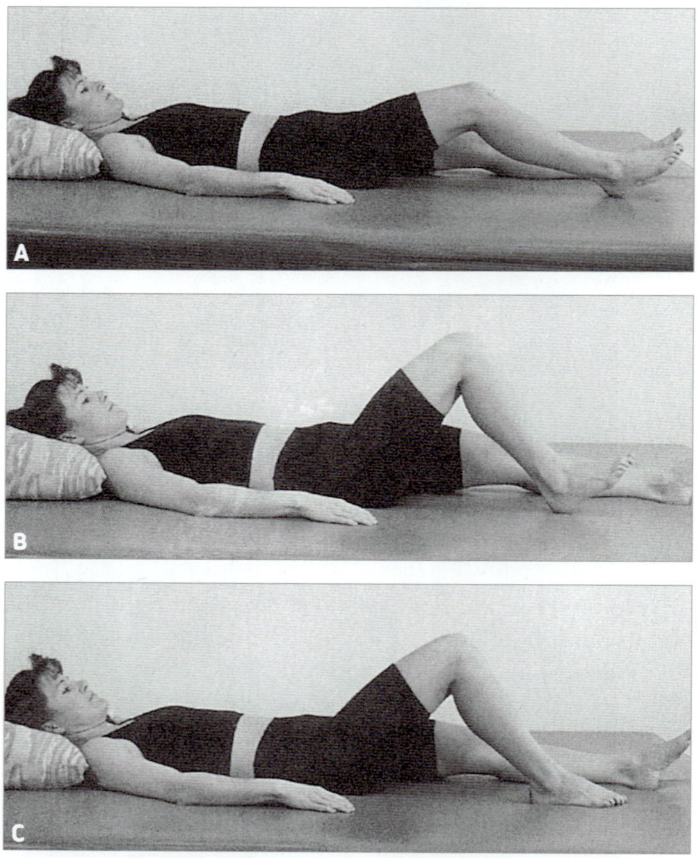

그림 10.9

발 체중지지를 위한 다리 움직임

② 양쪽 체중지지: 엉덩이 들기

바로 누운 자세에서 양쪽 다리로 체중을 지지하면 매트에서 엉덩이를 들어 올릴 수 있다. 이 움직임 패턴에서 엉덩이와 허리뼈가 매트에서 들어 올려지는 동안, 발뒤꿈치는 매트를 밀고 무릎은 발 앞쪽으로 움직이며 엉덩관절은 펴진다(**그림 10.10**). 이 움직임은 엉덩이 밑에 변기를 놓거나 엉덩이를 편안한 자세로 변경하기 위해 나타난다. 중재에서는 배곧은근(복근)과 엉덩관절폄근을 활성시키기 위해 많이 사용한다.

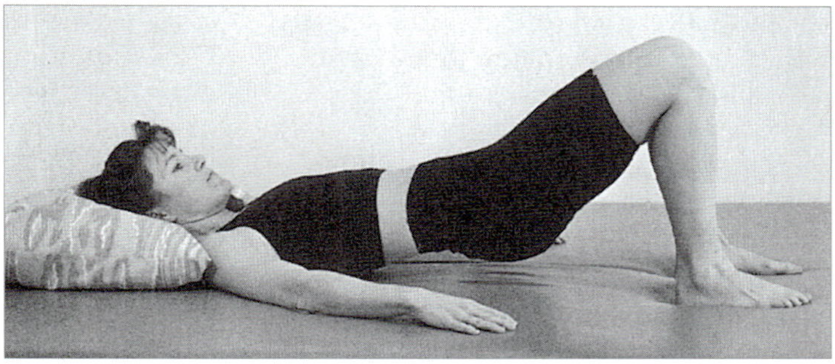

그림 10.10

양쪽 체중지지: 엉덩이 들기(bridging)

③ 양쪽 체중지지에서 아래몸통돌림

양쪽 체중지지에서 아래몸통돌림을 할 수 있다. 양쪽 체중지지에서 양쪽 무릎을 오른쪽으로 움직이면 아래몸통은 오른쪽으로 폄/돌림된다. 이 움직임의 첫 번째 단계에서 두 넓적다리뼈 사이의 거리를 일정하게 유지하기 위해 왼쪽 넓적다리뼈는 모음되어 중심선 쪽으로 움직이고, 오른쪽 넓적다리뼈는 벌림되어 중심선에서 멀어진다. 엉덩이는 매트에 놓여 있다. 왼쪽 넓적다리뼈가 중심선을 지나 움직이면 왼쪽 엉덩이는 매트에서 들어 올려지고 오른쪽으로 돌림된다. 이때 오른쪽 엉덩이는 매트 안쪽/뒤쪽으로 움직이고, 체중은 오른쪽 엉덩이에 부하된다. 엉덩이돌림의 시작 단계에서 허리뼈는 폄/돌림되지만, 왼쪽 가슴우리는 매트에 놓여 있다. 엉덩이가 오른쪽으로 돌림을 계속하면 척추폄은 증가하고, 왼쪽 가슴우리는 오른쪽 앞을 향하여 돌림된다(**그림 10.11**). 이러한 움직임 동안 왼쪽 팔과 어깨는 매트에 접촉된 자세로 유지된다. 따라서 왼쪽 어깨와 가슴우리, 골반을 연결하는 근육이 이완되고, 왼쪽 가슴우리는 길어진다. 이러한 움직임은 돌아눕기를 시작할 때 나타난다. 또한 편마비 환자의 중재에서 마비측의 팽팽해진(tight) 근육을 이완시키고, 자세 정렬과 가동성을 개선하기 위해 사용한다.

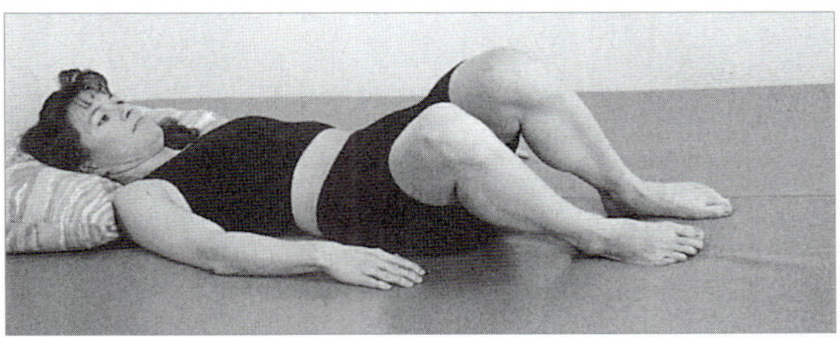

그림 10.11

아래몸통돌림을 동반한 양쪽 체중지지

④ 한쪽 엉덩이 들기

한쪽 엉덩이 들기는 한쪽 다리를 굽힘하고 체중지지하는 자세에서 한쪽 골반을 들어 올리는 것이다. 왼쪽 다리 체중지지 자세에서 발로 매트를 밀면 왼쪽 엉덩이가 들어 올려지고, 왼쪽 엉덩관절은 폄된다. 왼쪽 엉덩관절이 앞으로 폄되면서 척추는 오른쪽으로 폄/돌림되고, 엉덩이는 오른쪽으로 돌림된다(**그림 10.12**). 이 움직임은 왼쪽 또는 오른쪽으로 돌아누울 때나 매트에서 다리 위치를 변경시킬 때 나타난다.

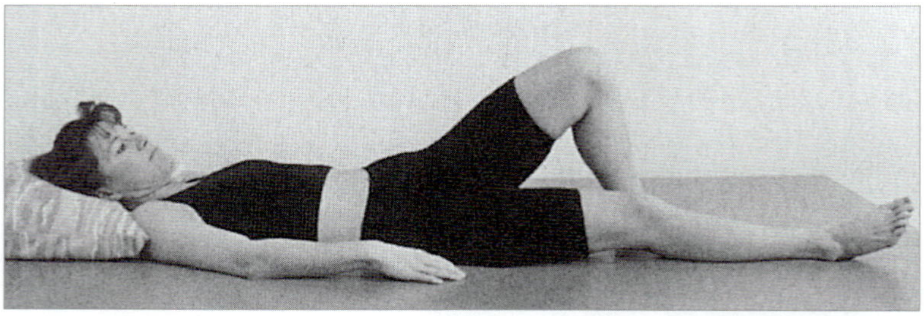

그림 10.12
한쪽 엉덩이 들기

4) 바로 누운 자세에서 매트 이동(미끄러짐)

이 움직임은 바로 누운 자세로 있는 동안 매트 위쪽/아래쪽/가쪽으로 몸을 이동시키는 것이다. 매트에 누워서 몸의 자세를 바꾸는 것은 11장 돌아눕기에서 설명한다. 바로 누운 자세로 매트에서 미끄러지는 움직임은 새로운 자세로 전환하기 위해 사용하는 것보다는 체중지지에 의한 자세 정렬(postural adjustment)을 위한 움직임이다. 매트에서 미끄러지는 움직임은 팔다리의 체중지지 움직임과 몸통돌림의 협응으로 이루어진다. 체중지지는 매트에서 엉덩이와 아래등뼈를 들어 올리기 위해 사용하며, 새로운 위치로 이동하기 위해 사용한다. 이러한 움직임을 위해 양발을 수평으로 엉덩이 가까이 놓고, 양쪽 다리는 굽힘하고 있어야 한다. 팔은 아래팔이 엎침되고, 손은 엉덩이 근처에 폄된 자세로 편안히 놓여 있다.

(1) 매트에서 위로 미끄러져 올라가기

위로 미끄러져 올라가는 움직임은 두 단계로 이루어진다. 움직임을 시작하기 위해 두 발과 아래팔로 매트를 힘껏 눌러 척추와 엉덩관절을 폄시키고, 엉덩이와 등뼈/가슴우리를 매트에서 높이 들어 올리고, 무릎관절을 부분적으로 폄시키면서 두 발과 팔로 매트를 힘껏 밀어내면 몸이 위로 움직인다. 움직임이 더 필요하다면 양쪽 발을 엉덩이 가까이 놓고, 두 손은 시작 자세에서 다시 이 과정을 반복한다(**그림 10.13**).

(2) 매트에서 아래로 미끄러져 내려가기

아래로 미끄러져 내려가는 움직임은 위로 미끄러져 올라가는 움직임과 같이 척추와 엉덩관절의 폄 패턴으로 시작한다. 척추와 어깨, 엉덩관절이 매트에 있을 때 엉덩이를 발뒤꿈치쪽으로 내리기 위해 발목관절을 발등굽힘시키고, 무릎관절을 힘차게 굽힘시킨다. 동시에 팔꿈치관절을 굽힘시켜 어깨뼈를 팔꿈치쪽으로 잡아당긴다. 마지막으로 등뼈와 어깨, 엉덩이는 매트 위에 편안히 놓는다. 움직임을 반복하기 위해서는 양쪽 발을 엉덩이에서 멀리 놓고, 이 과정을 반복한다(**그림 10.14**).

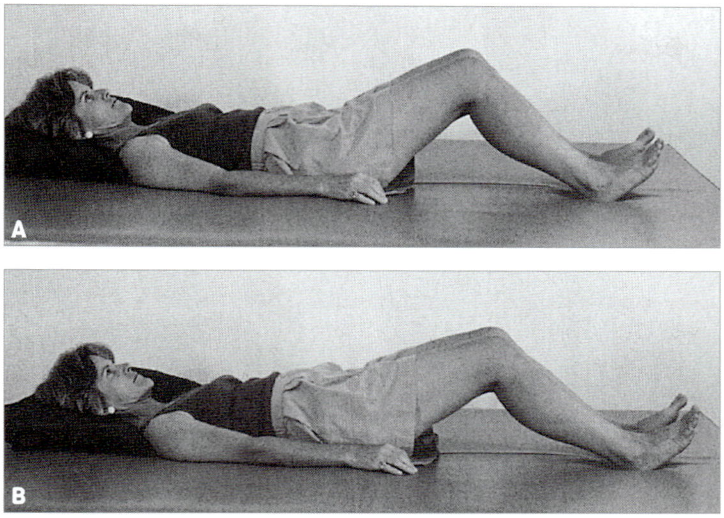

그림 10.13

매트에서 위로 밀고 올라가는 움직임

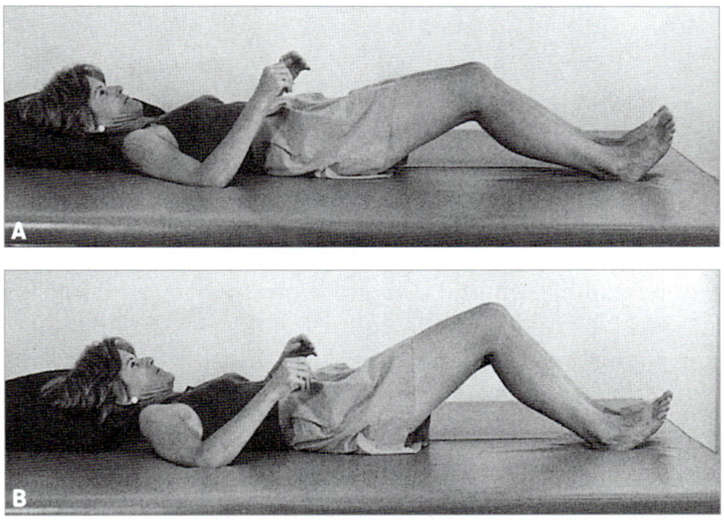

그림 10.14

매트에서 아래로 당기며 내려가는 움직임

(3) 매트에서 옆으로 밀며 이동하기

매트에서 옆으로 밀며 이동하는 움직임은 두 단계로 이루어진다. 오른쪽으로 움직이기 위해 엉덩이를 들어 올리면서 오른쪽 옆으로 움직인다. 이때는 위몸통보다 다리를 더 오른쪽으로 움직인다(**그림 10.15A**). 그다음 왼쪽 팔꿈치와 손을 밀면서 등뼈와 가슴우리를 오른쪽으로 움직인다. 이 움직임은 위몸통을 매트에서 들어 올리고, 어깨를 왼쪽으로 약간 돌림시킨다(**그림 10.15B**). 몸의 중심선을 다리와 정렬하면 몸이 처음 자세로 돌아온다.

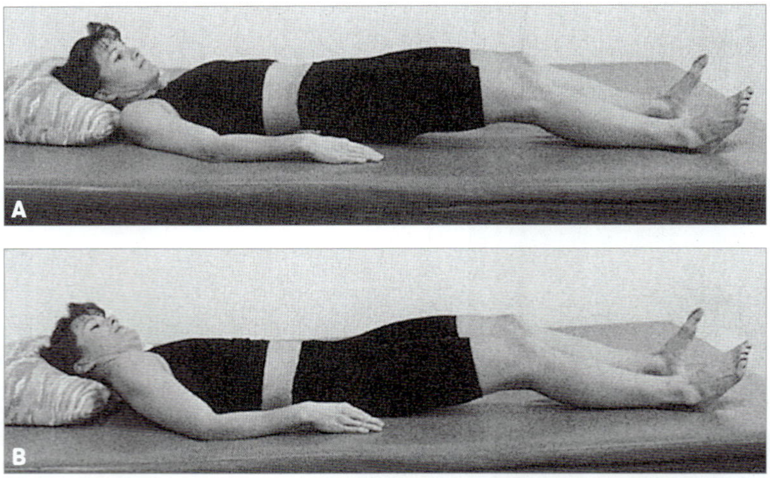

그림 10.15
매트에서 옆으로 밀며 이동하기

3 수행능력을 감소시키는 중요한 손상

1) 몸통과 팔다리의 근력 약화/움직임 결여

몸통과 팔다리의 근력 약화는 바로 누운 자세에서 기능적 움직임 상실의 중요한 원인이 된다. 바로 누운 자세에서 중력은 매트 방향으로 작용한다. 이 자세에서 대부분의 기능적 움직임은 몸통과 팔다리를 매트에서 멀어지게 한다. 따라서 중력에 대항하여 몸통과 팔다리를 들어 올리기 위해 충분한 근력이 필요하다. 마비측의 근력 약화는 몸통과 팔다리의 기능적 움직임을 방해하고, 중력에 대항하여 자세를 유지하기 어려워진다. 또한 머리, 가슴우리, 엉덩이, 다리 등을 매트에서 자유롭게 움직이지 못하는 원인이 된다. 그 결과 몸은 비대칭되고, 불안정한 휴식 자세를 만든다(**그림 10.16A**). 이러한 문제를 가진 환자는 마비측 몸통과 팔다리를 움직일 수 없으며 체중을 지지할 수 없다. 그리고 안전하고 편안한 휴식 자세를 만들기 위해 마비측 몸통과 팔다리를 독립적으로 움직일 수 없게 된다.

몸통의 근력 약화는 마비측 굽힘근과 폄근에 모두 영향을 준다. 위몸통굽힘근이 약해지면 매트에서 몸을 들어 올리기 위해 위몸통에서 시작되는 움직임을 할 수 없다. 몸통굽힘근 조절의 상실은 베개에서 머리와 어깨를 들어 올리거나 돌아눕기, 일어나 앉기를 어렵게 한다. 또한 팔을 중심선 너머로 뻗거나, 아래팔 체중지지와 같은 팔의 기능적 움직임을 방해한다. 같은 맥락에서 아래몸통굽힘근과 폄근의 근력 약화도 다리 움직임과 다리에서 시작되는 움직임을 어렵게 한다.

대부분 몸통의 근력 약화는 팔과 다리의 이완성 마비(flaccid paralysis)와 관련된다. 바로 누운 자세에서 팔의 기능적인 움직임은 팔꿈치관절굽힘근이 포함된 어깨근육과 어깨뼈근육 사이의 협응이 필요하다. 어깨와 팔꿈치관절의 주변 근육이 활발히 수축하지 않으면 마비측 팔은 매트에 있는 옷이나 매트 옆 탁자에 있는 물건을 잡기 위해 매트에서 움직일 수 없게 되고, 돌아누울 때 팔로 보조하거나 체중을 지지하지 못한다(**그림 10.16B**). 엉덩관절, 무릎관절, 발목관절굽힘근의 근력은 폄된 다리를 굽힘시키기 위해 필요하고 엉덩이 들기나 매트에서의 운동성, 돌아눕기와 같은 움직임을 위해 굽힘된 다리로 체중을 지지하기 위해 필요하다. 다리굽힘근 약화는 다리굽힘과 바로 누운 자세에서 기능적 과제수행을 방해한다.

몸통이나 팔다리의 근력 약화가 기능 상실의 원인이라면 중재로 독립성과 근력 강화를 위해 정상 움직임 패턴을 반복하여 재교육하고, 움직임 수행 능력을 개선해야 한다. 바로 누운 자세에서 움직임 재교육 과정은 다음과 같이 구성된다. 첫 번째, 몸통이 매트에 있는 동안 팔다리의 기능적 움직임 패턴을 재교육한다(**그림 10.16C**). 두 번째, 바로 누운 자세에서 몸통 움직임 패턴을 재교육한다. 이때 치료사는 마비측 팔과 다리를

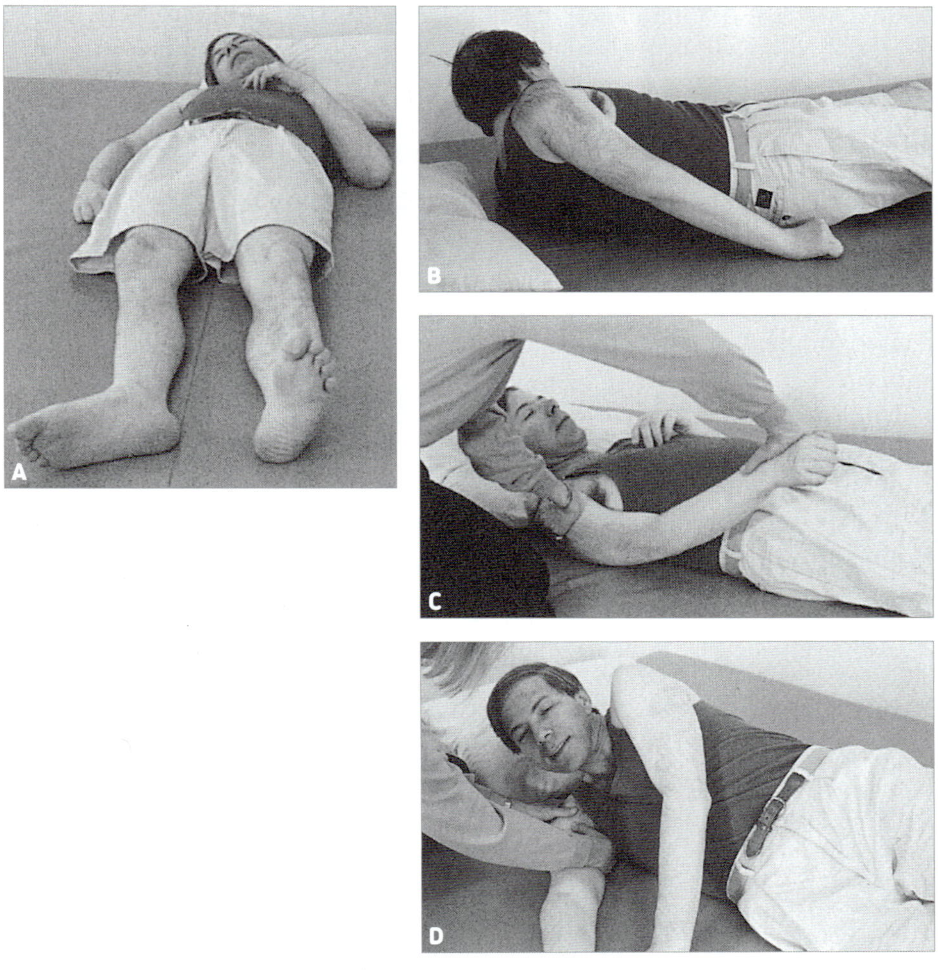

그림 10.16

오른쪽 편마비 환자. **(A)** 마비측의 심한 근력 약화로 양쪽 자세 비대칭이 나타난다. 마비측 어깨쪽으로 머리가 기울어져 있고, 마비측 다리가 심하게 가쪽돌림되어있다. **(B)** 위몸통에서 시작된 돌림 움직임을 하는 동안 마비측 오른팔의 근력 약화가 매트에서 몸을 들어 올리는 움직임을 방해하고 있다. 이러한 팔의 근력 약화는 몸통과 팔을 비대칭되게 한다. **(C)** 손과 아래팔 먼쪽부위, 어깨를 보조하면서 마비측 팔을 재정렬한다. 폄된 팔 뻗기 패턴으로 매트에서 팔을 들어 올리는 움직임을 재교육한다. **(D)** 마비측으로 위몸통의 굽힘/돌림을 시작한다. 마비측 팔에 체중이 부하될 때 어깨관절을 보조한다.

적절한 자세로 보조해야 한다. 세 번째, 환자가 몸통과 팔다리 움직임을 따라 할 수 있을 때 치료사는 환자의 몸통과 팔다리가 협응하는 움직임 패턴을 유도해야 한다(**그림 10.16D**). 근력 약화가 지속되는 환자에게 기능적 독립성을 회복하도록 하기 위해서는 바로 누운 자세에서 최선의 움직임 패턴으로 돌아눕기와 매트운동을 하고, 마비측 팔과 다리 움직임이 협응되는 보상전략(compensatory strategy)을 가르쳐야 한다.

2) 팔다리 과긴장

마비측 팔다리의 과긴장은 바로 누운 자세에서 기능적 움직임 수행과 편안한 휴식을 방해한다. 팔굽힘근 과긴장은 팔을 펴하고 눕는 것을 방해하며, 체중을 지지하거나 뻗기 수행이 어렵다. 또한 굽힘된 팔은 마비측이나 비마비측으로 자연스럽게 돌아눕는 것을 방해한다. 다리폄근 과긴장은 능동적 또는 수동적으로 다리굽힘을 방해한다. 그래서 돌아눕기나 매트에서 움직이는 동안 다리는 뻣뻣하게 폄된 자세로 유지된다(**그림 10.17A**). 또한 바로 누운 자세에서 다리의 심한 폄근 경직은 발뒤꿈치나 앞발만으로 매트를 누르게 한다.

바로 누운 자세에서 근육 과긴장과 관련된 문제의 심각성은 환자에 따라 다르다. 휴식을 할 때는 근긴장도가 낮지만 보행이나 과제수행 같은 어려운 움직임을 하면 근육이 과긴장되는 것처럼 자세와 동작에 따라 근긴장도가 변화되는 환자를 매트에 눕히면 마비측 팔과 다리의 근긴장도가 놀라울 정도로 급격히 감소하기도 한다. 이러한 형태의 저긴장은 일반적으로 바로 누운 자세에서 휴식을 하는 동안 지속되지만, 마비측 팔다리를 움직이려 하거나 매트에서 자세를 변경하려고 하면 다시 증가한다. 마비측 팔다리에 지속적인 과긴장을 보이는 환자는 바로 누운 자세에서도 근긴장도의 뚜렷한 감소가 없을 것이다. 그러나 바로 누운 자세에서 중재는 이러한 환자에게도 비정상적인 근긴장도를 감소시키고, 정상 움직임 패턴을 재교육하기 위해 효과적이 될 것이다.

마비측 몸통과 팔다리 과긴장은 감소되어야 하며, 움직임 재교육으로 팔다리의 정상 자세를 회복해야 한다. 팔다리의 비정상적인 근육 긴장도는 몸쪽부위와 먼쪽부위 팔다리 분절의 정렬을 변화시키거나 몸통 자세를 변화시키고, 길이와 긴장도의 관계를 변화시킨다. 바로 누운 자세에서 중재는 팔다리 분절을 재정렬하고, 근 과긴장을 감소시켜 몸통 대칭성을 증가시킬 수 있는 매우 효과적인 방법이다. 어깨뼈의 가동 운동, 몸통돌림 등과 같은 중재는 과긴장된 근육 길이를 신장시켜 주고, 팔다리에서 근육 긴장도를 뚜렷하게 감소시켜 준다. 예를 들면, 다리폄근 경직은 엉덩관절과 무릎관절을 굽힘시키고 발로 체중부하를 하는 중재로 감소시킬 수 있다. 동시에 위몸통에 대한 아래몸통의 돌림을 사용하면 몸통과 팔다리를 연결하는 과긴장된 근육을 신장시켜 주고, 비정상적인 근육 긴장도가 감소된다(**그림 10.17B, C**). 비정상적인 근육 긴장도가 감소되면 몸통과 팔다리의 휴식 자세를 변화시킬 수 있고, 마비측 정렬을 회복시킬 수 있다. 바로 누운 자세에서 팔다리의 과긴장 감소를 위한 중재는 **그림 10.20**과 **그림 10.22**에서 설명한다.

바로 누운 자세에서 근육 과긴장은 비정상적인 근활성 패턴과도 관련 있다. 마비측 팔다리의 근육 긴장도는 환자가 마비측을 움직이려고 할 때 빠르게 증가한다. 이러한 과긴장 패턴은 마비측 몸통과 팔다리를 정상 움직임 구성요소로 재교육하여 감소시킨다. 바로 누운 자세에서 근육 과긴장이나 비전형적인 움직임

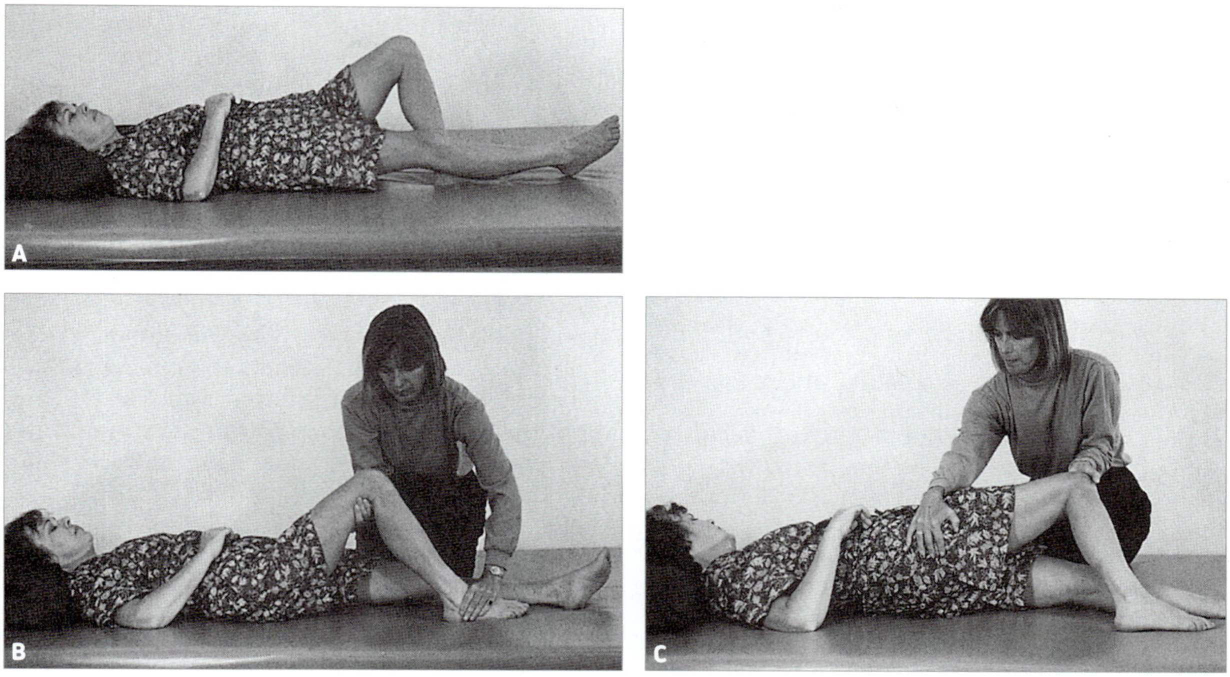

그림 10.17

오른쪽 편마비 환자. (A) 바로 누운 자세에서의 팔굽힘근과 오른쪽 다리폄근이 과긴장되어 있다. (B) 엉덩관절과 무릎관절을 굽힘시켜 매트에 체중지지 자세로 발을 놓는다. 폄근 과긴장이 감소될 때까지 자세를 유지한다. 다리를 움직이는 동안 마비측 팔의 굽힘근 과긴장도가 약간 이완되는 것을 주목한다. (C) 다리 근긴장도가 감소되면 아래몸통을 왼쪽으로 돌림시킨다. 이러한 움직임은 팔 긴장도에 더 많은 변화를 가져올 수 있다.

없이 마비측을 사용하도록 하기 위해 마비측 팔과 다리의 움직임 그리고 몸통과 팔다리의 협응 패턴을 정상 움직임 구성요소로 재교육해야 한다. 이러한 것은 중재 방법에 설명하였다. 편마비 환자의 중재에서 근육 과긴장을 감소시키는 것은 환자와 치료사 모두에게 중요한 부분이고, 바로 누운 자세는 마비측 몸통과 팔다리 과긴장을 감소시키기에 좋은 중재 자세이다. 대부분의 환자는 팽팽해진 근육을 이완시키고, 몸통의 뻣뻣함을 감소시켜 주는 바로 누운 자세에서의 중재를 선호한다. 바로 누운 자세에서의 중재는 움직임 수행에서 편안함이 있고, 관절가동 범위 증가에 유리하기 때문이다. 비정상적인 근육 긴장도가 감소했을 때 환자는 마비측 팔다리의 부드러운 움직임을 느낄 수 있다. 이러한 경험은 움직임 재교육 과정에 환자가 더욱 적극적으로 참여하도록 도와주며, 다른 자세에서도 정상 움직임에 대한 근육 운동 기억(kinesthetic memory)을 개선시키는 효과가 있다.

바로 누운 자세에서 근육 긴장도 변화는 치료사에게도 중요하다. 근육 긴장도의 변화는 움직임 재교육을 위한 중요한 지침이 되면서 비정상적인 움직임 패턴을 변화시킬 수 있다. 과긴장이 감소되면 중재의 초점을 바로 누운 자세에서 앉은 자세, 선 자세에서 움직임 재교육으로 전환한다. 바로 누운 자세에서 얻어진 긴장도 변화가 직립 자세까지 자연스럽게 연결하는 것은 어렵지만 숙련된 치료사는 바로 누운 자세에서 다른 자세로 전환하는 동안 개선된 근긴장도를 유지할 수 있다.

3) 정렬 변화

바로 누운 자세는 몸통과 팔다리 정렬 변화를 평가하기 좋은 자세이다. 몸통과 팔다리 정렬에 문제가 있으면 몸 양쪽이 매트에 다르게 놓이기 때문에 자세 비대칭과 몸통 자세의 변화를 쉽게 평가할 수 있다. 마비나 근육 약화 등은 바로 누운 자세에서 비대칭적인 자세를 만든다. 이러한 정렬 변화는 불균형한 근활성과 과긴장이 관절과 뼈를 과도하게 잡아당겨서 자세 변화를 만든다. 과긴장이나 근력 약화로 인하여 정렬의 변화가 관절의 뻣뻣함이나 근육 단축 등의 이차 문제로 발전되면 점진적으로 변형(deformity)이 된다. 변형은 바른 자세로 회복되기 어려운 영구적 변화를 의미한다. 바로 누운 자세에서 중재는 팽팽해진 근육 길이를 신장시키고, 부정렬을 회복하며 뻣뻣한 관절을 이완시킬 수 있다.

바로 누운 자세에서 확인되는 정렬 변화는 몸통의 과도한 굽힘과 폄, 돌림으로 인한 가슴우리와 골반의 비대칭이 가장 일반적인 문제이다. 또한 과도한 위몸통의 굽힘은 나이가 많은 환자에서 흔하게 나타난다. 이러한 환자는 바로 누운 자세에서 머리와 위몸통을 지지할 수 있는 큰 베개 없이 편안함을 느끼기 어렵다. 위몸통굽힘은 바로 누워서 휴식을 취할 때도 어깨뼈 전방자세를 유지시켜 마비측 어깨관절 과신전의 원인이 되기 때문에 마비측 어깨띠 부정렬을 만든다. 과도한 허리뼈폄은 마비측 다리폄근 과긴장과 관련이 깊다. 척추돌림은 한쪽 가슴우리를 매트에서 들어 올려 반대쪽 가슴우리보다 높아지게 한다. 마비측 돌림과 비마비측 돌림 모두에서 흔히 볼 수 있다(**그림 10.18A**). 양쪽 골반 비대칭은 마비측 골반이 반대쪽보다 앞쪽이나 뒤쪽으로 움직이고, 허리뼈돌림과 관련 있다. 바로 누운 자세에서 앉기나 서기를 할 때 나타나는 몸통 움직임에 주목해야 한다. 이러한 문제가 움직임과 기능에 미치는 영향은 5장과 9장에서 설명하였다.

마비측 팔다리 부정렬은 여러 가지 부가적인 문제를 만든다. 바로 누운 자세에서 마비측 팔다리의 비정상적인 휴식 자세는 몸통 정렬을 나쁘게 한다. 예를 들어, 마비측 다리가 약하면 반대쪽에 비해 과도하게 벌림, 가쪽돌림되어 마비측 골반과 아래몸통을 뒤쪽으로 돌림시킨다. 또한 팔굽힘근 과긴장으로 위팔뼈의 안쪽돌림과 어깨뼈올림이 되고, 이러한 팔 자세는 마비측 위몸통을 굽힘, 가슴우리를 앞쪽돌림시킨다.

바로 누운 자세에서 정렬 자세를 확인하고, 교정해야 한다. 몸통 자세의 심한 비대칭을 중재하는 동안 어깨, 골반, 가슴우리에서 치료사의 손 위치를 참조한다(**그림 10.18B**). 팔다리 정렬 중재에서도 몸쪽부위와 먼쪽부위에 손 위치를 참조한다. 이러한 중재에 대한 환자의 반응은 손상의 원인과 형태에 따라 다르다. 부정렬이 근육 약화에 의한 것이라면 치료사는 신체 분절의 무게를 약간 느낄 수 있으나 관절과 근육 교정에 대한 저항은 느끼지 못하게 된다. 몸통과 팔다리 자세를 교정하기 어렵다면 부정렬은 근육 긴장이나 관절의 뻣뻣함 등에 의한 것이다(**그림 10.18C**). 단축된 근육과 저운동성 때문에 움직이기 어려운 관절에 대한 평가가 필요하다. 근육과 관절의 이차 손상은 몸통과 팔다리의 정상 정렬을 회복시키기 위한 중재 목표가 된다.

근육 단축과 관절의 저운동성 문제가 정상 자세를 방해할 때 정렬을 회복시키기 위한 바로 누운 자세에서의 중재는 능동적인 움직임 재교육보다 먼저 시행해야 한다. 이때의 중재는 과긴장된 근육을 대칭적으로 신장시키고, 관절 움직임이나 운동성을 회복시킬 수 있는 선택적 움직임 패턴을 재교육한다. 예를 들어, 몸통을 매트에 고정하고 바로 누운 자세에서 팔다리 움직임은 몸통과 연결되어 있는 팔과 다리근육을 신장시켜 준다(**그림 10.18D**). 고정된 아래몸통에 대한 위몸통의 돌림 또는 그와 반대되는 움직임은 몸통근육 신장, 몸통과 팔다리의 자세 비대칭 교정에 도움이 된다(**그림 10.18E**).

바로 누운 자세에서 정렬이 회복되면 움직임 재교육이 가능해진다. 이러한 변화는 다른 자세에서 움직임 재교육도 가능하게 한다. 중재는 근육 길이와 긴장도, 자세 정렬을 변화시키기 위한 능동보조와 능동운동을 포함한 움직임 재교육으로 이루어진다.

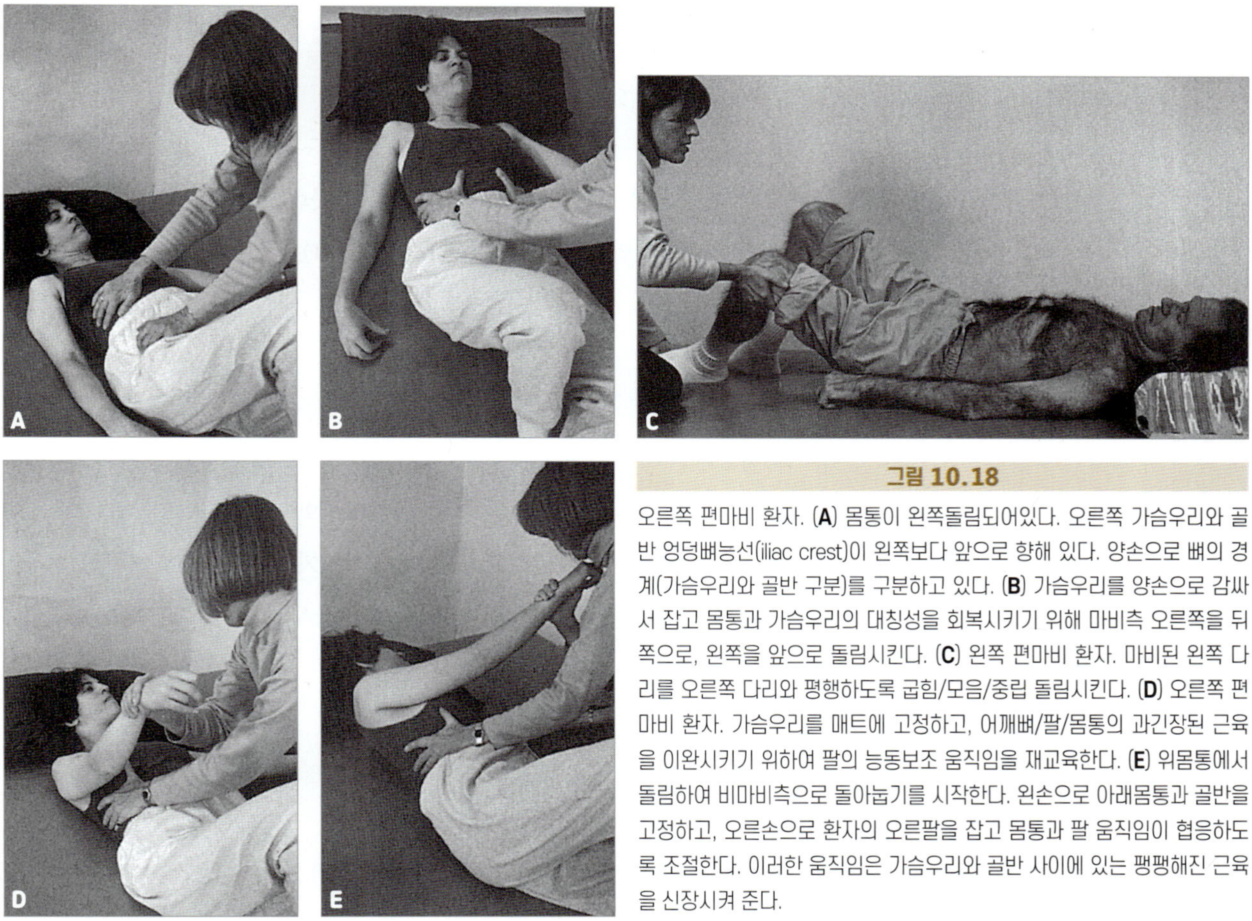

그림 10.18

오른쪽 편마비 환자. **(A)** 몸통이 왼쪽돌림되어있다. 오른쪽 가슴우리와 골반 엉덩뼈능선(iliac crest)이 왼쪽보다 앞으로 향해 있다. 양손으로 뼈의 경계(가슴우리와 골반 구분)를 구분하고 있다. **(B)** 가슴우리를 양손으로 감싸서 잡고 몸통과 가슴우리의 대칭성을 회복시키기 위해 마비측 오른쪽을 뒤쪽으로, 왼쪽을 앞으로 돌림시킨다. **(C)** 왼쪽 편마비 환자. 마비된 왼쪽 다리를 오른쪽 다리와 평행하도록 굽힘/모음/중립 돌림시킨다. **(D)** 오른쪽 편마비 환자. 가슴우리를 매트에 고정하고, 어깨뼈/팔/몸통의 과긴장된 근육을 이완시키기 위하여 팔의 능동보조 움직임을 재교육한다. **(E)** 위몸통에서 돌림하여 비마비측으로 돌아눕기를 시작한다. 왼손으로 아래몸통과 골반을 고정하고, 오른손으로 환자의 오른팔을 잡고 몸통과 팔 움직임이 협응하도록 조절한다. 이러한 움직임은 가슴우리와 골반 사이에 있는 팽팽해진 근육을 신장시켜 준다.

4 바람직하지 못한 보상패턴

바로 누운 자세에서 바람직하지 못한 보상패턴은 매트에서 미끄러지는 움직임, 돌아눕기, 뻗기 등과 같은 기능적 움직임 수행 중에 나타난다. 이 책의 다른 자세에서 설명했던 것과 같이 바로 누운 자세에서도 보상패턴은 정상적인 근활동과 마비측의 참여 없이 건강한 팔과 다리만으로 움직이려 할 때 나타난다. 비마비측에 의한 대부분의 보상작용은 마비측 팔다리의 비정상적인 자세와 과긴장을 증가시킨다. **그림 10.19**는 매트에서 미끄러져 올라가는 동안 비마비측만을 사용하는 전형적인 보상움직임 패턴을 보여 주고 있다. 환자는 왼쪽 다리로 밀며 올라간다. 양쪽 다리로 밀고 올라가야 하지만, 오른쪽 다리를 굽힘할 수가 없다. 왼쪽 다리로 밀어 올릴 때 마비측 다리

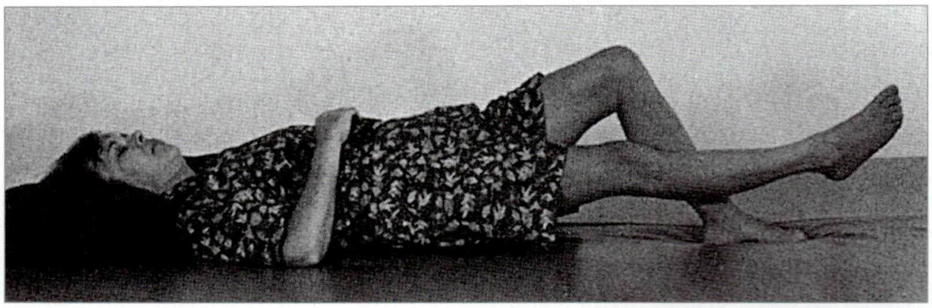

그림 10.19

매트에서 위로 미끄러져 올라가는 동안 다리 움직임(바람직하지 못한 보상패턴).

는 펌되어 매트에서 들림된다. 마비측 팔다리가 약할 때 비마비측의 바람직하지 못한 보상작용은 마비측 팔다리를 몸 뒤쪽에 있게 만들거나 몸통에 대하여 비대칭적인 자세를 만든다(**그림 10.16B**).

5 평가지침

바로 누운 자세에서 평가는 앉기 또는 서기 자세의 유지가 어려운 경우, 매트에서의 움직임에 기능적 제한이 있는 경우, 일차 · 이차 손상에 관한 평가를 쉽게 하려는 경우 그리고 바로 누운 자세가 중재 목표에 적합한 경우에 사용된다. 이러한 범주 내에 포함되지 않는다면 평가와 중재를 위해 바로 누운 자세에서 시간을 소모할 필요는 없다(**글상자 10.1**).

글상자 10.1 평가지침

Ⅰ. **움직임 구성요소(movements components):** 바로 누운 자세에서 평가는 몸통과 팔다리의 움직임 패턴과 움직임 구성요소를 확인한다. 평가의 목적은 몸통과 팔다리의 정상적인 움직임 구성요소와 비교하여 특정한 운동장애와 비전형적 움직임 패턴이나 보상패턴 등을 확인하기 위한 것이다. 바로 누운 자세는 팔다리근육이 약하거나 저긴장된 경우에 팔다리 움직임의 조절을 평가하기 위한 자세이다. 또한 바로 누운 자세는 굽힘근이 과긴장된 팔의 긴장이 감소되어 평가를 쉽게 할 수 있다.

Ⅱ. **매트운동 기술(bed mobility skills):** 바로 누운 자세에서 기능적 과제를 수행하기 위한 마비측 움직임 능력을 확인할 수 있다. 기능적 제한을 확인하고, 움직임 재교육이나 보상훈련 등의 중재를 계획할 수 있다.

Ⅲ. **이차 손상(secondary impairments):** 손상을 확인하기 위해 바로 누운 자세를 사용하는 것은 앞서 설명했다. 평가의 목적은 문제점의 상호관계에 대한 정보를 수집하거나 바로 누운 자세 또는 다른 자세에서 중재(intervention) 범위를 결정하는 것이다.

6 중재 목표

1) 기능적 목표

다음 단락에 포함된 중재 방법은 바로 누운 자세에서 다음과 같은 기능적 목표를 충족할 수 있다.

1. 바로 누운 자세에서 마비측 몸통과 팔다리의 기능적 움직임을 수행할 수 있다.
2. 바로 누운 자세에서 기능적 움직임과 편안함을 위해 몸통과 팔다리의 협응된 움직임을 할 수 있다.
3. 매트에서 자세를 변화시킬 수 있다.

2) 중재 목표와 방법

중재 목표: 정상적인 정렬을 유지하고, 통증 없이 팔을 움직이기 위한 운동성을 회복하여 유지한다.

중재 방법: 바로 누운 자세에서 어깨뼈 가동운동(mobilization)을 한다. 이는 바로 누운 자세에서 움직임 재교육을 위한 어깨뼈 정렬과 관절 움직임 회복 그리고 유지를 위한 것이다. 어깨뼈 가동운동은 근력 약화와 저긴장을 가진 환자가 어깨위팔 리듬, 근육 길이, 가동성을 회복하고 유지할 수 있다. 또한 과긴장된 팔을 이완시키고 어깨, 팔, 손의 정렬과 움직임을 회복시킬 수 있다. 또한 어깨뼈 가동운동은 통증을 유발하는 움직임을 피하면서 어깨뼈를 움직이기 때문에 어깨나 팔의 통증 중재에 매우 유용하다. 바로 누운 자세에서 어깨뼈 가동운동은 팔을 통증 없이 굽힘, 벌림, 가쪽돌림시키거나 팔의 수동 관절가동 범위를 결정하기 위해 움직임 재교육 전의 모든 환자에게 적용될 수 있다.

그림 10.20의 **A~O**는 굽힘근이 과긴장된 오른쪽 팔꿈치의 중재 과정을 보여 준다.

중재 방법: 옆으로 누운 자세에서 어깨뼈 가동운동은 **그림 10.20**의 **P~R**이다.

중재 방법: 아래팔, 손목, 손의 과긴장과 연부조직의 뻣뻣함은 어깨뼈 가동운동에 의해 감소되지 않을 수 있다. 팔과 손의 먼쪽부위에 대한 중재는 아래팔, 손목, 손의 정상 정렬을 회복시키고 손목과 손가락굽힘근의 긴장을 감소시킬 수 있다(**그림 10.20S~X**).

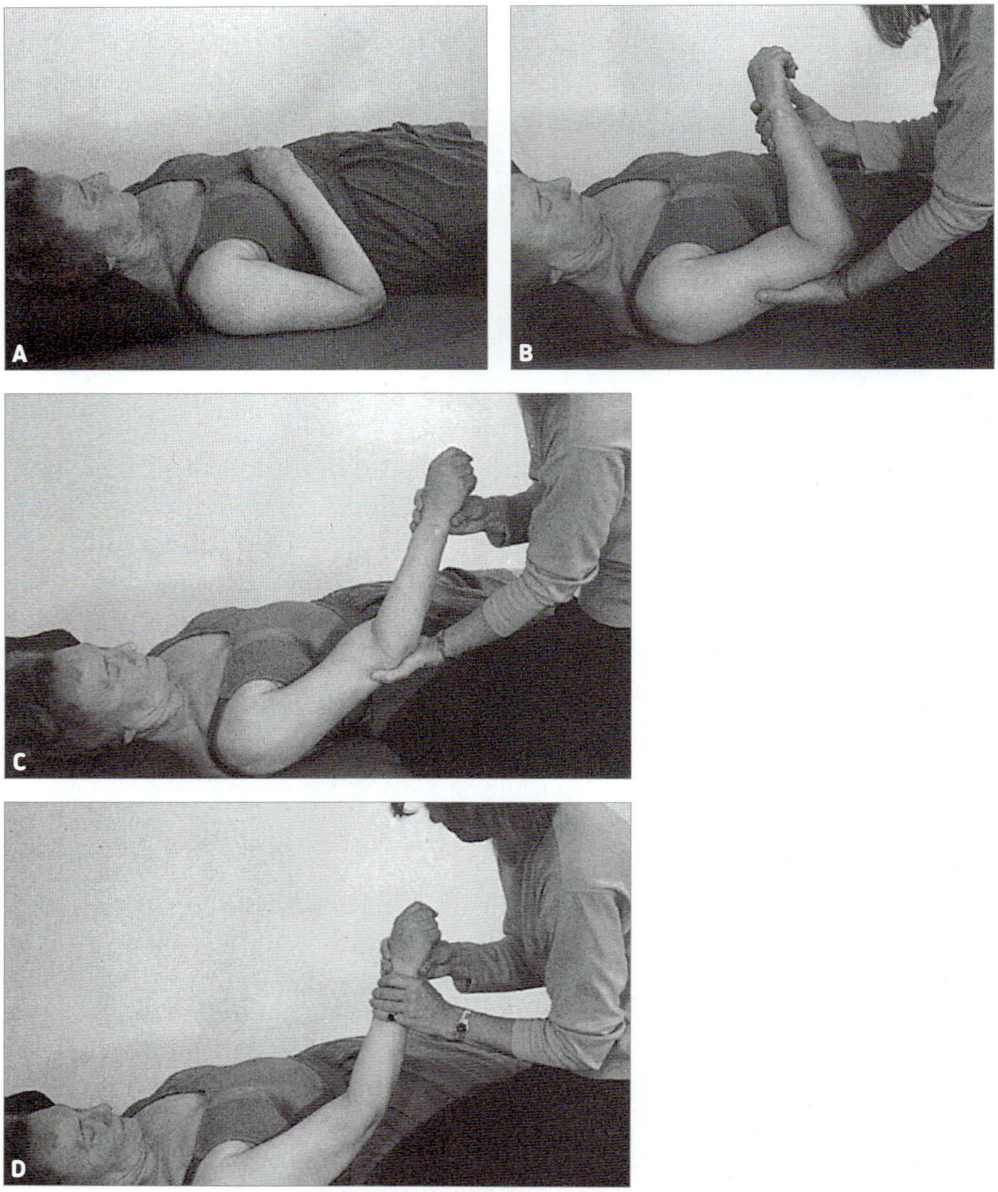

그림 10.20

오른쪽 편마비 환자. (**A**) 바로 누워 있다. (**B**) 마비측 엉덩관절 옆에 최대한 가까이 무릎굽힘 자세로 앉는다. 무릎굽힘 자세는 중재하는 동안 치료사가 앉은 자세와 무릎굽힘 자세로 쉽게 전환할 수 있다. 그래서 마비측 팔과의 거리를 일정하게 유지할 수 있다. 마비측 팔의 위팔 먼쪽부위와 아래팔 먼쪽부위를 잡는다. 오른손을 사용하여 환자의 손을 잡고, 위팔을 들어준다. 아래팔과 어깨관절을 재정렬하고, 왼손으로 위팔을 가쪽돌림한다(roll). 아래팔과 어깨관절을 같은 선상에 정렬하고, 어깨관절을 중립 위치로 가쪽돌림한다. 팽팽해진 근육이 더 이상의 교정을 방해하여 이러한 움직임이 불가능하다면 움직임을 멈춘다. 팔꿈치관절굽힘과 아래팔엎침을 어느 정도 해야 하는지 고민한다. 과긴장된 위팔두갈래근을 이완시키기 위해 아래팔을 엎침하는 것은 도움이 된다. 아래팔과 위팔이 같은 선상에 놓일 때까지 팔꿈치관절을 과도하게 펴시키지 않는다. 근육긴장도가 허락하는 만큼 위팔을 중립으로 돌림하고, 아래팔은 엎침되어 있다. (**C**) 왼손으로 위팔을 안정된 자세로 유지한다. 오른손으로 팔꿈치관절을 점진적으로 펴시키는 동안 아래팔은 엎침되어 있다. 팔꿈치관절을 펴시키기 위해 팽팽해진 위팔두갈래근을 잡아당기지 않고, 긴장이 감소되는 느낌을 얻을 때까지 기다린다. 긴장이 감소되어 팔꿈치관절이 부분적으로 펴되면, 어깨뼈 움직임을 위해 준비한다. 어깨뼈 움직임은 어깨관절과 팔꿈치관절의 아래팔근육 긴장을 좀 더 감소시킬 것이다. (**D**) 다음 중재를 위해 손 위치를 변경한다. 왼손으로 아래팔 먼쪽부위, 오른손으로 위팔 먼쪽부위를 잡는다.

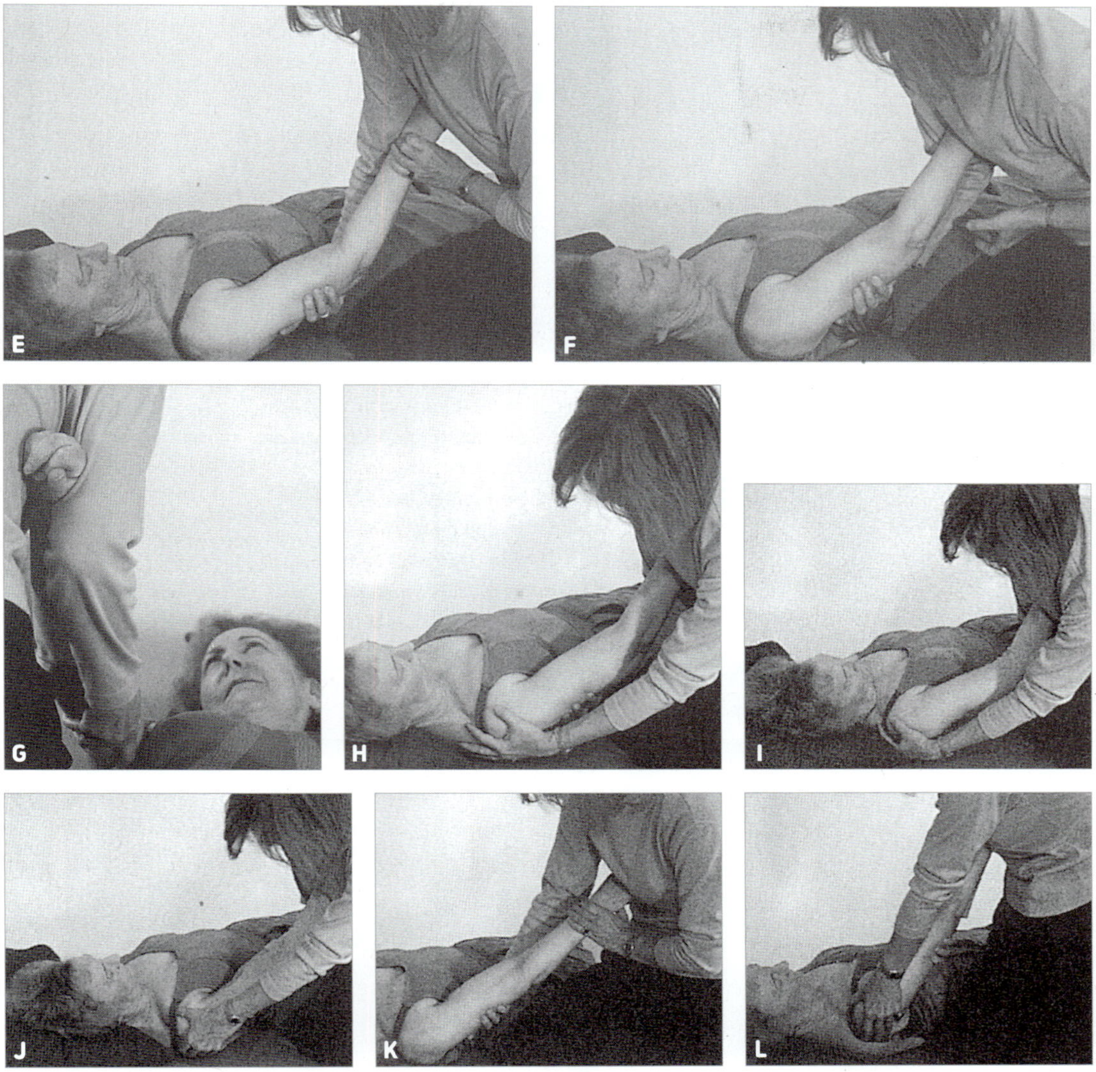

그림 10.20 (계속)

(**E**) 마비측 팔에 가깝게 허리를 구부리고, 오른쪽 위팔과 가슴우리 사이에 환자의 아래팔 먼쪽부위와 손을 고정한다. 오른손으로 환자의 위팔을 지지하고, 어깨관절을 가쪽돌림하여 유지한다. (**F** & **G**) 가슴우리와 위팔로 환자의 팔을 가볍게 감싸서 왼손을 사용하지 않고도 환자의 팔근육이 충분히 신장되고, 자세를 안정되게 유지한다. (**H**) 왼손으로 마비측 어깨관절 위를 잡고, 가볍게 압력을 주면서 어깨뼈를 올림/내림, 약간 벌림/모음하도록 보조한다. (**I**) 오른손으로 어깨띠를 올림하기 위해 위쪽 위팔뼈 방향으로 밀어 올린다. 왼손은 어깨위팔관절을 받쳐 주고, 어깨관절이 안전하게 위로 움직이도록 보조한다. 정상 어깨관절에서 어깨뼈올림 범위는 크다. 저항을 느끼면 위쪽으로 밀어주는 힘을 멈춘다. (**J**) 어깨띠올림에서 움직임의 시작 자세로 어깨띠를 약간 내림한다. 이러한 중재는 마비측 어깨관절올림을 정상 자세로 회복시킬 수 있다. 어깨 위에 있는 왼손으로 내림을 보조한다. 위팔 아래에 있는 손은 같은 비율로 같은 길이만큼 아래로 움직이기 때문에 어깨관절 자세는 변화되지 않는다. 어깨뼈는 매트에 가깝게 놓이고, 위팔은 굽힘이 유지되고 있음을 주목한다. 중재를 하는 동안 근육의 저항이 감소될 때까지 반복한다. 어깨띠의 올림과 내림이 자유롭게 가능해지면 벌림된 어깨뼈를 모음시킨다. 왼손 손바닥으로 어깨관절을 부드럽게 압박한다. 환자는 치료사의 왼쪽 손가락 압력을 따라 벌림의 면(plane of abduction)에서 어깨뼈 움직임을 따라 한다. (**K**) 어깨뼈 움직임에 의해 팔꿈치관절의 굽힘근 또는 어깨관절 안쪽돌림근의 이완을 느낀다면 팔꿈치관절폄과 어깨관절의 가쪽돌림이 증가된 자세를 유지하면서 어깨뼈 가동운동(mobilization)을 반복한다. (**L**) 어깨뼈의 올림/내림, 약간의 벌림/모음이 팔 움직임과 협응하여 가능해지면 환자의 팔을 60° 정도 굽힘하여 위팔을 움직인다. 위팔이 올림되면 치료사는 앉은 자세에서 엉덩관절을 폄시키고, 무릎 꿇은 자세로 바꿔 마비측 팔이 치료사의 몸에 밀착되게 한다. 위팔꿈치 60° 굽힘은 어깨뼈의 벌림/위쪽돌림(한손뻗기)을 하기 위함이다. 양손으로 어깨띠를 매트에서 들어준다. 어깨뼈의 벌림/위쪽돌림을 하는 동안 왼쪽 엄지손가락과 검지손가락은 관절의 위팔뼈머리를 안정시키고, 환자가 한손뻗기를 하는 동안 어깨관절올림을 막아준다. 가슴우리 위에서 어깨뼈를 움직이는 동안 위팔은 굽힘을 유지한다.

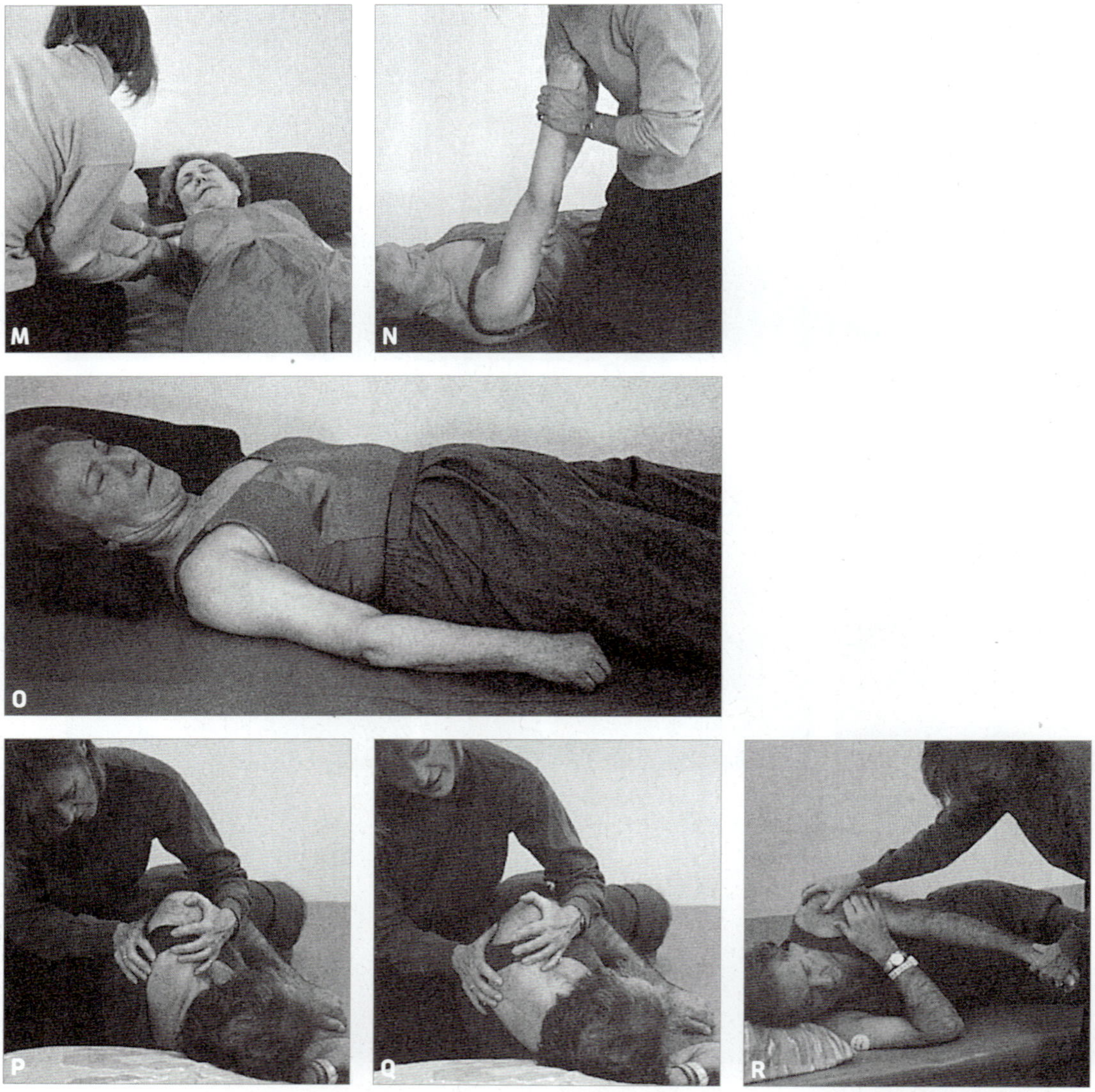

그림 10.20 (계속)

(M) 단축된 큰가슴근을 신장시키고, 어깨 가동성 증가를 위해 어깨관절의 가쪽돌림과 어깨뼈의 모음/수평벌림을 하면서 어깨뼈 운동(gliding)을 반복한다. 이 자세에서 어깨뼈모음은 팔 움직임과 협응되어야 한다. (N) 어깨관절을 굽힘시키면서 점진적으로 범위를 넓혀간다. 팔이 90° 굽힘되면 치료사의 손 위치는 변화가 필요할 것이다. 어깨뼈 움직임을 계속하고, 어깨뼈올림 범위를 점진적으로 증가시킨다. 팔꿈치관절폄과 아래팔엎침이 전 범위에서 가능해졌음을 주목한다. (O) 중재 후 팔은 이완되어 자연스럽게 펴되어 있다. 손가락은 여전히 굽힘되어 있다. (P) 옆으로 누운 자세에서의 어깨뼈 가동운동은 바로 누운 자세에서 중재가 어려울 때 적용한다. 어깨에 통증이 있는 경우 환자의 반대쪽 손으로 어깨관절을 고정하고, 치료사는 환자의 엉덩이나 몸 앞에서 안정된 자세로 위팔을 잡는다. 양손으로 어깨띠를 올림시킨다. (Q) 아래쪽으로 어깨띠를 내림시킨다. 어깨뼈의 모음/벌림은 옆으로 누운 자세에서 재교육이 가능하다. 어깨와 빗장뼈의 앞면을 뒤쪽으로 부드럽게 밀어주면서 어깨뼈를 모음시킨다. 척추뼈까지 어깨뼈를 모음하고, 다시 벌림하는 동안 어깨 앞에 있는 손은 위팔과 어깨관절 위치를 고정해 준다. (R) 환자의 팔이 30° 굽힘되게 놓는다. 오른손을 어깨관절 위에 놓고 엄지손가락은 위팔뼈머리 앞에, 나머지 손가락은 어깨뼈 위에 놓는다. 어깨뼈돌림 전에 어깨관절을 앞쪽 30° 굽힘한다.

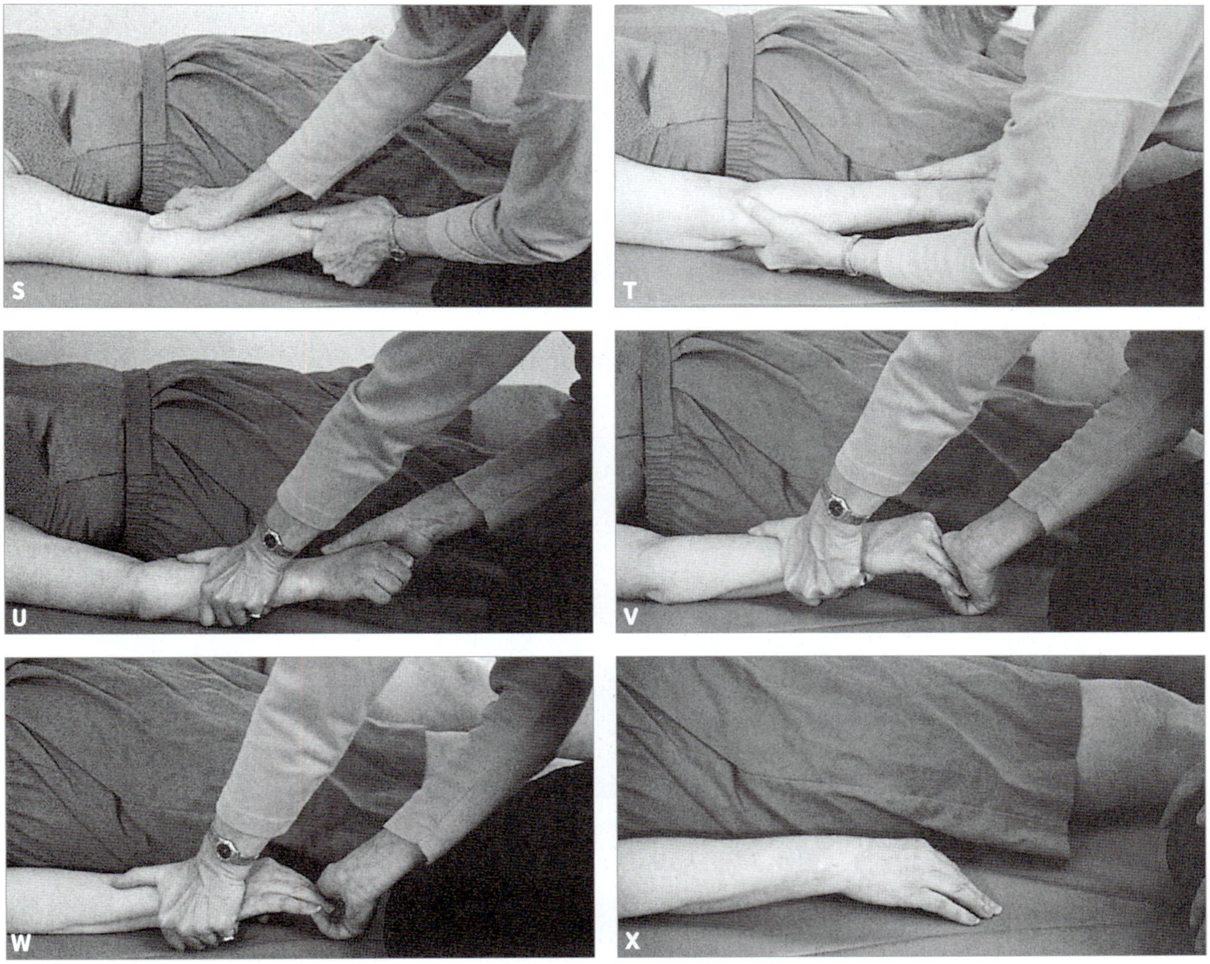

그림 10.20 (계속)

(S) 아래팔폄근을 이완시킨다. 팔꿈치관절폄, 아래팔엎침하여 위팔과 아래팔을 정렬한다. 오른손 엄지손가락과 검지손가락으로 아래팔근육을 좌우로 움직이고(roll) 마사지하는 동안 왼손은 아래팔을 고정한다. 손목과 손가락폄근과 굽힘근을 신장시키는 치료사의 두 손 사이에는 대각선 힘이 존재한다. 이 그림에서 치료사의 오른손은 엄지손가락 방향으로 아래팔 몸쪽부위 조직을 좌우로 움직이고 있다. **(T)** 두 손의 위치를 바꿔 왼손이 아래팔 몸쪽부위 굽힘근 표면에서 중재한다. 이러한 쥐기는 왼손 엄지손가락으로 아래팔근육을 움직이거나, 아래팔 아래쪽 자뼈측에서 굽힘근을 움직일 수 있다. **(U)** 팽팽해진 손목과 손가락굽힘근을 신장시키고, 굽힘된 손가락을 폄한다. 엎침된 아래팔을 유지하고, 아래팔과 손의 축을 정렬하여 손과 손목을 폄시킨다. 손목이 굽힘되어 당겨질 때까지 이 자세를 유지한다. 중립 자세로 손목을 폄시키면 환자의 손가락은 과도한 힘줄고정 반응(exaggerated tenodesis response)을 보이며 팽팽하게 굽힘된다. **(V)** 왼손으로 먼쪽 아래팔을 움직이고, 그림에서 설명된 것처럼 중립 자세로 손목을 잡는다. 오른쪽 손가락은 환자의 손끝 아래 손바닥에 둔다. 컵 모양의 손끝으로 환자의 손끝과 손바닥을 가능한 한 많이 폄하여 유지한다. 손가락을 당기면서 손허리뼈지절간관절의 굽힘과 안쪽 수지절간관절을 폄시켜 손가락을 굽힘시키지 않도록 한다. **(W)** 손허리뼈지절간관절의 근긴장도가 감소되면 관절을 천천히 폄시켜 손가락을 손목 중립 자세에서 완전히 폄한다. 손목과 손가락근육에 모든 저항이 사라질 때까지 손목과 손가락의 폄을 유지한다. **(X)** 중재 후 중립/이완 자세로 손을 둔다.

중재 목표: 바로 누운 자세에서 마비측 팔의 움직임 패턴을 재교육한다.

위에서 설명한 어깨뼈 가동운동 기술은 항상 움직임 재교육 전에 사용된다. 이러한 중재는 팔을 통증 없이 90° 이상으로 움직일 수 있게 한다. 과도한 근긴장이나 비정상적인 근활성이 움직임의 질을 저하시키지 않게 한다. 다음의 과정에 나오는 환자는 바로 누운 자세에서 독립적으로 팔을 움직일 만큼 회복되어 있다. 그러나 지금까지 제시된 모든 중재는 근력 약화나 움직임 회복이 불완전한 환자에게도 사용할 수 있다.

중재 방법: 팔꿈치를 펌하여 팔을 공간에서 유지(placing)하고, 기능적 움직임을 재교육한다(**그림 10.21**).

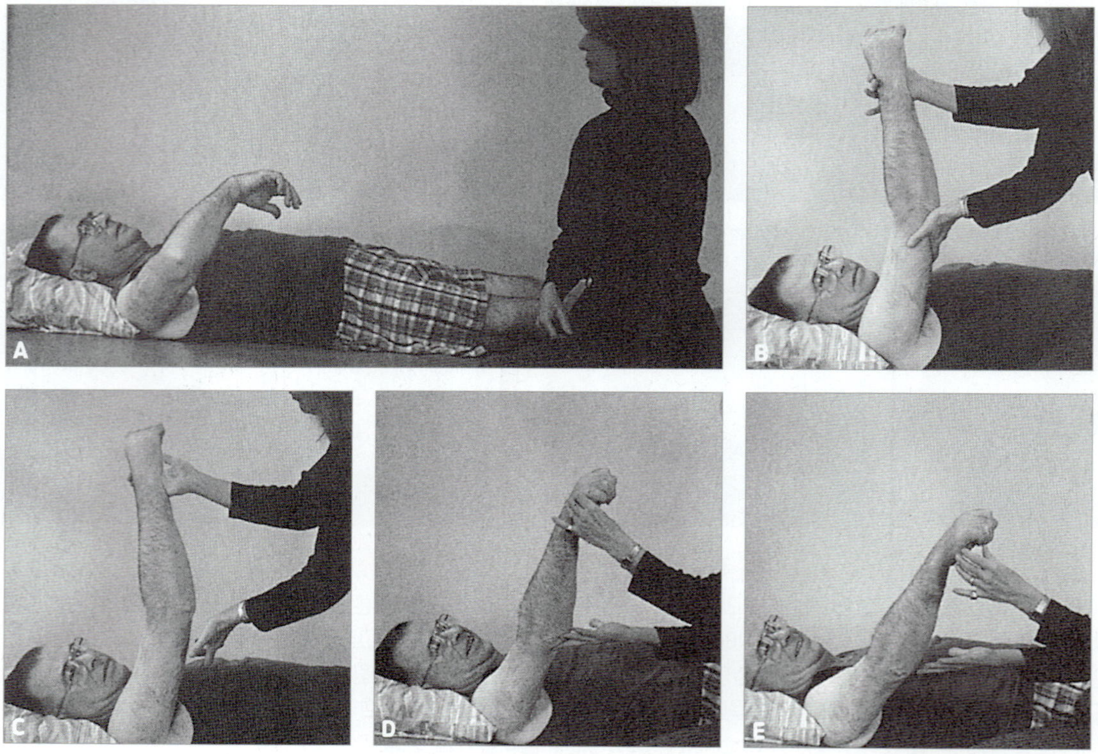

그림 10.21

오른쪽 편마비 환자. (**A**) 중재 전 바로 누운 자세에서 팔의 비정상적인 움직임. 어깨관절의 벌림/안쪽돌림, 팔꿈치관절굽힘, 손목관절굽힘 패턴을 사용하여 팔을 들어 올린다. (**B**) 어깨관절의 벌림/안쪽돌림 없이 어깨관절을 움직이고, 팔꿈치관절과 손목관절폄 회복을 위해 어깨뼈 가동운동을 한다. 위팔과 손목을 보조하여 팔을 폄하여 유지하면서 어깨관절을 작은 범위에서 수평벌림/모음 또는 굽힘/폄한다. 환자가 움직임을 느끼게 하면서 움직임을 보조한다. (**C**) 환자의 근수축이 느껴지면 움직임을 멈추고 안정된 상태로 유지하도록 한다. 팔을 조절하면서 자세를 유지할 만큼 근수축이 가능한지 확인한다. 환자가 팔을 안정되게 유지하면 치료사의 양손 보조를 줄인다. 이러한 중재 방법은 정상적인 공간유지 반응(normal placing response)에 기초하고 있다. 이를 '공간유지(placing)'라고 한다. 중재의 첫 번째 단계에서는 환자의 팔이 떨어지면서 어깨관절에 손상을 입을 수 있으므로 치료사의 보조가 필요하다. 한 손씩 순차적으로 보조를 제거한다. 치료사의 보조가 완전히 제거되었다는 것은 팔꿈치관절과 손목폄, 아래팔돌림이 가능하다는 의미이다. 또한 위팔에서 치료사의 보조가 없다는 것은 어깨관절의 움직임을 환자가 스스로 조절할 수 있다는 것을 의미한다. (**D** & **E**) 팔을 약간 낮추어 이 과정을 반복한다. 공간유지는 어깨관절 90° 굽힘/벌림되었을 때 가장 쉽다. 이 범위가 어깨를 안정시키는데 가장 큰 역학적 이점을 갖고 있기 때문이다. 그러므로 팔을 90° 올림하여 어깨띠를 유지하는 것부터 중재를 시작한다. 점진적으로 팔을 낮추어 움직임 범위를 확장하면서 움직임 조절을 재교육한다. 이 움직임의 목적은 팔을 머리 위로 굽힘/올림할 수 있게 하는 것이다. 팔을 90° 이하로 안전하게 유지할 수 없다면 어깨관절의 굽힘/올림, 팔꿈치관절폄을 보조하여 반복하고, 움직임 조절을 재교육한다.

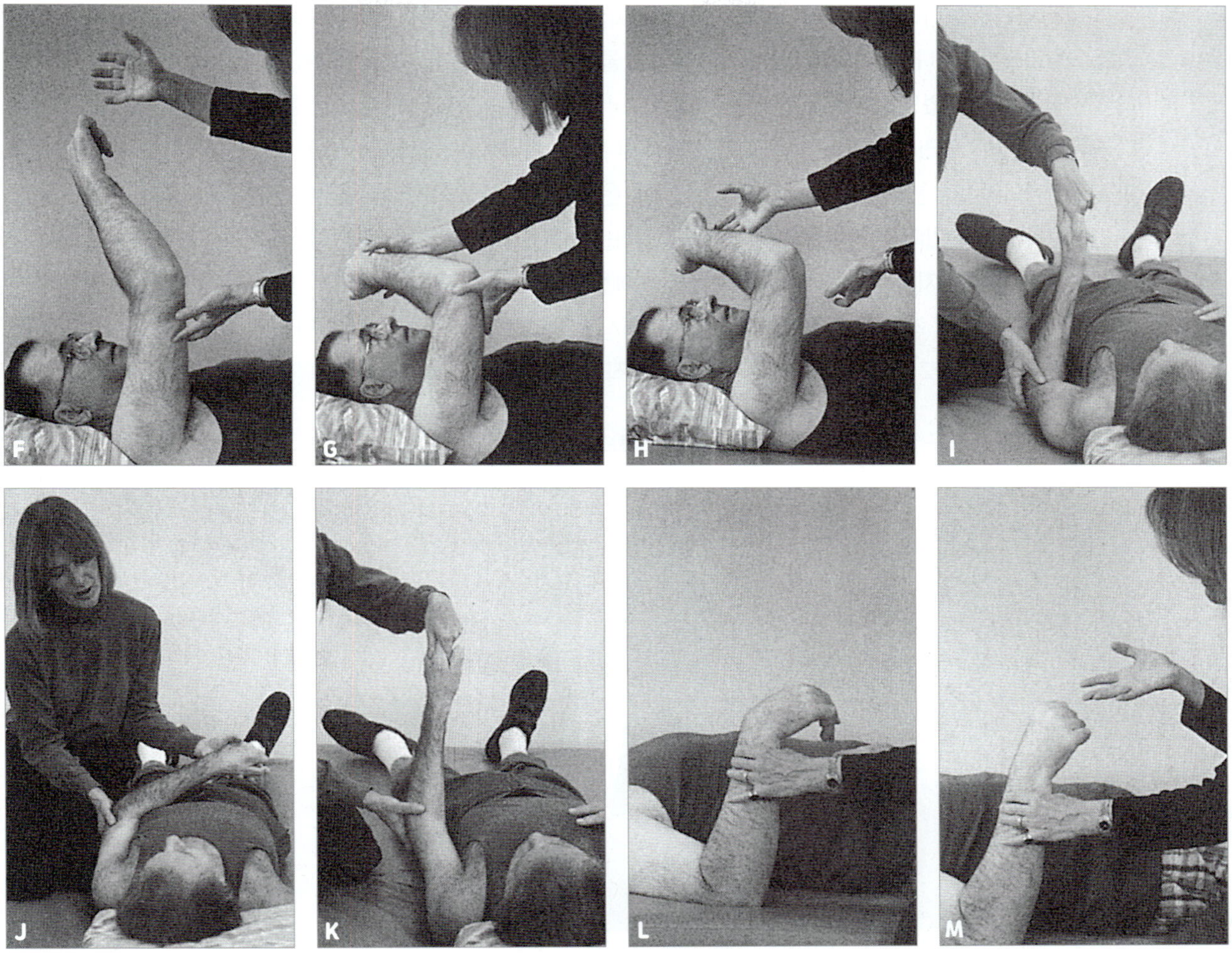

그림 10.21 (계속)

(F) 팔꿈치폄하고, 팔뻗기를 재교육한다. 치료사의 손을 목표로 팔을 뻗어 어깨관절 수평모음 조절을 반복한다. 치료사는 자신의 손을 수평벌림하여 환자가 따라오게 한다. 환자의 위팔이 90° 이하로 떨어지는 것을 방지하기 위하여 손목을 가볍게 잡고 보조한다. 팔뻗기는 머리 위로도 반복할 수 있다. (G) 바로 누운 자세에서 공간유지는 팔꿈치관절의 굽힘과 폄을 재교육할 수 있다. 어깨관절 90° 굽힘, 팔꿈치관절굽힘이 협응하면 머리에 손이 닿는다. 다시 천장을 향해 손을 뻗는 팔꿈치관절폄을 반복한다. (H) 어깨관절과 팔꿈치관절의 굽힘이 협응하면 손을 머리 위에서 입으로, 반대쪽 어깨로 가져갈 수 있다. (I) 어깨관절 움직임과 팔꿈치관절굽힘이 협응하는 움직임은 팔이 몸 옆에서 펴진 자세로 시작한다. 치료사는 위팔폄과 팔꿈치관절굽힘을 보조한다. (J) 어깨관절의 안쪽돌림과 팔꿈치관절굽힘이 협응하여 손을 가슴으로 움직일 수 있고, 어깨관절이 가쪽돌림되어 가슴으로부터 멀리 움직일 수 있다. 이 움직임은 팔을 편안한 자세로 만들기 위해 매우 중요하다. (K) 어깨관절과 팔꿈치관절이 굽힘하여 손을 매트에서 얼굴이나 베개로 가져가갈 수 있도록 재교육한다. (L) 손목과 손가락 움직임을 재교육한다. 이러한 교육은 팔을 침대에 지지하거나 머리 위로 편한 상태에서 이루어진다. 이러한 일련의 중재 과정에서 위팔은 매트에 의해 지지되어 있고 팔꿈치관절굽힘과 손목폄시킨다. (M) 손목이 굽힘되어 있지만 독립적으로 폄할 수 있다. 손목폄 조절을 회복시키기 위해 능동보조 운동을 사용하거나 공간에서 팔을 유지하게 한다. 이 자세에서 아래팔돌림 재교육도 쉽게 할 수 있다. 다양한 자세에서 같은 방법으로 팔과 손 기능을 재교육할 수 있다.

중재 목표: 마비측 다리의 근육 길이와 정상 정렬을 회복하고 유지한다. 바로 누운 자세에서 정렬 상실은 근육의 저긴장과 약화가 있을 때 나타난다. 이러한 환자가 누워 있을 때 다리는 과도한 벌림/가쪽돌림되지만 비정상적인 근활성이나 과긴장과는 관련 없으므로 쉽게 교정할 수 있다. 그러나 바로 누운 자세에서 비정상 정렬은 다리폄근을 과긴장시킨다. 폄근 과긴장은 다리의 앞/뒤 근육 길이가 짧아지거나 근육이 작용하는 방향이 변형될 때 활성되어 마비측 엉덩관절과 무릎관절의 수동굽힘에서 저항이 나타난다. 바로 누운 자세에서 부정렬에 의해 나타나는 폄근 과긴장은 활동하지 않는 다리근육과 관련 있다. 이러한 문제는 다리와 엉덩이를 대칭으로 재정렬하고, 팽팽해진 근육을 이완시킴으로써 교정된다. 이러한 방법은 저긴장 환자에게 폄근 과긴장을 예방하기 위해 사용할 수 있다. 폄근 과긴장은 비정상적인 정렬과 근육 단축뿐만 아니라 경직에 의해서도 나타난다. 근긴장도가 감소하고, 정렬이 교정되면 마비측 다리를 능동적으로 굽힘/폄 조절할 수 있도록 바로 누운 자세에서의 다리 움직임 재교육을 시작해야 한다.

중재 방법: 다리폄근 과긴장을 감소시킨다(**그림 10.22**).

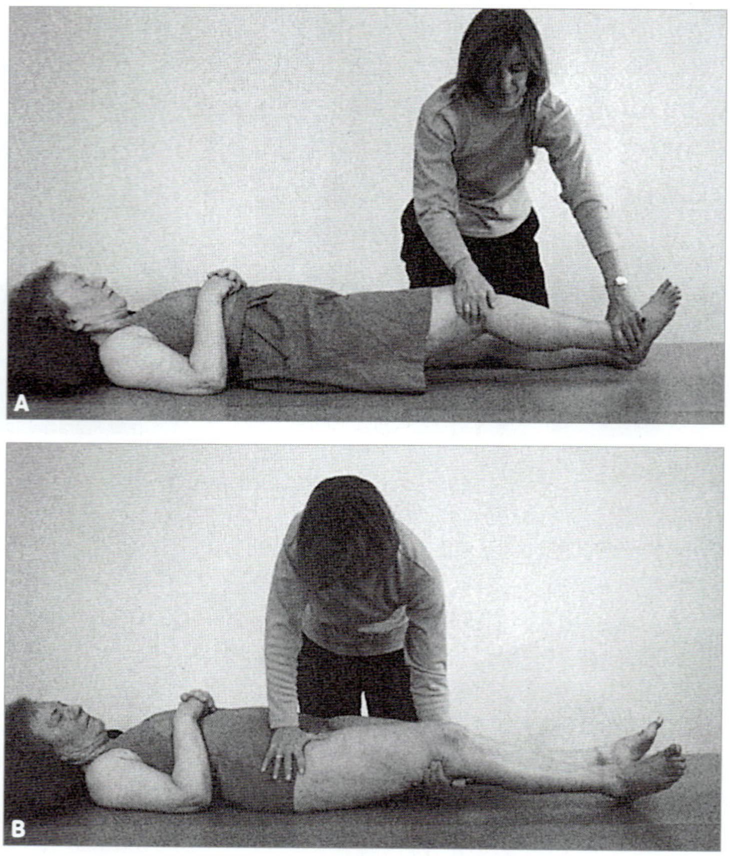

그림 10.22

오른쪽 편마비 환자. (**A**) 마비측 다리를 굽힘하고 있지만 폄근 과긴장 때문에 굽힘이 어렵다. (**B**) 먼저 엉덩관절과 넓적다리를 정렬한다. 엉덩관절 앞쪽을 오른손으로 아래쪽으로 압력을 주어 엉덩관절 앞쪽근육을 이완시킨다. 양손으로 넓적다리뼈를 천천히 가쪽돌림시켜 안쪽 슬괵근(medial hamstrings)과 넓적다리근막긴장근(tensor fascia lata)을 이완시킨다. 이러한 중재는 엉덩관절을 중립 위치로 돌림시키고, 엉덩관절과 무릎관절을 수동적으로 굽힘시킬 수 있게 한다.

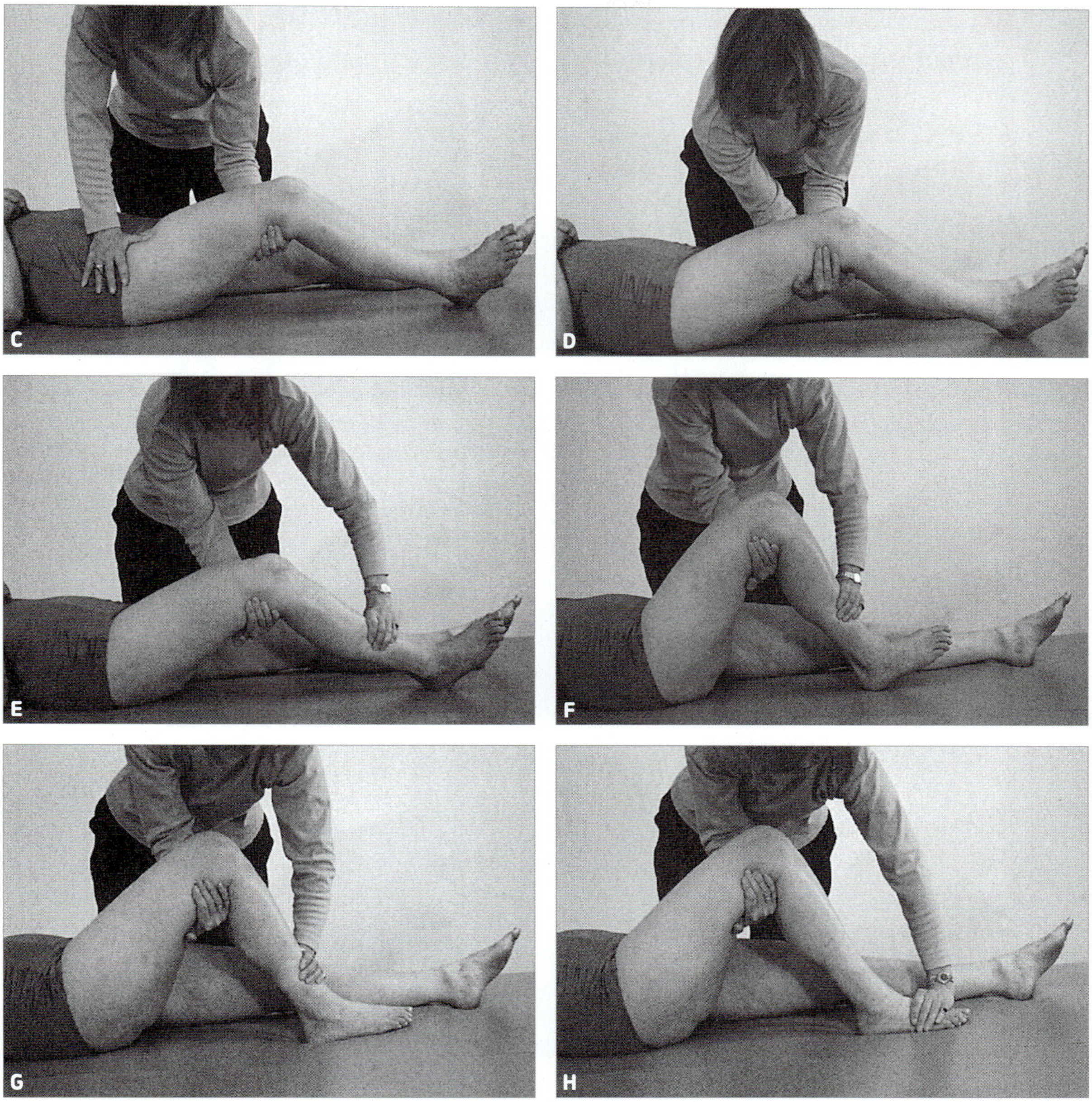

그림 10.22 (계속)

(C) 오른손으로 엉덩관절과 골반을 고정하고, 왼손으로 무릎을 천천히 들어 올려서 엉덩관절과 무릎관절을 굽힘시킨다. 엉덩관절과 무릎관절이 같은 비율로 굽힘되고, 발은 매트 위에 유지된다. 저항을 느끼면 굽힘을 멈춤/유지하고, 저항이 감소되면 조금 더 굽힘시킨다. 무릎관절을 더 굽힘시키기 위해 왼쪽 손가락으로 엉덩정강근(iliotibial band)과 먼쪽가쪽 근육의 정지부를 압박한다. 발의 뒤침과 정강뼈 가쪽돌림을 주목한다. (D & E) 손 위치를 변경한다. 넓적다리 먼쪽을 오른손으로 잡고, 왼손으로 정강뼈를 잡는다. 오른손으로 넓적다리뼈를 중립으로 유지하고, 왼손으로 다리를 안쪽돌림시켜 중립 자세로 만든다. 넓적다리와 다리의 돌림이 완성되면, 무릎관절도 쉽게 굽힘되고 발의 뒤침도 감소한다. (F) 다리를 중립으로 유지하고, 발에 체중부하를 증가시키기 위해 발뒤꿈치 아래쪽으로 압박한다. (G) 엉덩관절과 다리 정렬을 유지하면서 발바닥을 매트 위에 놓기 위해 발목관절발등굽힘근을 이완시킨다. 왼손으로 앞정강근과 엄지발가락폄근의 힘줄을 압박하고, 발의 체중부하를 증가시킨다. 발모음이 뚜렷하게 개선되었음을 주목한다. (H) 다리와 발을 재정렬하기 위해 발의 위부분을 왼손으로 잡고, 발목과 발가락근육의 긴 힘줄(long tendon)을 이완시킨다. 골반/엉덩관절, 넓적다리뼈, 무릎관절, 다리, 발을 재정렬하였다. 정렬을 유지하면서 움직임 재교육을 시작할 수 있다.

중재 목표: 바로 누운 자세에서 마비측 다리의 정상 움직임 패턴을 재교육한다. 일련의 중재 과정은 근육 약화와 저긴장 환자에게 적용한다. 또한 과긴장 환자에게도 사용될 수 있으며 정상 정렬이 회복되면 과긴장은 감소된다.

중재 방법: 능동보조 운동으로 마비측 다리를 재정렬한다(**그림 10.23**).

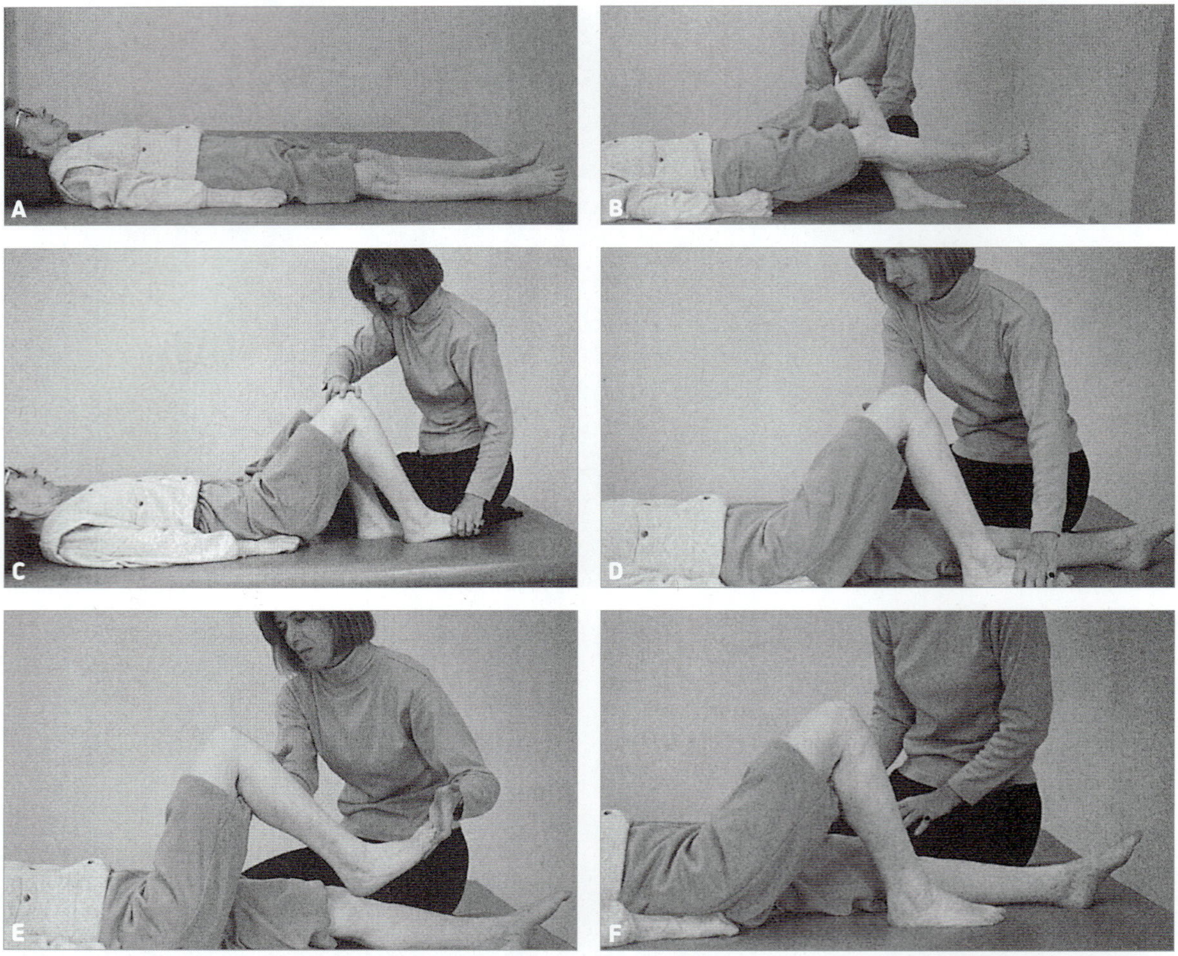

그림 10.23

오른쪽 편마비 환자. **(A)** 마비측에 근력 약화가 있다. **(B)** 비마비측 다리를 굽힘하여 체중지지를 하고 마비측 다리를 움직이는 것은 바로 누운 자세에서 중요한 움직임이다. 넓적다리네갈래근을 사용해서 엉덩관절굽힘은 할 수 있지만 발을 매트 위에 놓기 위해 무릎관절과 발목관절굽힘은 하지 못한다. 마비측 다리를 움직이는 동안 무릎관절이 펴되는 것은 경직이나 과긴장 때문이 아니다. **(C)** 무릎관절굽힘 자세에서 체중을 지지하는 움직임을 재교육한다. 무릎관절의 굽힘 또는 폄 재교육 전에 엉덩관절굽힘과 움직임 조절을 재교육한다. **(D)** 왼손으로 발을 매트에 고정한다. 오른손으로 무릎관절 뒤쪽(슬와, popliteal fossa)을 감싸 잡는다. 오른쪽 엄지손가락은 넓적다리 먼쪽부위나 정강뼈 위쪽부위에 둔다. 발 체중지지를 하는 동안 환자 스스로 무릎굽힘 자세를 유지하도록 한다. 치료사는 넓적다리와 골반, 넓적다리와 발 정렬 조절을 보조한다. 다리를 유지하려는 노력으로 넓적다리가 모음 또는 벌림되지 않도록 하고, 엉덩관절과 발이 중립 자세를 유지하도록 한다. 엉덩이에 고유 수용성 감각 입력을 하기 위해 오른손으로 넓적다리를 따라 엉덩관절 아래쪽으로 부드럽게 압박한다. 엉덩관절근육이 수축하면서도 발이 미끄러진다면 체중지지를 활성하도록 정강뼈에서 발뒤꿈치 쪽으로 압박을 하면서 왼손으로 발을 고정하는 힘을 높인다. **(E)** 심한 근력 약화와 저긴장된 환자는 매트에서 발과 엉덩관절근육을 사용하기 어렵다. 이를 활성시키려면 매트에서 발을 들고 엉덩관절굽힘을 증가시킨다. 체중지지가 없을 때 발목관절발등굽힘 자세를 유지하는지 주목한다. 중립 자세로 넓적다리를 고정할 수 있으면 수평모음 또는 벌림 자세로 다리를 유지하게 한다. 엉덩관절굽힘하여 다리를 들고 유지할 수 있으면 다리를 보조하면서 무릎관절을 선택적, 능동적으로 움직이게 한다. **(F)** 매트에 발을 내려놓고 위의 단계를 반복한다. 굽힘된 자세로 다리를 유지할 수 있다.

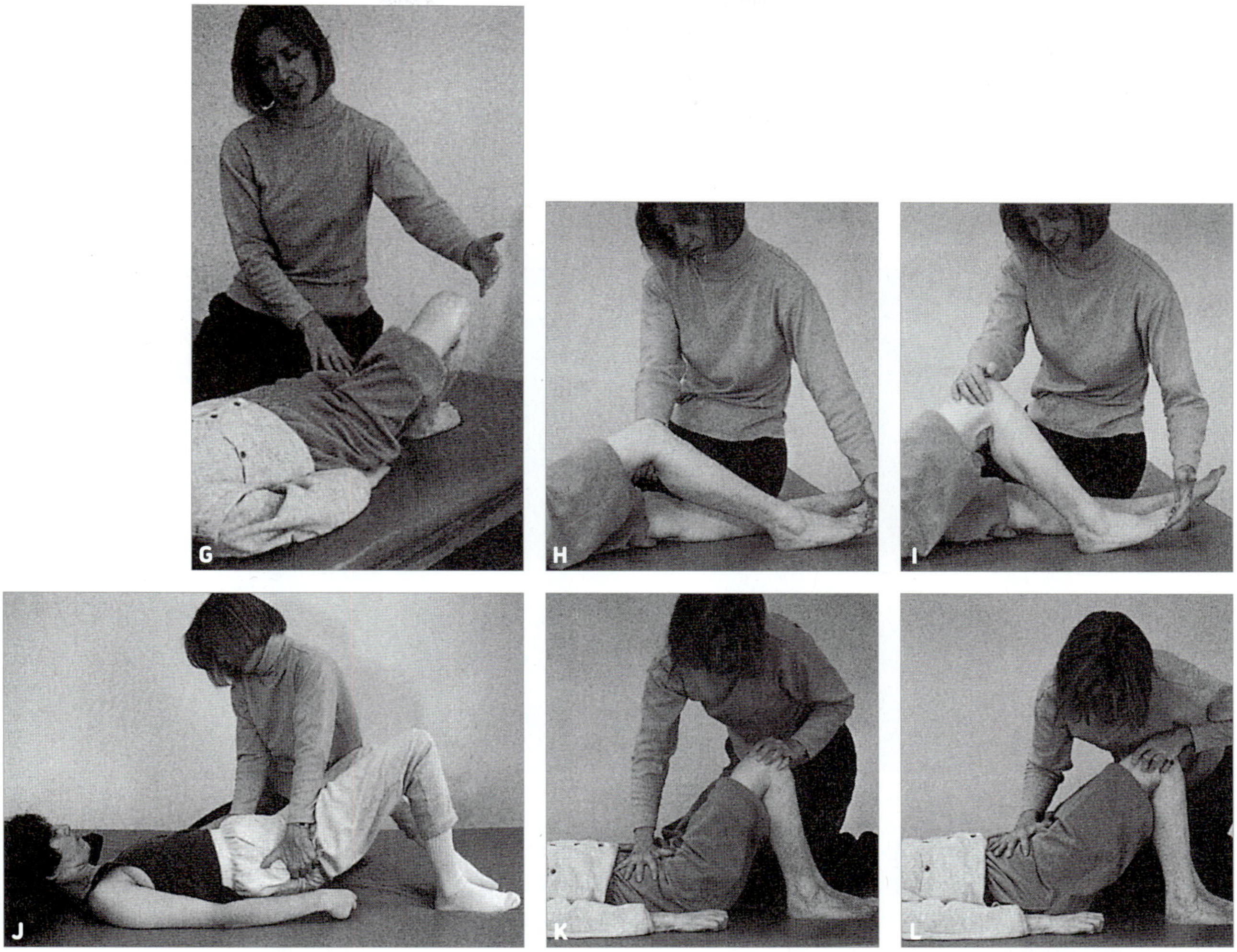

그림 10.23 (계속)

(**G**) 발로 체중을 지지하면서 넓적다리뼈를 벌림 또는 모음한다. (**H**) 엉덩관절 조절 능력과 근력 향상을 위해 발을 매트 위에서 몇 인치 아래로 미끄러지게 하여 엉덩관절과 무릎관절의 굽힘을 감소시킨다. 이 자세에서도 다리의 정렬을 유지해야 한다. 또한 엉덩관절의 벌림 또는 모음을 연습할 수 있다. 엉덩관절과 무릎관절이 펴질수록 자세 조절이 어려워진다. (**I**) 엉덩관절과 무릎관절이 굽힘되도록 보조한다. 발목이 발바닥쪽굽힘되지 않게 앞발을 보조해야 한다. 두 손으로 매트에서 발을 약간 들어서 엉덩관절에 최대한 가깝게 옮긴다. 이러한 움직임 동안 발을 매트에 가깝게 약간만 드는 것은 자세를 유지하기 위해 넓적다리네갈래근보다는 엉덩관절굽힘근과 슬괵근을 사용하게 된다. 다리의 폄과 굽힘을 반복하면서 점차적으로 다리를 완전히 펴되도록 한다. 이는 엉덩관절과 무릎관절을 굽힘하여 매트에서 다리를 들어 올리는 것을 재교육하는 것이다. (**J**) 무릎굽힘된 체중지지 자세는 한쪽과 양쪽 엉덩이 들어 올리기.재교육을 위해 사용한다. 엉덩이 들어 올리기를 하는 동안 허리뼈를 과도하게 펴시키지 않도록 한다. 움직임을 활성시키기 위해 양손으로 엉덩관절과 엉덩이를 보조한다. 엉덩관절과 넓적다리 가쪽 위에 손을 놓는다. 손가락 끝은 넓적다리의 후면을 지지하고 엄지손가락은 골반의 위앞엉덩뼈가시에 가깝게 놓는다. 엉덩이 들어 올리기를 보조한다. (**K** & **L**) 왼손으로 마비측 무릎을 고정하고, 오른손을 아랫배에 둔다. 엉덩이를 들어 올리는 동안 왼손으로 무릎관절을 발뒤꿈치 위/앞으로 움직이게 유도하고, 발을 침대에서 고정시키기 위해 정강뼈에서 발뒤꿈치쪽으로 압박한다. 이 그림에서 엉덩이 위에 있는 치료사의 손은 엉덩이 들어 올리기를 돕지는 않지만 엉덩이의 과도한 앞쪽기울임을 방지한다. 엉덩관절폄을 보조하기 위해 손을 오른쪽 엉덩관절과 엉덩이 위에 놓을 수 있다.

중재 목표: 몸통 정렬과 대칭성을 회복한다.

중재 방법: 몸통과 엉덩이의 비정상 정렬은 몸통 움직임을 재교육하기 전에 교정해야 한다(**그림 10.24**). 팔과 다리의 움직임 재교육 전에 몸통과 엉덩이를 재정렬해야 한다. 일부 부정렬 문제는 팽팽해진 근육을 이완시키고, 신체를 대칭적으로 정렬시키기 위한 도수압박이 필요하다.

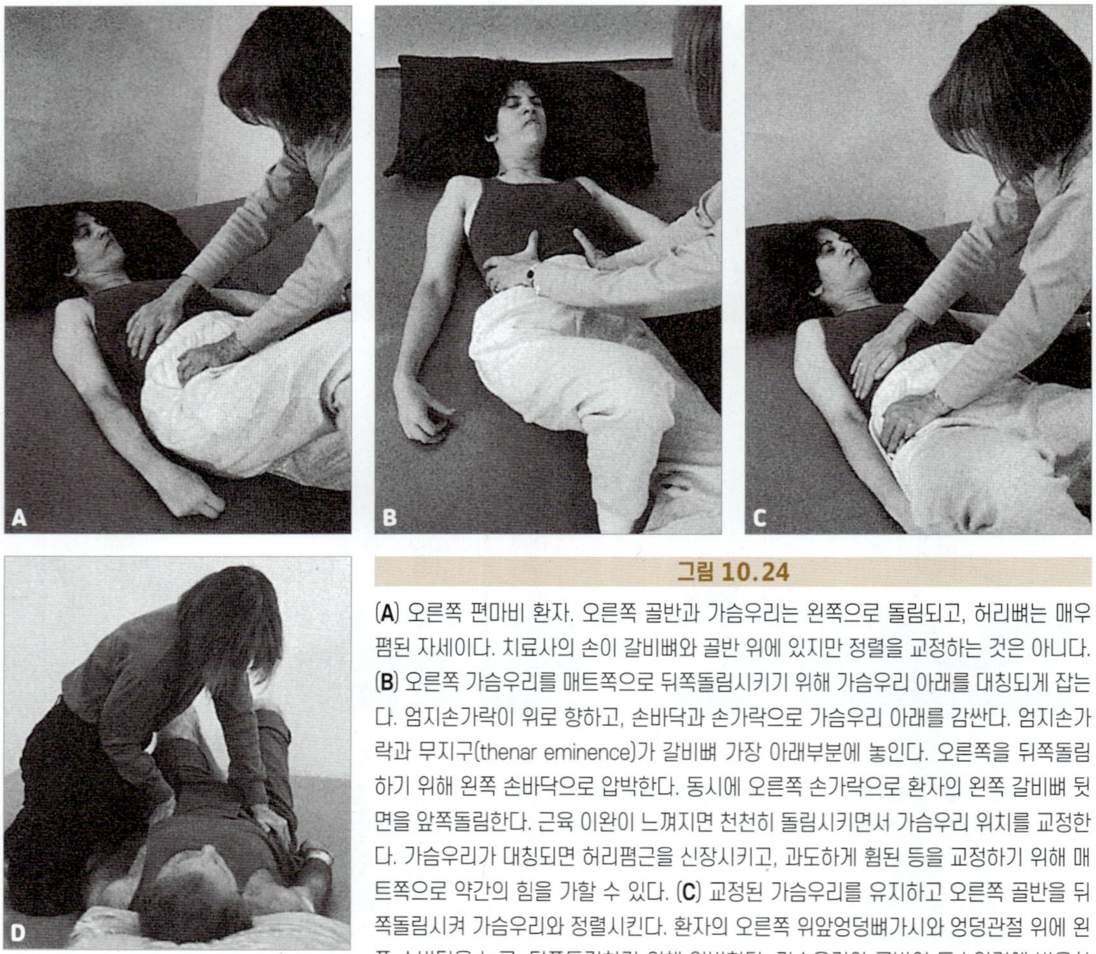

그림 10.24

(A) 오른쪽 편마비 환자. 오른쪽 골반과 가슴우리는 왼쪽으로 돌림되고, 허리뼈는 매우 폄된 자세이다. 치료사의 손이 갈비뼈와 골반 위에 있지만 정렬을 교정하는 것은 아니다. **(B)** 오른쪽 가슴우리를 매트쪽으로 뒤쪽돌림시키기 위해 가슴우리 아래를 대칭되게 잡는다. 엄지손가락이 위로 향하고, 손바닥과 손가락으로 가슴우리 아래를 감싼다. 엄지손가락과 무지구(thenar eminence)가 갈비뼈 가장 아래부분에 놓인다. 오른쪽을 뒤쪽돌림하기 위해 왼쪽 손바닥으로 압박한다. 동시에 오른쪽 손가락으로 환자의 왼쪽 갈비뼈 뒷면을 앞쪽돌림한다. 근육 이완이 느껴지면 천천히 돌림시키면서 가슴우리 위치를 교정한다. 가슴우리가 대칭되면 허리폄근을 신장시키고, 과도하게 휨된 등을 교정하기 위해 매트쪽으로 약간의 힘을 가할 수 있다. **(C)** 교정된 가슴우리를 유지하고 오른쪽 골반을 뒤쪽돌림시켜 가슴우리와 정렬시킨다. 환자의 오른쪽 위앞엉덩뼈가시와 엉덩관절 위에 왼쪽 손바닥을 놓고, 뒤쪽돌림하기 위해 압박한다. 가슴우리와 골반이 도수압력에 반응하여 양쪽이 대칭적으로 되었다. **(D)** 왼쪽 편마비 환자. 대칭적 골반 잡기는 골반돌림 비대칭을 교정할 수 있다. 마비측 왼쪽 가슴우리와 골반이 오른쪽보다 얼마나 더 높이 있는지 주목한다. 왼손으로 환자의 오른쪽 골반을 앞으로 당길 때 오른손은 같은 힘으로 왼쪽 골반을 뒤로 돌림시킨다. 팽팽해진 근육을 이완시키기 위해 지속적으로 압박한다. 근육이 이완되면 골반을 왼쪽으로 돌림시킬 수 있다. 이러한 과정에서 정렬을 교정하기 위해 왼쪽/뒤쪽돌림을 사용한 다음 팽팽해진 근육을 신장시키기 위해 오른쪽으로 돌림시킨다.

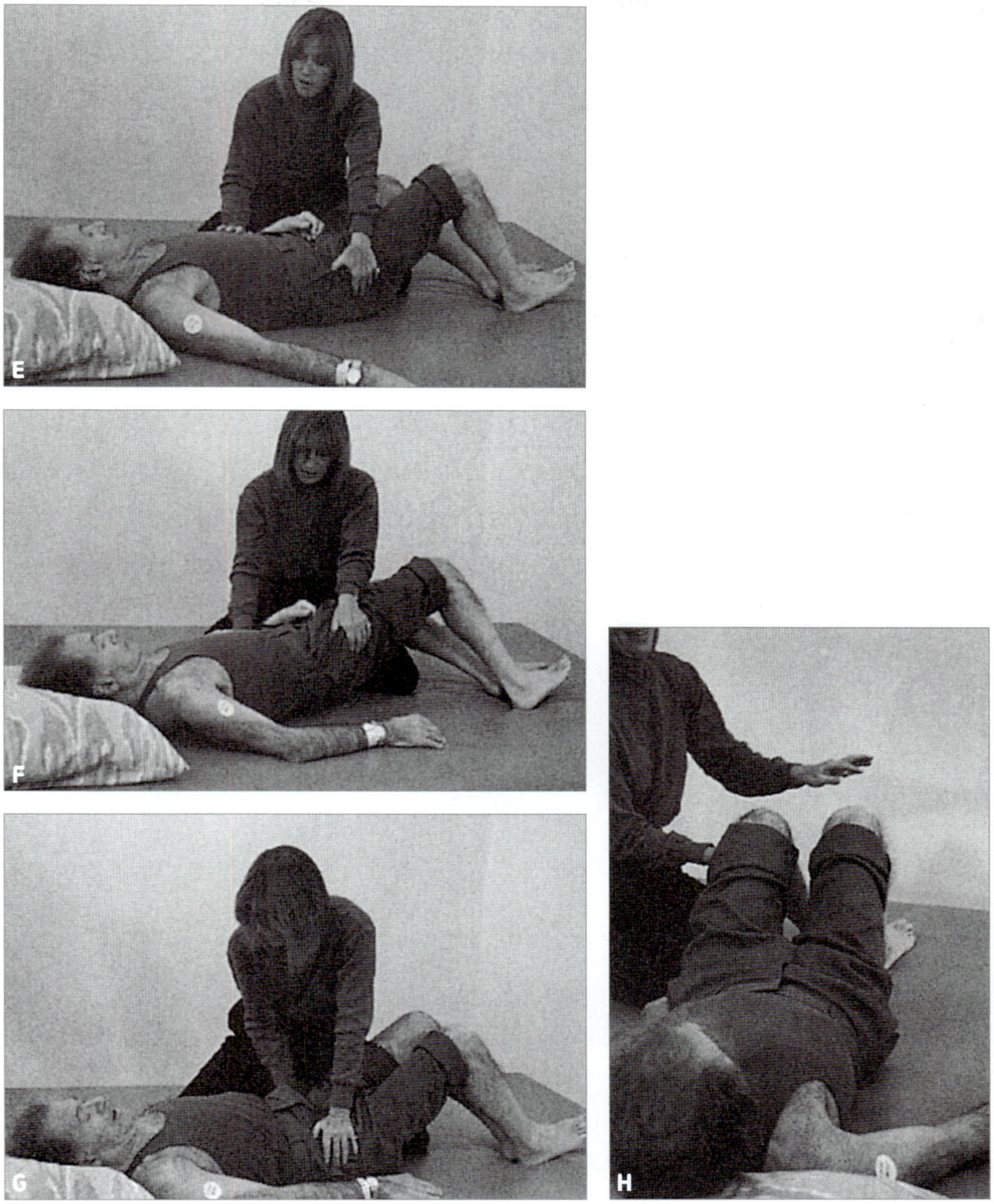

그림 10.24 (계속)

(E) 아래몸통돌림의 능동보조 운동은 몸통과 골반돌림 비대칭을 교정하기 위해 사용한다. 이러한 중재에서 환자는 오른쪽 골반을 매트에서 들어 올리기 위해 무릎을 왼쪽으로 돌려야 한다. 치료사는 몸통을 대칭적으로 만들기 위해 마비측 가슴우리와 골반을 움직이기 때문에 이러한 방향의 움직임을 선택한다. 치료사의 왼손은 골반을 바르게 움직이기 위해 환자의 비마비측에 놓는다. 오른손으로 마비측 팔을 고정하고 있다. **(F)** 환자가 다리를 왼쪽돌림할 때, 오른쪽 골반과 가슴우리는 뒤쪽돌림된다. **(G)** 무릎과 골반을 중심선 혹은 오른쪽으로 돌아오게 하면서 돌림을 반대로 한다. 오른쪽 다리돌림은 정렬 교정과는 무관한 방향이지만 오른쪽 가슴우리와 골반 사이에 있는 팽팽해진 근육을 신장시키거나 척추와 가슴우리의 운동성을 개선시키기 위해 사용할 수 있다. **(H)** 움직임을 반복한 후에 골반과 왼쪽 다리는 오른쪽에 대해 대칭적인 정렬 자세가 된다. 개선된 다리 자세는 몸통, 골반 정렬과 다리 자세 사이의 상관관계를 설명해 준다.

중재 목표: 바로 누운 자세에서 정상적인 몸통 움직임을 재교육한다.

중재 방법: 위몸통과 아래몸통의 돌림 재교육에 대한 중재 방법은 11장의 돌아눕기에서 설명한다.

중재 목표: 매트에서 위/아래, 옆으로 이동을 재교육한다.

중재 방법: 매트에서 위/아래, 옆으로 밀며 이동하는 움직임은 패턴이 유사하기 때문에 엉덩이 들어 올리기를 가르친 후에 한다(**그림 10.25A~C**). 엉덩이 들어 올리기 재교육은 **그림 10.23**의 **H~J**에 설명하였다.

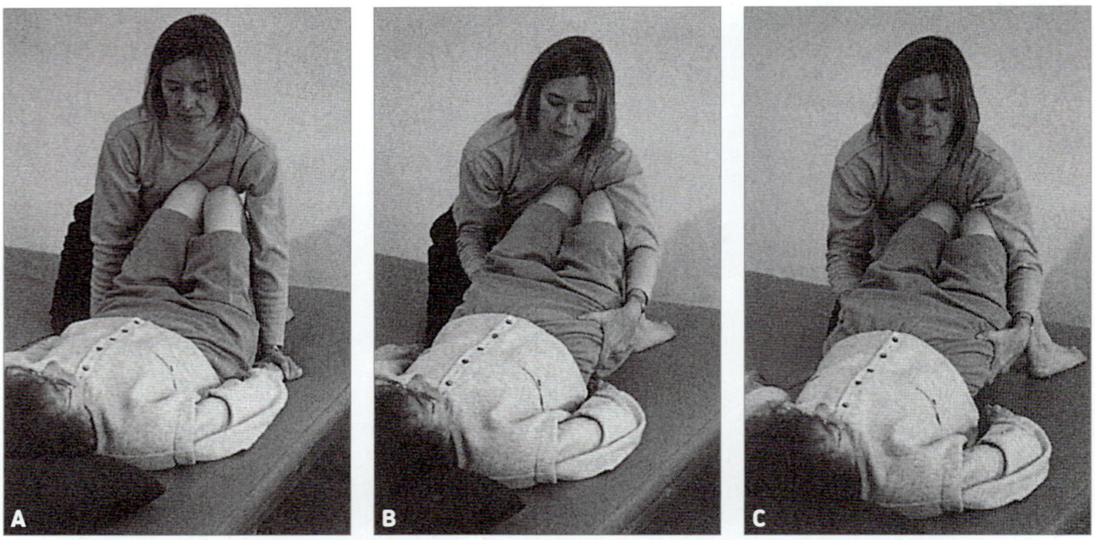

그림 10.25

오른쪽 편마비 환자. **(A)** 양쪽 다리를 굽힘하여 가슴을 환자의 무릎에 가까이 하고, 양쪽 팔로 무릎을 감싼다. **(B)** 손을 엉덩관절에 놓고, 엉덩관절폄하여 매트에서 엉덩이를 들어 올리는 것을 돕는다. **(C)** 옆으로 움직이는 것은 위/아래로 밀며 이동하는 움직임보다 쉽다. 가쪽으로 골반을 움직이는 것을 돕는다. 이 그림에서 환자는 마비측에서 왼쪽 방향으로 골반을 움직이고 있고, 치료사의 왼손은 골반 움직임을 조절하고 있다. 골반을 오른쪽으로 움직이기 위해, 왼손으로 환자의 마비측 엉덩관절에 안정성을 제공하는 동안 오른손으로 골반을 밀어준다.

중재 방법: 매트에서 위/아래로 밀면서 이동하는 움직임은 양쪽 무릎 쥐기를 사용하여 쉽게 재교육할 수 있다(**그림 10.25D, E**).

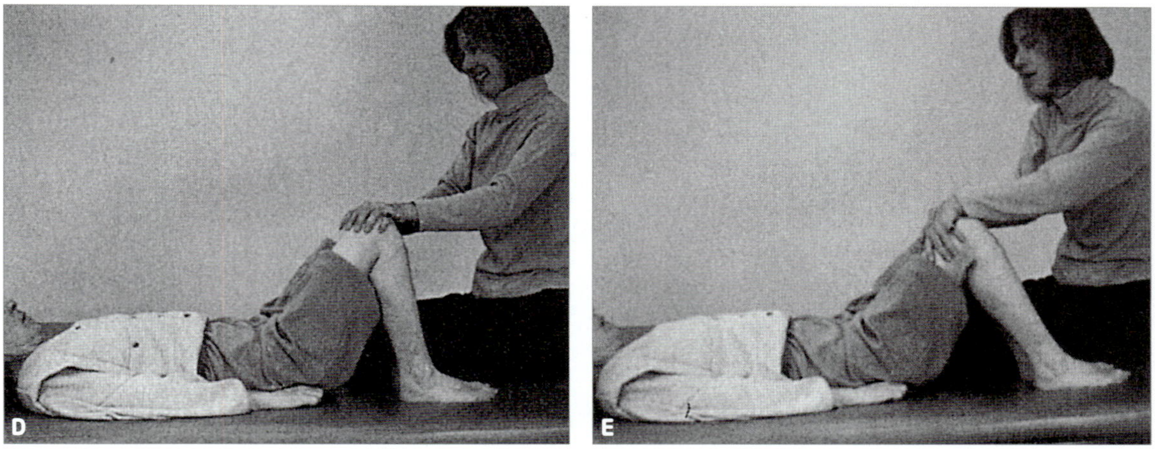

그림 10.25 (계속)

(D) 매트에서 엉덩이를 들고 위쪽/머리쪽으로 이동하기 위해 발뒤꿈치를 엉덩이에 가깝게 다리를 굽힘시킨다. 치료사의 손은 무릎 위에 있다. **(E)** 매트에서 엉덩이를 들어 올리고 베개 쪽으로 움직이기 위해 발을 민다. 움직임을 돕기 위해 치료사는 정강뼈 조면(tibia shaft)을 따라 발뒤꿈치쪽으로 압박한다. 이 압력은 무릎관절폄하는 동안 마비측 발이 미끄러지지 않게 한다. 환자가 위로 이동한 후에 치료사는 엉덩이를 매트에 놓을 수 있도록 발뒤꿈치쪽 압박을 중지한다. 다시 위로 올라가려면 발을 엉덩이와 가깝게 놓고 이 과정을 반복한다. 매트에서 아래로 움직이기 위해서도 치료사는 같은 손 위치를 사용한다. 환자가 엉덩이를 들어 올린 후에 치료사 손은 무릎 위에 두고 발뒤꿈치쪽으로 압박한다.

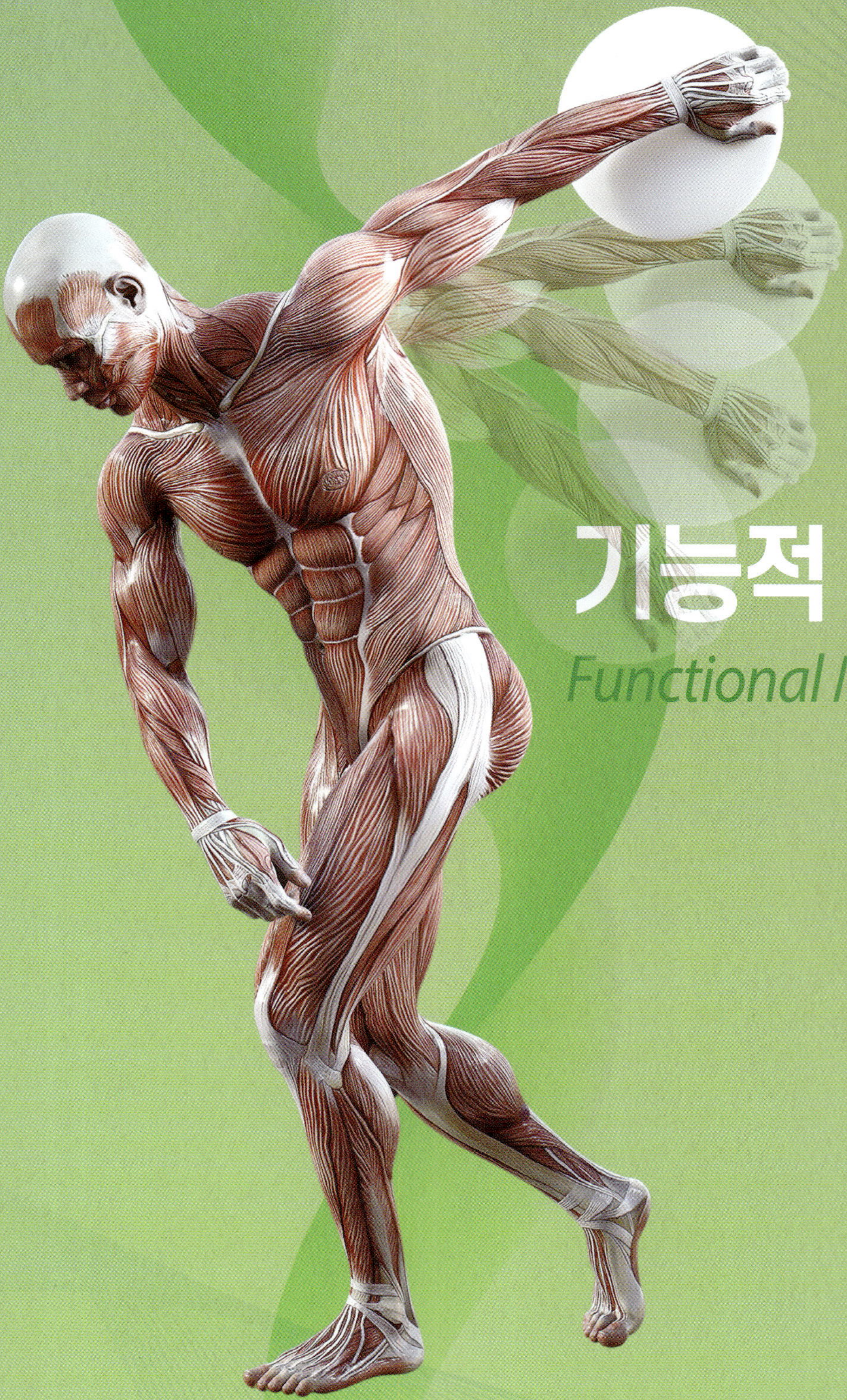

PART 3

기능적 움직임 분석

Functional Movement Analysis

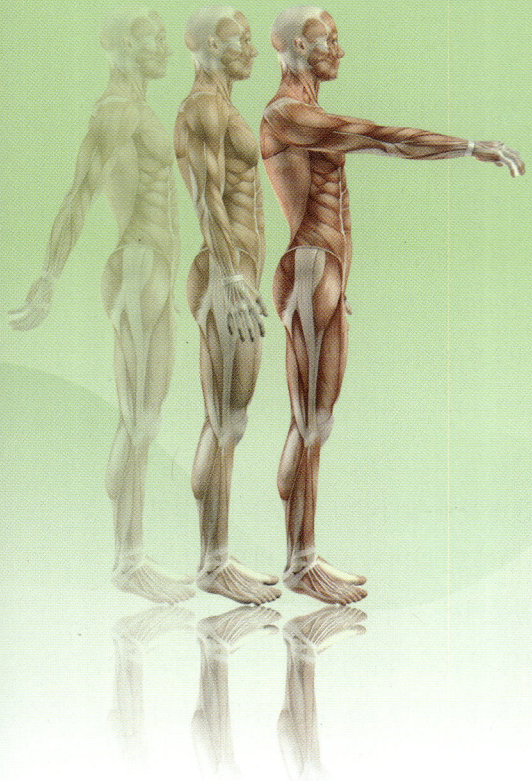

CHAPTER 11

돌아눕기

Rolling

1 개념과 원리

돌아눕기는 침대에서 잠을 자거나 휴식하는 동안 자세 변경하기, 침대 가장자리로 일어나 앉기 등의 움직임에서 나타난다. 하지만 테이블 위의 물컵 가져오기, 다리를 침대 아래로 움직이기, 편안함을 위해 자세 조절하기 등 움직임의 목적에 따라서 돌아눕기의 시작 패턴은 달라진다. 바로 누운 자세에서 옆으로 돌아눕는 동안에 몸통과 팔다리에서는 등쪽에서 가쪽으로 기저면의 변화가 나타난다. 돌아눕기를 위한 세 가지 시작 패턴은 위몸통(상부체간과 팔)에서 시작하는 움직임, 아래몸통(하부체간과 다리)에서 시작하는 움직임 그리고 위몸통과 아래몸통이 하나의 단위(통나무 돌아눕기, log rolling)로 움직이는 것으로 나눌 수 있다. 돌아눕기는 신체의 형태와 근력, 움직임의 목적에 따라서 개인이 선호하는 움직임 패턴이 달라진다.

그러므로 돌아눕기는 다양한 방법으로 재교육할 수 있다. 환자는 스스로 자세를 바꾸거나 일어나 앉기 위해서 돌아누울 수 있어야 한다. 이를 위해 마비되거나 약화된 근육을 활성시키고, 돌아눕기의 움직임 요소를 회복 초기부터 재교육해야 한다. 회복 후기 단계에서는 단축된 근육, 특히 넓은등근(latissimus dorsi), 허리네모근(quadratus lumborum), 가슴근(pectoralis muscle)의 이차 손상(secondary impairments)을 예방/중재하고, 척추와 가슴우리에서 근육의 뻣뻣함과 움직임 범위의 소실을 중재하기 위해 돌아눕기 패턴을 재교육한다. 다양한 시작 패턴을 가르치고, 연속된 몸통과 팔다리 움직임 능력을 향상시켜 움직임 조절을 재교육한다.

마비측으로 돌아눕기는 마비측에 촉각(tactile)과 고유감각(proprioceptive sensation)을 경험하게 하고, 최소한의 손 접촉(manual contact)을 통해 몸통과 팔다리 움직임 패턴을 재교육한다. 또한 마비측 골반과 엉덩이 근육을 강화시켜 옆으로 누운 자세에서 균형 조절을 향상시킨다(**그림 11.1**). 편마비 환자의 어깨통증은 돌아눕기를 어렵게 한다. 통증과 같은 이차 손상은 마비측으로 돌아눕기를 시행하기 전에 평가하고, 움직임을 제한하지 않도록 중재해야 한다. 비손상측으로 돌아눕기는 마비측 몸통과 팔다리에서 움직임 시작을 위한 협응 조절 능력을 향상시킬 수 있다(**그림 11.2**). 돌아눕기를 재교육하면서 선택적인 몸통 패턴과 팔다리의 협응된 움직임이 연속되게 하는 것이 중요하다. 중증 약화와 균형 조절 능력이 저하된 환자는 옆으로 누운 자세를 안정적으로 유지하기 어려울 수 있다.

이 장에서는 몸통 시작 패턴을 세 종류로 분석하고, 돌아눕기를 하는 동안 몸통과 팔다리의 상호관계를 설명한다. 세 종류의 몸통 시작 패턴 중 두 종류는 분절성 패턴(segmental pattern)이고, 나머지 하나는 비분절성 패턴(nonsegmental pattern)이다. 분절성 돌아눕기 패턴은 위몸통이나 아래몸통에서 시작하는 돌아눕기 패턴이다. 아래몸통에서 위몸통 또는 위몸통에서 아래몸통으로 몸통 움직임이 분리된 단위로 이루어진다. 반대로 비분절성 돌아눕기 패턴은 움직임의 시작부터 끝까지 위몸통과 아래몸통이 일직선을 유지한다. 즉, 몸통 움직임이 하나의 단위로 수행된다.

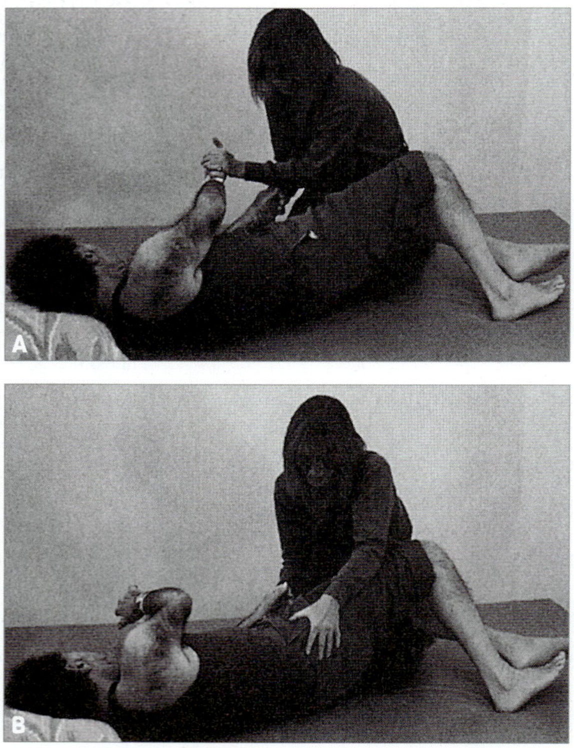

그림 11.1

왼쪽 편마비 환자. (**A** & **B**) 마비측으로 돌아눕기. 치료사는 마비측 팔을 보호하고, 비마비측 팔다리가 동시에 움직이면서 몸통이 대칭적으로 돌아눕는 것을 도와준다.

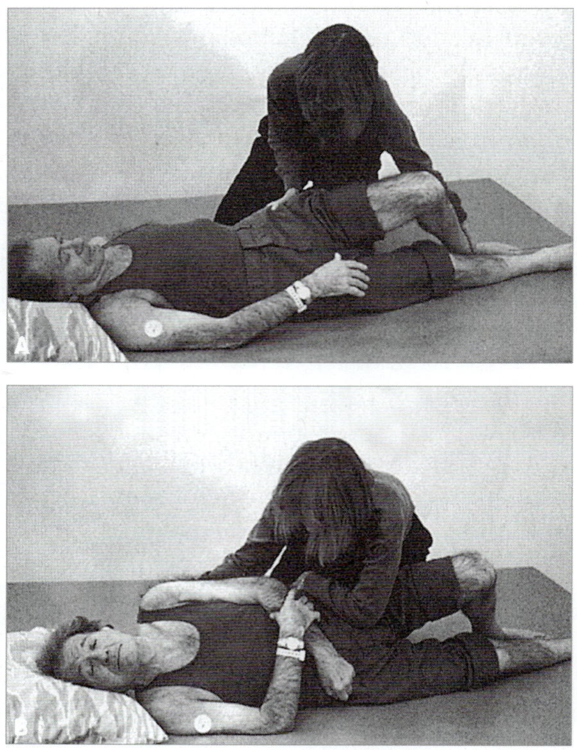

그림 11.2

(**A** & **B**) 마비측 다리의 시작 패턴을 재교육한다. 옆으로 누울 때 왼쪽 어깨 뒤에서 위몸통의 움직임을 보조해 준다.

2 돌아눕기의 움직임 구성요소

1) 위몸통에서 시작하는 돌아눕기

바로 누운 자세에서 오른쪽으로 위몸통 돌아눕기가 시작되면, 머리와 위몸통은 오른쪽 대각선 방향으로 들어 올려진다. 위몸통은 척추가 굽힘되면서 오른쪽으로 굽힘/돌림된다(**그림 11.3**). 이 움직임의 초기에 머리와 왼쪽 어깨, 위쪽 가슴우리는 매트에서 들어 올려지고 왼쪽 골반은 앞으로 움직이지만 왼쪽 아래몸통과 왼쪽 다리는 움직이지 않는다. 돌림이 골반 아래로 진행되면서 왼쪽 골반부터 오른쪽으로 돌림되고, 모든 체중을 오른쪽 어깨, 골반, 엉덩이로 이동시키기 위해 왼쪽 다리가 매트에서 들어 올려진다. 돌아눕기가 완성되기 위해서 왼쪽 다리는 매트에서 완전히 들어 올려지고, 오른쪽 다리 위나 반대쪽 매트 위에 놓여진다. 다리는 위몸통과 같은 면(plane)에서 움직인다. 골반과 다리가 옆으로 누운 자세가 되면, 등뼈는 굽힘/돌림(flexion rotation)에서 중립 자세로 전환된다. 팔은 몸통의 굽힘/돌림 패턴을 보조한다. 비체중지지측(non-weight bearing side) 팔은 몸통돌림을 보조하기 위해서 중앙선을 가로질러 뻗거나, 굽힘을 보조하기 위해서 앞으로 뻗는다.

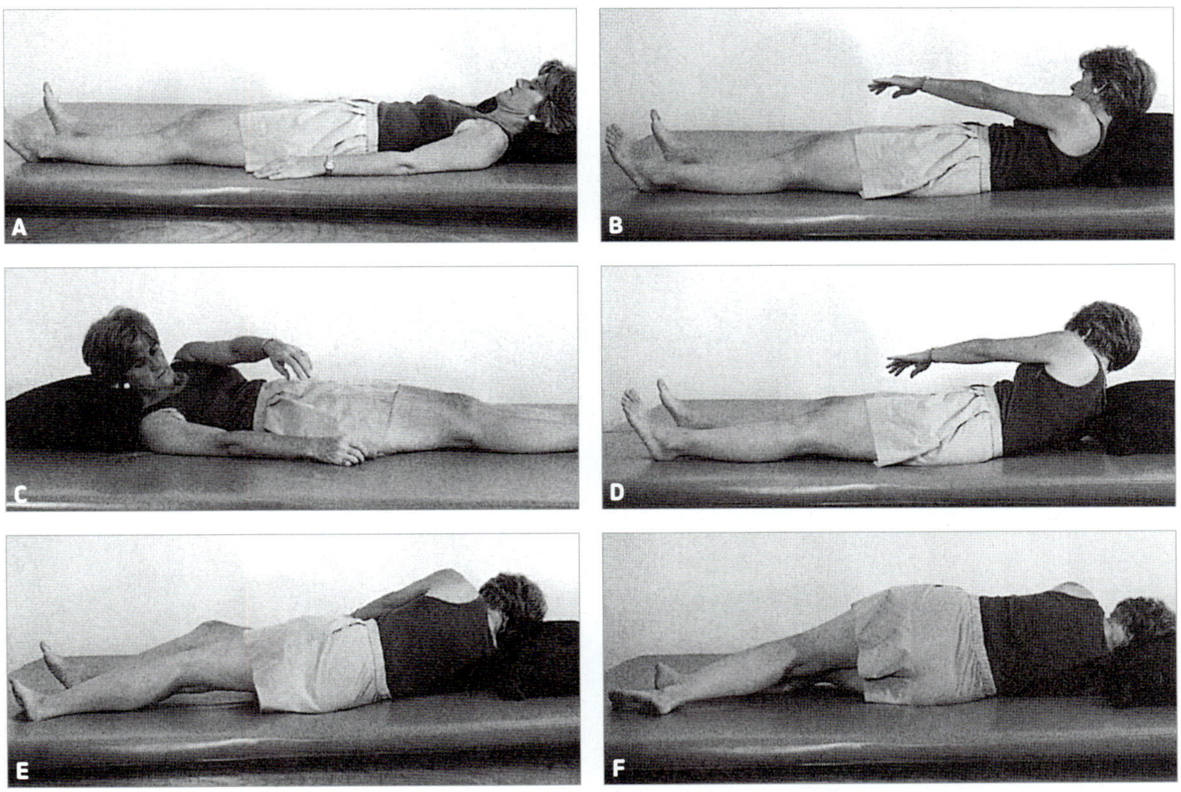

그림 11.3

(**A~F**) 위몸통부터 시작하는 돌아눕기 패턴, (**C**) 위몸통부터 시작하는 돌아눕기 패턴/오른쪽(앞)에서 본 모습

2) 아래몸통에서 시작하는 돌아눕기

바로 누운 자세에서 아래몸통에서 돌아눕기가 오른쪽으로 시작되면, 왼쪽 골반과 아래몸통은 오른쪽을 향하여 대각선으로 매트에서 들려진다. 아래몸통의 이 움직임은 등뼈를 폄시키기 때문에 오른쪽 폄/돌림(extension rotation right)으로 설명된다(**그림 11.4**). 이 움직임이 시작될 때 왼쪽 골반이 왼쪽 어깨보다 먼저 움직이고, 머리와 위몸통은 아직 움직이지 않는다. 등뼈를 들고 돌림하면서 왼쪽 위몸통이 오른쪽으로 돌림된다. 모든 체중을 오른쪽 엉덩이, 골반, 어깨로 이동시키기 위해서 왼쪽 위몸통이 매트에서 들려진다. 이 움직임이 완성되면 위몸통은 골반과 같은 면으로 돌림하고, 옆으로 누운 자세가 된다.

다리는 몸통의 폄/돌림 패턴을 보조하기 위해 사용된다. 다리의 움직임은 몸통과 골반의 폄/돌림 정도에 따라서 다양해질 수 있다. 발은 아래몸통의 폄/돌림을 보조하기 위해 무릎을 굽힘하거나 폄하여 바닥을 밀 수 있다. 다리는 들어 올려 골반돌림을 보조하면서 중앙선을 가로질러(무릎의 굽힘 또는 폄 자세) 움직인다. 팔은 위몸통돌림과 몸통 균형 유지를 보조한다.

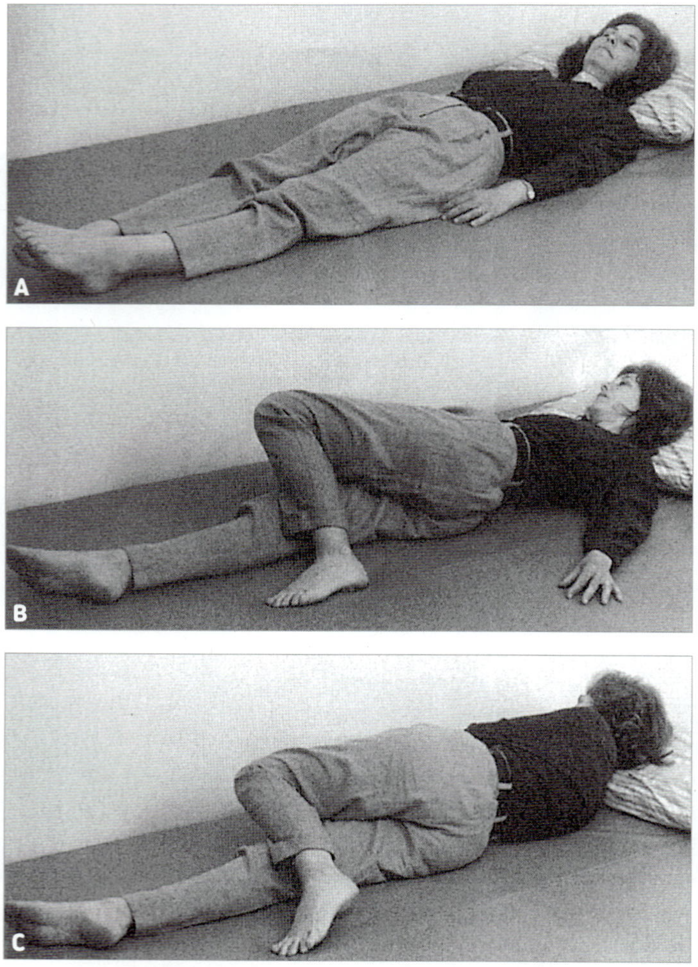

그림 11.4

아래몸통에서 시작하는 돌아눕기 패턴

3) 비분절성 돌아눕기

바로 누운 자세에서 오른쪽으로 비분절성 돌아눕기를 하는 동안 왼쪽 어깨와 골반은 같은 면 위에 배열되고, 몸통은 하나의 단위로서 움직인다(**그림 11.5**). 머리, 어깨, 골반이 동시에 매트에서 들어 올려지고, 위몸통과 아래몸통은 중립 자세를 유지한다. 이 움직임은 몸통과 팔다리가 동시에 활성되면서 시작되거나, 팔다리는 최소로 사용되면서 머리와 목, 몸통의 돌림에 의해 시작된다. 골반과 어깨가 매트에서 동시에 들어 올려지고, 오른쪽 어깨와 엉덩이로 체중이 이동된다(**글상자 11.1**).

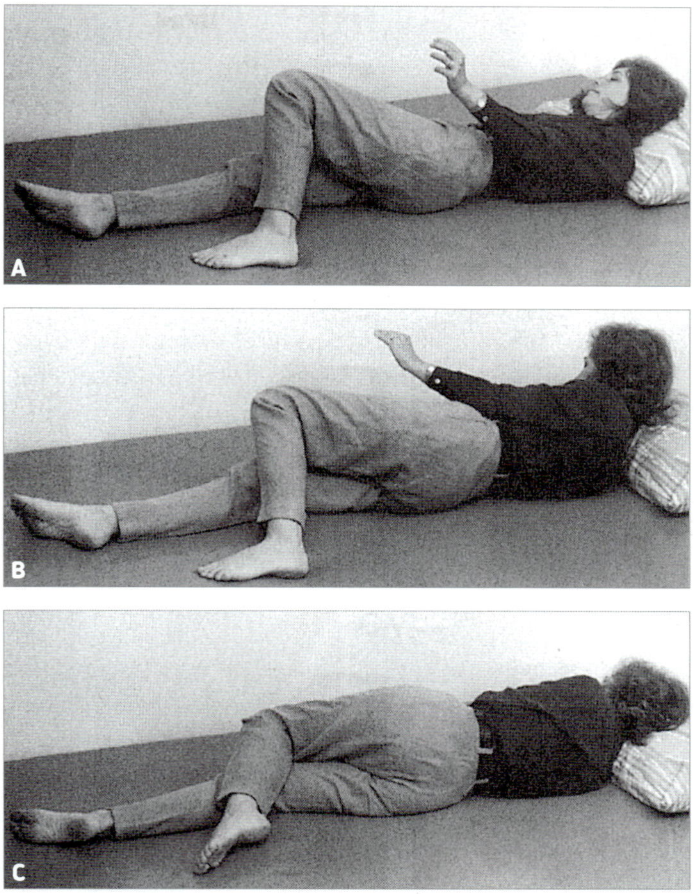

그림 11.5
비분절성 돌아눕기 패턴

글상자 11.1 움직임 요약: 돌아눕기

- **시작 자세**
  바로 누운 자세
- **시작 움직임**
  위몸통: 굽힘/돌림
  아래몸통: 폄/돌림
  비분절성: 등뼈의 중립 자세
- **전이 움직임**
  위몸통 시작: 위몸통을 따라서 아래몸통이 돌림한다.
  아래몸통 시작: 아래몸통을 따라서 위몸통이 돌림한다.
  비분절성 시작: 위·아래몸통이 동시에 움직인다.
- **팔다리 활동**
  위몸통 시작: 팔은 몸통 움직임을 보조한다.
  아래몸통 시작: 다리는 몸통 움직임을 보조한다.
  비분절성 시작: 몸통과 팔다리는 함께 움직인다.
- **완성 자세**
  옆으로 누운 자세
- **과제**
  바로 누운 자세에서 옆으로 누운 자세로 무게중심이 이동된다.

3 수행능력을 감소시키는 중요한 손상

1) 팔다리 과긴장

팔다리의 과긴장은 회복 초기에는 잘 나타나지 않지만, 돌아눕기를 시도할 때나 몸통 움직임을 보조하기 위해 팔꿈치나 손목의 굽힘근, 무릎과 발목의 폄근에서 간헐적으로 나타난다. 팔의 굽힘근 과긴장은 환자가 몸통 움직임 패턴을 보조하기 위해 팔을 사용하려고 노력하거나 균형을 유지하려고 할 때 나타나고, 팔다리부터 돌아눕기를 시작하는 동안 두관절근육(two joint muscle)이 짧아져 있거나 부정렬로 인한 긴장(tension)으로 인해 나타난다(**그림 11.6**). 다리폄근 과긴장도 이와 같은 이유로 발생한다. 아래몸통에서 시작된 돌아눕기를 하는 동안 무릎이 펴져 있다. 마비측 다리를 굽힐 수 없기 때문에 돌아눕기를 보조하기 위해서 무릎과 발목을 펴고 매트를 과도하게 밀지만 몸통 패턴을 보조하는 것은 어렵다. 이러한 움직임 패턴은 비마비측으로 돌아눕기를 하는 동안 몸통 균형을 유지하기 위한 과도한 노력의 결과이기도 하다. 또한 마비측으로 돌아눕기를 하는 동안 엉덩이와 무릎의 두관절근육이 과도하게 신장되면 다리는 펴되고 뻣뻣해진다.

팔과 다리에서 비정상적인 정렬과 비전형적인 움직임 패턴이 지속되면 보상적인 돌아눕기 패턴이 우세해지고, 움직임 요소의 재교육이 어려워진다. 이러한 비전형적인 팔다리 패턴(팔굽힘과 다리폄)은 움직임을 시작하는 자세와 근육 움직임 조절의 동원 패턴(recruitment pattern)에 영향을 준다. 그러므로 치료사는 과긴장의 원인이 되는 근육 단축과 불충분한 몸통 조절, 비정상적인 근육 동원을 확인하고 움직임 요소의 재교육과 강화를 위해서 과긴장을 감소시켜야 한다.

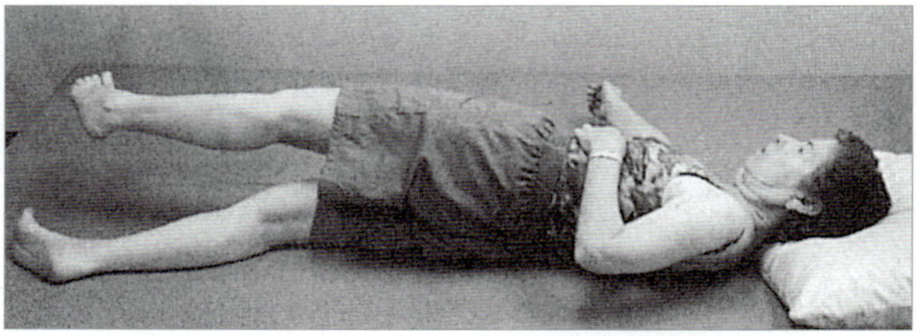

그림 11.6

아래몸통에서 시작하는 돌아눕기 패턴에서 왼쪽 팔의 굽힘근 과긴장

2) 몸통 조절의 상실

돌아눕기는 위몸통에서의 굽힘/돌림 패턴(flexion rotation pattern), 다리에서의 폄/돌림 패턴(extension rotation pattern) 또는 위몸통과 아래몸통이 대칭적으로 움직이는 비분절성 패턴으로 시작된다. 몸통 시작 패턴을 선택하거나 다양화할 수 없다면, 편마비 환자는 돌아눕기가 어려워진다. 급성기 환자의 몸통 근조직 약화와 움직임 조절 상실은 돌아눕기를 어렵게 하거나 불가능하게 만든다. 때때로 환자가 시도하는 등뼈와 팔다리 움직임 패턴의 결합은 부드럽지 못하여 부자연스럽고, 힘든 움직임을 만든다(**그림 11.7**). 중재에서는 각각의 시작 패턴을 재훈련하여 몸통 근조직을 재교육하고 강화한다. 팔과 다리의 패턴이 추가될 때 몸통근육은 더욱 강화된다.

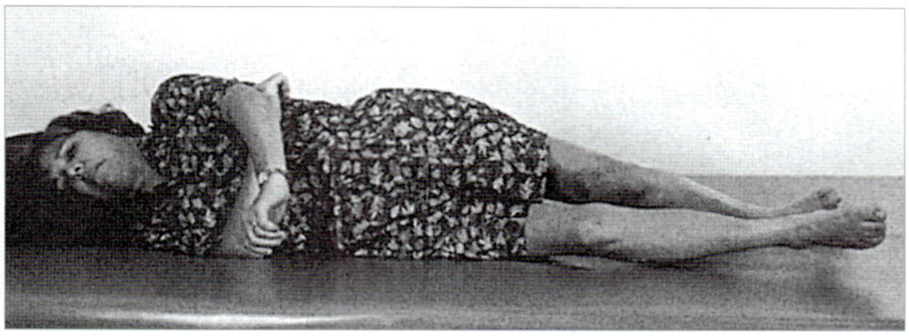

그림 11.7

비마비측 팔을 이용하여 돌아눕는 오른쪽 편마비 환자. 적절한 몸통 움직임 패턴이 나타나지 않는다.

3) 팔다리 약화

마비된 팔다리가 몸통을 보조할 수 없다면 비마비측 팔다리의 보상이 필요해지고, 몸통근육도 어렵게 움직인다. 팔다리 움직임이 부족하면 마비측이나 비마비측 어느 쪽으로도 돌아눕기가 어렵다.

(1) 팔 약화

비마비측으로 위몸통부터 시작된 돌아눕기(upper-body-initiated rolling)는 위몸통의 굽힘/돌림과 팔이 함께 움직인다. 팔은 위몸통 움직임 패턴을 보조하기 위해 앞으로 뻗으면서 몸을 가로질러 들게 된다. 중증의 팔 약화는 돌아눕는 동안 팔 뻗기 패턴(reaching pattern)을 제한한다. 약화된 팔은 돌아누울 때 어깨를 굽힘/안쪽돌림/모음하여 가슴 앞에 놓여지거나, 과도한 폄되어 몸통 뒤에 남아있게 된다(**그림 11.8**). 위몸통부터 돌아눕기를 시작하는 동안 어깨의 수동적인 과도한 폄은 몸통을 앞으로 구부려 돌아눕기를 하는 동작을 어렵게 한다. 아래몸통부터 돌아눕기(lower-body-initiated rolling)를 시작하는 동안 어깨의 과도한 수동적 폄은 위몸통을 골반면으로 돌림시키는 전이(transition) 단계를 방해한다. 위몸통부터 돌아눕기를 시작하는 동안 과도하고 수동적인 어깨의 모음/굽힘은 몸 앞으로 팔의 체중을 배치하여 옆으로 눕기 위해 움직이는 위몸통 움직임의 단계적인 변화와 천천히 움직이는 것을 방해한다. 만약 팔이 몸통 시작 패턴에 능동적으로 참여하지 못한다면, 팔의 무게는 어깨통증의 원인이 된다.

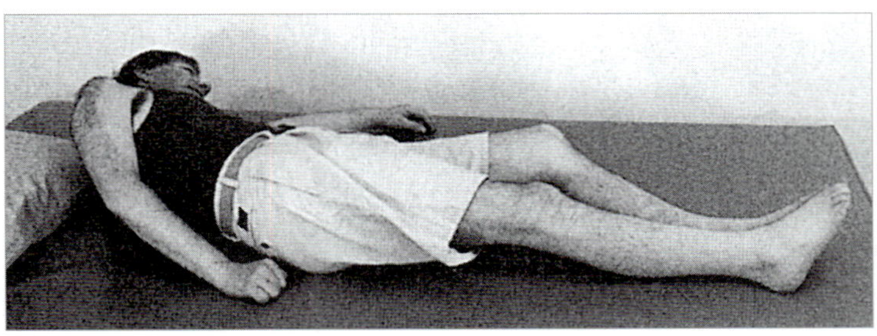

그림 11.8

돌아눕기를 시작하면서 위몸통은 굽힘/돌림 패턴이 되지만, 약화된 오른팔은 몸통 뒤에 남겨진다.

(2) 다리 약화

아래몸통에서 시작하는 돌아눕기에서는 다리가 아래몸통 움직임을 보조한다. 다리의 근력 약화는 아래몸통이 옆으로 돌아눕기 위해 시작하는 돌림을 어렵게 한다. 다리가 몸통을 보조할 수 없다면 환자는 비마비측으로 돌아눕기 위해 과도하게 노력하게 된다. 이것은 마비측 다리가 과도하게 폄되거나 뻣뻣하게 되는 원인이 된다(**그림 11.9**).

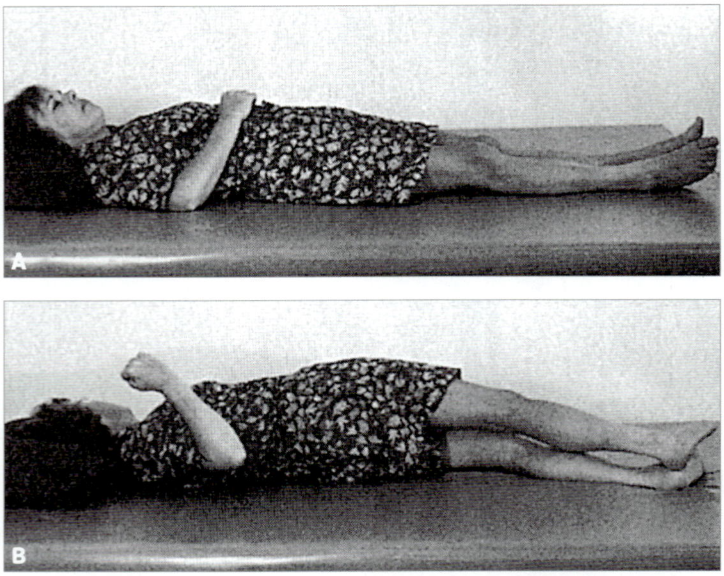

그림 11.9

오른쪽 편마비 환자가 아래몸통에서 시작하는 돌아눕기. 몸통 움직임을 보조하기 위한 마비측 다리의 적절한 움직임이 없다.

다리 근력 약화는 마비측으로 돌아눕는 것을 어렵게 한다. 좁아진 마비측 몸통면에 체중부하를 유지하면서 움직임을 조절하는 것이 어렵다. 마비측으로 돌아눕기를 할 때, 아래몸통과 다리의 근육 활성은 안정성을 제공한다. 이러한 안정성 없이는 편안하게 균형을 유지할 수 없고, 쉴 수도 없다. 대부분의 환자는 약한 쪽 팔다리에 충분한 힘이나 균형 조절 능력이 없기 때문에 마비측으로 돌아눕는 것이 어렵다. 마비측에서 촉각이나 고유감각을 지각하지 못하면 적절한 근작용과 움직임 연속성에 어려움을 느끼게 되어 마비측으로의 움직임을 회피하게 된다.

환자에게 양쪽으로 돌아눕기와 균형 유지가 가능하도록 조화로운 몸통 패턴과 함께 약화된 팔과 다리의 근육을 강화시키고 재교육해야 한다. 돌아눕기를 재교육함에 있어 몸통과 팔다리가 모두 약화되었을 때, 돌아눕기를 하는 동안 몸통의 움직임 재교육과 근력 강화에 초점을 맞춰 팔다리를 이용한 보조 움직임과 팔다리의 움직임 재교육과 근력 강화에 초점을 맞춰 몸통을 이용한 보조 움직임을 반복한다(**그림 11.10**).

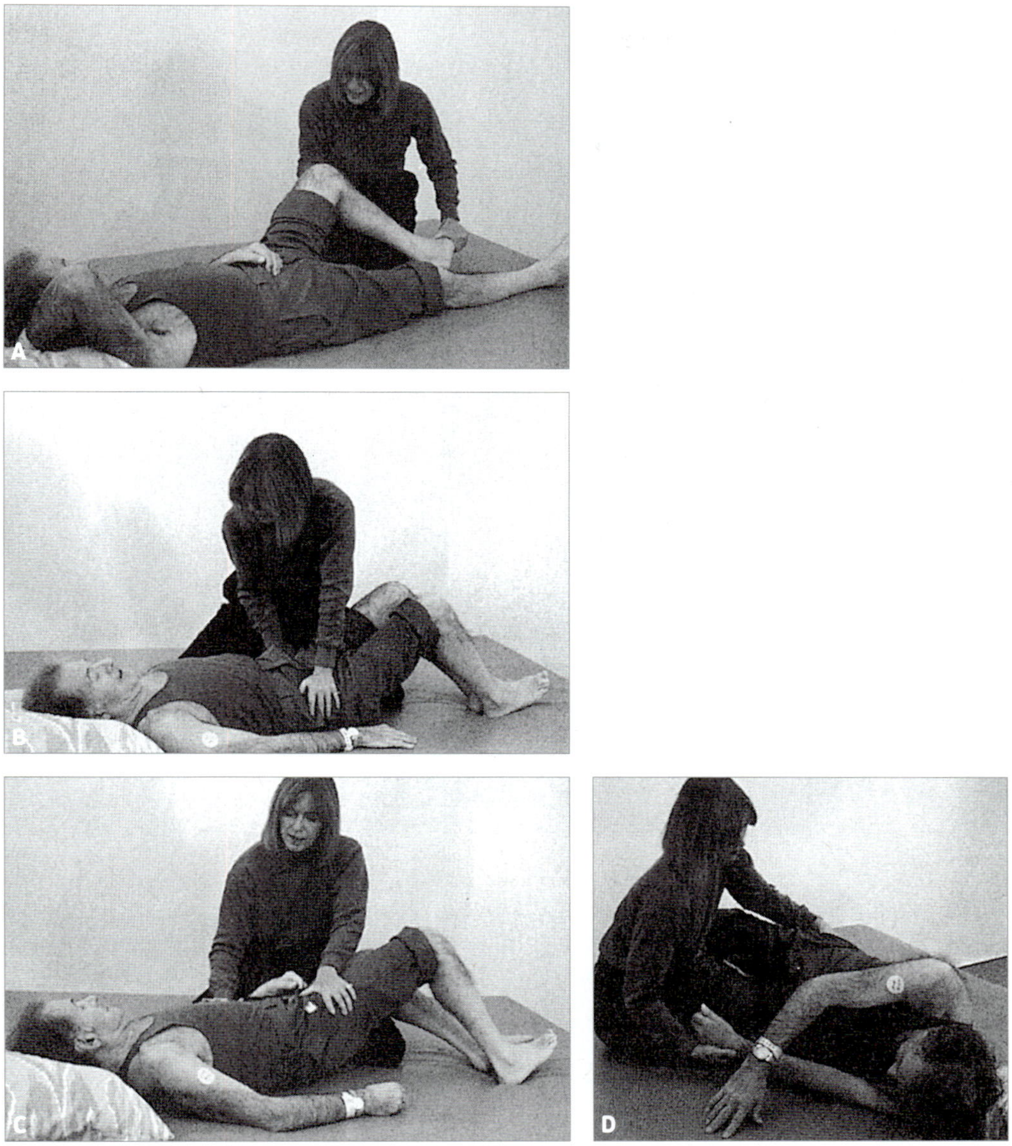

그림 11.10

왼쪽 편마비 환자의 마비측으로 돌아눕기. (**A**) 몸통 돌아눕기 시작 패턴에서 마비된 다리의 움직임 재교육. 몸통 움직임을 보조할 수 있도록 약화된 다리의 움직임을 재교육한다. (**B**) 마비측으로 돌아눕는 동안 아래몸통의 폄/돌림을 재교육한다. 오른손으로 왼쪽 엉덩뼈가 미끄러지지 않도록 안정시키고, 왼손은 오른쪽 골반을 잡는다. (**C**) 체중이 왼쪽 엉덩이쪽으로 이동하는 대각선 움직임과 골반돌림을 왼손으로 보조한다. (**D**) 마비측 팔 위로 돌아누울 때 통증이 유발되지 않도록 한다.

4) 근육 단축에 의한 부정렬

몸통과 팔다리에서 두 개 이상의 관절에 관여하는 근육(넓은등근, 허리네모근, 두갈래근, 넓적다리근막긴장근)의 길이 소실은 등뼈돌림, 위몸통과 아래몸통 사이의 돌림을 제한한다. 근육의 팽팽함으로 나타나는 이와 같은 움직임은 위몸통의 어깨띠와 가슴우리 및 골반대의 정렬을 변형시킨다. 이는 바로 누운 자세에서 몸의 정렬을 비정상적으로 만들고, 돌아눕기를 하는 동안 부적절한 근육동원 패턴(muscle firing pattern)을 초래하므로 움직임 패턴 재교육을 어렵게 한다. 장기간의 근육 단축은 보상 움직임과 비정상적인 정렬을 만들고, 약해지거나 상실된 근활성 패턴 회복이 어렵다. 갈비뼈와 어깨띠, 위팔뼈 사이, 갈비뼈와 엉덩뼈 사이, 엉덩뼈와 넓적다리뼈 사이의 근육 길이 단축은 돌아눕기를 하는 동안 몸통을 보조해야 하는 팔다리의 기능을 어렵게 한다. 근육 단축이 문제가 될 때는 움직임 구성요소의 활성과 재교육을 방해하는 팽팽함을 막기 위해 단축된 근육을 늘려야 한다. 돌아눕기를 하는 동안 치료사는 준비된 동작으로 팽팽해진 특정 근육을 늘릴 수 있다(**그림 11.11**).

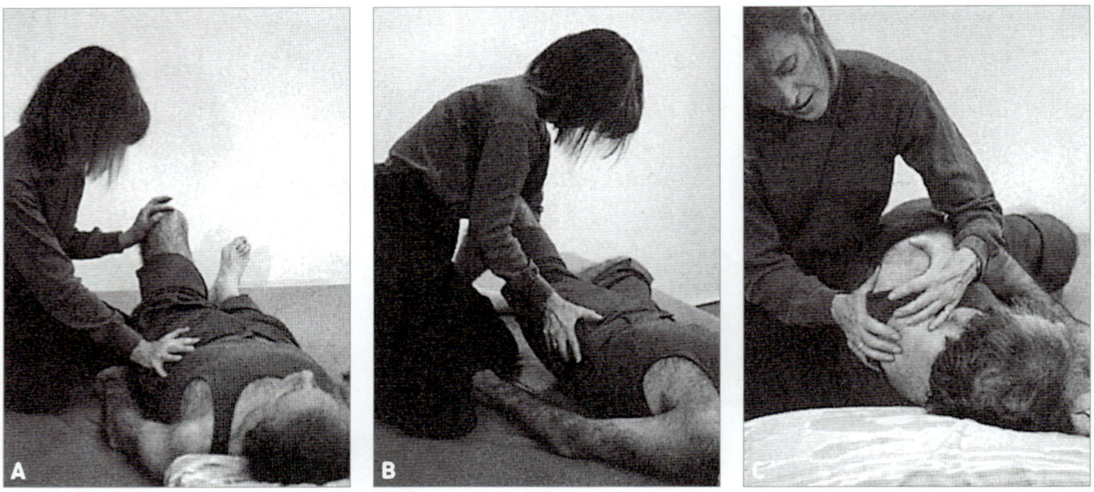

그림 11.11

왼쪽 편마비 환자의 마비측 팔다리 정렬 회복. **(A)** 다리와 아래몸통 움직임을 재교육(긴장된 엉덩이모음근과 넓적다리근막긴장근 이완)하는 동안에 오른손은 가슴우리 아래부분을 고정/안정시킨다. **(B)** 골반과 아래몸통 움직임과 근육의 적정 길이를 회복하여 능동적인 움직임을 유도한다. **(C)** 양손으로 환자의 오목위팔관절(glenohumeral joint)을 앞/뒤에서 지지한다. 어깨띠올림근(elevator muscles)을 신장/이완시키면서 오른손으로 환자의 어깨뼈를 정렬/유지한다.

5) 어깨통증

어깨통증은 마비측으로 돌아눕거나 쉬는 것을 어렵게 한다. 어깨통증은 팔이 어깨뼈 움직임(scapular movement) 없이 45~60° 이상 굽힘되면서 돌아누울 때 나타난다. 또한 옆으로 누울 때 어깨뼈가 움직이지 않고, 어깨가 몸통 아래에 놓이게 된다면 관절의 불완전한 정렬과 관절주머니 끼임(capsular pinching)으로 통증이 나타난다. 그러므로 옆으로 누운 자세로 전환되는 동안 마비측 팔과 어깨관절을 몸통 앞쪽으로 약간 당겨주면, 체중은 관절에 직접 부하되지 않기 때문에 통증을 방지할 수 있다.

위몸통에서 시작하는 돌아눕기에서 어깨관절을 정렬하여 몸 앞에서 유지하도록 한다(**그림 11.12A~C**). 이렇게 해도 통증이 나타난다면 통증 원인이 제거될 때까지 마비측 팔 위로 돌아누울 수 없다. 비마비측으로 돌아누울 때에는 몸통 움직임과 함께 마비측 팔을 통증 없이 움직이는 방법을 재교육한다(**그림 11.12D, E**).

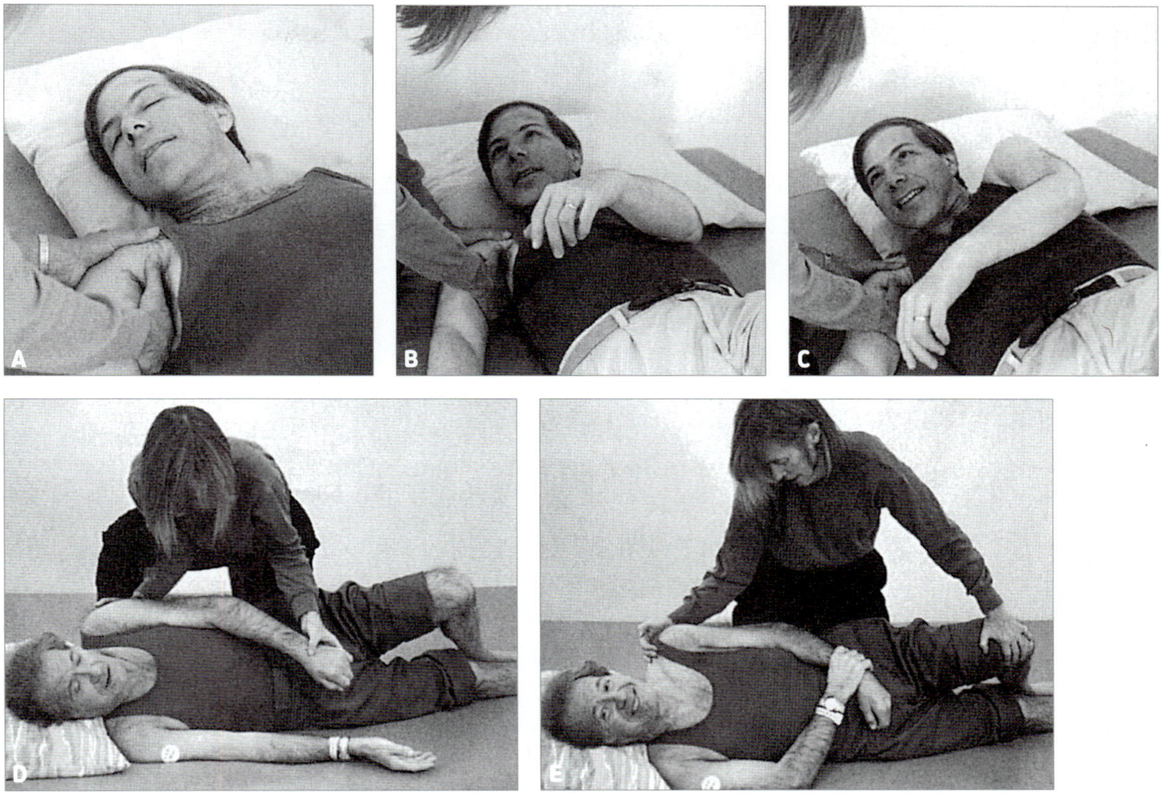

그림 11.12

(A) 오른쪽 편마비 환자의 마비측으로 돌아눕기. 어깨올림을 방지하기 위해 치료사의 손가락이 어깨뼈 뒤에 놓이도록 해서 왼쪽 손으로 어깨 위를 잡는다. 오른손은 어깨관절을 지지하기 위해 겨드랑이 아래에 놓고, 환자가 돌아눕기를 하는 동안 위팔뼈의 돌림을 조절할 수 있도록 한다. (B) 위몸통에서 시작하는 돌아눕기를 하는 동안 잡고 있는 손은 계속 유지한다. (C) 마비측 팔 위로 돌아누울 때 어깨뼈와 위팔뼈 움직임을 보조하여 통증을 예방한다. (D & E) 왼쪽 편마비 환자의 비마비측으로 돌아눕기. 돌아눕기를 하는 동안 어깨관절 뒤/어깨뼈를 보조한다. 환자가 통증 없이 돌아눕기를 할 수 있으면, 스스로 마비측 팔을 유지하고 보호하는 방법을 재교육한다.

4 비전형적인 움직임

1) 부적절한 등뼈폄

다리의 폄/돌림 패턴으로 돌아눕기를 시작하는 동안 환자는 전이 단계에서 폄/돌림을 멈출 수 있어야 하고, 몸통굽힘근에 의해서 위몸통을 앞으로 가져올 수 있어야 한다. 이것이 불가능하다면 폄/돌림 패턴이 계속되어 옆으로 돌아누울 수 없다. 또한 과도한 등뼈폄은 마비측 다리의 강한 폄 긴장을 만든다. 다리는 앞으로 움직이면서 골반과 등뼈의 움직임을 보조해야 한다. 발과 다리가 매트를 강하게 밀어도 골반이 들리기만 할 뿐 앞으로 돌림되지 않는다. 강한 폄 패턴은 아래몸통에서 등뼈폄을 강화할 뿐만 아니라 위몸통에서도 과도하게 나타난다. 강한 등뼈폄은 돌림과 돌아눕기로 연결되지 못한다.

2) 부적절한 척추굽힘

부적절한 척추굽힘은 다리에서 돌아눕기를 시작할 때 발생하며, 등뼈폄 대신에 다리와 몸통의 강한 굽힘이 활성된다. 일반적으로 양쪽 다리는 한쪽으로 돌아눕도록 굽힘된다. 또한 위몸통부터 돌아눕기를 시작할 때도 굽힘/돌림이 나타난다. 그러나 전이하는 동안에 굽힘/돌림 패턴을 멈추거나 근육동원 패턴을 변경하여 조절하지 못한다. 따라서 환자는 공처럼 둥글게 웅크리면서 앞으로 멀리 엎드려진다.

5 바람직하지 못한 보상패턴

돌아눕기 보상패턴(compensatory rolling pattern)은 몸통과 팔다리의 중증 약화로 인해 한쪽만을 사용하거나, 근육 활성에서 시작과 연속성의 상실 때문에 위몸통과 아래몸통의 적절한 정렬을 조절할 수 없을 때 나타난다.

1. 비마비측 팔로 움켜잡거나 밀기. 이 보상은 몸통 조절과 강화를 방해한다. 급성기 동안 침대 난간을 잡아당기는 것은 우선은 편리하겠지만, 회복 후 유용한 움직임 패턴을 재교육하기 어려워진다(**그림 11.13A, B**).
2. 과긴장된 팔과 다리를 사용한다(**그림 11.13C**).

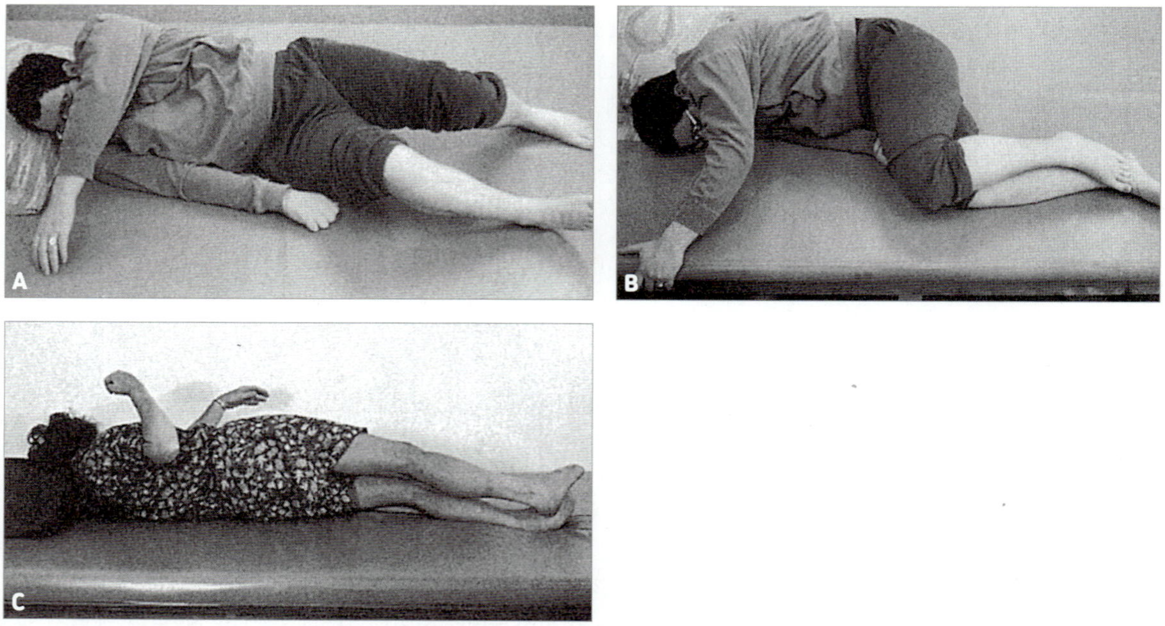

그림 11.13

(**A** & **B**) 오른쪽 편마비 환자의 마비측으로 돌아눕기. 비마비측 팔을 앞으로 뻗고, 매트를 잡아 당기면서 몸통굽힘을 활성시키면서 돌아눕는다.
(**C**) 오른쪽 편마비 환자의 비마비측으로 돌아눕기. 과긴장된 팔의 굽힘근과 다리의 폄근을 사용하여 비마비측으로 돌아눕기를 시도하지만 척추 폄으로 돌아눕기를 완성하기 어렵다.

6 평가지침

평가를 시작할 때 다음을 생각하고 있어야 한다.

- 돌아눕기 전에 바로 누운 자세에서 환자의 팔과 다리가 뻣뻣한가?
- 머리와 몸통의 위치가 비대칭인가?
- 몸통과 팔다리의 위치를 대칭적으로 움직이고, 유지하는 것이 가능한가?
- 연부조직의 이차 손상, 불충분한 근육 긴장도, 관절의 뻣뻣함이 보이는가?
- 돌아눕기를 어떻게 수행하는가?
- 정상적인 움직임 구성요소가 존재하는가?
- 수행하지 못하는 시작 패턴이 있는가?
- 마비측 팔다리가 몸통과 함께 적절하게 움직이는가?
- 팔다리가 능동적인가? 또는 비전형적인 자세가 나타나는가?
- 돌아눕기가 완성되면 곧바로 팔다리를 바른 자세로 멈출 수 있는가?

글상자 11.2 평가지침

Ⅰ. 오른쪽이든 왼쪽이든 선호하는 방향으로 돌아눕기 시작 패턴을 기록한다.

Ⅱ. 오른쪽 혹은 왼쪽으로 각각의 시작 패턴으로 돌아눕기를 할 수 있는지 관찰한다.

Ⅲ. 돌아눕기를 하는 동안 비대칭성이나 이차적인 문제가 있는지 관찰한다.

Ⅳ. 어깨통증 없이 마비측으로 돌아누울 수 있는가? 통증이 있다면 어떻게 감소시킬 수 있는지 기록한다.

Ⅴ. 비대칭을 교정하고, 몸통 패턴을 보조하기 위한 치료사의 중재로 무엇이 향상되는지 기록한다.

Ⅵ. 비대칭을 교정하고, 몸통과 함께 팔다리가 움직이도록 팔이나 다리 위에 치료사의 중재로 무엇이 향상되는지 기록한다.

7 중재 목표

1) 기능적 목표

돌아눕기를 재교육하는 동안 다음에 기술되는 기능적 목표와 일치되도록 하는 것이 필요하다.

1. 매트에서 각각의 방향으로 돌아눕기 움직임을 가능하게 한다.
2. 매트에서 일어나 앉기 위해 옆으로 돌아눕기를 가능하게 한다.
3. 통증이나 두려움 없이 안전하게 마비측으로 돌아눕기를 가능하게 한다.

2) 중재 목표와 기술

중재 목표는 과제에 맞는 세 가지 돌아눕기를 완성하는 것이다. 몸통과 팔다리 움직임의 연속성, 근육 재교육을 방해하거나 비대칭적인 자세를 유발할 수 있는 근단축과 관절 정렬 문제 예방, 옆으로 누운 자세에서 균형 조절 능력을 회복하는 움직임 재교육이다.

중재 목표: 돌아눕는 동안 통증 없이 팔을 움직이도록 하고 움직임 요소의 모델을 제시한다.

중재 방법: 올바른 어깨관절 움직임 기전(shoulder joint mechanics)을 재교육하기 위해서 몸통과 어깨띠 사이의 충분한 근육 길이를 회복한다(**그림 11.14**). 추가적인 중재 제안은 10장에서 설명하였다.

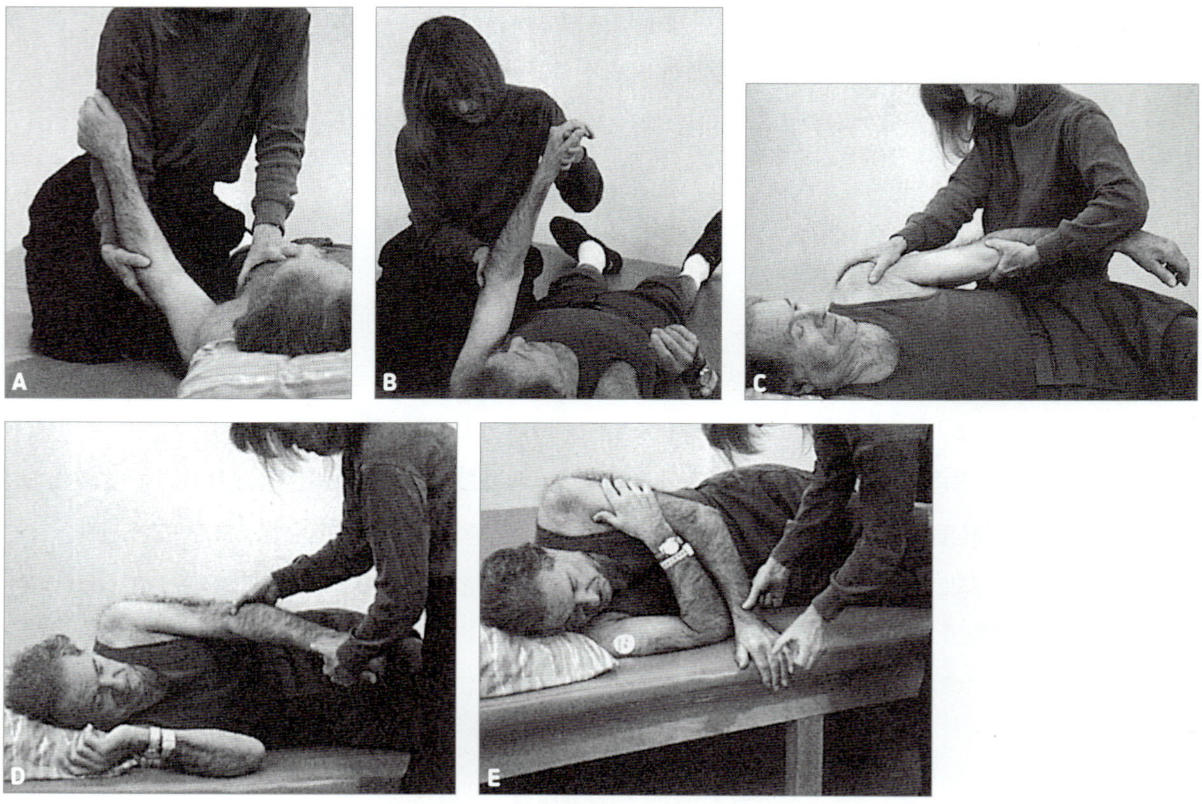

그림 11.14

왼쪽 편마비 환자의 비마비측으로 돌아눕기. **(A)** 마비측 위팔뼈를 45° 굽힘하는 동안 오른손으로 위팔뼈를 돌림하여 오목위팔관절을 정렬하여 유지하고, 왼손은 가슴우리 아래를 고정한다. **(B)** 왼손으로 환자의 왼손을 잡고, 오른손은 환자의 팔꿈치를 지지하면서 오목위팔관절을 정렬한다. 위몸통에서 시작하는 돌아눕기를 하는 동안 팔의 협응된 움직임을 재교육하기 위해 환자의 팔을 굽힘하고, 앞으로 들어서 보조한다. 왼손으로 아래팔돌림과 팔꿈치굽힘을 적절하게 조절한다. **(C)** 옆으로 누운 자세에서 오른손으로 오목위팔관절의 정렬을 유지하고, 왼손으로는 위팔을 중립돌림(neutral rotation)된 자세로 유지한다. 이 자세에서 단축된 어깨올림근, 가슴근, 두갈래근을 정상적인 길이로 회복시켜야 한다. **(D & E)** 왼손으로 환자의 마비측 팔을 신체 중앙선을 지나 매트에 닿도록 만들어 주고, 필요하면 환자의 오른손으로 마비측 어깨관절을 지지한다.

중재 목표: 중증의 오른쪽 편마비로 몸통과 팔 움직임 조절이 상실된 환자에게 비분절적인 돌아눕기를 재교육한다.

중재 방법: 돌아눕기의 초기 훈련으로 감각 준비(sensory preparation)와 움직임 재교육을 시행한다(**그림 11.15**).

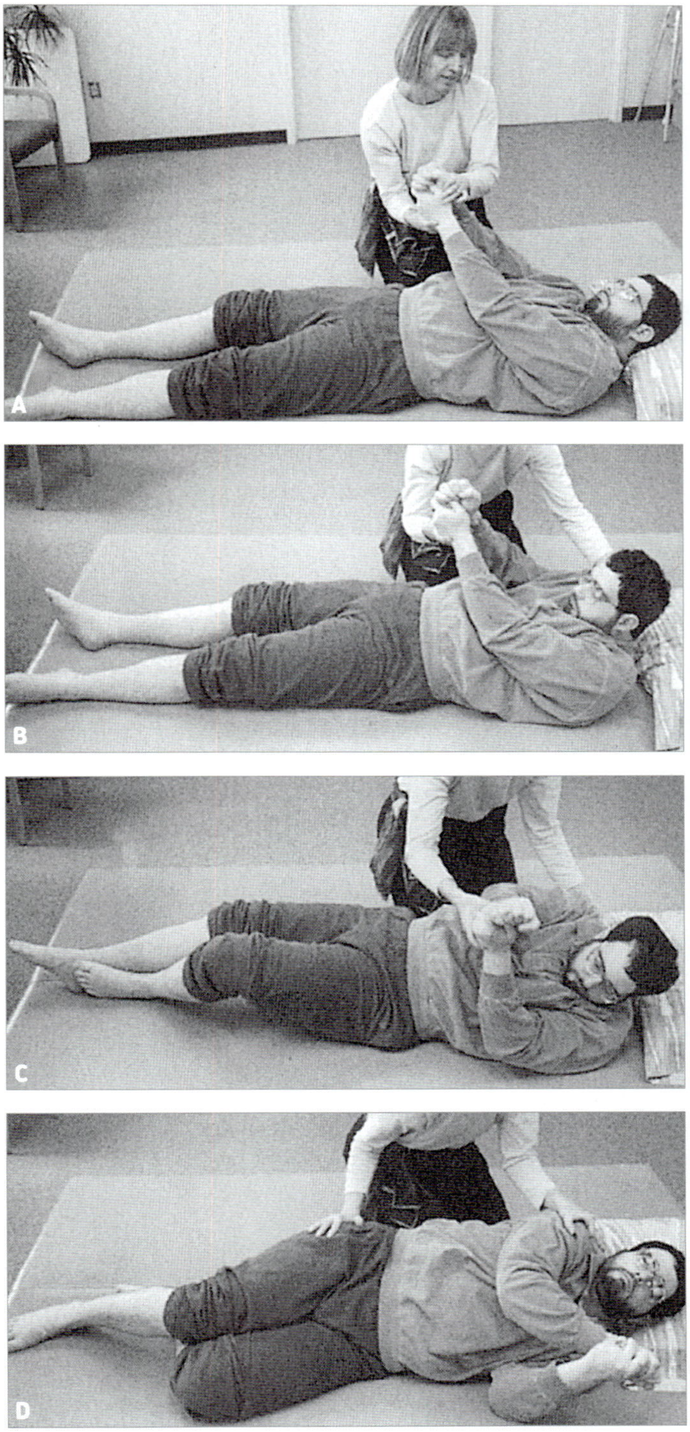

그림 11.15

오른쪽 편마비 환자의 비마비측으로 돌아눕기. (**A**) 돌아눕기를 하는 동안 위몸통 움직임을 보조하기 위해서 환자에게 왼손으로 마비측 오른팔을 잡도록 한다. (**B**) 몸통을 비마비측으로 돌림하기 전에 머리를 들어 몸통 굽힘 패턴을 활성시킨다. (**C**) 치료사는 왼손으로 위몸통 움직임을 보조하고, 오른손은 마비측 팔과 아래몸통 움직임을 보조하여 위몸통과 함께 움직이도록 한다. (**D**) 어깨띠 위에 있는 왼손은 어깨가 올림되는 것을 예방하고, 오른손은 골반이 왼쪽으로 돌림하는 동안 엉덩이 움직임을 조절한다. 마비측으로 돌아누워 균형을 유지하도록 옆으로 누운 자세를 정렬한다.

중재 목표: 다리부터 시작하는 돌아눕기 패턴을 재교육한다.

중재 방법: 오른쪽 편마비 환자에게 다리의 굽힘/돌림 패턴(flexion/rotation pattern)으로 비마비측으로 돌아눕기를 재교육한다(**그림 11.16**).

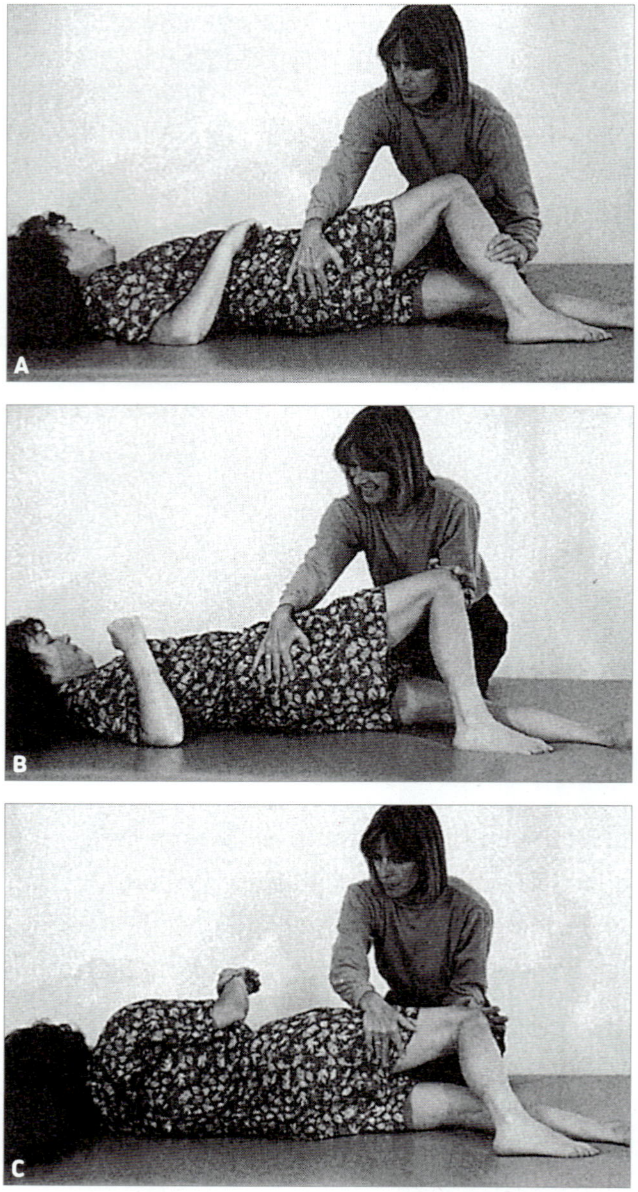

그림 11.16

오른쪽 편마비 환자의 아래몸통에서 시작하는 비마비측으로 돌아눕기. **(A)** 왼손으로 마비측 다리를 굽힘하여 안정시키고, 발바닥이 미끄러지지 않도록 눌러준다. 오른손은 엉덩이돌림 시작을 보조한다. **(B)** 엉덩이돌림이 커지면 아래몸통의 폄/돌림이 증가한다. 다리와 몸통을 보조하는 힘을 줄이면서 다리 움직임 조절 재교육과 근력 강화를 병행한다. **(C)** 다리 움직임을 보조하면서 환자가 옆으로 누울 수 있도록 위몸통돌림을 보조한다. 옆으로 누운 자세가 완성되면 오른손으로 오른쪽 엉덩이를 아래쪽으로 눌러준다.

중재 목표: 위몸통에서 시작하는 돌아눕기 패턴을 재교육한다.

중재 방법: 위몸통에서 시작하는 돌아눕기 패턴을 보조하기 위한 치료사의 손 위치를 확인한다(**그림 11.17**).

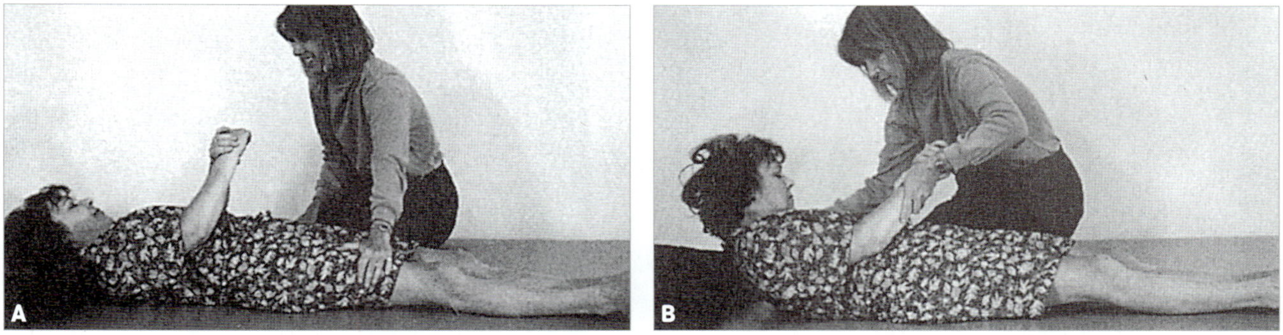

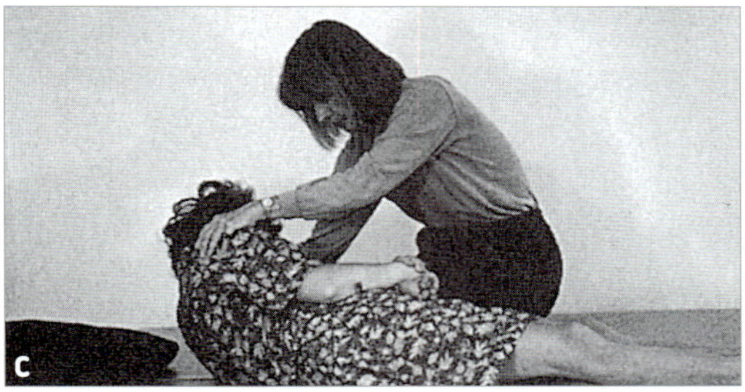

그림 11.17

위몸통에서 시작하여 비마비측으로 돌아눕기. **(A)** 위몸통에서 시작하는 돌아눕기를 위해 비마비측 손으로 마비측 손목을 감싸 잡는다. **(B)** 위몸통이 매트에서 들어 올려지는 동안 마비측 팔을 잡고 위몸통 움직임을 보조한다. 마비측 어깨가 앞으로 움직이는 동안 오른손으로 환자의 왼쪽 어깨를 매트에 고정시킨다. **(C)** 마비측 오른팔을 몸에 붙이고 유지하면서 몸통을 돌림한다. 왼손으로 몸통돌림을 보조한다.

중재 목표: 근육 단축으로 인한 이차 손상과 부적절한 관절 정렬 또는 통증을 방지하기 위해서 어깨띠와 엉덩이 주변 근육의 길이를 회복시킨다.

중재 방법: 보조 움직임에 의해 어깨 가동성(mobilization)을 회복한다(**그림 11.18**). 추가적인 중재 제안은 10장에 설명되어 있다.

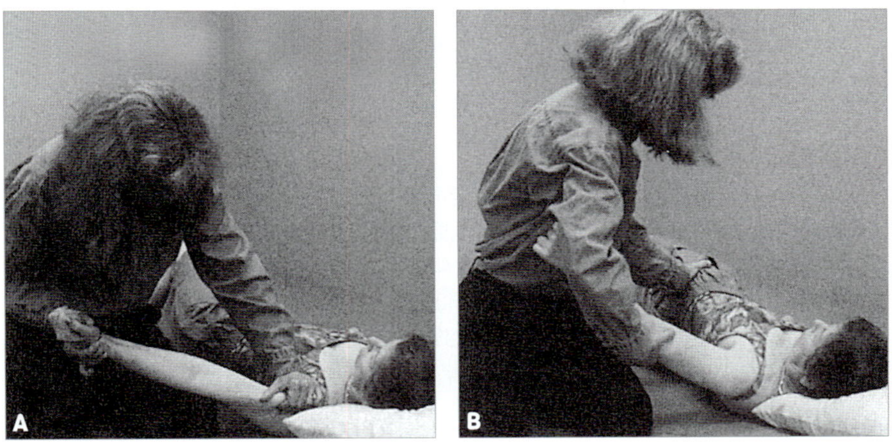

그림 11.18

(A) 가슴근과 위팔두갈래근을 수동신장시킨다. 오른손으로 팔꿈치를 펴고, 팔을 가쪽돌림/벌림한다. **(B)** 오른손으로 위팔뼈를 잡고, 몸통으로 아래팔을 지지한다. 위몸통과 팔을 고정하면서 왼손으로 환자의 왼쪽 엉덩이를 먼쪽으로 밀면서 돌림하면 넓은등근과 허리네모근을 신장시킬 수 있다.

중재 목표: 다리와 팔의 움직임 구성요소를 재교육하고 강화한다.

중재 방법: 팔과 다리의 능동 보조 훈련을 시행한다(**그림 11.19**).

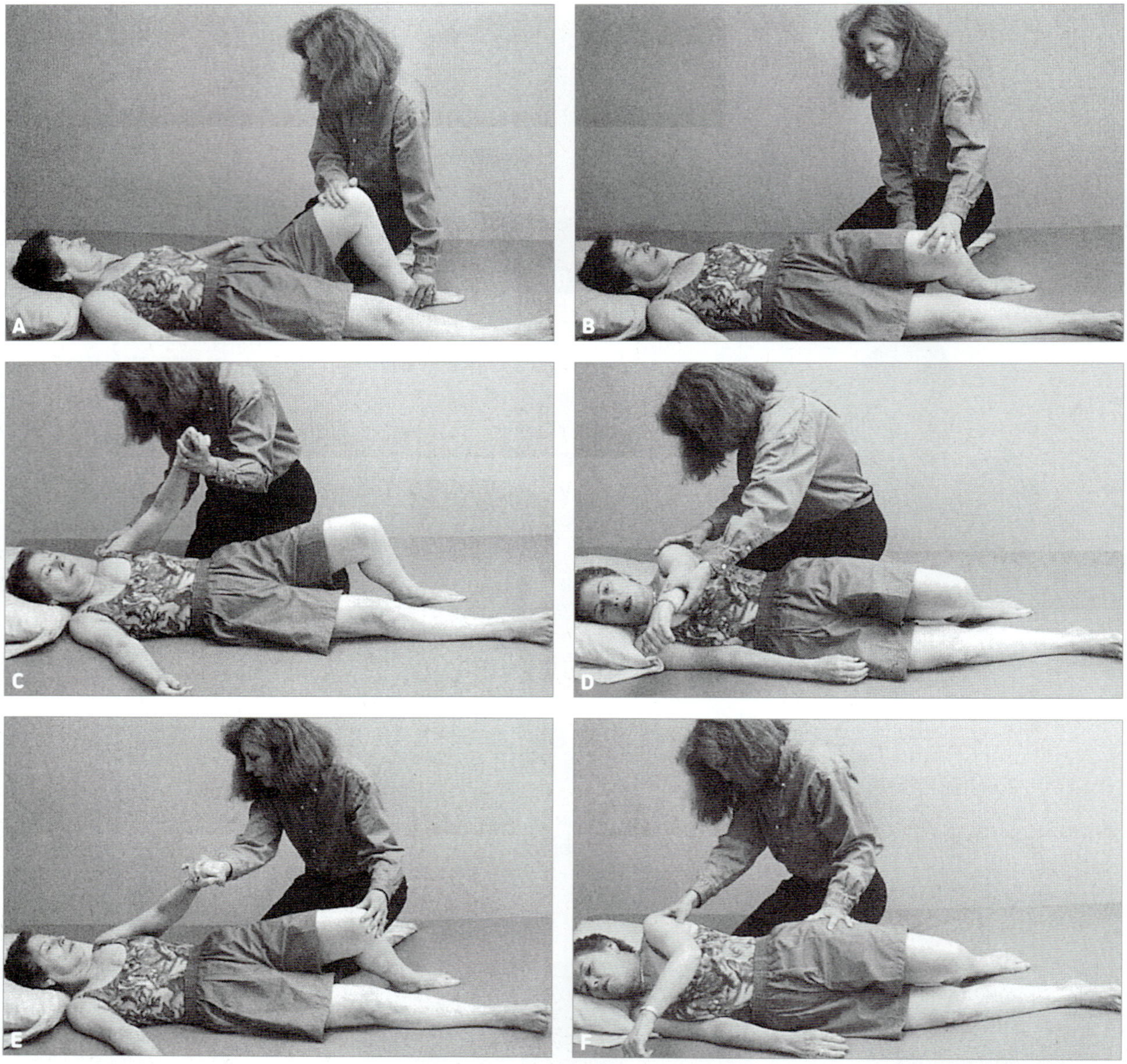

그림 11.19

비마비측으로 돌아눕기하면서 팔다리 움직임 재교육과 근활성. (**A** & **B**) 마비측 무릎을 굽혀 발을 매트에 붙이고, 미끄러지지 않게 눌러준다. 환자는 마비측 발로 매트를 밀면서 아래몸통돌림을 시작한다. 약화된 다리근육이 활성된다. 치료사는 아래몸통돌림을 보조한다. (**C** & **D**) 마비측 팔을 보조하면서 아래몸통돌림을 따라 위몸통이 돌림하도록 보조한다. 몸통돌림하는 동안 팔은 몸을 가로질러서 움직이고, 다리굽힘을 유지한다. 오른손으로 오목위팔관절 정렬을 유지하고, 왼손으로 아래팔을 잡고 보조한다. (**E**) 어깨와 팔꿈치근육을 능동적으로 움직이면 환자의 팔다리 먼쪽부위를 잡고 돌아눕기를 보조한다. 몸통부터 돌아눕기를 하는 동안 팔다리 보조를 점진적으로 줄여나간다. (**F**) 돌아눕기가 완성되면 자세를 정렬하고, 옆으로 누워 균형을 유지한다.

중재 목표: 부적절한 보상작용을 억제하면서 보조 없이 연습한다.

중재 방법: 구두 신호(verbal reminders)에 따라 비분절성 돌아눕기를 시행한다(**그림 11.20**).

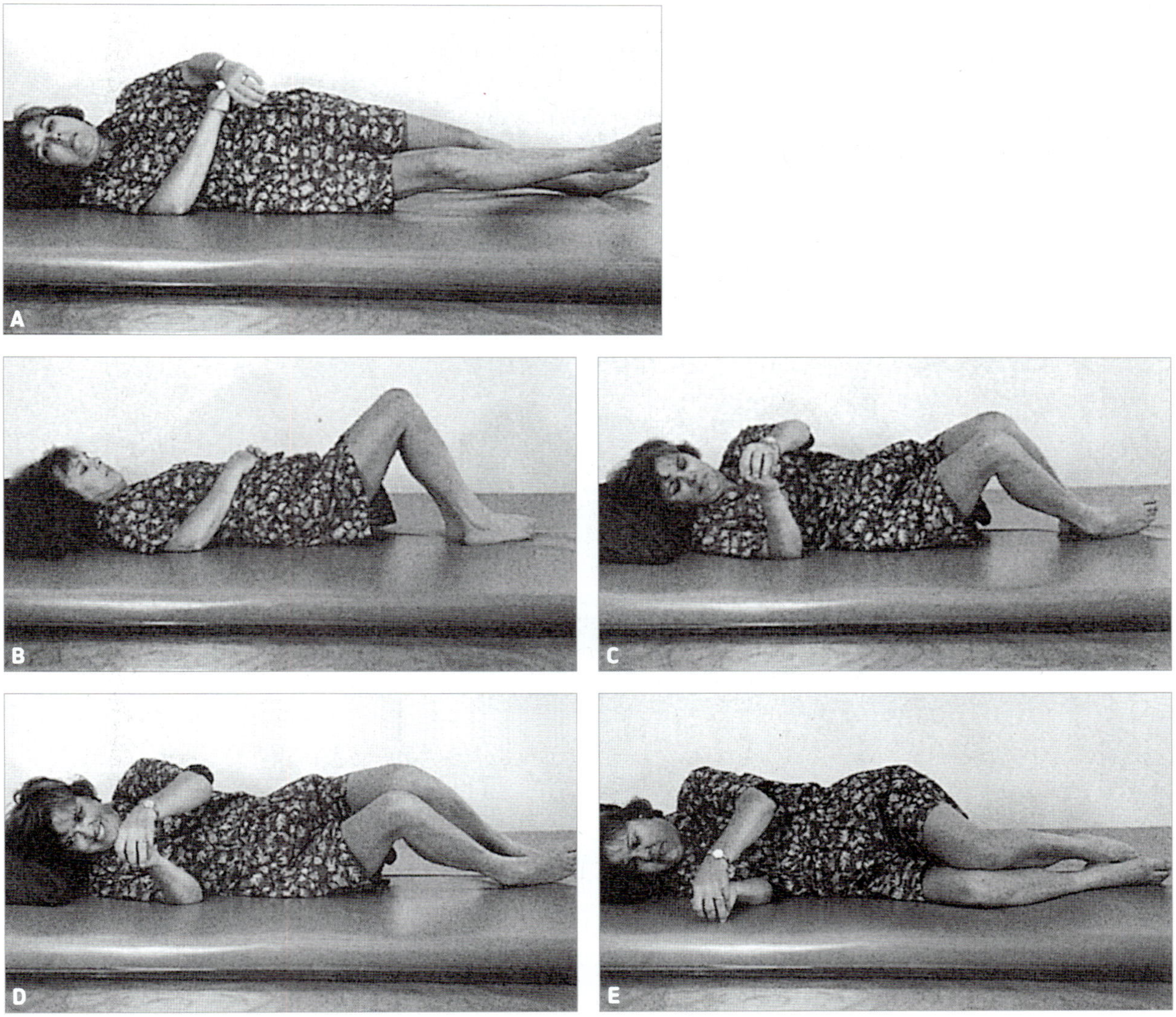

그림 11.20

오른쪽 편마비 환자. 마비측으로 비분절성 돌아눕기. **(A)** 중재 전. 비전형적인 몸통과 팔다리 움직임 패턴으로 돌아눕기를 한다. **(B~E)** 중재 후. 치료사의 구두 지시에 따라 마비측과 비마비측이 협응하여 돌아눕기를 한다. 양쪽 다리를 모아서 굽히고, 비마비측 손으로 마비측 팔을 보조하면서 비분절성 패턴으로 돌아눕는다. 마비측 팔 보조는 돌아눕는 움직임을 쉽게 하고, 마비측 팔이 몸통에 눌리지 않게 하여 통증을 예방한다.

중재 목표: 몸통과 팔다리근육의 강화와 움직임 조절을 향상시킨다.

중재 방법: 마비측으로 돌아눕기를 독립적으로 시행하면서 몸통과 팔다리의 움직임 조절과 근활성을 향상시킨다(**그림 11.21**).

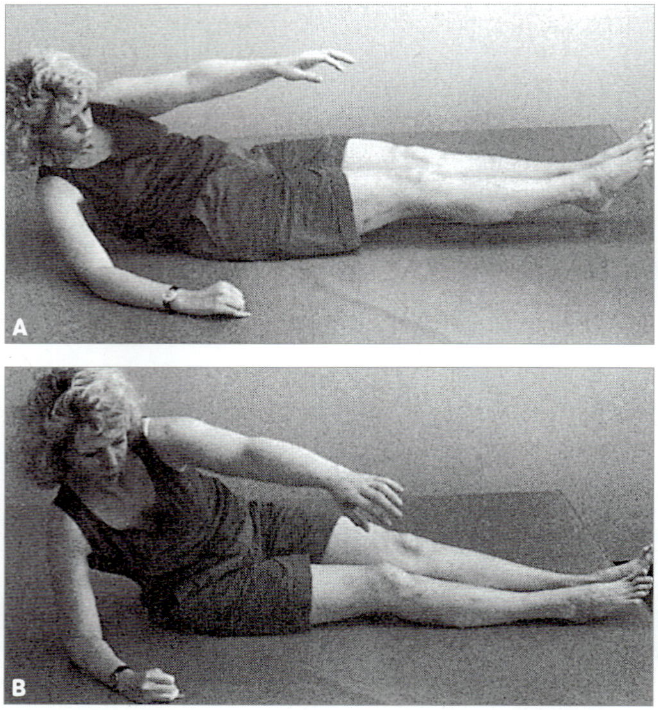

그림 11.21

오른쪽 편마비 환자. 위몸통에서 시작하여 마비측으로 독립된 돌아눕기. 몸통을 굽힘/돌림하면서 위몸통에서 돌아눕기 패턴을 시작한다. 마비측 아래팔로 체중을 지지함으로써 마비측 팔의 움직임 조절 능력과 근활성을 향상시킬 수 있다.

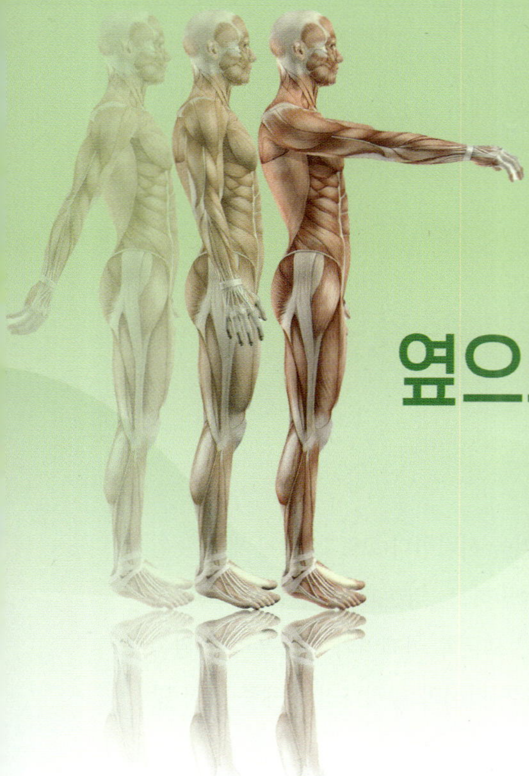

CHAPTER 12

옆으로 누운 자세에서 앉은 자세로

Sidelying to Sitting

1 개념과 원리

침대에 앉은 자세에서 옆으로 눕거나, 그 반대로 움직이는 것은 하루에도 몇 번씩 하는 동작으로 몸통 움직임에 따라 패턴을 구분할 수 있다. 몸의 형태, 근력, 움직임의 목적이나 동기에 따라 하나의 패턴을 선택할 수 있지만, 팔다리를 사용하는 움직임이 논란의 대상이 된다. 팔은 몸통 패턴을 강화하거나 보조하고, 다리는 적절한 순서와 강도로 매트에서 들었다가 놓을 수 있는 능력이 필요하다. 매트에서 다리를 들었다 놓는 움직임의 순서는 움직임 구성 단계마다 중요하게 작용한다. 체중의 많은 부분을 차지하는 다리가 과제를 수행하는 동안 운동량이나 강도, 균형 조절에 영향을 미치기 때문이다.

옆으로 누운 자세에서 앉은 자세로의 움직임은 바로 누운 자세 또는 엎드려 누운 자세에서 앉은 자세로의 전환을 가능하게 한다. 앉은 자세에서 옆으로 누운 자세로 전환하는 과정은 안정적으로 균형을 유지하기 위해 몸통과 팔다리의 협응된 움직임 조절이 필요하므로 중추신경계 손상 환자에게는 어려운 움직임이다. 또한 일어나 앉기 위해 매트 위에서 이동하는 것은 몸통과 팔다리 움직임 패턴이 결합되기 때문에 어려운 움직임이다. 환자는 일상생활에서 다시 독립성을 얻기 위해 앉은 자세와 옆으로 누운 자세 사이에서 움직이는 방법을 배울 필요가 있다. 치료사는 몸통과 팔다리의 근력을 강화시키고, 근육 길이와 척추의 운동성을 유지하고, 몸통과 팔다리의 협응된 움직임 조절을 가르치기 위해서 이러한 자세를 사용한다. 이 장은 위몸통의 굽힘/돌림(upper trunk flexion rotation), 아래몸통 가쪽굽힘(lower trunk lateral flexion) 그리고 위몸통 가쪽굽힘(upper trunk lateral flexion)의 세 가지 몸통 시작 패턴(trunk initiated patterns)으로 구성된 앉은 자세에서 옆으로 누운 자세로 그리고 다시 앉은 자세로 움직이는 동작에 대해 분석한다.

2 앉은 자세에서 옆으로 누운 자세로, 다시 앉은 자세로의 움직임 구성요소

1) 위몸통에서 시작된 굽힘/돌림

(1) 앉은 자세에서 옆으로 눕기

굽힘/돌림 패턴을 사용하여 왼쪽 옆으로 눕기 위해서는 위몸통에서 움직임을 시작한다(**그림 12.1**). 체중은 왼쪽 넓적다리뼈 위의 앞쪽 대각선 방향으로 이동한다. 어깨가 왼쪽으로 돌림하고, 양손과 넓적다리의 측면이 매트에 닿는다. 이러한 움직임의 결과로 등뼈는 왼쪽으로 돌림/굽힘된다. 오른쪽 어깨띠와 가슴우리는 왼쪽 어깨에 가까워지면서 앞쪽돌림된다. 왼쪽으로 체중이 이동함에 따라 왼쪽 엉덩이와 넓적다리에 체중이 더 많

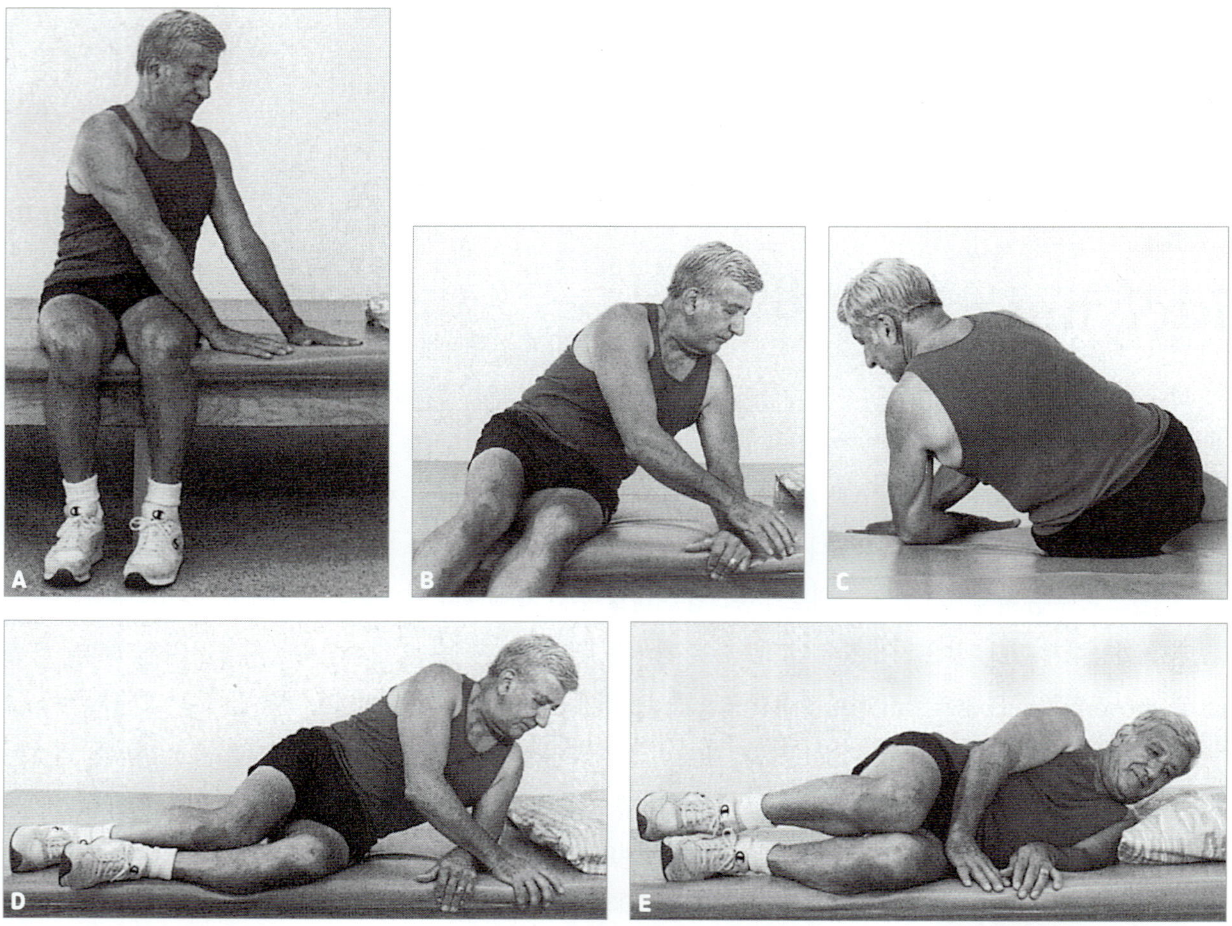

그림 12.1

위몸통에서 시작된 굽힘/돌림 패턴으로 앉은 자세에서 왼쪽 옆으로 눕기

이 부하되고, 오른쪽보다는 왼쪽 팔로 더 많은 체중을 지지하게 된다. 몸통이 매트에 가까워지고, 왼쪽 팔꿈치가 매트에 닿을 때까지 몸통은 내려가고 팔꿈치는 굽힘된다. 몸통 무게는 손으로 지지하다가 팔꿈치가 매트에 닿으면 아래팔로 지지한다. 팔은 몸통과 다리가 움직이는 동안 균형과 자세 유지를 돕는다. 양쪽 다리를 매트 위로 들어 올리면서 위몸통은 돌림하고, 오른쪽 어깨와 가슴우리는 왼쪽 어깨와 가슴우리 위에 위치한다. 그리고 왼쪽 어깨는 몸통이 매트에 닿을 때 약간 대각선 앞으로 밀면서 놓인다. 옆으로 누운 자세의 마지막에 왼쪽 팔은 몸에 대해 30~45° 정도 폄된다.

(2) 옆으로 누운 자세에서 앉기

위몸통에서 시작된 굽힘/돌림 패턴을 이용하여 왼쪽 옆으로 누운 자세에서 바르게 앉은 자세로 움직이기 위해 오른쪽 손과 팔은 앞쪽/위쪽으로 몸을 가로질러 매트 옆으로 뻗는다. 머리와 위몸통은 팔의 움직임을 따라 움직이고, 등뼈는 왼쪽으로 돌림/굽힘된다. 위몸통이 돌림하면서 왼쪽 어깨, 팔꿈치, 아래팔이 점진적으로 매트에서 들어 올려진다.

이 움직임의 전환점에서 오른쪽 어깨띠와 가슴우리는 왼쪽 어깨보다 앞에 위치하고, 왼쪽 어깨는 아래팔 위에 위치한다. 체중이 골반과 넓적다리의 뒤쪽으로 이동하면서 양팔은 매트를 누르게 되고, 팔꿈치와 손목은 폄된다. 이러한 팔의 능동적인 움직임은 굽힘/돌림된 몸통이 바르게 앉은 자세로 움직일 때, 몸통의 움직임 조절을 도와준다. 또한 팔의 움직임은 양쪽 넓적다리가 매트에 닿을 때까지 왼쪽 엉덩이와 넓적다리에서 오른쪽 엉덩이와 넓적다리까지 체중을 옮기도록 도와준다. 양쪽 다리가 새로운 기저면을 형성하면서 등뼈는 중립으로 돌림된다. 이 움직임의 마지막 부분인 앉은 자세에서는 위몸통이 폄되고, 다리가 균형을 잡으면서 매트에서 손이 떨어진다(**글상자 12.1**).

글상자 12.1 움직임 요약: 위몸통에서 시작된 굽힘/돌림

- **몸통:** 위몸통이 왼쪽으로 굽힘/돌림된다.
- **팔:** 폄된 팔로 체중지지 → 아래팔 체중지지; 오른쪽 팔은 폄되고, 왼쪽 팔은 더 굽힘된다.
- **다리:** 왼쪽 엉덩이와 넓적다리로 체중지지한다.

2) 아래몸통에서 시작하는 가쪽굽힘/폄된 팔

(1) 앉은 자세에서 옆으로 눕기

아래몸통에서 가쪽으로 시작하는 움직임 패턴으로 왼쪽으로 눕기 위해서는 왼팔을 폄하여 매트에 체중을 지지하면서 움직임을 시작한다(**그림 12.2**). 왼팔을 폄하고 손으로 체중을 지지하면, 엉덩이 왼쪽 옆으로 체중이 이동된다. 아래몸통은 왼쪽으로 볼록하게 척추가 가쪽굽힘되고, 오른쪽 골반이 올라가면서 왼쪽 엉덩이와 넓적다리에 체중부하가 증가한다. 가쪽으로 체중이 이동되면서 왼쪽 엉덩이의 근력과 움직임 조절이 활성된다. 아래몸통의 가쪽 움직임은 왼쪽 어깨 위치를 왼손 위로 이동시키고, 왼팔은 폄되어 몸통을 보조한다. 움직임

의 전환지점에서 매트 위로 두 다리를 들어 올릴 수 있도록 오른쪽 몸통과 엉덩이근육은 협응된 움직임으로 자세를 안정시킨다. 다리를 매트 위로 올리면서 몸통이 눕혀지기 시작한다. 몸통의 가쪽굽힘이 감소되면서 왼쪽 팔꿈치가 굽힘되고, 몸통의 자세 조절을 돕는다. 왼쪽 아래팔과 넓적다리에 체중부하가 증가되고, 필요에 따라 오른팔이 균형을 조절한다. 이 움직임의 마지막에 왼쪽 어깨관절을 약간 앞으로 놓기 위해 몸통은 대각선 방향으로 뒤로 눕게 되고, 왼팔은 펌하여 매트에 놓여진다.

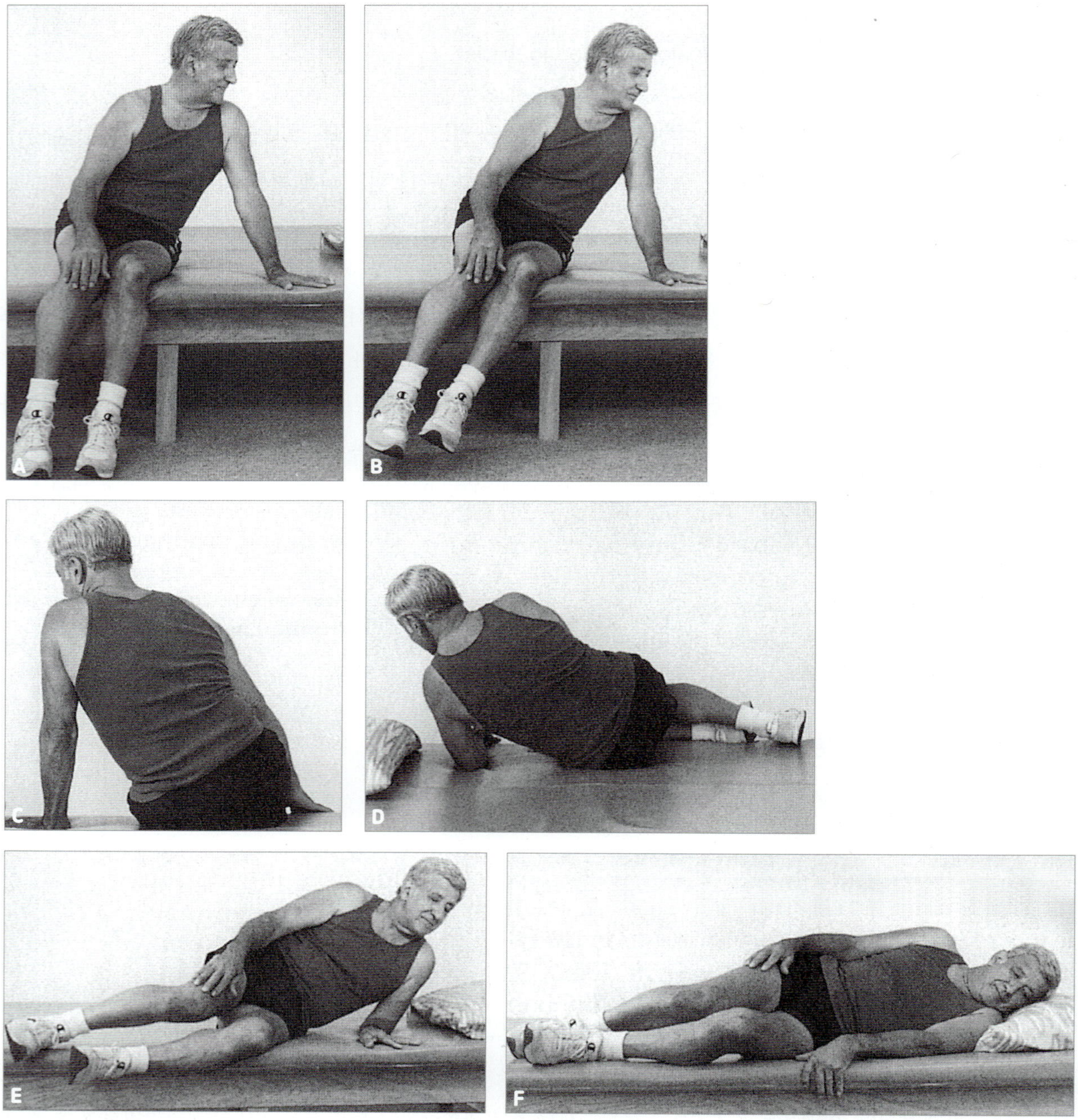

그림 12.2

펌된 왼쪽 팔로 체중지지하면서 왼쪽 아래몸통에서 시작된 가쪽굽힘 패턴으로 옆으로 눕기

(2) 옆으로 누운 자세에서 앉기

왼쪽 옆으로 누운 자세에서 앉은 자세로 움직이기 위해서 머리와 위몸통을 오른쪽으로 들면서 왼쪽 아래팔과 어깨로 매트를 밀게 된다. 이때 왼쪽으로 볼록한 모양으로 척추가 가쪽굽힘된다. 처음 이 움직임을 시작하는 동안, 매트에서 몸을 밀어 올리기 위해 왼팔이 굽힘되면서 몸쪽에 가까워진다. 왼팔로 매트를 밀어 위몸통이 들어 올려지면 어깨가 팔꿈치 위로 이동하고, 위팔은 몸통으로부터 벌림된다. 왼쪽 엉덩이, 팔꿈치, 아래팔로 기저면을 형성한다. 양쪽 다리가 매트 밑으로 내려지면 왼팔은 폄되고, 몸통은 45° 정도 일으켜진다. 이 움직임의 마지막 부분에서 오른쪽 엉덩이는 내림되고, 오른쪽 엉덩이와 넓적다리가 매트에 닿으면 등뼈는 가쪽굽힘 자세에서 앉은 자세로 변화되며, 왼손은 체중을 지지하지 않으면서 움직임이 완성된다(**글상자 12.2**).

글상자 12.2 움직임 요약: 아래몸통에서 시작하는 가쪽굽힘/폄된 팔

- **몸통:** 아래몸통이 왼쪽으로 가쪽굽힘/볼록해진다.
- **팔:** 편측(왼쪽)의 폄된 팔로 체중지지 → 아래팔로 체중지지한다.
- **다리:** 왼쪽 엉덩이와 넓적다리로 체중지지한다.

3) 위몸통에서 시작하는 가쪽굽힘/굽힘된 팔

(1) 앉은 자세에서 옆으로 눕기

앉은 자세에서 왼쪽으로 눕기 위한 위몸통 가쪽 시작 패턴은 머리, 어깨, 팔이 왼쪽 아래로 내려가고 팔꿈치는 체중을 지지하기 위해 굽힘된다(**그림 12.3**). 왼쪽 어깨는 벌림되면서 팔꿈치와 아래팔, 왼쪽 엉덩이가 침대에 가깝게 놓인다. 이 움직임은 왼쪽으로 오목하게 척추를 가쪽굽힘시키고 왼쪽 아래팔, 엉덩이, 넓적다리가 체중을 지지한다. 양쪽 다리가 매트로 들어 올려지면서 오른쪽 골반이 올림되고, 왼쪽으로 오목한 척추가 중립 자세가 되면서 위몸통이 매트에 더 가까워진다. 양쪽 다리가 매트 위로 올려지면 왼쪽 어깨가 벌림에서 모음되면서 왼쪽 팔꿈치 위까지 이동한다. 이 움직임 패턴의 마지막 단계에는 옆으로 누운 자세에서 몸의 균형을 잡기 위해 왼쪽 아래팔에 부하된 체중이 왼쪽 어깨와 위팔뼈로 이동된다.

(2) 옆으로 누운 자세에서 앉기

이 패턴을 이용하여 다시 앉기 위해 양쪽 다리는 매트의 가장자리로 움직이고, 엉덩이는 매트에 닿지 않은 채로 오른쪽으로 내려진다. 왼쪽 팔꿈치와 아래팔로 매트를 밀어주는 동안 척추는 왼쪽으로 오목하게 가쪽굽힘된다. 왼쪽 팔이 매트를 계속 밀어주면서 폄되므로, 척추의 오목함이 커지면서 왼쪽 엉덩이에 부하된 체중이 오른쪽 엉덩이와 넓적다리로 이동된다. 오른쪽 엉덩이가 매트에 닿으면서 다리는 안정되고, 위몸통은 양쪽 어깨가 다리 위로 정렬될 때까지 오른쪽으로 움직이면서 가쪽굽힘된 척추가 중립 자세로 전환된다(**글상자 12.3**).

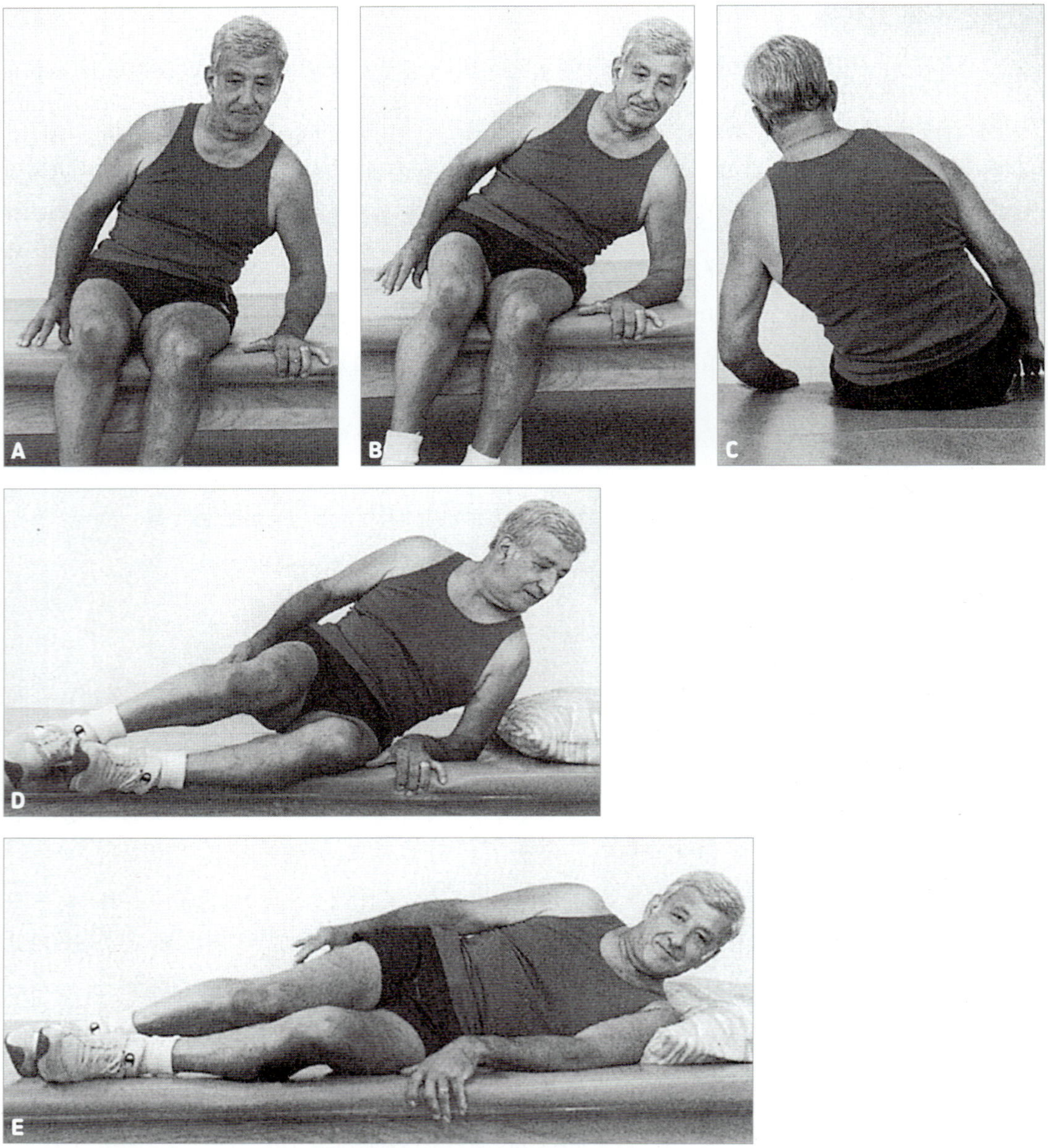

그림 12.3

위몸통에서 시작하여 굽힘된 왼쪽 아래팔로 체중을 지지하고, 가쪽으로 앉은 자세를 만들어 옆으로 눕기를 한다.

글상자 12.3 움직임 요약: 위몸통에서 시작하는 가쪽굽힘/굽힘된 팔

- **몸통:** 위몸통은 왼쪽으로 가쪽굽힘/오목해진다.
- **팔:** 왼쪽 아래팔로 편측 체중지지한다.
- **다리:** 왼쪽 엉덩이와 넓적다리로 체중지지한다.

3 수행능력을 감소시키는 중요한 손상

1) 몸통과 팔다리의 약화

몸통과 팔다리근육의 약화 또는 마비는 앉은 자세에서 옆으로 누운 자세나 그 반대의 움직임 능력이 저하되는 가장 주된 원인이다. 몸통근육의 심한 약화와 앉은 자세 또는 바로 누운 자세에서의 몸통 움직임 소실은 움직임 시작 또는 적절한 몸통 움직임 패턴을 회복시키기 어려워진다. 몸통 약화는 마비측으로 움직이거나 체중지지하는 것을 어렵게 한다. 비마비측으로 윗몸 일으키기를 시도한다면 몸통근육 약화로 인해 마비측이 무겁게 느껴진다. 몸통 움직임 조절 능력이 상실되면 움직임 시작이 어려워지거나 불가능해지면서 과제를 수행하기 위해 비마비측을 과도하게 사용한다. 비마비측의 과도한 사용은 독립적인 과제수행을 어렵게 하고, 장기적으로 지속되면 움직임 재교육이 더 어려워진다. 중재 초기부터 몸통의 약한 근육을 활성시켜야 한다. 비마비측으로 체중지지를 하면서 적절한 몸통 움직임 시작 패턴을 재교육하여 마비측과 함께 협응하는 것을 재교육해야 한다(**그림 12.4**). 몸통 움직임 재교육은 앉은 자세나 옆으로 누운 자세에서 시작할 수 있다. 앉은 자세에서 몸통의 독립된 움직임은 5장을 참고한다.

몸통 움직임 조절이 소실되면 팔다리의 움직임이 영향을 받는다. 앉은 자세에서 옆으로 누운 자세 그리고 옆으로 누운 자세에서 앉은 자세로 전환되는 움직임에서는 팔다리가 몸통 움직임 패턴을 보조하고, 강화한다. 팔다리가 움직이는 동안 몸통이 움직이지 못하거나 몸통과 팔다리의 움직임 협응이 적절하지 않다면 팔다리는 자유롭게 움직일 수 없으며, 보상 움직임을 사용하게 된다. 몸통 조절의 상실로 인한 균형 능력의 감소는 팔다리의 과긴장을 만든다. 팔다리의 근육 약화는 몸통 움직임 패턴을 보조하기 어렵고, 매트에서 다리를 들었다 내리기도 어렵게 된다. 팔의 근육 약화, 부정렬과 증가된 무게는 몸통 움직임 능력을 감소시켜 부적절한 움직임 요소와 움직임 시작 패턴으로 나타난다.

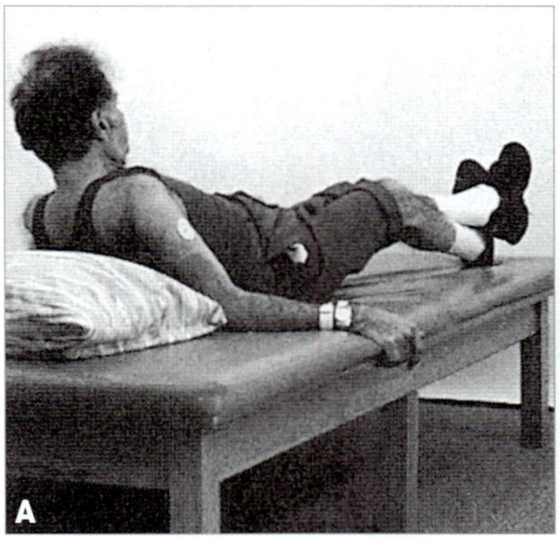

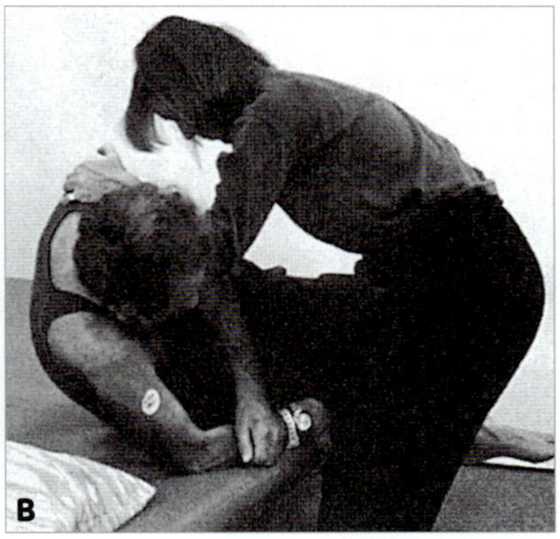

그림 12.4

(**A**) 몸통 움직임 조절이 어려운 왼쪽 편마비 환자가 비마비측을 사용하여 일어나 앉기를 시도하고 있다. 오른팔 굽힘 패턴을 사용하여 몸통을 굽힘/돌림하려고 한다. (**B**) 마비측 왼쪽의 움직임 패턴 즉, 위몸통 가쪽에서 시작되는 굽힘/돌림 패턴을 보조한다(그림 12.3).

팔근육 약화는 아래팔 또는 폄된 팔로 체중을 지지하거나 몸통 움직임과 협응하는 기능적 움직임이 어렵다. 각각의 패턴은 하나이지만 양쪽 팔을 사용해야 하므로 7장에서 설명했던 아래팔 체중지지 움직임 재교육은 앉은 자세에서 훈련되어야 하고, 옆으로 누운 자세에서 앉은 자세로의 움직임을 통해 몸통 움직임 패턴과 협응되어야 한다.

다리근육 약화는 몸통이 가쪽 또는 돌림 방향으로 이동하는 동안, 체중지지를 위한 엉덩이와 넓적다리의 능력에 영향을 미친다. 각각의 움직임 패턴에서 한쪽 엉덩이와 넓적다리는 양쪽 다리를 매트에서 들거나 내려놓는 동안 기저면이 된다. 엉덩이, 무릎, 발목관절의 굽힘/폄/벌림/모음의 근력은 체중을 지탱하고, 과제를 수행하는 동안 균형을 유지한다. 다리의 근력이 몸통 체중지지나 균형을 유지하기에 충분하지 않다면 뒤로 넘어지거나 다리가 뻣뻣해지고, 경직이 나타난다(**그림 12.5**). 다리를 매트 위로 올리거나 내리기 위해 근력이 필요하다. 발과 발목의 근육이 약하거나 불완전한 회복은 발바닥쪽굽힘으로 나타난다. 발이 무겁고 뻣뻣하면 다리를 들어 올리려고 할수록 몸쪽근육을 연속적으로 움직이지 못한다. 중재에서는 몸통과 팔다리의 협응된 움직임을 도와주면서 몸쪽과 먼쪽 문제를 함께 해결해야 한다(**그림 12.6**).

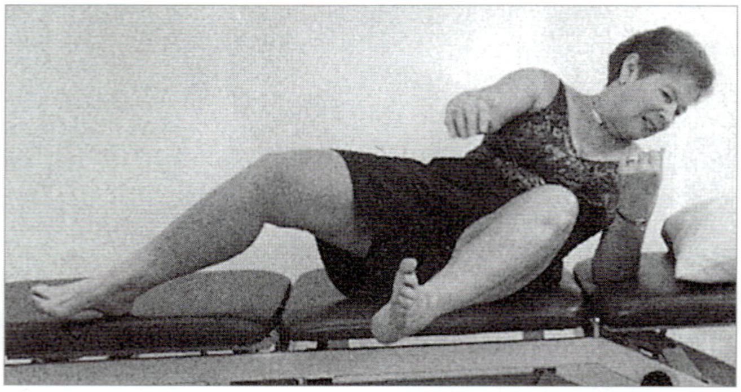

그림 12.5

왼쪽 편마비 환자가 옆으로 누운 자세에서 마비측으로 일어나 앉고 있다. 왼쪽 엉덩이의 움직임 조절 능력과 근력 상실은 기능적 움직임을 어렵게 한다.

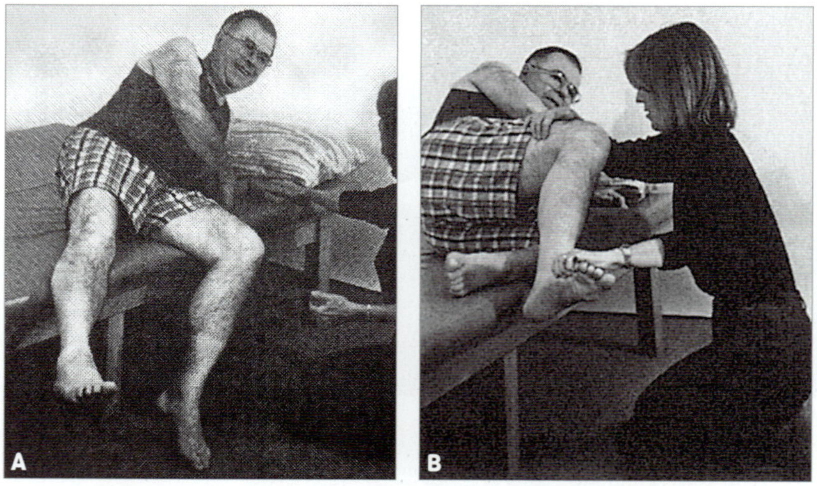

그림 12.6

(A) 오른쪽 다리의 근력이 약화된 환자가 옆으로 눕기 위해 다리를 들어 올리려고 한다. **(B)** 움직임을 보조하면서 다리근육을 활성시키고, 기능적 움직임을 재교육한다.

팔다리의 근력 약화가 기능적 움직임 능력 상실로 연결되지 않도록 팔다리의 기능적 움직임 패턴을 재교육하여 움직임 수행 능력을 향상시킨다. 이를 위해 약화된 팔다리근육 강화와 움직임 재교육은 앉는 자세와 옆으로 누운 자세에서 전반적인 움직임 패턴 동안에 각 부분에서 실시해야 한다. 치료사는 어떤 패턴이 환자에게 가장 쉽고 성공적으로 수행할 수 있는지를 확인하기 위해 몸통과 팔다리의 근력과 움직임 조절 능력을 평가해야 한다. 그리고 특정 부위의 약화나 불완전한 몸통 패턴은 팔다리와 몸통의 연속된 움직임을 재교육하기 전에 회복되어야 한다.

중재 초기에 몸통의 굽힘/돌림 패턴을 재교육할 수 있다. 환자가 몸을 들기 위해 마비측 오른쪽 팔을 사용하여 몸통 패턴을 보조한다(**그림 12.7A**). 몸통 조절 능력과 마비측 팔다리로 체중지지가 가능해지면 마비측으로 돌림하는 것이 쉬워진다. 치료사는 마비측 어깨통증이 일어나지 않도록 오목위팔관절을 보조해야 하고, 앉은 자세로 몸을 일으키는 동안 마비측 팔다리에 부하되는 체중을 보조해야 한다. 움직임 동안 비마비측 팔로 체중지지를 보조하여 마비측 팔에 부하되는 체중을 조절한다(**그림 12.7B**).

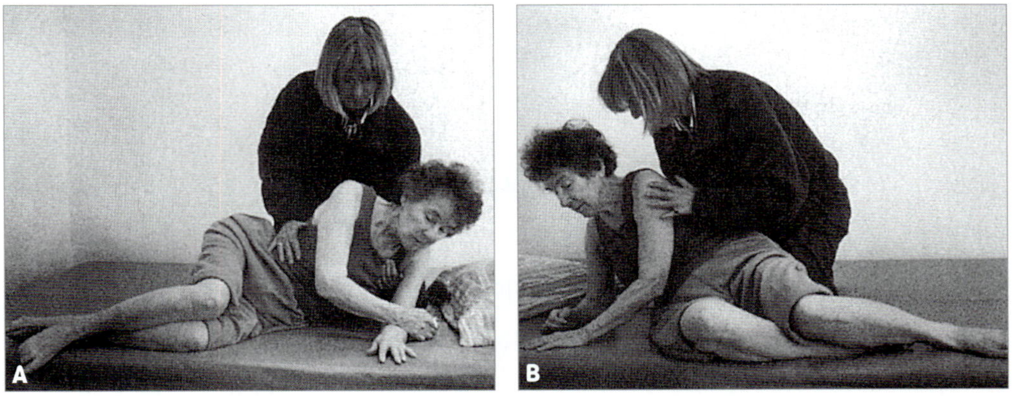

그림 12.7

오른쪽 편마비 환자. **(A)** 비마비측 옆으로 누워 일어나 앉기. 위몸통의 굽힘/돌림으로 시작되는 움직임 패턴을 재교육한다. 왼손으로 몸통굽힘을 보조하고, 오른손으로 가슴우리의 오른쪽을 앞쪽돌림시킨다. 앉은 자세로 일어나 앉을 때 왼쪽 엉덩이로 체중이 부하되도록 오른손으로 엉덩이를 대각선 아래쪽으로 눌러준다. **(B)** 마비측 옆으로 누워 일어나 앉기. 왼쪽으로 위몸통이 굽힘/돌림하여 시작되는 일어나 앉기 패턴을 재교육한다. 오른손과 아래팔로 마비측 위몸통과 오목위팔관절을 보조한다. 환자가 스스로 오른팔에 부하되는 체중을 단계적으로 조절하도록 위몸통과 오목위팔관절을 보조한다. 왼손은 왼쪽 어깨가 앞쪽으로 굽힘돌림 패턴으로 움직이도록 보조한다. 일어나 앉을 때 오른쪽 엉덩이로 체중이 이동하도록 보조한다.

마비측 팔다리로 체중을 지지하거나 움직임을 조절할 수 있을 만큼 충분한 근력을 회복하면 마비측 위몸통에서 시작되는 가쪽 움직임 패턴을 재교육시킬 수 있다. 위몸통에서 시작되는 가쪽 움직임으로 체중이동을 하는 동안 팔꿈치와 아래팔은 매트 아래로 내려져야 하고, 등뼈는 체중을 지지하는 쪽으로 오목하게 가쪽굽힘된다. 몸통과 팔의 움직임 패턴이 협응되지 않으면 불안정한 팔 자세로 인하여 마비측 체중지지와 균형 유지가 어렵다(**그림 12.8**). 치료사는 시작 단계에서 몸통과 팔의 움직임 패턴을 도와주고, 환자가 다리를 침대 위로 올리려 할 때 정확하게 움직일 수 있도록 도와준다.

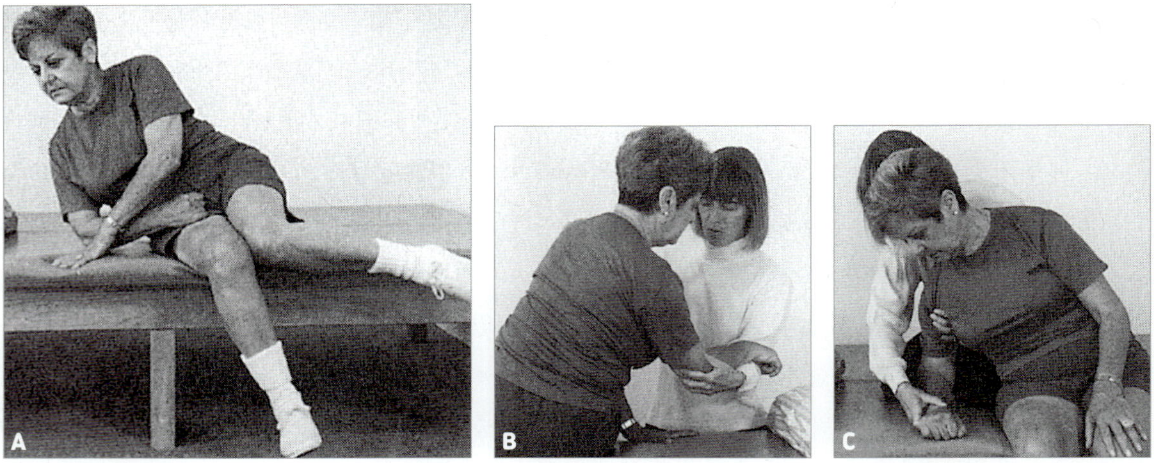

그림 12.8

오른쪽 편마비 환자. (**A**) 비정상적인 몸통과 팔 움직임 패턴으로 마비측으로 눕기를 시도한다. 팔이 굽힘될 때 오른쪽 아래 가슴우리부위가 오목해진다. (**B**) 몸통과 팔의 협응된 움직임 패턴을 재교육한다. 오른손으로 왼쪽 어깨를 잡고, 왼손으로 위팔 정렬을 유지하면서 위몸통을 오른쪽 아래로 움직이도록 보조한다. (**C**) 어깨, 팔꿈치, 아래팔 움직임을 재교육한다. 오른손으로 아래팔을 정렬하고, 왼손으로 겨드랑이 아래를 잡아 오목위팔관절을 정렬하여 환자의 손등과 아래팔로 위몸통을 지지하도록 한다. 오른쪽 가슴우리가 굽힘된 상태를 유지하도록 보조한다. 오른손은 환자의 아래팔을 엎침시키고, 먼쪽부위를 정렬하여 아래팔 체중지지를 보조한다.

팔을 펌하고, 아래몸통에서 시작된 가쪽굽힘 패턴을 시작하려면 첫 번째, 몸통 움직임 패턴을 보조하기 위해 비마비측 팔을 사용해야 한다. 몸통을 어렵게 움직인다는 것은 다리를 매트로 들어 올릴 때, 마비측 가쪽 몸통굽힘근의 동심성 수축이 충분하지 않다는 의미이다. 즉, 매트에서 양쪽 다리를 들어 올리기 위해 충분한 골반 안전성이 있어야 하고, 골반 안전성을 위해서는 아래몸통의 움직임 조절 능력과 근력이 필요하다. 다리를 매트 위로 올리거나 내릴 때 다리와 발은 골반 움직임을 따라 협응되어야 한다. 이것은 비체중지지 움직임에서 마비된 다리와 몸통의 근력 강화를 위한 중재로 사용될 수 있는 패턴이다.

중재 목적이 마비측 팔을 펴고 체중지지를 하면서 팔 움직임 조절 능력을 향상시키는 것이라면 팔을 펌하고, 아래몸통을 가쪽굽힘 패턴으로 마비측으로 움직일 수 있어야 한다. 치료사는 환자의 근력과 움직임 조절이 향상됨에 따라 몸통과 팔다리 움직임 패턴을 허용할 수 있도록 마비측 팔과 엉덩이 움직임을 점진적으로 줄이면서 재교육할 수 있다. 이 패턴은 마비측의 근력과 움직임 조절 능력이 필요하지만, 재교육이 어려운 패턴이다(**그림 12.11**과 같이 움직임 패턴을 수행하려고 하지만 오른쪽 팔의 조절 능력은 상실되었다). 이 패턴이 다리에서 시작하여 비마비측으로 누울 경우에는 골반과 엉덩이의 근력과 조절 능력을 향상시키는 중재를 해야 한다. 마비측으로 움직이려면 위몸통과 마비된 팔이 몸통 내림 조절을 하는 동안 자세를 유지할 수 있도록 마비측 엉덩이와 넓적다리의 충분한 안정성이 필요하다. 마비측 팔이 몸통보다 약해져 있으면 치료사가 오목위팔관절을 지지해 줌으로써 환자 스스로 몸통 움직임을 반복할 수 있다. 다리를 들고 내릴 때, 치료사는 한 손으로 어깨관절을 보호하고 다른 손으로 환자가 다리를 움직이는 것을 도와준다.

2) 몸통과 팔다리의 정렬 상실

지속적인 약화, 조절 능력의 상실, 짧아진 근육으로 인한 몸통과 팔다리에서의 관절 정렬 상실은 몸통에서 시작하는 움직임 패턴을 방해하고 팔과 다리의 움직임을 어렵게 만든다. 등뼈 정렬의 상실은 몸통 움직임 패턴 수행 능력에 영향을 미치는 비대칭적인 변형을 만든다. 비대칭과 과도한 팔굽힘은 심각한 약화와 움직임 조절 상실이 있는 환자에게서 흔하게 나타난다. 등뼈와 가슴우리의 돌림이나 변형으로 인한 비대칭적인 자세는 안정적인 옆으로 돌아눕기를 어렵게 한다. 이로 인해 비마비측 팔로 당김하면서 일어나 앉는 패턴이 나타나거나 보상 움직임이 강해진다 (**그림 12.9**).

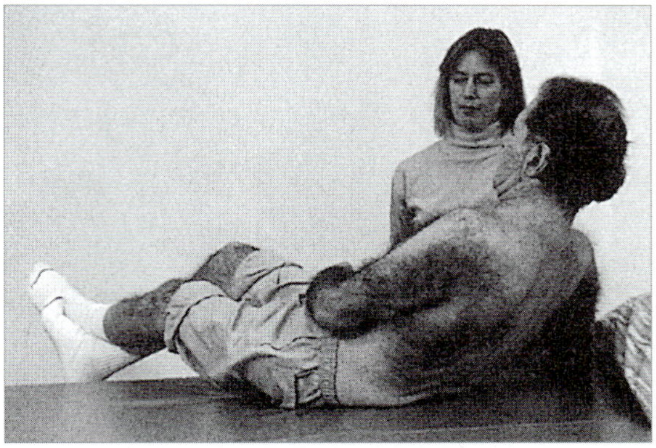

그림 12.9

심한 근력 약화가 있는 왼쪽 편마비 환자. 과도한 팔굽힘과 왼쪽 가슴우리 뒤쪽돌림으로 옆으로 누운 자세로 돌아눕기와 독립적으로 일어나 앉기 등이 어렵다. 비마비측 팔로 보상하는 움직임이 나타난다.

정렬 변화는 정상적인 패턴으로 시작하는 자세와 약화된 근육을 강화시키는 중재를 어렵게 한다. 정상 움직임 패턴을 재교육하고자 한다면 먼저 근육을 강화시키고, 몸통 비대칭을 교정해야 한다. 급성기 환자의 몸통 자세는 쉽게 교정할 수 있고, 근육을 활성시킬 수 있다. 그러나 정렬 변화가 장기간 지속되면 근육의 단축으로 몸통, 어깨뼈, 골반의 운동성을 제한한다. 근육 단축은 움직임 재교육 전에 중재되어야 한다.

앉은 자세에서 팔로 체중지지하는 움직임은 몸통 비대칭 교정, 몸통 움직임 패턴 활성, 근력 강화, 짧아진 근육을 이완 등의 목적으로 사용할 수 있다. 또한 갈비뼈에 균등한 힘으로 상반되는 도수압력을 사용하여 회전성 비대칭을 교정할 수 있다. 가쪽등뼈 비대칭을 교정하기 위해서 치료사의 한 손은 가슴우리의 가쪽 면에서 볼록해진 가슴우리를 밀어 넣고, 다른 손은 반대쪽 겨드랑이 아래에서 가슴우리를 늘림할 수 있다. 특정하게 긴장되어 있는 곳이 있다면 움직임 패턴을 재교육하면서 짧아진 근육을 이완시킨다.

어깨띠와 팔의 부정렬은 몸통 움직임에 협응하여 매트 아래로 팔을 뻗을 수 없게 한다. 어깨뼈의 위치와 오목위팔관절의 아탈구를 정렬하기 위해서 팔 체중지지 움직임 패턴을 할 수 있다. 관절을 재정렬하고 폄된 팔 체중지지 또는 아래팔 체중지지 움직임을 반복한다. 정렬이 교정되면 약화된 근육을 강화하고, 신장된 근육을 사용하도록 능동적인 팔과 몸통 움직임을 재교육한다(**그림 12.10**).

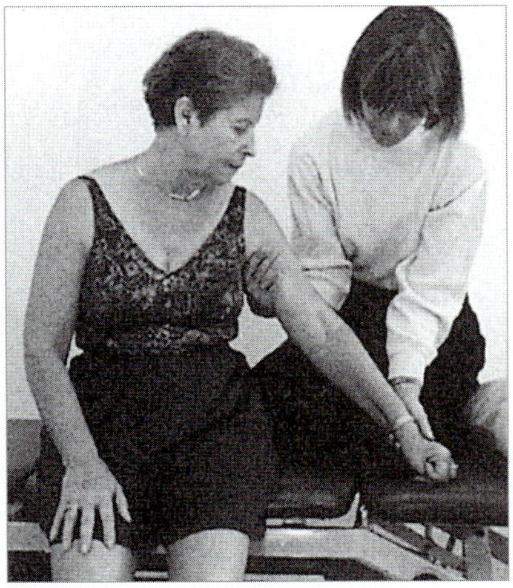

그림 12.10

폄된 팔로 체중지지하는 왼쪽 편마비 환자. 오른손으로 위팔을 정렬하여 유지하면서 왼손으로 아래팔을 엎침시킨다. 폄된 팔로 체중지지하면서 능동적인 팔꿈치폄을 반복한다.

아래몸통과 다리 정렬 평가는 몸통을 한쪽 엉덩이 위로 이동시키면서 할 수 있다. 한쪽으로 체중이 이동하면 과긴장된 엉덩이근육으로 인하여 다리가 모음되고, 엉덩이가 앞이나 뒤로 돌림된다(**그림 12.11**). 이러한 근육을 이완시키기 위해서 넓적다리와 엉덩이 또는 몸통과 엉덩이를 고정하고 긴장된 근육을 천천히 신장시킨다. 여러 근육이 짧아져 있다면 움직임 재교육을 위한 준비 단계로서 각각의 근육을 체계적으로 늘리기 위해 바로 누운 자세나 앉은 자세를 사용해야 할 것이다. 아래몸통과 넓적다리의 여러 관절을 지나는 근육(넓은등근, 허리네모근, 넓적다리근막긴장근, 슬괵근)은 일어서고 걷는 능력을 오랫동안 회복하지 못하거나 1주일 이상 휠체어를 사용하는 경우 급속도로 짧아진다는 사실을 기억해야 한다.

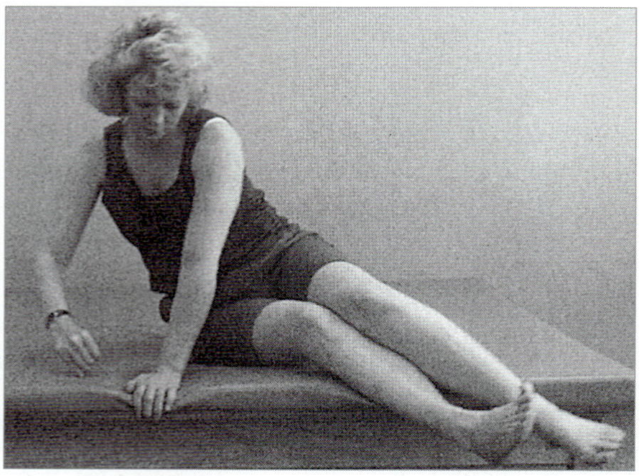

그림 12.11

옆으로 누운 자세에서 앉은 자세로 움직이는 오른쪽 편마비 환자. 과긴장된 마비측 엉덩이에 체중이 부하되는 동안 적절한 근육이완이 되지 않아 골반 움직임이 제한되고, 오른쪽 다리가 모음된다.

3) 팔다리로 체중지지 못함

움직임 조절 상실과 관절 부정렬 등의 복합적인 결과는 팔다리 체중지지를 어렵게 한다. 앉은 자세에서 옆으로 누운 자세로 전환하는 세 가지 움직임 패턴은 환자가 몸통과 엉덩이 정렬을 유지할 수 있는 근력과 균형 조절 능력이 회복되면 마비측 엉덩이 쪽으로 체중을 옮기는 움직임 중재에 사용할 수 있다. 몸통 움직임 패턴에서 마비측 엉덩이로 체중이 옮겨지면 환자의 몸통과 엉덩이는 강한 쪽으로 돌림되거나 비틀림이 나타난다.

마비측으로 눕기를 재교육할 때는 위몸통의 굽힘/돌림 패턴과 가쪽돌림 패턴을 사용하는 것이 좋다. 굽힘/돌림 패턴을 사용하면 과긴장된 팔을 쉽게 펴시킬 수 있고, 몸통과 다리 움직임을 보조하거나 협응하는 움직임 재교육을 쉽게 할 수 있다. 또한 마비측 팔에 부하되는 체중의 양을 조절할 수 있다(**그림 12.16**). 위몸통 가쪽굽힘 패턴은 위몸통을 마비측으로 기울일 수 있고, 굽힘된 팔로 체중지지할 수 있게 한다. 이러한 패턴은 마비측 팔과 다리를 사용하고, 균형을 유지할 수 있는 능력에 따라 몸통의 움직임을 단계적으로 수행할 수 있게 한다(**그림 12.17**).

4) 팔다리의 과긴장성

과긴장된 마비측 팔다리는 몸통 움직임에 협응하지 못하기 때문에 앉은 자세와 옆으로 누운 자세에서 기능적 움직임을 정상적으로 수행하지 못한다. 앉은 자세에서 옆으로 누운 자세로 움직이는 동안 팔의 굽힘근과 폄근 과긴장은 흔하게 볼 수 있다. 굽힘근과 폄근 과긴장으로 능동적인 아래팔이나 폄된 팔로 체중지지를 할 수 없다. 팔의 굽힘 또는 폄이 뻣뻣하다면 몸통 움직임을 보조할 수 없다. 굽힘된 팔꿈치와 아래팔로 체중을 이동하는 동안 과긴장된 근육으로 인하여 팔은 안쪽돌림되거나 폄되어 균형 조절이 어려워진다. 과긴장된 팔은 어깨 정렬을 변형시키고, 어깨띠 움직임 조절을 어렵게 하여 팔이 폄/안쪽돌림되면서 체중지지가 어려워진다(**그림 12.12**).

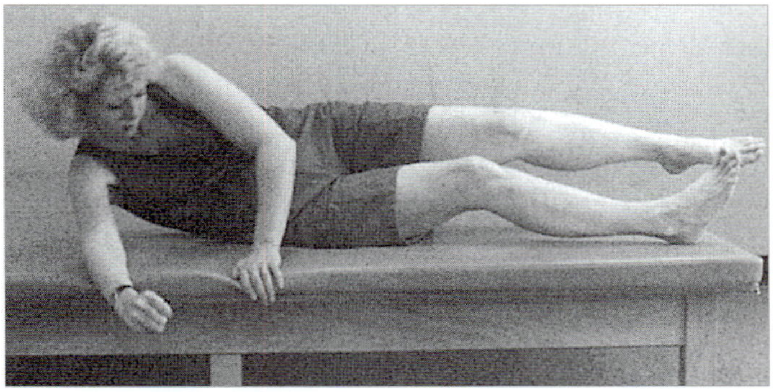

그림 12.12

마비측 오른팔로 체중을 지지하려고 한다. 과긴장된 팔이 폄되면서 몸통 움직임에 협응하지 못한다. 몸통 움직임을 보조하기 위해 손 체중지지가 어려워 균형 조절이 안 된다.

팔굽힘 자세는 흔히 볼 수 있다. 팔굽힘 과긴장은 근력 약화와 비정상적인 몸통 조절 때문일 수 있다. 팔굽힘근은 몸통 움직임을 보조하기 위해 동원된다. 이러한 팔의 과긴장은 아래몸통을 고정시키고, 몸통근육의 능동적인 동원을 활성시키거나 보조해야만 감소할 것이다(**그림 12.13**). 이러한 자세가 움직임 전환점에서 나타난다면 균형 반응으로서 굽힘근 과긴장이 나타날 수 있다. 다리 과긴장은 체중이 마비측 다리로 이동할 때 과긴장된 엉덩이근육 때문에 나타난다. 마비측 엉덩이에 비대칭이 있고 과긴장되고 변형된 넓적다리근육으로 인해 마비측 엉덩이로 체중이 옮겨지는 동안, 과긴장된 넓적다리근육의 움직임 조절이 제한되면서 다리가 폄된다. 또한 몸통 조절이 불안정하면 몸통 움직임을 보조하기 위해 다리근육이 과활성되기 때문에 폄된다(**그림 12.13A**). 다리의 과긴장은 옆으로 누운 자세와 앉은 자세 사이에서 움직임이 전환될 때와 다리가 매트 위나 밖으로 움직일 때 흔하게 나타난다. 다리 움직임이 시작되는 동안 비정상적인 근활성 패턴이나 불완전한 근육 동원은 폄근 또는 굽힘근 과긴장이 나타난다(**그림 12.13B**).

이와 같은 과긴장 패턴의 원인에 따라 중재 방법이 달라진다. 비정상적인 정렬이 과긴장의 원인이라면 정렬을 교정하고, 움직임 패턴을 재교육해야 한다. 불안정한 몸통 조절에 의한 균형 상실이 원인이라면 몸통을 보조하면서 움직임 조절을 재교육해야 한다(**그림 12.14**). 비정상적인 근활성 패턴으로 과긴장이 심하다면 근육동원 패턴을 변화시키기 위한 환자의 능동적인 움직임을 보조하면서 약화되거나 상실된 근육 움직임 패턴을 재교육한다. 비정상적인 움직임의 정확한 원인을 확인하고 중재함으로써 과긴장을 감소시킬 수 있다.

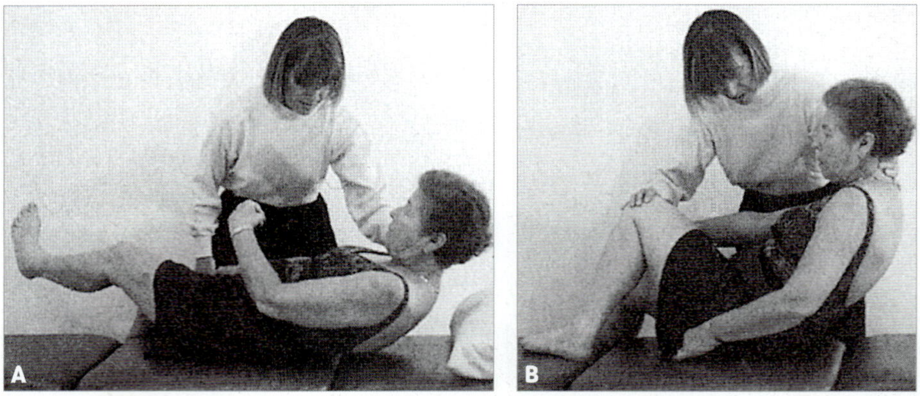

그림 12.13

왼쪽 편마비 환자. (**A**) 일어나기 앉기를 시작하면서 매트 밖으로 다리를 내린다. 몸통 움직임 패턴을 보조하기 위해 왼팔근육이 활성되면서 굽힘근 과긴장이 나타난다. (**B**) 왼쪽 다리를 내리는 동안 치료사는 아래몸통을 고정하고, 몸통굽힘근을 활성시킨다. 과긴장된 팔굽힘근이 이완된다.

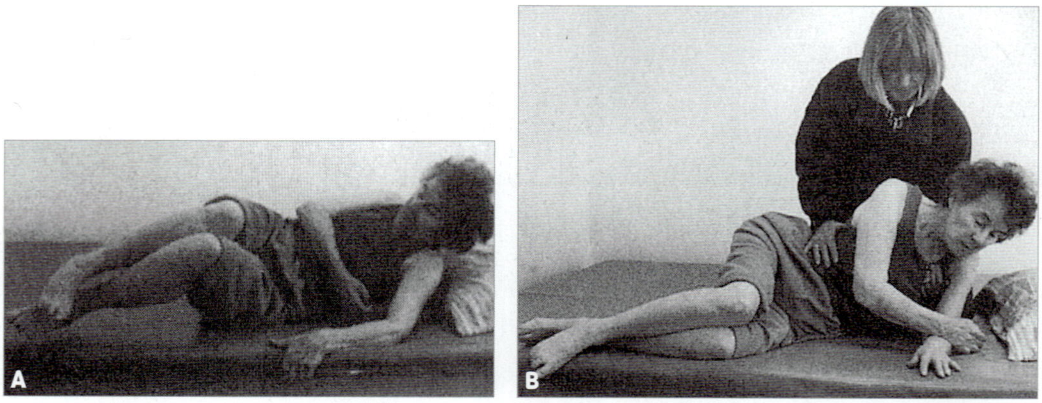

그림 12.14

오른쪽 편마비 환자. (**A**) 몸통 조절이 불안정한 환자가 일어나 앉기 위해서 노력하고 있다. 비마비측 왼손으로 매트를 잡고 몸을 일으키는 동안 마비측 오른팔과 다리는 굽힘근 과긴장이 나타난다. (**B**) 능동적으로 몸통을 움직이도록 보조한다. 마비측 오른팔과 다리의 과긴장이 감소된 것을 확인할 수 있다.

4 바람직하지 못한 보상패턴

편마비 환자의 일어나 앉기 움직임에서 가장 뚜렷한 비정상적인 움직임 패턴은 몸을 매트에서 일으켜 세우기 위해 마비측 팔을 사용하는 것이다. 이러한 움직임 동안 다리를 매트 바깥쪽으로 내리려고 하지만, 다리가 위로 올라가는 양상이 나타난다. 다리가 위로 올라가면 무게중심은 엉덩이 뒤로 이동하여 몸통 움직임은 더욱 어려워진다. 균형 상실과 과도한 근육 동원으로 팔에서는 굽힘근 과긴장이 나타난다. 반쯤 일어나 앉는 동안 마비측 발을 매트 밖으로 내리면서 비마비측 팔과 다리를 축으로 돌립한다(**그림 12.15**).

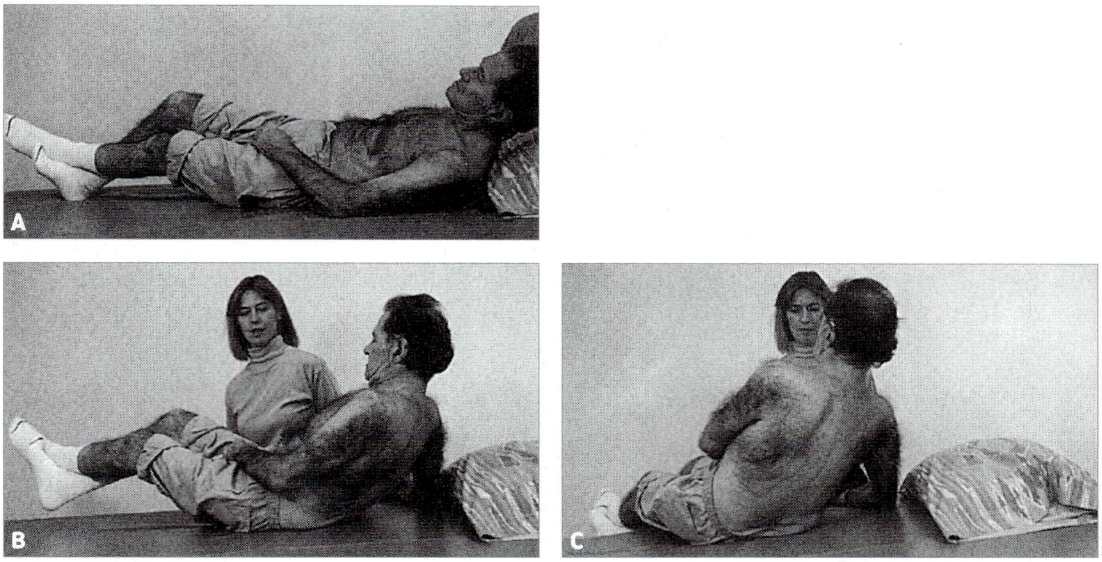

그림 12.15

왼쪽 편마비 환자. (**A**) 일어나 앉기 위해 비마비측 오른발을 마비측 왼발 아래로 넣어 받치면서 움직임을 시작한다. (**B**) 비마비측 오른팔을 사용하여 매트 가장자리를 잡아당겨 위몸통을 들고, 다리를 매트 가장자리로 옮겨 놓기 위해 몸통굽힘 패턴을 사용한다. (**C**) 바로 앉기 어렵다. 척추를 충분히 펴하지 못하고, 마비측 움직임이 불안정하여 직립하여 앉기 어렵다.

5 평가지침

앉은 자세에서 옆으로 눕고, 다시 일어나 앉는 움직임에 대한 평가는 마비측 또는 비마비측으로 눕기를 요구하는 것으로 시작한다. 환자가 움직이는 동안 적절한 정보를 수집하기 위해 다음을 확인한다(**글상자 12.4**).

글상자 12.4 평가지침

I. 오른쪽/왼쪽으로 눕기에 사용되는 몸통 움직임 패턴을 기록한다.

II. 마비측 팔을 사용하는 능력을 기록한다. 팔의 움직임 패턴이 몸통 움직임 패턴과 협응하는가?

III. 매트에서 다리를 들어 올리는 능력을 기록한다. 환자가 마비측 다리를 스스로 들어 올릴 수 있는가? 어떤 패턴/근육이 사용되는가?

IV. 움직임 동안 마비측 팔과 다리의 자세는 어떠한가? 부정렬, 몸통 움직임 조절 능력 저하 또는 움직임을 도와주기 위한 능동적인 움직임 때문에 자세 변화는 어떻게 되는가?

V. 몸통 움직임 패턴을 도와준다면 마비측 팔을 적절하게 사용하는가? 몸통 움직임 패턴을 보조하면 과긴장이 감소되는가?

VI. 마비측 팔/다리에 비대칭이 있는가? 부정렬을 교정하면 팔다리 움직임 조절과 근력이 어떻게 향상되는가?

6 중재 목표

1) 기능적 목표

앉은 자세에서 옆으로 눕기 움직임이나 옆으로 눕기에서 일어나 앉기 움직임의 기능적 목표는 마비측 몸통과 팔다리의 능동적인 움직임을 활성시키는 것이다. 체중에 의한 저항을 극복할 수 있는 근력과 움직임 조절 능력을 회복하여 마비측 팔과 다리로 체중지지를 할 수 있어야 한다. 마비측을 사용하여 움직임으로써 잠재된 능력을 향상시키고, 이차적인 손상을 최소화할 수 있다.

1. 앉은 자세에서 옆으로 눕기나 옆으로 누워서 일어나 앉기를 스스로 할 수 있다.
2. 몸통 움직임에 협응하여 마비측 팔다리를 사용할 수 있다.

2) 중재 목표와 방법

중재 목표: 몸통 움직임 요소를 재교육하고 근력을 강화한다.

중재 방법: 위몸통에서 시작된 굽힘/돌림. 앉은 자세에서 옆으로 눕는 패턴을 재교육한다(**그림 12.16A~E**).

중재 방법: 독립된 움직임 재교육을 위해 치료사의 보조를 줄인다(**그림 12.16F~H**).

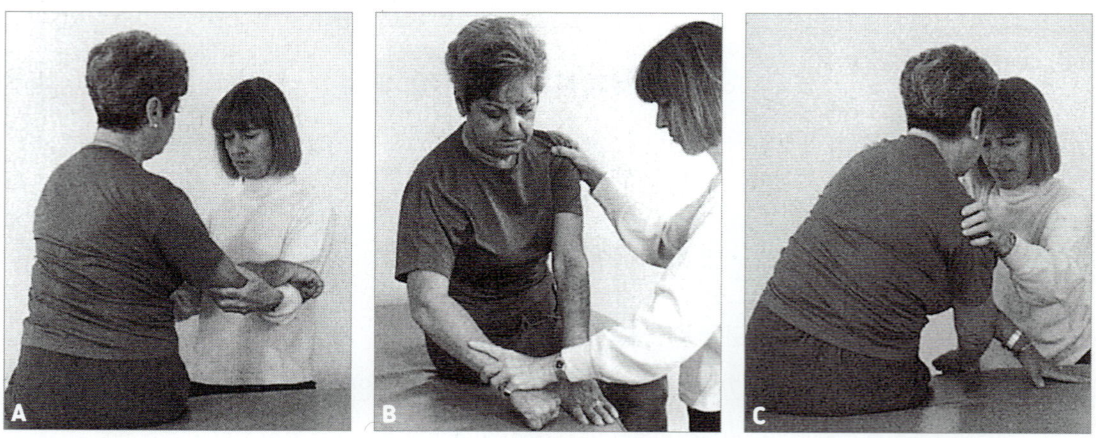

그림 12.16

오른쪽 편마비 환자. **(A)** 양쪽 팔을 대칭되게 잡고, 위몸통돌림 움직임 요소를 재교육한다. 왼쪽 위팔뼈를 잡은 손을 앞으로 움직이면서 마비측 오른팔을 보조하고 있는 손은 뒤쪽으로 움직인다. 위몸통이 앞으로 이동하는 것이 아니라 돌림하도록 한다. **(B)** 환자가 왼손으로 매트를 지지하는 동안 치료사는 오른손으로 위몸통돌림을 보조한다. 매트에 팔을 내리기 위해 몸통이 굽힘된다. 오른손이 매트에 닿도록 몸통굽힘을 보조한다. **(C)** 팔과 몸통이 협응하여 움직임 패턴이 완성되도록 위몸통돌림을 보조한다.

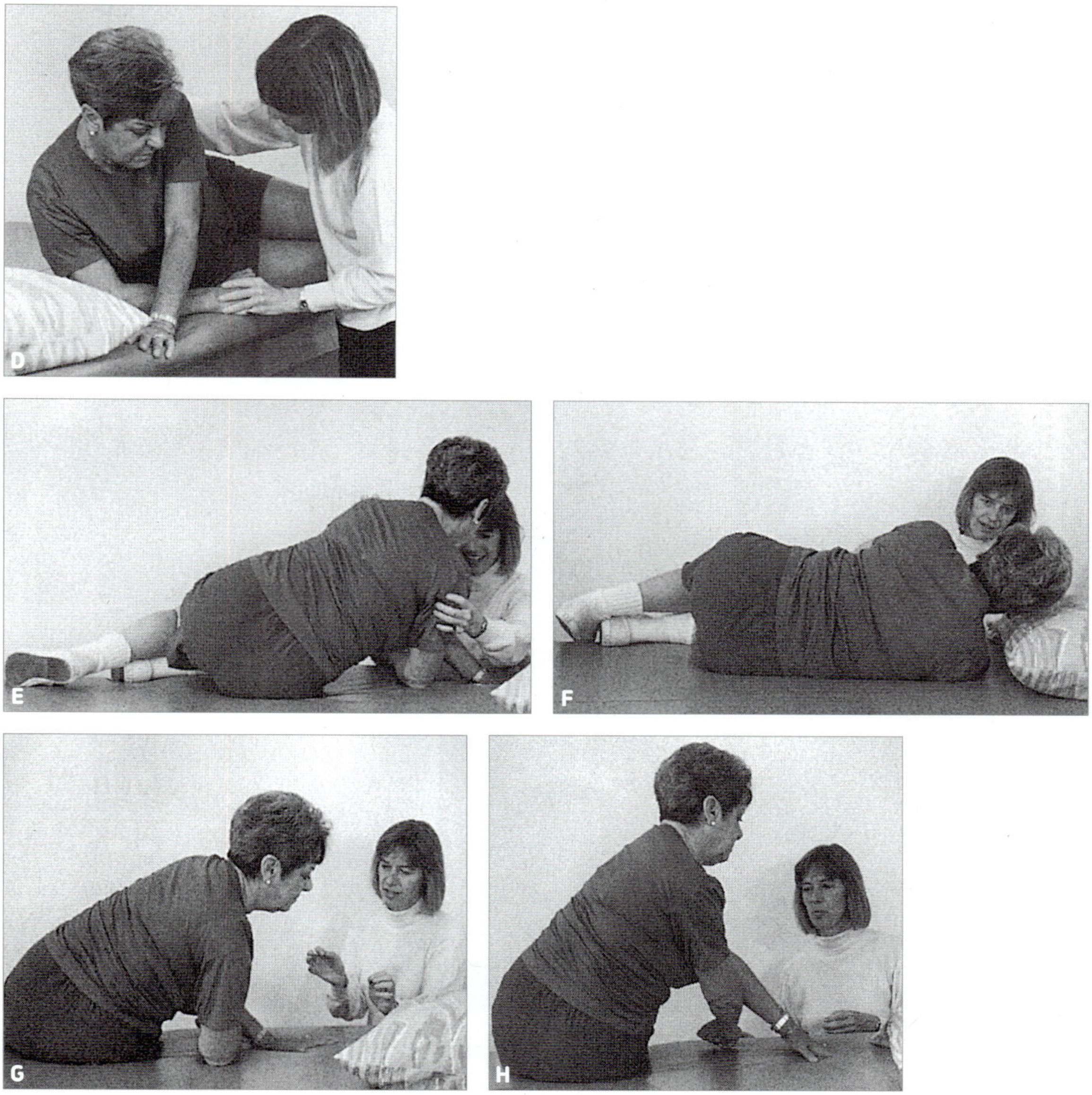

그림 12.16 (계속)

(**D**) 몸통의 굽힘/돌림 패턴 없이 옆으로 눕는다. 매트 위로 다리를 들어 올리는 동안 몸통을 바르게 유지하도록 오른손으로 위몸통 뒤쪽을 보조한다. (**E**) 계속해서 옆으로 눕는다. 마비측으로 눕는 동안 왼손으로 마비측 위팔뼈를 보조하여 관절 손상을 방지한다. 오른손은 비마비측 어깨에 두고 대각선 엉덩이쪽으로 가볍게 눌러주면서 엉덩이와 아래몸통의 움직임을 보조한다. (**F**) 위몸통 굽힘/돌림하여 일어나 앉기 움직임을 설명한다. (**G** & **H**) 연속된 움직임 첫 번째 단계에서 마비측 아래팔로 체중을 지지하고, 비마비측 왼팔로 몸통 움직임 패턴을 보조한다.

중재 목표: 앉은 자세에서 옆으로 눕기 움직임을 하는 동안 팔과 몸통 움직임 요소의 능동적 사용을 재교육한다.

중재 방법: 몸통과 팔다리의 근육 약화가 있는 오른쪽 편마비 환자에게 능동적인 몸통 움직임 패턴과 마비측 팔 체중지지를 재교육하는 동안, 아탈구를 줄이고 오목위팔관절을 보호한다(**그림 12.17A~C**).

중재 방법: 아래몸통에서 시작하는 폄/돌림 패턴과 마비측 오른팔의 능동적인 사용을 재교육하는 동안, 오목위팔관절을 보조한다(**그림 12.17D, E**).

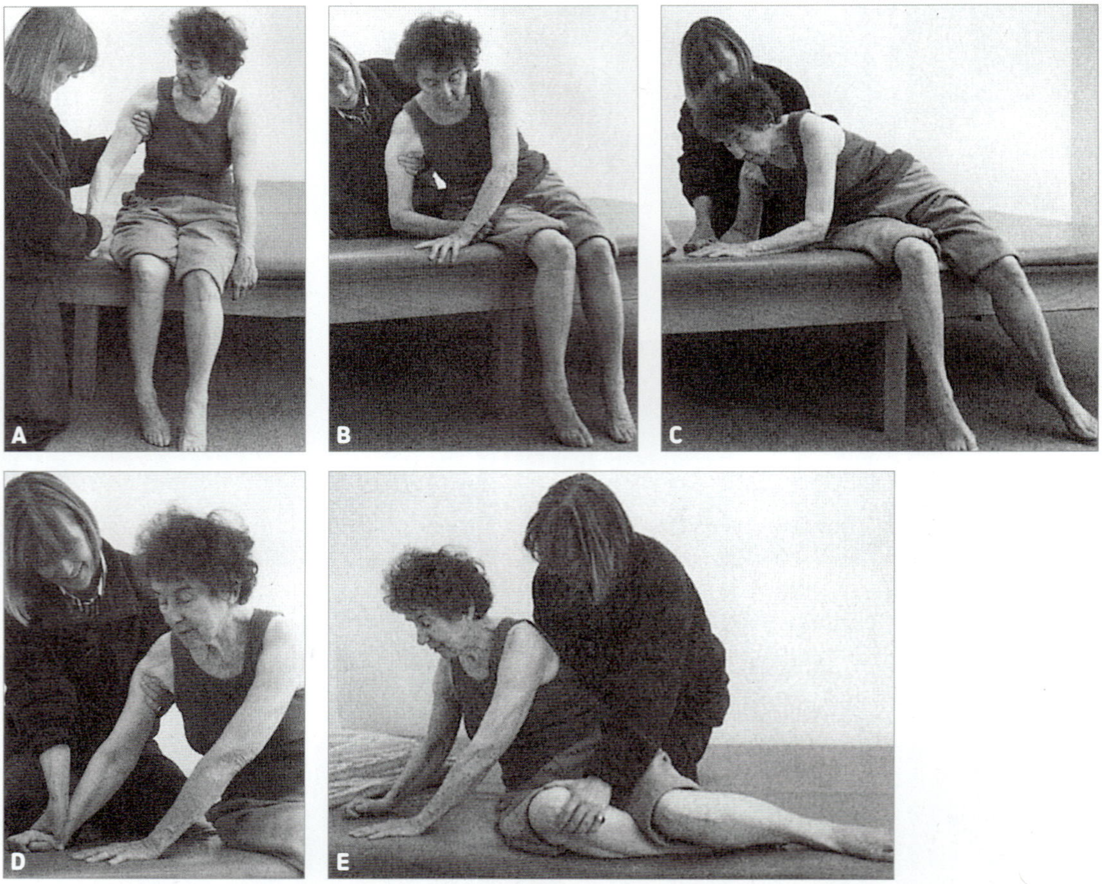

그림 12.17

오른쪽 편마비 환자. (**A**) 왼손으로 위팔을 중립 자세로 정렬하여 아탈구가 있는 오목위팔관절을 지지하고, 오른손은 환자의 손과 손목을 겹쳐서 잡는다. 마비측 손이 매트에 닿도록 아래팔을 엎침하고, 팔꿈치를 천천히 펴하면서 팔을 재정렬한다. (**B**) 위몸통에서 시작하는 가쪽 움직임 패턴에서 오른쪽 가슴우리와 오목위팔관절을 지지하면서 몸통 가쪽굽힘을 보조한다. 오른쪽 몸통이 오목해지고, 팔꿈치굽힘과 위몸통이 가쪽 아래로 움직이는 것을 보조한다. (**C**) 오른쪽 위몸통이 뒤쪽돌림하는 동안 치료사의 왼손이 오목위팔관절을 계속 지지하고 있다. 마비측 팔로 체중지지하는 동안 왼쪽 어깨가 앞쪽 아래로 이동한다. 치료사의 왼쪽 아래팔은 환자의 오른쪽 가슴우리를 보조하고 있다. 왼쪽 아래팔은 환자의 어깨와 팔에 증가되는 체중부하를 조절하고, 환자의 오른쪽 엉덩이와 넓적다리로 분산되도록 오른쪽 엉덩이와 위몸통 움직임을 도와준다. (**D**) 주먹쥔 손, 폄된 팔로 체중지지하는 동안 오른손 엄지손가락과 검지손가락으로 환자의 아래팔 먼쪽부위를 안정시킨다. 손가락근육 길이가 충분히 이완되지 않아 손바닥 아치를 보호하기 위해 주먹을 쥔다. 왼손으로 어깨의 위/아래 움직임을 보조하는 동안 오른손은 아래팔엎침을 유지한다. 환자는 몸을 뒤쪽/위쪽으로 폄하면서 오른팔로 매트를 누르고 팔꿈치를 폄한다. (**E**) 환자가 팔 움직임 조절을 반복하는 동안 치료사는 오른손으로 위몸통돌림과 오목위팔관절을 보조하고, 왼손으로 무릎 움직임을 보조한다.

중재 목표: 다리의 움직임 요소를 재교육하고 강화한다.

중재 방법: 몸통과 다리의 움직임 패턴을 재교육한다. 몸통 먼쪽부위에서 움직임을 시작하고, 다리의 먼쪽부위와 몸쪽부위의 움직임 연속성을 재교육한다(**그림 12.18**).

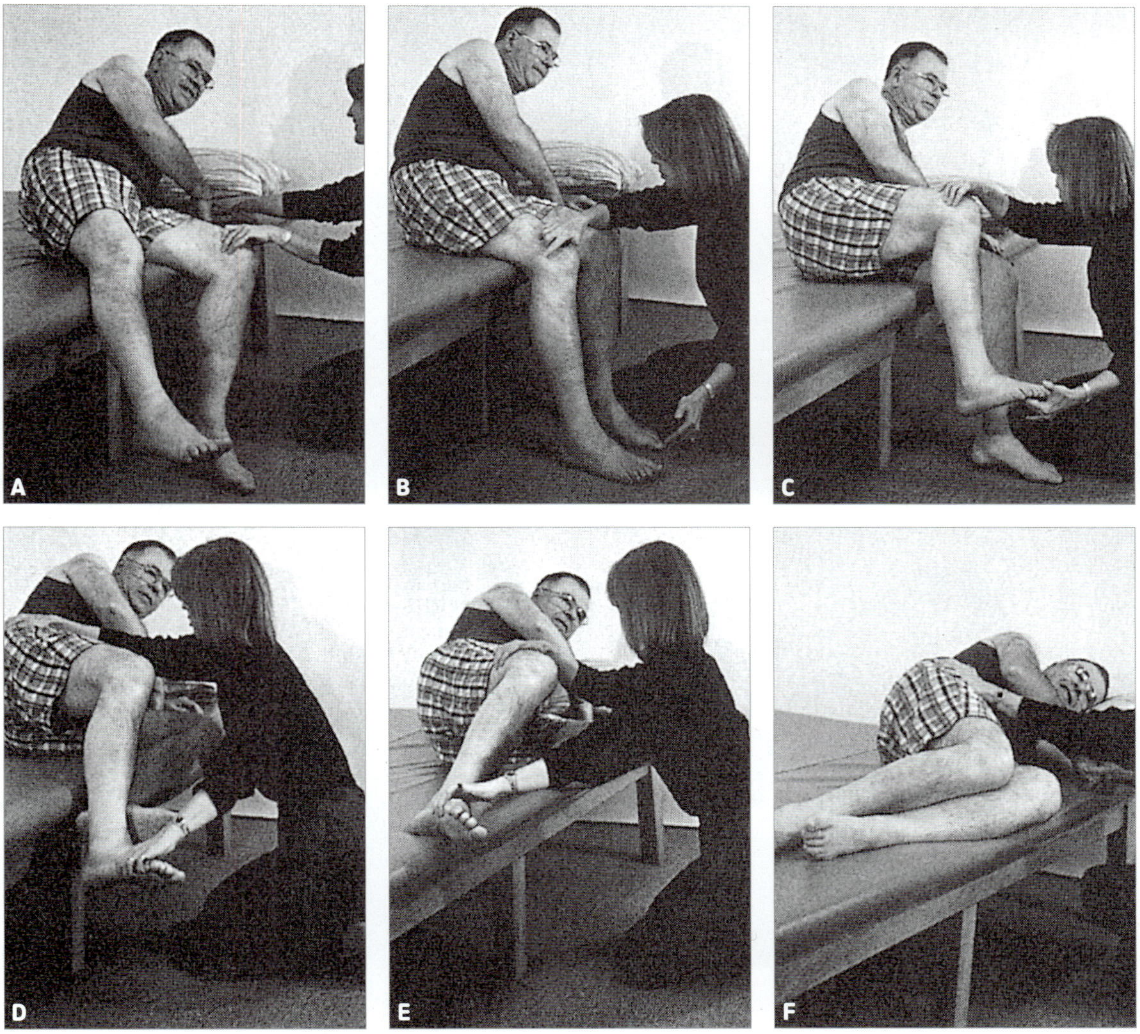

그림 12.18

오른쪽 편마비 환자. **(A)** 비마비측으로 눕기 위해 매트 위로 다리를 들어 올리지만 오른쪽 무릎폄근이 과도하게 활성되면서 다리는 벌림되고, 오른쪽 몸통은 뒤쪽으로 돌림된다. **(B & C)** 넓적다리가 벌림되지 않도록 모아주고, 위몸통 시작 패턴과 협응하여 발목 발등굽힘, 엉덩관절굽힘하여 움직이도록 도와준다. 몸통 움직임과 오른팔 자세의 차이를 확인한다. **(D~F)** 넓적다리와 다리를 들어 올리면서 엉덩이 가쪽 움직임을 보조한다. 엉덩이가 뒤쪽으로 돌림되는 것을 방지한다.

중재 목표: 몸통과 팔의 능동적인 움직임 요소를 재교육한다.

중재 방법: 몸통과 팔다리가 능동적으로 움직이는 동안 몸통과 팔다리 움직임이 협응하도록 재교육한다(**그림 12.19**).

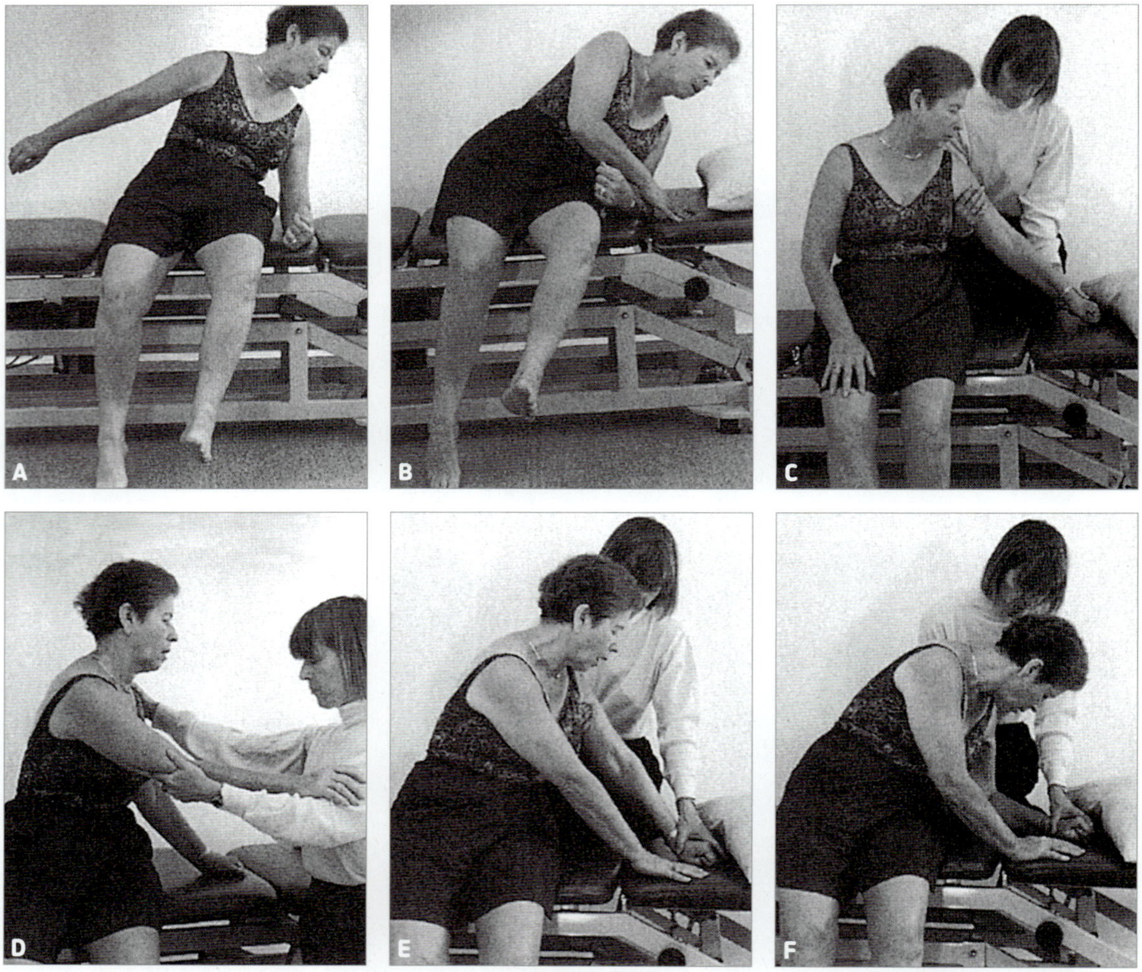

그림 12.19

왼쪽 편마비 환자. (**A** & **B**) 옆으로 눕기 위해 왼쪽으로 움직일 때 몸통과 팔다리 움직임 요소가 협응하여 움직이지 못한다. (**C**) 짧아진 아래팔과 팔꿈치근육을 이완시키기 위해 팔을 펴하고, 가쪽으로 체중지지 한다. (**D**) 왼손으로 환자의 오른쪽 위팔을 잡고, 위몸통의 굽힘/돌림을 유도한다. 환자는 몸통이 왼쪽으로 돌림하는 동안 왼쪽 폄된 팔의 체중지지를 유지한다. (**E** & **F**) 폄된 팔 체중지지 자세에서 아래팔 체중지지 자세로 변경하기 위해서 몸통과 팔을 굽힘한다. 환자 스스로 움직임을 조절하기 어렵기 때문에 치료사가 팔을 보조한다.

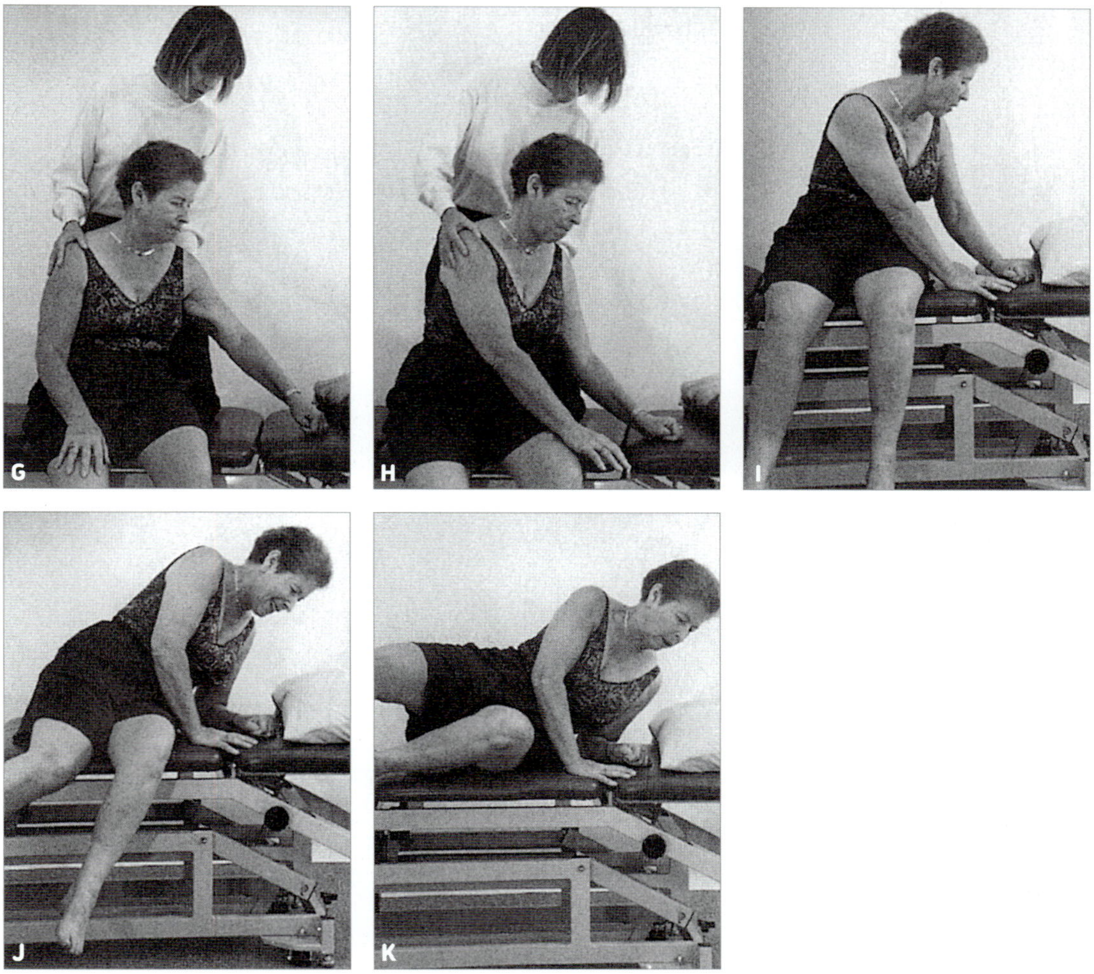

그림 12.19 (계속)

(**G** & **H**) 치료사는 보조를 줄이고, 환자 스스로 체중지지를 하고 있는 마비측 팔과 몸통이 협응되게 움직인다. 환자가 능동적으로 움직일 때 어떤 움직임 요소에서 중재가 필요한지 선택한다. (**I~K**) 순서에 맞게 능동적으로 움직이고 있다.

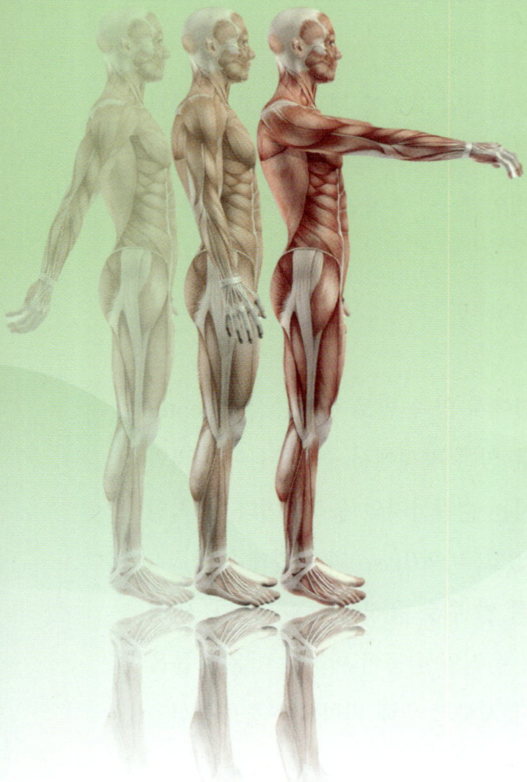

CHAPTER 13

앉은 자세에서 일어서기

Sit to Stand

1 개념과 원리

앉은 자세에서 일어서기를 위해서는 몸통 움직임 조절 능력, 다리 근력, 동적 균형 능력이 있어야 한다. 움직임 요소에는 앞쪽/뒤쪽으로 체중을 이동하는 동안 아래몸통 위에서 위몸통을 조절하는 능력, 양쪽 발을 바닥(floor)에 밀착하여 유지하는 능력, 다리를 펴는 힘(extension power)이 포함되어야 한다. 앉은 자세에서 일어서는 능력은 직립 자세로의 움직임 시작을 의미한다. 일어서기는 옆에 있는 새로운 의자에 앉기, 다른 장소로 이동하기, 보행과 달리기를 할 수 있게 하고 주어진 환경에서 더 높은 기능적 수준의 움직임을 가능하게 한다.

중추신경계 손상 환자는 일반적으로 병원 침대의 가장자리에서 의자/휠체어로 이동하는 것이 일어서기의 첫 시도가 된다. 몸통과 팔다리 움직임 조절의 상실은 앉은 자세에서 일어서기를 어렵게 한다. 환자는 마비측 다리에 충분한 근력이 없고 팔과 다리가 뻣뻣해지거나 경직된 자세가 되며, 균형 능력이 상실되고 넘어지는 것에 대한 두려움이 있다.

위몸통에서 팔의 잘못된 정렬, 경직된 자세와 근력 약화는 앉은 자세에서 일어서는 동안에 아래몸통 위에서 위몸통의 움직임 조절을 어렵게 하고, 비정상적인 움직임 시작 자세를 만든다. 팔의 문제점으로 앉은 자세에서 일어서기 위한 움직임이 어려워지면 일어서기를 재교육하기 전에 팔의 기능적인 움직임 조절을 위한 중재가 필요하다.

편마비 환자에게 앉은 자세에서 일어서기 움직임 재교육을 위해서는 몸통 움직임 요소를 재교육하고, 몸통과 팔다리 움직임의 협응과 조절 능력을 어렵게 하는 이차 손상을 최소화해야 한다. 비마비측을 사용하여 일어서기가 가능한 환자에게 앉아서 일어서기 움직임 재교육을 하는 목적은 보상 움직임 감소, 움직임 결손 회복과 이차 손상 예방이다.

1) 운동학

앉은 자세에서 일어서기는 엉덩관절, 넓적다리, 발에 의해 형성된 기저면에서 양쪽 발로 중력중심점(center of gravity, COG)을 이동시킬 수 있어야 한다. 움직임의 시작(initiation)은 앉은 자세에서 중력중심이 다리와 발 위에서 앞쪽으로 이동하는 몸통 움직임과 엉덩이가 기저면에서 떨어지는 순간까지의 움직임이다. 움직임을 시작하는 동안 중력중심은 넓은 기저면(base of support, BOS) 위에 있고, 바닥(base)과 가깝게 있다.

움직임 전이(transition)는 엉덩이가 기저면에서 떨어지고, 몸통이 양쪽 발 위로 움직이는 순간이다. 엉덩이가 양쪽 발 위에서 앞쪽으로 움직일 때 몸통은 위쪽/뒤쪽으로 움직인다. 움직임 이동이 어려운 이유는 몸을 기저면에서 들어 올리기 위한 다리 근력과 새로운 기저면 위에서 자세를 유지하기 위해 변화되는 중력중심을 조절할 수 있는 균형 능력이 부족하기 때문이다.

앉은 자세에서 일어서기 움직임의 완성(completion)은 양쪽 발 위에서 몸통의 마지막 뒤쪽 움직임과 선 자세에서 중심(midline)을 유지하고, 균형을 유지하기 위한 엉덩이의 마지막 움직임이다. 움직임이 완성되면 기저면(양쪽 발)은 좁아지고, 중력중심은 기저면에서 높아진다.

정상적인 앉은 자세에서 일어서기는 세 가지 앉은 자세에서 일어서기 시작 패턴 또는 몸통 움직임 전략으로 구분한다. 첫째는 아래몸통에서 시작(아래몸통 위에서 위몸통이 정렬되는 것)하는 움직임 패턴이다. 둘째는 아래몸통/엉덩이에서 시작(몸통폄)하는 움직임 패턴이다. 셋째는 위몸통에서 시작(몸통굽힘)하는 움직임 패턴이다. 이러한 세 가지 전략의 차이는 몸의 분절 길이와 근력, 관절가동 범위, 근육 길이의 차이 때문에 나타난다. 몸의 구조에 따라 선택한 몸통 패턴에 의해 움직임의 효과가 달라진다. 부가적으로 발 위치, 몸통과 팔, 다리의 시작 위치, 움직임 수행 속도, 순간적으로 생성되는 힘이나 운동량(momentum)에 의해 개인의 차이가 있지만 모든 사람은 세 가지 중 하나의 전략으로 앉은 자세에서 일어서기를 시작한다.

2 앉은 자세에서 일어서기의 움직임 구성요소

1) 아래몸통에서 시작

움직임이 아래몸통에서 시작하는 동안 위몸통은 척추가 중립 자세(neutral position)로 아래몸통 위에 정렬된다. 위몸통과 아래몸통, 엉덩이가 앞으로 기울어지면서 엉덩관절은 굽힘되고, 어깨관절은 엉덩관절 앞으로 움직인다(**그림 13.1**). 엉덩관절은 몸통 움직임의 받침점이 되고, 체중부하는 양쪽 넓적다리뼈와 양쪽 발로 분산된다. 중력중심이 기저면(BOS) 안에 있으므로 최소한의 균형 능력이 요구된다.

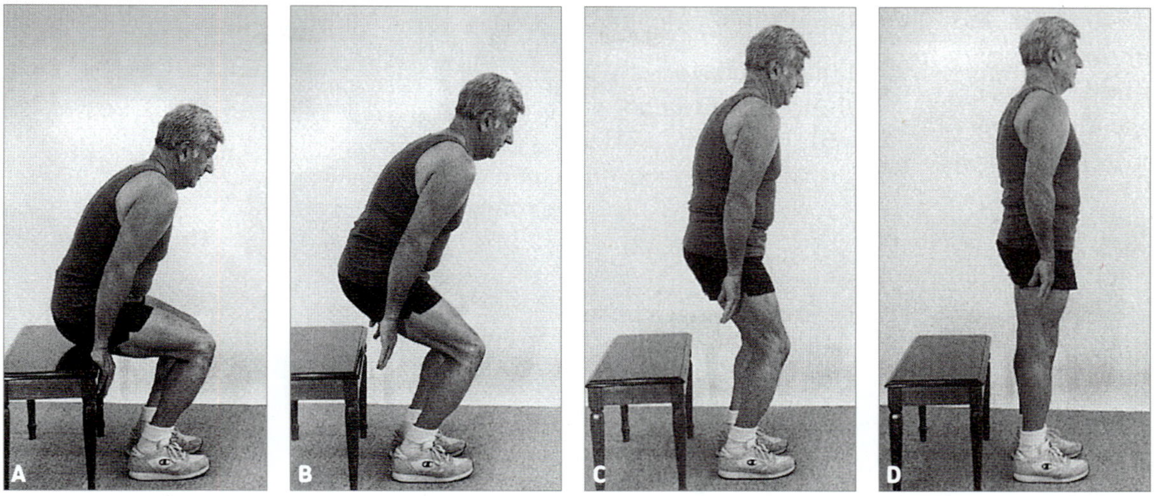

그림 13.1

아래몸통에서 시작하는 앉은 자세에서 일어서기 패턴

전이(transition) 단계 초기에 몸통과 엉덩이는 대각선 앞쪽/위쪽으로 움직이고, 엉덩관절은 폄되며 넓적다리는 지지면(supporting surface)에서 들어 올려진다. 무릎관절과 종아리(lower leg)가 앞쪽으로 움직이는 동안 발목관절은 발등굽힘(dorsiflexion)하고 머리는 중립(neutral), 눈은 수평으로 유지된다. 엉덩관절이 지지면에서 들림될 때, 어깨관절과 위몸통은 엉덩관절 앞쪽에 있고 척추는 중립에 있다. 이는 앉아서 일어서기 움직임 패턴에서 가장 어려운 순간이다. 중력중심이 양쪽 발 뒤에 있고, 몸통이 발 위에서 대칭적으로 앞쪽/위쪽으로 움직이기 위해 양쪽 다리를 펴는 근력(extension power)이 요구되기 때문이다. 일부는 이 움직임 패턴의 시작과 전이되는 순간의 어려움을 극복하기 위해 팔을 사용하거나 몸통을 순간적으로 빠르게 굽힘하는 움직임(momentum)을 사용한다.

전이의 마지막에는 몸을 바로 세우기 위해 엉덩이, 무릎, 발목관절이 폄되고, 위몸통이 발 위에서 뒤쪽/위쪽으로 움직이는 동안 몸통 움직임의 호(arc)가 앞쪽 대각선 방향에서 뒤쪽 대각선 방향으로 변한다. 엉덩관절과 무릎관절이 폄하고 앞으로 움직이는 것과 동시에 위몸통은 다리 위에서 뒤쪽/위쪽으로 움직인다. 이러한 몸통과 팔다리의 반작용(counterbalancing)에 의해서 선 자세가 완성된다. 움직임의 완성에서 몸은 새로운 기저면 위에서 균형을 잡기 위해 조절되거나(sway) 새로운 장소로 이동한다.

2) 아래몸통/엉덩이에서 시작

아래몸통에서 시작되는 패턴은 척추 중립 자세이지만, 아래몸통/엉덩이에서 시작하는 움직임 패턴은 허리폄이 커진다. 아래몸통과 엉덩이에서 시작되는 앉은 자세에서 일어서기(**그림 13.2**)에서 허리는 폄하고, 몸통은 앞쪽으로 기울어져 엉덩관절은 굽힘되고, 어깨와 위몸통은 엉덩관절 앞으로 놓인다. 엉덩이의 앞쪽기울임(anterior tilt)에 의해 허리폄이 커지지만 위몸통의 앞쪽기울임은 아래몸통에서 시작되는 패턴보다 작다.

전이하는 동안 몸통의 앞쪽 움직임 호와 위몸통의 후방 움직임 호는 아래몸통에서 시작되는 움직임 패턴보다 작다. 그렇기 때문에 일어서기 위해 필요한 엉덩이와 다리 근력이 아래몸통 전략보다 커진다. 이 전략의 완성 단계에서 몸이 정중선(midline)에서 균형을 잡기 위해 약간의 흔들림(sway)이 나타난다. 이 전략의 중요한 특징은 아래 척추폄 큼, 몸통 앞쪽기울임 감소, 다리 근력 요구량 증가이다.

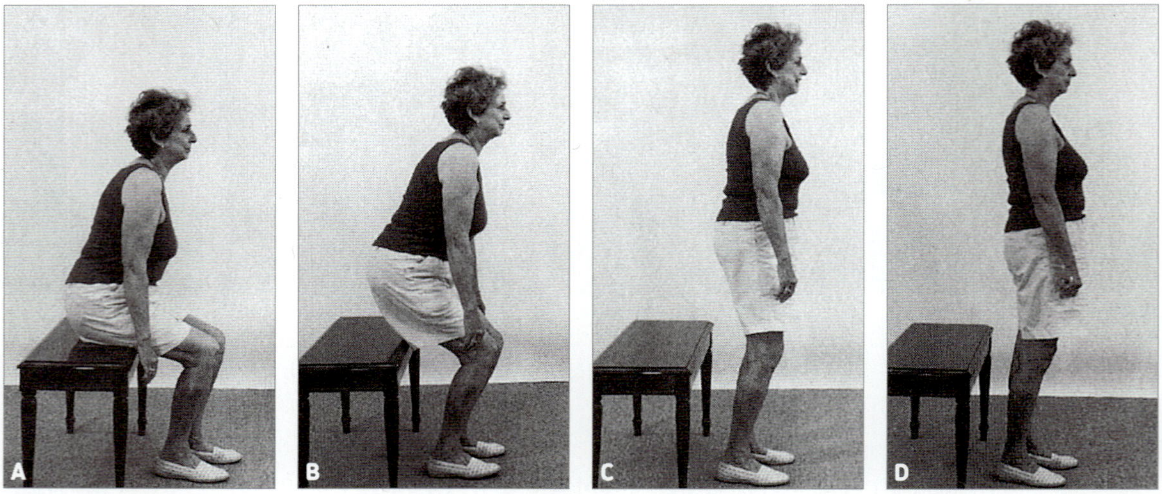

그림 13.2

아래몸통/엉덩이에서 시작하는 앉은 자세에서 일어서기 패턴

3) 위몸통에서 시작

위몸통에서 시작하는 패턴은 시작과 전이에서 목뼈가 굽힘되는 것이 다른 두 가지 전략과 다른 부분이다(**그림 13.3**). 위몸통 전략의 시작에서 위몸통은 넓적다리 위에서 앞/아래로 굽힘하고, 엉덩관절은 굽힘된다. 이 움직임은 머리와 어깨관절이 무릎관절 위에 위치하여 시선이 바닥으로 향하고, 몸의 무게중심은 낮아져 바닥에 근접한다. 이 패턴에서 팔은 주로 몸통과 다리의 폄 움직임을 보조하기 위해 넓적다리나 의자 팔걸이 밀기에 사용된다.

초기 전이 단계에서 엉덩관절은 폄하고 지면으로부터 멀어지며, 어깨관절은 무릎관절 앞쪽에 위치하며 목뼈는 굽힘된다. 이 전략은 엉덩이와 중력중심이 반작용(counterbalancing)하면서 위몸통이 앞으로 이동한다. 위몸통이 앞/아래로 움직이는 동안 엉덩관절이 들어 올려진다. 후기 전이 단계에는 위몸통만 발의 앞쪽에 놓이므로 엉덩이, 무릎, 발목관절을 폄하기 위해서는 앞에서 설명했던 두 가지 전략보다 요구되는 다리 근력량이 커진다. 엉덩이가 폄되고, 무릎관절 위에서 앞쪽으로 굽힘된 위몸통이 뒤쪽/위쪽으로 움직이기 위해 부가적인 몸통폄 조절이 필요하다.

움직임 시작 시기에 위몸통의 움직임 범위가 앞쪽으로 컸기 때문에 움직임의 완성에서 앞쪽/뒤쪽 몸 흔들림(sway)은 아래몸통에서 시작되는 패턴보다 더 클 것이다. 위몸통 전략의 중요한 특징은 움직임 시작과 초기 전이 동안 척추굽힘 패턴이 필요하고, 척추굽힘에서 직립 자세로 움직이는 몸통폄 조절이 요구된다는 것이다(**글상자 13.1**).

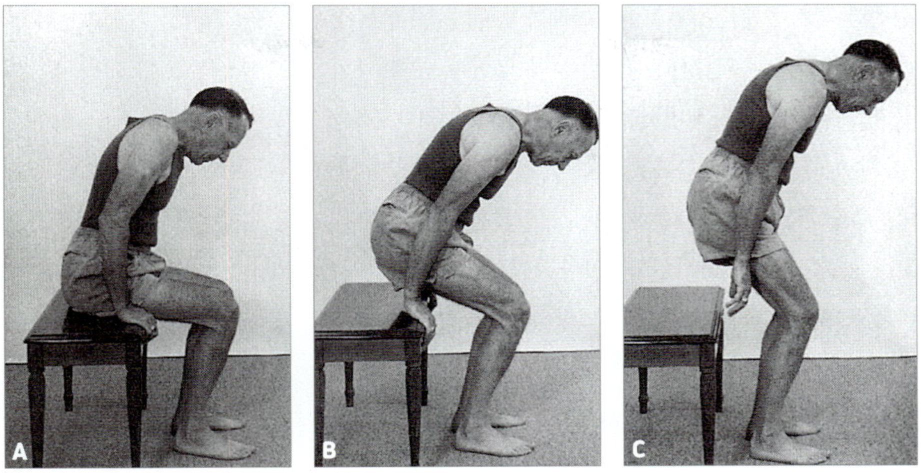

그림 13.3

위몸통에서 시작하는 앉은 자세에서 일어서기 패턴

글상자 13.1 움직임 요약: 앉은 자세에서 일어서기

- **과제:** 넓은 기저면(BOS)과 낮은 중력중심점(COG)을 가진 앉은 자세에서 좁은 기저면과 높은 중력중심점을 가진 서기 자세로 움직인다.
- **시작하는 자세:** 앉은 자세, 아래몸통 위에서 조절된 위몸통, 엉덩관절과 무릎관절의 굽힘, 발목관절의 발등굽힘 자세
- **시작:** 엉덩관절굽힘과 함께 앞쪽으로 기울임된 몸통
- **전이(초기):** 엉덩관절을 지지하는 면에서 들어 올리고, 발목관절은 최대로 발등굽힘되며, 몸통은 앞쪽기울임되어 움직인다.
- **전이(후기, 마지막):** 엉덩관절, 무릎관절, 발목관절은 폄되고 몸통은 직립 자세를 회복하기 위해 뒤쪽으로 움직인다.
- **완성:** 선 자세에서 균형을 회복하고 유지한다.

3 수행능력을 감소시키는 중요한 손상

1) 몸통 조절과 정렬 상실

앉은 자세에서 일어서는 동안 몸통의 비대칭은 5장에서 설명한 원인 중에 하나인 아래몸통 위에서 위몸통의 정렬 상실, 엉덩이와 엉덩관절의 비대칭, 마비된 팔의 무게 때문이다(**그림 13.4**). 몸통 근력이 약하거나 운동

능력 회복이 불완전한 환자는 앉은 자세에서 아래몸통 위로 위몸통 정렬을 회복하여 유지하기가 어렵다. 자세 조절 능력 상실과 근력 약화는 자세 부정렬을 만든다. 앉은 자세에서는 목뼈의 과도한 굽힘, 가슴우리돌림, 약한 쪽으로 오목하거나 볼록한 척추의 가쪽만곡이 있을 수 있다. 마비된 팔은 비정상적인 정렬 때문에 위몸통을 굽힘/돌림시킨다. 위몸통 움직임 조절 능력 상실은 아래몸통과 팔다리에서 체중이동을 시작하여 조절하는 것을 어렵게 하므로 일어서기에 필요한 다리의 근력 생성과 움직임 조절을 어렵게 한다.

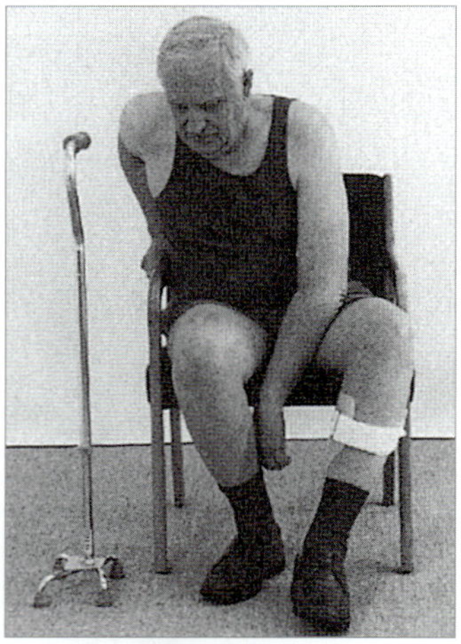

그림 13.4

마비된 팔은 몸통 정렬과 움직임 조절을 어렵게 한다.

앉은 자세에서 일어서는 움직임을 회복하기 위해 아래몸통과 다리의 움직임 시작과 능동적인 전이 패턴을 재교육하고, 보상 움직임을 예방해야 한다(**그림 13.5**). 위몸통 움직임 재교육은 목뼈폄 조절 향상과 앉거나 선 자세에서 위몸통 안정성을 높이기 위해 몸통돌림으로 인한 비대칭을 교정해야 한다.

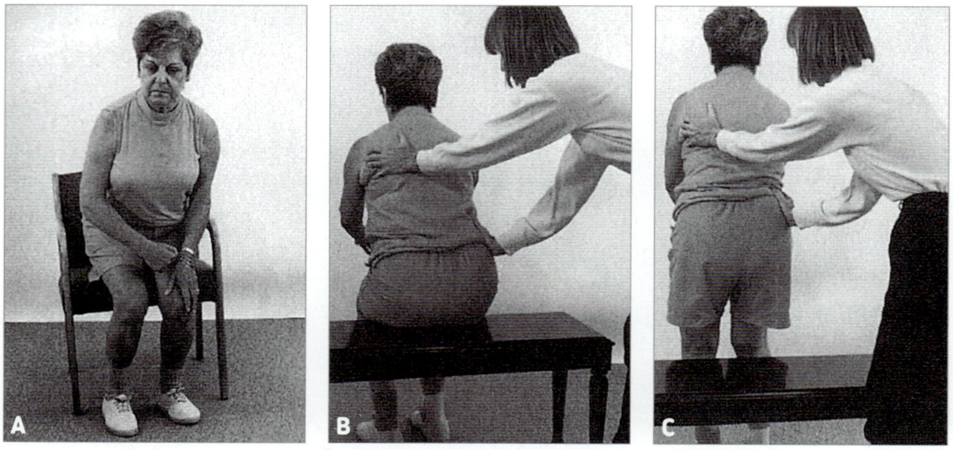

그림 13.5

오른쪽 편마비 환자. (**A**) 위몸통이 가슴우리돌림되고, 왼쪽으로 기울어져 있다. (**B** & **C**) 앉은 자세에서 선 자세로 전이하는 동안 오른손으로 가슴우리 아래와 골반을 고정하고, 왼손으로 위몸통이 정중선에 정렬되도록 보조한다.

마비와 약화로 증가된 팔의 무게 때문에 나타나는 움직임 조절 장애는 어깨뼈 부정렬(어깨뼈 아래쪽돌림/벌림)과 앉은 자세에서 가슴우리 부정렬을 만든다. 부정렬은 움직임을 수행하는 동안 비전형적(atypical)인 몸통 자세를 만들고, 다리에 불균등한 체중부하를 만든다. 그러므로 어깨뼈와 위몸통 정렬을 회복하고 다리의 정상적인 움직임을 재교육하기 위해 팔의 무게를 보조해야 한다.

몸통 조절과 근력 상실로 인하여 마비측 가슴우리가 뒤쪽으로 돌림되면 가슴우리와 엉덩이 사이의 비대칭으로 앉은 자세에서 일어서기를 하는 동안 마비측 다리의 기능적 움직임이 어려워진다. 또한 이러한 돌림은 선 자세에서 마비측 팔 자세를 변형시킨다. 위팔의 안쪽돌림과 과도한 폄, 팔꿈치관절의 굽힘, 아래팔의 뒤침

(supination)이 그것이다. 앉은 자세에서 일어서는 움직임을 보조하기 위해 비마비측 팔로 보상 움직임을 사용하면 초기 체중이동이 앞쪽보다는 가쪽(비마비측)으로 이루어지고, 마비측 다리의 역할이 감소된다. 또한 비마비측을 과도하게 사용하면 몸통돌림이 커지고, 비대칭 자세를 뚜렷하게 만든다(**그림 13.6**).

움직임의 완성 단계에는 몸통돌림에 의한 비대칭으로 인해 한쪽 다리로 체중을 지지하기 때문에 선 자세에서 균형 조절이 어렵다. 마비측 척추, 가슴우리, 엉덩이의 돌림은 결과적으로 발의 부정렬과 비정상적인 움직임을 만들기 때문에 선 자세에서 균형 유지를 어렵게 한다(**그림 13.7**).

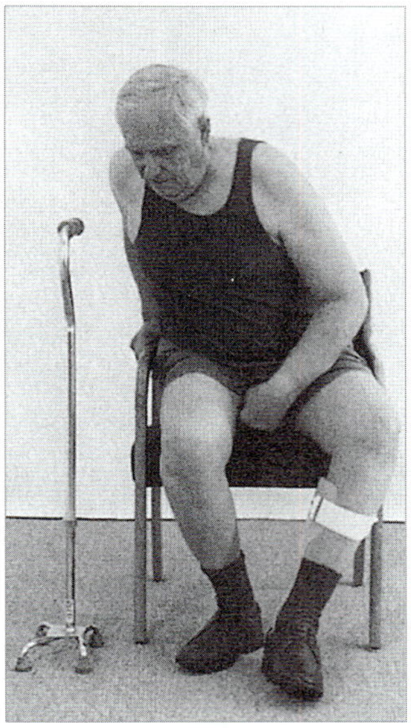

그림 13.6

일어서는 동안 비마비측 오른쪽 팔다리의 지나친 사용은 몸통에서 비정상적인 가쪽 체중이동과 돌림을 만들고, 마비측 다리의 사용을 감소시킨다.

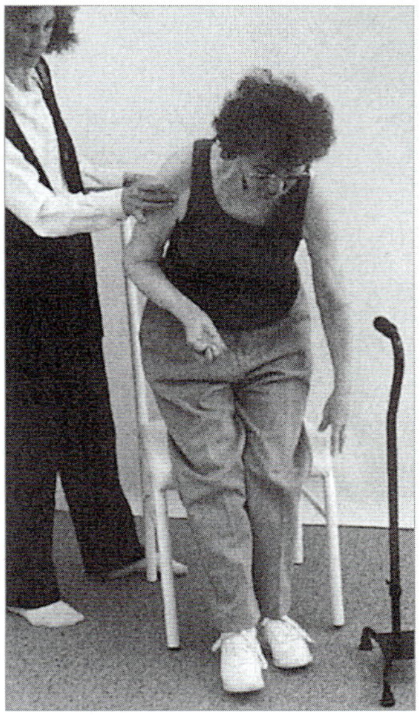

그림 13.7

몸통 부정렬과 마비측 다리의 불안정한 움직임 조절은 선 자세에서 균형 유지를 어렵게 한다. 비마비측 다리만으로 체중을 지지한다.

2) 비효율적인 몸통 시작 패턴

아래몸통에서 시작하는 패턴은 발 위에서 앞쪽으로 몸이 움직이는 동안 아래몸통 위에서 위몸통이 바르게 정렬되어 있어야 하기 때문에 편마비 환자는 수행이 어렵다. 몸통과 다리근육이 약한 편마비 환자는 아래몸통 위에서 위몸통의 정렬을 유지하지 못하기 때문에 아래몸통에서 시작하는 패턴이 어렵다.

아래몸통에서 시작하는 패턴은 가슴우리(위몸통)에서 팔 자세를 유지하기 위해 어깨띠 안정성이 높아야 한다. 따라서 마비측 팔 무게는 중요하다. 마비된 팔은 앉은 자세에서 일어서는 동안 몸 앞으로 쉽게 떨어지기 때문에 위몸통이 앞쪽/가쪽으로 돌림된다. 그러므로 중재 목표는 앉은 자세에서 일어서기를 하는 동안 위몸통에서 팔 움직임 조절과 아래몸통 위에서 위몸통 움직임 조절을 재교육하여 아래몸통에서 시작하는 움직임 패턴을 재교육하는 것이다(**그림 13.8**).

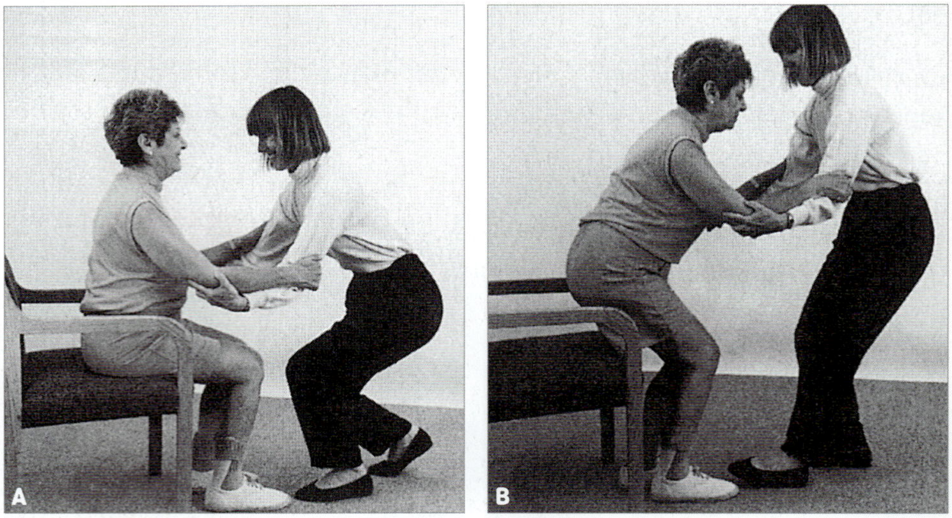

그림 13.8

아래몸통에서 시작된 앉아서 일어서기 움직임 패턴을 수행하는 동안 아래몸통 위에서 위몸통 움직임을 조절하기 위해 아래팔을 잡고 보조한다.

3) 다리의 약화와 비대칭

약해진 다리는 지면에서 엉덩이를 들어 올리기 위한 충분한 근육 활성이 어렵다(**그림 13.9A**). 마비측 다리의 약화는 비마비측 다리만으로 체중지지를 함으로써 비대칭적인 체중지지 패턴을 만든다. 일어서기를 하는 동안 마비측 다리는 정상적인 움직임에 적당한 근수축이 활성되지 않는다. 따라서 골반은 돌림, 아래쪽기울임 되고 무릎관절은 굽힘 그리고 발뒤꿈치는 바닥에서 들림된다(**그림 13.9B**). 몸통 비대칭은 체중부하를 마비측에서 비마비측으로 옮기고, 비마비측 팔다리를 이용하여 일어서는 움직임을 습관화시킨다.

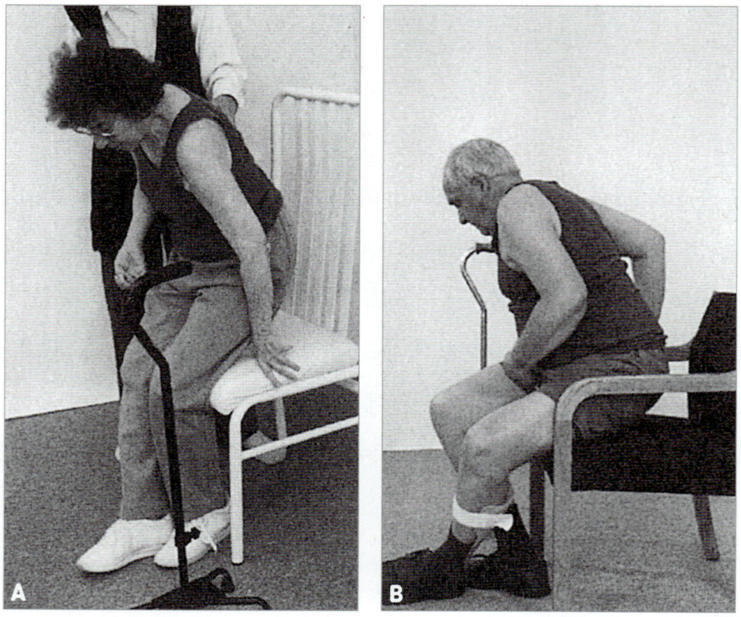

그림 13.9

(**A**) 앉은 자세에서 일어서기를 하는 동안 약해져 있는 마비측 다리는 체중지지를 할 수 있을 만큼 충분히 활성되지 않는다. (**B**) 마비측 다리의 약화는 다리와 아래몸통에서 비대칭 패턴을 만든다.

앉은 자세에서 일어서기가 시작되어 진행되는 동안 바닥에 마비측 발을 밀착하여 체중을 지지하고, 다리폄이 완성될 때까지 근활성을 지속시키며, 대칭적인 자세에서 몸통을 움직이도록 하여 비대칭적인 움직임과 보상 움직임이 습관화되지 않도록 한다. 이러한 움직임 요소를 실행하는 것은 중재 단계에서 설명한다.

일부 환자는 일어서기를 하는 동안 마비측 다리가 바닥에서 떨어진다. 불안정한 몸통 조절과 근력 약화로 인하여 전이와 완성 시기에 과도한 엉덩관절과 무릎관절의 굽힘이 나타나기 때문이다(**그림 13.10**). 급성기에 과도하게 엉덩관절과 무릎관절이 굽힘되는 환자는 비마비측으로 체중을 지지하고, 일어서기 위해 비마비측 팔다리 사용을 학습한다. 이는 몸통 비대칭과 보상적인 팔다리 움직임 패턴을 습관화시키는 것이다. 비마비측에 의지하여 일어서기를 습관화한다는 것은 균형이 불안정해지고, 편마비용 보행기(hemiwalker) 또는 네발 지팡이(quad-cane)를 사용하지 않고는 일어설 수 없다는 의미이다.

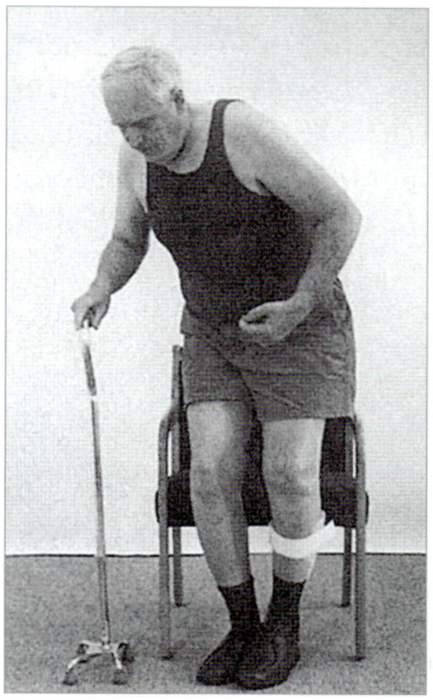

그림 13.10

불안정한 몸통 조절과 다리 근력 약화로 인하여 엉덩관절과 무릎관절이 과도하게 굽힘된다.

4) 무릎관절의 폄 조절 상실

무릎관절폄에는 두 가지 일반적인 패턴이 있다. 하나는 무릎관절을 빨리 폄하는 것이고, 다른 하나는 과도하게 폄하는 것이다.

(1) 무릎관절 빨리 폄

무릎관절 빨리 폄의 가장 일반적인 원인은 발등굽힘의 범위 제한과 움직임 조절 상실이다(**그림 13.11**). 전이 단계 초기에 엉덩관절이 지면에서 들림하는 동안 무릎관절은 굽힘하고, 발목관절은 발등굽힘한다. 하지만 발목관절이 발바닥굽힘에서 중립 자세를 지나고 발등굽힘이 되지 않으면, 무릎관절은 굽힘되지 못하고 정강뼈의 몸쪽부위가 뒤쪽으로 움직이면서 무릎관절이 빨리 폄된다.

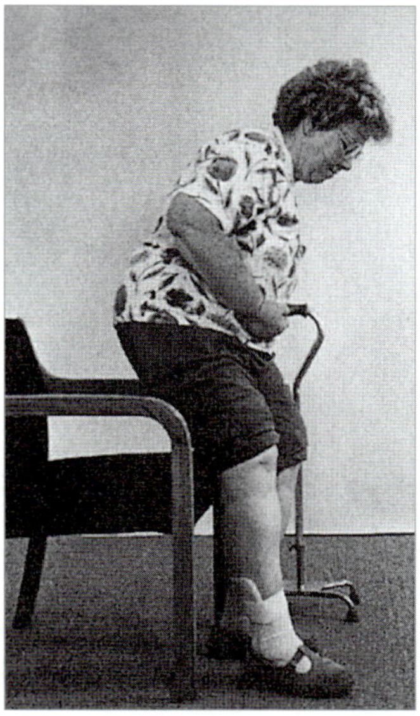

그림 13.11

앉은 자세에서 일어서기를 하는 동안 무릎관절 빨리 폄

(2) 무릎관절 과도한 폄

마비쪽 엉덩이가 앞쪽으로 과도하게 돌림되면, 엉덩이의 움직임과 함께 넓적다리뼈는 안쪽으로 돌림된다. 이때 일어서기를 하면서 체중부하가 다리로 옮겨지면 중력선이 안쪽돌림된 무릎관절 앞쪽/안쪽으로 이동하여 무릎관절이 과도하게 폄된다. 폄을 하는 동안 앞쪽돌림하는 엉덩이와 다리에 체중이 부하되면 넓적다리뼈는 엉덩이과 함께 안쪽돌림하지만, 정강뼈는 가쪽돌림되기 때문이다. 분절 사이의 부적합한 돌림이 무릎관절의 과도한 폄을 만드는 것이다.

앉은 자세에서 일어서는 동안 마비쪽 엉덩이는 뒤쪽돌림하고, 같은쪽 엉덩관절과 넓적다리에 체중부하가 적은 경우에는 엉덩이의 움직임과 함께 넓적다리뼈는 가쪽으로 돌림/벌림한다. 다리는 엉덩이와 넓적다리뼈의 움직임을 따라 뒤쪽으로 움직이고, 발목관절의 발바닥굽힘과 과도한 무릎관절폄이 나타난다.

5) 발목관절의 가동 범위 제한

장딴지근(gastrocnemius muscle)과 슬괵근(hamstring muscle)의 팽팽함(tightness), 발과 발목의 부종(edema)으로 인한 발등굽힘의 가동 범위 제한은 앉은 자세에서 일어서기를 어렵게 하는 많은 이차 손상 중 하나이다. 앉은 자세에서 일어서는 동안 정상적인 발목관절은 10~20° 정도 발등굽힘이 된다. 발등굽힘이 제한되면 발뒤꿈치는 바닥에 닿을 수 없고, 두 발 위에서 정상적인 체중부하가 어렵다. 또한 무릎을 가로지르는 장딴지근과 가자미근(soleus muscle), 슬괵근의 단축은 앉은 자세로 오랜 시간을 생활하는 경우에 나타난다. 발목을 가로지르는 장딴지근과 가자미근의 단축으로 양발로 서는 움직임에 장애가 나타난다. 발목관절의 가동 범위를 제한하는 부종은 발의 저측면에서 시작하여 발등과 발목관절 주위까지 뚜렷하게 나타나면서 발 전체의 조직을 가득 채울 것이다(**그림 13.12**).

발목관절 가동 범위의 제한은 환자의 앉은 자세에서 일어서는 움직임 능력을 최대로 회복하기 위해 가능한 빨리 효율적으로 중재되어야 한다. 이것은 선 자세(9장 참조) 또는 앉은 자세에서 일어서는 동안 근육의 길이를 늘리는 방법을 사용할 수 있다.

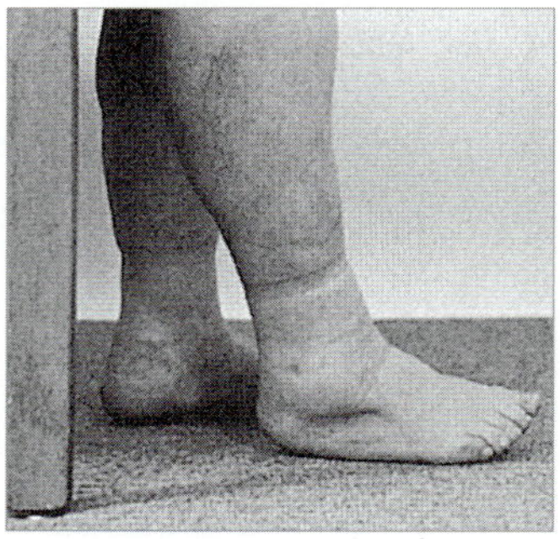

그림 13.12
발과 발목의 부종은 발목관절의 가동 범위를 제한한다.

6) 근육과 연부조직의 팽팽함

몸쪽부위 부착지점의 안정성과 관련된 다관절 다리근육 특히 슬괵근, 장딴지근, 가지미근, 넓적다리근막긴장근(tensor fascia lata)의 단축은 다리의 부정렬을 만들어 마비측 다리의 근재교육을 방해한다. 개별 또는 결합되어 나타나는 이들 근육의 단축은 넓적다리뼈와 정강뼈에서 비대칭적인 돌림을 만들고, 앉은 자세에서 일어서기를 하는 동안 근기능과 근재교육을 방해한다.

7) 다리폄 과긴장

앉은 자세에서 일어서는 동안 다리폄근의 과긴장은 세 가지 원인으로 발생한다. 첫 번째는 과제를 수행하는 동안 불안정한 몸통 조절에 대한 반응으로 나타난다. 몸통 움직임 조절이 불충분하여 몸통이 비마비측으로 기울어지면 비전형적인 몸통 움직임에 대한 균형 반응으로 다리폄근이 과긴장된다(**그림 13.13**). 두 번째는 엉덩관절과 넓적다리의 부정렬로 인해 폄근이 과긴장된다. 이러한 관절 부정렬이 지속되면 근육 단축이 나타난다. 마비측 몸쪽부위 정렬의 변형은 단축된 두관절근육을 신장시킨다. 환자가 일어나기 위해 다리를 펴는 동안, 엉덩관절에서 단축된 근육의 길이가 늘어날 수 있는 한계에 도달하기 때문에 단축된 근육은 무릎관절을 과도하게 폄시킨다. 넓적다리의 부정렬은 발은 안쪽번짐(inversion), 정강뼈는 가쪽돌림시킨다. 이는 다시 넓적다리를 안쪽돌림함으로써 엉덩이와 몸통의 움직임 조절을 불안정하게 한다. 이처럼 반대로 작용하는 돌림력은 마비측 무릎 조절을 어렵게 하고, 과도하게 폄시킨다. 세 번째는 앉은 자세에서 일어서기를 하는 동안 불균형한 근활동에서도 나타난다. 넓적다리네갈래근은 일어설 때 사용하는 근육이지만, 다른 근육도 넓적다리네갈래근과 협응하여 수축하지 않으면 무릎을 강하게 폄하고, 움직임 순서에서 맞지 않게 폄한다.

선 자세에서 폄근 과긴장은 비마비측으로 과도하게 체중이동함으로써 좁은 기저면(비마비측 한쪽 발)에서 균형을 유지해야 하기 때문에 균형을 불안정하게 한다. 앉은 자세에서 일어서기를 하는 동안 양쪽 다리가 능동적으로 참여하기 위해서는 폄근 패턴만을 사용하는 치료 중재(treatment intervention)는 바람직하지 않다.

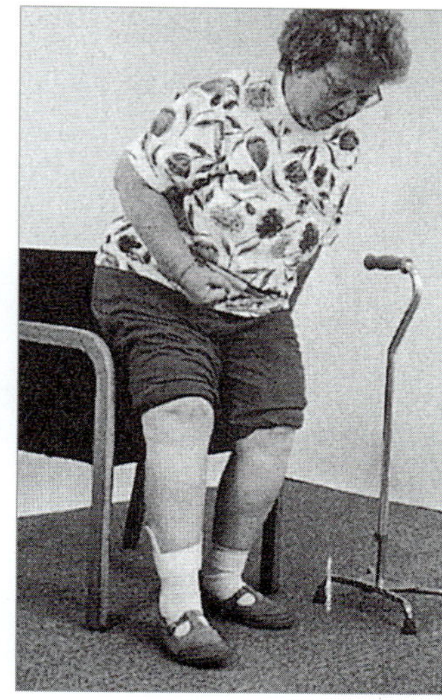

그림 13.13

앉은 자세에서 일어서기를 하는 동안 불안정한 몸통 조절로 인하여 다리폄근과 팔굽힘근의 과긴장이 나타난다.

8) 팔의 과긴장

팔의 과긴장은 몸통 움직임에 영향을 주어 앉은 자세에서 일어서기를 방해한다. 몸통 부정렬과 비정상적인 움직임 조절에 대한 균형 반응 혹은 앉은 자세에서 일어설 때 불안정한 엉덩관절과 다리 움직임 조절에 대한 반응으로 팔은 과긴장되고 굽힘된다(**그림 13.13**). 이러한 과긴장은 아래몸통 위에서 위몸통을 정렬하는 움직임 조절을 방해한다. 비정상적인 굽힘 자세로 팔의 과긴장이 계속된다면 환자의 몸통 정렬을 교정하기 어려울 것이다. 앉은 자세에서 일어서기 패턴을 재교육하기 전에 환자의 팔과 몸통에 영향을 주는 단축 혹은 경직된 근육의 길이를 회복시켜야 한다. 팔의 굽힘 경직을 중재하는 방법은 6장, 7장, 10장에 설명하였다.

4 바람직하지 못한 보상패턴

앉은 자세에서 일어서기를 하는 동안 몸통 비대칭, 근육의 약화와 단축, 비효율적인 움직임 시작 패턴(앞쪽 대신에 가쪽으로 움직임), 부적절한 근활성 패턴으로 인한 마비측 다리의 움직임 제한으로 몸통과 팔다리의 보상적 움직임이 나타난다. 보상적 패턴의 흔한 예는 일어서기 위해 한쪽 팔(비마비측)로 밀거나 잡아당기는 것과 안정성을 높이기 위해 마비측 무릎관절의 기계적 잠김(mechanical locking)을 이용하는 것 등이 포함된다.

1. 비마비측 팔을 사용하여 의자를 밀고 일어나기. 위몸통이 비마비측으로 기울고 마비측 팔다리는 경직된다(**그림 13.14**).
2. 잡아당기면서 일어서기. 비마비측 팔을 사용하여 고정된 물체나 치료사/보호자를 잡아당기고, 비마비측 다리로 지면을 밀면서 일어난다.

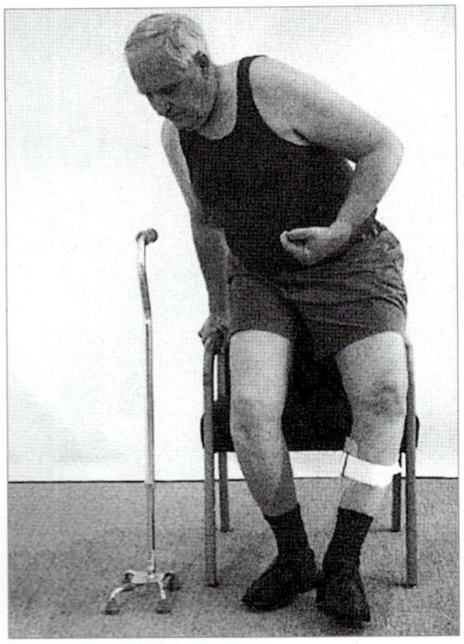

그림 13.14
바람직하지 못한 보상패턴: 비마비측 팔다리를 사용하여 일어난다.

5 평가지침

앉은 자세에서 일어서기에 대한 평가지침은 앉은 자세에서 몸통 움직임 평가지침을 참조한다. 앉은 자세에서 일어서기 시작 패턴의 선택은 환자가 할 수 있는 몸통 조절 패턴에 따라 달라진다. 평가의 중요한 부분은 양쪽 다리의 근력과 움직임 조절 능력, 관절가동 범위이다(글상자 13.2).

글상자 13.2 평가지침

Ⅰ. 환자가 앉은 자세에서 일어서기를 하는 동안 몸통 자세를 기록한다.

Ⅱ. 앉은 자세와 앉은 자세에서 일어서기를 하는 동안 팔다리 자세를 확인한다.

Ⅲ. 앉은 자세에서 일어서기를 하는 동안 치료사가 대칭적으로 두 팔을 보조할 때 몸통과 다리의 움직임 조절 변화를 기록한다.

Ⅳ. 앉은 자세에서 일어서기를 하는 동안 마비측 다리를 고정하고 보조할 때 몸통과 팔 조절의 변화를 기록한다. 앉은 자세에서 발목관절의 가동 범위, 일어서면서 무릎이 폄되는 동안 발목관절의 가동 범위를 기록한다.

Ⅴ. 환자가 선 자세에서 두 다리로 균형을 잡을 수 있는가? 만약 없다면 몸통 자세 정렬이 균형과 다리 조절에 어떤 효과가 있는가?

Ⅵ. 앉은 자세에서 일어서기를 하는 동안 치료사의 손 위치와 보조가 움직임 패턴을 향상시키는가?

Ⅶ. 중재 이후에 어떤 문제점이 즉시 변화되지 않는가? 앉은 자세에서 일어서기 능력 향상을 위해 어떤 중재를 해야 하는가?

6 중재 목표

1) 기능적 목표

앉은 자세에서 독립적이고 안전하게 일어서기 과제수행을 위해서는 앉은 자세에서 양쪽 다리에 균등하게 체중을 지지하고 의자에서 의자로, 의자에서 침대로, 침대에서 의자로, 휠체어에서 화장실/의자로, 왼쪽에서 오른쪽(또는 반대 방향)으로 이동하는 기능적 목표를 가능하게 한다.

2) 중재 목표와 방법

중재 목표: 과제의 연결을 위한 움직임 요소. 아래몸통에서 일어서기를 시작할 때 앉은 자세에서 앞쪽/뒤쪽으로 체중을 이동하고, 아래몸통 위에서 위몸통 정렬을 유지하기 위해 필요한 몸통 움직임 조절을 재교육한다.

중재 방법: 위몸통과 아래몸통을 보조한다(**그림 13.15**).

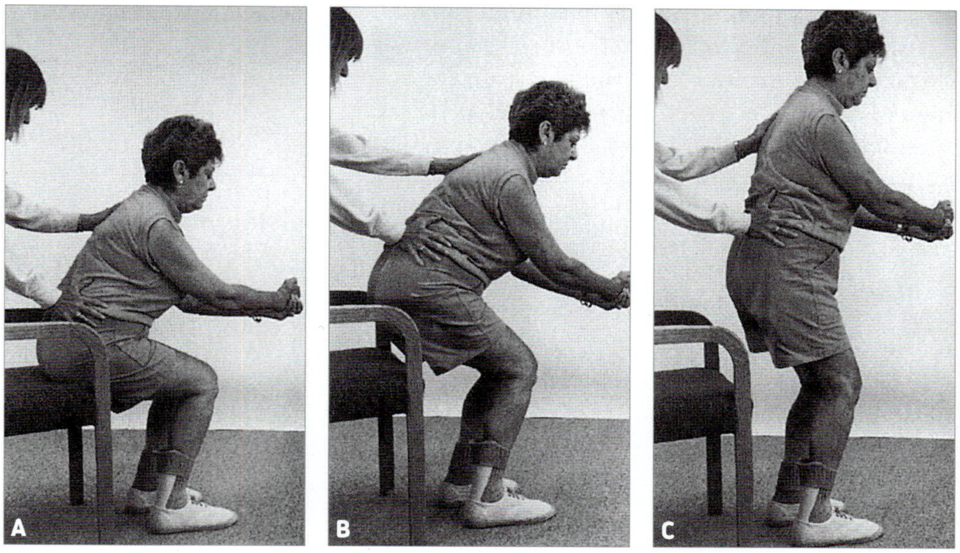

그림 13.15

오른쪽 편마비 환자. (**A**) 아래몸통에서 시작된 체중이동을 재교육하는 동안 다리 위에서 몸통 정렬을 유지하기 위해 위몸통과 엉덩이를 보조한다. 두 손을 모아 잡고, 위몸통 자세를 대칭되게 유지한다. (**B**) 마비측 오른쪽 다리를 펴는 동안 치료사는 오른손으로 골반돌림을 방지하고, 왼손으로 위몸통을 보조한다. (**C**) 선 자세에서 균형을 유지하는 동안 위몸통 정렬을 보조한다.

중재 목표: 앉은 자세에서 일어서기를 하는 동안 오목위팔관절의 아탈구를 방지하기 위해 팔 정렬을 유지하고 보조한다. 몸통 시작 패턴을 재교육하고, 근력을 강화한다.

중재 방법: 편측 또는 양측 팔을 잡고 보조한다(**그림 13.16**).

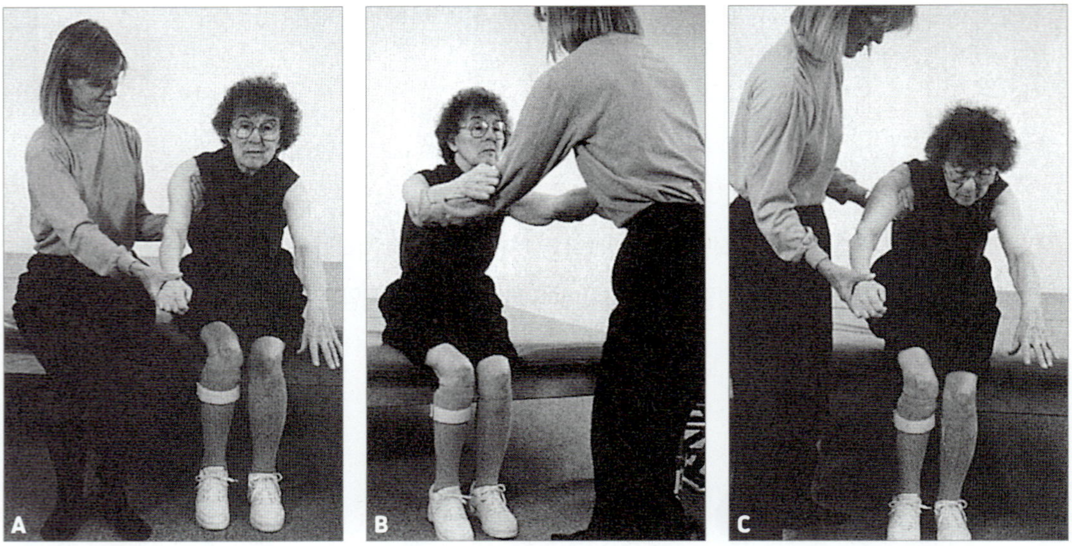

그림 13.16

오른쪽 편마비 환자. (**A**) 어깨뼈 위치를 교정한다. 오목위팔관절(glenohumeral joint)을 지지하고, 위팔뼈 안쪽돌림을 교정하기 위해 왼손으로 겨드랑이를 잡는다(axillary grip). 오른손으로 환자의 손목과 아래팔이 중립 자세가 되도록 유지한다. 앉은 자세에서 일어서기를 반복하는 동안 겨드랑이와 손목 잡기를 유지하면서 환자의 위몸통 정렬을 보조한다. (**B**) 아래몸통에서 시작하는 앞쪽 체중이동을 반복하는 동안 위몸통이 대칭적으로 유지되도록 양쪽 위팔뼈 먼쪽부위를 잡고 보조한다. (**C**) 점진적으로 보조를 줄이면서 반복한다. 양쪽 엉덩관절 위에서 위몸통 정렬을 유지하도록 마비측 어깨관절과 아래팔을 잡고 편측에서 보조한다.

중재 목표: 앉은 자세에서 일어서기를 하는 동안 다리와 발근육의 움직임 재교육과 이차 손상 감소를 위해 발목관절의 발등굽힘 범위를 회복시킨다.

중재 방법: 앉은 자세에서 일어서는 움직임 재교육을 위해 체중지지가 되지 않는 마비측 발뒤꿈치(heel cord) 근육을 늘려준다(**그림 13.17**).

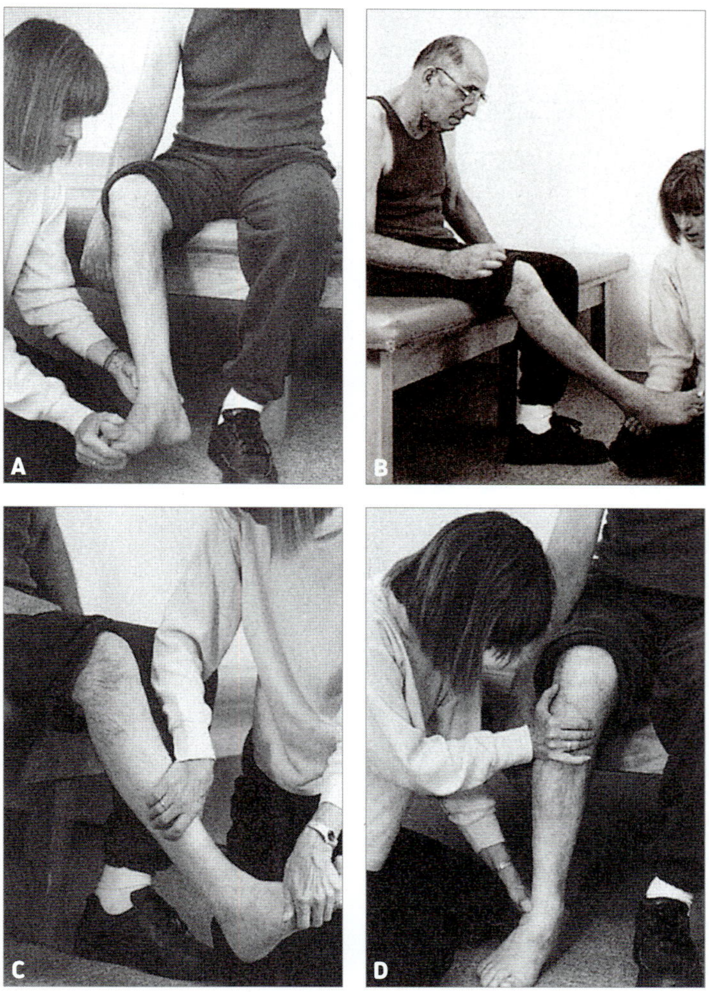

그림 13.17

(A) 무릎관절굽힘 자세에서 발목관절을 발등굽힘하면서 발뒤꿈치뼈 정렬과 장딴지근(gastro-cnemius)/가자미근(soleus)의 긴장도와 길이를 확인한다. **(B)** 무릎을 폄시키고, 오른손으로 장딴지근의 길이를 늘려준다. **(C)** 발을 바닥에 놓고, 손으로 다리와 발의 팽팽한 연부조직을 늘려주고, 발뒤꿈치와 발이 바닥에 밀착할 수 있도록 준비한다. **(D)** 발을 바닥에 고정시키고, 팽팽한 연부조직을 계속해서 늘려준다. 오른손은 무릎에서 발쪽으로 압력을 주고, 왼손은 발뒤꿈치뼈의 정렬을 유지한다. 이러한 중재 방법에서 치료사의 손 위치는 앉은 자세에서 일어서기를 반복하는 동안 발목관절을 안정되게 고정시킬 수 있다.

중재 방법: 기능적 움직임을 수행하는 동안 발뒤꿈치를 늘려준다(**그림 13.18**).

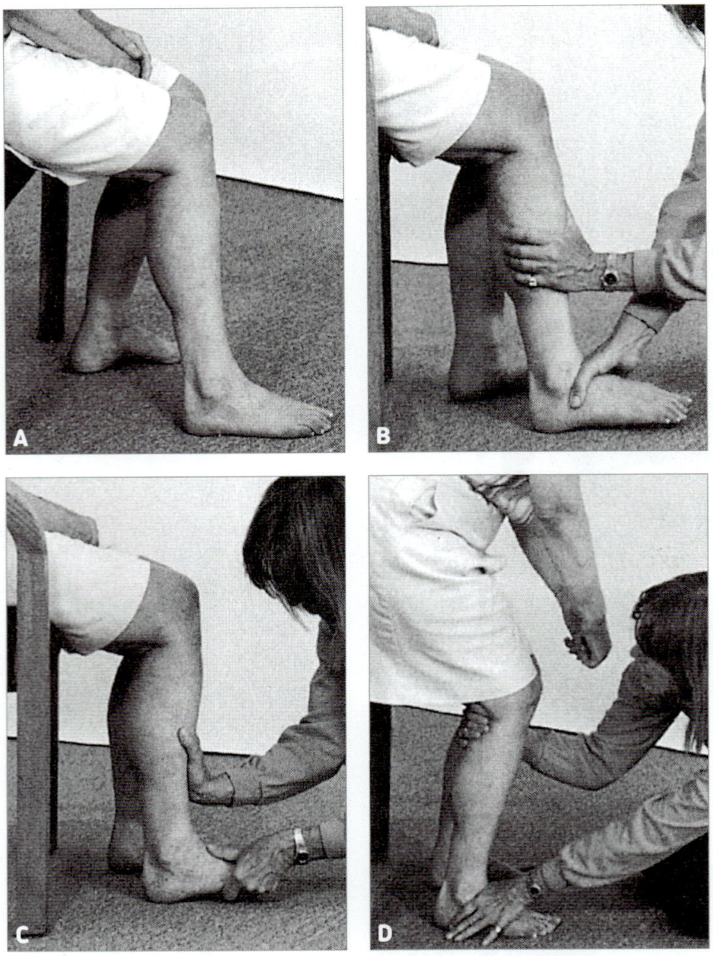

그림 13.18

(**A**) 중재를 시작하기 전 발과 발목의 자세. 발목의 발바닥쪽굽힘, 종아리근육의 과긴장은 발등굽힘 가동 범위를 제한한다. (**B**) 오른손으로 발을 잡고 장딴지근 힘줄(gastrocnemius tendon)을 이완시킨다. 왼손으로 정강뼈 먼쪽부위를 잡아 뒤쪽으로 부드럽게 활주(glide)시켜서 바닥에 발을 고정시키고, 발뒤꿈치를 아래쪽으로 눌러준다. (**C**) 발목관절의 발등굽힘 가동 범위를 회복시키기 위해 발뒤꿈치를 바닥에 밀착시키고, 뒤쪽종아리근육(calf muscle)을 이완시킨다. 손의 위치를 변경할 수 있다. (**D**) 앉은 자세에서 일어서기를 하는 동안 발목관절의 발등굽힘을 보조하여 발뒤꿈치가 바닥에 밀착되도록 한다. 오른손으로 정강뼈(tibia)를 앞쪽으로 움직이게 하고, 왼손으로 발목뼈(talus) 위에서 발목을 안정시키면서 대각선 발뒤꿈치쪽으로 압력을 준다.

중재 목표: 다리근육을 강화하고, 정상적인 움직임 순서에 따라 다리의 대칭적인 체중지지를 재교육한다.

중재 방법: 양쪽 다리와 무릎을 잡고 보조한다(**그림 13.19**).

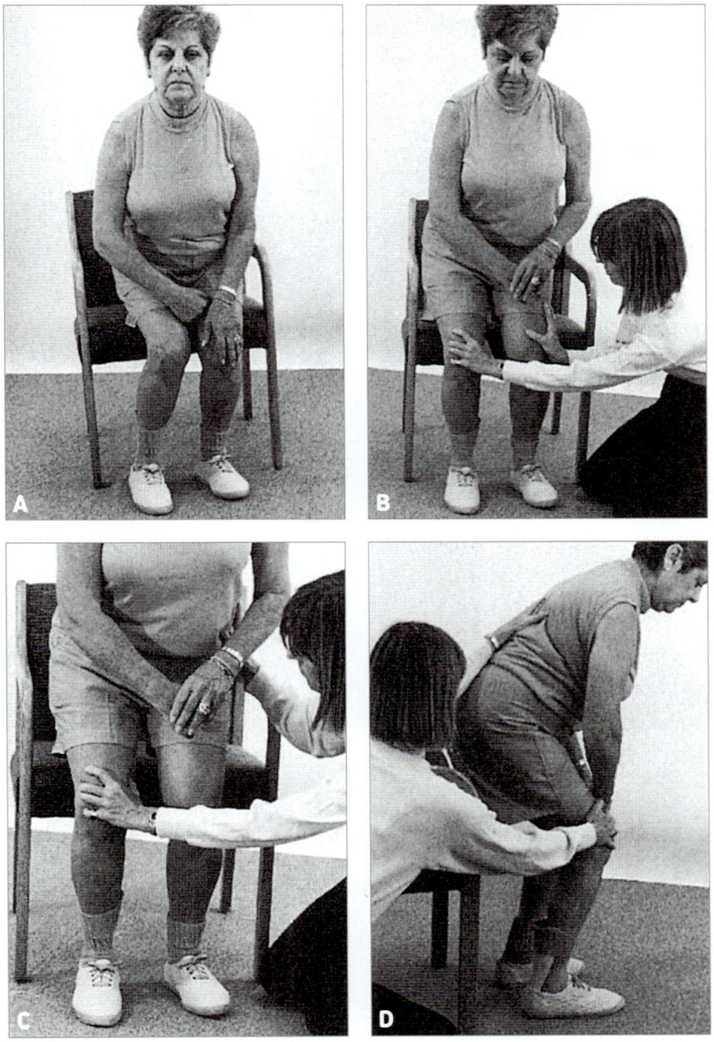

그림 13.19

오른쪽 편마비 환자. (**A**) 양쪽 다리로 대칭되게 체중지지할 수 없다. 왼쪽 다리로 체중이 이동되면서 마비측 엉덩관절이 모음된다. (**B**) 앉은 자세에서 일어서기를 하는 동안 다리근육을 활성시키고, 양쪽 다리를 대칭되게 정렬하기 위해 양쪽 무릎을 보조하고 있다. 다리를 정렬하고, 엉덩이와 아래몸통 움직임 패턴을 재교육한다. 왼손으로 마비측 넓적다리뼈의 모음을 방지하여 정강뼈를 정렬하고, 마비측 다리가 체중지지할 수 있도록 바닥으로 압력을 줄 수 있다. (**C**) 오른손으로 엉덩이 자세를 정렬하면서 왼손으로는 **B**에서 설명하는 중재를 계속 유지하고 있다. (**D**) 오른손으로 넓적다리와 다리의 정렬을 유지하고, 왼손으로 위몸통 정렬을 유지하도록 보조한다.

중재 과정: 위몸통과 다리의 비대칭을 교정하기 위해 손의 위치가 다양하게 변화된다(**그림 13.20**).

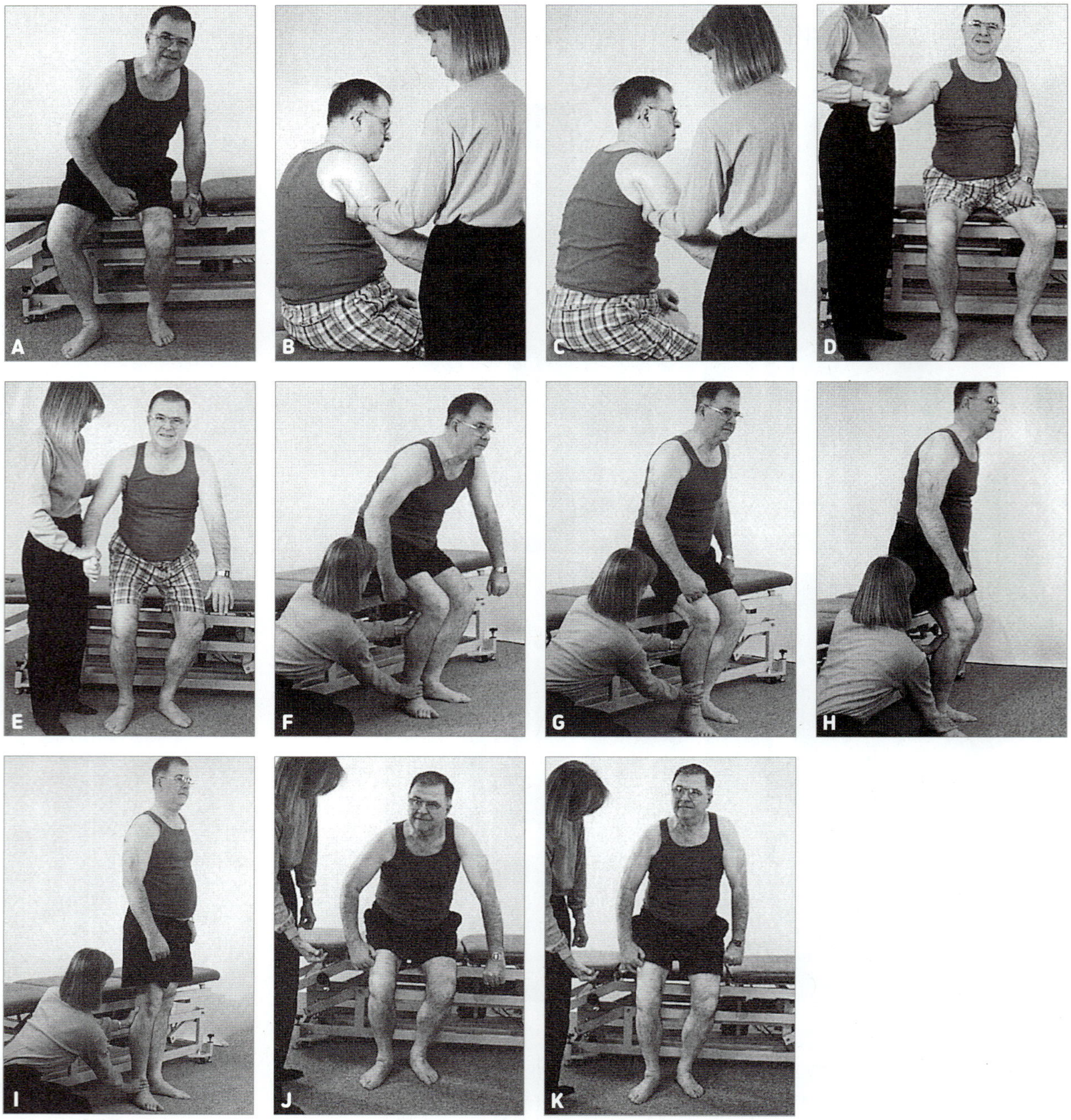

그림 13.20

오른쪽 편마비 환자. (**A**) 초기 앉은 자세에서 일어서기 패턴. 비마비측 왼손의 과도한 보상 움직임, 마비측 위몸통의 앞쪽굽힘/돌림, 마비측 오른쪽 다리의 기능 저하, 마비측 오른쪽 팔의 굽힘이 관찰된다. (**B**) 초기 몸통 자세. 엉덩이의 뒤쪽기울임, 척추의 뒤쪽굽힘. (**C** & **D**) 왼손으로 겨드랑이 쥐기(axillary grip)를 하여 오목위팔관절을 지지하면서 정렬하고, 오른손으로 마비측 아래팔 먼쪽과 손을 부드럽게 감싸 쥐고, 팔꿈치를 편다. 마비측 팔을 앞으로 뻗으면서 엉덩이 앞쪽기울임하고, 몸통펌하여 앞쪽으로 움직이도록 보조한다. 마비측 오른쪽 몸통이 앞으로 돌림하고, 오른쪽 팔이 굽힘되는 것을 방지한다. (**E**) 앉은 자세에서 일어서기를 시작할 때 치료사는 위몸통 정렬을 유지하도록 보조한다. (**F~I**) 발을 바닥에 밀착시키고 다리를 움직이도록 보조한다. 다리근육 움직임을 활성하고, 강화시킬 수 있다. 발뒤꿈치가 바닥에 밀착되도록 눌러준다. 움직임 초기에는 발을 축으로 정강뼈 먼쪽이 뒤쪽으로 움직이도록 보조한다. 또한 왼손으로는 앉아서 일어서기 움직임 패턴의 전이 단계와 완전히 선 자세에서 과도한 무릎폄이 나타나지 않도록 보조한다. (**J** & **K**) 혼자서 능동적으로 움직일 수 있다면 구두로 움직임을 설명한다. 몸통의 대칭과 마비측 오른쪽 다리에서의 체중지지가 향상된 것을 확인할 수 있다.

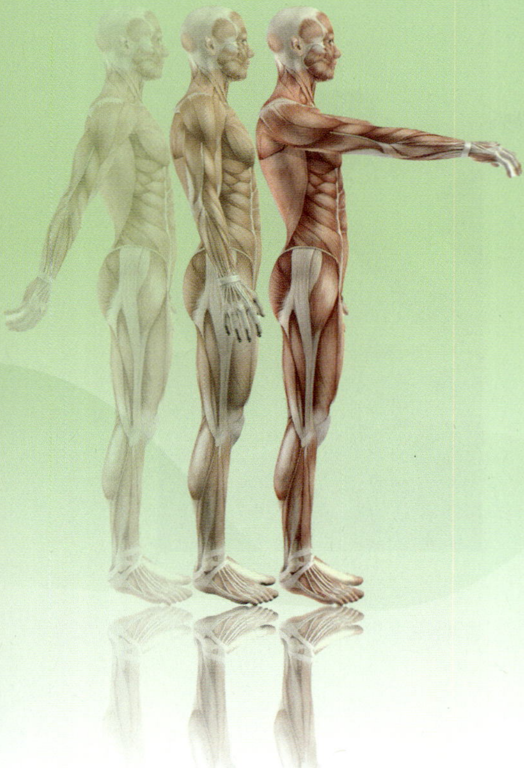

CHAPTER 14

옮겨 앉기

Transfers

1 개념과 원리

우리는 일상생활에서 수많은 옮겨 앉기(transfer)를 경험한다. 예를 들어, 지금 앉아 있는 의자에서 바로 옆의 의자로 옮겨 앉는 것은 보행 없이 할 수 있다. 식탁 주변에 있는 의자로 이동하기와 영화관 좌석에서 다른 좌석으로 이동하기 등이다. 침대에서 휠체어로 이동하기와 휠체어에서 다시 침대로 이동하기는 뇌졸중 환자가 최초로 시도하는 옮겨 앉기 움직임이다. 옮겨 앉기 움직임의 초기에는 안전하게 자세를 변화시키기 위해 보조가 필요하지만, 독립된 옮겨 앉기는 독립보행 이전에 완성된다. 휠체어 수준(level)의 독립된 옮겨 앉기도 중요하지만, 재활 기간 중에는 극히 일시적인 부분이다. 움직임 조절이 향상되면 지지면에서 짧은 거리의 다른 지지면으로 옮겨 앉기가 더 이상 필요하지 않고, 한 장소로부터 다른 장소로 걸어서 옮겨 앉는 것이 필요하게 된다.

옮겨 앉기 움직임의 목표는 지지면 위에 앉은 자세에서 다른 지지면에 앉기까지 몸의 무게중심을 변화시키는 것이다. 옮겨 앉는 동안 몸통과 다리에 요구되는 움직임 조절은 앉은 자세에서 일어서기까지의 움직임과 비슷하다. 위몸통과 아래몸통은 서로 정렬을 유지해야 하며, 다리를 펴는 힘을 조절하여 지지면으로부터 멀어지거나 가까워진다.

중추신경계 손상 환자에서 옮겨 앉기 훈련에 대한 움직임 조절의 목적은 앉은 자세에서 일어서기의 과정과 비슷하다(13장 참조). 몸통이 앞쪽으로 기울어짐에 따라 위몸통은 아래몸통 위에서 정렬을 유지하며, 다리는 적절하게 폄을 조절하여 몸통이 양발 위에서 균형을 유지한다. 앉은 자세에서 일어서기(sit to stand)를 하고, 의자나 침대에 몸을 뒤쪽/아래쪽으로 내림하는 것을 다리가 조절하기 전에 발을 축으로 몸을 돌림할 수 있어야 한다(**그림 14.1**).

옮겨 앉기는 기능적인 목표에 도달하기 위한 것뿐만 아니라 몸통의 자세 조절과 다리 움직임 패턴의 강화를 위해 사용한다. 치료사는 보상 움직임(compensatory movements)을 최소화하고, 적합한 근육 활동을 위해 아래몸통 위에서 위몸통 정렬을 적절히 유지시켜야 한다. 옮겨 앉기를 위한 움직임 재교육은 환자의 요구와 근력에 기초하여 점진적으로 발달시켜야 한다. 치료사는 환자의 움직임 조절과 회복의 정도에 따라 과제의 난이도를 점진적으로 증가시킬 수 있다.

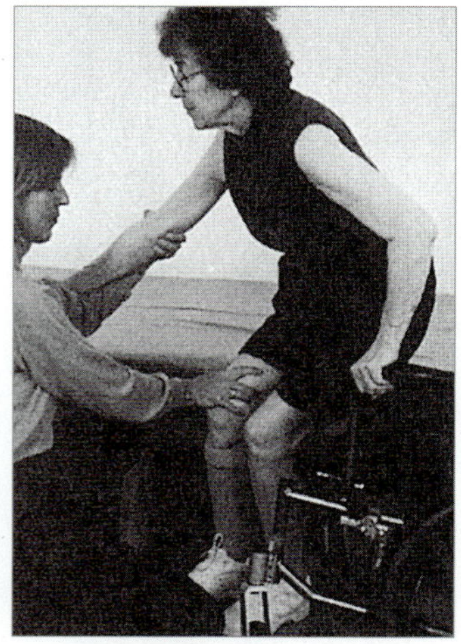

그림 14.1
옮겨 앉는 동안 몸은 발 위에서 돌림한다.

2 옮겨 앉기의 움직임 구성요소

옮겨 앉기는 위몸통이나 아래몸통 중 한 부분에서 시작하여 부분적으로 일어선 자세에서 옮겨 앉기와 완전히 일어선 자세에서 옮겨 앉는 두 가지 방법으로 구분된다.

1) 부분적으로 일어선 자세에서 옮겨 앉기

부분적으로 일어선 자세에서 옮겨 앉기는 완전하게 일어서지 않고 움직임을 완성하는 것이다. 이는 위몸통이나 아래몸통에서 시작하여 부분적으로 일어선 자세에서 엉덩이와 엉덩관절이 새로운 지지면으로 돌림하여 완성된다. 아래몸통에서 시작되는 옮겨 앉기가 일반적인 패턴이지만, 손상이 심한 환자는 위몸통에서 시작하고 부분적으로 일어선 자세에서 옮겨 앉기 때문에 이 단락에서는 둘 다 분석하였다.

(1) 아래몸통에서 시작하는 패턴

아래몸통에서 시작하는 부분적으로 일어선 자세에서 옮겨 앉기는 아래몸통이 앞으로 체중이동을 시작하고, 엉덩관절이 굽힘하는 동안 위몸통은 아래몸통 위에서 안정된 자세를 유지해야 한다(**그림 14.2**). 전이(transition) 단계에서 반쯤 일어서기(half-standing)를 하면서 다리는 능동적으로 폄된다. 엉덩이와 다리가 발 위에서 돌림하는 동안 위몸통은 아래몸통 앞쪽으로 굽힘하지만 안정성과 정렬을 유지하고, 발은 바닥에 접촉하여 고정된다.

환자의 다리 움직임에 맞추어 몸통과 팔을 보조하기 때문에 넓적다리와 발 위에서 몸통의 상반된 회전(counter rotational)보다는 엉덩이와 엉덩관절이 돌림한다. 옮겨 앉기의 완성은 새로운 지지면으로 몸통과 엉덩이가 천천히 내려오는 동안 다리근육이 편심성으로 수축해야 하고, 몸통은 안정성을 유지해야 한다. 일

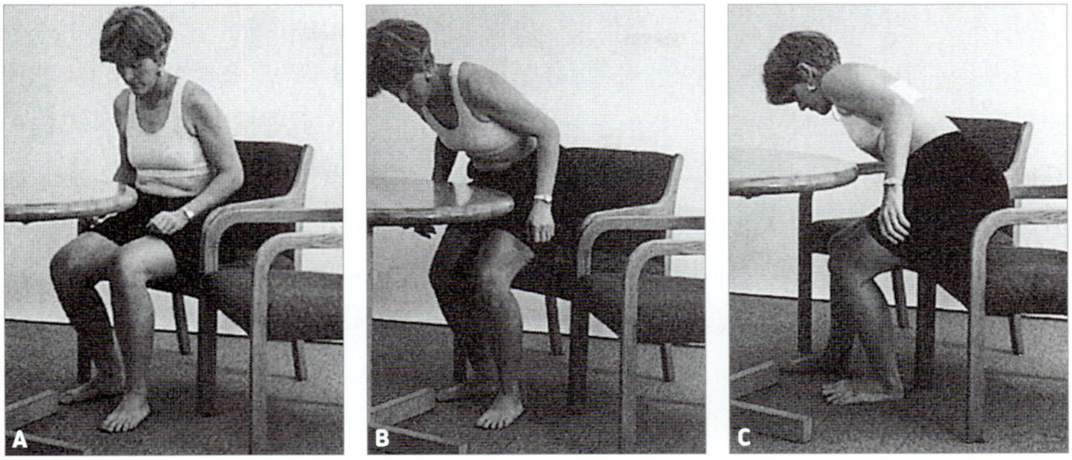

그림 14.2

부분적으로 일어선 자세에서 아래몸통부터 시작되는 옮겨 앉기의 정상적인 움직임 패턴

어서기를 하는 동안, 다리를 펌하여 의자나 침대에서 몸을 돌림하는 동안 치료사는 몸통 조절을 보조한다. 이것은 독립적으로 옮겨 앉고, 보행을 준비하는 움직임 재교육 패턴이다. 앉은 자세에서 일어서기나 걷기에서 몸통 움직임이 가장 중요하게 요구되기 때문이다(**그림 14.3**). 손상이 심한 급성기 환자의 옮겨 앉기는 위몸통에서 시작하는 패턴이 쉽고, 몸통과 다리의 움직임 조절이 회복되면 아래몸통에서 시작하는 패턴으로도 할 수 있다.

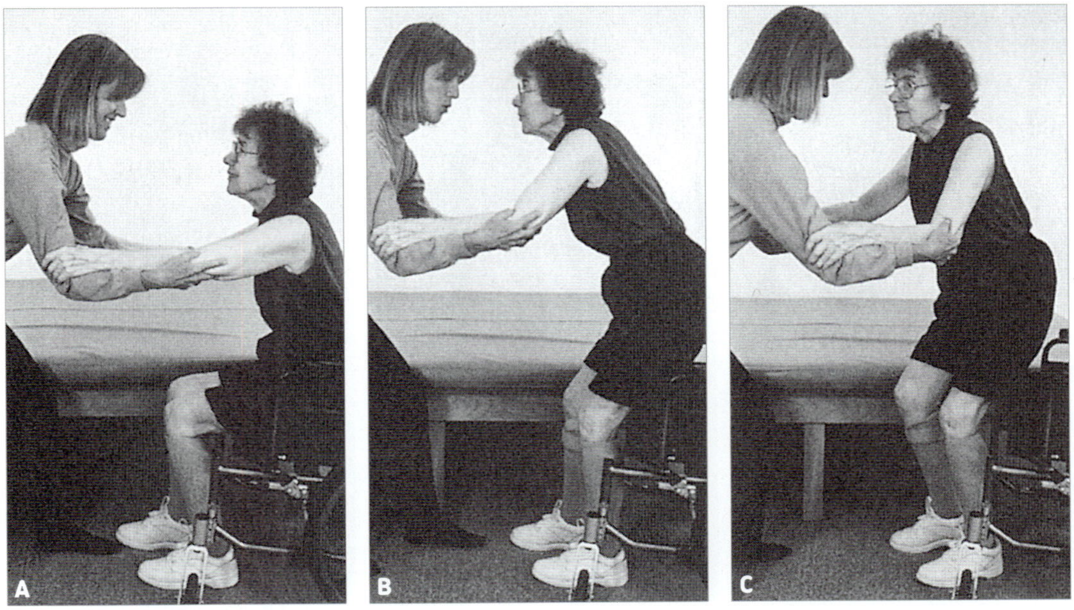

그림 14.3

부분적으로 일어선 자세에서 아래몸통부터 시작되는 옮겨 앉기를 하는 동안 양쪽 팔을 보조하여 움직임을 재교육한다.

(2) 위몸통에서 시작하는 패턴

위몸통에서 시작하는 부분적으로 일어선 자세에서 옮겨 앉기는 몸통과 다리의 조절 능력이 최소한으로 필요하기 때문에 기능이 낮거나 심하게 손상된 환자에게 안전하고 효율적으로 적용할 수 있는 옮겨 앉기 움직임 패턴이다. 그래서 간호사 또는 보호자에게도 교육하게 된다. 위몸통에서 시작하는 옮겨 앉기에서 등뼈와 엉덩관절이 굽힘하면 위몸통은 지면을 향하여 앞쪽/아래쪽으로 움직이고, 앞쪽으로 무게중심이 옮겨지면서 엉덩이가 휠체어에서 들려진다. 옮겨 앉기를 위해 두 발 위에서 몸통과 엉덩이의 돌림을 보조하는 동안 환자는 위몸통굽힘을 유지해야 하고, 치료사는 환자가 매트에 앉기까지 체중이 뒤쪽/아래쪽으로 옮겨지는 것을 보조한다(**그림 14.4**). 이러한 옮겨 앉기는 움직임의 역학적 이점을 이용하여 무게중심이 양발 위로 쉽게 이동하기

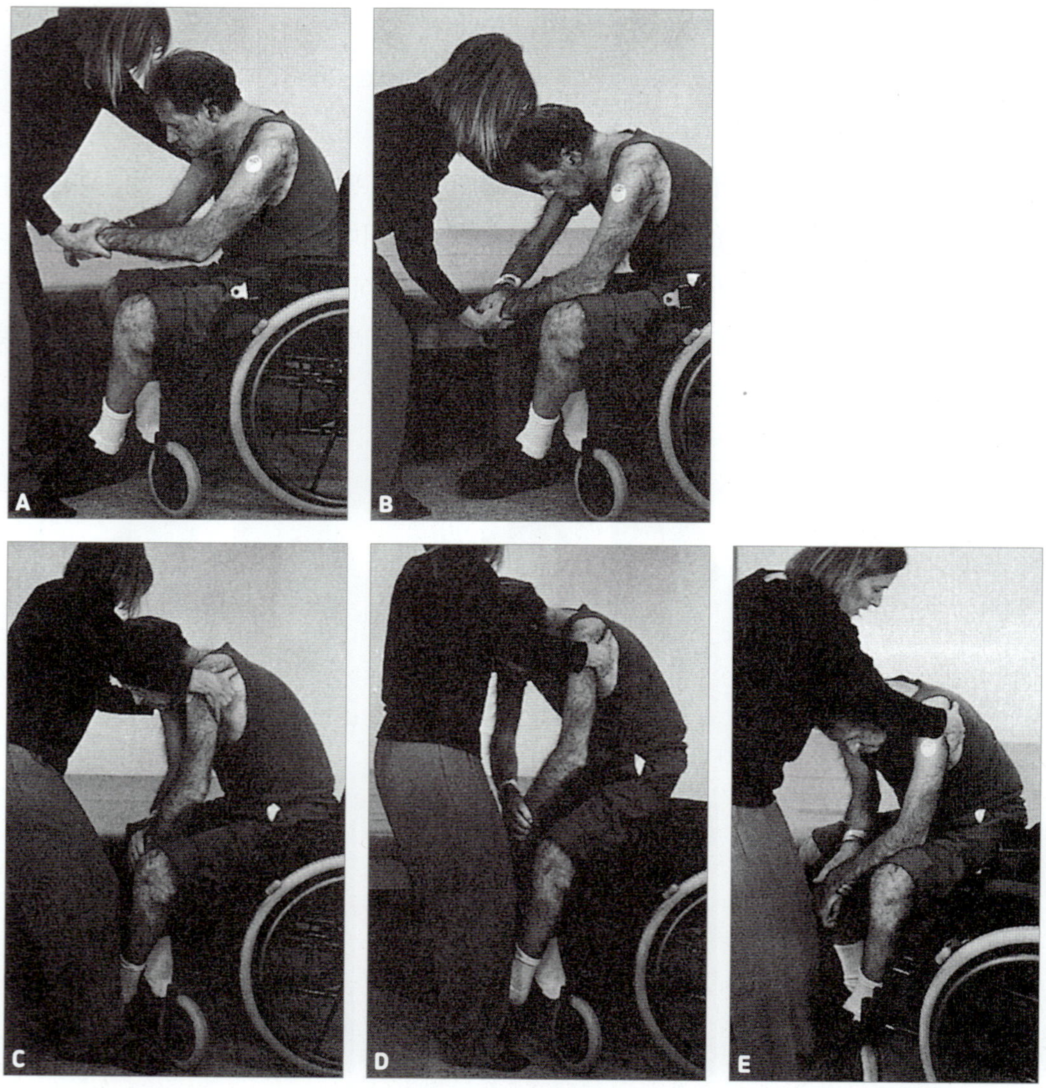

그림 14.4

(**A** & **B**) 위몸통에서 시작하는 옮겨 앉기를 위해 몸통 움직임을 재교육한다. (**C~E**) 치료사의 최대 보조로 위몸통에서 움직임을 시작하여 옮겨 앉기를 한다.

때문에 몸통 조절 능력이나 다리를 펌하는 힘이 적어도 가능하다. 몸통이나 다리근육의 활성이 부족하거나 근육 활성이 중재 목표가 아니라면 이러한 옮겨 앉기는 간호사나 보호자에 의해 안전하게 수행될 수 있다(글상자 14.1).

글상자 14.1 움직임 요약: 부분적으로 일어선 자세에서 옮겨 앉기

아래몸통 시작
- **시작:** 척추는 중립 자세를 유지한다.
- **전이:** 다리는 폄 조절을 한다.
- **완성:** 다리는 굽힘 조절을 한다.

위몸통 시작
- **시작:** 척추를 굽힘한다.
- **전이:** 다리의 작용이 줄어든다.
- **완성:** 다리의 작용이 줄어든다.

2) 완전히 일어선 자세에서 옮겨 앉기

완전히 일어선 자세에서 옮겨 앉기는 부분적으로 일어선 자세에서 옮겨 앉기보다 근력과 움직임 조절이 더 많이 필요하고 복잡하다. 앉은 자세에서 완전히 일어서기 위해서는 몸통과 다리의 근활성 조절이 필요하며 체중이 부하되지 않은 다리에 근력과 균형, 협응된 걷기 움직임(coordinate stepping movements), 앉기 위해 몸을 아래쪽으로 내리기 위한 다리의 움직임 조절이 필요하다. 완전히 일어선 자세에서 옮겨 앉기는 위몸통에서 시작되는 패턴으로 수행될 수 있지만(13장 참조), 아래몸통에서 시작하는 움직임 패턴만 분석한다. 완전히 일어선 자세에서 옮겨 앉기는 중력에 대항하여 몸통을 조절할 수 있고, 체중을 지지하기 위해 다리를 사용할 수 있는 능력이 있을 때 가능하다. 이러한 요소가 불가능하거나 치료사의 보조가 최대로 필요한 경우에는 부분적으로 일어선 자세에서 옮겨 앉는 것이 적절하고 안전하다.

(1) 아래몸통에서 시작하는 패턴

정상 성인의 아래몸통부터 움직임을 시작하여 완전히 일어선 자세에서 옮겨 앉기는 등뼈를 펌하여 앉은 자세에서 일어서기 위해 아래몸통이 앞쪽으로 체중을 옮기면 몸통이 앞쪽으로 움직이고, 엉덩관절이 굽힘된다(그림 14.5). 엉덩관절과 무릎관절이 폄하고, 엉덩이가 의자에서 멀어지는 동안 등뼈는 폄을 유지한다. 다리가 완전하게 폄되면 완전히 일어선 자세를 만들기 위해 엉덩이는 앞으로, 몸통은 뒤로 움직이고 직립된다. 걷거나 돌림하기 위해 한쪽 다리 위로 체중부하하기 위해 몸통이 측면으로 이동하고, 반대쪽 다리가 바닥에서 떨어져 움직이면서 한쪽 다리로 체중을 지지한다. 보폭을 좁게 하여 대각선 걸음(diagonal step)이 나타나고, 몸통은 새로운 지지면 위에서 균형을 유지하면서 직립을 유지한다. 옮겨 앉기를 완성하기 위해 엉덩관절과 무릎관절이 굽힘되면서 몸통이 균형을 유지하고, 앞으로 기울어지면서 아래로 내려간다.

마비측 다리에 근력이 약하고, 몸통 움직임 조절이 충분히 회복되지 않았지만 짧은 거리 보행이 가능한 환자는 체중을 지지하기 위한 편마비용 보행기(hemiwalker)나 네발 지팡이(quad-cane)에 의지하여 균형을 유지하면서 완전히 일어선 상태에서 옮겨 앉을 수 있다. 마비측 다리가 체중을 지지하기 어렵기 때문에 지팡이나 비마비측 다리를 축으로 돌림한다(그림 14.6, 글상자 14.2).

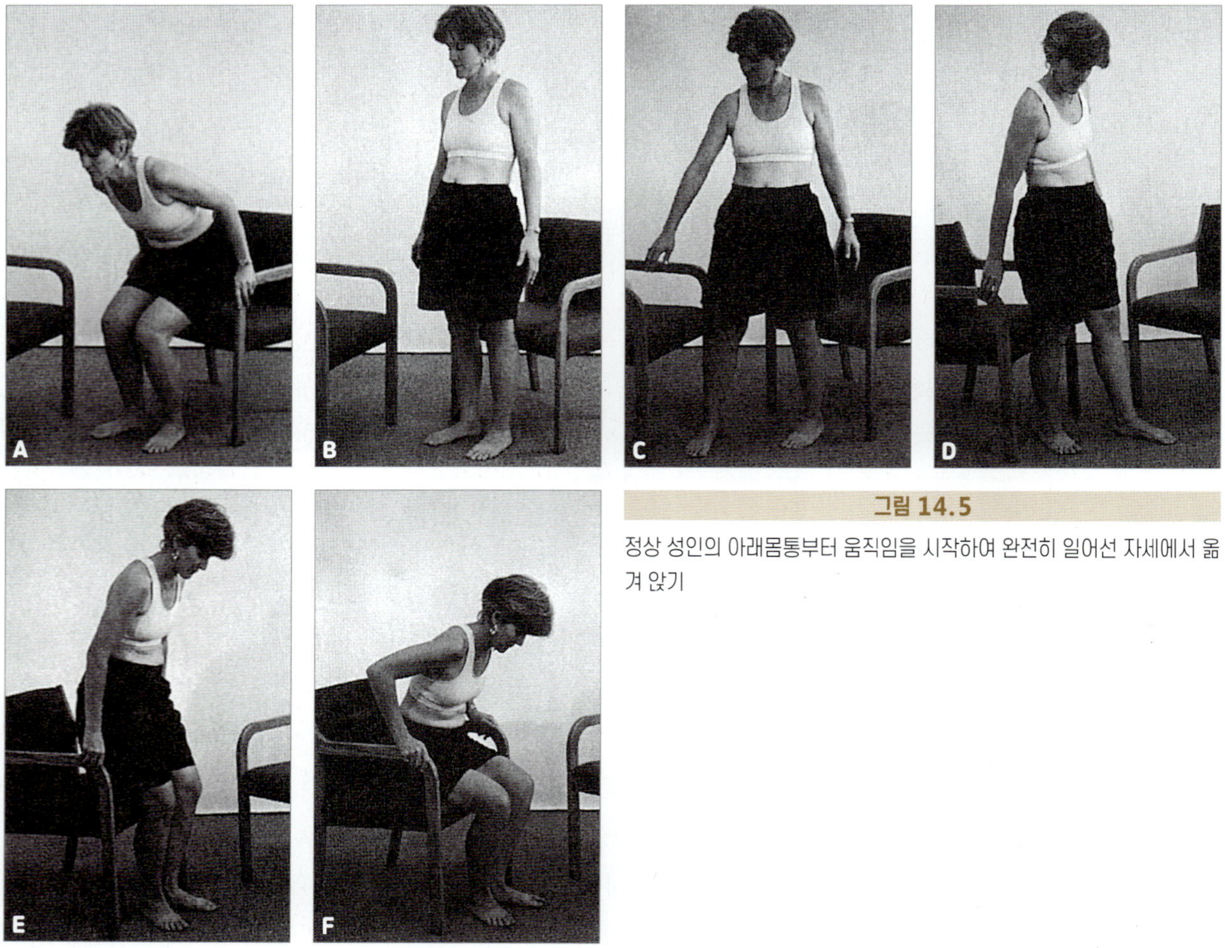

그림 14.5

정상 성인의 아래몸통부터 움직임을 시작하여 완전히 일어선 자세에서 옮겨 앉기

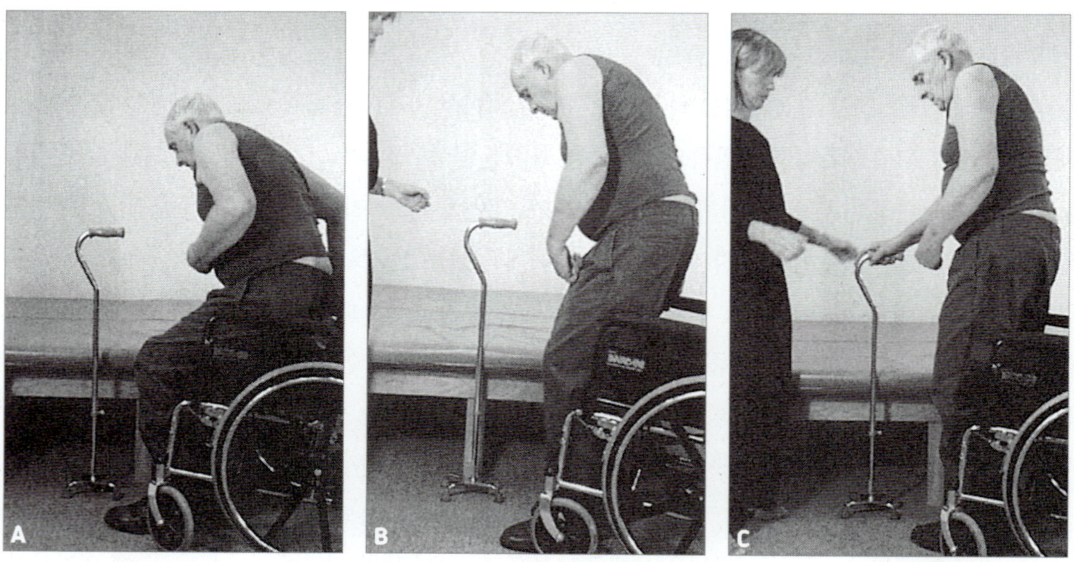

그림 14.6

왼쪽 편마비 환자. 완전히 일어선 자세에서 옮겨 앉는다. 마비측 다리로 체중을 지지하고, 균형을 유지하기 어렵기 때문에 네발 지팡이를 사용한다.

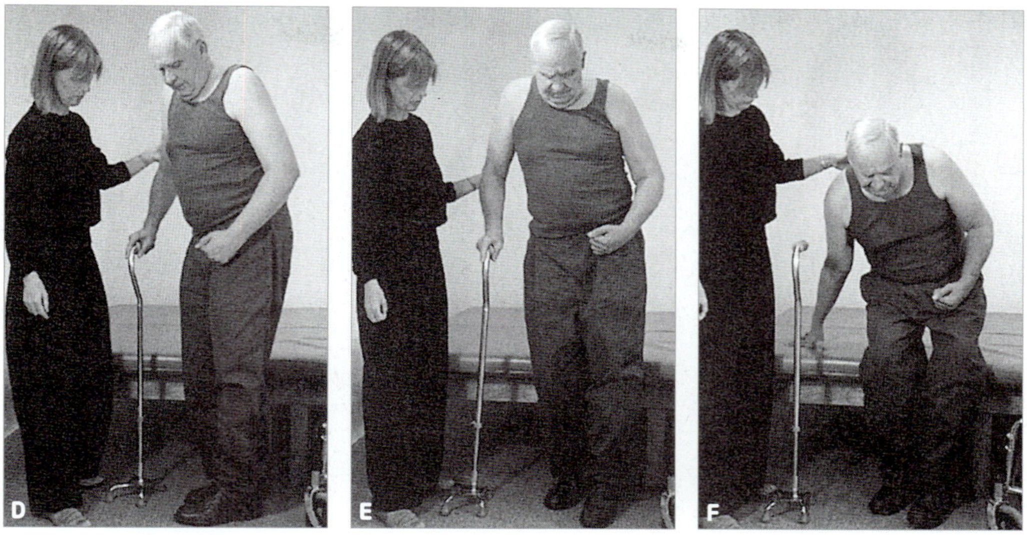

그림 14.6 (계속)

글상자 14.2 움직임 요약: 완전히 일어선 자세에서 옮겨 앉기

- **시작:** 척추를 바로 세우고 몸통을 앞쪽으로 기울이며, 엉덩관절을 굽힌다.
- **전이:** 완전히 일어서서 주위를 보행한다.
- **완성:** 의자 쪽으로 내림하기 위해 다리는 편심성 조절을 한다.

3 수행능력을 감소시키는 중요한 손상

1) 발/발목관절의 가동 범위 제한

옮겨 앉기 움직임을 완성하는 동안 발목관절 가동 범위와 움직임 조절 능력은 반드시 필요한 요소이다. 발목관절의 발등굽힘 가동 범위(앉은 자세에서 일어서기와 마찬가지로)는 제한이 없어야 하고, 발 위에서 다리돌림이 가능해야 하기 때문에 발은 가쪽번짐과 안쪽번짐, 뒤침과 엎침으로 움직임 조절이 되어야 한다(**그림 14.7**). 이러한 움직임이 어려우면 다리는 적절하게 돌림할 수 없으므로 아래몸통과 다리에서 보상작용

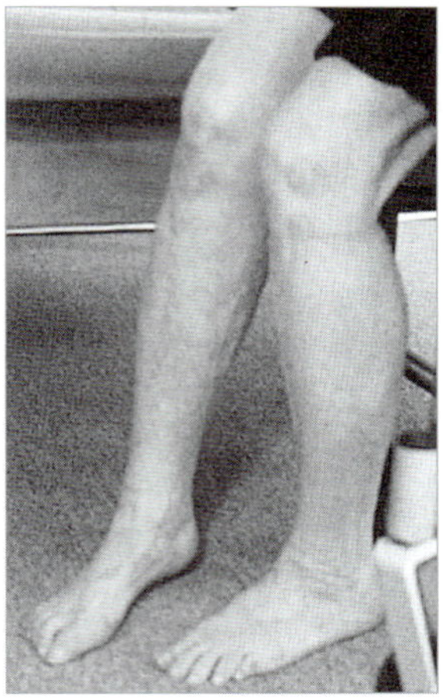

그림 14.7

오른쪽 편마비 환자. 마비측 발과 발목관절의 가동 범위 제한은 마비측으로 옮겨 앉기를 하는 동안 마비측 다리돌림이 어렵다.

이 나타난다. 옮겨 앉기를 재교육하기 위해서는 발목과 발의 단축된 근육을 신장시켜 발목 움직임을 회복시켜야 한다.

2) 다리의 폄근 과긴장

부분적으로 일어선 자세에서 옮겨 앉기를 위해 엉덩관절을 폄/돌림하고, 새로운 지지면으로 내림하는 동안 다리의 폄근 과긴장이 나타난다(**그림 14.8**). 환자는 다리를 폄하여 몸을 돌림하면서 옮겨 앉기 위해 도움을 요청하거나, 바닥에 발을 접촉하여 유지하기 위해 비전형적인 움직임을 할 것이다.

완전히 일어선 자세에서 옮겨 앉기를 하는 동안 다리의 폄근 과긴장은 보행을 위해 마비측으로 체중지지하는 경우에도 나타난다. 다리의 폄근 과긴장은 무릎폄, 발목의 발바닥굽힘, 발뒤침을 만든다. 심한 과긴장은 무릎과 발목뿐만 아니라 엉덩관절에서도 안쪽돌림과 모음을 만들기도 한다. 또한 다리의 폄근 과긴장은 발을 바닥에 바르게 유지하는 것과 보행을 어렵게 한다. 다리의 폄근 과긴장은 엉덩관절을 지나는 근육이 단축되어 다리가 부정렬된 환자에서 나타나며, 정상적인 보행 시작 패턴 또는 다리 움직임 재교육을 어렵게 한다.

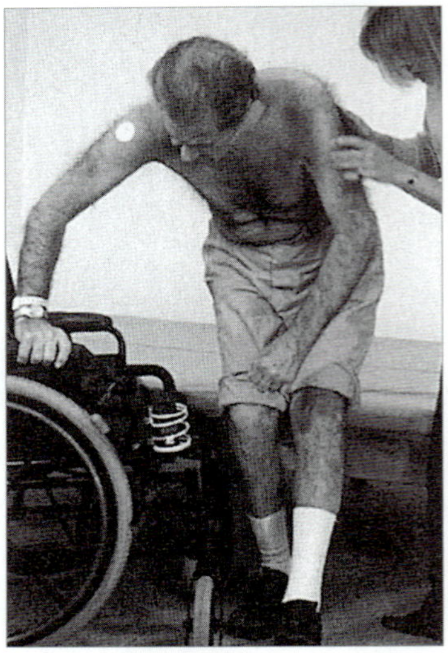

그림 14.8

왼쪽 편마비 환자. 마비측으로 옮겨 앉기를 하는 동안 마비측 다리의 폄근 과긴장이 나타난다.

3) 마비측 다리의 체중지지 불가능

완전히 일어선 자세로 옮겨 앉기 위해서는 일어서기, 선 자세에서 균형 유지하기, 짧은 거리 보행이 가능해야 한다. 보폭이 좁은 대각선 보행은 각각의 다리로 체중을 지지할 수 있어야 하고, 몸통은 새롭게 앉을 지면과 수평이 될 때까지 자세 조절이 유지되어야 한다. 옮겨 앉기를 하는 동안 마비측 다리로 체중을 지지하기 위해서는 비마비측 다리 위로 체중을 이동할 때 몸통을 대칭적으로 조절할 수 있어야 하고, 마비측 발을 들면서 마비측 엉덩이 움직임을 조절할 수 있어야 한다. 옮겨 앉기 위해 무릎과 엉덩관절은 약간 굽힘되고, 발과 발목이 움직이면서 발의 위치를 잡기 위해 엉덩이/다리가 돌림한다(**그림 14.9**). 옮겨 앉기를 하는 동안 다리 움직임을 중재하는 것은 거의 불가능하므로(걷기나 일어서기가 어려운 환자가 옮겨 앉기를 하기 때문에) 옮겨 앉기를 하기 전에 다리 움직임을 재교육해야 한다. 환자가 엉덩관절을 과도하게 벌림하고, 엉덩이를 빨리 들어 올리는 보상패턴을 보인다면 보행에서도 전이(carry over)되어 나타난다. 마비측 다리로 체중지지가 어려운 환자는 마비측 체중지지와 보행을 하는 동안 마비측 위몸통/아래몸통의 대칭적인 자세 유지를 재교육해야 한다.

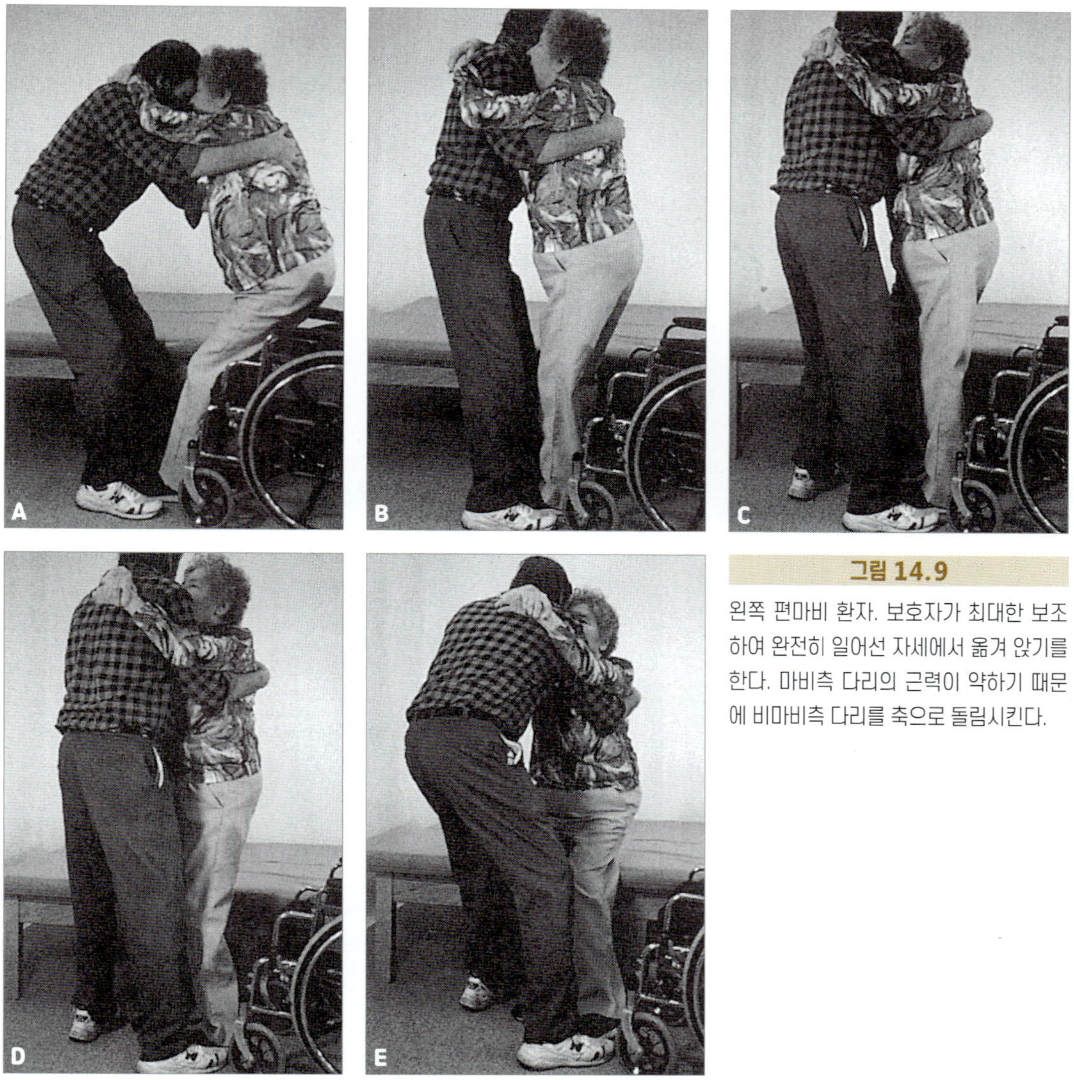

그림 14.9

왼쪽 편마비 환자. 보호자가 최대한 보조하여 완전히 일어선 자세에서 옮겨 앉기를 한다. 마비측 다리의 근력이 약하기 때문에 비마비측 다리를 축으로 돌림시킨다.

4 바람직하지 못한 보상패턴

옮겨 앉기를 하는 동안 가장 일반적인 보상 움직임은 몸을 움직이거나 체중을 지지하기 위해 비마비측 팔다리만을 사용하는 것이다. 이러한 움직임 동안 몸통 자세가 심하게 비대칭되면 마비측 다리 사용과 체중지지가 어려워지고, 마비측 팔은 굽힘근 과긴장이 활성된다. 일반적인 보상 움직임은 마비측 다리로 몸을 지지하고 균형을 유지하기 위한 움직임 조절이나 근력이 부족할 때 나타난다. 만약 이러한 환자가 마비측으로 옮겨 앉기를 하는 상황이 된다면 마비측 다리로 체중을 지지하거나 사용하는 것을 회피하고, 일어서서 방향을 전환하여 비마비측으로 옮겨 앉기 움직임 패턴을 선택할 것이다.

비마비측의 독립적인 사용은 다음과 같다.

1. 왼쪽 편마비 환자. 마비측 사용을 회피하고, 부분적으로 일어선 자세에서 옮겨 앉기를 한다(**그림 14.10**).
2. 오른쪽 편마비 환자. 360° 돌림하여(full circle) 옮겨 앉기를 한다(**그림 14.11**).

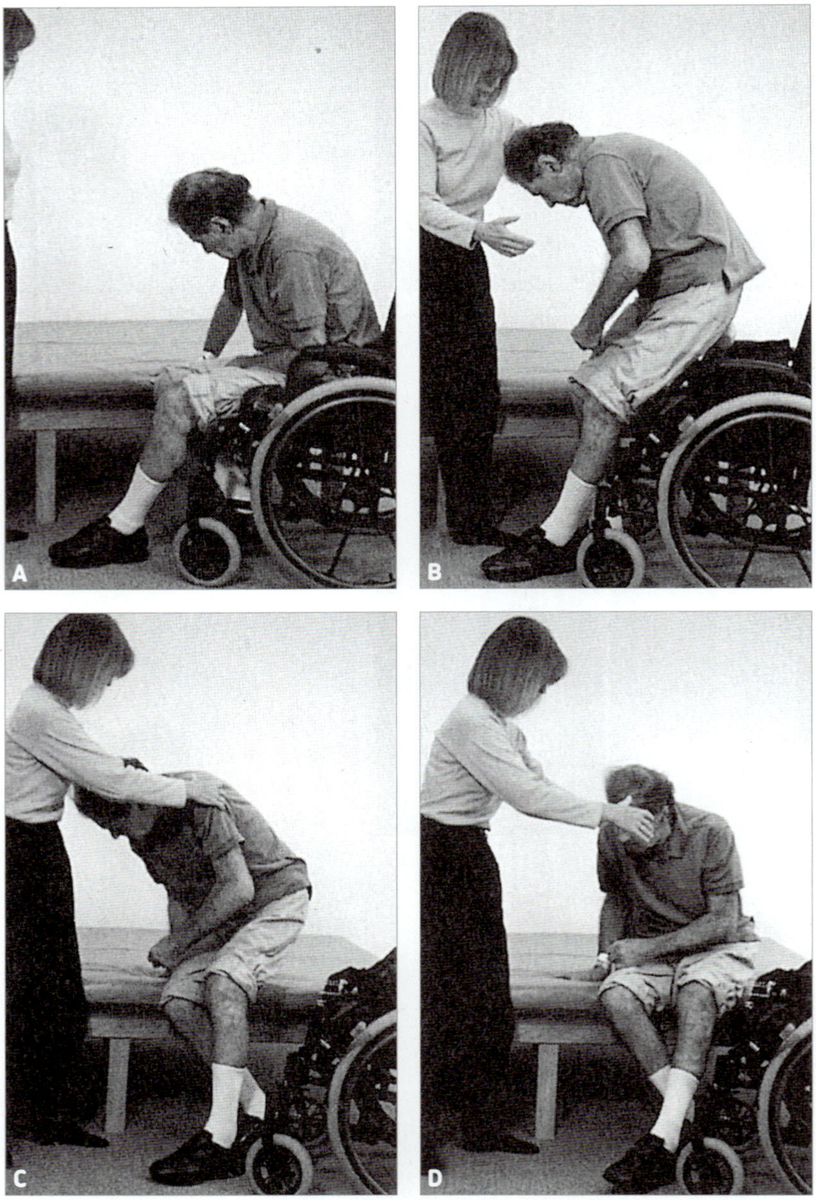

그림 14.10

바람직하지 못한 보상패턴: 왼쪽 편마비 환자. 비마비측 팔다리를 사용하여 부분적으로 일어선 자세에서 옮겨 앉기를 한다.

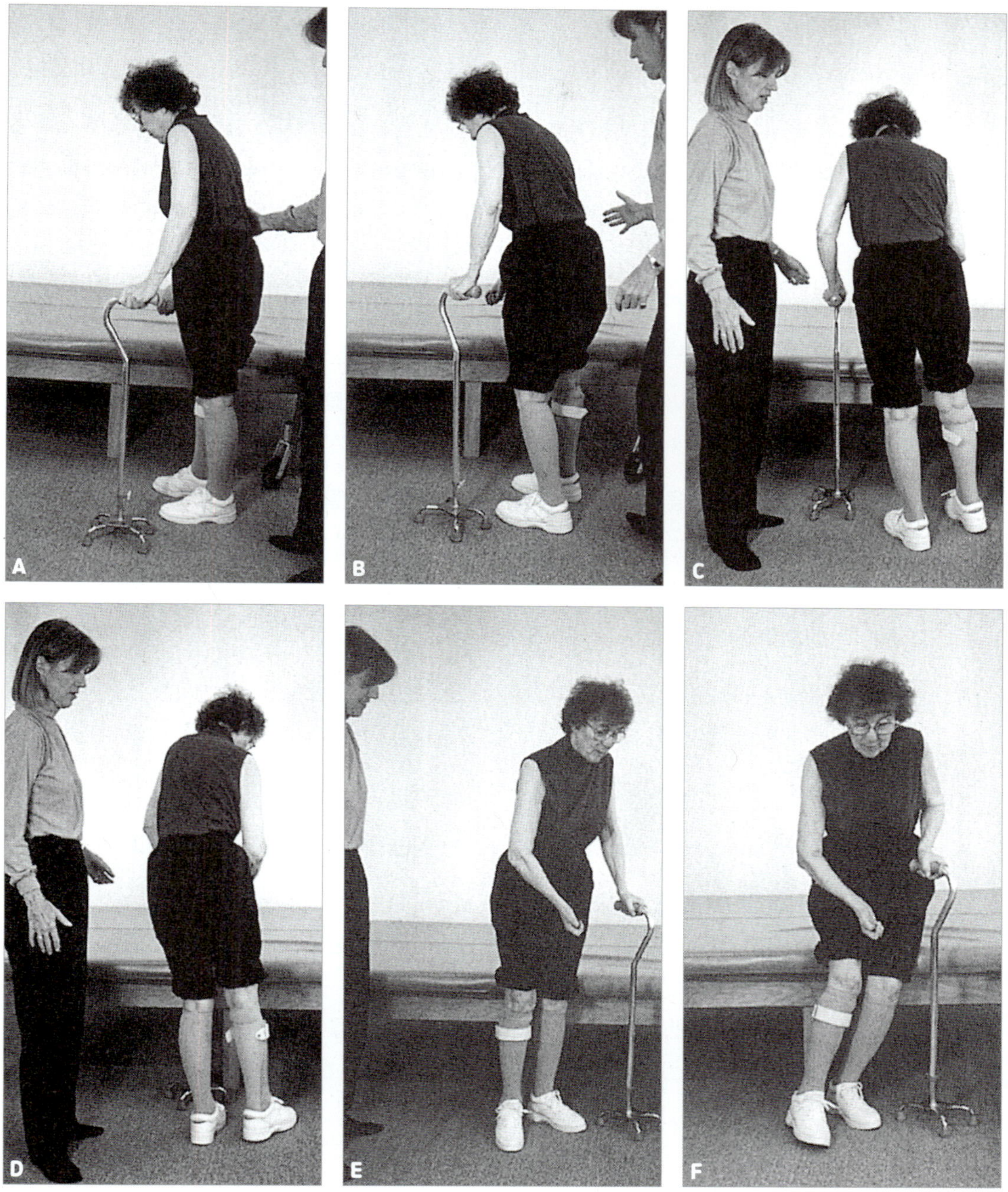

그림 14.11

바람직하지 못한 보상패턴: 오른쪽 편마비 환자. 마비측 다리에 체중부하를 회피하고, 네발 지팡이로 완전히 일어선 자세에서 360° 돌림하여 옮겨 앉기를 한다.

5 평가지침

옮겨 앉기 평가는 앉은 자세에서 일어서기 평가방법과 같다. 더불어 부분적으로 일어선 자세에서 옮겨 앉기, 완전히 일어선 자세에서 돌림하여 옮겨 앉기를 하는 동안 다리와 몸통을 조절하는 움직임 능력을 평가하기 위해 다음의 내용을 추가한다. 완전히 일어선 자세에서 돌림하여 옮겨 앉기 평가는 일어서기 자세에서 양쪽 다리를 움직이는 능력에 대한 정보를 요구한다(**글상자 14.3**).

글상자 14.3 평가지침

Ⅰ. 환자가 부분적으로 일어선 자세에서 왼쪽이나 오른쪽으로 돌림하여 옮겨 앉기를 수행하는 동안 몸통과 팔다리 움직임을 기록한다.

Ⅱ. 부분적으로 일어선 자세에서 옮겨 앉기를 하는 동안 몸통과 팔의 정렬을 교정해 주었을 때 나타나는 다리의 변화를 기록한다.

Ⅲ. 부분적으로 일어선 자세에서 옮겨 앉기를 하는 동안 마비측 다리와 발을 교정해 주었을 때 옮겨 앉기를 수행하는 움직임의 변화를 기록한다.

Ⅳ. 양쪽 다리로 일어서기를 완성하고, 균형을 유지할 수 있는가? 그렇지 못하다면 일어서기를 시도하는 동안 몸통의 자세는 어떠한가? 옮겨 앉기를 하는 동안 일어서기와 균형 유지를 위해 마비측 다리를 사용할 수 있는가?

Ⅴ. 일어선 자세에서 걷기 위해 양쪽 다리를 충분히 움직일 수 있는가?

Ⅵ. 일어선 자세에서 왼쪽이나 오른쪽으로 돌림하여 옮겨 앉는 동안 몸통과 팔다리의 움직임을 기록한다.

Ⅶ. 옮겨 앉기를 하는 동안 손상에 따른 비대칭이 반복적으로 나타나는가?
- 치료사가 비대칭을 교정해 주거나 옮겨 앉는 것을 보조하고, 움직임을 촉진하기 위해 중재했을 때 무엇이 향상되는가?
- 어떤 문제가 중재에 의해 변화되지 않는가? 독립적으로 옮겨 앉기를 위해 무엇이 필요한가?

6 중재 목표

1) 기능적 목표

옮겨 앉기 재교육의 목표는 하나의 지지면에서부터 다른 지지면으로 안전하고 독립적으로 옮겨 앉기를 할 수 있게 하는 것이다. 그러므로 중재 목표와 방법은 구체적으로 설정되어야 한다. 몸통 대칭성, 체중지지 동안에 다리의 근활성, 발 위에서 몸을 돌림시키는 능력, 선 자세와 걷기에 관련된 움직임의 패턴을 성취하기 위한 균형 조절 능력 등이 필요하다.

옮겨 앉기 재교육은 팔을 보조하는 것과 보조하지 않은 방법으로 구분하고, 양방향으로 이루어져야 한다. 움직임 재교육 초기에 옮겨 앉기는 대부분 치료용 매트에서 훈련되지만 휠체어나 침대, 화장실, 자동차 같은 실제 생활환경에서 기능적으로 훈련되어야 한다.

옮겨 앉기 재교육은 모든 상황(화장실과 변기, 다양한 모양의 의자, 자동차)에서 독립적이고 안전하게 양방향으로 옮겨 앉기를 수행하는 기능적 목표가 필요한 환자를 도울 수 있다(**그림 14.12**).

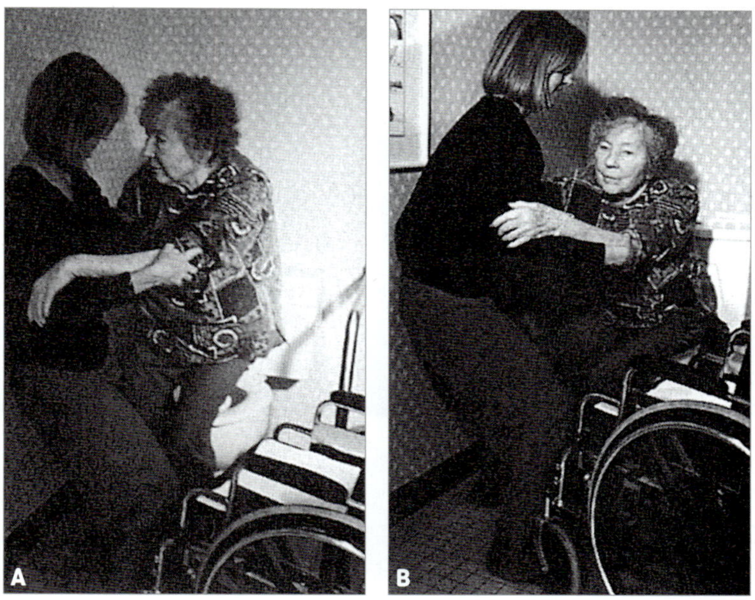

그림 14.12
화장실에서 부분적으로 일어선 자세에서 옮겨 앉기를 재교육한다.

2) 중재 목표와 방법

중재 목표: 왼쪽과 오른쪽으로 옮겨 앉기 움직임을 재교육한다.

중재 방법: 마비측 팔을 보조하고 부분적으로 일어선 자세에서 옮겨 앉기를 재교육한다. 치료사의 최대 보조로 수행한다(**그림 14.13**).

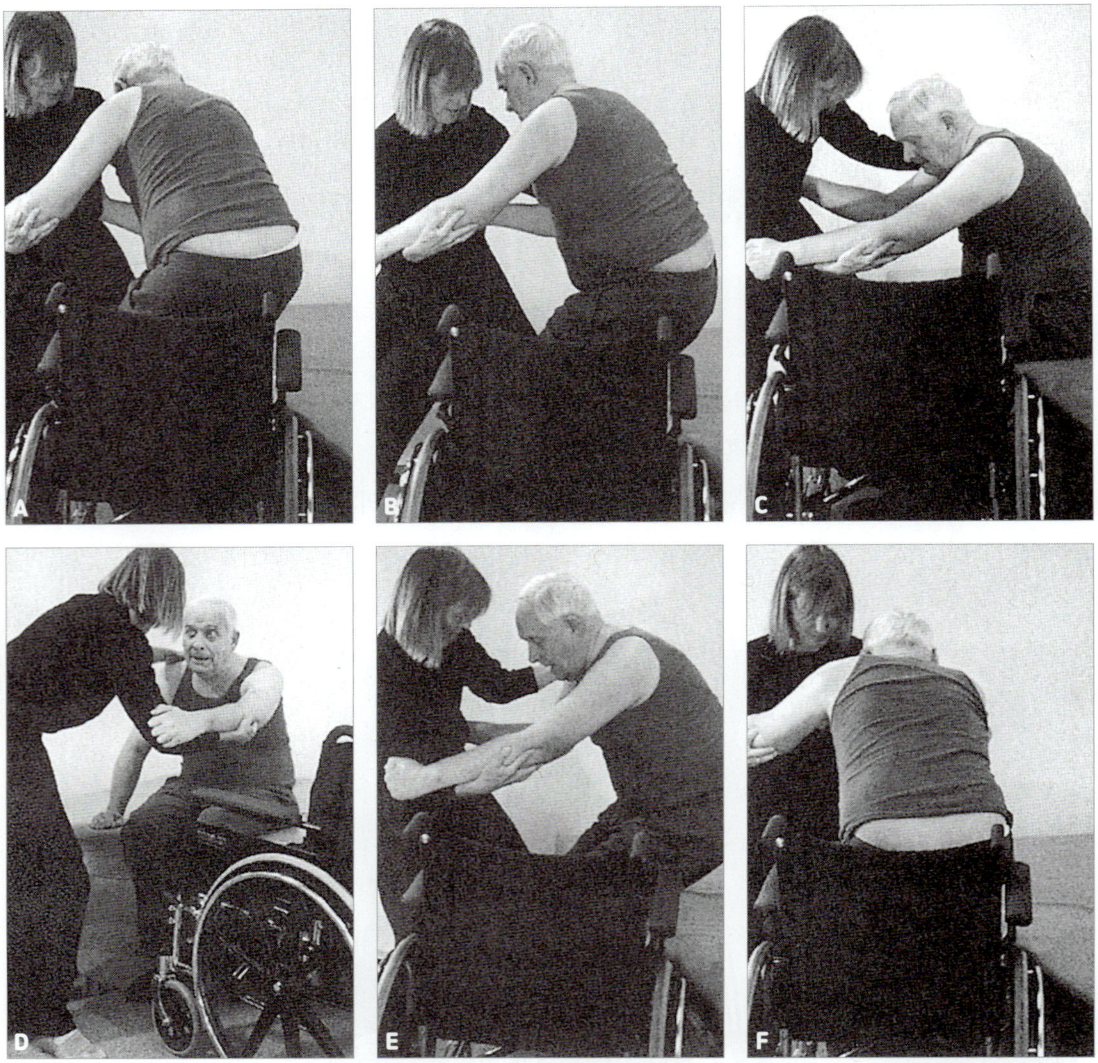

그림 14.13

왼쪽 편마비 환자. (**A** & **B**) 휠체어에서 매트로 옮겨 앉기. 위몸통이 대칭을 유지할 수 있도록 치료사는 오른손으로 마비된 팔을 보조하고, 왼손으로 환자의 아래몸통이 앞으로 움직이는 것을 보조한다. 환자는 오른손으로 치료사의 허리를 잡는다. 척추폄을 중립으로 유지하면서 부분적으로 일어선 자세가 되면 비마비측 다리를 축으로 왼쪽으로 돌림한다. (**C**) 아래몸통과 위몸통을 대칭되게 유지하면서 매트에 옮겨 앉기를 완성하기 위해 비마비측 다리굽힘을 조절하면서 엉덩이를 매트쪽으로 천천히 내린다. (**D**) 몸통이 중심선을 유지하도록 보조한다. 오른손으로 마비측 팔을 보조하고, 왼손으로 위몸통이 왼쪽으로 기울어지는 것을 방지하여 위몸통의 폄을 유지한다. 위몸통을 정렬하고, 체중을 양쪽 엉덩관절로 균등하게 배분시킨다. (**E** & **F**) 매트에서 휠체어로 옮겨 앉기. 위몸통 정렬을 유지하기 위해 마비된 왼팔을 오른손으로 보조하고, 왼손으로 비마비측 어깨를 잡는다. 환자는 오른손으로 치료사의 허리를 잡고, 부분적으로 일어선 자세에서 몸통을 대칭되게 유지한다. 치료사는 환자를 휠체어 안으로 돌림하여 옮겨 앉기를 완성한다.

중재 목표: 옮겨 앉기를 하는 동안 아래몸통과 다리의 움직임 구성요소를 재교육하기 위해 아래몸통과 위몸통을 재정렬한다.

중재 방법: 양쪽으로 팔을 대칭되게 잡고 옮겨 앉기를 재교육한다(**그림 14.14**).

중재 방법: 한쪽 팔과 몸통을 잡고 옮겨 앉기를 재교육한다(**그림 14.15**).

중재 방법: 최소한의 보조로 옮겨 앉기를 재교육한다. 비마비측 손으로 마비측 손을 잡는다(**그림 14.16**).

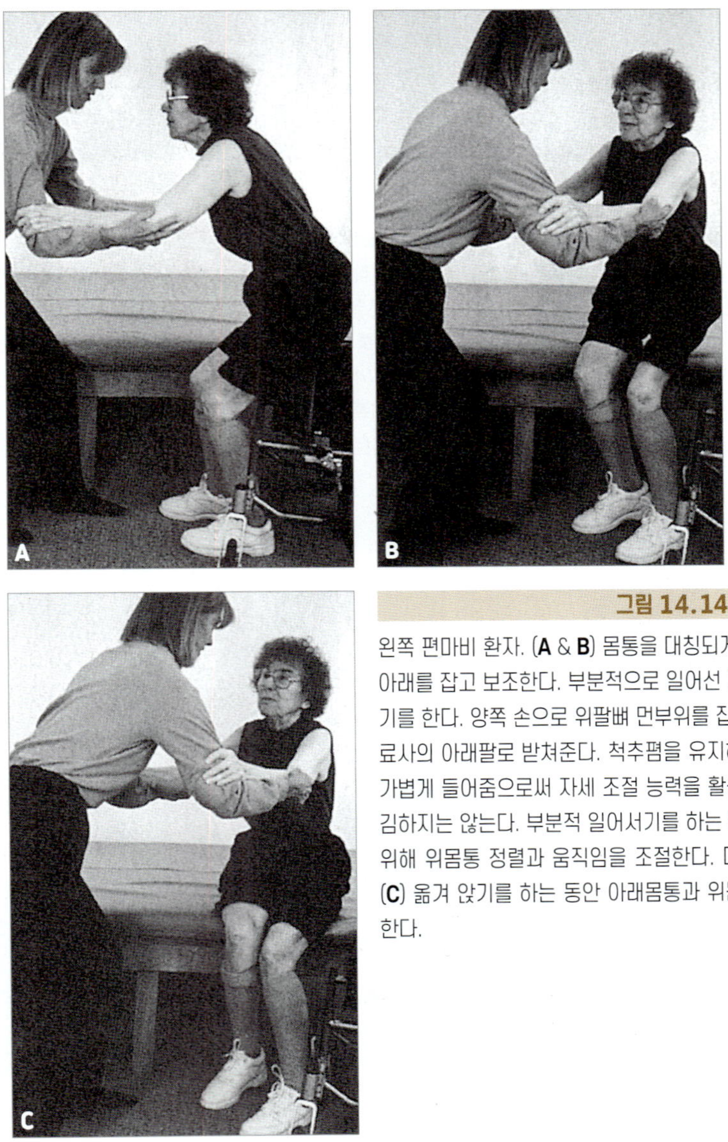

그림 14.14

왼쪽 편마비 환자. (**A** & **B**) 몸통을 대칭되게 유지하기 위해 양쪽 팔꿈치 아래를 잡고 보조한다. 부분적으로 일어선 자세에서 마비측으로 옮겨 앉기를 한다. 양쪽 손으로 위팔뼈 먼부위를 잡고, 환자의 아래팔과 손은 치료사의 아래팔로 받쳐준다. 척추폄을 유지하기 위해 위팔뼈를 위쪽으로 가볍게 들어줌으로써 자세 조절 능력을 활성시킬 수 있다. 양쪽 팔을 당김하지는 않는다. 부분적 일어서기를 하는 동안 양쪽 손으로 가쪽돌림을 위해 위몸통 정렬과 움직임을 조절한다. 매트쪽으로 환자를 돌림한다. (**C**) 옮겨 앉기를 하는 동안 아래몸통과 위몸통 정렬을 유지하도록 보조한다.

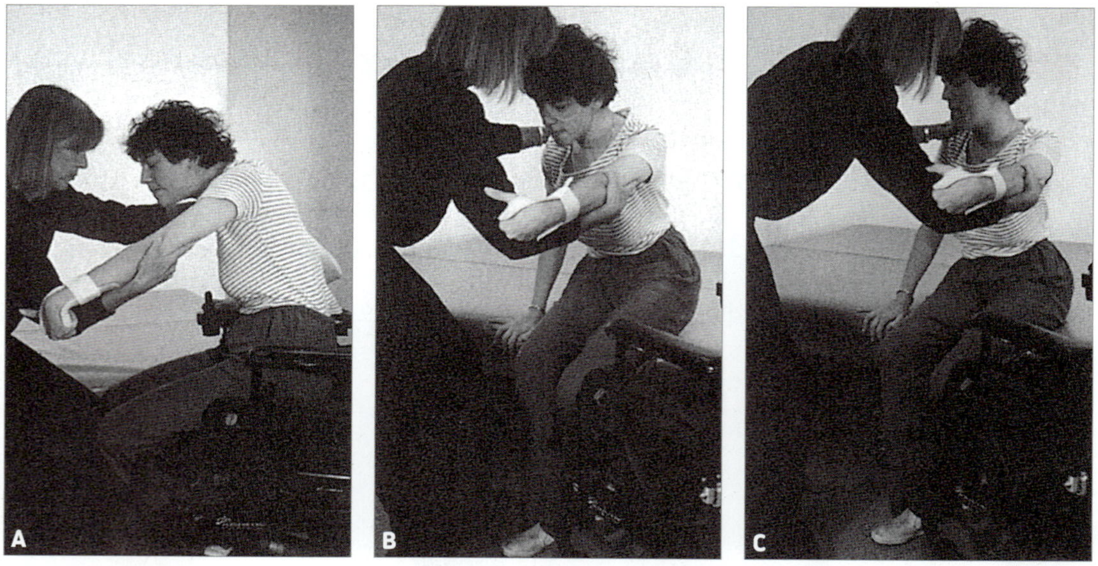

그림 14.15

왼쪽 편마비와 무정위성 환자의 옮겨 앉기. (**A**) 앞에서와 같이 오른쪽 손과 아래팔로 마비측팔을 지지한다. 마비측팔 폄근 경직으로 위팔뼈를 중립 상태로 유지하기 어렵다. 왼손을 환자의 오른쪽 어깨 뒤에 놓고, 몸통을 낮춰 정렬하면서 왼쪽 엉덩관절 쪽으로 중심을 이동시키기 위해 대각선 방향으로 움직임을 조절한다. 치료사의 양쪽 손 위치와 움직임 조절은 몸통 정렬을 도와준다. (**B** & **C**) 양쪽 다리에 체중이 부하된다. 치료사가 뒤쪽으로 움직이면서 환자의 몸통을 앞쪽으로 움직이도록 조절한다. 환자가 부분적으로 일어서기를 하는 동안 아래몸통 위에서 위몸통 정렬을 유지한다. 환자의 몸을 비마비측으로 돌림시키기 위해 치료사가 반대쪽으로 돌림한다. 환자의 마비측 왼쪽 무릎관절을 고정시킬 수 없지만 치료사가 왼손으로 마비측 엉덩관절 아래쪽, 대각선으로 밀어주면서 움직임을 조절하고 있기 때문에 다리 위에서 몸통 정렬을 유지할 수 있다. 몸을 중심선에서 유지하도록 치료사의 잡기 자세는 옮겨 앉기를 완성하기까지 유지된다.

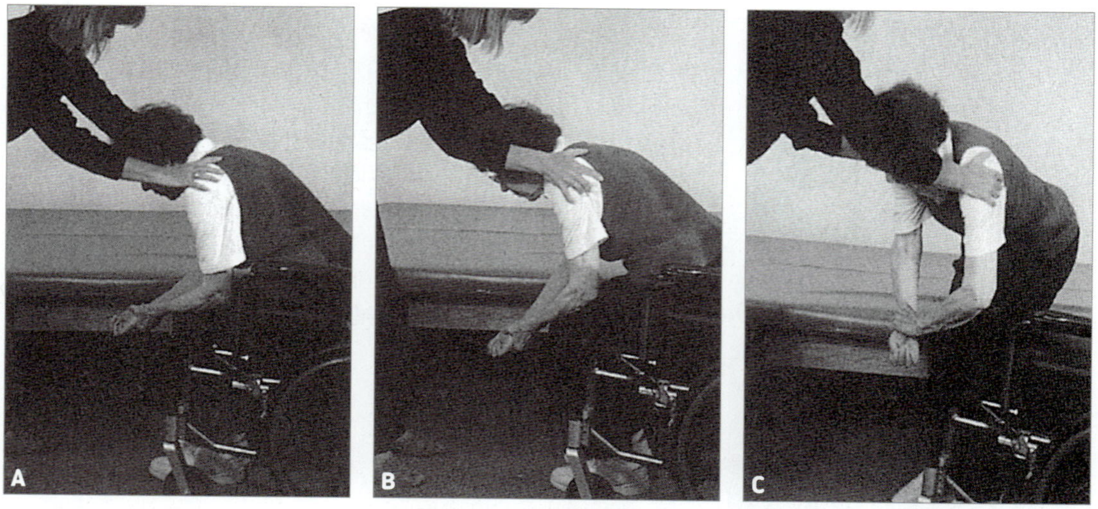

그림 14.16

오른쪽 편마비 환자. (**A**) 환자가 스스로 마비측 팔을 보조하면서 몸통 움직임을 조절한다. 치료사는 환자의 양쪽 어깨를 가볍게 잡고 움직임을 보조한다. 치료사의 오른손은 비마비측 어깨를 잡아 위몸통을 고정시키고, 왼손은 위몸통이 가쪽으로 벗어나거나 비대칭이 되는 것을 조절해 준다. 환자는 엉덩관절이 위로, 몸통이 앞쪽으로 움직이는 동안 두 손을 모아 잡는다. (**B** & **C**) 치료사는 몸통 정렬을 유지하고, 몸통을 위쪽으로 들어 올리는 것을 보조한다. 환자가 부분적으로 일어서기를 하고, 비마비측 몸통을 축으로 돌림하면서 매트에 옮겨 앉는다. 치료사는 환자의 몸통이 정렬을 유지하도록 조절한다.

중재 목표: 다리의 움직임 구성요소를 재교육한다. 다리는 몸을 의자에서 들어 올리는 힘이 있어야 한다. 다리의 움직임 구성요소는 최소한의 보조로 환자가 바른 몸통 움직임 조절이 가능할 때 재교육한다.

중재 방법: 마비측 다리와 발을 재정렬하고, 옮겨 앉기를 재교육한다(**그림 14.17**).

중재 방법: 옮겨 앉는 동안 다리의 능동적 움직임 조절을 재교육한다(**그림 14.18**).

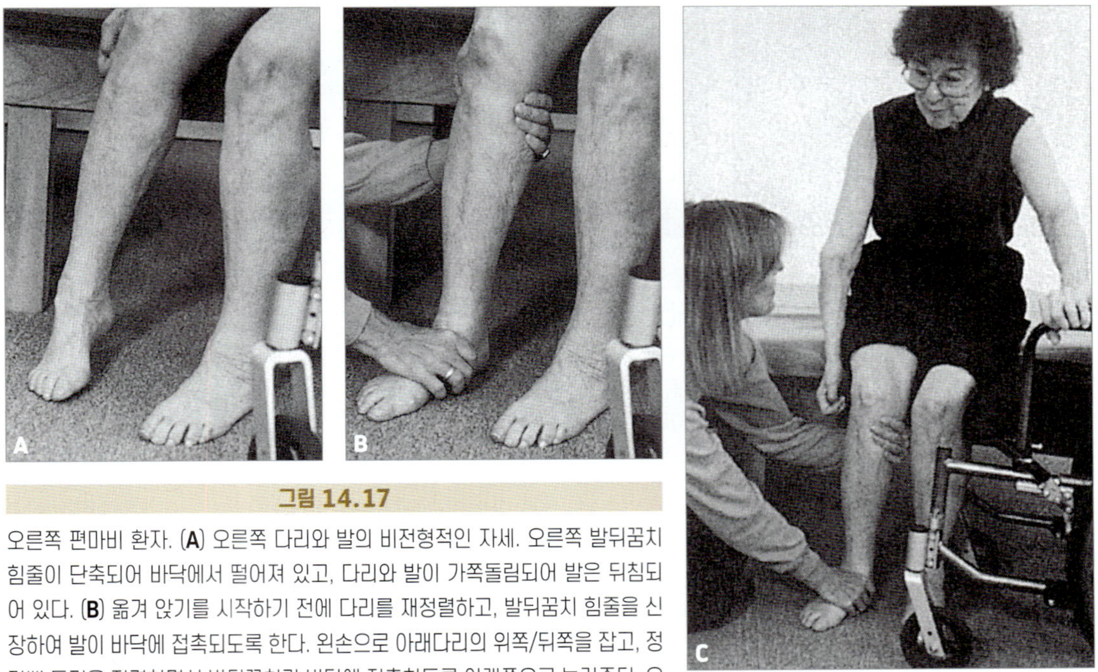

그림 14.17

오른쪽 편마비 환자. **(A)** 오른쪽 다리와 발의 비전형적인 자세. 오른쪽 발뒤꿈치 힘줄이 단축되어 바닥에서 떨어져 있고, 다리와 발이 가쪽돌림되어 발은 뒤침되어 있다. **(B)** 옮겨 앉기를 시작하기 전에 다리를 재정렬하고, 발뒤꿈치 힘줄을 신장하여 발이 바닥에 접촉되도록 한다. 왼손으로 아래다리의 위쪽/뒤쪽을 잡고, 정강뼈 돌림을 정렬하면서 발뒤꿈치가 바닥에 접촉하도록 아래쪽으로 눌러준다. 오른손 엄지손가락과 검지손가락 사이(web space)로 목말뼈(talus) 위에서 발뒤꿈치쪽으로 눌러주고, 손바닥은 발허리에서 뒤침을 교정한다. **(C)** 환자가 옮겨 앉기를 하는 동안 치료사의 보조는 그대로 유지한다. 치료사가 다리와 발의 재정렬을 보조하면서 옮겨 앉기를 하기 위해서는 환자의 몸통 움직임 조절이 독립적으로 가능해야 한다. 몸통과 다리 움직임의 연속성을 도와주기 위해 구두지시를 할 수 있다.

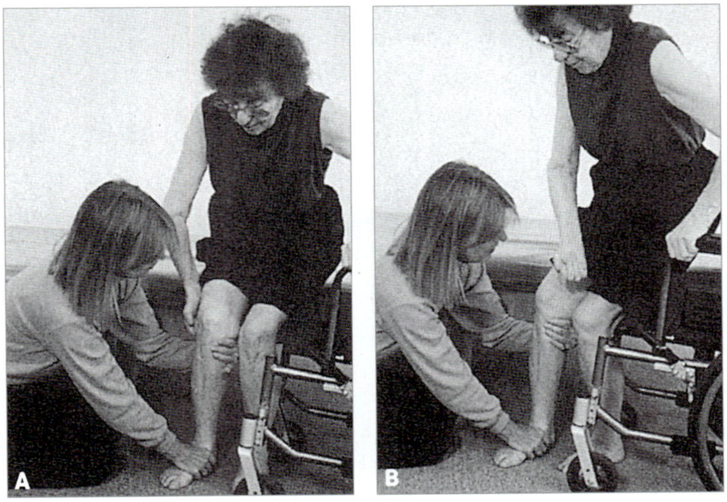

그림 14.18

오른쪽 편마비 환자. **(A & B)** 부분적으로 일어서기를 시작하면 발뒤꿈치가 지면에 접촉되도록 오른손으로 눌러주고, 엉덩관절폄을 시작하면 발목관절의 발등굽힘을 보조한다. 왼손으로는 정강뼈를 잡고 정렬을 유지하면서 발뒤꿈치쪽으로 압력을 증가시키고, 엉덩관절폄을 시작하면 무릎관절폄이 과도하거나 빠르지 않게 조절한다.

중재 방법: 몸통과 다리의 협응된 움직임 구성요소를 재교육한다(**그림 14.19**).

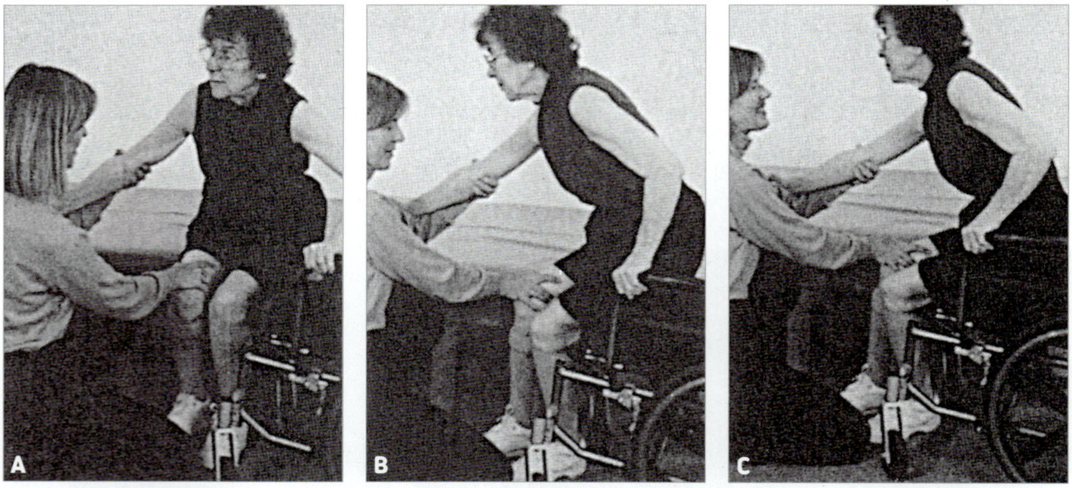

그림 14.19

(**A**) 옮겨 앉기 위해 마비측 다리를 어떻게 움직여야 하는지 설명해 준다. 오른손으로 마비측 다리를 정렬하여 유지한다. 발뒤꿈치가 바닥에 접촉하고, 발이 뒤침되는 것을 방지하기 위해 아래쪽으로 압력을 준다. 왼손은 마비측 팔을 가쪽돌림한다. (**B**) 옮겨 앉기를 하는 동안 몸통과 다리의 정렬을 보조한다. 마비측 팔을 보조하는 손으로 몸통을 바로 세워 대칭을 유지하도록 조절해 준다. (**C**) 부분적으로 일어서고, 휠체어 방향으로 몸통을 돌림하는 동안 치료사는 오른손으로 엉덩이와 아래몸통 움직임에 협응하여 다리가 움직이도록 보조하고, 왼손으로 마비측팔을 보조하면서 위몸통폄을 유지한다.

중재 목표: 옮겨 앉기를 독립적으로 실행한다.

중재 방법: 구두지시나 손을 사용하는 보조를 줄이고, 옮겨 앉기를 반복한다(**그림 14.20**).

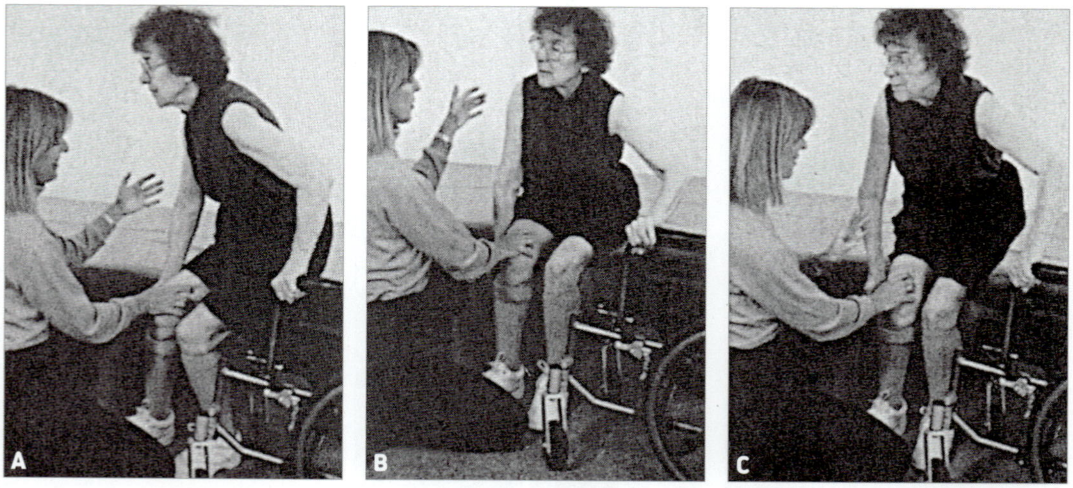

그림 14.20

(**A**) 오른손으로 다리와 발을 안정시키기 위해 보조하지만 마비측 팔은 보조하지 않는다. 시작 단계에서 옮겨 앉기를 위해 구두지시를 사용할 수 있다. (**B & C**) 옮겨 앉기 시작과 완성 단계에서 손을 사용하는 보조와 구두지시를 바꾸어가며 적용한다.

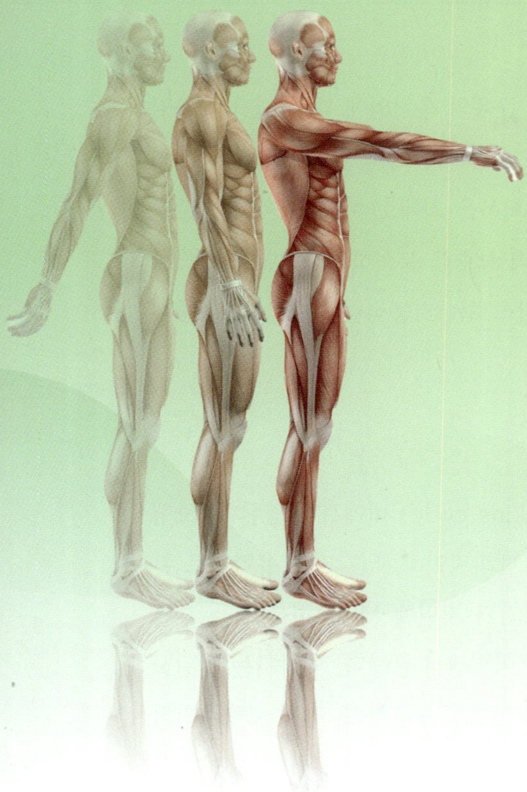

CHAPTER 15

보행
Walking

1 개념과 원리

보행(walking)은 '적어도 한 발이 보행면(walking surface)에 교대로 접촉하면서 발의 위치가 반복적으로 변하여 몸을 한 장소에서 다른 장소로 이동시키는 방법'으로 설명된다. 정상 보행은 부드럽고 리듬감 있게 몸을 앞으로 공간이동시킨다. 몸의 무게중심이 오른쪽, 왼쪽, 위, 아래로 움직이는 동안 몸통의 앞쪽 움직임은 지속적으로 증가한다.

비록 개개인의 보행은 독특한 차이점이 있지만 모두 공통적인 움직임 패턴으로 걷는다. 뇌졸중으로 인한 편마비 환자라도 기본적인 보행 패턴(gait pattern)을 상실하지는 않고, 예측가능한 입각기(stance phase)와 유각기(swing phase)가 교대로 나타난다. 하지만 편마비 환자의 보행은 느린 보행 속도와 보행주기, 일정하지 않은 보폭(마비측 다리의 짧은 보폭), 마비측의 짧은 입각기(stance time)와 상대적으로 길어진 유각기(swing time) 그리고 손상된 균형감각과 습관화된 움직임 패턴의 과도한 사용 등이 특징이다. 정상 보행은 다른 어떤 기능적 움직임보다 많이 연구되고 측정되어 문서로 만들어졌지만 이 장은 기존 정상 보행에 대한 중복 설명이 아니라 뇌졸중 환자를 중재하기 위한 정상 보행의 특징을 강조하려는 것이 목적이다.

신경계 손상 환자는 몸통과 팔다리 움직임 조절이 불안정하여 기능적인 독립 보행이 어렵다. 몸통은 위치가 변화되는 다리 위에서 균형을 유지하고 움직임을 조절해야 한다. 몸통의 무게를 지지하는 각각의 다리 사이에서 체중을 이동하면서 움직인다. 빨리 걸을 때는 몸통과 다리에서 근력 활성과 근육의 움직임에 대한 시간적 조절(muscle timing)이 더 복잡해진다. 중재의 목표는 뇌졸중 환자에게 안전하고 기능적인 보행을 재교육하는 것이다. 치료사는 환자가 최소의 보상작용으로 보행하고, 근육 활성이나 움직임 회복을 최대로 하고, 이차 합병증을 방지해야 한다. 이 장에서는 첫 번째로 손상을 이해하기 위해 정상적인 기능적 보행을 분석하고, 중재 목표를 설정하였다. 두 번째로는 손상된 몸통과 팔다리의 움직임을 분석하였다. 마지막으로는 기능적인 보행을 위한 중재를 제시하였다.

1) 용어 정의와 운동학

보행을 분석하는 동안 측정 단위와 움직임 요소는 한 번의 보행주기(walking cycle) 내에서 설명된다. 보행주기는 한 발이 바닥에 접촉될 때 시작하여 그 발이 다시 바닥에 접촉될 때까지이고, 입각기와 유각기로 분류된다(**그림 15.1**). 입각기는 한 발이 지면에 접촉하고 있는 시간으로 다리가 지면에 체중부하를 하는 부분이다. 입각기는 발이 지면에 닿으면서 시작하고, 그 발이 지면으로부터 떨어지면서 끝난다. 입각기는 발뒤꿈치 닿기(heel contact), 입각 중기(mid stance), 발끝 떼기(heel off)의 세 단계로 구분하고, 전체 보행주기의 60%이다. 유각기는 발이 공간에 위치하는 시간으로 발이 지면으로부터 떨어지면서 시작하고 다시 지면에 닿기 직전까지이다. 유각기는 유각 초기(early swing)와 유각 후기(late swing)의 두 단계로 구분한다. 유각 초기는 다리가 몸통 뒤에 위치한 상태, 즉 발이 지면에서 떨어지는 순간부터 발이 몸통 아래에서 몸통과 수직을 이루는 지점까지 이동한 것을 의미한다. 유각 후기는 다리가 몸통 앞으로 움직이는 순간부터 발이 지면에 닿기 직전까지이다. 유각기는 체중부하가 일어나지 않으며 전체 보행주기의 40%이다.

또한 보행주기에는 양쪽 발이 지면에 닿아 있는 양발 서기(double limb support)와 한쪽 발만 단독으로 지면에 닿아 있는 한발 서기(single limb support)가 있다. 한발 서기 단계는 입각기의 대부분을 구성하고, 보행주기에서 무게중심이 기저면 밖에 위치하는 유일한 시기이다. 이러한 이유로 한발 서기 단계는 높은 수준의 근력과 균형 조절이 필요하다. 양발 서기 단계는 발이 입각기에서 유각기로 그리고 유각기에서 입각기로 변화된다. 양발 서기 동안은 두 발 사이에서 체중이동을 하면서 진행한다(**그림 15.2**).

시간과 거리의 요소는 보행주기를 측정하기 위해 사용한다. 양적으로 표시하는 시간 측정에는 보행주기 시간, 입각기 시간, 유각기 시간 등을 포함한다. 한 번의 보행주기 동안 총 소요 시간인 보행주기 시간(cycle time)은 대체로 초 단위로 측정한다. 보행주기에서 입각기 시간은 한 발이 지면에 접촉하고 있는 시간의 총합계이고, 유각기 시간은 한 발이 지면에 접촉하지 않는 시간의 총합계이다. 보행 속도가 증가함에 따라 양발 서기 시간은 줄어든다. 조깅이나 달리기에서 양발은 짧은 시간 동안 지면에서 동시에 떨어진다. 거리 측정에는 보폭, 걸음, 양발의 폭 등이 포함되고 일반적으로 센티미터 혹은 인치 단위로 측정한다(**그림 15.3**). 보폭(stride length)은 한 번의 보행주기 동안 이동한 거리이다. 걸음(step length)은 오른발-왼발 또는 왼발-오른발 같이 연속적인 두 발 사이의 거리이고, 양발의 폭(step width)은 연속적인 두 발의 발뒤꿈치 중앙(mid-heel) 지점이 서로 직각을 이루는 거리이다.

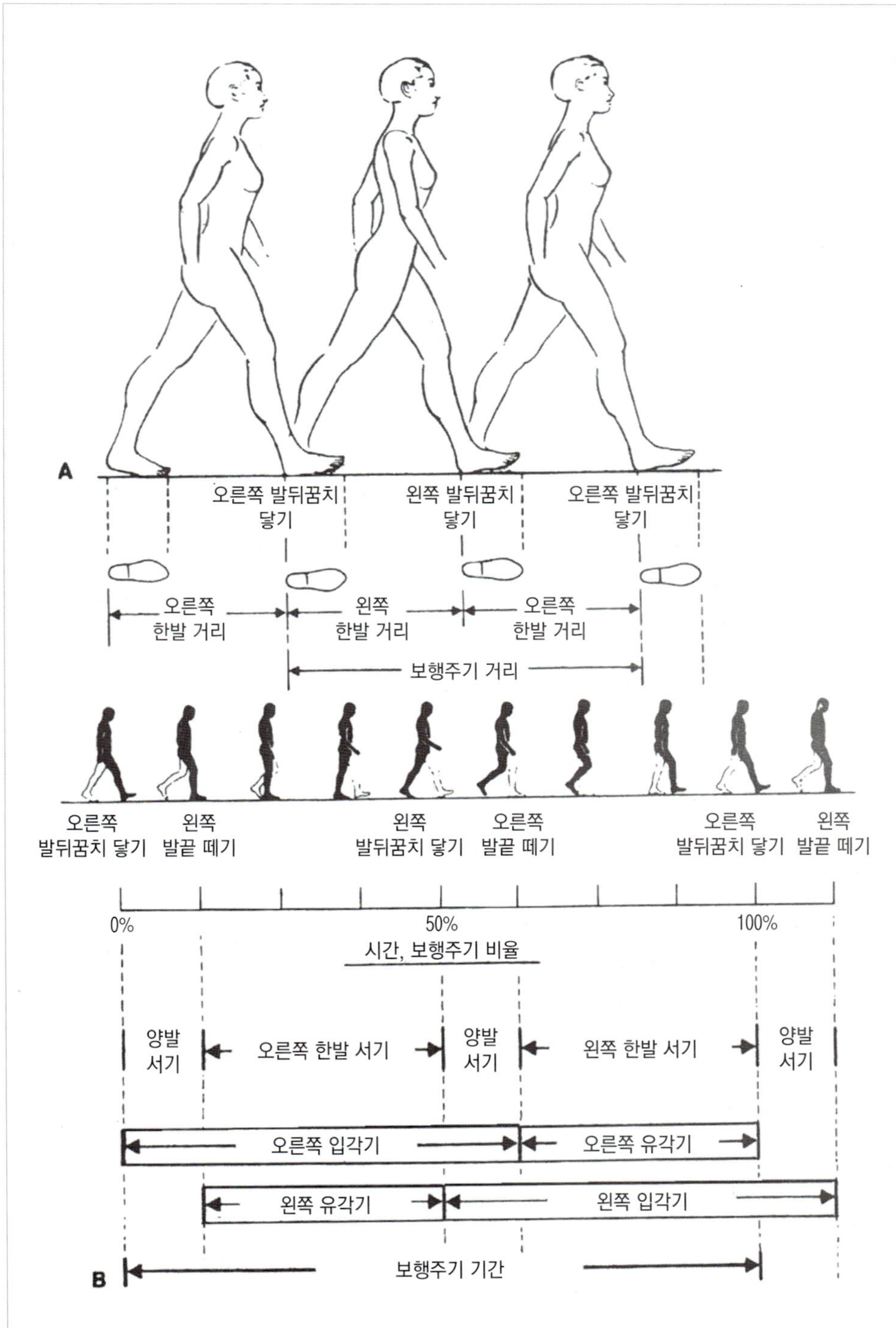

그림 15.1

보행주기의 (**A**) 거리, (**B**) 시간 범위(Inman 등으로부터 허용된 그림)

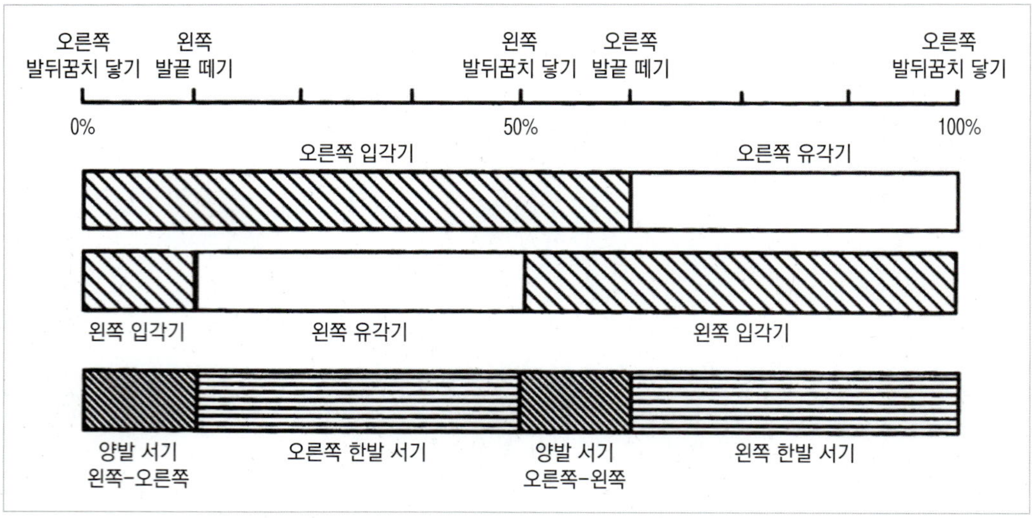

그림 15.2

보행주기의 입각기와 유각기. 양발 서기(Smidt로부터 허용된 그림)

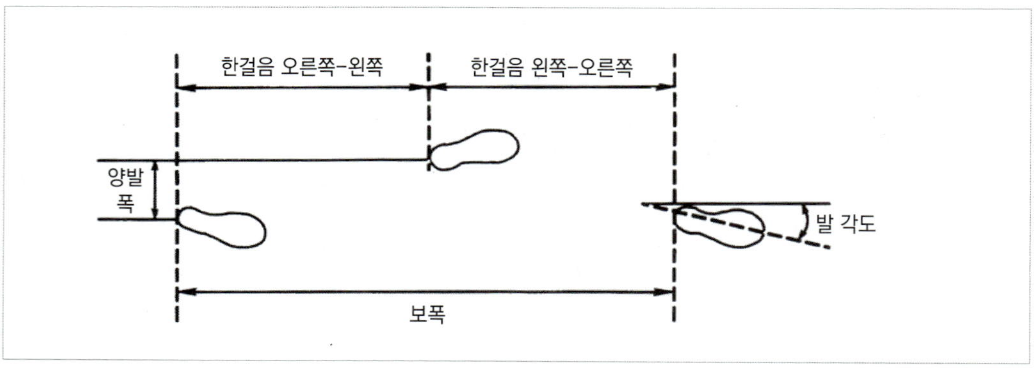

그림 15.3

보행주기의 거리 요소(Smidt로부터 허용된 그림)

2 움직임 구성요소-보행의 기능적 부분

보행을 위한 시작 자세는 위몸통이 아래몸통 위에서 정렬되어 있는 바로 서기 자세이다. 기저면은 양쪽 발 사이의 지면 넓이로 정의된다. 이 책에서는 보행 분석을 위한 다리의 시작 자세는 바로 서기 자세이다(9장 참조). 보행을 시작하기 위해 다리는 앞으로 움직임을 시작하고, 다리가 공간에서 이동할 때 균형을 유지하기 위해 위몸통과 아래몸통은 다리 움직임에 대해 적절히 협응하여 움직임을 조절한다(**그림 15.4**). 평가와 중재 계획 수립을 돕기 위해 보행은 앞쪽이동, 한발/양발 서기, 유각기 등 세 가지의 기능적인 부분으로 분류한다.

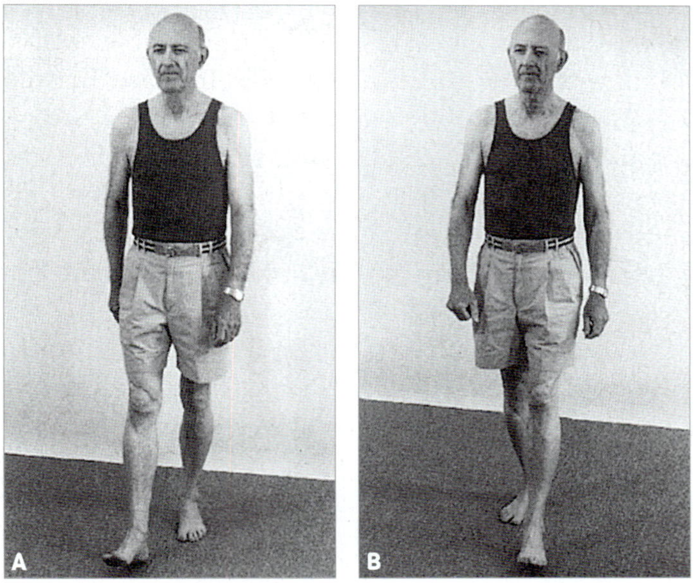

그림 15.4
앞쪽이동을 하는 동안 몸통은 다리 움직임에 협응하여 조절되어 바르게 유지된다.

1) 몸통 앞쪽이동

몸통 앞쪽이동의 기능적인 구분은 입각기에서 몸의 움직임을 설명하는 것이다. 오른발이 지면에 접촉하는 입각기 시작에서 오른쪽 다리는 몸통 앞쪽에 위치하고, 위몸통은 아래몸통 위에서 정렬되어 움직임이 조절된다. 몸통이 앞쪽으로 이동하면 엉덩관절은 굽힘에서 중립 자세로 펴된다. 발목관절은 발뒤꿈치 닿기를 위해 발등굽힘된 자세에서 바닥에 접촉하기 위해 발바닥굽힘 자세로 움직인다. 몸통이 입각 중기로 이동하면서 발목관절은 발바닥굽힘에서 발등굽힘으로 움직인다(**그림 15.5A~C**). 엉덩관절의 폄 조절은 이 움직임에서 중요한 요소이다. 엉덩관절의 폄 조절 향상에 필요한 두 가지 요소는 발목관절의 가동 범위와 움직임 조절 그리고 몸통과 팔의 정렬과 움직임 조절이다.

몸통이 앞쪽으로 이동하는 동안 몸에서 필요로 하는 다음의 세 가지 사항은 중재 계획 수립에 중요하다. 첫 번째, 다리가 몸통 앞에 위치하고 발은 지면에 접촉한다. 몸이 앞쪽으로 이동함에 따라 발목관절은 발등굽힘이 가능할 정도의 관절가동 범위를 유지해야 한다. 오른발이 바닥에 접촉하는 동안 위몸통은 바닥에 대하여 직립하고, 아래몸통과 엉덩이는 왼쪽으로 약간 돌림된다. 이때 오른쪽 엉덩관절굽힘, 무릎폄, 발목관절의 발등굽힘이 함께 된다. 왼쪽 다리는 엉덩관절과 무릎관절이 폄된 자세로 몸통 뒤에 위치한다. 정상 보행에서 발뒤꿈치는 바닥에 처음으로 접촉한다. 이것은 오랫동안 '발뒤꿈치 닿기'라고 하였으나, 최근 Winter가 몸통과 다리 움직임 조절의 필요성을 강조한 '부드럽게 발뒤꿈치 내려놓기(gentle heel landing)'로 설명하였다(**그림 15.5D**). 이러한 보행주기 동안 발목관절과 발의 근력과 움직임 조절이 원활히 이루어지기 위해서는 슬괵근(hamstring)과 장딴지근(gastrocnemius) 길이가 충분히 유지되어 엉덩관절굽힘, 무릎관절폄, 발목관절의 발등굽힘이 가능해야 한다.

몸통이 앞쪽으로 이동하는 동안 필요한 두 번째 사항은 몸의 앞쪽 움직임에 협응하기 위해 충분한 몸통 조절(trunk control) 능력이다. 한쪽 다리의 앞으로 딛기 자세를 하는 동안 위몸통은 몸통 자세를 바르고 대칭적으로 유지하기 위해 다리의 앞쪽 움직임을 따라가게 된다. 위몸통과 아래몸통은 다리가 움직이는 동안 협응하여 바르게 유지되어야 한다(9장 참조). 세 번째는 다리가 몸통 앞으로 움직이고 체중이 부하될 때 다리 근육이 활성되어 안정성이 제공되어야 한다. 넓적다리뼈와 종아리의 안정성과 움직임 조절로 무릎관절평을 적절히 유지할 수 있어야 한다. 이러한 넓적다리뼈와 종아리는 발목관절을 받침점(fulcrum)으로 적절한 정렬을 유지하고 움직임을 조절한다(**그림 15.5E**, **글상자 15.1**).

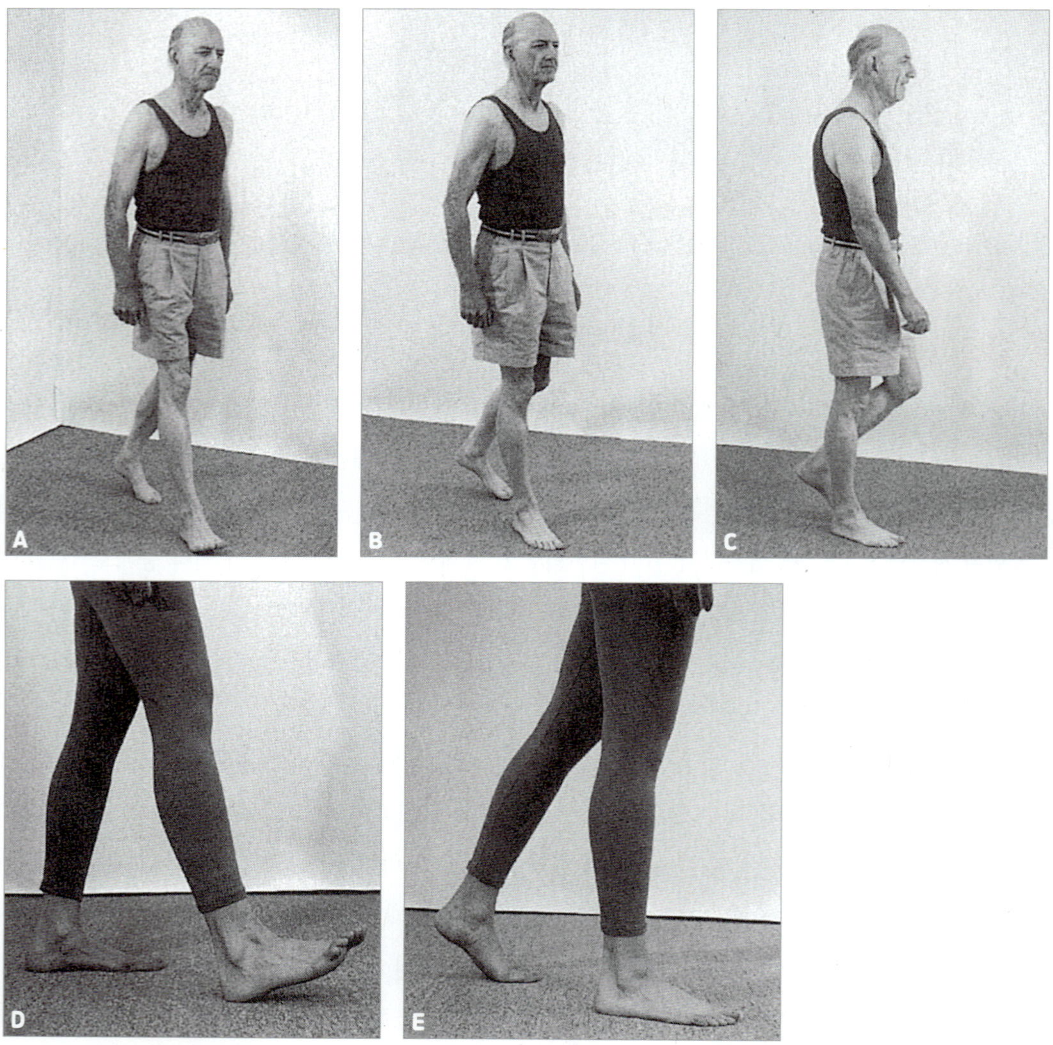

그림 15.5

(A) 앞쪽이동, 오른발 뒤꿈치 닿기. **(B)** 앞쪽이동, 오른발 닿기. **(C)** 앞쪽이동, 오른발 입각 중기. **(D & E)** 다리의 앞쪽이동, 다리가 앞쪽으로 움직이는 것과 발목관절, 발가락의 근활성을 확인한다.

글상자 15.1 중요한 요구사항 요약: 몸통 앞쪽이동

1. 몸통 앞으로 다리를 위치시키기 위한 엉덩이, 엉덩관절, 무릎, 다리의 근육 길이를 확인한다.
2. 앞쪽이동 움직임을 조절하기 위한 다리근력을 확인한다.
3. 발 위에서 몸을 이동하기 위해 협응하는 몸통과 다리의 움직임 조절을 확인한다.
4. 몸이 앞쪽으로 이동하는 동안 발목관절의 발바닥굽힘부터 발등굽힘까지의 가동 범위와 움직임 조절을 확인한다.

2) 한발/양발 서기

한발 서기(single limb support)는 유각 중기부터 발뒤꿈치 떼기 시작까지의 시간이다. 오른쪽 다리로 한발 서기하는 동안 왼쪽 발은 앞쪽으로 공간이동(swing)한다. 오른쪽 다리로 서기하는 동안 오른쪽 몸통은 오른 발 위에서 앞쪽과 가쪽으로 움직인다. 한발 서기의 마지막 부분에서 무릎은 펴되고, 발목관절은 발등굽힘을 계속한다(**그림 15.6A**).

한발 서기 동안에는 균형 유지와 다리 움직임 조절이 어렵다. 위몸통은 오른쪽 다리가 움직이는 동안 몸통이 앞쪽으로 움직이고, 아래몸통 위에서 위몸통이 정렬을 유지해야 한다. 왼쪽 다리가 앞쪽으로 공간 이동하는 동안 엉덩이가 돌림하지 않도록 몸통 움직임이 조절된다. 발 위에서 오른쪽 다리가 앞으로 이동하도록 발목관절의 발등굽힘 범위와 움직임이 조절된다. 이 시점에서 오른쪽 무릎 조절은 중요하다(9장 참조). 무릎은 엉덩관절과 발목관절의 변화에 협응하고, 몸이 발 위에서 균형을 유지하면서 움직이도록 적절하게 펴된다.

한발 서기의 끝부분에서 오른발 뒤꿈치가 지면으로부터 들려지고, 왼발 뒤꿈치가 지면에 접촉되면 양발 서기가 된다(**그림 15.6B**). 오른쪽 발뒤꿈치가 지면으로부터 떨어질 때 몸통은 오른쪽 다리 앞에 위치한다. 오른쪽 엉덩이는 뒤쪽돌림되고, 엉덩관절은 펴된다. 오른쪽 무릎은 약간 굽힘되고, 앞발만이 지면에 닿아 있다. 발뒤꿈치가 들려져서 체중은 앞으로 내딛는 왼쪽 다리로 이동된다. 몸통이 다리 앞으로 움직임에 따라 발 앞으로 몸통을 유지시키기에 충분한 길이를 유지하기 위해 엉덩관절과 무릎관절은 펴하고, 발목관절은 발등굽힘한다. 왼발을 앞으로 딛기 자세에서 몸통이 앞으로 이동하면 균형 유지를 위하여 발에 부하되는 체중은 오른쪽 발가락으로 집중된다. 다리근육 활성은 중력 방향으로 작용하면서 균형을 보조하고, 앞발 움직임을 조절한다(**그림 15.6C**). 이러한 체중이동은 발가락을 발등굽힘시키고, 유각기에 대비하여 몸통 움직임을 준비한다. 한발 서기의 시작부터 양발 서기의 마지막까지 체중은 오른발 뒤꿈치 가장자리에서 앞발 안쪽으로 이동한다(**그림 15.6D, E**, **글상자 15.2**).

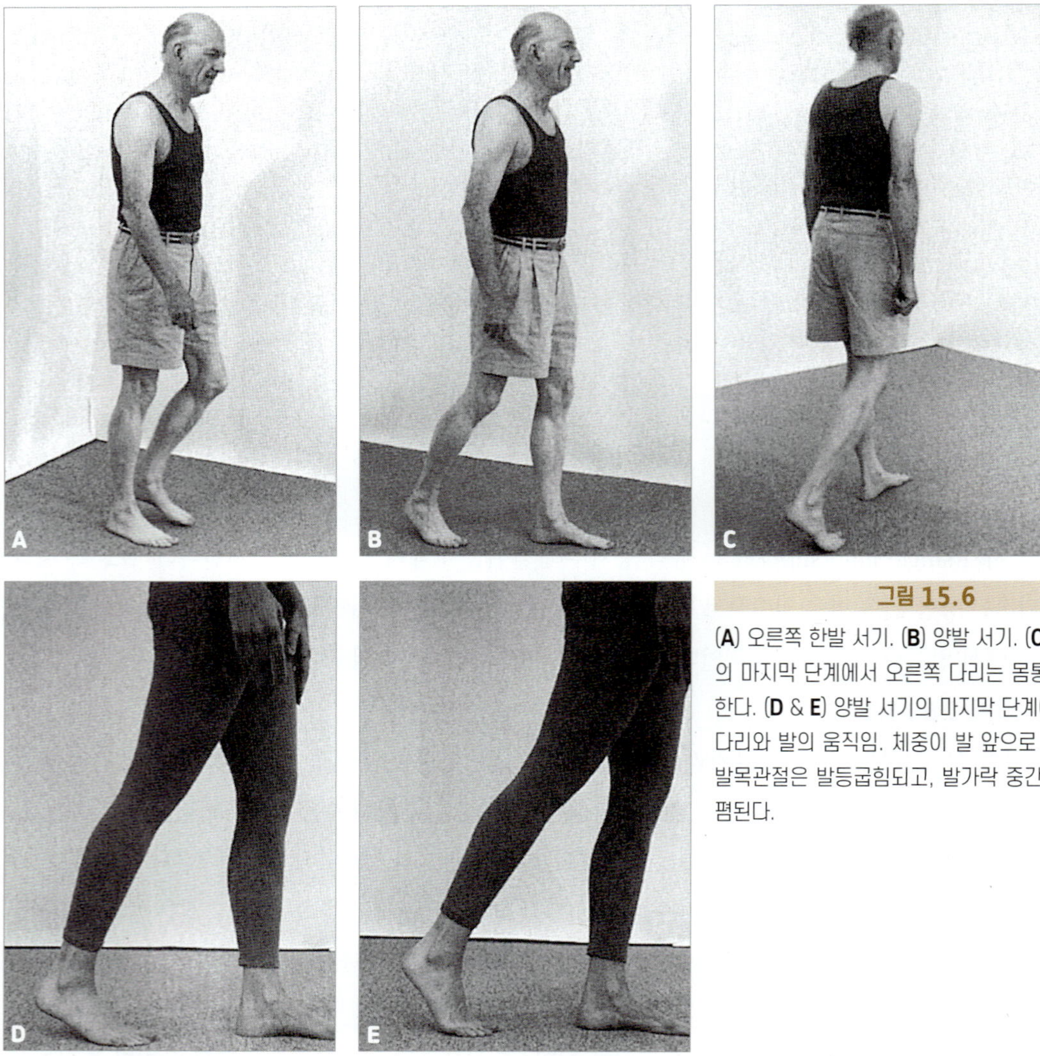

그림 15.6

(**A**) 오른쪽 한발 서기. (**B**) 양발 서기. (**C**) 양발 서기의 마지막 단계에서 오른쪽 다리는 몸통 뒤에 위치한다. (**D** & **E**) 양발 서기의 마지막 단계에서 오른쪽 다리와 발의 움직임. 체중이 발 앞으로 이동되면서 발목관절은 발등굽힘되고, 발가락 중간마디관절은 폄된다.

글상자 15.2 중요한 요구사항 요약: 한발/양발 서기

1. 한발 서기에서 균형 조절(balance control)
   - 중력선(line of gravity)은 한쪽 다리 기저면의 가쪽으로 이동한다.
   - 몸통은 한쪽 다리 위에서 정렬을 유지하고, 체중이 앞쪽으로 이동하는 동안 협응해야 한다.
2. 무릎의 폄 조절을 확인한다.
3. 발목관절의 발등굽힘과 함께 엉덩관절의 폄 조절을 확인한다.
4. 발 앞으로 몸통이 이동하는 동안 발은 지면에 접촉을 유지해야 한다.
5. 발에서 체중이동 경로를 확인한다.

3) 공간에서 발의 이동(유각기)

유각기에서 몸통이 앞쪽으로 이동하는 동안 다리도 몸통 뒤에서 앞으로 이동한다. 오른발 유각 초기(early swing)에는 오른쪽 엉덩관절은 폄되고, 엉덩이는 오른쪽으로 돌림된다. 위몸통은 엉덩이와 반대 방향으로 돌림하여 몸통 균형을 유지한다. 발과 발가락은 바닥에서 들어 올려지고, 다리가 앞으로 움직이면서 공간에서 발의 이동이 시작된다. 입각기 마지막의 발목관절과 발의 발바닥굽힘 조절에서 유각 초기 발등굽힘 조절까지는 유각기에서 중요한 움직임이다. 발가락폄근의 활동은 발목관절의 발등굽힘을 활성하고, 유각기 동안 발의 측면 안정성을 제공한다(**그림 15.7A, B**). 엉덩이는 공간이동하는 다리와 함께 앞쪽으로 돌림된다. 위몸통은 몸통을 앞쪽이동 선상에 유지하기 위해 엉덩이와 반대 방향으로 돌림한다.

유각 후기(late swing)는 오른쪽 다리가 몸통 앞으로 움직이면서 시작된다. 다리를 앞으로 뻗는 동안 엉덩이는 앞쪽돌림을 계속하고, 무릎은 중립 각도 안에서 약간 폄된다. 발목관절은 중립 각도까지 발등굽힘을 유지하고, 발가락은 다리를 뻗는 동안 발등굽힘된다(**그림 15.7C**).

유각기는 세 가지 요소의 결합으로 이루어진다. 체중부하가 없는 자세에서 다리와 발의 활발한 움직임 조절, 몸통과 엉덩이 자세로 인한 다리의 '진자운동' 그리고 몸통과 체중을 지지하고 있는 다리가 계속해서 앞쪽으로 움직이는 것이다. 다리의 앞쪽 움직임은 지면으로부터 발끝을 떼게 하는 발과 발목관절의 근육 활성에 의해 나타난다. 보행주기의 가장 뒤에 위치한 자세의 발끝 떼기에서 엉덩이는 뒤로 돌림되고, 엉덩관절은 폄된다. 몸이 앞으로 이동하는 동안 지면에서 떨어진 다리가 앞으로 공간이동한다. 발이 공간에서 이동하는 동안 서 있는 다리는 한발 서기를 하며 몸통과 함께 앞으로 움직인다. 또한 유각기에는 몸통 움직임 조절이 중요하다. 몸통과 엉덩이가 정렬되고, 엉덩이가 체중을 지지하는 다리 위에 비교적 수평이 되게 유지되는 동안 몸통은 엉덩이의 돌림 움직임과 몸통 뒤에서부터 몸통 앞까지 다리의 공간 움직임을 조절해야 한다. 이러한 몸통 조절은 앞쪽으로 이동하는 동안 계속된다(**글상자 15.3**).

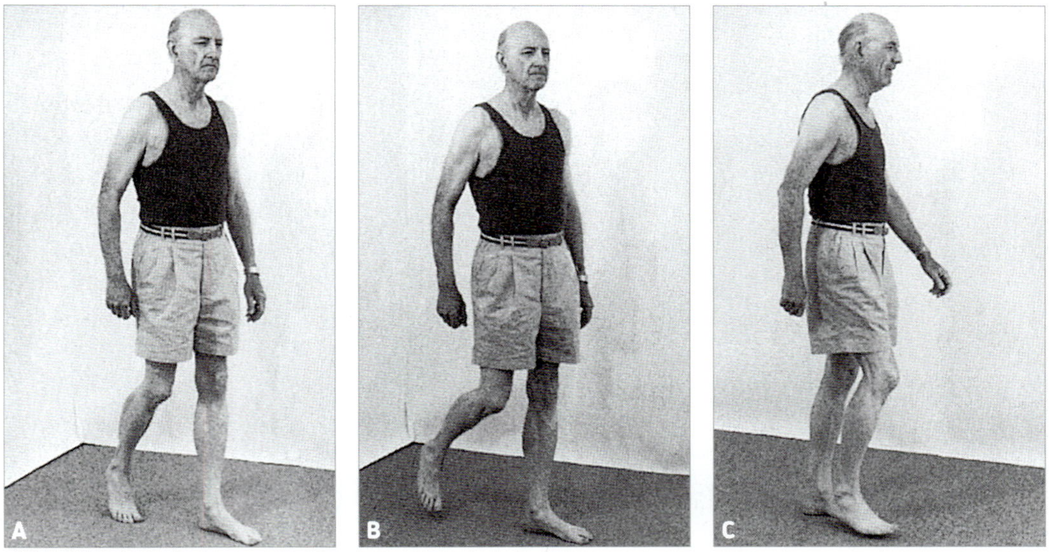

그림 15.7

(**A** & **B**) 유각 초기, (**C**) 유각 후기

글상자 15.3 중요한 요구사항 요약: 유각기

1. 공간이동하는 다리는 몸통 뒤에서부터(hip extension/knee flexion) 앞까지(hip flexion/knee extension) 움직인다.
2. 엉덩이는 뒤쪽에서 앞쪽으로 돌림하고, 위몸통은 균형을 유지하기 위해 반대 방향으로 돌림한다.
3. 발끝 떼기(foot clearance)
4. 몸통은 입각기의 다리 위로 앞쪽이동을 계속한다.

3 수행능력을 감소시키는 중요한 손상

편마비 환자를 중재하는 치료사는 보행 훈련을 시작할 때 여러 가지 어려운 문제에 직면한다. 대부분의 움직임 손상은 보상 보행 패턴을 만든다. 이러한 보상작용은 예상할 수 있으며 일차 신경계 손상, 이차 손상, 비정상적 움직임 패턴 그리고 중재 방법 등에 의해 다양하게 만들어진다. 선 자세(9장)에서 설명한 손상은 보행에도 적용된다. 몸통 조절과 정렬의 상실, 다리 정렬의 상실과 근력 약화, 비정상적인 시작 패턴과 비정상적인 근긴장도는 선 자세와 보행에서도 나타난다. 이러한 손상은 보행하는 동안 균형 조절과 앞쪽으로의 움직임에 대한 추가적인 요구 때문에 더욱 잘 나타난다. 이 장의 두 번째 부분은 입각기(몸통 앞쪽이동, 한발/양발 서기)와 유각기에서 몸통과 팔다리의 손상에 대하여 논한다. 입각기와 유각기의 문제점은 서로 다르지만 밀접하게 관련되어 있다. 이러한 문제점을 분리하기는 쉽지 않지만 분석을 단순화하기 위해 각 신체 분절을 분리해서 생각한다. 보행 기능 증진을 위한 열쇠는 움직임 재교육과 기능적인 움직임 연속성 및 몸통과 팔다리의 움직임 패턴을 조화시키는 중재 프로그램을 계획하는 것이다.

4 몸통 손상

1) 입각기

(1) 아래몸통 위에서의 위몸통 조절 상실

앞쪽이동에서 위몸통은 골반과 아래몸통 위에서 균형을 유지해야 한다. 이러한 정렬은 입각 중기에서 몸통이 앞쪽으로 이동하는 동안 유지되고, 아래몸통과 골반은 몸통이 발 위를 지나는 동안에는 뒤쪽돌림된다. 편마비 환자는 몸통이 다리 위로 이동하는 동안 아래몸통 위에서 위몸통 움직임 조절이 어렵다. 위몸통 움직임 조절 상실은 마비측 다리 입각기의 부적절한 움직임 패턴으로 나타난다. 환자는 다리를 대신하여 위몸통으로 움직임을 시작하거나 부적절한 방향으로 움직이는 보상작용을 한다. 대부분의 비전형적인 패턴은 엉덩관절을 굽힘, 몸통을 앞쪽굽힘/돌림, 아래몸통을 뒤쪽돌림, 위몸통을 앞쪽돌림시킨다. 그리고 마비측을 오목하게 하여 가쪽으로 몸통굽힘시킨다. 몸통과 다리에 심한 근육 약화로 독립 보행이 어려운 환자는 위몸통이 앞쪽으로 굽힘되는 경우가 많다. 보행하는 동안 앞쪽이동 패턴이 몸통에서 시작된다면 다리는 몸의 앞쪽보다는 뒤쪽에 있게 된다. 이러한 자세는 발목관절의 발바닥굽힘, 무릎관절폄, 엉덩관절굽힘을 만든다(**그림 15.8A**). 몸통 조절의 상실과 네발 지팡이 또는 보행기의 조기 적용은 위몸통 앞쪽돌림과 아래몸통 뒤쪽돌림의 원인이 된다. 이런 환자의 위몸통은 비마비측으로 기울고, 엉덩이는 올림된다. 다리폄근의 과긴장은 일반적으로 몸통 비대칭의 결과이다(**그림 15.8B**). 몸통 조절 상실이나 팔근육 약화가 있는 환자는 마비측 몸통이 오목해지는 가쪽굽힘 패턴이 나타난다(**그림 15.8C**).

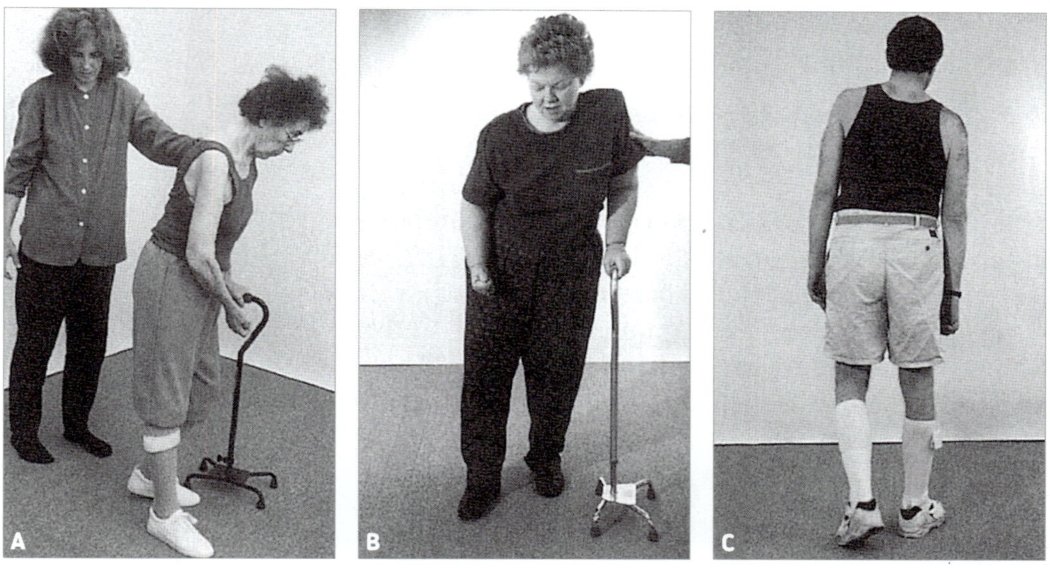

그림 15.8

(A) 앞쪽으로 이동하는 동안 아래몸통 위에서 위몸통 움직임 조절이 어려운 오른쪽 편마비 환자. **(B)** 위몸통 앞쪽돌림, 아래몸통 뒤쪽돌림된 오른쪽 편마비 환자. 균형을 유지하기 위해 네발 지팡이의 조기 적용은 위몸통을 가쪽굽힘시킨다. **(C)** 오른쪽 편마비 환자. 앞쪽으로 이동하는 동안 위몸통이 가쪽굽힘되고, 마비측 몸통의 가쪽이 짧아진다.

앞쪽이동을 중재하는 동안 치료사는 두 가지 몸통 중재 목표를 세워야 한다. 하나는 다리의 움직임 패턴 재교육을 위해 다리와 아래몸통 정렬을 회복시키는 것이다. 또 다른 하나는 양쪽 발이 걸음/입각기에 다리에서 시작된 체중이동을 하는 동안 몸통 움직임 조절을 재교육하는 것이다(**그림 15.9**). 보행하는 동안에 아래몸통 위에 있는 위몸통 조절에 대한 움직임 재교육에는 마비측 팔에 대한 평가와 중재가 반드시 포함되어야 한다(5~7장 참조).

한발 서기에서 위몸통과 아래몸통은 엉덩이 위에서 균형을 유지하면서 앞쪽으로 움직여야 한다. 몸통의 적절한 자세는 엉덩이의 움직임 조절을 돕는다. 몸통이 비대칭되면 골반의 움직임 조절이 상실된다(**그림**

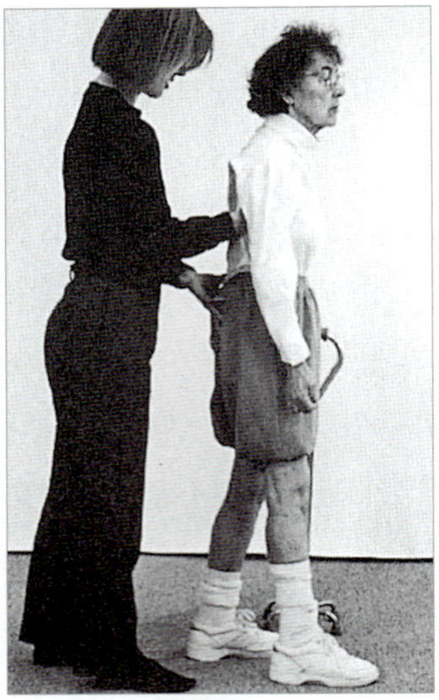

그림 15.9

오른쪽 편마비 환자의 앞쪽이동에 대한 중재. 오른손으로 위몸통 앞쪽굽힘과 돌림을 교정하고, 왼손은 오른손에 대항하는 압력을 준다.

15.10A). 한발 서기에서는 무게중심이 순간적으로 기저면 밖으로 움직이기 때문에 균형과 몸통 조절이 정확해야 한다. 위몸통과 아래몸통의 정확한 조절은 엉덩이 높이를 적절하게 유지하고, 넘어지는 것을 방지한다. 한발 서기는 환자가 스스로 조절하기 어렵고, 치료사도 중재하기에 가장 어려운 시기이다.

두발 서기의 마지막 시기인 발뒤꿈치 떼기에서 위몸통 움직임 조절은 균형을 유지하고, 엉덩이와 아래몸통의 자세와 움직임 협응을 위한 것이다. 위몸통은 이동 선상에 있고, 아래몸통과 엉덩이는 몸통이 앞쪽으로 이동할 때 뒤쪽으로 돌림된다. 몸통 조절 상실이 위몸통 비대칭의 원인이 된다. 아래몸통과 골반 움직임은 재교육시키기 어렵다(**그림 15.10B**). 또한 이 주기에서는 위몸통의 폄 조절 상실과 팔의 근력 약화 때문에 몸통

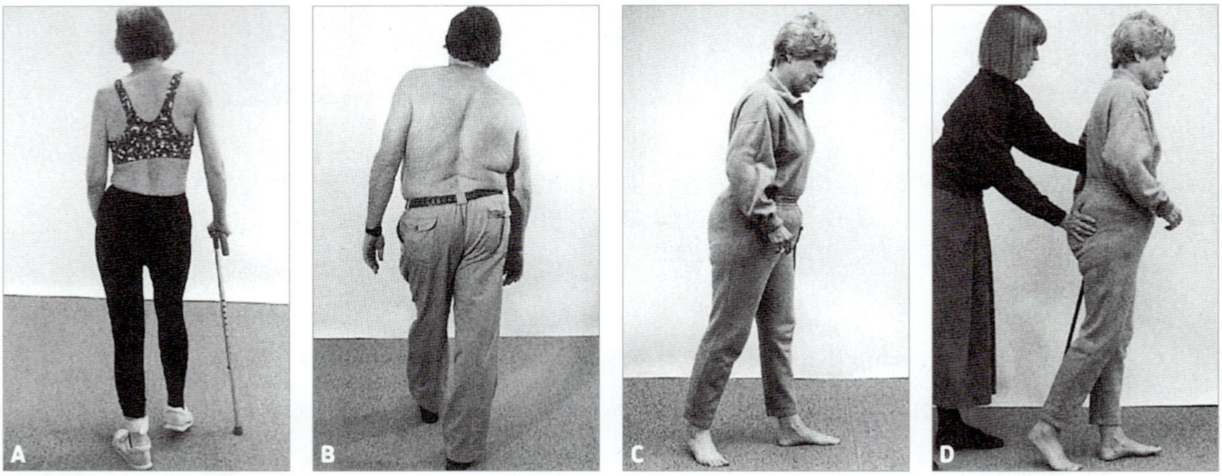

그림 15.10

(A) 왼쪽 편마비 환자의 마비측 한발 서기. 왼발로 서는 동안 몸통은 엉덩이 위에서 정렬을 유지하지 못한다. **(B)** 오른쪽 편마비 환자. 환자의 몸통은 오른쪽이 오목해지면서 가쪽으로 굽힘되고, 엉덩이는 올림된다. **(C)** 오른쪽 편마비 환자의 양발 서기 마지막 단계. 아래몸통은 뒤쪽으로 돌림되고, 엉덩이는 올림되어 있다. 체중부하가 없는 다리와 발이 가쪽돌림된다. **(D)** 앞쪽/뒤쪽으로 움직이는 동안 왼손을 환자의 왼쪽 가슴우리 앞면/아래부위, 오른손은 오른쪽 골반 위에 두고, 몸통 정렬과 움직임 조절을 보조한다. 왼손으로 몸통돌림을 교정한다. 왼쪽 가슴우리부위를 뒤쪽으로 돌림시키고, 왼쪽 다리 위로 체중을 이동시키기 위해 오른손을 사용하고 있다(오른쪽부위를 전방으로 밀고 있는 것이 아니다).

조절과 정렬이 어렵다. 몸통이 다리 앞으로 움직이는 동안 위몸통과 아래몸통 움직임 재교육은 이 주기에서 중요한 중재 목표이다(**그림 15.10C, D**).

2) 유각기

(1) 몸통 조절과 정렬 상실

유각기에서 위몸통과 아래몸통은 정렬된 상태에서 조금씩 돌림하면서 앞으로 이동한다. 유각기 동안 한쪽 다리만으로 몸통을 지지하기 때문에 몸통을 정렬하여 균형을 유지하기 힘들다. 한쪽 발이 공간에서 앞쪽으로 이동하는 동안 아래몸통과 엉덩이는 바르게 정렬되어 공간을 이동하는 다리에 안정성을 제공하고, 보행하는 동안 앞쪽 움직임을 유지한다.

유각기 동안 몸통 움직임 재교육을 위해서 위몸통은 정렬된 상태를 유지하고, 아래몸통과 다리 움직임에 협응하기 위해 충분한 근육(배곧은근, 넓은등근, 허리네모근) 길이를 유지해야 한다. 중재는 세 부분으로 나뉜다. 첫 번째, 아래몸통 움직임으로 팽팽해진 위몸통을 이완시키고 보조한다. 두 번째, 다리의 비대칭을 교정하고 아래몸통과 다리 움직임을 보조하기 위한 몸통 협응을 재교육한다. 세 번째, 앞쪽으로 움직임과 그와 관련된 몸통 조절을 재교육한다. 마비측 다리가 공간에서 앞쪽으로 움직이는 동안과 몸통이 체중부하된 다리 위로 움직이는 동안 몸통 조절을 보조한다.

5 다리 손상

1) 입각기-앞쪽 진행

(1) 다리에서 시작된 앞쪽 체중이동 상실

다리가 앞쪽으로 움직이면서 앞쪽으로 체중이동이 시작된다. 비전형적인 다리 움직임은 몸통의 체중이동이나 움직임 방향이 정확하지 않기 때문에 나타난다. 위몸통이 굽힘 또는 앞쪽돌림되면 엉덩관절폄이 어렵다. 엉덩관절이 펴되지 않으면 다리는 앞쪽으로 체중이동을 시작하지 못한다. 엉덩관절폄 상실로 인해 발목관절은 발바닥굽힘되고, 무릎관절은 과도하게 펴되거나 굽힘된다. 앞쪽으로 이동하는 동안 비전형적인 다리 움직임 패턴에는 다음의 내용이 포함된다.

- 엉덩관절이 안쪽돌림/굽힘되며, 엉덩이가 앞쪽돌림된다(**그림 15.11A**).
- 엉덩관절이 굽힘되며, 엉덩이가 뒤쪽돌림/올림된다(**그림 15.11B**).
- 엉덩관절이 굽힘/모음되며, 엉덩이가 올림된다(과도한 가쪽 체중이동-엉덩관절이 흔들린다)(**그림 15.11C**).

엉덩이의 근력 약화, 특히 엉덩관절의 폄근이나 벌림근 약화는 앞쪽 체중이동을 하는 동안 다리 움직임을 어렵게 한다. 이러한 증상은 걸을 때보다는 앉은 자세에서 몸통 조절이 안되는 환자에서 뚜렷하다. 엉덩관절의 폄근 강화와 움직임 조절은 입각기 전체에서 중요한 구성요소이기 때문에 안전과 기능적 보행에 있어서

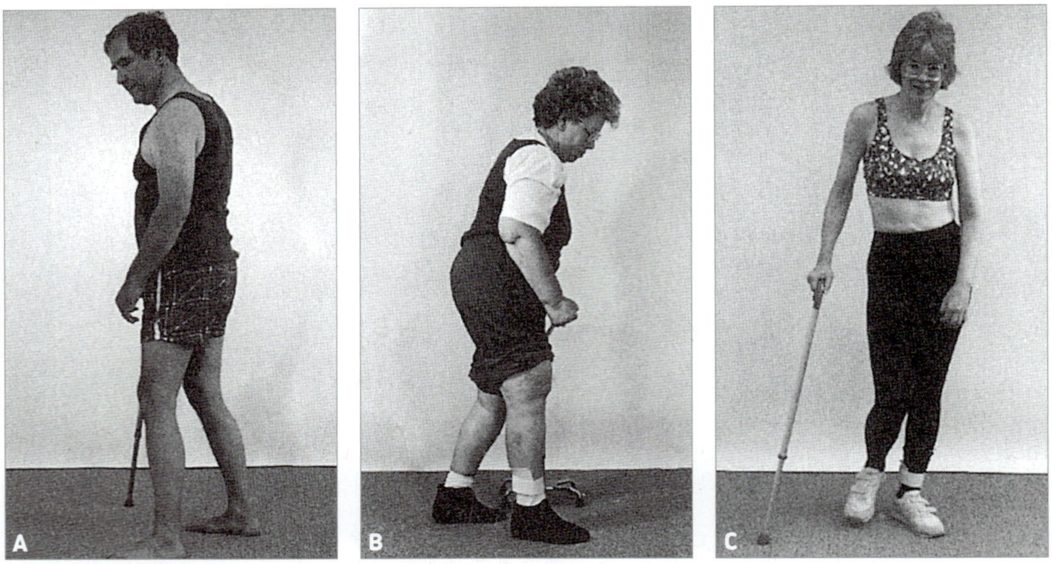

그림 15.11

(A) 왼쪽 편마비 환자의 앞쪽으로 체중이동. 왼쪽 엉덩이 앞쪽돌림, 엉덩관절 안쪽돌림이 나타난다. **(B)** 오른쪽 편마비 환자의 앞쪽으로 체중이동. 오른쪽 엉덩이 뒤쪽돌림/올림, 엉덩관절굽힘이 나타난다. **(C)** 왼쪽 편마비 환자의 앞쪽으로 체중이동. 오른쪽 엉덩관절의 굽힘/모음, 왼쪽 엉덩이의 올림이 나타난다.

매우 중요하다. Winter는 엉덩관절폄 조절의 개선에 가장 중요한 상호관계는 머리, 팔, 몸통의 움직임 조절과 정렬이라고 강조했다. 중재를 통하여 향상된 몸통폄 조절은 바로 서기와 보행에서 엉덩관절의 움직임 조절을 개선하고 근력을 강화시킨다. 엉덩관절의 폄근육 약화에 의해 엉덩관절이 과도하게 굽힘되는 환자에서 엉덩관절의 중력선은 무릎관절 앞쪽으로 기울어진다. 그 결과 무릎관절의 과도한 폄과 발목관절의 발바닥굽힘이 나타난다. 지속적인 발바닥굽힘은 관절가동 범위의 상실과 근육 조직의 단축 그리고 발뒤꿈치 접촉을 상실시키거나 제한한다.

다리의 움직임 재교육을 통하여 조화롭지 못한 신체 몸쪽부위와 먼쪽부위의 움직임 조절을 회복시켜야 한다. 몸쪽부위의 중재 목표는 엉덩이 위에서 정렬을 유지하기 위한 몸통폄 조절의 회복과 엉덩관절폄 회복에 초점을 맞추어야 한다. 먼쪽부위의 중재 목표는 발목관절의 발등굽힘 관절가동 범위 조절, 자세 정렬과 발 위의 다리 움직임 조절이 포함되어야 한다. 또한 입각기 움직임 동안 몸쪽부위의 중재 목표와 연결하고 조화시켜야 한다.

(2) 발목관절의 가동 범위와 움직임 조절 상실

앞쪽 체중이동에서 발뒤꿈치 닿기를 위해 발목관절과 발은 발등굽힘되어야 한다. 만일 과긴장되거나 단축된 근육 때문에 발목관절의 발등굽힘 관절가동 범위에 제한이 있거나, 근력이 너무 약해서 발을 들어 올릴 수 없다면 입각기의 다리 움직임 패턴은 변형될 것이다. 다리가 바닥에 닿는 동안 발목관절의 발등굽힘을 할 수 없다면 앞발만 바닥에 닿을 것이다. 앞발만 바닥에 닿는다면 환자는 발 전체를 바닥에 놓기 위해 뒤쪽으로 체중이동한다. 이러한 다리의 뒤쪽 움직임으로 발목관절은 발바닥굽힘되고, 엉덩관절은 굽힘된다. 이 자세에서 몸을 앞쪽으로 움직이기 위해 환자는 몸통을 앞쪽으로 기울이거나, 비마비측을 앞쪽으로 돌림하는 보상작용을 하게 된다(**그림 15.12A**).

앞쪽 체중이동을 하는 동안 발목관절의 발등굽힘 범위의 상실과 한발/양발 서기는 젖힌무릎(knee recurvatum)의 원인 중 하나이다. 환자가 발목관절의 발등굽힘근육을 활성시키지 못하면 발뒤꿈치 닿기를 위해 발목관절-발 보조기를 사용한다(**그림 15.12B~D**). 초기 발뒤꿈치 닿기는 입각기의 매우 중요한 구성요소이고, 보행 동안 몸을 전방으로 움직일 수 있는 기초가 된다. 다리근력 약화가 있다면 먼쪽부위에 안정성을 제공하고, 몸쪽부위 움직임 패턴을 재교육하기 위해 보조기를 사용할 수 있다. 발목관절-발 보조기는 약간의 발목관절 움직임을 허용하도록 충분히 유연하거나, 몸통과 다리 움직임 조절이 회복되면 앞쪽 움직임을 허용하기 위해 조절할 수 있는 것이 좋다. 치료사는 몸통과 골반의 자세를 바르게 유지하고 다리에서 앞쪽으로 체중이동, 발목관절의 가동 범위와 움직임 조절 등의 중재 목표를 설정해야 한다(**그림 15.12E**).

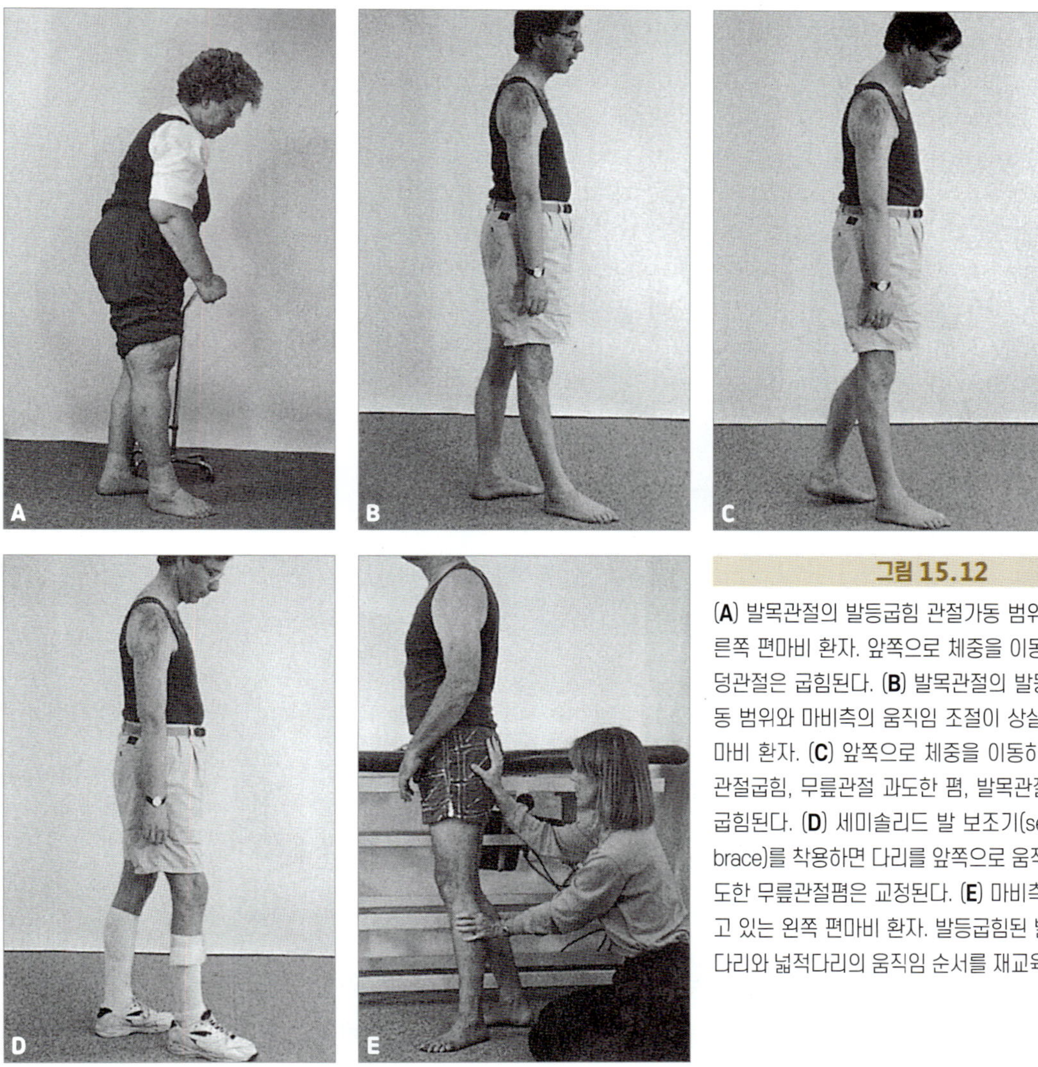

그림 15.12

(A) 발목관절의 발등굽힘 관절가동 범위가 상실된 오른쪽 편마비 환자. 앞쪽으로 체중을 이동하는 동안 엉덩관절은 굽힘된다. **(B)** 발목관절의 발등굽힘 관절가동 범위와 마비측의 움직임 조절이 상실된 오른쪽 편마비 환자. **(C)** 앞쪽으로 체중을 이동하는 동안 엉덩관절굽힘, 무릎관절 과도한 폄, 발목관절이 발바닥쪽굽힘된다. **(D)** 세미솔리드 발 보조기(semisolid foot brace)를 착용하면 다리를 앞쪽으로 움직이는 동안 과도한 무릎관절폄은 교정된다. **(E)** 마비측 다리를 내딛고 있는 왼쪽 편마비 환자. 발등굽힘된 발목관절 위로 다리와 넓적다리의 움직임 순서를 재교육한다.

2) 한발 서기

(1) 엉덩이 불안정

편마비 환자는 한발 서기에서 엉덩이 가쪽 움직임이 크기 때문에 자세 정렬이 불안정하다. 엉덩이 가쪽근육이 약하면 앞쪽으로 체중이동을 하는 동안 앞쪽보다는 가쪽 움직임이 커진다. 과도한 가쪽 움직임은 엉덩이와 넓적다리뼈의 움직임을 조절하는 엉덩근 활성이 부족하기 때문에 나타난다. 그래서 환자는 엉덩이를 가쪽으로 과도하게 움직여 인대 긴장(ligamentous tension)을 이용하여 안정성을 만든다. 이것을 '엉덩관절에 매달리기(hanging on the hip)'라고 한다(**그림 15.10A**). 이때 엉덩이는 일반적으로 올림/돌림되고, 넓적다리뼈는 안쪽돌림/모음된다. 이러한 비전형적인 움직임 패턴을 사용하는 일부 환자는 위쪽넓적다리의 가쪽 윗부분이 크게 불룩 솟아오르게 된다. 이 융기는 가쪽으로 이동된 큰돌기의 위쪽에 위치한다. 넓적다리뼈가 안쪽돌림/모음하면서 동시에 중력선은 무릎 앞으로 이동하고, 무릎은 과하게 펴된다.

몸통과 다리를 정렬하고, 선 자세에서 엉덩이근육을 활성시켜 앞쪽으로 체중이동하는 것을 재교육한다(**그림 15.13**).

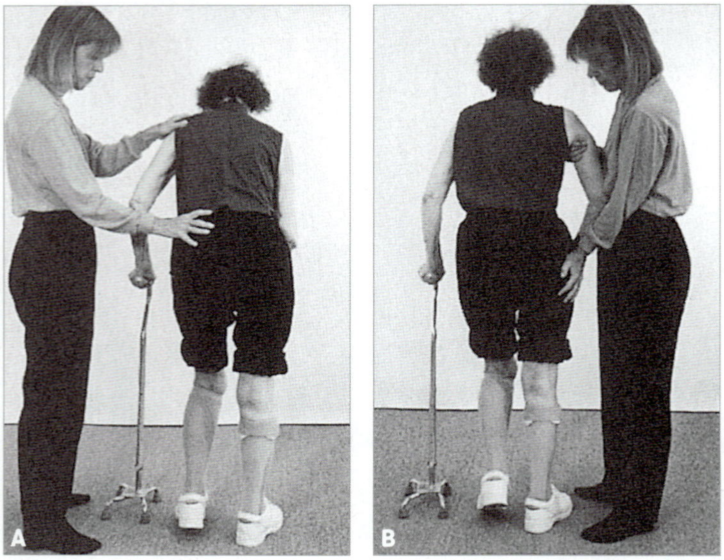

그림 15.13

오른쪽 편마비 환자. (**A**) 한발 서기에서 오른쪽 엉덩관절이 가쪽으로 기울어진다. 몸통 균형을 위해 보조한다. 비전형적인 다리 패턴을 교정하는 것은 아니다. (**B**) 왼쪽 다리를 공간에서 움직이는 동안 몸통을 정렬하여 유지하고, 왼손으로 마비측 엉덩관절의 가쪽면을 지지한다.

(2) 무릎 조절 상실

한발 서기에서 가장 일반적인 문제는 무릎의 움직임 조절 상실이다. 정상적인 바로 서기 자세에서 몸이 발 위로 움직이는 동안 엉덩이와 발목 위치는 변화되지만 무릎 위치는 상대적으로 일정하게 유지된다. 한발 서기에서 무릎의 두 가지 문제(과도한 폄과 굽힘)는 엉덩이와 발목의 정렬과 움직임 조절에 직접적으로 영향을 미친다.

① 과도한 무릎관절폄

과도하게 폄된 무릎관절(knee hyperextension)은 엉덩관절의 불안정, 발목관절의 발등굽힘 관절가동 범위와 움직임 조절 상실, 두관절근육(슬괵근, 넓적다리근막긴장근)의 단축과 변위 또는 이러한 원인의 결합으로 발생한다. 또한 넓적다리곧은근의 과활성이 원인이 되기도 한다. 그러나 일부 환자에 있어서는 엉덩이와 발목의 움직임 조절과 정렬이 손상된 결과로 나타난다(**그림 15.14A**). 과도한 무릎관절 폄의 원인은 9장에서 설명하였다. 보행 동안에는 앞쪽 움직임 조절이 필요하고, 한발 서기 자세에서는 균형 유지가 필요하다.

한발 서기에서 가쪽 엉덩관절 조절의 상실(loss of lateral hip control)과 과도한 가쪽 체중이동은 넓적다리뼈를 모음시킨다. 환자가 '엉덩이에 매달리기'를 하는 동안 넓적다리뼈는 모음과 안쪽돌림되고, 중력선은 무릎 앞쪽으로 이동한다. '매달리기' 자세에서는 몸통이나 다리의 움직임 조절이 어렵기 때문에 무릎관절이 과도하게 폄된다(**그림 15.14B~D**).

젖힌무릎(knee recurvatum)의 두 번째 이유인 발목관절의 발등굽힘 범위와 조절의 상실(loss of ankle joint dorsiflexion range or control)은 위의 앞쪽이동 부분과 9장에서 설명하였다. 딛고 있는 다리가 앞으로 체중이동하는 동안 발목관절을 발등굽힘하지 못하면, 무릎을 과도하게 폄하여 몸을 앞쪽으로 이동한다. 가자미근(gastrocnemius) 단축, 몸쪽부위(엉덩이와 몸통) 정렬과 조절, 고유 수용성 감각의 결여, 발목과 발의 부종 등은 발목관절의 발등굽힘 상실의 원인이 된다. 중재는 발과 발목의 부종을 방지해야 하고 무릎과 발목을 가로지르는 종아리근육과 적절한 발목관절 범위를 유지하기 위한 엉덩이와 무릎의 커다란 다축관절근육의 길이를 유지해야 한다.

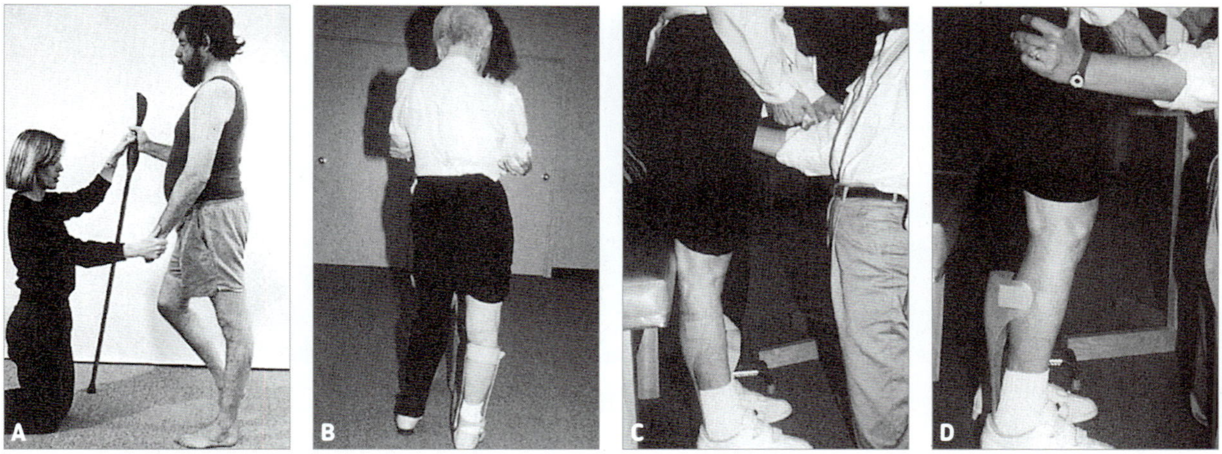

그림 15.14

(A) 왼쪽 편마비 환자. 한발 서기에서 과도한 무릎관절폄이 나타난다. **(B)** 독립 보행을 하지 못하는 오른쪽 편마비 환자. 한발 서기를 하는 동안 엉덩관절은 과도하게 가쪽으로 기울고, 무릎관절은 과도하게 폄된다. T자형 끈(T-strap)이 부착된 크렌작 보조기(Klenzak brace)를 착용해도 과도한 폄을 교정하지 못한다. 과도한 폄이 엉덩관절 문제 때문이라면 보조기는 무릎관절을 교정할 수 없다. 하지만 엉덩관절 조절을 개선시키는 중재 프로그램과 적절한 보조기를 사용한다면 무릎관절 자세를 교정할 수 있다. **(C)** 과도한 무릎관절폄과 발목관절의 발바닥쪽굽힘 자세로 양발 서기를 하고 있는 오른쪽 편마비 환자. 발목관절을 90°로 유지시키는 폴리프로필렌 발목관절/발 보조기(polypropylene ankle/foot brace)를 착용하여 무릎관절은 과도하게 폄되고, 발목관절은 발바닥쪽굽힘되어 있다. **(D)** 보조기의 종아리 스트랩을 풀었다. 치료사는 가쪽 엉덩관절 정렬을 교정하고, 체중을 앞쪽으로 이동하게 한다. 발목관절의 가동 범위는 정상이며, 무릎관절은 과도하게 폄되지 않은 자세로 정렬된다.

편마비 환자의 근육 단축은 엉덩뼈, 넓적다리뼈, 정강뼈 등에 부착된 두관절근육과 엉덩이의 심부 돌림근에서 나타난다. 바로 서기 자세에서 몸통, 엉덩이, 넓적다리뼈가 비대칭이 되면 위에서 말한 근육의 길이와 작용 방향은 변형될 것이다. 무릎관절폄이 지속되면 근육이 단축되고, 작용 방향이 바뀐 근육의 힘줄이 무릎 위치에 영향을 준다. 또한 엉덩이가 올림되고, 넓적다리뼈가 안쪽돌림/굽힘되면 팽팽해진 가쪽슬괵근이나 넓적다리근막긴장근은 무릎관절을 과도하게 폄시킨다.

② 과도한 무릎관절굽힘

과도한 무릎관절굽힘은 일반적인 문제이다. 한발 서기에서 과도한 무릎관절굽힘은 과도한 무릎폄을 방지하기 위해 나타난다. 과도한 무릎굽힘은 젖힌무릎 없이 정강뼈의 앞쪽이동을 가능하게 하지만, 엉덩이와 발의 비전형적인 움직임 패턴을 만든다. 무릎이 굽힘되어 밀리면 엉덩이는 앞쪽돌림되고, 엉덩관절은 안쪽돌림/굽힘/모음된다. 또한 발의 중간발 아치가 소실되고, 앞발이 벌림/엎침되고, 발가락을 움켜쥐는 동안 발목관절은 발바닥굽힘된다(**그림 15.15**). 굽힘된 무릎은 뒤쪽 무릎 관절주머니의 과신장을 막을 수는 있지만 비정상적인 엉덩이 자세를 만들고, 중간발의 아치를 감소시킨다. 그러므로 엉덩이와 발목 손상을 개선하기 위한 중재 프로그램을 계획해야 한다. 이러한 문제를 해결하기 전에 무릎의 능동적인 움직임 조절을 향상시키는 중재는 오히려 젖힌무릎의 원인이 되기도 한다.

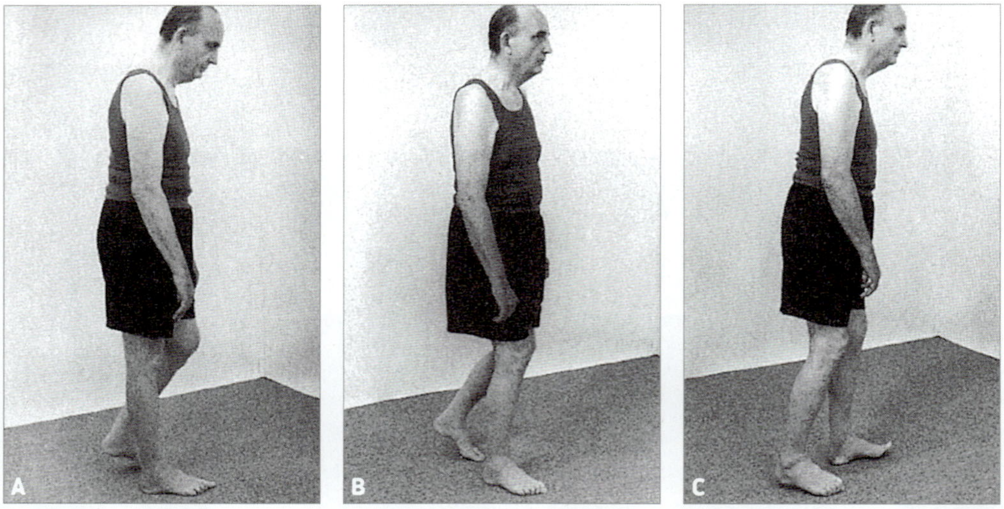

그림 15.15

(**A**) 과도한 무릎폄 자세로 앞쪽으로 체중이동하는 오른쪽 편마비 환자. (**B & C**) 오른쪽 한발 서기를 하는 동안 무릎이 과도하게 폄되지 않도록 무릎관절을 굽힘시킨다.

③ 발가락굽힘과 움켜쥐기

양발 서기나 한발 서기를 하는 동안 발가락이 굽힘되거나 움켜쥐는 것은 두 가지 이유 때문이다. 균형 유지가 어렵거나 비정상적인 평형 반응의 결과 또는 엉덩이, 무릎, 발목, 발의 비정상적인 정렬 때문이다. 보행을 하는 동안 불안정한 몸통과 팔다리 조절로 균형을 유지하기 어려우면 평형 반응의 일부로 발가락을 '움켜쥐어'

넘어지지 않으려고 한다. 한발 서기를 하는 동안 체중부하된 발에서 중력선이 멀어지면 신체 균형을 유지하기 위해 발가락이 굽힘되거나 움켜쥐는 것이 활성된다(**그림 15.16**).

발가락이 굽힘되거나 움켜쥐게 하는 두 번째 요인은 발 정렬의 상실이다. 발 정렬의 상실은 몸통과 다리근육 약화나 발목과 발근육 단축이 원인이 된다. 발목관절의 발등굽힘 범위의 상실로 발꿈치뼈는 첨내반족과 모음 자세로 변형된다. 환자는 불안정한 중간발과 앞발 움직임 패턴의 제한 때문에 보상작용을 하게 된다. 일부 환자는 서 있는 동안 바닥에 접촉한 발을 움직이기 위해 발을 모음시키고, 다리를 안쪽돌림시킨다. 또한 발 조직이 구조적으로 변하여 중간발이 바닥을 밀거나 발 아치가 소실된다. 두 가지 경우 모두에서 발 아치는 감소되고, 조직은 팽팽해지며, 발가락근육은 짧아진다.

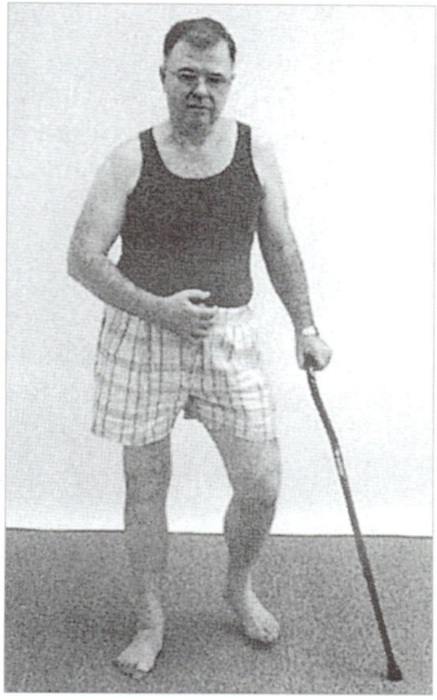

그림 15.16

오른쪽 편마비 환자. 한발 서기에서 움켜쥔 발가락

발가락관절이 굽힘되면서 발톱은 지면과 접하게 된다. 또한 발허리부위는 안쪽번짐이 증가되고, 발가락근육은 짧아지게 된다(**그림 15.17**). 발가락을 움켜쥘 때 발허리뼈관절은 폄하며, 먼쪽부위 지절관절은 굽힘되고, 몸쪽부위 지절관절은 폄된다. 바로 서기 자세에서 발허리는 발 아치가 붕괴되거나 엎침된다. 발가락의 굽힘/폄근육은 팽팽해진다(**그림 15.18**).

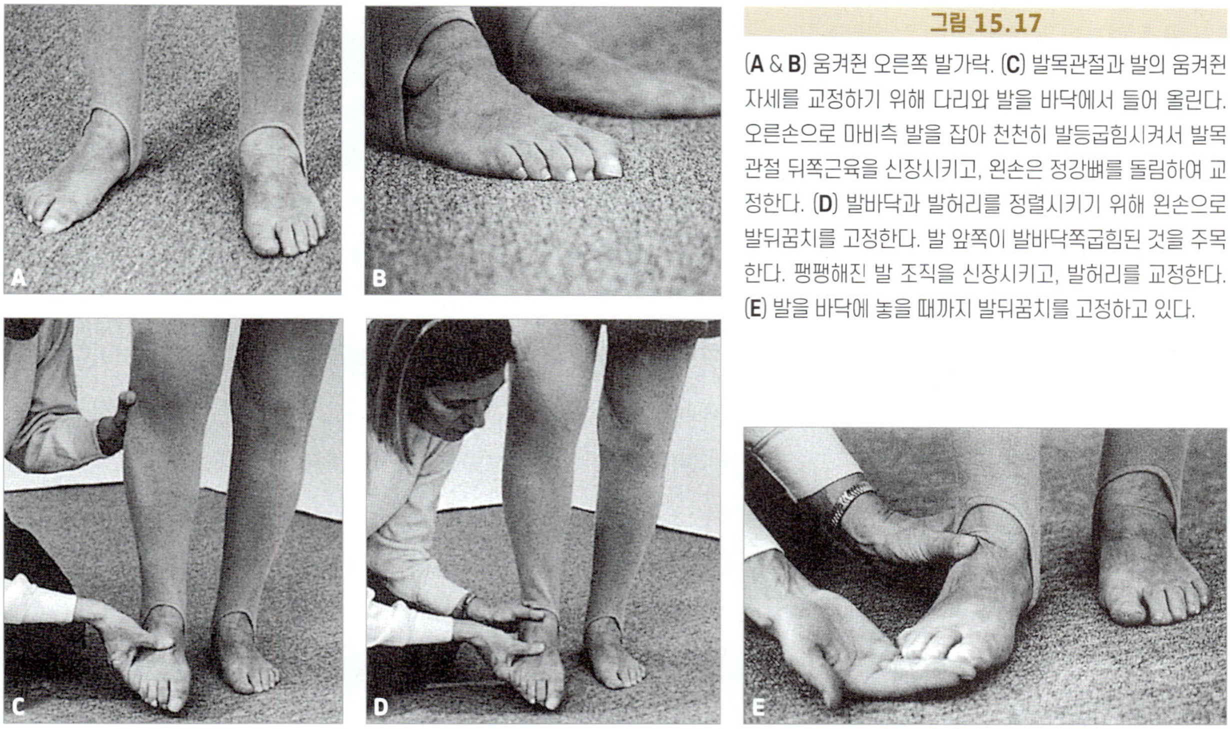

그림 15.17

(**A** & **B**) 움켜쥔 오른쪽 발가락. (**C**) 발목관절과 발의 움켜쥔 자세를 교정하기 위해 다리와 발을 바닥에서 들어 올린다. 오른손으로 마비측 발을 잡아 천천히 발등굽힘시켜서 발목관절 뒤쪽근육을 신장시키고, 왼손은 정강뼈를 돌림하여 교정한다. (**D**) 발바닥과 발허리를 정렬시키기 위해 왼손으로 발뒤꿈치를 고정한다. 발 앞쪽이 발바닥쪽굽힘된 것을 주목한다. 팽팽해진 발 조직을 신장시키고, 발허리를 교정한다. (**E**) 발을 바닥에 놓을 때까지 발뒤꿈치를 고정하고 있다.

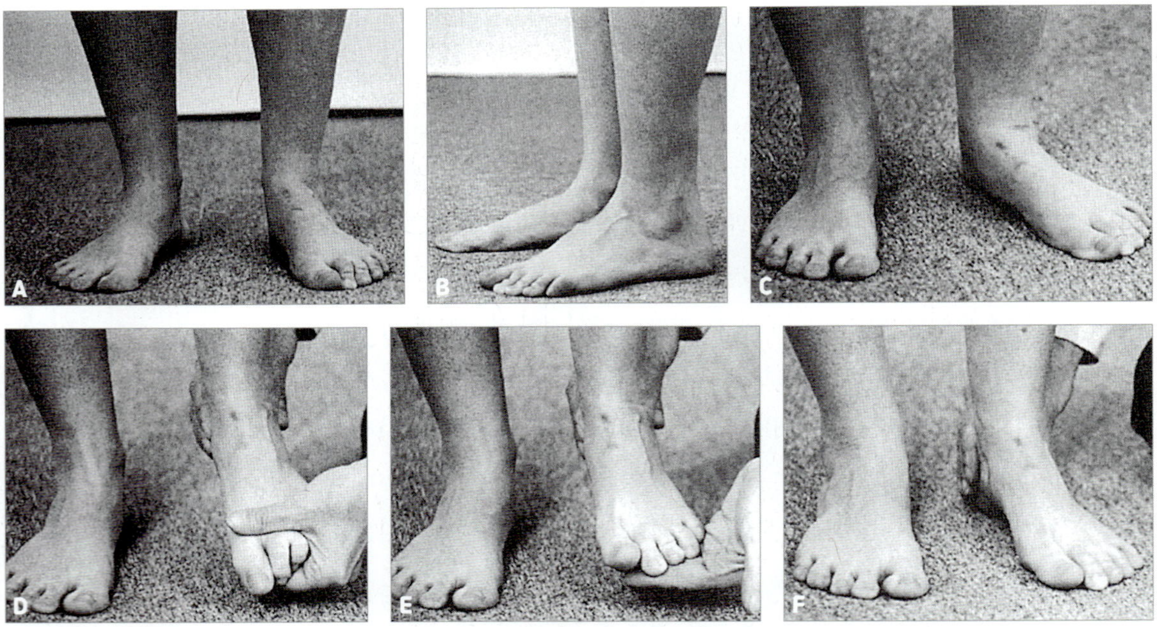

그림 15.18

왼쪽 편마비 환자. (**A** & **B**) 움켜쥔 왼쪽 발가락. (**C**) 왼쪽 발허리가 엎침된다. (**D**) 움켜쥔 발가락을 중재하기 위해 발 앞쪽과 발뒤꿈치를 잡아 바닥에서 발을 들어 올린다. 치료사의 손이 그림 15.17**D**와 비슷한 위치에 있지만 서로 다른 메시지를 전달하고 있다. 왼손으로 팽팽해진 발가락폄근 힘줄을 신장시키고, 오른손은 발꿈치뼈를 잡아 첨족이 되지 않게 조절한다. 발의 종아치를 회복시키기 위해 왼쪽 손가락으로 팽팽해진 발바닥 조직을 신장시킨다. (**E**) 발바닥 조직이 이완되고, 정렬이 회복되면 발가락은 펴진다. (**F**) 발을 바닥에 두고, 발꿈치를 정렬한다. **C**와 비교해서 발의 종아치가 회복되었다.

3) 양발 서기 – 발뒤꿈치 떼기

(1) 바닥에 발을 딛고 있지 못하는 것

양발 서기의 끝에서 엉덩관절은 폄되고, 발뒤꿈치는 바닥에서 떨어지면서 체중은 발 앞쪽부위와 발등굽힘된 발가락에 부하된다. 몸은 다리 앞으로 움직이지만 발은 바닥에 닿아 있다. 이러한 자세는 몸통과 다리의 적절한 정렬과 움직임 조절로 유지된다. 가능한 오랫동안 발이 바닥에 균형 있게 유지되는 동안 몸은 발 앞쪽부위에 부하되는 압력에 적응하기 위해 근활성이 조절되지만 환자가 예측하여 조절하기는 어렵다. 엉덩이근육이 과긴장되면 발을 내딛고 선 자세에서 발을 안정되게 유지하기 어렵다. 그래서 다리가 몸 뒤쪽에 위치하면서 위몸통이 앞쪽으로 움직이면 엉덩이가 뒤쪽돌림된다(**그림 15.19A**).

환자는 다리가 몸통 뒤쪽에서 폄되는 동안 발목관절과 발 움직임을 조절하여 바닥에 발을 놓고 유지하기 어렵다. 보행에 있어 이 부분에 대한 중재는 적절한 몸통 정렬과 양발 서기 자세에서 단축된 다리근육의 신장이 필요하다. 중재는 바닥에 놓여진 발의 움직임 조절을 재교육해야 한다. 몸통 뒤쪽으로 다리를 내리는 것은 엉덩관절을 폄하고, 몸통을 앞쪽으로 움직이게 한다. 발 앞쪽으로 체중이 이동되고 발뒤꿈치가 바닥에서 들어 올려지면 발은 안쪽번짐된다(**그림 15.19B**).

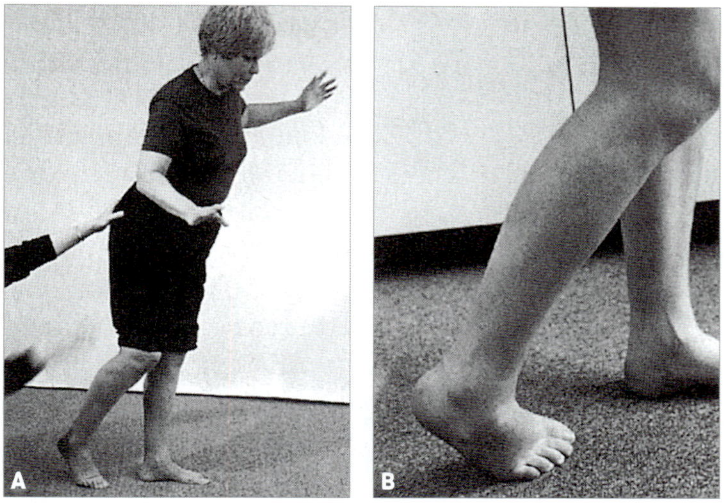

그림 15.19

오른쪽 편마비 환자. (**A**) 양발 서기에서 다리와 몸통 정렬이 불안정하다. (**B**) 오른쪽에서 왼쪽으로 체중이동될 때 오른발이 안쪽번짐된다.

4) 유각기-공간에서 발의 이동

(1) 비전형적인 근육동원

비전형적인 근육동원, 부적절한 시작 패턴, 적절한 근육동원을 유지 못하는 것은 유각기 동안 주목해야 할 부분이다. 환자는 공간에서 적절한 속도로 자연스럽게 발을 이동시키기 어렵다. 또한 몸통 뒤쪽에 있는 다리의 엉덩이폄과 무릎굽힘에서 비전형적인 근육동원 패턴이 나타나고, 몸통 앞쪽에 있는 다리의 무릎폄과 엉덩관절굽힘이 어렵다. 환자는 마비측 다리를 앞쪽으로 공간이동하면, 몸통이 앞쪽으로 움직이는 것을 멈춘다. 몸통과 다리 움직임 조절이 불안정하여 균형을 유지하기 위해 멈추게 되어 앞쪽으로 움직이는 것을 멈추게 된다. 앞쪽으로 몸통 움직임이 없는 보행 패턴은 불완전하고, 결국 유각기는 비전형적인 패턴으로 수행된다. 환자는 엉덩이의 올림이나 뒤쪽돌림 또는 뒤쪽기울임이 나타나고, 비마비측 다리의 보상작용이나 지팡이 사용을 선택하게 된다. 엉덩이의 뒤쪽돌림이나 올림을 하는 동안 엉덩관절은 약간 굽힘되고, 안쪽돌림된다. 그다음 넓적다리곧은근을 활성하여 엉덩관절굽힘을 증가시키고, 무릎관절을 폄시킨다. 대체로 발목관절이 발바닥굽힘되기 때문에 비마비측으로 과도하게 몸을 기울이거나 바닥에 발끝이 닿지 않도록 다리를 돌림(circumvents)하게 된다(**그림 15.20**).

입각기 마지막에서 엉덩이와 아래몸통이 뒤쪽돌림되는 환자는 몸통을 앞쪽으로 돌림하여 유각기를 시작한다. 또 다른 환자는 유각기를 시작하기 위해 골반을 뒤쪽기울임한다. 이때 엉덩관절은 가쪽돌림되고 무릎은 굽힘된 자세에서 벌림된다. 이러한 다리의 굽힘 패턴은 일반적으로 과도한 발의 안쪽번짐을 동반한다.

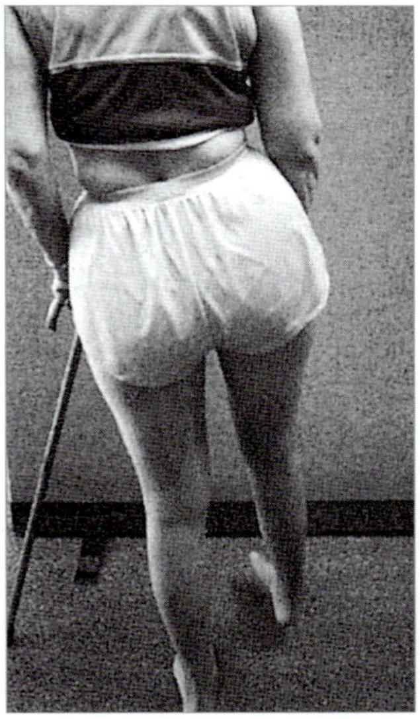

그림 15.20

오른쪽 편마비 환자. 발끝 떼기를 위해 골반을 올림시킨다. 무릎관절은 강하게 펴되고, 발은 뒤침된다.

중재는 다리에서 발생하는 비정상적인 근육의 움직임 순서와 근육동원을 해결하기 위해 서기 자세에서 반복하여 움직임을 재교육한다. 그러나 이러한 문제를 해결하기 위한 중재를 고정된 자세에서만 반복한다면 보행에서는 중재의 효과가 많이 나타나지 않을 것이다.

(2) 불충분한 발목관절의 발등굽힘

발과 발목관절의 근육이 능동적으로 바닥에서 발을 들어 올리지 못한다면 몸통과 엉덩이에서 비전형적인 움직임이 나타난다. 엉덩이의 뒤쪽돌림/올림, 발에 체중부하를 주지 않기 위한 지팡이로의 과도한 가쪽이동, 비마비측 발뒤꿈치 들기(vaulting) 또는 이러한 패턴이 연합된 비전형적인 움직임이 나타난다. 발과 발목관절의 근육 약화로 인해 바닥에서 발을 들어 올릴 수 없다면 비전형적인 패턴을 방지하기 위해 보조기를 사용할 수 있다. 몸쪽부위의 보상작용이 습관화되면 교정하기 어렵다. 치료사는 능동적인 발과 발목관절 움직임을 계속해서 재평가해야 하고, 능동적인 움직임이 향상되면 발과 발목관절의 근육을 강화시키기 위해 보조기 사용을 줄여 준다(**그림 15.21**).

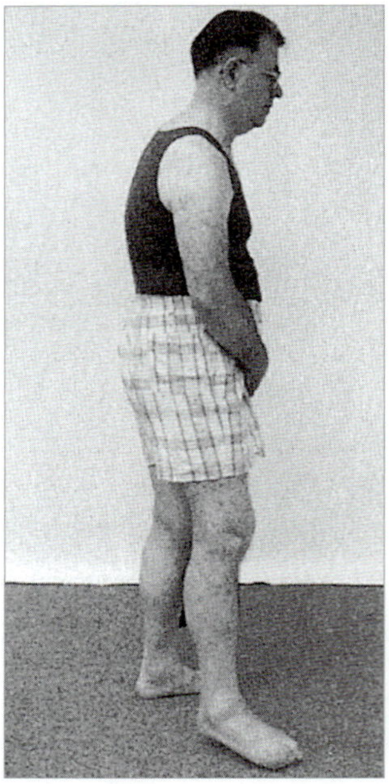

그림 15.21

오른쪽 편마비 환자. 유각기에서 발목관절의 발등굽힘 관절가동 범위가 충분하지 않다.

(3) 발 자세

유각기에서 발목관절이 발바닥굽힘된 자세에서 앞/뒤 정강근이 활성되거나 무릎폄 또는 장딴지근의 단축은 발을 안쪽번짐시킨다. 약간의 무릎굽힘과 함께 나타나는 강한 안쪽번짐은 정강뼈를 과도하게 가쪽돌림시킨다. 이러한 발과 다리의 돌림 패턴은 근육의 협력 수축이 과도한 환자에게 자주 나타난다. 유각기 동안에 나타나는 발의 안쪽번짐은 입각 초기에 비전형적인 발 닿기로 나타난다. 안쪽번짐된 발은 앞쪽/가쪽이 먼저 바닥에 접촉한다(**그림 15.22**). 그리고 지면에 발 전체를 디딜 수 있게 체중을 뒤쪽/안쪽으로 이동시킨다. 이러한 움직임은 앞쪽으로 체중이동을 시작하면서 엉덩이와 엉덩관절의 안쪽돌림과 젖힌무릎을 만든다.

유각기에서 발의 안쪽번짐과 비전형적인 발 닿기 및 부정렬을 방지하기 위해 보조기를 사용할 수 있다. 하지만 발목관절을 조절하는 보조기는 발의 위치를 조절하지 못할 수 있다. 발 조절을 위한 보조기는 발의 뒤꿈치, 허리, 앞쪽부위 비대칭을 조절하고 발가락을 펼 수 있게 해야 한다. 또한 필요하다면 발 앞쪽부위 발바닥굽힘을 막을 수 있어야 한다. 발뒤꿈치 닿기를 통해 발과 발목관절의 근육을 강화하고, 근활성 패턴을 재교육해야 한다. 보조기 사용을 점진적으로 줄여나간다.

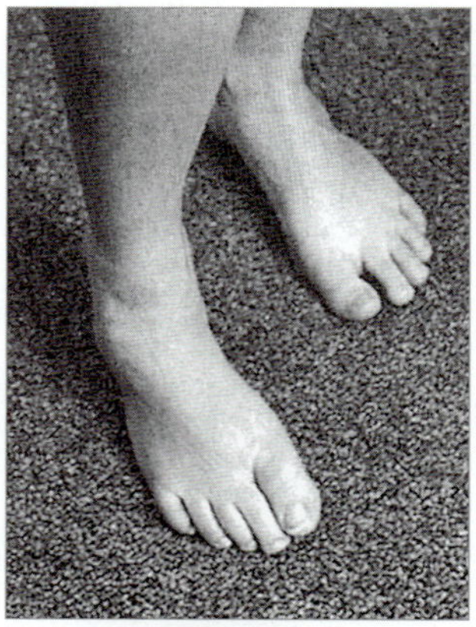

그림 15.22

유각기에서 발의 안쪽번짐. 발뒤꿈치 닿기에서 발 앞쪽/가쪽이 먼저 바닥에 닿는다.

6 팔 손상

1) 기립과 보행

(1) 약화

보행하는 동안 팔에서 발생하는 문제점은 근약화와 몸통 비대칭, 균형 조절 능력의 저하 등에서 비롯된다. 팔 약화는 위몸통에서 비정상적인 보상작용을 만든다. 약화된 팔은 무겁게 느껴지고, 위몸통을 아래로 잡아당겨 위몸통 비대칭의 원인이 된다. 또한 보조받지 못하는 약화된 팔은 위몸통을 앞쪽 그리고 가쪽굽힘시킨다(**그림 15.23**). 팔과 위몸통 정렬과 움직임 조절 능력은 엉덩이 움직임 조절 재교육에 필수적이므로 팔이 위몸통 비대칭에 영향을 미친다면 보행을 위한 다리의 움직임 재교육 과정은 더욱 어려워진다. 약해진 팔근육 중재는 어깨띠근육의 능동적인 근력 강화를 위하여 어깨 아탈구 회복, 몸통에서 어깨뼈 정렬 회복, 선 자세에서 몸통과 팔 움직임 패턴 재교육 등이 포함된다.

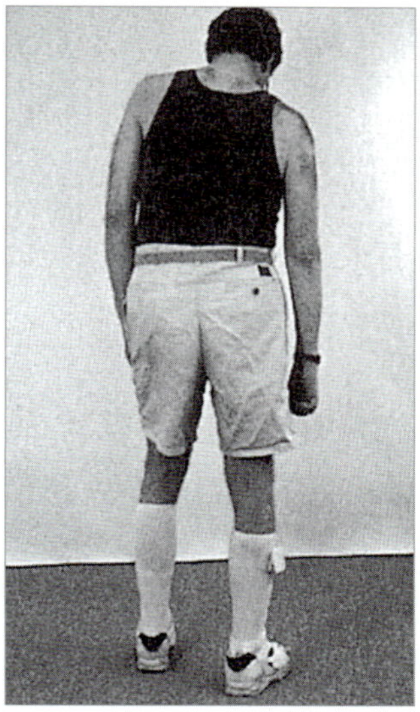

그림 15.23
입각기에서 오른쪽 팔의 근력 약화는 비대칭적인 가쪽굽힘을 만든다.

(2) 과긴장

한발 서기와 유각기에서 균형 조절 능력 저하는 팔굽힘근의 과긴장 때문이고, 보행 동안 나타나는 비정상적인 팔 자세는 한발 서기를 하는 동안 몸통이나 엉덩이 조절 능력이 저하된 결과이다. 팔굽힘근 활동은 한발로 몸통 균형을 유지하기 위한 중요한 균형 요소이다. 비전형적인 유각기 시작 패턴은 무게중심이 지지면에 가깝게 위치하거나, 지지면의 가장자리 밖에 위치하게 한다. 환자는 몸통과 팔 조절 능력 저하로 인한 불균형을 체중이동이나 보상작용으로 대응한다. 예를 들어, 한발 서기 동안 정상적인 가쪽 체중이동이 있어야 하지만 환자는 넘어지지 않기 위해 다리와 몸통 근력을 사용하고, 발에서는 움켜지는 것과 같은 반응이 나타난다. 다리 약화 환자가 한발 서기를 하는 동안 나타나는 가쪽 체중이동은 초기 평형 반응의 결과이다. 이러한 양상은 환자가 걷기 시작함과 동시에 나타난다. 바로 서기 자세에서 팔은 폄되어 있지만 걸음을 시작함과 동시에 굽힘된다(**그림 15.24**). 팔 과긴장은 몸통과 엉덩관절 조절 능력이 개선되면 감소된다. 급성기 환자에서 과긴장은 우선적으로 해결해야 할 문제는 아니지만 몸통 또는 몸통과 다리 움직임 조절 능력을 반영한다.

보행하는 동안 팔굽힘근의 과긴장을 감소시키기 위한 중재는 근력과 균형, 움직임 조절 등을 개선해야 하는 몸통과 엉덩관절 문제점에 중점을 두어야 한다. 만성적이거나 몸통과 다리 조절이 어려운 경우에는 팔의 근육 단축과 관절구축이 발생할 것이다. 이러한 영향이 있으면 팔은 지속적인 비정상 정렬로 인해 일차적으로 몸통과 다리 조절이 어려워지고, 이차적으로 조직이 경직되거나 관절구축이 계속될 것이다(**글상자 15.4**).

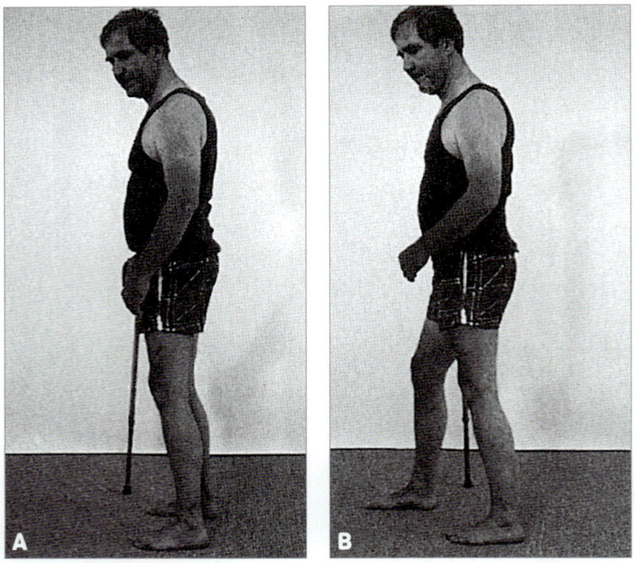

그림 15.24

(A) 왼쪽 편마비 환자의 선 자세. (B) 환자가 보행을 시작하면 왼쪽 팔굽힘은 증가된다.

글상자 15.4 주요 기능 손상의 요약

몸통 앞쪽이동-발뒤꿈치 닿기에서 입각 중기

- **몸통 조절 저하**
  - 아래몸통 위에서 위몸통 정렬 상실
  - 다리가 앞쪽 체중이동할 때 위몸통의 조절 상실
- **적절한 시작 패턴과 작용 방향 결여**
  - 과도한 앞쪽 몸통굽힘
  - 과도한 가쪽 체중이동
- **불충분한 발목관절의 발등굽힘 가동 범위**
  - 팽팽해진 근육
  - 조절 상실
  - 부종
- **부적절한 발 닿기**
  - 발과 발목의 근육 약화
  - 팽팽해진 근육
  - 발 자세

한발/양발 서기

- **한쪽 다리로 서는 동안 불충분한 몸통 조절**
  - 한쪽 다리로 선 자세 동안 비대칭
  - 아래몸통 위에서 위몸통의 조절 상실
- **다리 조절 결여**
  - 엉덩관절 불안정
  - 한쪽 다리로 선 자세에서 무릎 조절 상실
  - 발목관절의 발등굽힘 가동 범위 상실
  - 발가락굽힘과 움켜쥐기(clawing & curling toe)
- **발을 통해 체중을 전달하는 능력 상실**
- **몸통 뒤에 위치한 다리 유지의 불안정**
  - 팽팽해진 근육
  - 다리근육의 부적당한 활동이나 약화

유각기-초기와 후기

- **비전형적인 다리 근육동원 패턴**
- **적절한 움직임 시작의 결여**
  - 발목과 발의 발등굽힘 상실
  - 몸통과 다리 시작 패턴 조절 상실
  - 시작 패턴
- **다리가 공간에서 이동하는 동안 신체의 지속적인 앞쪽이동 불능**
- **발 자세**

7 바람직하지 못한 보상패턴

보행을 하는 동안 바람직하지 못한 보상패턴은 몸통 조절 결여, 팔다리 약화, 강한 과긴장 등에 의해 비롯된다. 또한 균형 유지를 위한 네발 지팡이(quad-cane) 또는 편마비 환자용 보행기(hemiwalker)의 사용으로도 나타난다. 바람직하지 못한 보상패턴은 다음과 같다.

1. 몸통과 다리 조절이 상실된 환자는 지팡이에 완전히 의지하거나 보조를 해주어도 안정적으로 걷지 못한다(**그림 15.25A**).
2. 다리폄근 과긴장은 다리 움직임 조절이 어렵고, 균형 능력이 저하된다(**그림 15.25B**).

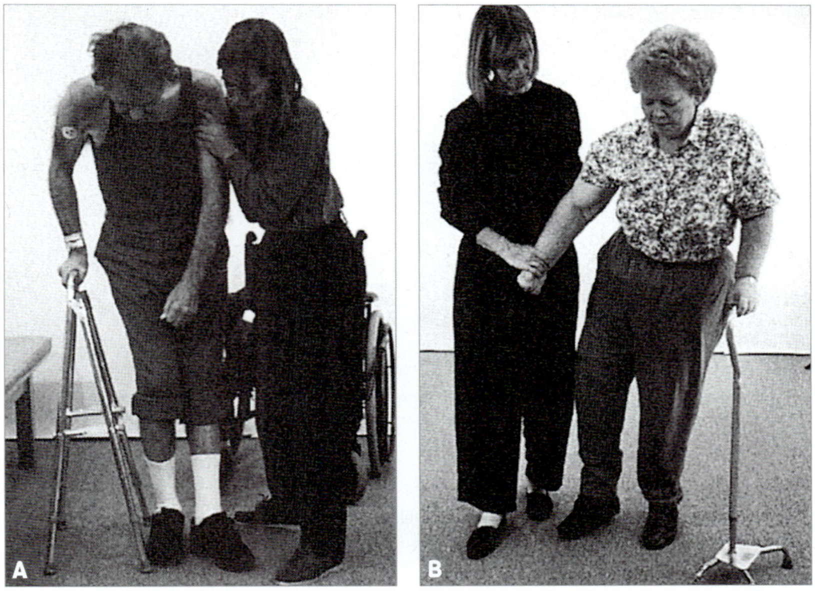

그림 15.25

(A) 편마비 보행기를 사용하고 치료사의 도움을 받지만 불안정하게 보행하는 중증 편마비 환자. **(B)** 다리폄근 과긴장을 보이는 오른쪽 편마비 환자. 균형 능력 상실 때문에 네발 지팡이를 사용해도 안정적인 보행이 어렵다.

8 평가지침

다음의 내용은 환자 능력 평가를 위한 과정으로 앞쪽이동, 한발/양발 서기 그리고 유각기 때 보행 이상을 평가하기 위한 과정이다(**글상자 15.5~15.7**).

글상자 15.5 몸통 앞쪽이동(forward progression)

Ⅰ. 마비측 다리가 앞쪽에 위치하여 발을 딛고 있는 자세에서 환자가 몸통을 앞쪽이동할 수 있고, 발을 지면에 고정할 수 있는지 평가한다.

Ⅱ. 앞쪽으로 이동하는 동안 아래몸통 위에서 위몸통 조절을 평가한다.

Ⅲ. 다리는 움직임을 시작할 수 있는가? 몸이 앞쪽으로 이동하는 동안 발목관절은 발등굽힘 방향으로 움직이는가? 굽힘에서 중립 자세로 엉덩관절이 폄되는가?

Ⅳ. 치료사의 손은 환자의 몸통 정렬 교정과 움직임을 보조한다. 치료사(손)의 중재로 증진되는 것은 무엇인가? 그 이외에 중재할 문제점은 무엇인가?

Ⅴ. 앞쪽이동을 방해하는 몸통 손상을 평가한다.

Ⅵ. 다리 몸쪽부위의 손상을 평가한다.

Ⅶ. 발목관절과 발 손상을 평가한다.

글상자 15.6 한발/양발 서기(single/double limb support)

Ⅰ. 마비측 다리가 앞쪽에 위치하여 발을 딛고 있는 자세에서 비마비측 다리를 앞으로 딛을 수 있는지 평가한다. 한발 서기 동안 몸통 자세를 평가한다.

Ⅱ. 한발 서기 동안 마비측 엉덩관절, 무릎관절, 발목관절 자세를 평가한다.

Ⅲ. 치료사의 손은 정렬과 조절 문제를 해결하기 위해 환자의 몸통 위에 둔다. 치료사(손)의 중재로 증진되는 것은 무엇인가? 그 밖에 중재할 문제점은 무엇인가?

Ⅳ. 치료사의 손은 정렬과 조절 문제를 해결하기 위해 환자의 엉덩관절에 둔다. 치료사(손)의 중재로 증진되는 것은 무엇인가? 그 밖에 중재할 문제점은 무엇인가?

Ⅴ. 치료사의 손은 무릎 조절을 평가하고 정렬과 조절 문제를 해결하기 위해 환자의 다리, 넓적다리/다리 그리고 발목에 둔다. 치료사(손)의 중재로 증진되는 것은 무엇인가? 그 밖에 중재할 문제점은 무엇인가?

Ⅵ. 발뒤꿈치 떼기에서 다리와 몸통 자세를 평가한다.

Ⅶ. 치료사의 손은 정렬과 조절 문제를 해결하기 위해 환자의 다리 위에 둔다. 치료사(손)의 중재로 증진되는 것은 무엇인가? 그 밖에 중재할 문제점은 무엇인가?

Ⅷ. 입각기를 방해하는 몸통의 가장 큰 손상을 기록한다.

Ⅸ. 입각기를 방해하는 다리의 가장 큰 손상을 기록한다.

글상자 15.7 유각기-공간에서 발의 이동(swing)

Ⅰ. 신체가 앞쪽으로 이동하는 동안 입각 초기와 입각 후기의 몸통과 다리 자세를 평가한다.

Ⅱ. 공간에서 발의 이동을 통해 마비측 다리 조절을 평가한다. 반복적이고 비전형적인 움직임 패턴과 실수하는 움직임을 확인한다.

Ⅲ. 치료사의 손은 정렬 교정과 움직임 보조를 위해 환자의 다리에 둔다. 비대칭을 교정하거나 움직임을 보조하였을 때 증진되는 것은 무엇인가? 그 밖에 중재할 문제점은 무엇인가?

Ⅳ. 유각기를 방해하는 몸통 손상을 기록한다.

9 중재 목표

1) 기능적 목표

독립 보행은 환자가 앞쪽/뒤쪽/가쪽으로 걸어갈 수 있는 것을 의미한다. 기능적 보행은 걷고, 멈추고, 돌고, 다시 걷는 것을 가능하게 한다. 또한 독립 보행은 원하는 곳(다른 방, 위층, 아래층, 카펫 위, 의자 주변, 바깥, 내리막 회전길, 개방된 공간 횡단, 군중 속, 엘리베이터, 에스컬레이터 등)으로 걸어갈 수 있는 것을 의미한다. 이 밖에도 보조기를 착용하지 않고 밤에 욕실로 걸어갈 수 있는 능력이 포함된다.

보행 훈련 시 다음과 같은 기능적 목표에 따라 환자를 보조한다.

1. 치료실에서 보조하여 걷기
2. 치료실에서 보조 없이 걷기
3. 집에서 보조하여 걷기
4. 집에서 보조 없이 걷기
5. 계단 오르내리기
6. 집 밖에서 보조하여 걷기
7. 집 밖에서 보조 없이 걷기
8. 회사나 사회적 모임에서 걷기
9. 양쪽 팔이나 한쪽 팔로 물건 들고 걷기
10. 보조기와 지팡이 없이 걷기

2) 중재 목표와 방법

중재 목표: 앞, 뒤쪽으로 체중이동을 하는 동안 몸통 조절과 자세 정렬, 대칭성을 증가시킨다.

중재 방법: 서기 자세에서 양쪽 팔을 대칭되게 잡고, 위몸통 움직임을 조절하여 자세 정렬을 회복한다(**그림 15.26A~D**).

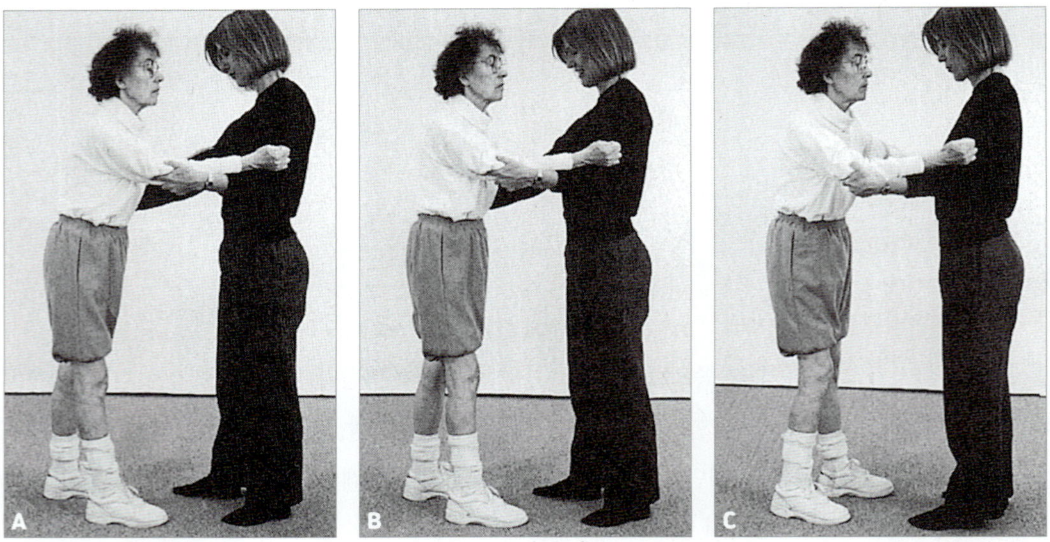

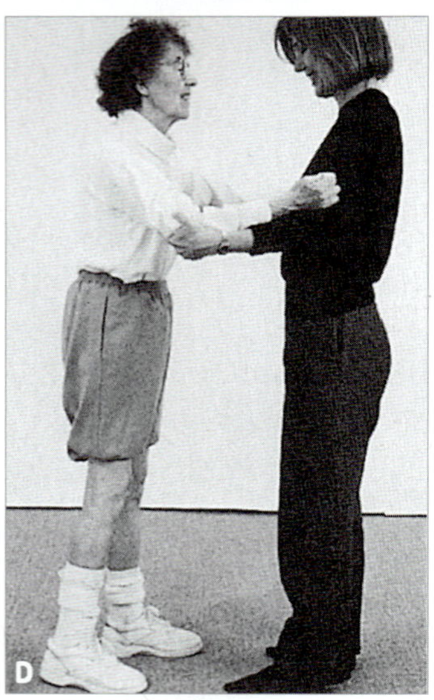

그림 15.26

오른쪽 편마비 환자. (**A**) 한 걸음 내딛기. 독립 보행 능력이 없다. 왼쪽 팔 위에 환자의 마비측 팔을 올려놓는다. (**B**) 왼쪽 아래팔로 환자의 마비측 팔을 보조하고, 왼손으로 위팔을 잡는다. 오른손으로 환자의 왼쪽 엉덩이 뒤쪽/가쪽 움직임을 보조한다. (**C**) 마비측 팔을 위쪽/뒤쪽으로 보조하여 위몸통을 정렬하고, 오른손으로 양쪽 다리에 체중부하를 균등하게 조절한다. 마비측 오른쪽 다리 위쪽/앞쪽 체중이동을 재교육한다. (**C & D**) 환자는 왼쪽 다리를 앞쪽으로 옮겨서 딛고, 다리에서 시작된 체중이동을 앞쪽/뒤쪽으로 반복한다. 환자가 균형을 유지하면서 앞쪽/뒤쪽으로 체중이동할 수 있도록 치료사는 오른손으로 환자의 왼쪽 팔을 잡고 몸통 움직임을 조절한다.

중재 방법: 지팡이를 사용하여 앞쪽/뒤쪽으로 체중이동을 반복한다. 한쪽 몸통을 보조하면서 몸통 움직임 조절을 재교육하고, 몸통 정렬을 회복시킨다(**그림 15.26E~G**).

중재 방법: 겨드랑이를 잡고, 몸통을 대칭되게 하여 환자의 움직임 조절을 재교육한다(**그림 15.26H~J**).

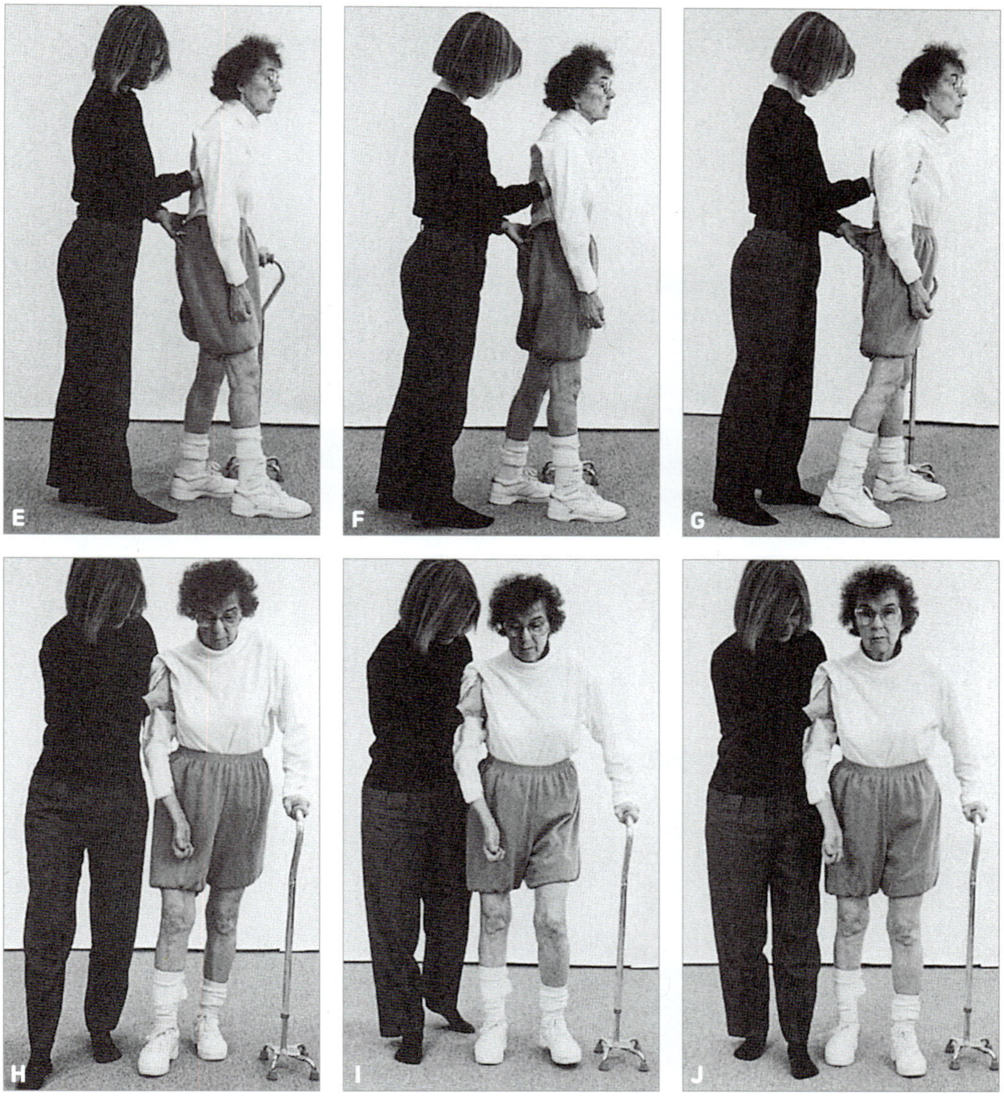

그림 15.26 (계속)

(E) 오른손으로 겨드랑이를 잡고 위몸통을 위쪽/뒤쪽으로 들어 올린다. 네발 지팡이 보행은 교육하였고, 움직임 조절 능력이 회복되면 단발 지팡이로 재교육할 수 있다. **(F)** 마비측 오른쪽 다리를 앞으로 딛는 움직임을 시작할 수 있도록 왼손으로 보조한다. 네발 지팡이에 지나치게 의지하지 않고, 양쪽 다리 위에서 체중이동할 수 있도록 재교육하는 것이 중요하다. **(G)** 비마비측 왼쪽 다리를 앞으로 내딛은 자세로 다음과 같은 움직임을 반복 연습할 때 환자는 지팡이에 지나치게 의지하고, 엉덩관절폄과 발목관절의 발등굽힘 범위 제한, 움직임 조절 상실 때문에 오른발 뒤꿈치가 바닥에 닿지 않는다. 보행 전에 왼쪽 다리를 앞으로 내딛은 자세로 앞쪽/뒤쪽 움직임을 반복하여 연습하고, 마비측 오른쪽 다리를 내딛은 자세에서도 연습한다. **(H)** 왼손을 환자의 왼쪽 가슴우리 뒤쪽/가쪽에 놓고, 오른손으로 겨드랑이를 잡아 위몸통을 보조한다. **(I)** 몸통과 엉덩관절이 앞쪽으로 이동하는 동안 몸통폄 자세를 유지하도록 보조한다. 치료사의 발이 환자의 발과 평행하게 내딛고 있는 것을 주목한다. **(J)** 움직임 시작 패턴과 움직임 조절, 움직임 순서를 적절하게 보조한다.

중재 목표: 한발/양발 서기 동안 가쪽 엉덩관절의 안정성을 향상시키고, 앞쪽 체중이동을 재교육한다.

중재 방법: 치료사는 한발/양발 서기 동안 다리 비대칭을 교정하고, 단축된 근육을 신장시킨다(**그림 15.27 A~E**).

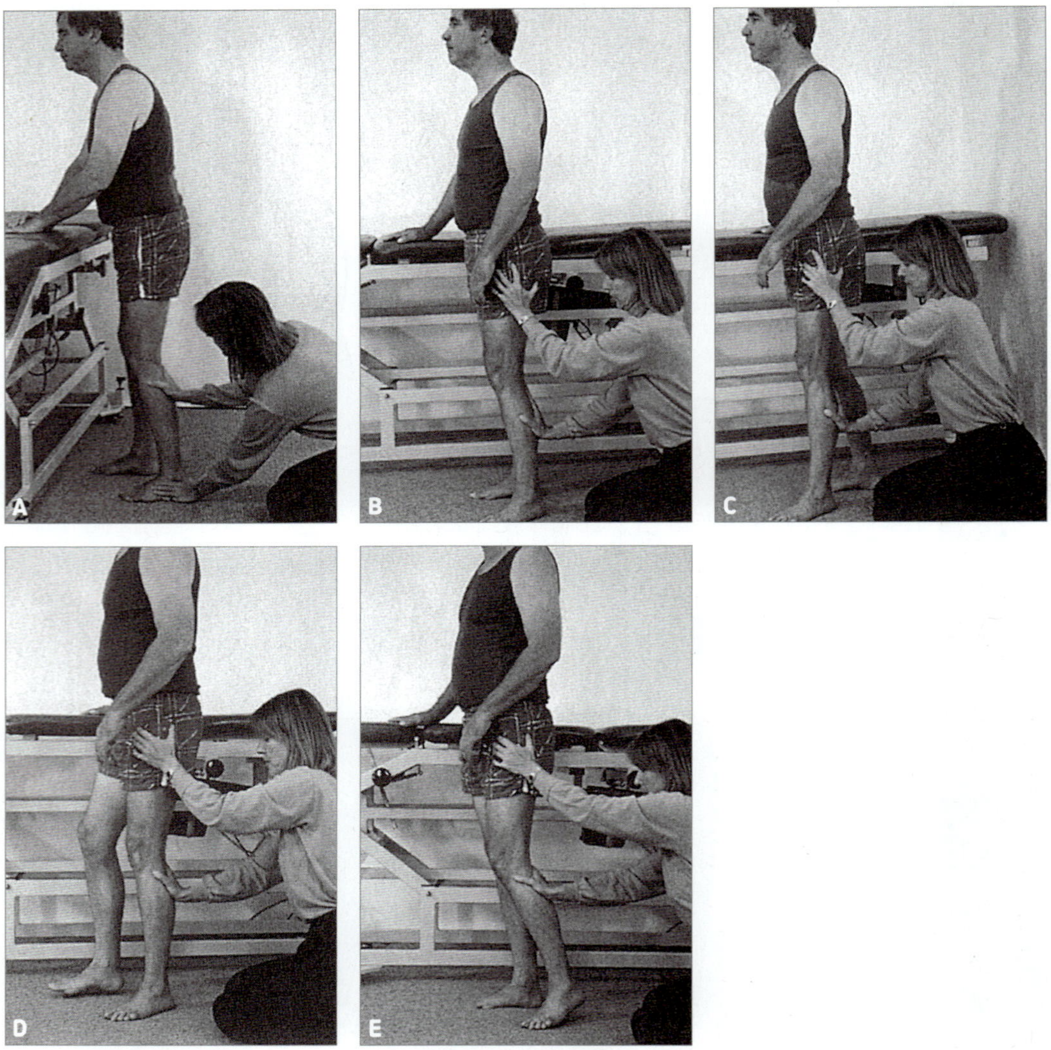

그림 15.27

왼쪽 편마비 환자. **(A)** 오른쪽 다리를 앞으로 딛기. 치료사가 다리 뒤근육을 신장시키는 동안 환자는 폄된 팔을 매트에 놓고, 체중을 부하하여 몸통을 안정되게 유지한다. 오른손으로 환자의 정강뼈를 안쪽돌림하여 중립 위치로 회복시키고, 발뒤꿈치쪽으로 압력을 주는 동안 왼쪽 손바닥은 발뒤꿈치를 잡고 있다. 치료사는 정렬을 유지하고, 환자에게 앞쪽/뒤쪽으로 체중이동을 재교육한다. 근육의 저항을 느끼면 환자의 움직임을 멈추거나 전환시키고, 팽팽해진 조직이 이완될 때까지 기다린다. **(B)** 한발 또는 양발 서기에 필요한 환자의 발목관절근육 길이가 충분히 신장되면 가쪽으로 체중을 싣게 한다. 왼손을 환자의 엉덩관절 위에 놓고, 오른손은 다리 뒤면에 놓는다. 왼손으로 엉덩이를 뒤쪽돌림시켜 중립으로 위치시키고, 오른손으로 정강뼈를 안쪽돌림시켜 중립으로 위치시켜서 체중이 발 위에 균등하게 부하되도록 한다. **(C~E)** 환자가 오른쪽 다리를 앞쪽/뒤쪽으로 이동하는 동안 치료사는 과도한 무릎관절폄을 방지하고, 환자가 스스로 발 위에서 움직이고, 그러한 느낌을 인지하도록 보조한다. 환자가 한발 서기하는 동안 치료사는 오른손으로 골반 앞쪽돌림을 교정하고, 발뒤꿈치 떼기를 하는 동안 왼손으로 발뒤침을 교정한다.

중재 방법: 집에서 독립적으로 운동할 수 있는 프로그램을 준비하기 위해 구두지시(verbal reminders)를 한다(**그림 15.27F~H**).

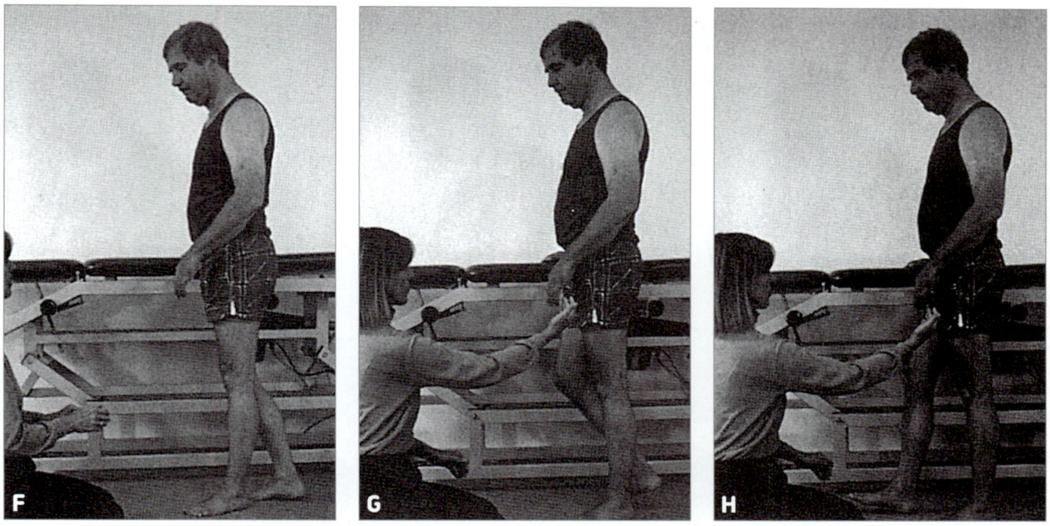

그림 15.27 (계속)

(**F~H**) 환자가 학습/회복된 움직임 조절 능력과 치료사의 구두지시를 통하여 마비측 다리 위로 한발 또는 양발 서기를 반복한다. 치료사는 보조하던 두 손을 모두 제거하기 전에 낙상 예방을 준비해야 한다. 이러한 연습에 필요한 최소한의 움직임 조절을 위해 한 손을 남겨놓고, 구두지시와 수신호를 사용하여 반복한다.

중재 목표: 입각기 동안 무릎관절의 과도한 폄을 조절한다.

중재 방법: 입각기 동안 다리 움직임 조절을 재교육하고, 발목관절과 엉덩관절 비대칭을 정렬한다(**그림 15.28**).

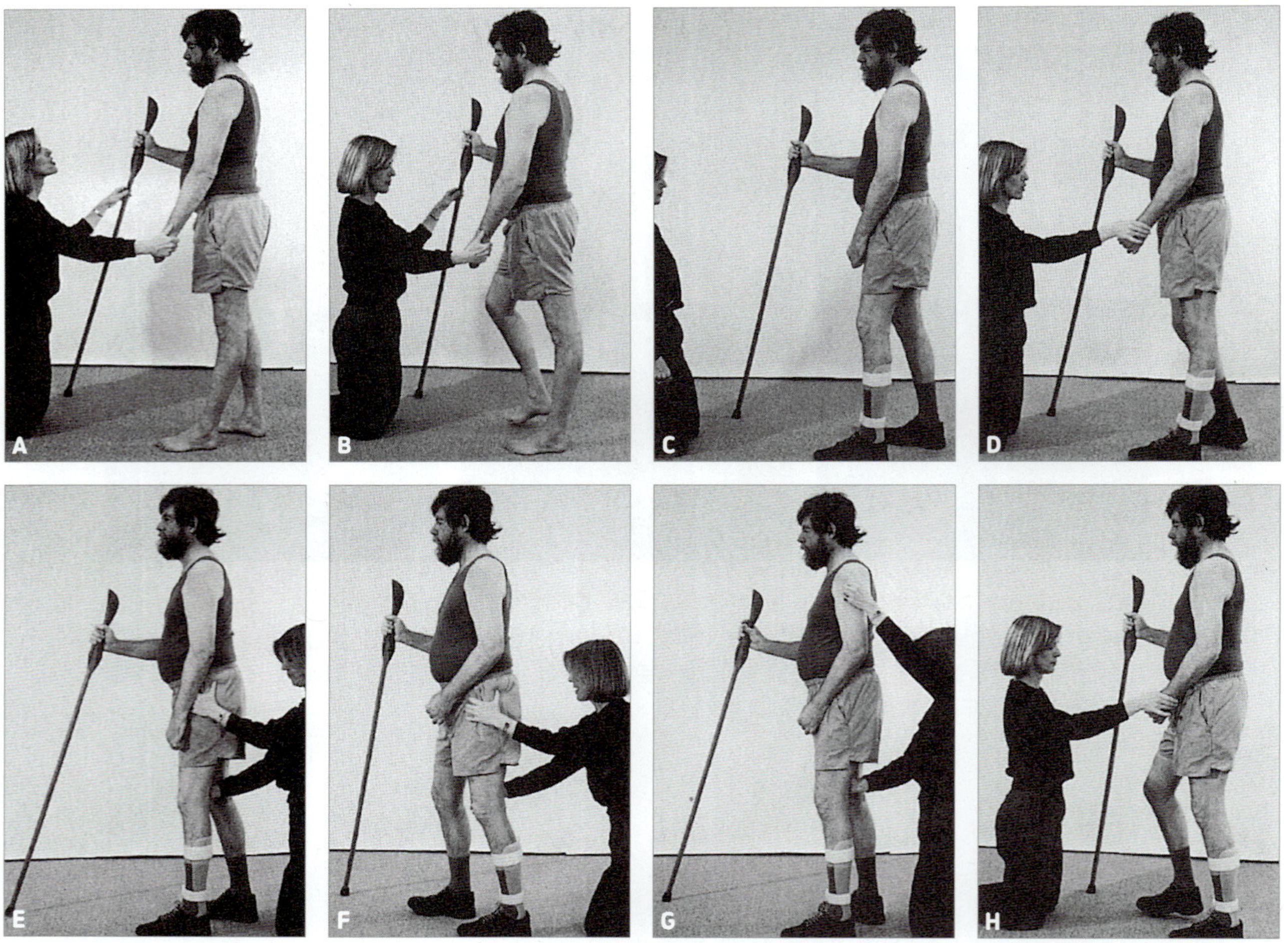

그림 15.28

왼쪽 편마비 환자. (**A** & **B**) 입각기. 한발 서기와 발뒤꿈치 닿기에서 과도한 무릎관절폄이 나타난다. (**C** & **D**) 발목관절 움직임을 조절할 수 있는 폴리프로필렌 솔리드 발목관절 보조기(polypropylene solid ankle brace)를 착용하고 마비측 다리 위로 체중이동을 재교육한다. 왼발 내딛기 자세에서는 과도한 무릎관절폄이 감소하지만, 왼쪽 다리 위로 몸통이 앞쪽이동하는 동안에는 증가한다. (**E**) 보조기가 발목관절 정렬과 움직임 조절을 보조하므로 치료사는 엉덩이와 넓적다리를 보조한다. 왼손 엄지손가락과 손바닥으로 엉덩이를 뒤쪽돌림시키고, 오른손으로 넓적다리를 안쪽돌림시켜 엉덩이와 무릎을 중립으로 위치시킨다. (**F**) 돌림 비대칭을 교정하면 과도한 무릎관절폄은 감소된다. 환자는 무릎관절을 과도하게 펴하지 않고, 몸통을 앞쪽으로 이동할 수 있다. (**G**) 넓적다리돌림을 조절하고, 환자에게 가까이 접근하여 엉덩이와 위몸통 움직임을 보조한다. (**H**) 최소한의 도움과 구두지시로 반복한다.

중재 목표: 유각기 초기에 발과 발목근육의 움직임을 재교육한다.

중재 방법: 다리 비대칭을 정렬하고, 발과 발목의 능동적인 움직임을 재교육한다(**그림 15.29**).

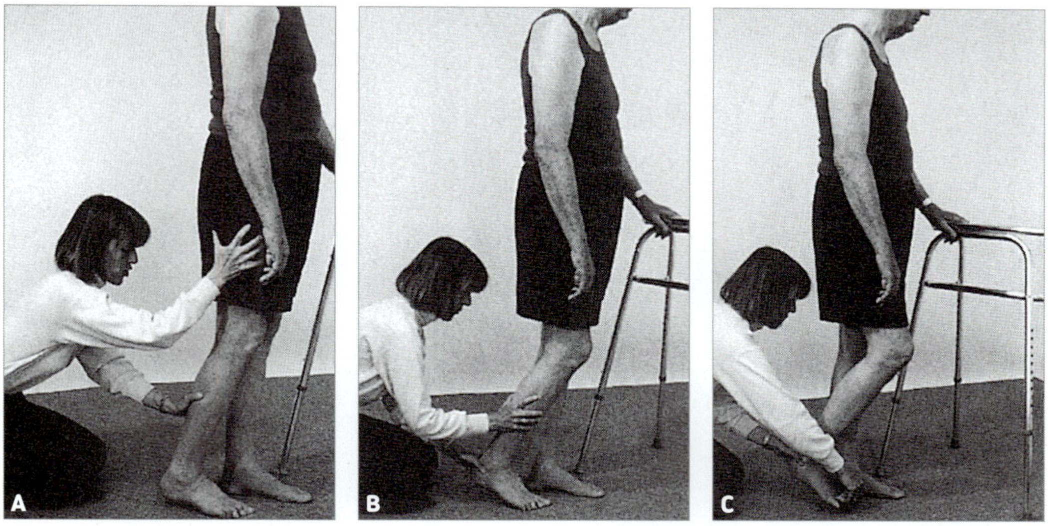

그림 15.29

오른쪽 편마비 환자. **(A)** 왼발 내딛기 자세에서 보행기를 사용하여 서기 자세. 왼쪽 다리 위로 몸통을 앞쪽으로 움직이는 동안 오른손으로 마비측 넓적다리를 잡고, 왼손으로 정강뼈를 잡아 넓적다리와 다리를 가쪽돌림시켜 중립 위치로 유지한다. **(B)** 두 손을 먼쪽부위로 옮긴다. 왼손으로 발뒤꿈치 움직임을 조절하여 발가락 움켜쥐기를 방지한다. 오른쪽 발바닥을 위쪽/앞쪽으로 움직이는 동안 엉덩이와 다리가 내림되지 않게 하고, 바닥에서 발뒤꿈치를 순차적으로 뗄 수 있도록 보조한다. **(C)** 몸통이 앞쪽으로 움직이고 유각기를 시작하는 동안 발가락 들어 올리기와 발목관절의 발등굽힘을 재교육한다. 한발 내딛기 자세에서 두 발 사이의 거리가 짧은 것에 주목한다. 이러한 두 발 사이의 거리가 짧은 것은 엉덩이와 아래몸통 움직임 조절에 대한 치료사의 노력을 줄이고, 발목관절과 발의 움직임 재교육에 초점을 맞출 수 있게 한다.

중재 목표: 유각기 동안 몸통과 다리 움직임을 재교육한다.

중재 방법: 몸통을 재정렬하고, 체중지지하고 있는 다리 위에서 몸통 움직임을 재교육한다(**그림 15.30A~E**).

중재 방법: 유각기 동안 몸통 정렬과 움직임 조절을 재교육하기 위해 손의 위치를 교대로 놓는다(**그림 15.30 F~H**).

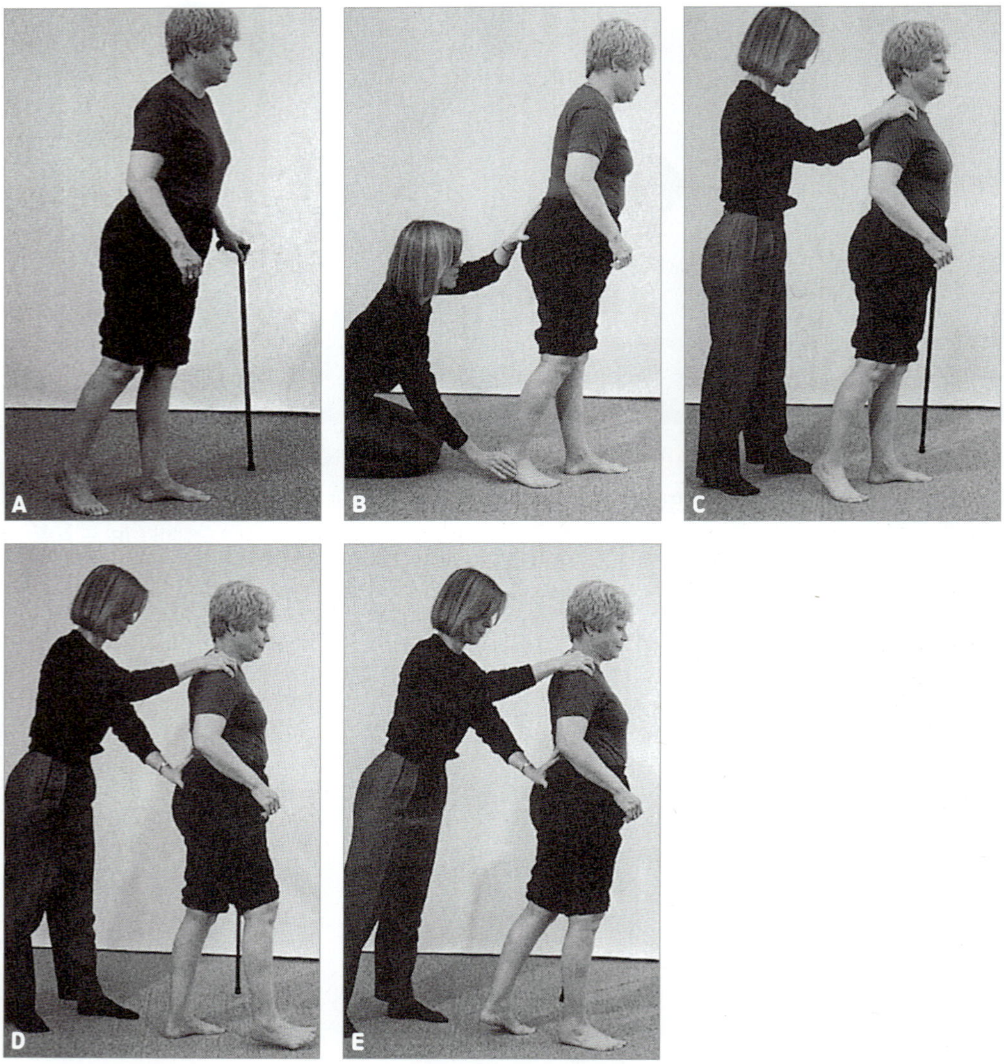

그림 15.30

오른쪽 편마비 환자. (**A**) 입각기의 마지막 단계에 있는 마비측 다리. 마비측 다리와 엉덩이는 과도하게 뒤쪽돌림, 엉덩관절 굽힘되고, 종아리와 발은 뒤침된다. 몸통은 앞쪽으로 기울어져 있다. (**B**) 아래몸통과 다리돌림을 교정한다. 엉덩관절폄 자세에서 앞쪽으로 체중이동하는 움직임을 재교육한다. (**C**) 아래몸통과 위몸통을 정렬하고 앞쪽으로 체중이동하는 움직임을 재교육한다. (**D & E**) 마비측 다리가 앞쪽으로 움직이는 동안 위몸통폄과 아래몸통돌림을 보조하면서 앞쪽으로 이동하는 움직임을 재교육한다. 마비측 다리에 체중부하하면서 앞쪽으로 이동하는 것도 재교육한다.

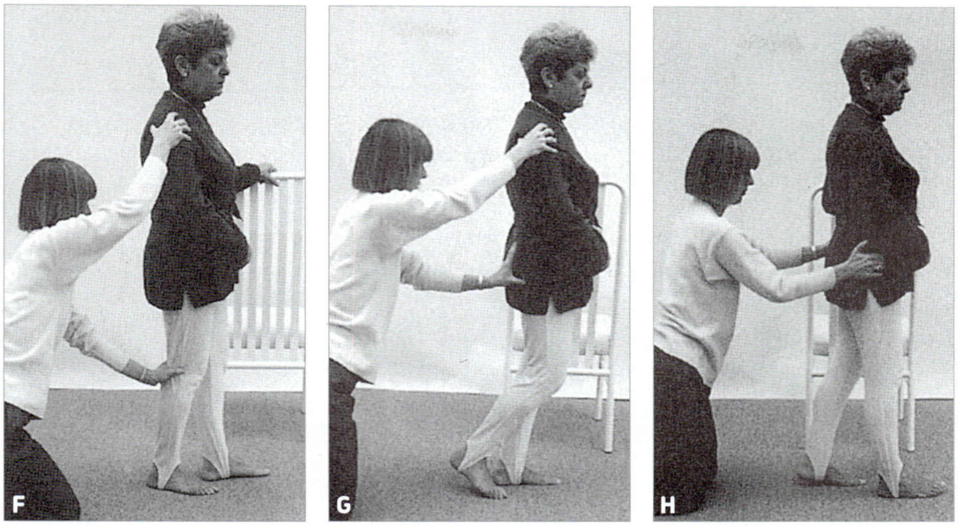

그림 15.30 (계속)

(F) 마비측으로 체중지지하고, 몸통을 앞쪽으로 이동하면서 엉덩관절을 펴하는 동안 오른손으로 몸통 균형을 유지한다. 왼손으로 과도한 무릎폄을 방지하면서 지면에 닿아 있는 발의 입각기의 마지막 단계에서 나타나는 섬세한 움직임 조절을 재교육한다. **(G)** 마비측에서 비마비측 다리로 앞쪽 체중이동을 재교육한다. 오른손으로 마비측 몸통과 다리 정렬을 유지하면서 왼손으로 비마비측 왼발 앞쪽/아래쪽/대각선 방향으로 천천히 밀면서 체중이 이동하는 것을 보조한다. **(H)** 양쪽 엉덩이를 잡고, 아래몸통 앞쪽이동을 재교육한다.

중재 방법: 유각기 동안 다리 움직임을 재교육한다(**그림 15.31**).

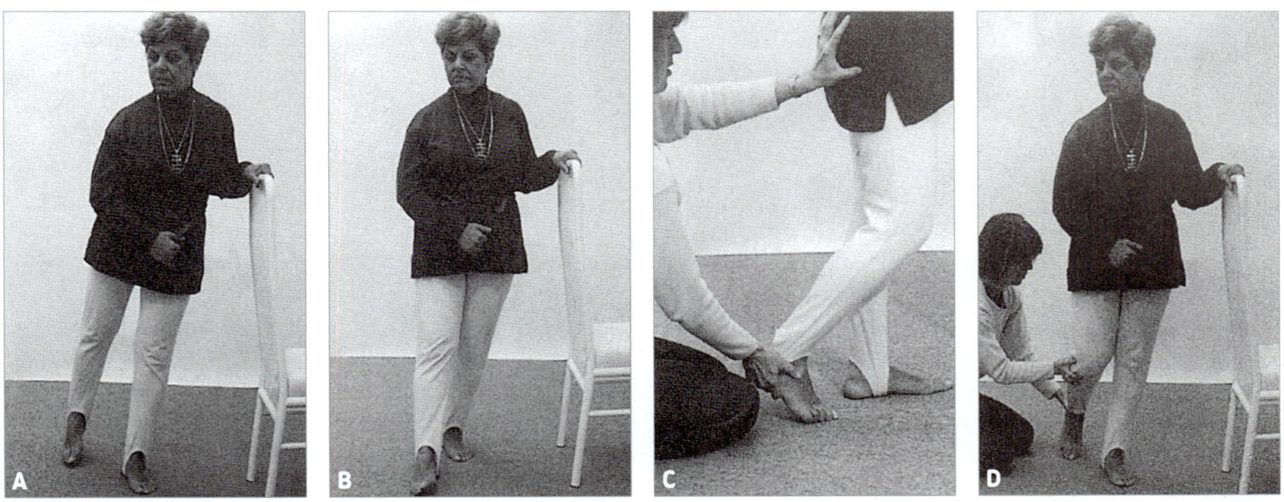

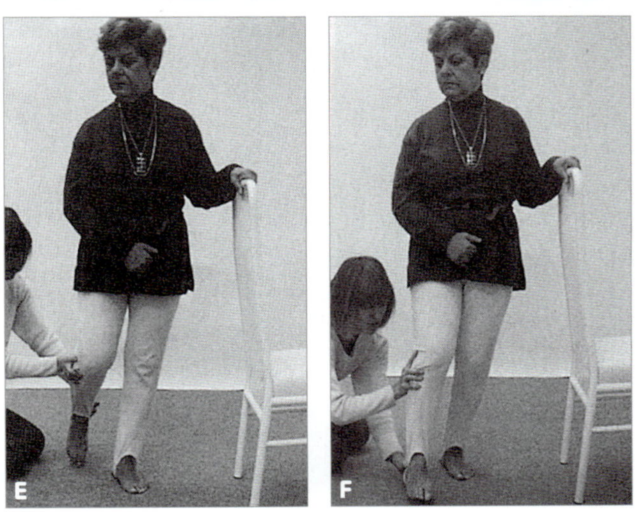

그림 15.31

오른쪽 편마비 환자. **(A & B)** 유각기 시작을 위해 다리를 움직이고 있다. 마비측 엉덩이가 올림, 뒤쪽돌림하면서 움직임이 시작된다. 마비측 오른발은 유각기 동안 발바닥쪽굽힘되고, 안쪽번짐된다. **(C)** 왼손으로 엉덩이가 뒤쪽돌림되지 않게 보조한다(골반을 앞쪽돌림시키는 것이 아님). 오른손으로 발목관절 움직임과 발의 앞쪽 체중이동을 보조하면서 발뒤꿈치 안쪽번짐을 교정하기 위해 발뒤꿈치를 잡고 있다. **(D~F)** 비마비측 왼쪽 다리 위에서 몸통이 앞쪽으로 움직이는 동안 마비측 다리의 공간 움직임을 재교육한다. 몸통과 엉덩이(관절)가 안정된 자세로 정렬을 유지하는 동안 무릎관절, 발목관절의 협응된 움직임과 발과 발뒤꿈치 정렬을 교정한다. 왼손의 엄지손가락은 마비측 발 바깥쪽, 나머지 손가락은 안쪽에서 발뒤꿈치를 잡고 있다. 오른손은 다리돌림을 교정한다.

중재 목표: 보행을 하는 동안 몸통과 다리의 움직임 요소를 재교육한다.

중재 방법: 몸통과 다리의 정렬과 움직임 조절을 위해 위몸통을 대칭되게 보조한다. 지팡이를 사용하여 보행한다. 마비측 겨드랑이와 손을 잡고 보행과 방향 바꾸기를 재교육한다(**그림 15.32**).

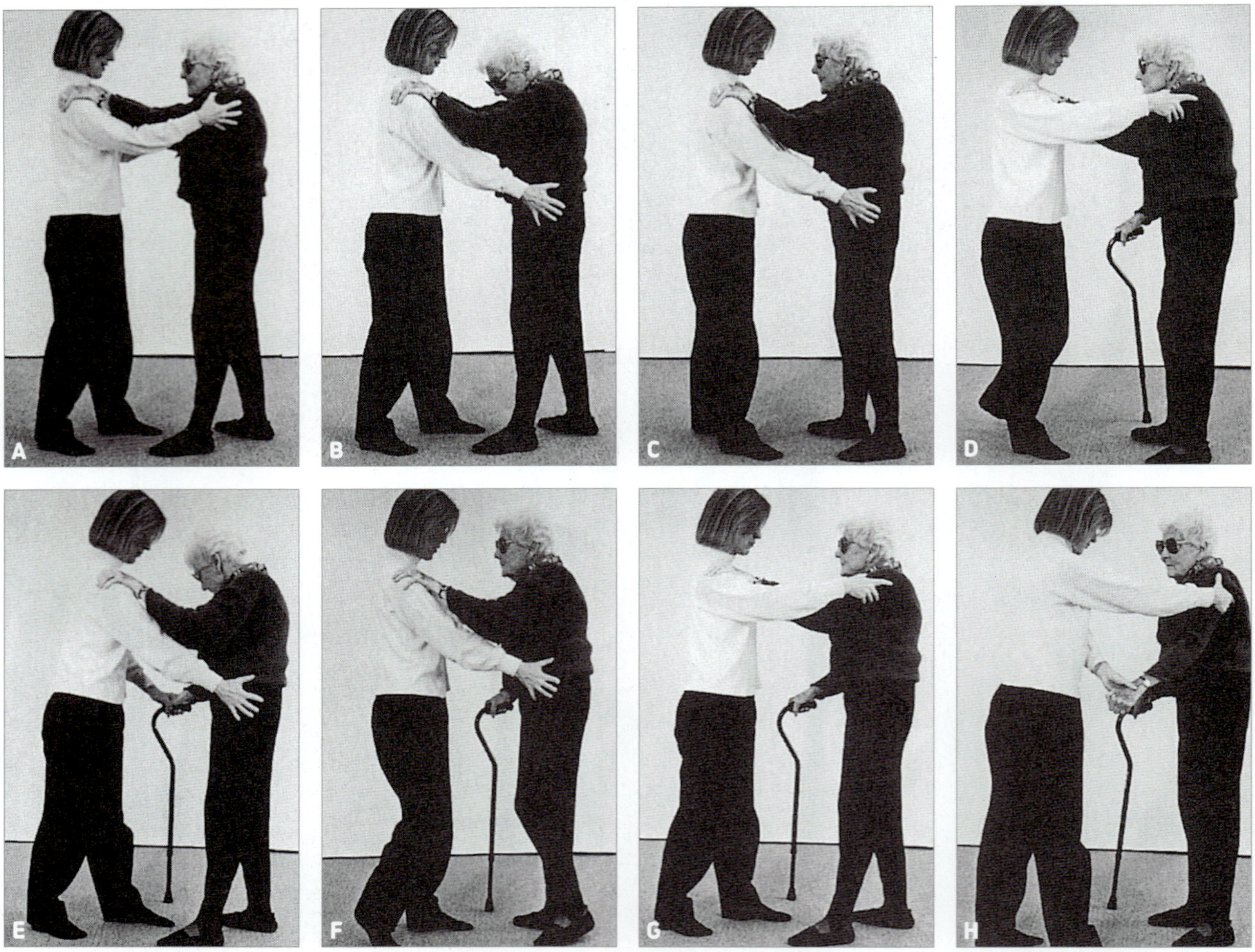

그림 15.32

왼쪽 편마비 환자. (**A**) 마비측 왼발 앞으로 딛기 자세. 오른손으로 위몸통을 보조하여 다리와 몸통을 정렬한다. (**B** & **C**) 오른손으로 엉덩이 움직임을 보조하면서 보행을 시작한다. (**D** & **E**) 단발 지팡이를 사용한다. 오른손으로 몸통을 정렬하여 균형을 유지한다. 몸통 안정성을 높이기 위해 환자의 왼쪽 팔을 치료사 어깨 위에 놓고 보조한다. (**F** & **G**) 오른손으로 엉덩이와 어깨를 보조하면서 마비측 다리를 옮기는 동안 자세를 조절하고, 균형을 유지한다. (**H~J**) 마비측 다리를 축으로 돌림하는 동안 마비측 겨드랑이 잡기로 보조해 준다. 엉덩이와 위몸통을 정렬하고, 지팡이에 과도한 체중부하를 방지한다.

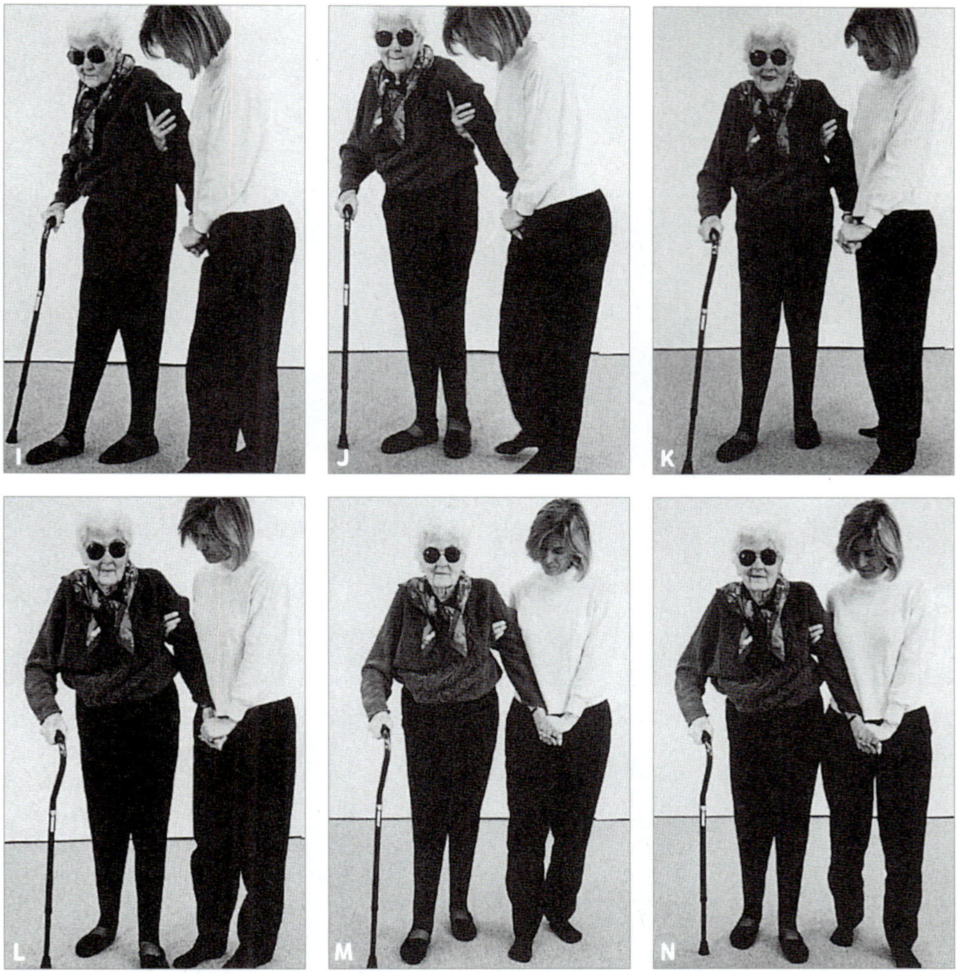

그림 15.32 (계속)

(**K~N**) 마비측 겨드랑이와 손을 잡고 자세 정렬과 균형을 유지하면서, 일정한 걸음걸이로 보행을 재교육한다.

10 높은 수준의 기능이 필요한 움직임

계단 오르내리기, 방향 바꾸기와 옮기기, 보행 동안 밀거나 당기는 움직임, 걷기, 뛰기, 달리기, 스포츠 등과 같은 움직임은 몸통과 팔다리의 높은 안정성이 필요하다(**그림 15.33A~C**). 높은 수준의 움직임은 근력, 몸통과 팔다리의 연속적이고 기능적인 움직임 조절, 균형 유지 등에서 높은 수준의 능력이 필요하다. 테니스 라켓이나 골프 클럽을 스윙하기 위해 팔을 사용하는 움직임, 뛰어오르거나 공을 차는 움직임, 바닥에서 무거운 것을 밀거나 당기는 움직임은 몸통과 팔다리 움직임 요소 사이에 정밀한 움직임 순서와 연속성, 협응 동작이 필요하다. 이러한 동작의 훈련을 통해 팔과 다리는 근력이 향상되고, 움직임의 순서가 정교해진다.

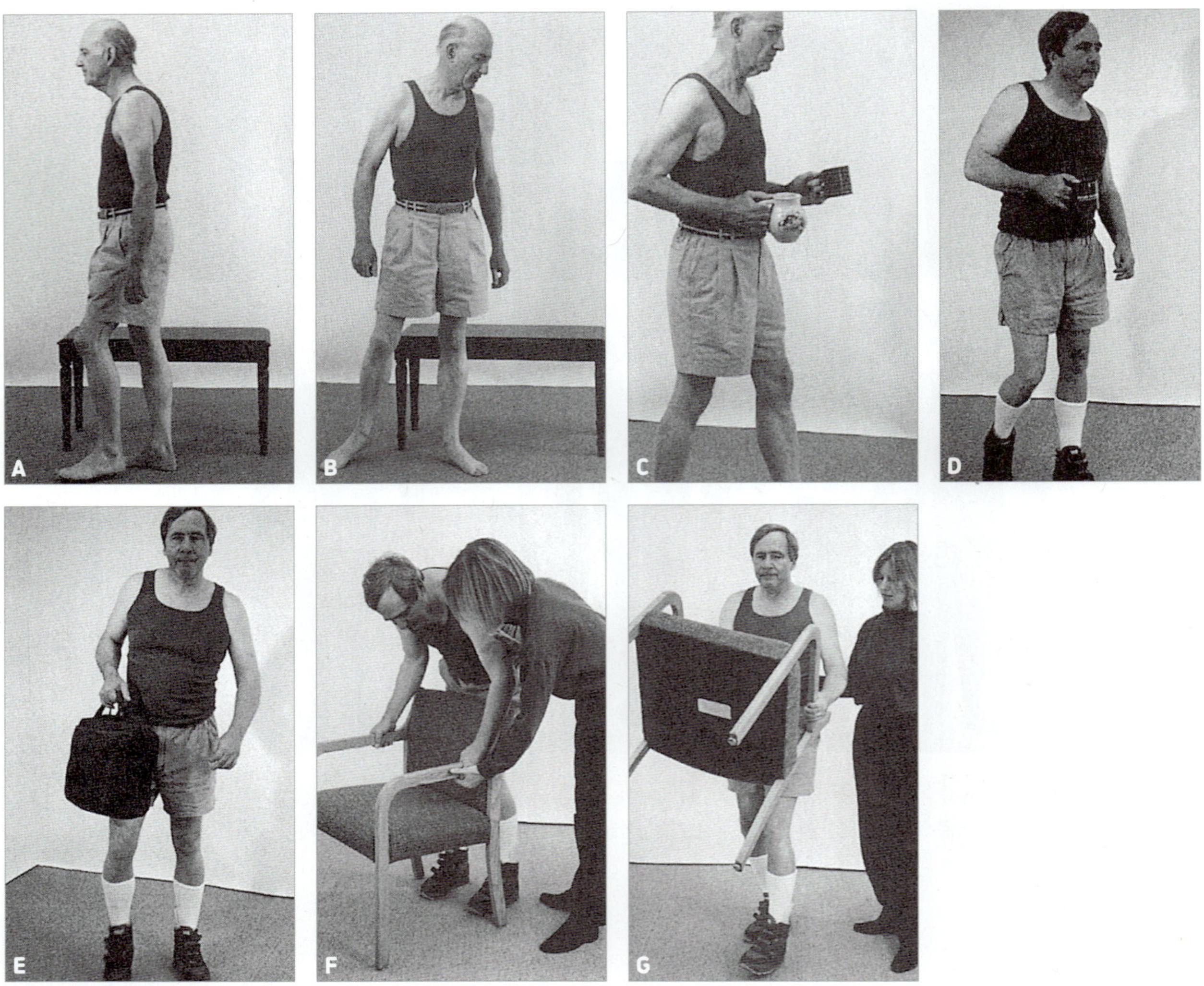

그림 15.33

(**A~C**) 정상 보행, 방향 바꾸기, 물건 옮기기. (**D** & **E**) 왼쪽 편마비 환자. 비마비측 팔로 물건 옮기기. (**F**) 왼쪽 편마비 환자. 의자를 잡기 위해 몸통을 굽힌다. 몸통에서 시작하는 움직임으로 앞쪽으로 체중이 이동한다. 과제수행을 위한 보조는 최소로 한다. (**G**) 의자를 들어 올리는 동안 팔다리와 몸통의 연속적이고 협응된 움직임을 재교육한다. 이후 보행과 옮기기 움직임을 재교육할 수 있다.

지금까지 기능적 움직임을 설명하면서 팔다리의 협응 요소와 함께 몸통 움직임 요소를 분석했고, 팔다리 움직임 요소와 몸통 움직임 요소의 협응이 중요함을 강조하였다. 또한 중재의 효과가 일상생활에 전이되도록 해야 한다. 따라서 높은 수준의 기능적 움직임을 재교육하기 위해서는 팔다리와 몸통의 협응 동작을 포함하는 중재 계획을 세우는 것이 바람직하다.

팔과 다리에 기능적 필요성이 증가하면 몸통에 대한 기능적 필요성도 함께 증가한다. 치료사는 몸통에 대한 기능적 능력을 향상시키기 위해 팔다리 움직임을 사용하는 중재 계획을 세운다. 치료사가 팔다리의 정렬을 유지하고, 안정되게 과제를 수행하면 몸통 기능은 강화되고, 몸통과 팔다리의 협응된 움직임 조절이 향상된다. 마찬가지로 몸통 정렬을 교정하여 유지하면서 팔다리 움직임을 재교육하면 팔다리의 기능적 움직임 향상은 물론 몸통과 팔다리의 협응된 움직임 조절도 향상된다(**그림 15.33D~G**).

높은 수준의 기능적 움직임 재교육은 움직임 조절과 회복을 지속적으로 향상시키기 위해 필요하다. 보행 동안 발생하는 손상은 과제수행이 어려워질 때 더욱 뚜렷하지만, 높은 수준의 기능적 움직임이 재교육되면 손상은 감소되고 기능적 능력이 향상될 것이다.

1) 계단 오르내리기

계단 오르내리기는 보행보다 향상된 몸통 움직임 조절 능력과 다리근력이 필요한 기능적 수준이 높은 과제이다. 편마비 환자는 지팡이를 사용하여 독립 보행이 가능해지면 독립적이고 안전하게 계단 오르내리기를 배운다. 다리 움직임 패턴은 계단 위로 다리를 들어 올리거나 계단 아래로 다리를 뻗는 동안의 움직임으로 보행에서의 다리 움직임 패턴과는 차이가 있다. 다리를 계단 위로 움직일 때는 다리 앞쪽 들어 올리기 패턴이 나타나고, 계단에서 내려갈 때는 다리 앞쪽 뻗기 패턴이 나타난다(9장 참조). 사진에서 연속적으로 보이는 것처럼 정상적인 계단 오르기는 몸을 밀어 올리기 위해 다리근력이 필요하고, 계단을 내려올 때는 천천히 몸을 아래로 내리기 위한 다리 움직임 조절이 필요하다. 위몸통은 아래몸통 위에서 다리 움직임에 협응하여 정렬된 자세를 유지한다.

계단 오르내리기는 왼쪽 다리가 계단에 올려질 때 발목관절이 발등굽힘되어 시작된다. 왼쪽 엉덩관절과 무릎관절은 굽힘되고 오른쪽 다리는 발목관절의 발등굽힘과 함께 엉덩관절과 무릎관절이 폄된 자세에서 체중을 지지한다. 왼발 앞으로 딛기 자세에서 앞쪽으로 체중이동을 시작한다. 왼쪽 다리가 계단 위로 몸을 들어 올리는 동안 왼쪽 엉덩관절과 무릎관절은 폄되고 오른쪽 다리는 엉덩관절, 무릎관절, 발목관절이 굽힘되어 다음 계단으로 이동한다. 몸통은 엉덩이 위에 직립하여 안정된 자세로 정렬을 유지한다(**그림 15.34**).

계단 내려오기는 체중을 오른쪽 다리에서 지지하고, 왼쪽 다리에서는 계단에 발끝이 걸리지 않도록 엉덩관절, 무릎관절, 발목관절은 약간 굽힘하여 왼발을 내려놓기 시작한다. 왼쪽 다리가 전방 뻗기 패턴(엉덩관절굽힘, 무릎관절폄, 발목관절의 발바닥굽힘)을 하는 동안 오른쪽 다리는 천천히 굽힘하면서 몸내림을 조절한다. 왼발은 발바닥굽힘 자세로 바닥에 닿게 된다. 왼발 앞쪽부위는 발이 바닥에 완전히 닿을 때까지 체중을 지지하면서 발목관절을 천천히 발등굽힘시킨다. 체중이 오른쪽에서 왼쪽 아래로 이동하는 동안 오른쪽 다리는 계단에 발끝이 걸리지 않도록 발등굽힘된다. 이와 같은 패턴이 계속 반복된다(**그림 15.35**).

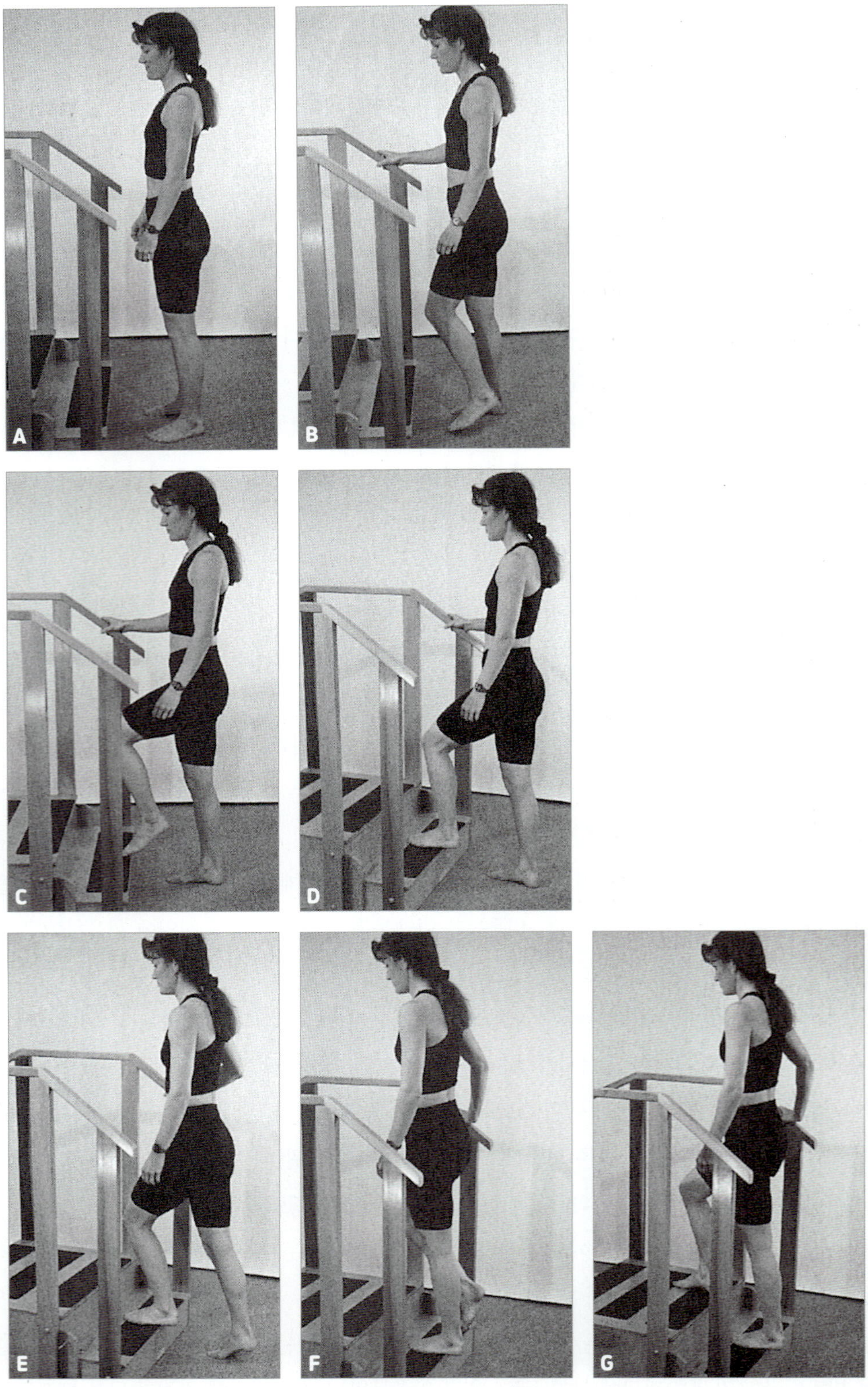

그림 15.34

정상적인 계단 오르기

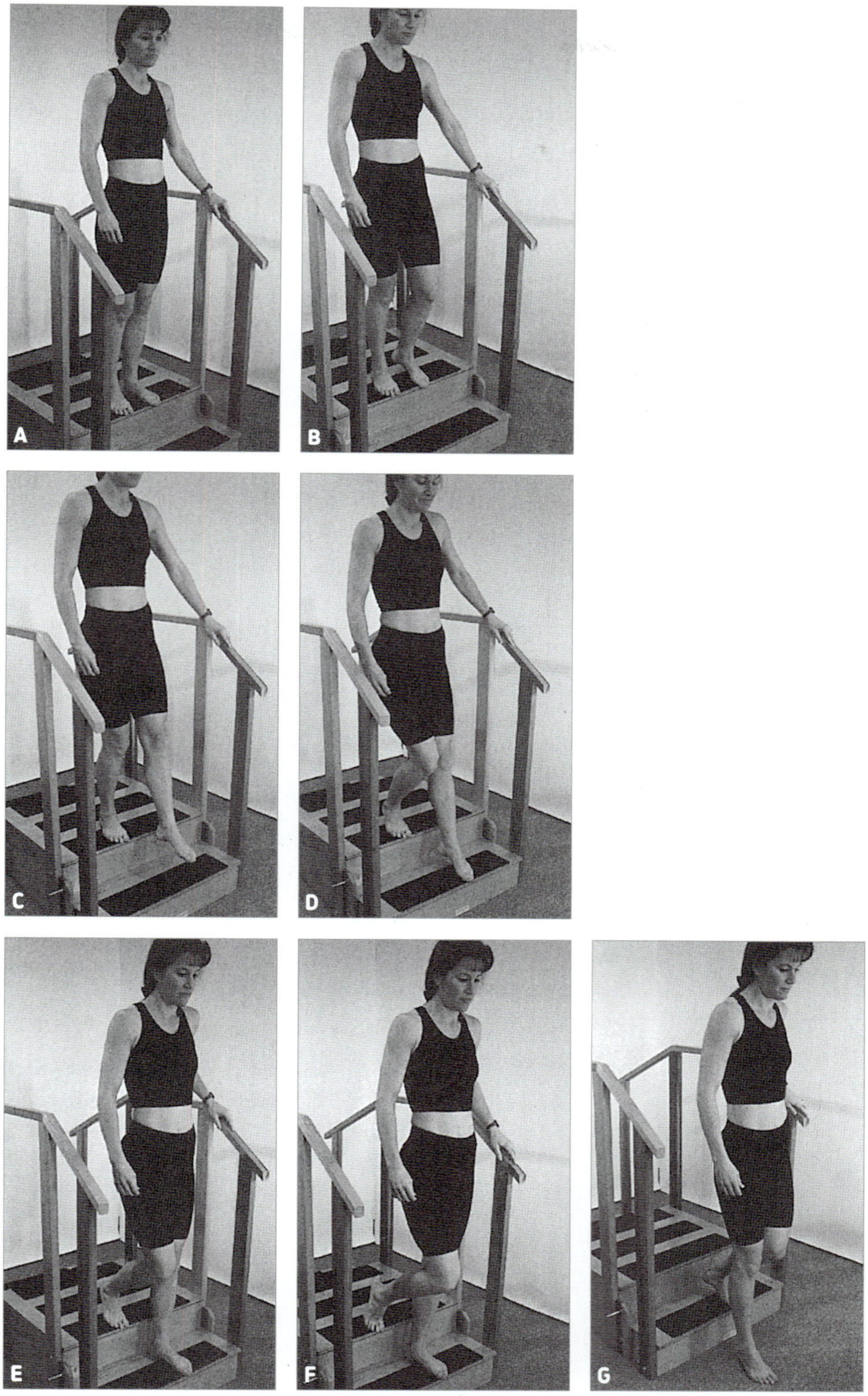

그림 15.35

정상적인 계단 내려오기

(1) 계단 오르내리기 재교육

계단 오르내리기를 방해하는 손상에는 몸통과 다리의 움직임 조절 상실과 근력 약화 등이 있다. 환자가 다리를 움직이는 동안 몸통 비대칭은 뚜렷하게 나타난다. 다리근력 약화는 몸을 위로 들어 올리거나 몸을 아래로 내리는 움직임에서 체중을 지지하는 다리가 움직임을 조절하는 동안 뚜렷하게 나타난다(**그림 15.36**). 마비측 다리는 계단을 내려오는 동안 모음된다. 마비측 다리의 모음은 몸통과 엉덩이 움직임 요소와 조절 상실 때문이다. 몸통과 엉덩이, 다리 자세 정렬을 회복하고 유지해야 한다. 마비측 다리로 계단을 내려가는 동안 엉덩이는 내림되어야 한다. 그러나 편마비 환자의 마비측 엉덩이내림은 능동적인 편심성 수축이 아니라 몸통과 골반 조절 상실 때문에 '밑으로 떨어지는(falls down)' 느낌이다. 다리 움직임 패턴을 그림과 같이 재교육한다(**그림 15.37A~E**). 계단 내려오기에서 비마비측보다 마비측 다리로 체중을 지지하면서 엉덩관절과 무릎관절을 천천히 굽힘 조절하는 것이 어렵다(**그림 15.37F~I**).

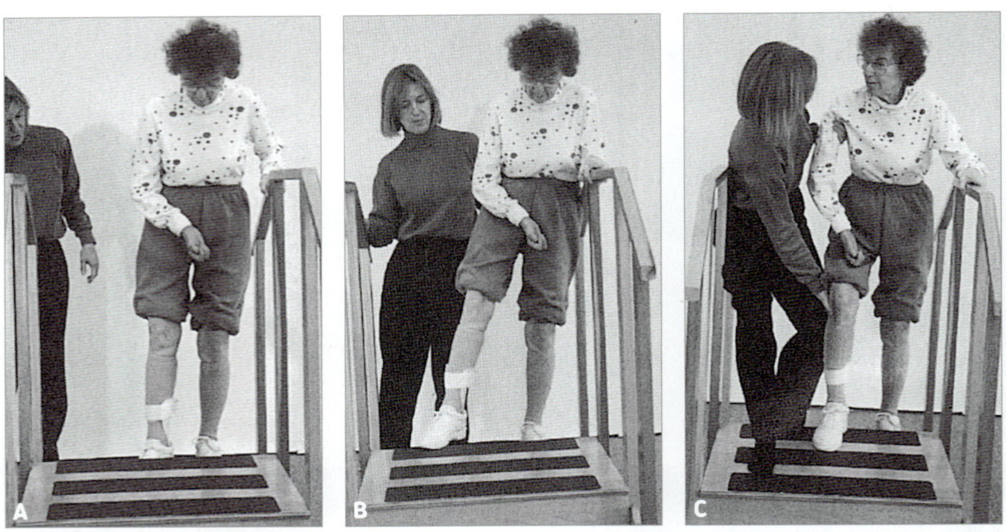

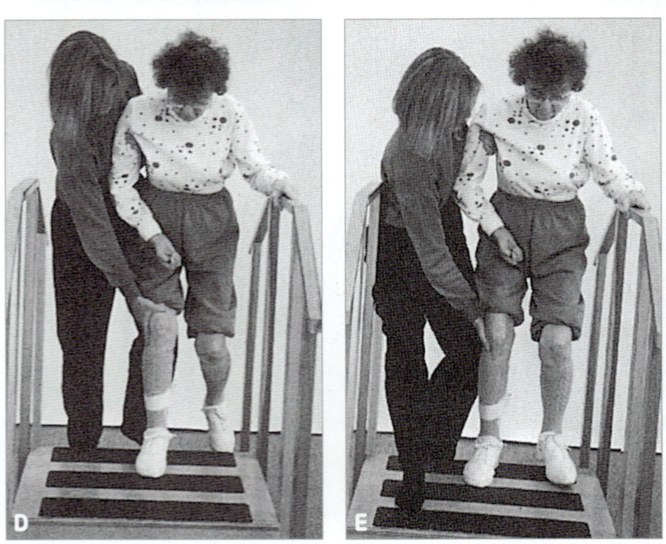

그림 15.36

오른쪽 편마비 환자의 계단 오르기. (**A** & **B**) 마비측 다리를 들어 올린다. 무릎관절굽힘이 되지 않기 때문에 무릎폄하고, 엉덩이와 다리를 올림/돌림하여 들어 올린다. 그래서 몸통은 왼쪽으로 움직이고, 마비측 엉덩이가 올림하는 패턴이 나타난다. (**C**) 몸통 정렬을 유지하기 위해 왼손으로 겨드랑이를 잡는다. 오른손으로 엉덩관절과 무릎관절을 굽힘하여 다리올림을 보조한다. (**D** & **E**) 넓적다리 먼쪽부위를 손으로 보조하면서 굽힘된 오른쪽 다리 위로 체중부하하면서 앞쪽으로 움직이도록 보조한다. 환자가 왼쪽 다리를 굽힘하여 계단 위로 들어 올리는 동안 왼손으로 몸통을 앞쪽/위쪽으로 움직이는 것을 보조한다. 마비측 오른쪽 다리 움직임 재교육이 되면 과도한 움직임이나 왼쪽 팔에 의지하는 것이 줄어드는지 확인한다.

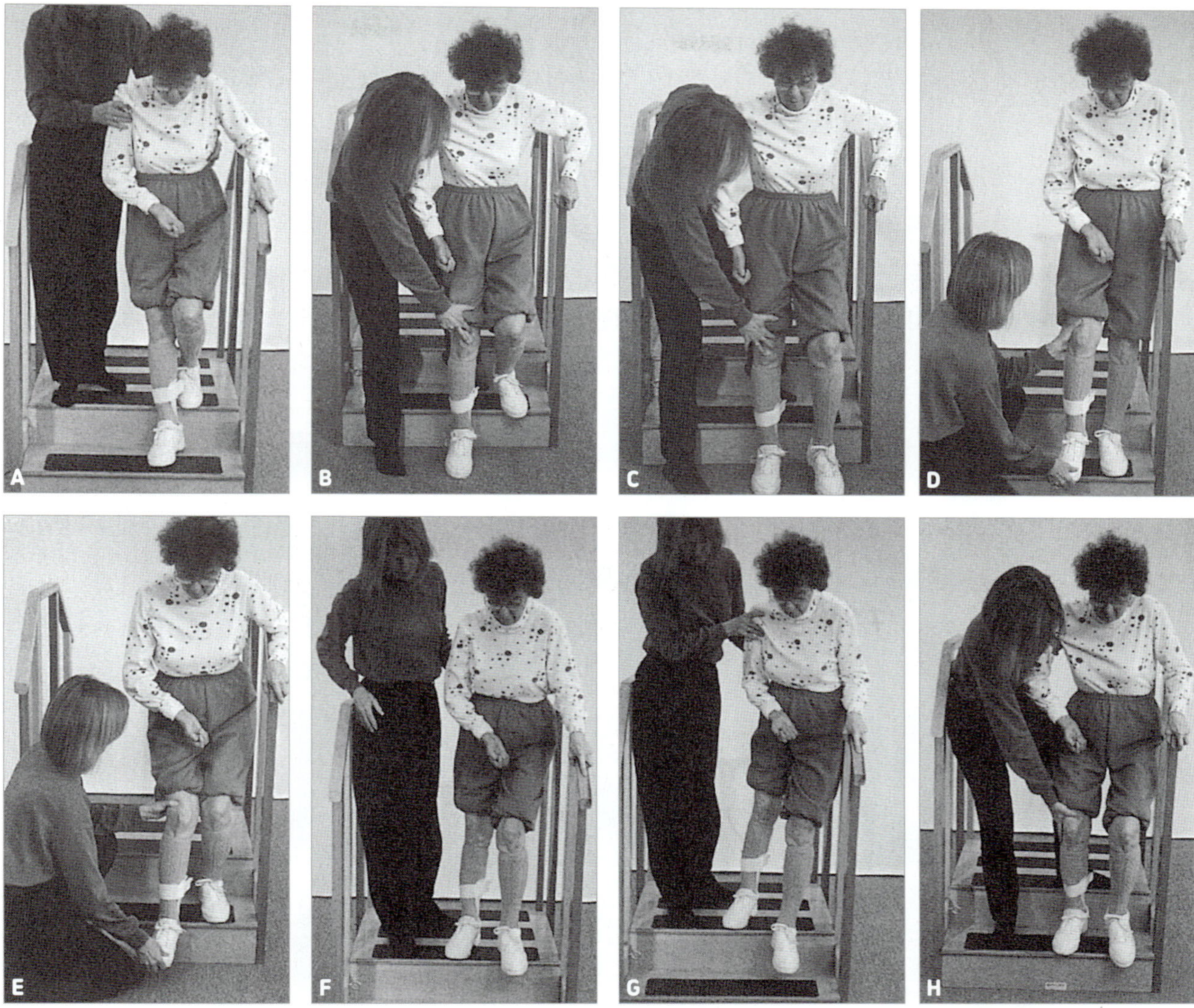

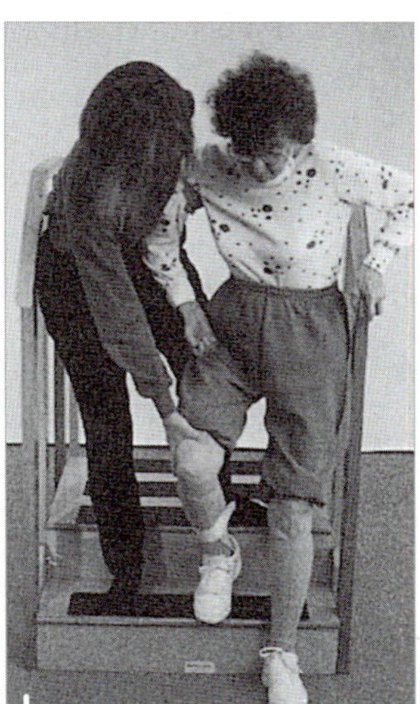

그림 15.37

오른쪽 편마비 환자의 계단 내려오기. (**A**) 환자가 마비측 오른쪽 다리를 내려놓는다. 계단에서 내려올 때 다리가 모음된다. 마비측 다리모음은 환자에게 떨어지는 느낌을 갖게 한다. (**B** & **C**) 왼손으로 마비측 겨드랑이를 잡고 몸통과 엉덩이를 보조한다. 환자가 오른발을 뻗어 바닥에 닿고 왼발을 계단에서 내려오는 동안 엉덩이 위에서 몸통을 펴하고 유지하도록 보조한다. (**D** & **E**) 마비측 오른쪽 다리를 앞쪽으로 뻗는 움직임 패턴을 재교육하는 동안 몸통펌을 유지하도록 한다. (**F** & **G**) 비마비측 다리를 먼저 내리고 있다. 비마비측 다리가 먼저 내려오는 것은 마비측 다리의 능동적인 굽힘 조절이 회복되지 않으면 어려운 과제이다. (**H** & **I**) 몸통과 다리 정렬을 보조하기 위해 **D**와 같이 겨드랑이와 다리를 잡고 있다. 마비측 다리가 체중을 지지하면서 엉덩관절과 무릎관절을 천천히 굽힘 조절하는 것이 어렵다. 몸통과 다리 움직임 조절 상실로 인한 비전형적인 움직임이 뚜렷하게 나타난다.

2) 뛰어오르기

뛰어오르기 재교육은 발과 발가락, 다리근력을 증진시키고 몸통과 다리의 연속된 움직임 조절을 향상시키는 것으로 달리기를 위한 준비 과정이 될 수 있다. 중재는 폄된 팔로 체중을 지지하여 안정성을 높이고, 위몸통을 대칭되게 유지하여 시작한다. 이러한 체중지지는 아래몸통과 다리의 근력, 움직임 순서, 협응력을 증가시키는 중재를 쉽게 하도록 해준다. 또한 팔 체중지지는 바닥에서 뛰어오르기를 쉽게 한다. 두 발로 조금씩 뛰어오르는 움직임으로 시작하고 한 발로 뛰어오르기, 양발을 교대로 움직여 뛰어오르기 그리고 달리기까지 할 수 있다. 뛰어오르기와 달리기를 연습하기 위해서는 발의 앞부분을 바닥에서 들었다 놓았다 할 수 있어야 한

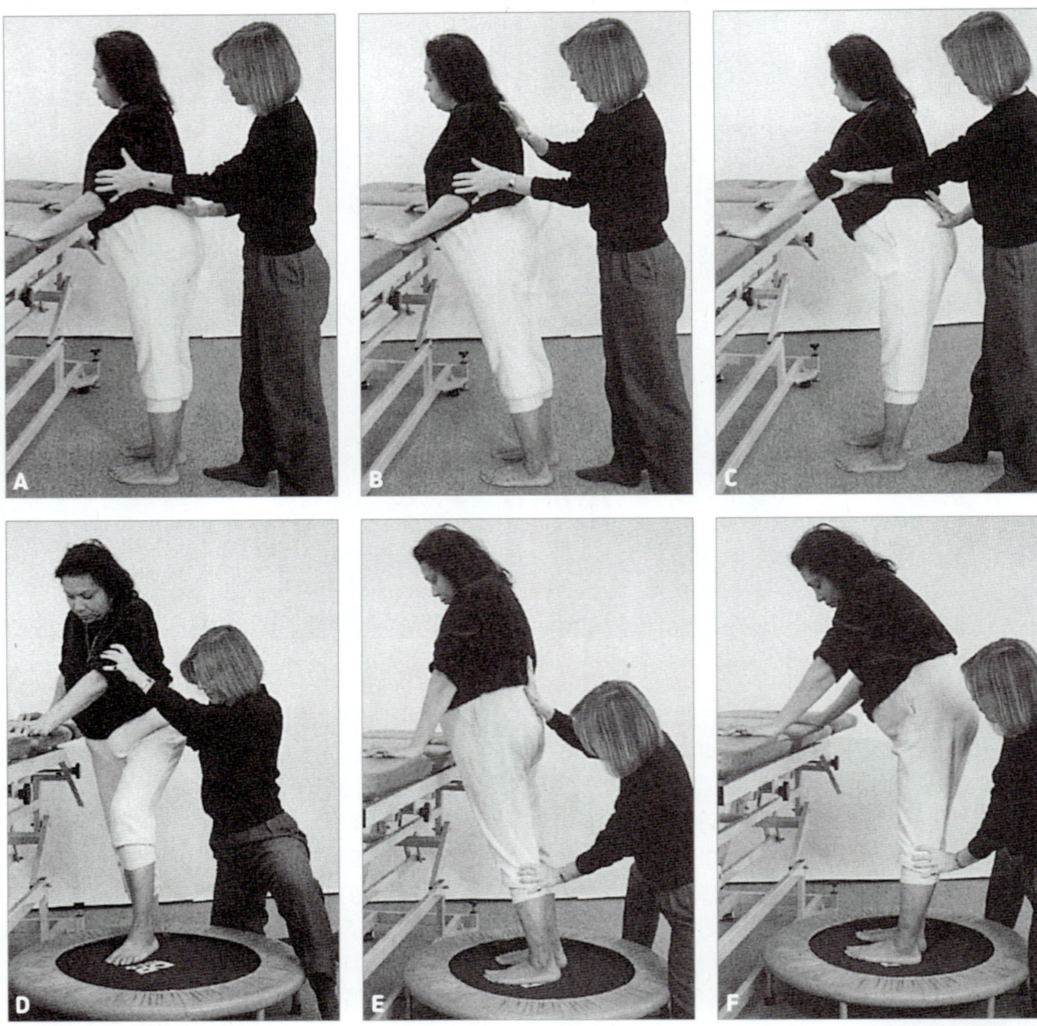

그림 15.38

왼쪽 편마비 환자. (**A~C**) 지팡이나 보조기 없이 보행 가능하지만 뛰어오르기를 하지 못한다. 뛰어오르기를 연습하기 위해 매트에 폄된 팔로 체중지지하고, 몸통과 팔다리의 연속된 움직임을 재교육한다. (**D~F**) 발떼기 재교육을 위해 트럼폴린(trampoline)을 사용한다. 뛰어오르기를 위해 필요한 몸통과 팔다리의 연속된 움직임을 재교육한다. 정강뼈돌림을 교정하고, 트럼폴린 위에서 뛰어오르기 재교육을 위해 왼손으로 종아리 뒤를 보조하고 있다(발 자세는 이와 같은 높은 수준의 과제에서 향상된다. 정강뼈 가쪽돌림은 발을 안쪽번짐시킨다).

다. 이러한 훈련을 위해 발과 발목관절의 움직임 조절과 체중지지를 재교육하는 것은 발목관절 염좌를 방지하기 위해 중요하다. 비록 달리기가 환자의 기능적인 목표가 아닐 수 있지만 뛰어오르기는 지팡이나 보조기 없이 독립 보행하는 데 필요한 다리와 몸통의 근력을 향상시킬 수 있다.

(1) 뛰어오르기를 위한 예비 중재

작은 트럼폴린(trampoline)은 뛰어오르기를 위한 예비 중재 과정에서 사용할 수 있다(**그림 15.38**).

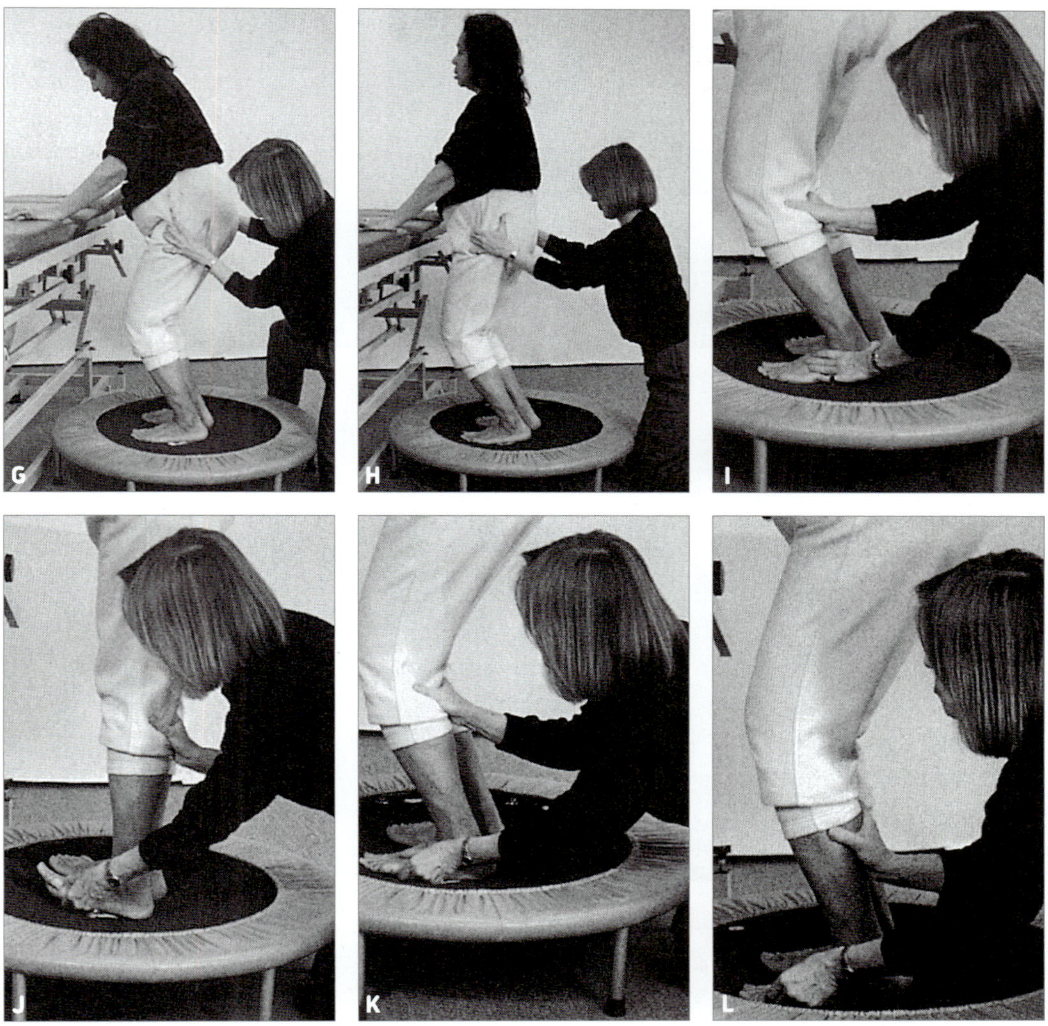

그림 15.38 (계속)

(**G** & **H**) 짧게 뛰기/반동(bouncing)을 반복한다. 아래쪽으로 짧게 뛰기/하방 반동을 재교육하기 위해 양쪽 엉덩이를 대칭되게 잡는다. 무릎관절과 발목관절을 굽힘하여 반동을 한다. 이러한 중재는 몸통을 사용하는 균형 유지 능력을 향상시킨다. 또한 트럼폴린에서 뛰어오르기는 에너지 대사를 높이기 때문에 중재 과정에 휴식이 필요하고, 중단할 수 있다. (**I~L**) 발 앞쪽부위와 발뒤꿈치로 뛰어오르기를 하는 동안 발과 발목관절 정렬을 유지하기 위해 발과 다리를 잡아 보조한다. 발목관절과 발가락의 근력을 향상시킬 수 있다.

(2) 달리기를 위한 예비 중재

달리기를 위한 중재에는 다리와 몸통 움직임의 변화가 더해진다. 팔의 지지 없이 트럼폴린 위에서 뛰어오르기를 연습한 후 지지 없이 바닥에서 뛰어오르기를 반복한다. 능동적이고 활발한 움직임을 위해 몸통 정렬을 도와주기 위해서는 팔 지지가 필요하다(**그림 15.39**).

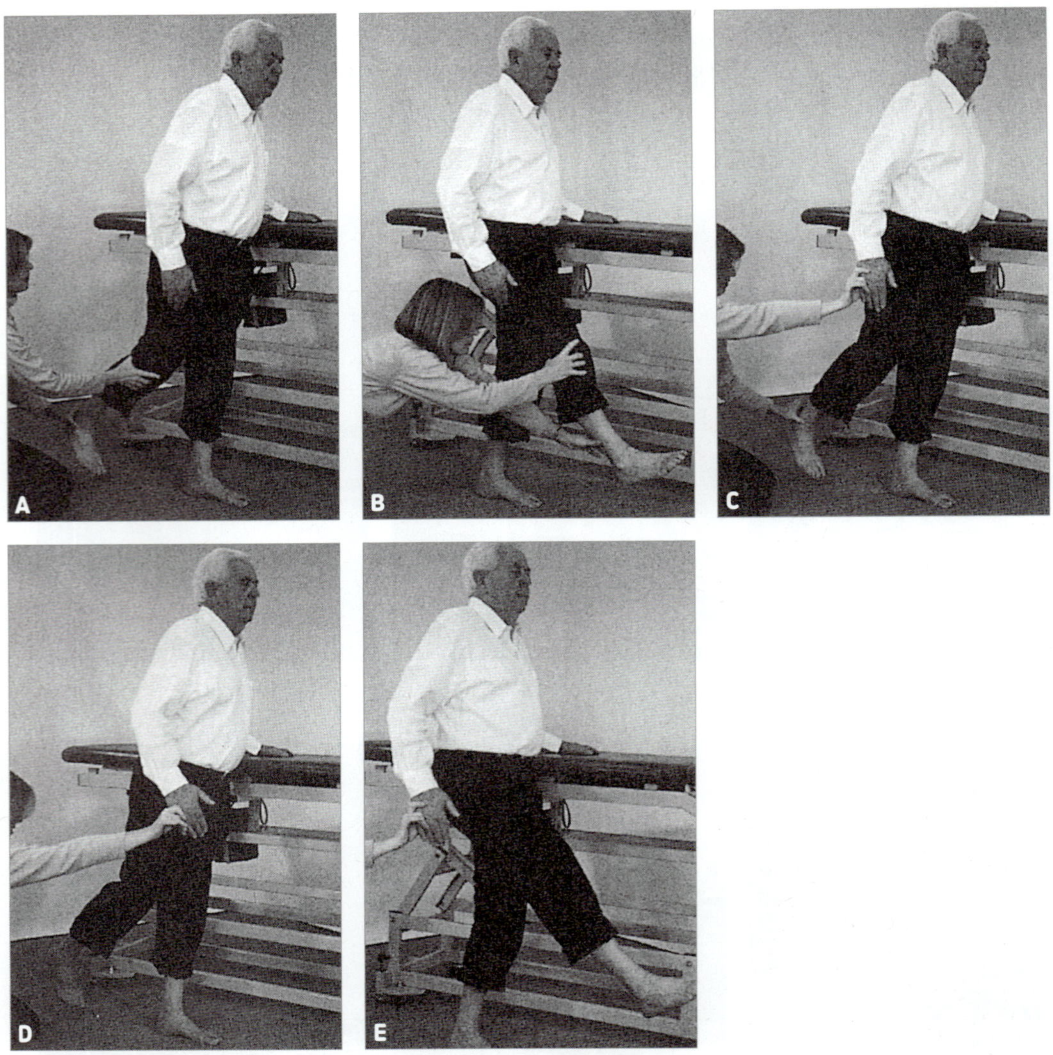

그림 15.39

오른쪽 편마비 환자. (**A~E**) 지팡이나 보조기 없이 보행한다. 반복적으로 다리의 공간 움직임을 재교육하는 동안 환자는 팔로 매트를 지지하여 균형을 유지한다. 과제수행 능력이 향상되면 보조를 줄인다.

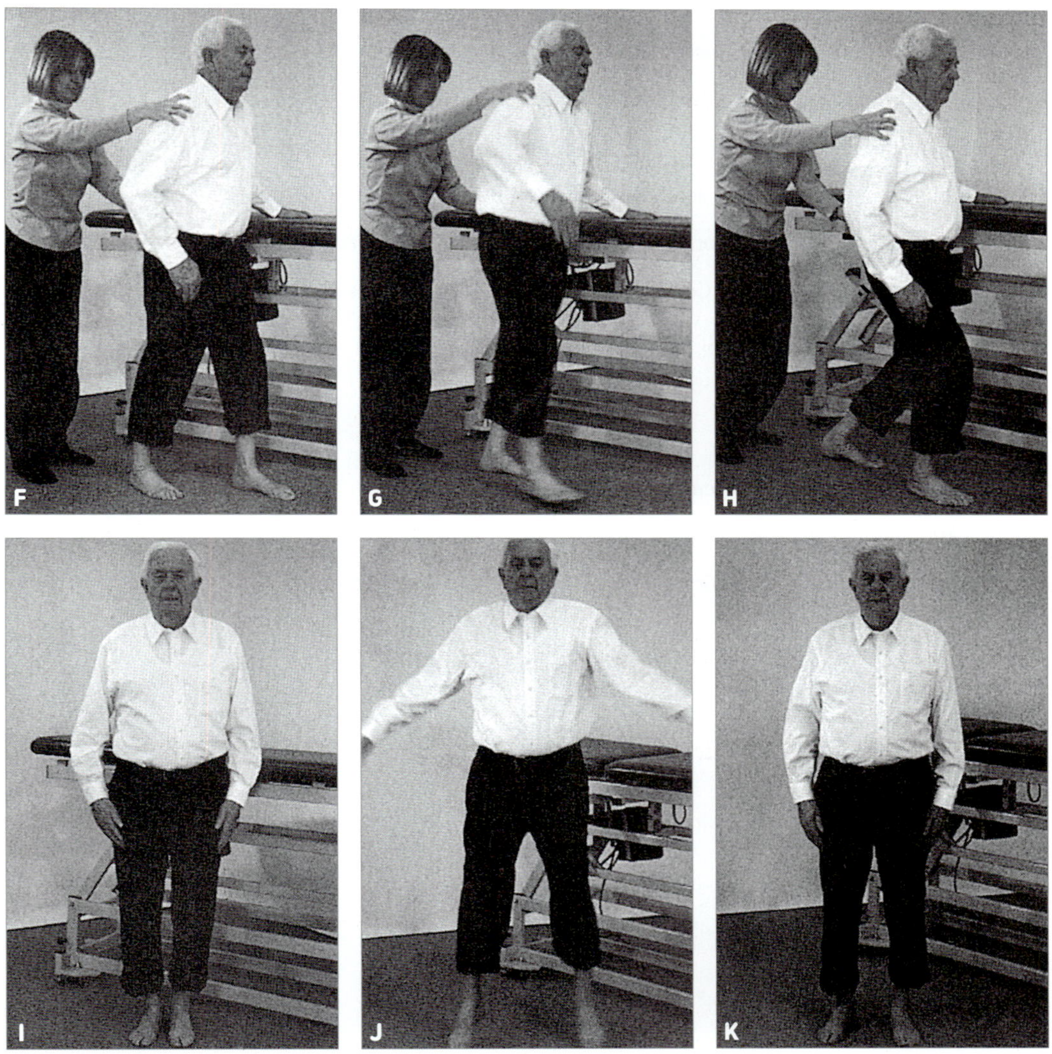

그림 15.39 (계속)

(F~H) 한발 앞으로 딛기 자세로 뛰어오르기를 하는 동안 몸통을 정렬하고 유지한다. 무릎관절을 굽힘시키면서 도약하고 착지하는 것을 반복한다. **(I~K)** 팔을 사용하지 않고, 제자리에서 뛰어오르기를 한다.

References

Brandstater ME, Bruin H, Gowland C et al: Hemiplegic gait: analysis of temporal variables. Arch Phys Med Rehabil 64: 585, 1983.

Inman VT, Ralston HJ, Todd F: Humann Walking. Williams & Wilkins, Baltimore, 1981.

Kapandji A: Physiology of the Joints. Vol. 1: Upper Limb. 5th Ed. Churchill Livingstone, New York, 1982.

Kapandji IA: Physiology of the Joints. Vol2: Lower Limb. 5th Ed. Churchill Livingstone, New York, 1982.

Knutsson E: Gait control in hemiparesis. Scand J Rehabil Med 13: 101, 1981.

Perry J: The mechanics of walking. Phys Ther 47: 778, 1967.

Smidt G: Rudiments of gait. In Smidt GL (ed): Gait in Rehabilitation. Churchill Livingstone, New York, 1990.

Smidt G: Rudiments of gait. p. 1. In Smidt GL(ed): Gait in Rehabilitation. Churchill Livingstone, New York, 1990.

Soderberg G: Kinesiology: Application of Pathological Motion. Williams & Wilkins, Baltimore, 1986.

Winter D: Biomechanical and Motor Control Factors in Gait. Waterloo Press, Toronto, 1989.

Winter D: The Mechanics of Walking. Waterloo Press, Toronto, 1989.

Additional Readings

Calais-Germain B: Anatomy of Movement. Eastland Press, Seattle, 1991.

Giuliani C. Adult hemiplegic gait. In Smidt GL (ed): Gait in Rehabilitation. Churchill Livingstone, New York, 1990.

Klein-Vogelbash S: Functional Kinetics. Springer-Verlag, New York, 1990.

찾아보기

INDEX

ㄱ

가동성 48
가쪽굽힘 77
간대성 경련 19
감각과정 18
감각교육 63
감각 및 운동기억 285
감각연습 72
감각의 변화 26
감각해석 손상 27
개념화 85
개별적 근육 수준 62
걸음 400
견수증후군 137
견인 169
경직 20, 52
고유감각 322
과긴장 17, 90, 114, 270
과긴장성 20
과운동 29
과제수행 재훈련 72
관절변위 29
관절오목 21
관절 저운동성 62
관절 정렬 24
관절통증 32
굽힘/폄 77
균형 조절 369, 406
근기억 27, 65
근긴장 187
근력 48
근마비 18
근발사 19, 62, 128
근복원력 63
근육 결손 37
근육과 연부조직의 팽팽함 372
근육 대체 25
근육 활동 91
근이동 31
근활성 64, 91, 197
기계적 잠김 373
기능적 움직임 수준 62
기능적 움직임 재교육 4, 13
기능적 행동 44
기립 자세 285

ㄴ

넓은 기저면 364
네발 지팡이 371

ㄷ

닫힌 고리 운동 7
도수지지 91
독립적인 움직임 65
돌림 77
돌아눕기 4, 321
동시수축 40
동심적 근활동 5

ㅁ

마비 88
먼쪽부위(원위부) 자세 63
몸통 손상 408
몸통 조절 5, 404
무능력 수준 44
무시 42

ㅂ

바람직하지 못한 보상 42
바로 누운 자세 285
반작용 365, 366
반쯤 일어서기 382
발끝 떼기 400
발뒤꿈치 닿기 400
발뒤꿈치 중앙 400
발목관절-발 보조기 413
보상 움직임 10, 41, 382
보상적 움직임 전략 15
보상 훈련 14
보조연습 64, 72
보폭 400
보행 399
보행면 399
보행주기 400
보행 패턴 399
보호 반응 31
부적절한 등뼈폄 331
부적절한 척추굽힘 332

부전마비 18
부종 33
분절성 돌아눕기 패턴 322
분절성 패턴 322
불구 16, 43
비분절성 돌아눕기 패턴 325
비분절성 패턴 322
비전형적 움직임 38
비전형적인 근발사 419
비전형적인 움직임 패턴 95
비정상 움직임 3
비체중지지 움직임 9
뻣뻣함 20, 52

ㅅ

선택적인 움직임 패턴 91
손바닥 아치 159
손상 16
손의 미세 운동 협응 26
시작 단계 12
신체 분절 18

ㅇ

아탈구 128
압박 169
약화 88
약화기 19
양발 서기 400
양발의 폭 400
양측 보상 42
어깨손증후군 33
엉덩이 이동 222
열린 고리 운동 9
옮겨 앉기 381
완성 단계 13
운동감각 40
운동감각 기억 손상 27
운동결손 36
운동 기억 299
운동 저장 43
운동조절 5
운동학 232
운동학습 65, 66
운동회복 35
움직임 3
움직임 결손 36
움직임 분석 12
움직임 연속성 11, 62
움직임 요소 11, 62, 85, 159
움직임의 연속성 26
움직임 재교육 13, 62, 72, 85
유각기 62, 399
유각 초기 400, 407
유각 후기 400, 407
이영양증후군 137
이완성 18
이완성 마비 114
이차 손상 27, 321
일차 손상 18
일탈 88
입각기 399
입각 중기 400

ㅈ

자동적인 자세 반응 88
자세 반응 5, 7
자세적 역할 5
자세 조절 76, 197
장애 16, 43
저긴장 17
저긴장증 114
저운동 29
저운동성 165
적절한 보상작용 72
전두면 77
전이 364
전이 단계 12
접촉 322
정렬 4, 64, 90, 128, 169
정렬 교정 52
정렬의 변화 28
정상 움직임 3
정상 움직임 패턴 42
정중면 77
정중선 366
정형외과적 정렬 27
중력중심점 81, 364
중립위치 39
중립 자세 364

ㅊ

척추 중립 자세 365
체중이동 157
체중지지 7
체중지지 움직임 7
촉각 결손 26

ㅌ

통증 31
트럼폴린 443
특정과제 움직임 9
특정과제 훈련 14

ㅍ

팔다리 조절 7
팔 움직임 113

편마비용 보행기 371
편심성 5
평가 47
평형 반응 6

ㅎ

한발 서기 400, 405
핸들링 49
핸들링 기술 49
협력 패턴 64
협응 48, 114
협응성 64
협응 패턴 4, 36
환경 수용 45
활시위 30
횡단면 77

A

abnormal movement 3
adaptation 9
alignment 4, 64, 90, 128
approximating force 169
automatic postural response 88

B

balance control 406
base of support 364
bilateral compensation 42
body segment 18

C

center of gravity 81
center of gravity 364
clonus 19
closed-kinetic activity 7
coactivation 25
cocontraction 40
compensatory movements 10, 382
compensatory movement strategy 15
compensatory rolling pattern 332
compensatory training 14
completion phase 13
components 159
concentric muscle activity 5
conceptualize 85
coordination 48, 64, 114
coordination pattern 4
coronal plane 77
counterbalancing 365, 366
counter rotational 382

D

deficits in kinesthetic memory 27
deficits in sensory awareness 26
deficits in sensory interpretation 27
deviation 88
disablement hierarchy 44
distal arches 159
distal positioning 63
double limb support 400
dystrophic 137

E

early swing 400, 407
eccentric patterns 5
environmental accessibility 45
equilibrium reaction 6

F

fine motor coordination 26
flaccidity 18
flaccid paralysis 114
flexor hypertonicity 270
functional behavior 44
functional movement 4
functional movement level 62
functional movement reeducation 4, 13

G

gait pattern 399
glenoid fossa 21

H

half-standing 382
handling 49
handling technique 49
heel contact 400
heel off 400
hemiwalker 371
hypertonia 17
hypertonicity 20, 90, 114, 270
hypomobility 165
hypotonia 114
hypotonicity 17

I

individual muscle level 62
initiation phase 12

J

joint hypomobility 62

K

kinesthetic 40
kinesthetic memory 299

L

late swing 400, 407
longitudinal 159

M

malalignment 169
malpositioning 29
manual contact 322
manual support 91
mechanical locking 373
mid−heel 400
midline 366
mid stance 400
mobility 48
motor control 5
motor learning 65, 66
motor repertoire 43
movement 3
movement component 11, 62, 85
movement reeducation 13, 85
movement sequence 62
movement sequences 11, 26
muscle activation 93, 197
muscle deficit 37
muscle firing 19, 62, 128
muscle memory 27, 63, 65
muscle paralysis 18
muscle shifting 31
muscle strength 48
muscle tension 187
muscle timing 400
muscle tissue length 91

N

neglect 42
neutral position 39, 364
nonsegmental pattern 322
non−weight bearing movement 7, 9
normal movement 3

O

opened−kinetic movement 9
orthopedic alignment 27

P

palmar arches 159
paralysis 88
paresis 18
postural adjustment 75
postural control 197
postural reaction 7
postural response 5
postural role 5
primary impairment 18
proprioceptive sensation 322
protective responses 31

Q

quad−cane 371

R

rolling 4, 321

S

sagittal plane 77
scooting 222
secondary impairments 27, 321
segmental pattern 322
selected movement pattern 91
sensory and motor memory 285
sensory processing 18
single limb support 400, 405
spasticity 20, 52
stage of weakness 19
stance 62
stance phase 399
step length 400
step width 400
stiffness 52
stride length 400
substitution 25
supine position 285
swing phase 62, 399
synergistic pattern 64

T

tactile deficit 26
task−specific movements 9
task specific training 14
trampoline 443
transfer 381
transition 364
transition phase 12
transverse plane 77
treatment activity 161
trunk control 404
trunk initiated patterns 342

U

undesirable compensation 42
upright position 285

W

walking 399
walking cycle 400
walking surface 399
weakness 88
weight bearing movement 7